靶器官毒理学丛书

TARGET ORGAN TOXICOLOGY SERIES

心血管毒理学

Cardiovascular Toxicology

主编　李芝兰　孙应彪　王宇红

主审　常元勋

北京大学医学出版社

XINXUEGUAN DULIXUE

图书在版编目（CIP）数据

心血管毒理学 / 李芝兰，孙应彪，王宇红主编
. —北京：北京大学医学出版社，2018.1
（靶器官毒理学丛书）
ISBN 978-7-5659-1652-6

Ⅰ. ①心… Ⅱ. ①李… ②孙… ③王… Ⅲ. ①心血管
–毒理学 Ⅳ. ① R994

中国版本图书馆 CIP 数据核字（2017）第 192296 号

心血管毒理学

主　　编： 李芝兰　孙应彪　王宇红
出版发行： 北京大学医学出版社
地　　址：（100191）北京市海淀区学院路 38 号　北京大学医学部院内
电　　话： 发行部 010-82802230；图书邮购 010-82802495
网　　址： http：//www.pumpress.com.cn
E-mail： booksale@bjmu.edu.cn
印　　刷： 中煤（北京）印务有限公司
经　　销： 新华书店
责任编辑： 陈　奋　张立峰　**责任校对：** 金彤文　**责任印制：** 李　啸
开　　本： 880mm × 1230mm　1/32　**印张：** 30.25　**字数：** 865 千字
版　　次： 2018 年 1 月第 1 版　2018 年 1 月第 1 次印刷
书　　号： ISBN 978-7-5659-1652-6
定　　价： 118.00 元

本书由

北京大学医学科学出版基金

资助出版

编写人员名单

主　　审　常元勋　北京大学公共卫生学院

主　　编

李芝兰　兰州大学公共卫生学院
孙应彪　兰州大学公共卫生学院
王宇红　兰州市疾病预防控制中心

编　　委（以编写章节前后顺序排列）

李芝兰　兰州大学公共卫生学院
常元勋　北京大学公共卫生学院
宋　兵　兰州大学第一医院
王宇红　兰州市疾病预防控制中心
薛红丽　兰州大学公共卫生学院
苏　莉　兰州大学公共卫生学院
孙应彪　兰州大学公共卫生学院
李　盛　兰州市疾病预防控制中心
聂燕敏　北京市疾病预防控制中心
马文军　北京大学公共卫生学院
刘建中　北京市疾病预防控制中心
李　煜　北京市疾病预防控制中心
赵超英　北京市疾病预防控制中心
贾　光　北京大学公共卫生学院
孙　宏　江苏省疾病预防控制中心

作者名单（以编写章节前后顺序排列）

汪燕妮　兰州大学公共卫生学院
党瑜慧　兰州大学公共卫生学院
卓滋泽　中国医学科学院肿瘤医院
陈军义　兰州大学第二医院

明迪尧　武汉市洪山区卫生和计划生育委员会
常旭红　兰州大学公共卫生学院
赵乾龙　兰州大学第二医院
常锐霞　兰州市妇幼保健院
张永明　包头医学院公共卫生学院
张　洁　河南省人民医院

秘　　书　赵　茜　北京大学公共卫生学院

《靶器官毒理学丛书》编审委员会

（第二届）

序

《靶器官毒理学丛书》以机体各系统（器官）为靶器官，以靶器官损伤与外源化学物的关系为切入点，全面总结和介绍外源化学物对神经、血液、心血管、呼吸、免疫、消化、泌尿和生殖系统，以及眼、皮肤与骨的毒性表现、毒性机制、防治原则。丛书重点介绍近几十年来外源化学物对人和动物的致突变性、生殖发育（致畸）毒性及致癌性。这将填补我国这一领域的空白。

本丛书是国内第一套全面介绍外源化学物对各系统（器官）损伤的丛书。北京大学医学出版社委托常元勋教授担任本丛书编审委员会主任委员，组织全国部分院校、省（市）疾病预防控制中心的教授和研究员，作为本丛书各分册的主编。

本丛书作为毒理学综合参考书，具有系统性、完整性和先进性。我相信本丛书对从事环境卫生、劳动卫生、环境保护和劳动保护等领域的专业人员的工作和研究会有所帮助。

中国科学院院士　王夔
北京大学教授

2009 年 4 月 24 日

丛书前言

20 世纪人类进步的一个表现是通过使用天然的和合成的化学物质解决迅猛增加的人口生存问题，并且提高了人类的生活水平。但是经过一百多年的迅猛发展后，人们慢慢觉悟到生存、生活质量和安全是互相关联的，不可忽略其中任何一个方面。因此，环境有害化学因素对人体健康的影响已受到全社会的关注。

人体的生命活动是组成人体的各个系统（器官）功能的综合。因此，在健康状态下系统（器官）方能行使正常功能，如血液系统中血液的循环，呼吸系统对气体的吸入和排出，消化系统对食物的消化和吸收，泌尿系统对代谢产物的排出，免疫系统的防御功能，健康的生殖系统关系到出生人口的素质，皮肤是人体重要的保护器官，眼是重要的视觉器官。神经系统在人体各系统（器官）中起着主导作用，它全面地调节着体内各系统（器官）的功能，以适应内外环境的变化。由此可见，环境中任何一种化学因素，如果影响到某一系统(器官)或多种系统（器官）功能，将会引起人体综合功能的改变，导致损伤或死亡。

本丛书分为《神经系统毒理学》《血液毒理学》《呼吸系统毒理学》《心血管毒理学》《免疫毒理学》《消化系统毒理学》《泌尿系统毒理学》《生殖与发育毒理学》《皮肤、眼与骨毒理学》《内分泌毒理学》和《化学致癌》11 个分册。以机体各系统（器官）为靶器官，以靶器官损伤与外源化学物的关系为切入点，全面总结和介绍外源化学物对神经、血液、心血管、呼吸、免疫、消化、泌尿和生殖系统，以及眼、皮肤与骨的毒性表现、毒性机制、防治原则。重点介绍近几十年来外源化学物对人和动物的致突变性、生殖发育（致畸）毒性及致癌性。这将填补我国这一领域的空白。

本丛书是国内第一套全面介绍外源化学物对各系统（器官）损伤的丛书。为此，我们组织全国部分院校、省（直辖市）疾病预防控制中心的教授和研究员，作为本丛书各分册的主编。尤其令人振奋的是，作者群中有相当数量的年轻的、学有所长的硕士和博士，这显示了我国未来毒理学领域发展的巨大潜力。本丛书的出版发行无疑意味着我国毒理学研究水平正在向国际一流行列迈进。本丛书的编写得到了北京市疾病预防控制中心和江苏省疾病预防控制中心的资助，以及北京大学医学科学出版基金的资助，同时还得到各分册主编、编委及编写人员所在单位领导的大力支持。

本丛书作为毒理学综合参考书，具有系统性、完整性和先进性。对从事环境卫生、劳动卫生、食品卫生、毒理学、中毒抢救、环境保护和劳动保护等领域的专业人员的工作将有所帮助。

由于编写人员较多，文字水平有差别，编写者对编写内容的简繁掌握可能有所不同，本丛书难免有些疏漏之处，请读者谅解。

常元勋

2015. 3. 17

前　言

心血管系统 (cardiovascular system) 由心脏、血管和调节血液循环的神经体液装置组成。心脏是连接动脉和静脉的枢纽，是心血管系统的“动力泵”，不停地将血液由动脉射出，由静脉吸入，保证血液在血管内连续不断地做定向流动。动脉是运血离心的管道，静脉是引导血液回心的血管，毛细血管是连接动、静脉末梢间的管道。在神经体液调节下，血液沿心血管系统循环不息。机体消化、呼吸、泌尿等系统及皮肤通过体循环和肺循环实现营养物质的送达和代谢废物（液态和气态）的排出。另外，内分泌腺所分泌的激素也借循环系统输送到相应器官以调节其生理功能。心血管系统尚有内分泌功能，心肌细胞可产生心钠素、血管紧张素、脑钠素和抗心律失常肽等十多种激素和生物活性物质，以及血管壁产生的内皮素等，参与机体多种功能的调节。此外，心肌细胞所特有的受体和信号转导系统在调节心血管功能方面具有重要的作用。

心血管系统是外源化学物影响的重要系统，多数外源化学物的急、慢性中毒达到一定程度，都可产生对心血管系统的损害。药物作为特殊的化学物，在应用过程中，因其固有的药理作用和不同人群的易感性，不可避免地会对机体产生毒性作用。有关药物对心血管系统影响的报道较为多见，不仅观察了作用于心脏或血管系统，改进心脏的功能，调节心脏血液的总输出量，或改变循环系统各部分的血液分配的心血管系统药物，也包括了麻醉剂、中枢神经疾病治疗等的各种药物，研究其在一定条件下，可能对机体造成的损害作用及其机制；由于环境有害因素暴露的过程中，心血管系统的损伤多伴发其他器官损害，且早期表现多不突出，易被掩盖，一旦产生，可出现心脏性猝死等恶性并发症。由于药物及其他外源性有害因素对心血管系统毒性的严重性，外源化学物致心血管毒性也越来越受到关注。

心血管毒理学 (cardiovascular toxicology) 是研究环境化学物、工业化学物、药物、天然物质和有害内源性物质对心血管系统的毒性作用及其作用机制的学科。目前，对具有心血管毒性损害作用有害因素的关注，已从化学因素扩展到物理、生物因素，甚至食品等范畴；并在整体、器官、细胞、亚细胞和分子等不同水平上探索其与机体的交互作用及其作用机制。心血管毒理学的研究内容、研究方法等与一些基础学科和应用学科都有不同程度的重叠，充分体现了不同学科间的交叉及渗透，同时也促进了心血管毒理学科的发展。

本分册分总论和各论两部分，总论部分（第一章至第七章）概述了心血管毒理学研究的目的、意义、进展及发展历史等；对心脏和血管的结构与功能，毒性表现与毒性机制，毒性研究方法等分章节进行了详细介绍。各论部分（第八章至第十八章）重点介绍了金属与类金属及其化合物、有机化合物、农药、无机化合物、药物、物理因素，以及微量元素、维生素、大气颗粒物、汽车尾气等的来源、存在与接触机会，吸收、分布、代谢与排泄，毒性概述，心血管毒性表现及毒性机制等。

参与本分册编写的有兰州大学公共卫生学院、北京大学公共卫生学院、北京市疾病预防控制中心、江苏省疾病预防控制中心和兰州市疾病预防控制中心等单位，多年从事毒理学研究和职业病危害评价、环境影响评价方面的专家教授和毒理学博士、硕士，他们利用繁忙的工作之余参与编写，尽心竭力，付出了辛勤的劳作。兰州大学公共卫生学院硕士研究生潘丽、罗波艳、樊俏荣、张瑞萍、高霞、魏倩、朱安、刘芳芳、赵晓非，北京大学公共卫生学院硕士研究生谷一硕、陈娟不仅在资料的收集、查阅及文稿的校对等方面做了大量的工作，还在导师的悉心指导下主笔撰写了部分章节的内容。感谢大家付出的辛勤劳动！

由于心血管毒理学涉及众多学科和现代毒理学常用实验室技术，加之各位编著者各有所长，书写风格各异，少数内容可能在部分不同章节均有涉及，本书予以充分尊重，由此给读者带来的不便，尚请见谅。尤其由于参与编写人员业务水平和经验所限，书中难免存在不妥和疏漏之处，真诚希望各位同仁与读者不吝赐教。

承蒙北京大学公共卫生学院常元勋教授对本书进行主审，对总论和各论的撰写进行指导和内容审校，以及北京大学医学出版社对本书出版的大力支持，在此谨表衷心感谢！

李芝兰　孙应彪　王宇红　常元勋
2016 年 12 月 25 日

目　录

第一章

绪 论

心血管系统（cardiovascular system）是外源化学物影响的重要系统。多数外源化学物急、慢性中毒达到一定程度都可产生对心血管系统的损害。若心血管系统受到损伤，各器官和组织将失去氧及营养供应，新陈代谢不能正常进行，造成生命正常活动不能进行。由于心血管系统损伤，多伴发其他器官损害，且早期毒性表现多不突出，常被忽视；一旦毒性发生，可出现心源性猝死等恶性并发症。

在急性中毒过程中，由于短期内接触较大剂量外源化学物，损害了心脏泵血功能、自律性或传导性所致的急性中毒性心脏病患者，轻度中毒可表现为心肌缺血样心电图改变，心律失常，血清肌酸激酶同工酶（CK-MB）、肌钙蛋白 I（cTnI）含量增高等；重度中毒患者，临床上可出现心肌梗死样改变，心室颤动、Ⅲ度房室传导阻滞，心源性休克，猝死等。例如，一氧化碳中毒者，心脏可以出现心肌内点状出血、灶性坏死、纤维变性，间质弥漫水肿和细胞浸润等改变，心内膜灶性出血。有机磷中毒者，可出现心外膜下呈点状出血，右心房、右心室轻度扩大，心肌间质明显充血、水肿，心肌纤维断裂；房室传导阻滞、室上性心动过速、心房颤动、心室颤动，猝死等。急性砷化氢中毒可引起心脏乳头肌及间质散在出血，肌纤维断裂，灶性水肿及炎症等；左心室及室间隔都有较广泛的心肌变性及间质水肿。急性钡中毒患者，多伴有严重的心律失常、房室传导阻滞。三甲基氯化锡中毒患者，CK-MB 升高，心电图出现典型的 ST 段、T 波改变和 U 波，出现心动过缓、窦房结功能异常、室性心动过速等。四乙基铅中毒者，出现低血压、低心率、低体温“三低征”。急性酚中毒患者，出现血压升高、心肌缺血样心电图改变、心律失常等。有机氟重度中毒患者均有心电图异常，主要表现为窦性心动过速、Q-T 间期延长、心肌缺血改变，甚至猝死。

一些药物在治疗疾病的同时，亦有可能带来一些不良反应，如对肝、肾、脑和心血管系统等的毒性。药物引起变态反应性心肌炎、中毒性心肌炎，药物诱发或加重心绞痛，药物致心律失常等的观察报道较为多见。直接或间接作用于心脏的药物，如奎尼丁、洋地黄类、依米丁、巴比妥类、普鲁卡因胺、麻醉剂、镇静催眠药、氨茶碱、氯化钡、碳酸钡等，中毒后可刺激心肌，先产生过度兴奋而后麻痹，且可使细胞膜的通透性改变，钾离子大量进入细胞内，导致严重低钾血症，使心肌损害更为严重而致房室传导阻滞、异位心律、心室颤动、心脏停搏。

由于外源性有害因素及药物对心血管毒性的严重性，心血管毒理学也越来越受到关注。

第一节 心血管结构与功能

心血管系统由心脏、血管和调节血液循环的神经体液装置组成。心脏是整个血液循环中推动血液流动的泵。心脏由心肌细胞构成，有瓣膜及四个腔。心肌细胞具有兴奋性、传导性、自律性和收缩性，心肌细胞可产生心钠素、血管紧张素、脑钠素和抗心律失常肽等十多种激素和生物活性物质，并参与机体多种功能的调节。心脏的传导系统由特殊分化的心肌细胞组成，包括：窦房结，房室结，前、中和后结间束，房室束左、右束支及浦肯野纤维。心脏窦房结的自律性最高，是正常人心脏的起搏点，其后自律性高低排列依次为房室交界区、房室束左右束支及浦肯野纤维。心脏的传导系统的主要功能是产生并传导激动，维持心脏正常的节律。心脏有节律地收缩与舒张，不停地将血液由动脉射出，由静脉吸入，保证血液在心血管内连续不断地做定向流动。

动脉管壁的构造包括：①内膜：大、中动脉内膜可再分成内皮、内皮下层和内弹性膜三层；②中膜：最厚，能高度扩张，以适应心室收缩射血时的强大压力；③外膜：大动脉外膜具有很大的抗张力作用，使大动脉中的血压保持一定水平。

静脉管壁的构造也分为大、中、小三种，管壁也分为内、中、外三层膜；与伴行的动脉相比，静脉管腔大、管壁薄，有的静脉管壁内有静脉瓣，能防止血液逆流，一般分布于受重力影响较大的部位，如四肢。毛细血管管壁的构造管径最小，管壁最薄，主要由内皮细胞和基膜构成；毛细血管管壁薄，通透性大，血流缓慢，有利于血管内血液和血管外组织进行物质交换。

左心室射血入主动脉，经各级动脉达全身各部毛细血管，在此与周围的组织进行气体和物质交换，变为含二氧化碳和代谢产物多的静脉血，最后汇集入上、下腔静脉流回右心房。血液由右心室射出，经肺动脉及各级分支进入肺泡壁周围毛细血管网，在此进行气体交换，使静脉血变成含氧丰富的动脉血，经肺静脉流回左心房。在神经体液调节下，血液沿心血管系统循环不息。机体消化、呼吸、泌尿等系统及皮肤通过体循环和肺循环实现营养物质的送达和代谢废物（液态和气态）的排出。另外，内分泌腺所分泌的激素也借循环系统输送到相应器官以调节其生理功能。

第二节　心血管毒性表现

文献报道的作用于心血管系统的外源化学物包括作用于心脏或血管系统，改进心脏的功能，调节心脏血液的总输出量，或改变循环系统各部分的血液分配的心血管系统药物等，其种类较多；物理因素等对心血管系统影响的报道相对较少。药物致心血管毒性的报道涉及心血管药物、中枢神经系统药物、抗肿瘤药物、抗菌药物、免疫抑制剂、局部麻醉药、抗炎药物、抗组胺药、抗精神病药物等，其品种甚多。除药物外，其他可影响心血管系统的外源性化学物还包括：①金属与类金属，如汞、砷、砷化氢、铅、锑、钡、钴、铊等；②窒息性气体，如一氧化碳、硫化氢、氰化物、甲烷、氮、二氧化碳等；③刺激性气体，如氨、氯、光气、二氧化氮、硫酸二甲酯、氯甲酸甲酯、有机氟、氟氢酸、磷化氢、三氯化磷、氯甲醚、一甲胺、羰基镍等；④有机溶剂，如苯、甲苯、汽油、四氯化碳、二硫化碳等；⑤卤代烃类，如四氯乙烯、氯乙烯、氯乙烷、三氯乙烷、四氯乙烷、三氯丙烷、环氧乙烷、溴乙烷、溴丙烷、氯仿等；⑥农药，如林丹、DDT、代森胺、氟乙酰胺、氟乙酸钠、内吸磷、甲拌磷、灭蚜净、DDV、甲胺磷、乐果、美曲膦酯、马拉硫磷、磷胺、拟除虫菊酯类（氰戊菊酯、溴氰菊酯等）、杀虫脒、氨基甲酸酯类、敌稗、毒鼠强、百草枯、聚醚类抗生素（马杜霉素、盐霉素、莫能霉素）等；⑦高铁血红蛋白形成剂，如苯胺、亚硝酸盐等；⑧其他，如苯酚、氟乙酸、叠氮化钠、烯丙胺、硼烷等。

一、流行病学资料

外源化学物或生物毒素可直接损害心血管系统，也可先作用于其他器官系统，然后间接影响心血管系统。外源性有害因素致心血管毒性的表现主要有心律失常、心肌病、心力衰竭、高血压、动脉粥样硬化等。

（一）心律失常

Sabik 等（2009 年）对制冷车间 23 名氟利昂作业人员和 23 名该公司非氟利昂作业人员（即对照组）进行了问卷调查和临床检查。氟利昂暴露组作业人员高血压发生率、心律失常发生率以及脉率均高于对照组；动态心电图结果显示，氟利昂暴露组作业人员工作日心律出现异常节拍的数目显著高于对照组；氟利昂暴露组作业人员血清胆固醇含量亦显著高于对照组。

陈嘉等（2009 年）将某化纤厂 1080 名职工按二硫化碳（CS_2）接触浓度分为高浓度接触组与低浓度接触组，随机抽取同期来医院健康体检人员 250 人作为对照组。常规同步 12 导联的静息心电图描记结果显示，高、低浓度接触组职工心电图异常发生率均显著高于对照组；高浓度接触组职工以左室高电压为主，低浓度接触组职工则以窦性节律异常为主。

王邦本等（2010 年）收集 2000 年 9 月到 2008 年 9 月入院治疗的 89 例急性拟除虫菊酯类农药（溴氰菊酯、氟氰菊酯等）中毒患者的临床资料。所有患者入院检查心电图结果显示，40 例患者出现心律失常（包括异位搏动、窦性心动过速及过缓、房室传导阻滞和心房颤动等），ST 段和 T 波呈缺血性改变 49 例。

（二）心肌病与心力衰竭

杨晓熹等（2008 年）对 2005 年 8 月到 2007 年 2 月住院治疗的急性一氧化碳（CO）中毒患者 52 例，接诊后 1、3 和 7 天，采集外周静脉血并检测肌钙蛋白 I（cTnI）和肌酸激酶同工酶（CK-MB）水平。中毒组患者第 1、3、7 天血清 cTnI 水平、第 3 天血清 CK-MB 活性显著增高。

王银谦等（2013 年）收集 2006 年 1 月到 2011 年 1 月在新疆医科大学第一附属医院接受多柔比星（阿霉素）或表柔比星（表阿霉素）化学疗法的 95 例乳腺癌患者（既往均无心脏病、高血压、糖尿病和未接受放疗）资料。95 例乳腺癌患者化学疗法后，血清谷草转氨酶（AST）、肌酸激酶（CK）、CK-MB 和 α- 羟丁酸脱氢酶（α-HBDH）活性与化学疗法前比较均显著升高。

高东艳等（2005 年）对采用罗哌卡因、利多卡因、丁哌卡因进行硬膜外麻醉的 40 例患者，于麻醉前和麻醉后抽取静脉血，测定血清 cTnI 含量、CK-MB 和 CK 活性。40 例患者麻醉后血清中 cTnI 含量、CK-MB 和 CK 活性与麻醉前比较均显著升高。

Pilgrim 等（2013 年）收集 2000 年 1 月到 2011 年 12 月澳大利亚国家验尸官信息系统中可卡因致死的验尸数据。43 例接受完整尸检者，其中 15 例（占 33%）有心脏疾病，包括 11 例冠状动脉粥样硬化、5 例心脏扩大、2 例心肌炎、1 例心肌收缩带坏死。

李俊宁和张鹏辉（2014 年）收集 2010 年 1 月至 2011 年 12 月确诊的 60 例酒精性心肌病患者的临床资料，进行回顾性分析。酒精性心肌病患者均有长期大量饮酒史或反复酗酒史，即平均每天饮用纯乙醇量达 125 ml，且持续 6 ~ 10 年以上；主要临床表现为心肌细胞肥大、心律失常、心功能衰退等；辅助检查结果显示，心室扩大、心功能下降，室壁运动弥漫性减弱，心力衰竭合并肺淤血、肺水肿。

李欣和周彦君（2014 年）收集 2011 年 2 月至 2012 年 2 月就诊的

18 例酒精性心肌病患者临床资料进行分析。超声心动图显示，所有患者均有心脏扩大，其中左心室扩大 4 例，左心房扩大 3 例，左心房和左心室均扩大 11 例（占 61%）；所有患者均有不同程度的心脏瓣膜关闭不全和反流，射血分数为 28% ～ 42%；心电图显示全部患者均有 ST 段下移，T 波低平或倒置；心律失常如频发室性期前收缩 8 例（占 44%），阵发性或永久性心房颤动 4 例，左束支传导阻滞 2 例；实验室检查结果显示，谷丙转氨酶（ALT）及谷草转氨酶（AST）活性升高者 16 例（占 89%）。

Carder 等（1997 年）报道 1 例 22 岁男性使用含甲苯清漆清除剂剥除渔船内壁的清漆，局部通风差，也未进行任何防护，工作 1 天后出现头晕、呕吐、胸闷、呼吸困难，心电图显示窦性心动过速、低电压、急性侧壁心肌梗死。

（三）高血压

Sirivarasai 等（2015 年）于 2009 年对泰国某队列人群（主要研究心血管疾病的风险与营养、毒理之间的关系）进行第三次调查，整个队列人群全部由男性构成，共 986 人。所有参与者根据血压情况分为高血压组（222 人）、高血压前期组（432 人）和正常血压组（332 人），再采用原子吸收光谱法测定调查人群血铅浓度。结果显示，高血压组血铅浓度显著高于正常血压组和高血压前期组；血铅浓度与收缩压、舒张压之间均呈正相关，相关系数 r 分别为 0.218 和 0.195。

陈嘉等（2009 年）将某化纤厂 1080 名职工按二硫化碳（CS_2）接触浓度分为高浓度接触组与低浓度接触组。其中高浓度接触组 821 人，男性占 75.88%，平均年龄 38.2 ± 7.0 岁，平均接触工龄 17.9 ± 7.1 年，工作场所中 CS_2 浓度为 8.36 ± 5.55 mg/m^3。低浓度接触组 259 人，男性占 75.67%，平均年龄 38.7 ± 7.0 岁，平均接触工龄 18.3 ± 7.3 年，工作场所 CS_2 浓度为 1.36 ± 0.52 mg/m^3。再随机抽取同期来医院健康体检人员 250 人作为对照组，其中男性占 75.2%，平均年龄 39.2 ± 7.4 岁。采用汞式血压计测量其臂部收缩压及舒张压。结果显示，高浓度接触组职工收缩压、舒张压异常发生率均显著高于对照组及低浓度接触组，高浓度接触组职工收缩压、舒张压及平均动脉压均显著高于对照组及低浓度接触组。

（四）动脉粥样硬化

Fagerberg 等（2015 年）在 1991—1996 年抽样调查了 4639 例瑞典马尔默市的中年女性和男性（出生于 1923—1945 年），参加本研究的颈动脉疾病患者和受试者的平均年龄分别为 57.4 和 57.5 岁，患者和受试者中，女性分别占 59.6% 和 57.9%。采用超声分析仪评估颈动脉斑块情况，检测血镉浓度并了解吸烟等生活方式。结果显示，将研究对象按血镉浓度分为 4 个等级（即 0.12、0.21、0.34 和 1.04 μg/ml）。调整性别和年龄后，血镉浓度 4 个等级分别对应发生颈动脉粥样硬化斑块的相对危险度是 1、1.0、1.1 和 1.9；调整性别、年龄和吸烟状态后，血镉浓度 4 个等级分别对应发生颈动脉粥样硬化斑块的相对危险度分别是 1、0.9、1.0 和 1.4；调整教育程度、体力活动评分和乙醇（酒精）摄入后，血镉浓度 4 个等级分别对应发生颈动脉粥样硬化斑块的相对危险度分别是 1、0.9、1.0 和 1.4；调整腰围、收缩压、低密度脂蛋白胆固醇（LDL）和高密度脂蛋白胆固醇（HDL）、三酰甘油（甘油三酯）、糖化血红蛋白、C- 反应蛋白、抗高血压治疗、降脂治疗、糖尿病、绝经后状态和激素替代疗法等项目后，血镉浓度 4 个等级分别对应发生颈动脉粥样硬化斑块的相对危险度分别是 1、0.9、0.9 和 1.3。

Poreba 等（2011 年）选择波兰暴露于铅的某加工厂、某金属冶炼厂、某精炼厂和某转换厂工作的男性工人共 33 名为铅接触组，平均年龄 49.63 ± 6.64 岁，平均工龄 26.11 ± 7.47 年。铅接触组工作场所的铅尘浓度为 0.55 ~ 4.48 mg/m^3（波兰确定的最高容许浓度为 0.05 mg/m^3）。选择同工厂的男性管理人员 39 名为对照组，平均年龄 50.21 ± 7.29 岁。采用高分辨率 B 超检测颈动脉，结果显示，接触组工人动脉内膜中层厚度（intima media thickness，IMT）为 0.98 ± 0.08 mm，与对照组 0.78 ± 0.03 mm 比较显著升高；接触组动脉粥样硬化的比例为 81.82%，与对照组（28.21%）比较升高。

二、动物实验资料

（一）致心脏毒性表现

Lou S 等（2013 年）采用氯化镍（$NiCl_2$）处理原代培养的新生

1～3 天 SD 大鼠心肌细胞，结果发现 $NiCl_2$ 可引起乳鼠心肌细胞呈现染色质凝聚，核碎裂和核浓缩的细胞比例增加。

黄大敏等（2015 年）对雄性 SPF 级 SD 大鼠腹腔注射硫酸锰，染毒 6 个月后大鼠心脏脏器系数与对照组比较升高。

Skoczynska A 等（2014 年）选用 4～6 周龄雄性 Wistar 大鼠，以醋酸铅喂饲染毒 3 个月后麻醉大鼠，心脏磁共振成像（magnetic resonance imaging，MRI）检测心脏功能。结果显示，染毒组大鼠心脏射血分数（ejection fraction，EF）比对照组降低，心脏面积变化分数（fraction of area change，FAC；FAC=［（EDA-ESA）/EDA］×100%）值为（59.2±1.0）%，与对照组（64.3±2.1）% 比较降低。

Zaky A 等（2015 年）给雄性 SD 大鼠吸入氯气（Cl_2）染毒 30 分钟，染毒后 20 小时在氯胺酮的麻醉下进行超声心动图测定。结果发现，染毒组大鼠心率、血氧饱和度低于对照组；超声心动图检查结果显示，染毒组大鼠左心室收缩功能和舒张功能不全，主动脉舒张压、收缩压低于对照组；染毒组大鼠心肌收缩力（4.80±1.80 兆牛顿）低于对照组（14.53±4.18 兆牛顿）；染毒组大鼠出现严重的双室收缩功能障碍，表现为左心室射血分数下降，急性重度三尖瓣反流，导致急性右心室环形膨胀。

Perepu 等（2012 年）将雄性 SD 大鼠暴露于臭氧（O_3）8 小时/天，分成 28 天和 56 天两组，暴露结束后麻醉大鼠，记录大鼠左室收缩压（left ventricular systolic pressure，LVSP）、左室舒张末压（left ventricular end diastolic pressure，LVEDP）、压力发展变化率（rate of change of pressure development，+dP/dt）和压力衰减变化率（rate of change of pressure decay，–dP/dt）及左室发展压（left ventricular developed pressure，LVDP=LVSP－LVEDP）。结果发现，28 天和 56 天暴露组大鼠 LVSP 与对照组比较降低，LVEDP 与对照组比较升高；28 天和 56 天暴露组大鼠 +dP/dt 及 –dP/dt 与对照组比较降低。

Simoes 等（2011 年）选用雄性 Wistar 大鼠 10 只，以醋酸铅静脉注射染毒 1 次后，将大鼠麻醉进行颈静脉与颈动脉插管，连接压力传感器，在静脉注射前（设为对照组）以及静脉注射后 30、60、90、

120分钟分别进行血压测定。结果显示，染毒60、90、120分钟时大鼠动脉收缩压（arterial systolic pressure，ASP）均升高，显著高于对照组。

Almenara等（2013年）以氯化镉对雄性Wistar大鼠饮水染毒4周，染毒过程中每周测量大鼠收缩血压（systolic blood pressure，SBP）。结果发现，染毒第7、14、21、28天，染毒组大鼠SBP与对照组比较升高。

Flora等（2011年）对成年雄性Wistar大鼠分别给予一次性亚砷酸钠静脉注射或氟化钠静脉注射，于15、30、60、120、180和240分钟时记录血压。在各观察时间点，亚砷酸钠染毒组和氟化钠染毒组大鼠平均动脉压（MAP）均显著低于对照组。

Jin等（2013年）给雄性Wistar大鼠皮下注射异丙肾上腺素（Isopropylarterenol，ISO），染毒组大鼠左心室射血分数和短轴缩短率均低于对照组，收缩期左心室前壁厚度（systolic left ventricular anterior wall thickness，LVAWs）和舒张期左心室前壁厚度（diastolic left ventricular anterior wall thickness，LVAWd）增加，血浆乳酸脱氢酶（LDH）和肌酸激酶（CK）活力明显升高。

Abdel-Wahab等（2014年）对成年雄性Wistar大鼠腹腔注射氯氮平，大鼠血清中LDH和肌酸激酶同工酶（CKMB）活力显著高于对照组。

李华等（2011年）对雌性Beagle犬给予雷公藤多苷（甙）灌胃，血清谷草转氨酶（aspartate transaminase，AST）和CK活力以及心肌肌钙蛋白I（cTnI）水平明显升高。

（二）致血管毒性表现

詹杰等（2012年）以氯化镉对雄性Wistar大鼠灌胃染毒2周，60天后处死大鼠，取主动脉弓下1cm处的主动脉标本$1cm^3$固定，HE染色后观察主动脉的病理变化。结果发现，染毒组大鼠主动脉内皮细胞肿胀，内膜增厚，局部破裂、脱落，内膜内可观察到脂肪空泡，中层平滑肌细胞形态紊乱、增殖，形成明显动脉粥样硬化病理表现。

王娜等（2008年）用毒毛花苷体外处理人脐静脉内皮细胞ECV304，48小时后荧光显微镜下观察，处理组细胞可见部分细胞形态不规则，核染色质凝集，核膜破裂等凋亡细胞形态，甚至出现胞膜破裂，以及染色质凝集的红色细胞（即凋亡后期细胞）。透射电子显微镜下观察，可见处理组细胞肿胀、体积增大，且伴有胞质凝缩、电子密度增高，核固缩偏位，核染色质致密、聚集于核膜下，核膜、胞膜清晰完整，线粒体肿胀，内质网扩张。同时，还可见明显坏死细胞特征，如胞质内出现空腔、胞质崩解、细胞间隙增大、细胞间紧密连接消失。

任晓丽等（2010 年）对雄性 Wistar 大鼠喂饲含 3% 高蛋氨酸的颗粒饲料，8 周后麻醉并取大鼠主动脉弓固定，扫描电镜下观察，可见高蛋氨酸饮食组大鼠内皮细胞间隙增宽，内皮损伤呈典型虫蛀样损害，病灶处形成表浅溃疡，边缘呈锯齿状，周边可见血小板和白细胞聚集，内皮下胶原裸露，伴有附壁血栓和菜花样脂质沉积改变。

Al Batran 等（2014 年）给雄性新西兰白兔口服牙龈卟啉单胞菌，每周 5 次，共 12 周。染毒结束后，取白兔主动脉进行 HE 染色，光镜下观察，可见染毒组白兔主动脉内膜层明显增厚，并出现脂质积累和泡沫细胞形成，即动脉粥样硬化发生、发展阶段的早期信号。

第三节　毒性机制

外源化学物引起心血管毒性的机制涉及心肌细胞离子稳态改变、氧化应激、线粒体功能改变，缺血 - 再灌注损伤、细胞凋亡、细胞信号通路改变等方面。

一、离子稳态改变

任何影响心血管系统 Na^+、K^+、Ca^{2+} 转运和心肌细胞膜内外离子浓度梯度的外源化学物，都可引起心血管的损伤和毒性反应。阻断 Na^+ 通道的药物能抑制心脏的兴奋性、降低传导速率、导致 QRS 间期延长、抑制迟发的或早期的后除极化触发的活性，临床上使用的 I 型抗心律失常药物利多卡因等都是基于 Na^+ 通道阻断的特性；但过度的 Na^+ 通道阻断可以导致传导减慢、心律不齐复发，因此也有潜在的促心律失常的作用。阻断 K^+ 通道能延长动作电位的不应期，临床上使用的抗心律失常药胺碘酮就是基于 K^+ 通道阻断；但过量 K^+ 通道阻断可引起偶发性心动过速。

Khedun 等（1992 年）对雄性 Wistar 大鼠皮下注射正己烷染毒后，心肌 K^+、Mg^{2+}、Zn^{2+} 浓度均显著低于对照组。

吴红梅等（2004 年）给成年健康雄性 Wister 大鼠腹腔注射硫酸镍后，心肌细胞内 Ca^{2+}、Ni^{2+}、Na^+ 及 H^+ 浓度均显著高于对照组。

二、氧化应激

Abdel-Wahab 等（2014 年）对成年雄性 Wistar 大鼠腹腔注射氯氮平，大鼠心脏匀浆中丙二醛（malondialdehyde，MDA）含量显著升高，谷胱甘肽（glutathione，GSH）含量和谷胱甘肽过氧化物酶（glutathione peroxidase，GSH-Px）活力显著降低。

邵静君（2008 年）对健康海蓝公鸡在饲料中添加氯化锰进行饲喂染毒，公鸡心肌组织总抗氧化能力（total antioxidant capacity，T-AOC）降低。

韩雁等（2012 年）以纳米氧化锌体外处理人脐静脉血管内皮细胞 ECV304，观察到内皮细胞存活率和超氧化物歧化酶（superoxide dismutase，SOD）活力均显著降低，活性氧（reactive oxygen species，ROS）和 MDA 水平显著升高，处理组细胞凋亡率显著升高。

加春生等（2007 年）以氯化镉对雌性海蓝鸡饲喂染毒后，取主动脉及前腔静脉组织，测定 SOD、GSH-Px 活性和 MDA 含量。随着染毒剂量的增加，GSH-Px、SOD 活性呈逐渐降低趋势，MDA 含量呈逐渐升高的趋势；随着染毒时间的延长，各剂量染毒组 GSH-Px、SOD 活性呈逐渐降低趋势，MDA 含量呈逐渐升高的趋势。

三、线粒体功能改变

心脏不停地舒缩，其大部分能量来自于线粒体，线粒体对生理和病理性刺激都很敏感，是细胞中最容易出现变化的细胞器之一。毒物、射线以及渗透压的改变都能引起线粒体功能的异常。

王国峰等（2014 年）将健康雄性 Wistar 大鼠给予乙醛腹腔注射染毒，4 周后透射电镜下观察到染毒组心肌细胞线粒体出现水肿、线粒体嵴紊乱、嵴消失以及线粒体膜缺失等改变，提示乙醛可损害心肌细胞线粒体。

Nazimabashir 等（2015 年）以氯化镉对雄性 Wistar 大鼠饮水染毒，染毒 4 周后，处死大鼠，分离心脏，提取心肌细胞线粒体，检测线粒体酶活性，包括异柠檬酸脱氢酶（isocitrate dehydrogenase，ICDH）、琥珀酸脱氢酶（succinate dehydrogenase，SDH）、苹果酸脱氢酶（malate dehydrogenase，MDH）和 α- 酮戊二酸脱氢酶（α-ketoglutarate dehydrogenase，α-KDH）活性，测定线粒体中 Ca^{2+} 含量以及心肌细胞膜结合 ATP 酶含量。结果发现，染毒组大鼠心肌细胞线粒体 ICDH、SDH、MDH、α-KDH 水平明显降低；线粒体中 Ca^{2+} 水平升高；心肌细胞膜结合的总 ATP 酶、Na^+-K^+-ATP 酶、Mg^{2+}-ATP 酶水平降低；Ca^{2+}-ATP 酶水平升高。

赵峰等（2006 年）选取 4 月龄 Wistar 雄性大鼠，提取心肌细胞线粒体，制备心肌细胞线粒体悬液。以不同浓度二价锰（氯化锰，$MnCl_2$）和三价锰［二水合醋酸锰，$Mn(CH_3COO)_3 \cdot 2H_2O$］溶液分别对心肌细胞线粒体悬液进行处理后，测定心肌细胞线粒体酶复合体活力。结果发现，二价锰不同剂量处理组大鼠心肌细胞线粒体酶复合体Ⅰ＋Ⅲ活力和心肌细胞线粒体酶复合体Ⅱ活力均明显降低；心肌细胞线粒体酶复合体Ⅰ＋Ⅲ活力大小与二价锰的染毒剂量之间呈负相关，线粒体酶复合体Ⅱ活力与二价锰的处理剂量之间也呈负相关。三价锰不同剂量处理组大鼠线粒体酶复合体Ⅰ＋Ⅲ活力和线粒体酶复合体Ⅱ活力均明显降低；心肌细胞线粒体酶复合体Ⅰ＋Ⅲ活力大小与三价锰的处理剂量呈负相关，线粒体酶复合体Ⅱ活力与三价锰的处理剂量之间也呈负相关。结果表明，二价、三价锰可直接对线粒体呼吸链酶的活力产生抑制，并且随剂量的增加酶活力降低，呈明显的负相关。线粒体酶复合物的功能异常可引起心肌细胞线粒体的氧化磷酸化功能障碍，从而影响 ATP 的产生，导致细胞供能不足。

四、缺血 - 再灌注损伤

胡志伟等（2005 年）给健康 SD 大鼠静脉注射二氮嗪溶液，对照组注射溶媒，采取左侧开胸结扎前降支，造成局部心肌缺血 2 小时，恢复灌注 2 小时后取心脏观察。透射电镜显示，心脏缺血 - 再灌注组心肌细胞核固缩，胞质明显肿胀，肌原纤维溶解多见，可见凝固的肌原纤维，线粒体明显肿胀呈球状。二氮嗪溶液干预组大鼠缺血心肌细胞核肿胀，染色质分布不均，部分染色质溶解，胞质肿胀，肌原纤维部分溶解，排列略紊乱，线粒体轻微肿胀，嵴排列紊乱，糖原消失，细胞间闰盘结构尚可。二氮嗪溶液干预组大鼠缺血心肌组织匀浆中 MDA 含量明显低于对照组。提示二氮嗪溶液对大鼠体内心脏缺血再灌注损伤具有一定的保护作用，其机制可能与其减轻脂质过氧化反应有关。

伍静等（2005 年）用成年 SD 雄性大鼠建立离体心脏缺血 - 再灌注模型，分为缺血 - 再灌注组、异丙酚预处理早期保护组、异丙酚后处理组、延迟保护对照组及异丙酚预处理延迟保护组。连续监测心电图，进行再灌注期间的心律失常评分；连续监测左室的压力波形，记录左室发展压（LVDP）与左室舒张末期压（LVEDP），并计算率压积（RPP=LVDP × HR）和冠状动脉流量（CF）。缺血 - 再灌注组 11 只大鼠中有 10 只发生各种类型的心律失常，其中 3 只持续发生心室颤动。异丙酚预处理早期保护组、异丙酚后处理组 8 只中各有 3 只及 4 只无心律失常发生，且未出现持续心室颤动。延迟保护对照组及异丙酚预处理延迟保护组均发生各种类型心律失常，其中各 2 只出现持续心室颤动。缺血 - 再灌注组、异丙酚后处理组、延迟保护对照组及异丙酚预处理延迟保护组再灌注 20、30、60、120 分钟时 HR、LVDP、RPP 及 CF 下降，LVEDP 升高；异丙酚预处理早期保护组与缺血 - 再灌注组比较，30、60、120 分钟时 HR、LYDP、RPP 及 CF 升高，LVEDP 降低。结果提示，异丙酚预处理对缺血 - 再灌注损伤心肌有早期保护作用。异丙酚对正常心肌（预处理）和缺血心肌（后处理）均有一定的抑制作用，该作用可能参与其心肌保护机制，且缺血心肌对异丙酚的抑制作用更敏感。

崔世涛等（1998 年）用健康成年 SD 大鼠（雌、雄不限）建立离体心脏缺血 - 再灌注模型，分为缺血 - 再灌注前对照组、缺血 - 再灌注对照组、地塞米松组和缓激肽组。检测冠状动脉流出液的一氧化氮（NO）含量、肌酸磷酸激酶（CPK）活性，同时检测心脏缺血 - 再灌注前后的心功能变化；检测大鼠心肌组织中丙二醛（MDA）、一氧化氮（NO）含量，一氧化氮合酶（NOS）同工酶含量及其 mRNA 表达的变化。心肌缺血 - 再灌注后，结构型一氧化氮合酶（cNOS）mRNA 表达下调，诱导型一氧化氮合酶（iNOS）mRNA 表达上调；cNOS 活性下降，iNOS 活性升高，NO 量减少。使用地塞米松后，与缺血 - 再灌注的对照组相比，iNOS 的 mRNA 表达下调，iNOS 活力下降，NO 分泌减少，并且心功能恢复好转，MDA 含量、CPK 活力下降；使用缓激肽后，NOS mRNA 表达无变化，cNOS 活力升高，NO 分泌增多，心功能恢复有好转，MDA 含量、CPK 活力亦下降。结果表明，NOS 同工酶基因表达的变化可能是心肌再灌注损伤的机制之一，活化 cNOS 或下调 iNOSmRNA 表达具有心肌保护作用。

临床上闭塞的冠状动脉再通、梗死区血液灌流重建后一段时间内，有的病例会发生血压骤降、心功能不全、心律失常甚至猝死等一系列病情反而恶化的现象。心肌缺血后在恢复循环的早期所出现的较缺血时更为严重的心肌损害，被称之为心肌缺血 - 再灌注损伤。它是在缺血损伤的基础上再次引起的损伤，其发生的机制尚未完全阐明。

五、细胞凋亡

细胞凋亡是指细胞在一定的生理或病理条件下，受内在遗传机制的控制自动结束生命的过程。细胞凋亡主要表现为细胞和细胞器皱缩，胞质致密，核染色质边集，胞质分叶状突起并形成多个凋亡小体，并与胞体分离，邻近巨噬细胞等包裹、吞噬凋亡小体。有报道，中性粒细胞浸润、巨噬细胞活化、非炎症细胞激活、氧化应激增强、细胞因子与黏附分子大量表达、细胞内钙超载、细胞内酸中毒、一氧化氮等均与细胞凋亡有关。

孔曼等（2012 年）采用过氧化氢（H_2O_2）处理体外培养的大鼠心肌细胞（H9C2 细胞），光学显微镜下可见，正常组心肌细胞呈梭形，细胞与细胞间排列紧密，H_2O_2 处理组心肌细胞呈皱缩变形，心肌细胞失去原有形态，质膜肿胀溶解坏死。流式细胞仪检测结果显示，心肌细胞凋亡率显著提高，随 H_2O_2 处理时间延长，死亡细胞数逐渐增多。

肖卫民等（2003 年）采用过氧化氢（H_2O_2）处理出生后 1 ～ 4 天的 Wistar 大鼠心肌细胞，TUNEL 检测结果显示，H_2O_2 处理大鼠心肌细胞后可见许多心肌细胞的体积缩小，核固缩且被蓝色深染，H_2O_2 处理组心肌细胞凋亡率明显增多；caspase 活性定量检测发现，H_2O_2 处理心肌细胞后，caspase-3、caspase-8 和 caspase-9 的活性均显著增高，提示 H_2O_2 促进了心肌细胞凋亡。

于向民等（2005 年）给雄性成年健康昆明种小鼠分别腹腔注射乙醇。心肌细胞固缩细胞核计数结果显示，乙醇各染毒组小鼠心肌细胞固缩细胞核数明显增多；免疫组织化学结果显示，乙醇各染毒组 bcl-2 的表达强度随乙醇染毒浓度的增加逐渐减弱，bax 表达呈依次递增趋势，染色逐渐加深。经定量分析，乙醇各染毒组 bcl-2 和 bax 蛋白表达水平变化显著，提示乙醇引起的心肌细胞凋亡与凋亡相关基因 bcl-2 和 bax 的异常表达有关。

六、细胞信号通路改变

细胞作为生理功能单位具有完整结构，执行分裂、代谢和凋亡等基本功能。信号通路在其中行使主要的协调功能，依赖信号分子在细胞间和细胞内进行细胞通信，最终使细胞与外界环境进行互动。细胞外的分子信号包括激素、生长因子、细胞因子、神经递质以及其他小分子化合物等，能将细胞外的分子信号经细胞膜传入细胞内发挥一系列酶促反应效应。当信号分子是胆固醇等脂质时，它们可以轻易穿过细胞膜，在细胞质内与目的受体相结合；当信号分子是多肽时，它们只能与细胞膜上的蛋白质等受体结合，这些受体大都是跨膜蛋白，通过构象变化，将信号从膜外结构域传到膜内结构域，然后再与下一级别受体作用，通过磷酸化等修饰，激活下一级别通路。近年来在毒性机制研究中，有关信号通路异常的研究报道涉及的指标比较多。

田振永等（2013 年）给成年雄性 Wistar 大鼠气管滴注硫酸铅，大鼠心肌组织中信号传递激活转录因子 1（STAT1）、信号传递激活转录因子 6（STAT6）和转录因子 GATA-3 mRNA 表达显著升高，转录因子 T-bet mRNA 表达显著降低，大鼠左心室中 IL-4 蛋白表达明显增加，IFN-γ 蛋白表达明显降低。

张妍等（2013 年）用多柔比星（阿霉素）体外处理 Wistar 乳鼠原代心肌细胞，谷氨酸半胱氨酸连接酶催化亚基（Gclc）和胱氨酸谷氨酸转运蛋白（SLC7A11）mRNA 表达显著降低。

Chen X 等（2014 年）给成年雄性 Wistar 大鼠腹腔注射多柔比星，大鼠心肌组织基质金属蛋白酶 -2（MMP-2）和金属蛋白酶组织抑制因子 -2（TIMP-2）蛋白表达显著上调。

陈明亮等（2012 年）对人血管内皮细胞株（EA．hy926）用肿瘤坏死因子 -α（TNF-α）体外处理 24 小时，内皮细胞增殖活力显著下降，细胞间黏附分子 -1（intercellular cell adhesion molecule-1，ICAM-1）和肿瘤坏死因子受体 1（TNFR1）mRNA 表达水平均显著增高。

Zeng XY 等（2013 年）用肿瘤坏死因子 -α（TNF-α）体外处理人脐静脉血管内皮细胞株，处理组细胞 ICAM-1、血管细胞间黏附分子 -1（vascular cell adhesion molecule-1，VCAM-1）和环氧化酶 -2（Cyclooxygenase-2，COX-2）的 mRNA 表达水平显著上调，处理组细胞 ICAM-1 和 VCAM-1 蛋白表达水平显著上调。

Chang WC 等（2011 年）选用人类主动脉血管平滑肌细胞（CRL1999 细胞），以 1μmol/L 硝酸铅在 37 ℃、5% CO_2 的条件下进行培养。提示短期的铅暴露可以通过激活细胞外调节蛋白激酶（extracellular regulated protein kinases，ERK）信号通路，引起表皮生长因子受体（epidermal growth factor receptor，EGFR）磷酸化，从而导致细胞内磷脂酶 A2（cytosolic phospholipaseA2，cPLA2）和环氧化酶 -2（COX-2）的表达，以及前列腺素 E2（Prostaglandin E2，PGE2）的分泌增加，引起炎症反应，可能是铅致心血管毒性的机制之一。

Simoes 等（2015 年）对雄性 Wistar 大鼠肌内注射醋酸铅后，大鼠主动脉血管组织匀浆中还原型辅酶氧化酶 gp91phox 亚基、铜/锌超氧化物歧化酶（Cu/Zn-superoxide dismutase，Cu/Zn-SOD）、锰超氧化物歧化酶（Mn-superoxide dismutase，Mn-SOD）和 COX-2 的蛋白质表达量均增加。提取 SD 雄性大鼠胸主动脉的血管平滑肌细胞（vascularsmoothmusclecells，VSMCs），以 200μg/L 醋酸铅在 37℃、5% CO_2 的条件下进行培养，处理组 VSMCs 的 SOD、Mn-SOD、细胞外超氧化物歧化酶（Extracellular superoxide dismutase，EC-SOD）和环氧化酶-2（COX-2）蛋白表达量均增加；VSMCs 的 NADPH 氧化酶-1（NOX-1）、NADPH 氧化酶-4（NOX-4）和 COX-2 mRNA 表达水平均增加。再分别给予四甲基哌啶（活性氧清除剂）、mito-TEMPO（线粒体超氧化物特异的清除剂）、ML171（NOX-1 抑制剂）、塞来昔布（COX-2 抑制剂）和罗非昔布（COX-2 抑制剂）处理，比较 VSMCs 的 NOX-1 和 NOX-4 的 mRNA 表达水平、COX-2 的 mRNA 表达水平，细胞外信号调节激酶 1/2（extracellular signal-regulated kinase1/2，ERK1/2）蛋白表达量，p38 分裂原激活蛋白激酶（p38 mitogen activated protein kinases，p38 MAPK）蛋白表达量，氨基末端激酶（Jun N-terminal kinase，JNK）、苏氨酸激酶（serine-threonine kinase，Akt）蛋白表达量等。结果提示，低剂量铅暴露可活化炎性相关蛋白质如还原型辅酶Ⅱ氧化酶和 COX-2，激活 MAPK 信号通路。

Ansari 等（2013 年）对雄性 Wistar 大鼠腹腔注射硝酸铅染毒后，心脏组织 β- 主要组织相容性复合体（β-major histocompatibility complex，β-MHC）的 mRNA 表达水平增加，脑利钠肽（brain natriuretic peptide，BNP）的 mRNA 表达水平增加，α- 主要组织相容性复合体（α-major histocompatibility complex，α-MHC）的 mRNA 表达水平减少，细胞色素 P450（cytochrome P450，CYP）1A1、CYP1B1、CYP2C11、CYP2J3、CYP4F4 和血红素氧合酶-1（heme oxygenase-1，HO-1）的 mRNA 表达水平均增加，CYP4A1、环氧化物酶 2（epoxide hydrolase 2，EPHX2）和 NADPH 醌氧化还原酶 1（NADPH quinone oxidoreductase 1，NQO1）的 mRNA 表达水平均增加；β-MHC 蛋白表达水平增加；α-MHC 和 CYP1A1 蛋白表达水平减少。选择大

鼠心肌 H9c2 细胞以 DMEM、10% 胎牛血清和 100IU/ml 青霉素 +10μg/ml 链霉素在 37℃、5%CO_2 的条件下培养。给予白藜芦醇（resveratrol，RES）和 Pb^{2+} 处理后，α-MHC、β-MHC 和 CYP1A1 的 mRNA 表达水平均增加。结果提示，急性铅暴露可能是通过激活 AhR/CYP1A1 信号通路而导致心脏毒性和心肌组织肥大。

第四节　研究进展

具有心血管毒性的外源化学物可引起心血管系统中脏器、组织、细胞及大分子的一系列形态和功能改变。心血管毒性评估的检测主要包括形态学检测和功能学检测两种。形态学检测包括组织病理学方法、免疫组织化学方法、分子杂交方法、图像分析技术和激光共聚焦扫描显微技术。判断心脏毒性的最高标准是组织病理学，组织病理学方法对毒物造成的心脏血管损伤进行光镜下的病理分析，也可采用电镜对心脏血管组织及其亚细胞结构进行超微结构观察。利用免疫组织化学方法可对心脏血管细胞中的抗原 - 抗体反应进行检测。分子杂交以及原位杂交方法可以证实样品组织和细胞中特异性 DNA 或 RNA 序列的存在。图像分析技术可采集心血管系统损伤的形态学数据并加以量化处理。激光共聚焦扫描显微技术则可对心脏和血管细胞进行活细胞动态观察，三维断层扫描与重组以及 DNA、RNA、抗原、抗体、酶等生物分子在细胞内的定性、定量和定位分析。功能学检测包括心血管功能检测和相关细胞功能检测。心血管功能检测可采用心电图、心电向量图、心阻抗血流图、超声心动图及磁共振技术进行。同时，可利用生物化学和细胞生物学及分子生物学技术对心血管损伤出现的敏感、特异的生物标志物进行检测。细胞功能的检测可从细胞、亚细胞及分子层面进行，比如细胞膜结构功能的改变、酶活性变化、线粒体等细胞器的功能改变、细胞氧化损伤、细胞凋亡和坏死、DNA 损伤与修复、基因结构功能改变、信号转导过程及分子调控过程等。心血管毒性的形态学检测和功能学检测是相互联系的，细胞形态学的改变可能体现出功能变化，如心肌细胞凋亡和坏死可采用形态学方法检测，但实质是反映心肌细胞功能和改变。反之，心肌细胞损伤后某些标志物在血中含量的变化，也可反映心肌梗死的形态学和病理学改变。

某些环境化学物可以直接损害机体心血管系统，但多数外源化学物对心血管系统的损害是间接引起的。环境暴露外源化学物对人健康影响的流行病学资料，反映心血管系统影响指标的分析，往往与对神经系统等的观察同时进行；体内试验和体外实验对心血管系统影响的研究中，指标体系相对集中在脏器系数分析、组织结构观察、血压变化分析、标志酶活性的测定，以及细胞凋亡分析、氧化损伤、细胞信号通路改变和心肌细胞相关基因改变等方面。随着医学检验的发展及检验技术的提高，临床上心肌损伤的血液生化标志物已从早先的酶活性为主的检测发展到目前以蛋白质质量浓度为主的检测，为临床疾病的预防、诊断和治疗提供服务。例如：

（1）炎症和氧化应激标志物：包括传统的炎症因子（如 IL-6、IL-18、IL-10、TNF-α）及趋化因子（CCL26、CCL5、CXCL16 等）、血清淀粉样蛋白 A（SAA）。

（2）易损斑块的生物标志物：如血清妊娠相关血浆蛋白 A（PAPP-A）、髓过氧化物酶（MPO）、1 型凝血酶敏感蛋白基序的解聚素样金属蛋白酶（ADAMTS-1）。

（3）血小板激活的生物标志物：可溶性 CD40 配体（sCD40L）、内皮生长因子样单链蛋白 1 相关补体 Clr/Cls 单肽（SCUBE1）。

（4）心肌缺血损伤的生物标志物：肌钙蛋白（cTn）、缺血修饰白蛋白（IMA）、糖原磷酸化酶同工酶（GPBB）、脂肪酸结合蛋白（FABP）。

（5）评估心血管风险和预后的生物标志物：B 型尿钠肽（BNP）和 N 端脑钠肽前体（NT-proBNP）可以对急性冠脉综合征（ACS）患者提供预后信息。

这为我们今后研究环境毒物、工业毒物、药物、天然物质和有害内源性物质对心血管系统的毒性作用及其毒作用机制探讨提供了线索和方向。

第五节 结 语

心血管毒理学研究对由于各种药物在治疗某些疾病时诱发的不良反应影响心血管功能等报道较多，药物引起的心血管毒性多种多样，主要有三个方面：

1．心律失常，严重的可引发尖端扭转型室性心动过速，进而演变成心室颤动并导致猝死。

2．心肌损伤及心功能降低，甚至导致心力衰竭。

3．血管毒性，导致血压异常。

工业毒物致心血管毒性研究，相对于呼吸、神经、血液、消化系统等的观察研究，报道比较少。目前研究证实，致心血管毒性机制主要是氧化应激，线粒体功能改变，以及离子稳态改变等。然而，一些外源性化学物对心血管毒性的研究还仅限于流行病学资料，动物实验资料尚少，同时缺乏创新研究方法和生物监测指标。值得注意的是纳米新材料、大气颗粒物的心血管毒性被关注。探索心肌损伤更敏感、更特异的生物标志物已成为研究热点。

近年来，随着分子生物学、细胞生物学、系统生物学等前沿学科及相关技术，特别是基因组学、蛋白质组学和代谢组学的飞速发展，心血管毒理学研究方法从整体实验向体外实验转化，研究深度从器官、组织水平向分子、基因水平转化。通过建立研究模型与技术方法，探讨外源化学物对整体动物或体外原代培养组织细胞的心血管毒作用的性质、强度、可逆性及机制。尤其心血管疾病相关的细胞因子及信号通路被发现，提示了介导细胞因子活性的信号通路在动脉硬化的发生、发展中有重要的作用，随着机制研究的不断深入，势必会推动毒理学及相关学科的发展。

（李芝兰 常元勋）

主要参考文献

1. Daniel Acosta，Jr. Cardiovascular Toxicology. 4th. CRC Press，2008.
2. 张寄南，曹克将，杨志健. 心脏标志物学. 南京：江苏科技出版社，2007.
3. 庄志雄. 靶器官毒理学. 北京：化学工业出版社，2006.
4. 向明，季晖. 药物毒理学. 3版. 北京：中国医药科技出版社，2015.
5. 彭双清，郝卫东，伍一军. 毒理学替代法. 北京：军事医学科学出版社，2008.
6. Sabik LM，Abbas RA，Ismail MM，et al. Cardiotoxicity of Freon among refrigeration services workers：comparative cross-sectional study. Environ Health，2009，8（31）：1-11.
7. 陈嘉，李拥军，杨文萍. 国家最大容许浓度内二硫化碳暴露对血压和心电图的影响. 中华劳动卫生职业病杂志，2009，27（11）：644-648.
8. 王邦本，殷四祥，汪六庆. 葛根素对急性拟除虫菊酯杀虫药中毒心血管系统的保护作用. 安徽医学，2010，31（2）：138-140.
9. 杨晓熹，张强，杨展，等. 肌钙蛋白在一氧化碳中毒性心肌损害中的应用. 天津医药，2008，36（5）：381-382.
10. 王银谦，徐博，张向阳. 阿霉素与表柔比星的心脏毒性的比较. 新疆医科大学学报，2013，36（4）：509-513.
11. 高东艳，白玲，张筠. 罗哌卡因和丁哌卡因对心脏毒性作用的比较. 临床医药实践杂志，2005，14（1）：19-20.
12. Pilgrim JL，Woodford N，Drummer OH. Cocaine in sudden and unexpected death：a review of 49 post-mortem cases. Forensic Sci Int，2013，227（1-3）：52-59.
13. 李俊宁，张鹏辉. 60例酒精性心肌病的临床观察. 中国医药指南，2014，12（9）：90-91.
14. 李欣，周彦君. 酒精性心肌病病例分析18例. 中国社区医师，2014，30（1）：15.
15. Carder JR，Fuerst RS. Myocardial infarction after toluene inhalation. Pediatr Emerg Care，1997，13（2）：117-119.
16. Sirivarasai J，Kaojarern S，Chanprasertyothin S，et al. Environmental lead exposure，catalase gene，and markers of antioxidant and oxidative stress relation to hypertension：an analysis based on the EGAT study. Biomed Res Int，2015，2015（11）：1-9.
17. Fagerberg B，Barregard L，Sallsten G，et al. Cadmium exposure and

atherosclerotic carotid plaques--results from the Malmo diet and Cancer study. Environ Res，2015，136（1）：67-74.

18. Poreba R，Poreba M，Gac P，et al. Ambulatory blood pressure monitoring and structural changes in carotid arteries in normotensive workers occupationally exposed to lead. Hum Exp Toxicol，2011，30（9）：1174-1180.

19. Lou S，Zhong L，Yang X，et al. Efficacy of all-trans retinoid acid in preventing nickel induced cardiotoxicity in myocardial cells of rats. Food Chem Toxicol，2013，51：251-258.

20. 黄大敏，陈康成，吕应楠，等. 慢性硫酸锰染毒对大鼠心肌组织的损害. 中华劳动卫生职业病杂志，2015，33（5）：327-331.

21. Skoczynska A，Skorka T，Wojakowska A，et al. Heart function in magnetic resonance imaging and the mesenteric artery reactivity in rats receiving lead-contaminated drinking water. Hum Exp Toxicol，2014，33（5）：455-465.

22. Zaky A，Bradley WE，Lazrak A，et al. Chlorine inhalation-induced myocardial depression and failure. Physiol Rep，2015，3（6）：e12439 1-9.

23. Perepu RS，Dostal DE，Garcia C，et al. Cardiacdysfunctionsubsequent tochronicozone exposure in rats. Mol Cell Biochem，2012，360（1-2）：339-345.

24. Simoes MR，Ribeiro Junior RF，Vescovi MV，et al. Acute lead exposure increases arterial pressure：role of the renin-angiotensin system. PloS one，2011，6（4）：e18730.

25. Almenara CC，Broseghini-Filho GB，Vescovi MV，et al. Chronic cadmium treatment promotes oxidative stress and endothelial damage in isolated rat aorta. PLoS One，2013，8（7）：e68418.

26. Flora SJ，Pachauri V，Mittal M，et al. Interactive effect of arsenic and fluoride on cardio-respiratory disorders in male rats：possible role of reactive oxygen species. Biometals，2011，24（4）：615-628.

27. Jin HF，Liu AD，Holmberg L，et al. The role of sulfur dioxide in the regulation of mitochondrion-related cardiomyocyte apoptosis in rats with isopropylarterenol-induced myocardial injury. Int J Mol Sci，2013，14（5）：10465-10482.

28. Abdel-Wahab B，Maklad AM，Metwally ME，et al. Protective effect of captopril against clozapine-induced myocarditis in rats：Role of oxidative stress，

proinflammatory cytokines and DNA damage. Chem Biol Interact, 2014, 216(3): 43-52.
29. 李华，汤纳平，马璟，等. 雷公藤多甙对 Beagle 犬心脏毒性初探. 世界临床药物，2011，32（4）：219-223.
30. 詹杰，胡德奇，柳承希，等. 镉对血管内皮细胞损伤及其致动脉硬化的毒理学机制. 生态毒理学报，2012，7（6）：633-638.
31. 王娜，徐瑞成，陈小义，等. 毒毛花苷对人血管内皮细胞死亡和钠泵 α1、β1 亚单位表达的影响. 中国应用生理学杂志，2008，24（2）：177-183.
32. 任晓丽，杨波，黄陈平，等. 高蛋氨酸饮食对大鼠血管内皮细胞分泌功能的影响. 氨基酸和生物资源，2010，32（4）：50-54.
33. Al Batran R，Al-Bayaty F，Al-Obaidi MM，et al. Evaluation of the effect of andrographolide on atherosclerotic rabbits induced by Porphyromonas gingivalis. Biomed Res Int，2014，2014（6）：1-11.
34. Khedun SM，Maharaj B，Leary WP，et al. The effect of hexane on the ventricular fibrillation threshold of isolated perfused rat heart. Toxicology，1992，71（1-2）：145-150.
35. 吴红梅，赵健雄，白德成，等. 中药防治镍心肌细胞毒性的作用机制. 中国公共卫生，2004，20（8）：964-965.
36. 邵静君. 锰中毒对鸡心脏损伤机制的研究. 哈尔滨：东北农业大学，2008.
37. 韩雁，崔国权，董淑英，等. 纳米氧化锌诱导血管内皮细胞凋亡及氧化应激. 中国公共卫生，2012，28（4）：500-502.
38. 加春生，李金龙，徐世文，等. 镉致鸡血管氧化应激与金属硫蛋白含量的变化. 生态毒理学报，2007，2（2）：178-183.
39. 王国峰，林英子，段志英，等. 乙醛对大鼠心肌细胞线粒体功能的影响. 山东医药，2014，54（20）：24-27.
40. Nazimabashir，Manoharan V，Miltonprabu S，et al. Cadmium induced cardiac oxidative stress in rats and its attenuation by GSP through the activation of Nrf2 signaling pathway. Chem Biol Interact，2015，242：179-193.
41. 赵峰，李国君，吴萍，等. 不同价态锰对大鼠心肌线粒体酶活力的影响. 毒理学杂志，2006，20（2）：94-96.
42. 胡志伟，赵静，张凯伦，等. 二氮嗪对缺血再灌注心肌细胞脂质过氧化反应和超微结构的影响. 临床心血管病杂志，2005，21（2）：116.

43．伍静，姚尚龙，武宙阳，等．异丙酚不同处理方式对大鼠离体心脏缺血/再灌注损伤的作用．中华麻醉学杂志，2005，25（3）：217-218．
44．崔世涛，朱洪生．心肌再灌注损伤中一氧化氮合酶及其基因异常表达的研究．中华医学杂志，1998，78（5）：327-330．
45．孔曼，陈娟，周洁，等．内质网应激介导过氧化氢诱导的心肌细胞凋亡．华中科技大学学报（医学版），2012，41（3）：253-257．
46．肖卫民，蒋碧梅，石永忠，等．从凋亡信号通路探讨热休克蛋白保护过氧化氢所致心肌细胞凋亡的机制．中国动脉硬化杂志，2003，11（4）：283-286．
47．于向民，姜敏．乙醇对心肌细胞凋亡及凋亡相关基因 Bcl-2 和 Bax 表达的影响．环境与健康杂志，2005，22（6）：470-472．
48．田振永，钱春燕，李丽，等．硫酸铅对大鼠心肌 Th1/Th2 细胞相关细胞因子的影响．环境与职业医学，2013，30（1）：21-25．
49．张妍，李中玉，庞晓萍，等．阿霉素抑制抗氧化基因表达增强心肌细胞内氧化应激水平．哈尔滨医科大学学报，2013，47（1）：35-37．
50．Chen X，Guo Z，Wang P，et al．Erythropoietin modulates imbalance of matrix metalloproteinase-2 and tissue inhibitor of metalloproteinase-2 in doxorubicin-induced cardiotoxicity．Heart，Lung and Circ，2014．23（8）：772-778．
51．陈明亮，易龙，金鑫，等．白藜芦醇对 TNF-α 诱导的血管内皮细胞炎性反应的影响．第三军医大学学报，2012，34（14）：1255-1258．
52．Zeng XY，Zheng JH，Fu CL，et al．A newly synthesized sinapic acid derivative inhibits endothelial activation in vitro and in vivo．Mol Pharmacol，2013，83（5）：1099-1108．
53．Chang WC，Chang CC，Wang YS，et al．Involvement of the epidermal growth factor receptor in Pb^{2+}-induced activation of cPLA（2）/COX-2 genes and PGE（2）production in vascular smooth muscle cells．Toxicology，2011，279（1-3）：45-53．
54．Simoes MR，Aguado A，Fiorim J，et al．MAPK pathway activation by chronic lead-exposure increases vascular reactivity through oxidative stress/cyclooxygenase-2-dependent pathways．Toxicol Appl Pharmacol，2015，283（2）：127-38．
55．Ansari MA，Maayah ZH，Bakheet SA，et al．The role of aryl hydrocarbon receptor signaling pathway in cardiotoxicity of acute lead intoxication in vivo and in vitro rat model．Toxicology，2013，306（2013）：40-49．

心脏结构与功能特征

第一节　心脏基本结构

心脏是一个中空的肌性器官，主要由心肌构成心腔，位于胸腔中纵隔，周围包裹着心包。心脏呈圆锥形，斜向左前下方，2/3 在身体正中矢状面的左侧，1/3 位于右侧，大小和形状与本人拳头相似，成年男性心脏重约 284 g（240 ～ 350 g），女性心脏重约 258 g（220 ～ 280 g）。心可分为一底（心底）、一尖（心尖）、两面（包括胸肋面、膈面）、三缘（包括右缘、左缘、下缘）。心底朝向右后上方，大部分由左心房构成，小部分由右心室构成，心底隔心包与食管和胸主动脉相邻。心腔被房间隔和室间隔分为两半，每半又分为心房和心室，共 4 个心腔，即左心房、左心室、右心房、右心室。左心房呈立方体，位于右心房的后方，主要由肺静脉近端发育形成。右心房位于上、下腔静脉之间，构成心的右缘。左心室呈椭圆形，以二尖瓣的前尖为界分为窦部（流入道）和主动脉前庭（流出道）。右心室位于右心房的左侧，呈斜向前下方的锥形体，右心室突向左上方形成动脉圆锥，右心室以室上嵴分为窦部和漏斗部，即流入道和流出道。在心腔的结构中，房室口和动脉口的瓣膜是保证心腔血液定向流动的装置。当心室肌舒张时，房室瓣（三尖瓣、二尖瓣）开放，而动脉瓣（肺动脉瓣、主动脉瓣）关闭，血液由左、右心房流向左、右心室；心室肌收缩时则相反，房室瓣关闭，动脉瓣开放，血液由左、右心室泵入主动脉和肺动脉。这样形成了心脏内血液的定向循环，即：上、下腔静脉和冠状静脉窦→右心房→右房室口（三尖瓣开放）→右心室→肺动脉口（肺动脉瓣开放）→肺动脉→肺（经肺泡壁周围的毛细血管进行气体交换）→肺静脉→左心房→左房室口（二尖瓣开放）→左心室→主动脉口（主动脉瓣开放）→主动脉（通过各级动脉分布至全身）。

供应心的动脉是左右冠状动脉。右冠状动脉起自主动脉右窦，经右心耳与肺动脉之间行向右前方，沿冠状沟下降，在房室交点处分为后室间支和左室后支，分布于右心房、右心室、部分左心室隔壁和室间隔后部。心的静脉血主要经冠状窦、心浅静脉和心最小静脉回流至心脏。

心脏有其特殊的传导系统，由心肌细胞（包括工作细胞、自律细胞）组成，具有产生和传导兴奋的能力，是心脏自动节律性的基础，包括：窦房结、结间束（前结间束、中结间束、后结间束）、房室结、房室束（左束支和右束支）、浦肯野纤维网。心脏受心交感神经和心迷走神经的双重支配，生理情况下，心迷走神经对心脏的抑制作用（心率减慢、心肌收缩力减弱、房室传导减慢）占主导地位，心交感神经对心脏的兴奋作用（心率加快、心肌收缩力增强、房室传导加速）占次要地位。

第二节　心脏生理特征

一、心肌细胞电活动

所有细胞在膜的两侧都有电位（电压），这种膜电位的存在是因为胞质的离子浓度和细胞间的离子浓度不同，以及膜两侧的离子扩散产生了电位差。根据组织学和电生理学的特点，可将心肌细胞分为两类：一类是普通的心肌细胞，包括心房肌和心室肌，其具有稳定的静息电位，主要执行收缩功能，称为工作细胞；另一类大多没有稳定的静息电位，并可自动产生节律兴奋性，称为自律细胞，它们组成心内特殊传导系统，包括窦房结细胞、房室结细胞和浦肯野细胞等。

（一）工作细胞的跨膜电位及其形成机制

1．静息电位和动作电位

（1）静息电位：是指细胞未受到刺激而处于安静状态时，存在于细胞膜内外的电位梯度，人心室肌细胞的静息电位约为 -90mV。

（2）动作电位：是指细胞受到有效的刺激时，在静息电位基础上产生的瞬时跨膜电位波动。

2．形成机制

（1）静息电位形成机制和静息时细胞膜对不同离子的通透性和离子的跨膜浓度差有关。静息状态下，心肌细胞膜对 K^+ 的通透性较高，而对其他离子的通透性很低，因此 K^+ 顺浓度梯度由膜内经 K^+ 通道向膜外扩散所达到的平衡电位是构成静息电位的主要成分。静息状态时，细胞膜对 Na^+ 也有一定的通透性，少量的 Na^+ 内流形成的背景电流使得静息电位的实际数值小于 K^+ 平衡电位的数值。此外细胞膜上的 Na^+-K^+ 泵活动产生的泵电流也影响静息电位的数值，使得静息电位的绝对值略微增大，因此，在心室肌细胞实际测得的静息电位数值是 K^+ 平衡电位、少量 Na^+ 内流和 Na^+-K^+ 泵活动的综合反映。

（2）动作电位的产生主要是细胞膜对 Na^+、K^+ 通透性相继变化所致。通常心室肌细胞的动作电位分为 0 期、1 期、2 期、3 期、4 期五个组分。

0 期：即心室细胞去极化的过程，持续时间短，仅 1 ~ 2 ms，去极幅度大，约 120 mV（–90 mV ~ +30 mV），去极化的速度快，最大可达 200 ~ 400 mV/s。其机制是：在外来刺激的作用下，部分电压门控式 Na^+ 通道开放，少量的 Na^+ 内流，细胞膜部分去极化，当去极化达到阈电位水平时（约 –70 mV），膜上的 Na^+ 通道大量开放，Na^+ 顺浓度梯度内流，细胞膜进一步去极化，膜的去极化进一步促进 Na^+ 内流，呈再生性循环，膜内电位由原来的负电位迅速向正电位转化可达 +30 mV。

1 期：复极化初期，膜内电位由 +30 mV 下降到 0 mV，又称快速复极初期。其机制是：此时快 Na^+ 通道失活，而在去极化到 –40 mV 时 K^+ 通道被激活，开放 5 ~ 10 ms，K^+ 外流，使膜电位迅速复极到 0 mV 水平。

2 期：此期复极化过程非常缓慢，记录到的动作电位也较平坦，又称平台期，历时 100 ~ 150 ms。其机制是：平台期外向离子流和内向离子流同时存在。

（1）外向离子流：K^+ 经 I_{k1} 通道和 I_k 通道外流。I_{k1} 电流是产生静息电位的主要外向离子流，该通道在静息电位水平时对 K^+ 通透性很大，随着 0 期去极化 I_{k1} 对 K^+ 的通透性降低，以致在 2 期复极时 K^+ 外流减少，使得复极缓慢，这是平台期较长的一个重要原因。同时 0 期去极化至 –40 mV 时使得 I_k 通道激活，–50 mV 时又失活，造成了 K^+ 的少量外流。

（2）内向离子流：细胞膜上的 L 型 Ca^{2+} 通道，当去极化达到 –40 mV 时被激活引起 Ca^{2+} 内流。

此外，该通道还容许少量 Na^+ 通过，引起 Na^+ 内流，形成了 2 期复极的内向离子流。

3 期：在 2 期复极末，膜内电位由 0 mV 逐渐下降，延续为 3 期。在 3 期，细胞膜复极化速度加快，膜内电位由 0 mV 较快的下降到 –90 mV，完成整个复极化过程，又称快速复极末期，历时 100 ～ 150 ms。其机制是：L 型 Ca^{2+} 通道失活关闭，内向离子流终止，而 K^+ 继续外流，直至复极化完成。

4 期：又称静息期，是膜复极化完毕，膜电位恢复至静息电位水平的时期。此期电位基本稳定于静息电位水平，主要进行离子跨膜转用，细胞通过 Na^+-K^+ 泵，Na^+-Ca^{2+} 交换体和 Ca^{2+} 泵排除 Na^+、Ca^{2+}，摄入 K^+，恢复细胞内外各种离子的正常浓度梯度，保持心肌细胞的正常兴奋性。

（二）自律细胞的跨膜电位及形成机制

1．浦肯野细胞的起搏机制

浦肯野细胞是快反应自律细胞，其去极由 Na^+ 内流而产生，去极速度快。动作电位的 0 期、1 期、2 期、3 期与心室肌细胞的动作电位的形成和离子基础相似，4 期膜电位不稳定，有自动去极化。4 期自动去极化的机制是：内向的 I_f 电流递增，外向的 K^+ 电流递减。I_f 通道是一种特殊的电压依赖性离子通道，因细胞膜的超极化而激活，去极化而失活。I_f 通道在 3 期复极到 –60 mV 左右时开始被激活、开放，至 –100 mV 左右时充分激活，并随着膜内负电位的加大和时间的推移而增加，膜电位一旦达到阈电位水平，便又产生新的动作电位。I_f 通道开放不仅引起 Na^+ 内流，而且有少量的 K^+ 外流，总之 I_f 通道开放引起内向电流逐渐增强，外向电流逐渐减弱，造成了4期自动去极化的状态。膜去极化达到 –50 mV 左右时，I_f 通道失活，I_f 电流终止。由于 I_f 通道的激活开放速率较慢，4期自动去极化速度较慢，因而浦肯野细胞的自律性较低。

2．窦房结细胞的跨膜电位及其形成机制

窦房结细胞属于慢反应自律细胞，其动作电位的组成及形成机制如下：

0期去极与复极由于窦房结细胞膜缺乏 Na^+ 通道，当膜电位自动去极到阈电位（–40 mV）时，L型 Ca^{2+} 通道开放，Ca^{2+} 内流形成0期去极，膜内电位由 –70 mV 升至 0 ~ 15 mV，L型钙通道的激活过程比较缓慢，故0期去极化速率较慢。由于窦房结细胞上 I_{k1} 和 I_{to} 通道较少，因此动作电位没有明显的1期和2期，在0期去极化后直接进入3期复极化过程。0期去极化后，钙通道逐渐失活，Ca^{2+} 内流减少，同时激活 I_k 通道使 K^+ 递增性外流，膜电位恢复至最大复极电位 –70 mV，完成复极化过程。

4期自动去极由于外向电流减弱和内向电流增强形成。

二、电生理学特征

（一）心肌的兴奋性

心肌细胞受到刺激时产生兴奋反应（动作电位）的能力，称为心肌的兴奋性。

1．决定和影响兴奋性的因素

（1）静息电位水平或最大复极电位水平：静息电位或最大复极电位增大时，与阈电位的差距增大，引起兴奋所需的刺激阈值增大，兴奋性降低；反之，兴奋性增高。

（2）阈电位水平：阈电位水平下移，与静息电位的差距减小，引起兴奋所需刺激的阈值减小，兴奋性增高；反之，兴奋性降低。

（3）Na^+ 通道的状态：上述兴奋的产生都是以 Na^+ 通道能够被激活作为前提的，实际上，Na^+ 通道并不是始终处于可被激活的状态，它有激活、失活和备用三种功能状态。而 Na^+ 通道处于其中的哪一种状态，则取决于当时的膜电位以及有关的时间进程。当膜电位处于正常静息电位水平 –90 mV 时，Na^+ 通道处于备用状态，在此情况下，Na^+ 通道具有双重特性，一方面，Na^+ 通道是关闭的，另一方面，当膜电位由静息水平去极化到阈电位水平（膜内 –70 mV）时，就可以被激活，Na^+ 通道迅速开放，Na^+ 因而得以快速跨膜内流。Na^+ 通道激活后即迅速失活，此时通道关闭，Na^+ 内流迅速终止。而处于失活状态的 Na^+ 通道不仅使 Na^+ 不能跨膜扩散，而且不能被再次激活，只有膜电位恢复到静息电位水平时，Na^+ 通道才能重新恢复到备用状态。由此可见，Na^+ 通道是否处于备用状态是心肌细胞是否具有兴奋性的前提，而正常静息膜电位水平又是决定 Na^+ 通道能否处于或能否复活到备用状态的关键。

2．一次兴奋过程中兴奋的周期性变化

（1）有效不应期：心肌细胞在一次兴奋过程中，从 0 期去极开始至复极达到 –60 mV 时，给予心肌任何强度的刺激都不再产生动作电位，称为有效不应期。其中 0 期至复极 –55 mV 这一段时间内，心肌的兴奋性等于零，称为绝对不应期。从 –55 mV 至 –60 mV 期间，给予强刺激可使肌膜发生局部的部分去极，但不能产生动作电位，称为局部反应期。此期 Na^+ 通道完全失活。

（2）相对不应期：心肌细胞从 –60 mV 继续复极至 –80 mV 期间，用大于正常阈值的强刺激才能产生动作电位，此期 Na^+ 通道逐渐复极，兴奋性也随之恢复，但仍低于正常值，称为相对不应期。

（3）超常期：从复极 –80 mV 继续复极到 –90 mV 期间，用阈下刺激就可以产生动作电位，兴奋性高于正常，故称超常期。此期 Na^+ 通道基本恢复到正常备用状态，但开放能力没有完全恢复正常，产生的动作电位仍然低于正常。

（二）心肌的自律性

心肌在没有外来刺激的情况下自动发生节律性兴奋的特性，称为自动节律性。通常用单位时间内发生兴奋的次数来衡量自律性的高低，其中窦房结自律性最高，为 90 ～ 100 次 / 分，房室交界为 40 ～ 60 次 / 分，浦肯野细胞为 15 ～ 35 次 / 分。因此，窦房结的兴奋依次激动着自律性较低的组织，称为正常起搏点；其他组织只是接受窦房结兴奋的控制，不表现其自律性，只起着兴奋传导的作用，称为潜在起搏点。但是当潜在起搏点自律性增高或正常起搏点的兴奋发生传导阻滞时，潜在起搏点也可自动发生兴奋控制心脏的收缩，而不受正常起搏点的控制成为新的起搏点，称为异位起搏点。窦房结对于潜在起搏点的控制通过两种方式实现：

（1）抢先占领：窦房结的自律性高于其他潜在起搏点，所以在潜在起搏点 4 期自动去极化尚未达到阈电位水平之前，它们已经受到窦房结发出的、并依次传播而来的兴奋的激动作用而产生了动作电位，其自身的自动兴奋就不可能出现。

（2）超速驱动压抑：起搏细胞在一段时间高频兴奋后自律性下降，这一现象称为超速驱动压抑。由于窦房结的自律性最高，因此对潜在起搏点产生超速驱动压抑作用。例如，当窦房结对心室潜在起搏点的控制突然中断之后，首先会出现一段时间的心室停搏，然后，心室才能按其自身潜在起搏点的节律发生兴奋和搏动。

决定和影响心肌自律性的因素：

（1）4 期自动去极速度：4 期自动去极速度越快，达到阈电位越快，单位时间内发生兴奋次数越多，自律性越高，心率越快；反之，自律性越低。

（2）最大复极电位水平：最大复极电位变小，与阈电位的距离变小，自动去极达阈电位快，自律性增高，心率快；反之，自律性降低。

（3）阈电位水平：阈电位水平下移，最大复极电位与阈电位距离缩短，4 期自动去极达阈电位快，自律性高，心率快；反之，自律性降低。

（三）心肌的传导性

心肌的传导性是指心肌细胞具有传导兴奋的能力或特性。心脏的特殊传导系统由窦房结、房室交界和浦肯野纤维组成。

1. 心脏内兴奋性传播的途径和特点

正常情况下，窦房结发出的兴奋沿着右心房的心肌纤维以 1 m/s 的速度迅速传播到整个右心房，其中有一条称为前房间束的特殊通路将窦房结兴奋直接传播到左心房。右心房的兴奋波向下沿着心房肌组成的“优势传导通路”传播迅速到达房室结，之后兴奋再经房室束和左右束支传到浦肯野纤维网，兴奋心室肌，再直接通过心室肌将兴奋由内膜侧向外膜测心室肌传播，引起整个心室兴奋。

心脏内兴奋传播途径中有两个高速度和一个低速度的特点。一个高速度发生在优势传导通路，窦房结的兴奋可经此通路快速到达左、右心房，使左、右心房同步兴奋和收缩。另一个高速度发生在浦肯野纤维，使兴奋快速传播到左、右心室，使两心室产生同步收缩，实现心脏强有力的泵血功能。一个低速度发生在房室结，房室结的传导性很低，其中又以结区最低，兴奋在这里延搁一段时间，称为房 - 室延搁。房 - 室延搁的生理意义：使心房、心室依次兴奋收缩和舒张，避免发生房、室同时收缩，并使心室有足够的充盈时间，以提高心搏出量。

2．决定和影响传导性的因素

（1）结构因素：细胞直径和细胞内的电阻成反比关系，直径小的细胞，细胞内的电阻大，因此产生的局部电流小，兴奋的传导速度也较缓慢。心房肌、心室肌和浦肯野细胞的直径都大于窦房结和房室交界的细胞，末梢浦肯野细胞的直径最大，因此传导兴奋的速度很快。窦房结细胞的直径很小，为 5 ~ 10 μm，传导速度很慢，结区细胞直径更小，约 3 μm，传导速度最慢。此外，细胞间缝隙连接的数量和功能状态也是影响传导性的重要因素。在窦房结和房室交界区，细胞间的缝隙连接数量较少，因此传导速度较慢。在某些病理情况下，如心肌缺血等，细胞间的缝隙连接可以关闭，使兴奋的传导性明显减慢。

（2）电生理因素：

1）动作电位 0 期去极速度和幅度：0 期去极速度越快，局部电流形成越快，使邻近未兴奋部位膜去极达阈电位也越快，故传导速度越快；反之，传导速度越慢。0 期去极幅度越高，与邻近未兴奋部位膜电位差越大，形成局部电流越强，传导速度越快；反之，传导速度越慢。

2）膜电位：由于膜电位水平影响 Na^+ 通道的开关，膜电位在静息电位水平时，Na^+ 通道处于完全备用状态，膜受刺激后，Na^+ 通道快速开放，0 期去极化速度达到最大值。膜电位超极化时，0 期最大去极化速度基本不变；膜电位部分去极化时，Na^+ 通道部分失活，0 期最大去极化速度下降，传导减慢，当膜电位降至 –55 mV 时，Na^+ 通道失活，0 期最大去极化速度几乎为零，传导完全阻滞。

3）邻近未兴奋部位膜的兴奋性：当邻近未兴奋部位膜电位与阈电位差距增大时，所需刺激阈值增高，兴奋性降低，膜去极达到阈电位所需时间延长，传导速度减慢；反之，传导速度加快。

三、兴奋的收缩耦联

生理学上，在心肌细胞中，Ca^{2+} 介导的将细胞膜去极化和细胞收缩联系起来的细胞内信号转导过程称为兴奋 - 收缩耦联。

心肌细胞是由心肌纤维构成的，参与心肌的收缩活动，而构成心肌纤维的基本功能单位是肌小节，主要由粗肌丝和细肌丝组成。粗肌丝主要由 200 ~ 300 个肌凝蛋白分子构成，分子中一边膨大的豆芽状称为头部，具有 ATP 酶的活性。球形的头部由肌丝中向外伸出形成 300 ~ 400 个横桥，横桥的摆动可牵拉肌丝滑行，完成收缩过程。细肌丝主要由肌纤蛋白、原肌凝蛋白、肌钙蛋白组成。肌纤蛋白具有激活肌凝蛋白头部 ATP 酶的位点，并可与肌凝蛋白结合。原肌凝蛋白可遮盖肌纤蛋白与肌凝蛋白头部结合的位点，阻隔两者的相遇。肌钙蛋白为三聚体，其中肌钙蛋白 T（TnT）结合于原肌凝蛋白，肌钙蛋白 C（TnC）是钙离子的结合位点，肌钙蛋白 I（TnI）连接肌纤蛋白。在静息状态下，细胞外钙浓度为 10^{-3} mol/L，细胞内为 10^{-7} mol/L，当细胞受到刺激时，心肌细胞膜上的 L 型钙通道开放，细胞外液的钙进入胞质，之后触发肌浆网释放大量的钙，使细胞内 Ca^{2+} 浓度升高。钙离子与肌钙蛋白（TnC）结合，使肌钙蛋白构象发生改变，解除原肌凝蛋白对肌纤蛋白活性位点的遮盖作用，暴露肌纤蛋白上的 ATP 活性位点，使得肌纤蛋白的 ATP 活性位点与肌凝蛋白的头部结合，激活肌凝蛋白头部 ATP 酶的活性，释放能量，横桥与结合位点结合，释放的能量使得横桥摆动，牵拉细肌丝朝肌节中央滑行，肌节缩短，肌细胞收缩。

四、神经递质对电生理学效应

在神经系统的化学突触传递中担当信使的特定化学性质的神经活性物质，称为神经递质。心脏的神经调节主要受心交感神经、心迷走神经及肽能神经的调节，血管的神经主要依靠交感缩血管神经纤维和舒血管神经纤维的调节，在调节的过程中主要有儿茶酚胺和乙酰胆碱（acetylcholine，ACh）递质的参与。

（一）乙酰胆碱作用

在心血管活动的调节过程中，心迷走神经兴奋或（是）交感舒血管神经兴奋时，神经纤维末梢释放乙酰胆碱递质，受体为M受体，对心血管有以下的调节作用：

1．对心脏的作用表现为

（1）心率减慢（负性变时作用）：ACh能使窦房结舒张期自动除极延缓、复极化电流增加，使动作电位达阈值的时间延长，导致心率减慢。

（2）心肌收缩力减弱（负性变力作用）：由于迷走神经末梢与交感神经末梢紧密相邻，迷走神经末梢所释放的ACh可激动交感神经末梢突触前M胆碱受体，抑制交感神经末梢去甲肾上腺素释放，使心室收缩力减弱。

（3）房室传导减慢（负性变传导作用）：ACh可延长房室结和浦肯野纤维的不应期，使其传导减慢。

2．对血管的作用表现为　交感舒血管神经兴奋时，末梢释放ACh，激动M受体，舒张血管，调节局部血流。静脉注射小剂量ACh可由于全身血管扩张而造成血压短暂下降，并伴有反射性心率加快。在用过阿托品后，大剂量ACh静脉注射则可见血压升高，此乃由于药物促进肾上腺髓质儿茶酚胺释放和交感神经节兴奋所致。

（二）儿茶酚胺作用

儿茶酚胺在心血管活动的调节中也起着非常重要的作用，主要包括肾上腺素、去甲肾上腺素、多巴胺。肾上腺素受体有α、β之分，α受体又有α_1、α_2等亚型，β受体有β_1、β_2等亚型。

1．对心脏的调节作用表现为 心脏上存在有 β_1、β_2 和 α 受体，其中以 β_1 为主。去甲肾上腺素主要激动心肌的 α 受体，能延长不应期和加强心肌收缩力，肾上腺素主要激动心肌的 β_1 受体产生正性变力、变时、变传导作用，使心输出量增加。去甲肾上腺素也激动心肌上的 β_1 受体，但是作用强度较肾上腺素弱。高浓度的多巴胺可激动心脏的 β_1 受体，具有较强的正性肌力作用，使心输出量增加，心肌收缩力增加。

2．对血管的调节作用表现为 去甲肾上腺素与血管平滑肌上的 β_2 受体亲和力很小，但可激动 α_1 受体，引起强大的血管收缩作用，但冠状血管流量增加，是因为心肌代谢产物导致冠状动脉扩张所致。肾上腺素可激动血管平滑肌上的 α_1 和 β_2 受体，主要产生血管收缩的作用，但是可使冠状动脉血管舒张，其机制：

（1）心肌收缩力增加，使主动脉压增加，提高了冠状动脉的灌注压。

（2）冠状动脉上的 β_2 受体兴奋，冠状动脉舒张。

（3）心肌代谢加强，产生大量扩张冠状动脉的代谢产物。

多巴胺作用于血管的 α 受体，产生强烈的缩血管作用。

第三节 心脏的功能

一、心脏周期性活动

心脏进行着有节律的收缩和舒张活动，心脏的一次收缩和舒张构成了一个机械活动周期，称为心动周期。在一个心动周期中包括心房的收缩期、舒张期和心室的收缩期、舒张期。心房和心室有其各自的心动周期，但心室在心脏泵血中起主要作用，所以通常所说的心动周期是心室的心动周期。心动周期的长短与心率有关，每分钟心脏收缩和舒张的次数称为心率，正常成年人的心率在 60 ~ 100 次 / 分间波动，平均心率 75 次 / 分，每个心动周期为 0.8 秒。在一个心动周期中，左右心房首先收缩，持续约 0.1 秒，继而心房舒张，持续约 0.7 秒。当心房收缩时，心室处于舒张期，心房进入舒张期后不久，心室开始收缩，持续约0.3秒，随后进入舒张期，占时约0.5秒。心室舒张的前0.4秒期间，心房也处于舒张期，这一时期称为全心舒张期。在一个心动周期中，心房和心室的活动依一定的次序和时程先后进行，左右两个心房和左右两个心室的活动都是同步进行的，心房和心室的收缩期都短于舒张期。心动周期的长短与心率成反比，如果心率增快，心动周期缩短；心率减慢，则心动周期延长。

二、泵血功能及其机制

左右心室的泵血过程相似，而且几乎同时进行。现以左心室为例，说明一个心动周期中心室射血和充盈的过程。

（一）心室收缩期

心室的收缩可人为地分为等容收缩期和射血期两个时相，后者又分为快速射血期和减慢射血期。

（1）等容收缩期：心室开始收缩时，心室内压力逐渐增高，当高于房内压时，房室瓣关闭，此时，室内压尚低于主动脉压，主动脉瓣也处于关闭状态，心室继续收缩室内压急剧升高，直至高于主动脉压开启主动脉瓣，血液由心室射入主动脉。从房室瓣关闭到主动脉瓣打开的期间，心室收缩但不射血，心室容积不变，称为等容收缩期。

（2）射血期：当心室收缩使得室内压高于主动脉压时，主动脉瓣打开，血液由心室快速射入主动脉。在射血早期，射入主动脉的血较多（约占总射血量的2/3），射血速度也较快，称为快速射血期。随着射血进行，室内压减小，主动脉压增大，射血速度减慢，称为减慢射血期。

（二）心室舒张期

心室舒张期可分为等容舒张期和心室充盈期，后者又分为快速充盈期、减慢充盈期和心房收缩期。

（1）等容舒张期：心室舒张开始后，心室内压下降，主动脉内的血液向心室方向反流推动主动脉瓣关闭，此时，室内压仍然明显高于房内压，房室瓣尚未开启。从主动脉瓣关闭到房室瓣开放这段时间内，心室舒张而无血液充盈，心室容积不变，称为等容舒张期。

（2）心室充盈期：等容舒张期后，心室继续舒张，至室内压下降低于房内压时，房室瓣开启，血液由心房快速进入心室，心室容积迅速增大，称为快速充盈期。此时，心室内压也低于静脉压，所以大静脉内的血液也直接经心房流入心室，该期进入心室的血量占总充盈量的 70% ~ 80%。之后，心房、心室、大静脉之间的压力梯度逐渐减小，血液流入心室的速度减慢，量逐渐减少，称为减慢充盈期。在心室舒张期的最后 0.1 秒，下一个心动周期的心房收缩期开始，由于心房的收缩，可使心室的充盈量再增加 10% ~ 30%。

三、泵血功能的评定

（一）心脏的输出量

每搏输出量和每分输出量：一侧心室每次搏动输出的血液量称为每搏输出量，简称搏出量。搏出量等于舒张末期容积与收缩末期容积之差，正常成人安静平卧时每搏输出量为 60 ~ 80 ml。一侧心室每分钟输出的血液量称为每分输出量，等于每搏输出量乘以心率。健康成年男性安静状态下，心率平均每分钟 75 次，搏出量约为 70 ml，心输出量约为 5 L/min（4.5 ~ 6.0 L/min）。正常成年人的循环血量约为 5 L，这就意味着循环血量每分钟循环一次，而训练有素的运动员，在剧烈运动时心输出量可达 35 L/min，表示每分钟所有的循环血量循环了 7 次，就是普通成年人，在剧烈运动时心输出量也可高达 25 ~ 35 L/min。心输出量与机体代谢水平相适应，可因性别、年龄及其他生理情况而不同。女性比同体重男性的心输出量约低 10%。青年时期心输出量高于老年时期。麻醉情况下则可降至 2.5 L/min。

（二）射血分数

搏出量占心室舒张末期容积的百分比，正常成人范围在 50% ~ 60% 之间。

（三）心脏做功量

心脏收缩做功，心室一次收缩所做的功称为每搏功（简称搏功），每搏功包括压力 - 容积功和动力功两部分。

每搏功 = 压力 - 容积功 + 动力功

压力 - 容积功可用下式来估算：

压力 - 容积功 =P × SV

它代表心脏在一定射血压力（P）下将每搏射血容积（SV）从心室射入动脉。

动力功是指心脏射血至动脉推动血液循环流动。根据物理学做功的原理：

动力功 =1/2 mV^2

式中，m 代表从心室射入动脉的血液质量（重量），V 代表通过动脉瓣的血流速度。由于心脏射出的血液所具有的动力功在整个搏功中所占的比例很小，因此在计算心脏做功时可以忽略不计。每搏功可以用压力 - 容积功，即搏出量与射血压力的乘积来计算。压力则可用平均动脉压表示，平均动脉压约相当于：

舒张压 +（收缩压 – 舒张压）× 1/3

由于心室充盈压不是心室收缩造成的，而是由心房收缩和静脉回流惯性所做的功造成的，因此，计算心室收缩的每搏功时不应将充盈压（可用左心室舒张末期压或平均左房压表示，约为 6 mmHg）计算在内。每搏功单位为 g/m。每搏功乘以心率即为每分功，单位为 kg/（m · min），计算左室搏功和每分功的简式如下：

搏功 = 搏出量（cm^3）×（1/1000）×（平均动脉压 – 平均左房压 mmHg）×（13.6 g/cm^3）

每分功 kg/（m · min）= 搏功（g^{-m}）× 心率 ×（1/1000）

设搏出量为 70ml，收缩压为 120 mmHg，舒张压为 80 mmHg，平均左房压 6 mmHg，心率 75 次 / 分。代入上式，求得左心室搏功为 83.1 g^{-m}，每分功为 6.23 kg^{-m}/min。

右心室搏出量与左心室相等，但肺动脉平均压仅为主动脉平均压的 1/6 左右，所以右心室做功量也只有左心室的 1/6。

由于心脏做功反映了射血压力和心搏出量及推动血液的流动，因此，用心脏做功来评价心的泵血功能比上述其他指标较为全面。实验资料表明，心肌耗氧量与心肌做功量是相平行的。虽然从压力 - 容积功的估算公式可知，增加动脉压或增加搏出量都可增加心脏做功，但由动脉压升高或搏出量增加造成相同的心脏做功量增加时，两者增加引起的耗氧量增加却不相同，由压力升高引起的耗氧量及搏出量增加引起的耗氧量更多，耗能更大。可见，心脏做功更多的是维持血压水平。因此，高血压患者虽然搏出量维持正常水平，却需要消耗更多的氧和能量维持高血压。

（四）心肌收缩能力

心肌不依赖于负荷而能改变其力学活动（包括收缩的强度和速度）的特性，称为心肌收缩能力（详见“泵血功能的调节”）。

四、泵血功能的调节

（一）心率的调节

健康成年人安静时心率为 60 ～ 100 次 / 分，平均为 75 次 / 分。不同生理条件下，心率有很大变动，可低到 40 次 / 分，高达 200 次 / 分。如果搏出量不变，则心输出量与心率成正比，心率增快，心输出量增加。但是心率过快，超过 180 次 / 分，则因心室舒张不完全，充盈时间明显缩短，充盈量减少，使搏出量减少，心输出量减少；反之如果心率太慢，低于 40 次 / 分，心输出量也减少，这是因为心室舒张期过长，心室充盈早已接近最大限度，心室舒张期的延长已经不能进一步增加充盈量和搏出量，因此心输出量也将减少。可见心率最适宜时，心输出量最大，过快过慢，心输出量都会减少。

在整体情况下，心率受神经和体液因素的调节。交感神经活动增强时心率加快，迷走神经活动增强时心率减慢。循环血中肾上腺素、去甲肾上腺素和甲状腺激素水平增高时心率加快。此外，心率还受体温的影响，体温每升高 1℃，心率可增加 12 ～ 18 次。

（二）搏出量的调节

1．前负荷对搏出量的调节　前负荷是指肌肉收缩以前遇到的阻力或负荷。心室肌的前负荷即指心肌初长度或舒张末期容积。由于测量心室内压比测定心室容积方便，且心室舒张末期容积与心室舒张末期压力在一定范围内有良好的相关性，故在试验中常用心室舒张末期压力来反映前负荷。正常人心室舒张末期压力几乎与心房内压力相等，且心房内压力的测定更为方便，故也可用心房内压力反映心室的前负荷。

为了分析前负荷或初长度对心脏泵血功能的影响，在实验中可将逐步改变的心室舒张末期压力作为横坐标，并将与其相对应的搏出量或每搏功作为纵坐标，绘制成心室功能曲线。心室功能曲线可分为三段：充盈压在 5 ~ 10 mmHg 时，为心室功能曲线的上升段，通常左心室充盈压为 5 ~ 6 mmHg，这一段曲线也就是心肌的自然工作段，即在未达最适负荷之前，搏功（或搏出量）随心室舒张末期压（或容积，即初长度、前负荷）的增加而增加，这种通过改变心肌初长度而改变心肌收缩力的调节，称为异长调节。这是因为达到最适前负荷之前，随着肌小节初长度的增加，粗、细肌丝有效重叠的程度增加，收缩增强，搏功增加。充盈压在 12 ~ 15 mmHg 时，为人体心室最适前负荷。在最适前负荷下，心肌产生张力最大，做功也最大，这是因为在最适前负荷和最适初长时，正是肌小节的最适初长度（2.0 ~ 2.2 μm），粗、细肌丝处于最佳重叠状态，此时，肌小节收缩产生的张力最大。心肌的最适前负荷本身有一段范围，而且距离自然工作段较远，表明心肌具有较大程度的初长度（前负荷）贮备。充盈压在 15 ~ 20 mmHg 时，心室功能曲线逐渐平坦，表明前负荷在上限范围内变动时，对泵血功能的影响不大。随后的曲线或平坦或轻度下倾，并不出现明显的下降支，表明正常心室充盈压即使超过 20 mmHg，搏功不变或仅轻度减小，只有在发生严重病理变化的心室，功能曲线才出现降支。这是由于心肌细胞外间质内含有大量的胶原纤维，可以阻止心肌细胞继续被拉长，而且在最适初长时，产生的静息张力又很大。心肌细胞的这种抗延伸的特性，对心脏泵血功能有很重要的意义，它使心脏不致在前负荷明显增加时，引起搏出量和做功量的下降。

心室舒张末期容积（前负荷）的大小主要取决于静脉回心血量，影响静脉回心血量的主要因素有：

（1）心室舒张时间：例如心率增快时，充盈期缩短，心室充盈不完全，充盈压降低，搏出量减小。

（2）静脉血回流速度：在充盈时间持续不变的情况下，静脉内血液通过心房进入心室的速度越快，充盈量越大，搏出量越多。静脉血回流速度取决于外周静脉压与心房压、心室压之差，差值越大，静脉血回流越快，而这些因素又受心脏泵血的影响。心力衰竭时，搏出量减少，心房压和中心静脉压增高，缩小了它与外周静脉之间的压差，不利于静脉血回流，出现静脉淤血症状。此外，静脉血回流还受“呼吸泵”的影响，吸气时胸腔容积增大，胸腔负压使腔静脉周围的压力降低，有利于静脉血回流；呼气时相反。因此，一吸一呼也像一个泵，促使静脉血回流。肌肉的活动也像泵一样挤压静脉血从外周单向流回心脏，因为大静脉有瓣膜，能防止血液倒流。

（3）静脉张力：静脉本身张力增加，静脉血回流速度快；静脉张力降低，静脉血回流速度慢。行军时扎绑腿就是为了增加静脉张力以促进静脉血回流。

（4）体位与血容量：卧位与站位静脉血回流速度不同，卧位静脉血回流速度快。卧坐体位变换可使心输出量增减 10% ～ 20%。血容量增加如输血、输液时，血液回流速度加快；血容量减少如失血时，静脉血回流速度减慢。

2．心肌收缩力对搏出量的调节　人在运动或体力劳动时，搏出量和搏功可成倍增加，而此时心室舒张末期容积不一定增大；相反，心力衰竭者，心室容积扩大而其做功能力反而降低，说明前负荷（初长度）不是调节心脏泵功能的唯一机制，还有另一种与心肌初长度无关的调节机制存在。完整心室的实验结果表明，给予去甲肾上腺素后心室功能曲线向左上移位，说明在同一前负荷下，搏功或搏出量增加，心室泵血功能明显增强。给予乙酰胆碱后，心室功能曲线向右下移位，搏功减小，心脏泵血功能减弱。这些改变并非通过初长度的变化，而是通过心肌的一种内在特性即收缩强度和速度，称为心肌收缩能力，也称为心肌变力状态的改变而实现的。通过心肌收缩能力的变化来调节搏出量的方式称为等长调节。

心肌收缩能力受多种因素的影响，兴奋 - 收缩耦联过程中各个环节都能影响收缩能力。儿茶酚胺增加收缩功能的原因之一就是通过激活 β_1 受体，通过兴奋型 G 蛋白激活腺苷酸环化酶，使 cAMP 增多，然后 cAMP 使细胞膜钙通道蛋白磷酸化，钙通道开放概率增加，开放时间延长，Ca^{2+} 内流增加，然后进一步促发肌浆网中 Ca^{2+} 的释放，肌钙蛋白对胞质钙的利用增加，活化横桥数增加，加之横桥 ATP 酶的活性增高，使心肌收缩能力增强。

心率的变化也可影响心肌收缩能力。在实验条件下使心室肌进行等长收缩，可观察到心室肌的收缩张力随刺激频率的增加而逐渐增大，当刺激频率为每分钟 150 ~ 180 次时，心肌收缩张力达到最大限制；进一步增加刺激频率，心肌收缩力反而下降。心率增加或刺激频率增高引起心肌收缩能力增强的现象称为阶梯现象，其机制可能与心率增快时细胞内 Ca^{2+} 浓度升高有关。

3．后负荷对搏出量的影响　后负荷是指肌肉收缩以后遇到的阻力或负荷，动脉压就是心室肌的后负荷，又称压力负荷。在心率、心肌初长度和收缩能力不变的情况下，动脉压增高，等容收缩期延长，射血期缩短，同时，射血期心室肌纤维缩短的速度和程度均减小，射血速度减慢，心室搏出量会减少。搏出量减少，使心室剩余血量增加，充盈量增加，后者又通过前负荷调节（异长自身调节），使搏出量恢复至正常水平，即通过前负荷调节可以使动脉压升高所致的搏出量减少现象得以纠正。其生理意义是动脉血压在一定范围内升高，通过调节，心输出量仍可维持正常。但当动脉血压持续增高时，心室肌长期加强收缩活动，心脏做功量增加而心脏效率降低，心肌逐渐发生肥厚，最终导致泵血功能减退。如在高血压病引起心脏病变时，可先后出现左心室肥厚、扩张以至左心衰竭。

第四节　心电图

心电图是利用心电图机从体表记录心脏每一心动周期所产生电活动变化的曲线图形，可以反映整个心脏在兴奋的产生、传导和恢复过程中的综合的生物电变化。原理：心肌细胞在静息状态下所带电荷呈“内负外正”的状态，当受到阈刺激时该部位产生局部电流，细胞膜出现去极化（除极化），细胞内外正负离子分布发生逆转，细胞膜外局部电流由未兴奋处流向已兴奋处，细胞膜内局部电流由已兴奋处流向未兴奋处，去极化结束后，心肌细胞所带电荷呈“内正外负”的反极化（除极）状态，之后，由于细胞的代谢作用，使细胞膜又逐渐复原到极化状态，称为复极。单个细胞而言，除极时检测到电极对电源（正电荷）产生向上的波形，背向电源产生向下的波形，复极过程与此相反。

心电图的波段及其意义：

1．P 波：最早出现幅度较小的波，反映左右心房去极化的过程，波小而圆钝，正常人 P 波时间一般小于 0.12 s，波幅不超过 0.25 mV。虽然窦房结的去极化发生在心房之前，但是由于窦房结很小，兴奋时产生的综合电位小，在体表心电图上不能记录到。

2．Tα 波：为心房复极波，或称为心房 T 波，波幅较小，其方向与同导联的 P 波相反，由于 Tα 波幅较小，P-Tα 段多与 QRS 波重叠或被其掩盖，所以一般不易被察觉。

3．PR 间期：指从 P 波起点到 QRS 波起点的过程，反映的是心房开始除极到心室开始除极的时间，一般为 0.12 ~ 0.20 s。在房室传导阻滞时，PR 间期延长。PR 段是指 P 波终点到 QRS 波起点之间的线段，通常是在心电图记录的基线水平上。PR 段形成的原因还由于兴奋通过心房后在向心室传导的过程中要通过房室交界区，兴奋在此区的传导非常慢，形成的综合电位很小，一般记录不到。故在 P 波之后曲线回到基线水平，形成 PR 段。

4．QRS 波群：反映左右心室去极化的过程，多数历时 0.06 ~ 0.10 s，代表兴奋在心室肌扩布所需的时间，不超过 0.12 s。典型的 QRS 波群包括三个紧密相连的电位波动：第一个向下波为 Q 波，以后是高而尖的向上的 R 波，最后是一个向下的 S 波，但在不同导联中这三个波不一定都出现。

5．ST 段：QRS 波群终点到 T 波起点的时间段，反映的是心室缓慢复极的过程，多为一等电位线，若 ST 段异常的压低或抬高说明心肌缺血或损伤。

6．T 波：反映心室快速复极的过程，方向与 QRS 主波方向一致，历时 0.05 ~ 0.25 s，如果出现 T 波低平、双向或倒置，说明心肌缺血。

7．U 波：在 T 波之后 0.02 ~ 0.04 s 可能出现的低而宽的波，方向一般与 T 波一致，波宽 0.1 ~ 0.3 s，波幅一般小于 0.05 mV。其意义（代表心室后继电位）和成因（与浦肯野纤维网的复极化有关）尚不十分清楚。

8．QT 间期：QRS 波起点到 T 波终点的时间，是心室开始除极至心室复极完毕过程。正常范围为 0.32 ~ 0.44 s，心率越快,QT 间期越短。

第五节　心肌能量代谢

一、正常心肌能量代谢

正常心肌能量代谢是指心肌利用底物合成能量物质，并储存、利用能量的全过程，三磷腺苷（ATP）是心肌直接利用的能量形式。此过程包括供能底物和氧的摄取，能量的释放、贮存和利用几个方面。

1．心肌的供能底物　血浆自由脂肪酸（FFA）、葡萄糖、乳酸和丙酮酸。一般情况下，空腹以及高脂肪餐后，心肌主要氧化脂肪酸以供能，但饱食后，葡萄糖会取代脂肪酸成为主要的供能物质。剧烈运动时，血乳酸含量升高，乳酸氧化提供 ATP。心肌所摄取的氧，往往不足以将所摄取的底物全部氧化，因此有多余的底物被储存于心肌内，葡萄糖以糖原的形式贮存，脂肪酸以三酰甘油（甘油三酯）的形式贮存。

2．氧的摄取　氧气随冠状动脉血通过心肌细胞外间隙和细胞膜被摄入到胞液内，氧气在经过肌红蛋白的作用弥散至线粒体，在线粒体内氧气作为呼吸链电子传递的最终受体促进还原当量物［烟酰胺腺嘌呤二核苷酸（NADH）和还原型黄素腺嘌呤二核苷酸（$FADH_2$）］的氧化，同时生成 ATP。

3．能量的释放　随着供能底物在线粒体内的氧化，即有能量的释放。1 mol 葡萄糖完全氧化生成 CO_2 和 H_2O 时，可生成 38mol ATP。1 mol 脂肪酸完全氧化可生成 130 mol ATP。ATP 产生于两种代谢反应，氧化磷酸化和底物水平磷酸化，其中以氧化磷酸化反应产生的 ATP 为主。ATP 在线粒体内生成后可被线粒体内肌酸磷酸激酶（CPK）催化生成磷酸肌酸（CP）和二磷腺苷（ADP）。CP 是一种高能磷酸化合物，也是调节 ATP 水平的一种缓冲剂。当细胞内 ATP 水平降低时，ADP 水平升高，这时 CPK 可催化 CP 和 ADP 反应重新生成 ATP，保证心肌的正常生理活动。正常心肌产生的 ATP 95% 以上来自线粒体的氧化磷酸化，少量来源于糖酵解。

心肌活动所需能量的 60% ～ 90% 来自游离脂肪酸，另外 10% ～ 40% 的能量由碳水化合物（葡萄糖、乳酸、酮体）代谢提供。游离脂肪酸被细胞摄取后借助肉毒碱棕榈酰转移酶Ⅰ（CPT-Ⅰ）和酶Ⅱ转运至线粒体内，经过 β 氧化产生乙酰辅酶 A（CoA）进入三羧酸循环；能量的底物主要是游离脂肪酸和葡糖糖。心肌细胞摄取葡萄糖后通过糖酵解生成丙酮酸，摄取的乳酸在乳酸脱氢酶的作用下生成丙酮酸。最后在丙酮酸脱氢酶（PDH）的作用下生成乙酰 CoA 进入三羧酸循环。

线粒体的呼吸链产生能量：第一个过程产生的电子在此过程通过呼吸链复合物转移到氧，由此产生跨线粒体内膜的质子电化学梯度，驱动 F1F0ATP 合成酶，使 ADP 磷酸化生成 ATP。

三羧酸循环是从乙酰 CoA 与草酰乙酸结合成柠檬酸（枸橼酸）起至草酰乙酸再生成为止，在此过程中，氧化一分子乙酰 CoA 生成 3 个 NADH 和 1 分子 $FADH_2$，这些还原当量在经过氧化磷酸化可产生 11 个 ATP。此外，在此过程中生成的琥珀酰 CoA 可经底物水平的磷酸化生成 1 分子 ATP。所以一个三羧酸循环过程共产生 12 分子 ATP。

在糖酵解、丙酮酸氧化、脂肪酸 β 氧化以及三羧酸循环过程中生成的 NADH 和 $FADH_2$，具有高度传递电子的能力，可将电子传递给分子氧，通过氧化磷酸化和底物水平的磷酸化产生 ATP，释放能量。每氧化一分子的 NADH 可生成 3 分子 ATP，氧化 1 分子的 $FADH_2$ 可生成 2 分子 ATP。

二、心肌能量的利用

（一）ATP 的利用

ATP 又称为三磷腺苷，简写成 A-P ～ P ～ P，其中 A 代表腺苷，

P 代表磷酸基团，～代表一种特殊的化学键，叫做高能磷酸键，高能磷酸键断裂时，大量的能量会释放出来。ATP 水解时，其实是其中的高能磷酸键的水解，高能磷酸键水解时释放的能量多达 30.54 kJ/mol，所以说 ATP 是细胞内一种高能磷酸化合物。ATP 的转运和利用：即将 ATP 中的高能磷酸键转运至肌酸中，形成磷酸肌酸和 ADP。磷酸肌酸是比 ATP 小的分子，很快由线粒体弥散入肌原纤维，在此通过肌酸激酶催化重新生成 ATP。

（二）磷酸肌酸

磷酸肌酸（creatine phosphate，CP）是一种高能磷酸化合物，是高能磷酸基的暂时贮存形式，可在肌酸激酶的催化下，将其磷酸基转移到 ADP 分子中，合成 ATP。ATP 也可在酶的作用下生成 ADP 和磷酸肌酸。

（三）肌酸激酶

肌酸激酶（creatine kinase，CK）可以催化肌酸形成磷酸肌酸的酶，其可以催化心脏总肌酸池中约 2/3 的肌酸磷酸化，产生磷酸肌酸，其余 1/3 仍为游离肌酸。当能量需求超过能量供应时，磷酸肌酸水平下降，使 ATP 保持在正常水平，此过程被称为肌酸激酶能量穿梭。

（四）乳酸脱氢酶

乳酸脱氢酶（lactate dehydrogenase，LDH）是一种糖酵解酶，能催化丙酮酸生成乳酸的酶，乳酸脱氢酶催化丙酮酸与乳酸之间的还原与氧化反应，在碱性条件下促进乳酸向丙酮酸方向的反应，而在中性条件下促进丙酮酸向乳酸的转化（为逆反应），LDH 是参与糖无氧酵解和糖异生的重要酶。LDH 同工酶的分布有明显的组织特异性，有心肌酶释放入血则 LDH1 ＞ LDH2，利用此指标可以观察诊断心肌疾病。LDH 在组织中的分布特点是：心、肾以 LDH1 为主，LDH2 次之。心肌细胞 LDH 活性远高于血清数百倍，尤以 LDH1 和 LDH2 含量最高，LDH2 占主导地位。急性心肌梗死时，血清 LDH1 和 LDH2 显著升高，约 95% 病例的血清 LDH1 和 LDH2 比值大于 1，且 LDH1 升高早于 LDH 总活性升高。LDH 在心肌梗死后上升速度比肌酸激酶慢很多，所以 LDH 上升在血液中存在时间较长，使得 LDH 成为诊断心肌梗死发生 1 周以上的有效工具。病毒性和风湿性心肌炎及克山病，出现心肌损害时，患者的血清 LDH 同工酶的改变与心肌梗死相似。LDH1/LDH2 比值＞ 1 还见于溶血性贫血、地中海贫血、恶性贫血、镰形细胞性贫血、肾损伤、肾皮质梗死、心肌损伤性疾病、瓣膜病等。急性心肌梗死发病后 12 ～ 24 小时，血清 LDH1 也已升高。若同时测定 LDH 总活性，可发现 LDH1/ 总 LDH 的比值升高。早期血清中 LDH1 和 LDH2 活性均升高，但 LDH1 增高更早、更明显，导致 LDH1/LDH2 的比值升高。对急性心肌梗死诊断的阳性率和可靠性优于单纯测定 LDH1 或 CK-MB。

（五）肌钙蛋白

肌钙蛋白是肌肉组织收缩的调节蛋白，主要存在于骨骼肌和心肌中，在肌肉收缩和舒张过程中起重要作用，肌钙蛋白由肌钙蛋白 T（TnT）、肌钙蛋白 I（TnI）、肌钙蛋白 C（TnC）三个亚单位组成，心肌肌钙蛋白与骨骼肌肌钙蛋白结构不同，是心肌细胞特有的标志物。肌钙蛋白 T 将肌钙蛋白复合物与原肌球蛋白连接在一起，大部分以结合形式存在于肌丝，约 6% 以游离形式存在于肌丝外，当心肌细胞损伤时，心肌肌钙蛋白 T（cTnT）便释放到血清中。因此 cTnT 浓度变化对诊断心肌缺血损伤的严重程度有重要价值。心肌肌钙蛋白 I（cTnI）可以抑制肌动蛋白中的 ATP 酶活性，使肌肉松弛，防止肌纤维收缩。cTnI 以复合物和游离的形式存在于心肌细胞胞质中，当心肌损伤时，cTnI 即可释放入血液中，血清 cTnI 浓度变化可以反映心肌细胞损伤程度。

（六）肌红蛋白

肌红蛋白（myoglobin，Mb）是横纹肌组织特有的色素蛋白，分子结构和血红蛋白的亚基相似，由一条多肽链和一个血红素分子构成，分子量小，位于细胞质内，能可逆地与氧结合，在肌细胞内有贮存和运输氧的能力。肌红蛋白是心肌中的含氧结合蛋白，正常人血清 Mb 含量极少。当心肌或骨骼肌损伤时，血液 Mb 水平升高，对诊断急性心肌梗死和骨骼肌损伤有一定的价值。

第六节　心脏的生物化学

一、氧化应激酶系

（一）超氧化物歧化酶

超氧化物歧化酶（super oxide dismutase，SOD）是生物体内重要的抗氧化酶，广泛分布于各种生物体内，按其所含金属辅基不同可分为三种，含铜（Cu）锌（Zn）金属辅基称Cu Zn-SOD，含锰（Mn）金属辅基称Mn-SOD，含铁（Fe）金属辅基称Fe-SOD。生物体在多种生理反应中会生成超氧阴离子自由基（O_2^-），它是活性氧的一种，具有极强的氧化能力和细胞毒性，可使脂质过氧化，损伤细胞膜，引起炎症、肿瘤和自身免疫性疾病，并可能促使机体衰老。SOD是生物体内清除自由基的重要酶，它可以把有害的超氧自由基转化为过氧化氢，再经过体内的过氧化氢酶（catalase，CAT）和谷胱甘肽过氧化物酶（glutathion peroxidase，GSH-Px）的分解产生无害的水，SOD、CAT、GSH-Px这三种酶组成的防氧化体系，可对抗氧自由基对细胞造成的损害，并及时修复受损细胞，复原因自由基造成的对细胞伤害。SOD在抑制心血管疾病中具有调节血脂的保健作用，可预防动脉粥样硬化，预防高血脂引起的心血管疾病，降低脂质过氧化物的含量，保护心血管系统。

（二）谷胱甘肽过氧化物酶

谷胱甘肽过氧化物酶（glutathione peroxidase，GSH-Px）是机体内广泛存在的一种重要的过氧化物分解酶。GSH-Px的活性中心是硒半胱氨酸，其活力大小可以反映机体硒水平。硒是GSH-Px酶系的组成成分，它能催化GSH变为氧化型谷胱甘肽（GSSG），使有毒的过氧化物还原成无毒的羟基化合物，同时促进过氧化氢（H_2O_2）的分解，从而保护细胞膜的结构及功能不受过氧化物的干扰及损害。GSH-Px的主要作用是清除脂质氢过氧化物，可催化脂质氢过氧化物分解生成相应的羟基酸，防止脂质氢过氧化物均裂和引发脂质过氧化作用的链式支链反应。可清除机体内的H_2O_2，减轻H_2O_2对机体造成的损伤。此外，GSH-Px 可减轻在病理状态下有机氢过氧化物对机体的损伤，参与前列腺素合成的调节，保护细胞免受过亚硝酸盐的损害。

GSH-Px 与心血管系统疾病关系也很密切，与动脉粥样硬化、原发性高血压，心肌炎等均有关。在严重动脉粥样硬化患者体内，GSH-Px 活性降低，这可能是动脉粥样硬化发生的独立危险因素。

（三）过氧化氢酶

过氧化氢酶（catalase，CAT）是一类广泛存在于动物、植物和微生物体内的末端氧化酶，酶分子结构中含有铁卟啉环，1 个分子酶蛋白中含有 4 个铁原子，是一种酶类清除剂又称为触酶。过氧化氢酶存在于红细胞及某些组织内的过氧化体中，生物学功能是催化细胞代谢过程中产生的废物过氧化氢分解为水和氧气，从而使细胞免于遭受 H_2O_2 的毒害，防止有害的羟自由基（·OH）诱发脂质过氧化作用，是生物防御体系的关键酶之一。

（四）活性氧

需氧细胞在代谢过程中产生一系列活性氧簇（reactive oxygen species，ROS），包括：$O_2^{\cdot -}$、H_2O_2 及·OH 等。早期研究主要为中、高浓度的 ROS 通过细胞氧化应激反应诱导细胞凋亡甚至导致其坏死。随着自由基生物学研究的发展，研究者们逐渐认识到 ROS 可双向调控某些肿瘤细胞的凋亡和增殖，并发现了自由基与细胞信号转导之间的内在关联。最新研究发现，低浓度的自由基能够影响一系列信号转导途径。机体内的自由基通过其浓度调节着机体细胞的生死平衡，除了引起细胞凋亡、坏死的功能，低浓度的 ROS 更广泛的生理意义在于其对转录因子的激活和对细胞增殖、分化的促进，以及在启动和维持再生反应中的作用。

二、亚硝化应激酶系

（一）三种一氧化氮合酶

一氧化氮合酶（nitric oxide synthase，NOS）是含血红素的蛋白酶，NOS 主要有 3 种类型，根据存在的细胞类型不同可分为：内皮型一氧化氮合酶（endothelial NOS，eNOS），主要存在的于血管内皮细胞中；

神经元型一氧化氮合酶（neuronal NOS，nNOS），主要存在于神经细胞中；诱导型一氧化氮合酶（inducible NOS，iNOS），病理状态下表达于多种细胞（如巨噬细胞、小神经胶质细胞、角质化细胞、肝细胞、星形细胞及血管内皮上皮细胞）中，通常 eNOS 和 nNOS 合称为结构型一氧化氮合酶（cNOS），在生理条件下 cNOS 受 Ca^{2+} 浓度的调控，可与钙调蛋白结合，通常低水平表达，可产生持续时间短和少量生理水平的 NO，能活化鸟苷酸环化酶，提高细胞内环磷鸟苷（cGMP），依次活化依赖 cGMP 的蛋白激酶，调节 NO 作用，包括血管舒张，提高血管渗透性及 NOS 的抗增殖性、抗血小板和抗氧化作用，发挥正常的生理调节作用。

NOS 是一类复杂的酶系，不同类型的 NOS 发挥的内在生物活性强度不一样，nNOS ＞ iNOS ＞ eNOS，NOS 可以与一些氧化还原辅基紧密结合，形成特殊的酶活性的结构域。体内的 NOS 可以催化 L- 精氨酸分解产生 NO，是一氧化氮合成的关键限速酶，其活性的变化直接调节 NO 的生成量及其生物学效应，而 NO 对维持内环境稳定有重要作用，如调节血流与血压、保持微血管通透性、调节血小板的聚集和黏附等，少量 NO 还可以通过抗氧化作用而发挥抗炎功能。因此，NOS 在 NO 引起的疾病中起着关键性作用。

1．诱导型一氧化氮合酶

iNOS 作为 NO 合成的限速酶家族中的诱导亚型，在免疫系统主要存在于白细胞、巨噬细胞、肥大细胞，在心血管系统主要表达于心肌、血管内皮细胞、血管平滑肌细胞及心内膜，可与钙调蛋白（CaM）紧密结合，并不受胞质内 Ca^{2+} 浓度高低影响，集中分布在于体内炎症相关的巨噬细胞、白细胞等中，在炎症中被激活诱导，产生过量的 NO，数量可达 10^{-9} ～ 10^{-6} mol/L，活性可以维持数小时到数天，引起 DNA 损伤、线粒体呼吸抑制等。

iNOS 的激活有赖于从基因表达开始的酶蛋白的合成，在致炎因子的刺激下，iNOS 迅速表达并产生高于 cNOS 产生量 1000 倍的 NO。临床病理学研究显示，iNOS 的过表达、过量 NO 产生和炎性介质的大量表达在各病理器官中呈明显相关性，提示 iNOS 及其合成的 NO 和次级产物活性氮等引发炎症反应。其中重要的机制之一为超氧负离子的伴随产生，两者能形成过氧亚硝酸盐阴离子（peroxynitric，$ONOO^-$）等活性氮，对重要蛋白质进行氮化修饰，改变信号途径，直接和间接介导了 NO 的细胞毒性效应。研究表明，心肌收缩功能代偿失调、肥大性心肌病以及心脏移植排斥的患者中，心肌细胞内有过量的 iNOS 表达。另有研究发现，心内膜心肌活检标本中有 iNOS 表达增加的患者易在超声心动检查中证实有心肌收缩和（或）舒张功能紊乱。此外，当心肌梗死后心脏处于缺血应激状态时，iNOS 开始表达并生成大量 NO，心肌梗死修复过程中内源性 NO 被大量释放入受损的局部心肌组织，通过调节成纤维细胞、血管内皮细胞等功能而间接参与瘢痕形成及演变过程。在血管内皮局部受到损伤时，iNOS 在严格调控下的诱导表达对于补偿内源性 NO 不足、恢复正常血管功能具有重要意义。

2．内皮型一氧化氮合酶

eNOS 是一种特异的氧化 L- 精氨酸生成 L- 瓜氨酸和一氧化氮的酶，该酶由一个二聚体结构组成，两个相同亚基组成的二聚体化是其表达活性所必需的条件。每个亚基又分为两个结构区，C- 端为还原区，序列与细胞色素酶 P450 同源，含有与烟酰胺腺嘌呤二核苷酸磷酸（NADPH）、黄素单核苷酸（FMN）、黄素腺嘌呤二核苷酸（FAD）及钙调蛋白（CaM）相结合的位点；N- 端为氧化区，含有血红素、四氢生物蝶呤、L- 精氨酸等结合位点。两结构区彼此独立折叠和行使功能。eNOS 是血管内皮细胞内中催化产生 NO 的主要 NOS，在心血管系统的调节功能中发挥着重要的作用。研究报道，eNOS 功能障碍时可导致血管舒缩功能紊乱、冠状动脉痉挛、血小板黏附聚集、血栓形成，从而可能引起急性冠状动脉综合征。eNOS 在心肌缺血预处理时发挥抑制心肌细胞凋亡的作用。

3．神经元型一氧化氮合酶

正常生理条件下，神经系统主要是通过对 nNOS 的活化与去活化过程的调控实现对 NO 含量的调节，神经元损伤、重复高压氧暴露、纹状体损伤等都会导致 nNOS 过度表达，产生过量的 NO。nNOS 除了在神经系统中具有重要功能外，在骨骼肌、心肌和平滑肌中对血流调节和肌肉收缩也具有重要的调控作用。研究表明，nNOS 对心肌有调节作用，心肌细胞中 NOS 释放的 NO 能促进心肌的舒张与松弛，减弱心肌的收缩力。

eNOS 和 nNOS 负责基础 NO 的合成，调节各种生理功能，依赖于 Ca^{2+} 的存在，当细胞内 Ca^{2+} 浓度升高时被激活。cNOS 合成小量的、短期的 NO，引起 NO 浓度的快速增加，而当 Ca^{2+} 浓度减小时，NO 量迅速下降，形成一个搏动性的 NO 释放，这是生理调节所必需的 NO。eNOS 是膜结合型的，在血管紧张度控制和血小板凝聚中有一定的作用，nNOS 是细胞溶质的，发挥神经递质作用，在人的骨骼肌里已经发现了它的 mRNA。

（二）一氧化氮

NO 是一种气体自由基，在体内极不稳定，具有脂溶性，可以快速透过生物膜扩散，在体内迅速被血红蛋白、氧自由基等灭活。同时也是体内一种重要的舒张血管的内皮舒张因子，是重要的细胞内和细胞间的信号调节分子，参与心肺功能、血压调节等生理功能。在维持血管张力的恒定和调节血压的稳定中起重要作用，能够抑制血小板的黏附和聚集，抑制白细胞的黏附和趋化性，抑制平滑肌细胞增殖。

一氧化氮是由 NOS 催化 L- 精氨酸与氧分子经多步氧化还原反应生成，不同类型的细胞中，存在不同类型的 NOS，通过不同的信号转导机制产生 NO。NO 的生成可导致血管平滑肌细胞中可溶性鸟苷酸环化酶（guanylate cyclase，GC）的激活并生成环磷鸟苷（cyclic guanosine monophosphate，cGMP），继而激活环磷鸟苷依赖的蛋白 G 激酶（protein G kinase，PKG）。PKG 通过降低细胞内游离钙离子浓度，以及降低钙离子敏感性的途径来影响血管张力。心脏内皮细胞释放的 NO 通过缩短心缩期调节心脏的生理功能，病理情况下，具有减弱心肌收缩力及促进心脏扩张、降低血压的作用，其机制与其通过激活水溶性的 GC，提高细胞内 cGMP 浓度而致细胞内游离 Ca^{2+} 减少，进而抑制肾上腺能效应有关。

此外，NO 在抗动脉粥样硬化，抑制血小板聚集，抑制白细胞黏附及血管平滑肌增殖等过程中也起着非常重要的作用。NO 在心血管系统发挥作用与浓度有很大相关性，生理剂量的 NO 可以发挥保护心肌的作用，而 NO 生成过量可对心血管系统产生显著不良作用，尤其当 NO 与超氧阴离子反应形成过氧亚硝酸盐阴离子，后者是一种强效毒性物质，会引起心肌损伤。相关研究表明，eNOS 和 nNOS 生成的 NO 发挥保护心脏的作用，而 iNOS 生理条件下一般不表达，当受刺激时迅速大量生成，继而产生大量 NO，参与心血管的许多病理过程。

NO 在体内主要参与以下 3 个反应：

（1）激活鸟苷酸环化酶，发挥信号传导功能。NO 可激活 sGC，使细胞内 cGMP 增加，启动一系列蛋白磷酸化反应，从而发挥不同的生理功能。

（2）与红细胞中的血红蛋白结合生成亚硝酸血红蛋白而失去活性，使其在血管腔中形成一个极陡的扩散梯度，发挥局部调节作用。

（3）与超氧阴离子反应，产生毒性很强的过氧化亚硝酸盐阴离子。

NO 直接激活腺苷酸环化酶（AC），升高 cAMP 水平而增加心肌收缩力。局部 NO 可对抗组织中的血管紧张素 -2 的致粥样硬化作用，包括血管收缩、血管平滑肌细胞迁移增生和中性粒细胞黏附（NO 调节血压）。在 nNOS 敲除小鼠，心肌收缩减弱，而 eNOS 敲除后，心肌收缩增强（NO 影响心肌重构）。缺失 NOS3 的小鼠血管内皮生长因子（VEGF）表达减少，VEGF 介导的内皮祖细胞（endothelial progenitor cell，EPC）活化减少，骨髓抑制后死亡率高于野生型小鼠（NO 与新生血管的形成）。NO 减少时，心肌梗死发生的机会增加。eNOS 能减少血管平滑肌细胞增生来抗动脉粥样硬化。转基因动物模型提示，NO 的减少会增加心肌梗死的发生。当 nNOS 和 eNOS 功能降低时，可促进冠心病的发展，而 iNOS 功能减低，可减缓冠心病的进程。敲除 eNOS 后的动物与 eNOS 正常型相比，心肌梗死面积明显增加；eNOS 表达增加时，心肌梗死面积会减少。分别敲除 eNOS 和 nNOS 的动物模型表明了 NO 对动脉粥样硬化的保护作用。在 eNOS 功能正常时，nNOS 也有抗粥样硬化的重要作用。NO 减少时，NO 的信号传导作用会减弱，心肌纤维化会增强，减少到一定程度，会直接导致非粥样硬化性冠状动脉病，形成自发性心肌梗死。

神经系统中，NO作为一种重要的信使分子，参与了学习、记忆等重要的神经生理活动，同时对脑部血流具有调节作用，并参与神经系统的免疫防御。另一方面，过量的NO又与脑缺血损伤、阿尔茨海默病（早老性痴呆）及帕金森病等神经系统疾病的发生、发展有着密切的关系。作为一种构成型一氧化氮合酶，nNOS的活性主要依赖于翻译后水平上钙离子（Ca^{2+}）/钙调蛋白（CaM）的调控，其调控方式包括二聚化、多位点的磷酸化和去磷酸化。

三、心肌标志物

（一）反映心肌组织损伤的标志物

1．肌红蛋白

肌红蛋白（myoglobin，Mb）是一种含血红素的呼吸蛋白质，在心肌细胞中含量丰富，心肌受损后，小分子量的Mb迅速释放入血，1 ~ 2小时后血清浓度即可升高，并可在6 ~ 9小时达到高峰，比肌酸激酶同工酶MB（CK-MB）的释放早3 ~ 6小时，是心肌损伤的早期标志物，该指标灵敏度高，峰值早，与心电图结合能提高心肌梗死早期诊断的有效率，肌红蛋白升高不能诊断心肌梗死，但有助于在急性心肌梗死病程中观察有无再梗死或梗死再扩展，如频繁出现增高，提示原有梗死仍在延续，是溶栓治疗中判断有无再灌注的较敏感且准确的指标。但值得注意的是肌红蛋白的心脏特异性不高。

2．心肌肌钙蛋白

心肌肌钙蛋白（cardiac troponin，cTn）具有调节肌细胞收缩作用，是心肌组织损伤坏死的确定标志物，是目前临床敏感性和特异性最好的心肌损伤标志物，已成为心肌组织损伤（如心肌梗死）最重要的诊断依据。cTn由于分子量不大，当心肌严重缺血导致心肌细胞膜的完整性被破坏时，极易释放入血。cTn在发病后出现较早（3 ~ 6小时），发病后6 ~ 9小时血中出现增高并持续数天，对心肌损伤的敏感性和特异性都较高，是目前诊断急性心肌梗死较好的确诊标志物。cTn除了是诊断心肌损伤、坏死时特异度最强和敏感度较高的生物标志物之外，还在急性冠状动脉综合征（acute coronary syndrome，ACS）的危险分层中也有重要的临床应用价值。

在不能使用cTn的情况时，也可以使用CK-MB质量（CK-MB mass）检测。目前临床应用的心肌肌钙蛋白I（cardiactroponin I，cTnI）或心肌肌钙蛋白T（cardiactroponin T，cTnT）的检测方法对心肌特异性都已达到100%。

3．肌酸激酶及肌酸激酶同工酶

肌酸激酶（CK）主要存在于人体心脏、骨骼肌及脑组织的细胞质和线粒体中，与细胞内能量转运、肌肉收缩有直接关系，其次为心肌、脑、神经组织和平滑肌，这些组织的损伤均会使血液中CK升高。急性心肌梗死时CK活性在梗死后4～6小时升高，24小时达峰值，如无并发症3～4天恢复正常。CK-MB为肌酸激酶的同工酶，主要存在于心肌细胞的外浆层，一般急性心肌梗死患者心肌损伤3～8小时后CK-MB升高，16～24小时达高峰，可升高10～20倍，而3天后基本恢复正常。CK-MB存在两种亚型MB1和MB2，有研究发现，CK-MB亚型诊断的灵敏度为95.7%，远超过CK-MB的48%，在实验室中，CK-MB亚型的检测结果1～2小时即可获得，因此已成为急性心肌梗死早期优先选用的标志物，但目前尚无简单可靠的测定方法常规应用于临床，只能测定CK-MB。CK-MB作为诊断急性心肌梗死早期标志物，特异性和敏感性高于CK，其特征性的升高与下降对急性心肌梗死的诊断有特异性，被作为诊断急性心肌梗死的“金标准”。

（二）反映心脏功能的标志物

A型利钠肽（A-type natriureticpeptide，ANP）和B型利钠肽（B-type natriuretic peptide，BNP）是目前重要的了解心脏功能的标志物，两者分别主要由心房和心室分泌，由于心肌张力的增加刺激ANP和BNP分泌。其主要生理功能有：

（1）增加肾小球滤过，抑制钠重吸收，促进排钠利尿，使血管平滑肌松弛，降低血压，减轻心肌前负荷。

（2）抗血管组织增生和纤维化，抑制细胞成纤维细胞，抑制心肌细胞肥大。

（3）参与凝血系统和纤溶系统调节，减少内皮功能损伤。

ANP 的分泌释放调节主要在心房储存水平，新合成的很少；BNP 的合成、分泌释放调节主要在基因表达水平。

心肌利钠肽主要临床用途有：

（1）临床诊断和鉴别诊断，如呼吸困难的鉴别诊断（心源性还是肺源性）。

（2）评价心脏功能，ANP 和 BNP 血清中浓度与心衰程度相关，是反映心衰及其严重程度的客观指标。

（3）心血管疾病预后估计和危险性分类，如心衰的预后评价，预测再次患病率和死亡率，估计心肌缺血的损伤范围。

（三）炎症标志物

C 反应蛋白（C-reactive protein，CRP）是一种急性时相反应蛋白，在感染时明显增高。高敏 C 反应蛋白（high-sensitivity C-reactive protein，hs-CRP）可检测出血清中较低浓度的 CRP，是目前发现的最重要的急性冠状动脉综合征（ACS）炎性标志物，作用主要是激活补体、抗感染。近年来，C 反应蛋白（CRP）等炎症标志物在心血管疾病中的应用受到广泛重视，是反映炎症存在及活动的重要指标，与冠状动脉粥样硬化的发生、发展密切相关。CRP 是动脉粥样硬化、血栓形成疾病的介导和标志物。CRP 在动脉粥样硬化中的可能作用包括：激活补体系统、增加分子间黏附作用、增强吞噬细胞对低密度脂蛋白（LDL）的吞噬作用、刺激 NO 的生成、增强纤溶酶原激活抑制物的表达和活性等。hs-CRP 是已知冠心病患者未来心血管病发病和死亡的预测指标，许多研究证实，hs-CRP 能预测首次心肌梗死和疾病的发作，还可作为急性心肌梗死的预后指标。hs-CRP 对冠心病的预测价值明显高于传统的冠心病危险因素如血脂、脂蛋白和载脂蛋白、同型半胱氨酸（HCY）等。此外，hs-CRP 也用于疑似 ACS 患者的危险分层。用于心血管疾病危险性评估时，hs-CRP $<$ 1.0 mg/L 为低危险性，1.0 ~ 3.0 mg/L 为中度危险性，$>$ 3.0 mg/L 为高度危险性。研究显示，CRP 水平升高与冠心病、脑卒中和外周血管性疾病的危险增加有关，也与肥胖、吸烟、使用雌激素及其他炎症反应相关，因而它不是一个特异的指标，应结合其他指标综合判断。

第七节 心脏的离子通道

离子通道是细胞膜上具有通过和运载特定离子能力的一类重要功能蛋白质，在脂质双分子层膜上构成具有高度选择性的亲水性孔道，允许适当大小和电荷的离子以被动转运的方式通过，具有离子选择性及门控特性。根据离子通道门控特性的不同，离子通道可分为非门控离子通道和门控离子通道。门控离子通道又根据控制通道启闭的信号不同分为电压门控离子通道、化学门控离子通道和机械门控离子通道等。心脏离子通道是心肌细胞膜中的跨膜蛋白质分子，选择性允许特定离子被动通过亲水性微孔道，它们在心肌细胞静息电位和动作电位的维持和形成中起着重要的作用。心脏的离子通道主要有钠离子通道、钾离子通道、钙离子通道和氯离子通道等。

一、钠离子通道

钠离子通道是一个异源多亚基的跨膜糖蛋白，由于在一定的膜电位下能被激活或开放，又称电压依赖钠通道（voltage-dependent sodium channels，VDSC）。钠离子通道由 α、β 两种亚基组成，其中 α 亚基是功能性亚基，有 10 种不同亚型（Nav1.1 ~ Nav1.9 和 Nax），由钠离子通道基因家族的 11 个成员（SCN1A ~ SCN11A）编码，构成钠电流通过的孔道，执行通道开放、离子选择和通道快速失活等功能，在细胞的兴奋性中起关键作用；β 亚基起辅助调节 α 亚基的作用，并作为黏附分子在细胞聚集、迁移、浸润、神经轴突生长和轴突自发性收缩中发挥重要作用。电压依赖钠通道是细胞膜上形成动作电位的重要组成构件，在调节细胞膜电位、维持细胞离子稳态、神经兴奋与传导、中枢神经系统的调控，以及细胞增殖和凋亡等生理过程中发挥着重要作用。

心脏钠离子通道是位于心肌细胞膜上的跨膜蛋白，细胞外的钠离子通过此通道进入细胞内形成钠电流，从而引发心肌细胞的动作电位并使电活动传导至整个心脏，在维持心脏正常生理过程中是不可或缺的。心脏钠通道广泛存在于心房肌、心室肌及浦肯野纤维，其 α 亚基在人体心脏组织有高度表达，是组成通道并完成其功能的主要结构。人类心肌钠通道 α 亚基主要是 Nav1.5，其基因编码为 SCN5A，位于染色体 3p21-24，含有 4 个同源重复结构域（Domain Ⅰ ~ Domain Ⅳ，D Ⅰ ~ D Ⅳ），且每个结构域都包含 6 个螺旋跨膜片段（Segments 1 ~ 6，S1 ~ S6），这 6 个跨膜片段可根据功能的不同被分成两类：S1 ~ S4 为电压传感器，S5 和 S6 可形成选择性运输钠离子的孔道，而决定通道的离子选择性和传导性的就是由 4 个结构域的 S5 和 S6 片段，以及两片段之间的肽链构成通道孔。富含正电荷残基的 S4 片段和连接 D Ⅲ的 S6 和 D Ⅳ的 S1 胞内肽环分别构成该通道的激活闸门和失活闸门。已发现的人类心肌钠通道 β 亚基主要有四种：β1 亚基由基因 SCN1B 编码，位于染色体 19q13；β2 和 β3 亚基分别由基因 SCN2B 和 SCN3B 编码，位于染色体 11q22-23；β4 亚基由基因 SCN4B 编码，位于染色体 11q24.1。

心肌钠通道是最重要的心肌细胞膜去极化阳离子通道之一，激活受电压控制，一旦通道开放，钠离子沿浓度梯度从细胞膜外向细胞膜内流动，在心肌电活动中主要提供大量钠离子顺浓度差从细胞外快速内流，引发动作电位 0 相除极，决定了 0 相动作电位的形成与幅度。当电压达到峰值时钠通道迅速关闭失活，但有约 1% 钠离子不能失活，成为晚钠电流，参与复极波的形成。其离子通道的运作机制是：当钠通道被激活时，钠离子迅速进入细胞导致细胞膜快速去极化，使得 L 型钙通道激活，钠离子进入细胞，使心肌细胞发生收缩。大部分钠通道在去极化激活后几毫秒之内就会关闭，即处于失活状态。这一重要过程受位于 S3 和 S4 之间的含异亮氨酸 - 苯丙氨酸 - 蛋氨酸的疏水结构域调节。正常情况下，心肌细胞的绝大多数钠通道在激活后迅速失活，但仍有少部分通道要么不关闭，要么关闭后重新开放，这样就形成了一种慢失活的电流，即所谓的迟钠电流。总之，心脏钠通道的特点是快速激活和快速失活，并受到严格的电压调控，从而保持整个心脏的可兴奋性并保证电活动的传播，一旦钠通道的功能出现异常，通道的门控特点及电流的动力学都会发生改变，直接影响心肌细胞的自律性、传导性和动作电位时程，导致心律失常的发生。故钠通道在维持细胞的兴奋性中具有非常重要的作用。

据研究报道，心脏钠通道 SCN5A 基因的突变可以通过蛋白质的表达、通道的密度分配、通透性及通道动力学等多方面影响通道功能的获得或降低，继而导致多种遗传性心律失常，如长 QT 综合征（LQTS）、特发性心室颤动、Brugada 综合征（BrS）、婴儿猝死综合征（SIDS）等。

二、钾离子通道

钾离子通道是人体内广泛存在、种类最多、作用最复杂的一类离子通道。其基本结构是由 4 个结构相同的 α 亚单位和数目不定的辅助亚单位（如 β 亚单位）组成。心肌细胞上至少存在 7 种不同的钾通道，它们大体上可划分成电压依赖性开放钾通道和受体启动性钾通道两大类。电压依赖性开放钾通道包括一过性外向钾通道、延迟整流钾通道和内向整流性钾通道三种。受体启动性钾通道主要有 ATP 敏感性钾通道和乙酰胆碱依赖性钾通道等几种。

（一）延迟整流钾通道

延迟整流钾通道产生的离子流是心肌细胞动作电位复极 3 期主要外向离子流。根据激活和失活速度不同，可分为快速激活延迟整流钾电流通道（I_{kr} 通道）、缓慢激活延迟整流钾电流通道（I_{ks} 通道）和超速延迟整流钾电流通道（I_{kur} 通道）。其中 I_{kr} 电流和 I_{ks} 电流对调节心肌细胞动作电位 2 期的终止及 3 期复极化具有重要的意义，通道的异常或者通道数的增加或减少均可导致心律失常的发生，故 I_{kr}、I_{ks} 通道是临床上很多心律失常发生及抗心律失常药物作用的靶点。

1．快速激活延迟整流钾电流通道　I_{kr} 通道由 HERG 基因编码的 α 亚基，KCNE2 基因编码的 β 亚基 MiRP1 构成，其中 HERG 编码的 α 亚基是 I_{kr} 通道的基本构成，而 MiRP1 起着重要调节作用。I_{kr} 通道在 –40 mV 左右较快激活，当大于 0mV 时产生较强的内向电流，具有明显的内向整流特性，激活快，失活也快，可被Ⅲ类抗心律失常药物 E-4031 和 defetilide 选择性阻断。据报道，HERG 和 KCNE2 基因变异分别可导致长 QT 间期综合征 2 型（LQT2）和 LQT6。

2．缓慢激活延迟整流钾电流通道　I_{ks} 通道的分子结构与 I_{kr} 通道类似，由 4 个 α 亚单位和 2 个 β 亚单位组成。KCNQ1 基因编码 α 亚单位，KCNE1 基因编码 β 亚单位（Mink 蛋白）。KCNQ1 和 KCNE1 间相互协同，共同决定着该通道的功能，共同参与动作电位（AP）复极过程形成。I_{ks} 通道在动作电位 2 期缓慢激活，约需数秒钟才能达到稳态，无明显内向整流，激活具有延迟的特点，出现较迟，失活亦缓慢。I_{ks} 通道可被镧（La）、胺碘酮阻断，但不延长 QT 间期。不被纯Ⅲ类抗心律失常药如 Sotalol 和 E-4031 等阻断。该通道受 β 受体的调节，通过激活蛋白激酶 A（PKA）增加 I_{ks} 电流的幅度，抵消同时激活的 L 型钙通道，维持动作电位平台期。KCNQ1 基因突变可导致 I_{ks} 通道功能的丧失，通过负显性突变机制减少 I_{ks} 电流。

3．超速延迟整流钾电流通道　I_{kur} 通道主要存在于心房肌中，由编码 α 亚单位的 Kv1.5（KCNA5）和编码 β 亚单位的 Kv1.2（KCNAB1、KCNAB2）组成，产生一种心房延迟整流电流，激活快而失活慢或几乎无失活，主要是促进动作电位复极。由于 I_{kur} 通道只在心房组织中存在，因此被认为在心房复极过程中发挥了重要作用，使其成为治疗心房颤动（AF）的潜在治疗靶点。

I_{ks} 通道、I_{kur} 通道与 I_{kr} 通道相比，I_{ks} 通道的激活电位范围则较正，约 −10 mV 左右，其电流—电压曲线呈直线，没有明显的整流特性，对 E-4301 的阻断作用也不敏感。

（二）瞬时外向钾通道

瞬时外向钾通道（I_{to} 通道）主要在心房肌和心室肌的外膜侧，Kv4.3、Kv4.2、Kv1.4 基因编码瞬时外向钾通道的核心区域 α 亚单位，具有典型 Kv 通道的结构特征，其辅助亚单位包括钾通道相关蛋白、β 亚单位、Mink 类多肽。I_{to} 电流主要与动作电位的快速复极初期（1 期）有关，但也影响 2 期平台和 3 期，对动作电位时程和形态有重要的影响。该通道激活迅速，失活快，但活性恢复较慢。I_{to} 通道的主要特点为：

（1）电压依赖性和时间依赖性；

（2）膜电位去极化激活，激活和失活均很快；

（3）对细胞外钙离子不敏感；

（4）对特异性阻断剂 4-AP（4- 氨基吡啶）敏感。

I_{to} 通道分为 I_{to1} 通道和 I_{to2} 通道：I_{to1} 通道是电压门控钾通道（激活电位为 –50mV），形成钾外向电流；现已在多种哺乳动物的心房肌和心室肌细胞中记录到 I_{to1} 电流，其特点为快速激活和失活，对 Ca^{2+} 不敏感，可被 4-AP 阻断，具有 K^+ 选择性，I_{to2} 通道是钙激活的氯通道，产生氯外向电流，可被 Mn^{2+} 阻断。

（三）内向整流钾通道

内向整流钾通道（Kir 通道）有 7 个亚家族，在体内维持可兴奋组织的细胞兴奋和静息膜电位的稳定，在体内神经信号传导、胰岛素释放及心率、血流调控等方面发挥广泛的作用。该通道由 4 个 α 亚单位（由定位于第 17 号染色体 17q23 的基因 KCNJ2 编码 α 亚单位 Kir2.1）对称排列而成，每个亚单位只有 2 个跨膜螺旋片段（M1 和 M2），两者由 H5 连接，因没有 S4 那样的电压敏感器，则对电压的变化不敏感。该通道产生的 I_{k1} 电流存在于心房肌、心室肌及浦肯野纤维细胞，结细胞则缺乏，I_{k1} 电流受多种因素如电压、神经递质或细胞内 ATP 水平的调控，这些因素通过改变 Kir 通道蛋白的构象和离子通道的离子选择性形成内向整流的特征性门控效应。I_{k1} 电流随超极化（–80 ~ –140 mV）激活，内向电流增加；弱去极化（–70 ~ –30 mV）时，电流改成外向；进一步去极化时，外向电流消失。I_{k1} 电流的翻转电位为 –80 ~ –70 mV，电压依赖性门控动力学与细胞外 K^+ 浓度和膜电位的关系密切，受细胞内 Mg^{2+} 影响，主要参与心肌细胞动作电位的 3 相期复极及维持 4 相期的静息电位。此通道激活依赖于电压及钾浓度，细胞外 K^+ 浓度的提高有助于解除 Mg^{2+} 等对 I_{k1} 通道的抑制作用。I_{k1} 电流受细胞内 Mg^{2+}-ATP 和能量代谢状态的调节，Mg^{2+}-ATP 水平降低或心肌缺血缺氧时，I_{k1} 电流迅速减小，使动作电位时程（APD）明显缩短；在心房肌 I_{k1} 通道可被蛋白激酶 C（PKC）依赖的信号转导通路抑制，引起心律失常。

I_{k1} 通道生理功能与内向整流性有关：

（1）I_{k1} 电流在维持静息电位方面显得非常重要，细胞膜静息电位时仍有相当数量的通道开放，当膜轻度去极化时通道流出一定量的外向电流，使膜电位保持在静息电位水平；

（2）去极化时，I_{k1} 电流的幅值降低，有利于维持平台期各离子流的稳定，防止平台期过度的钾离子外流造成细胞外液钾离子的聚集；

（3）在复极末期，其他离子流均处于失活状态，而 I_{k1} 电流则开始激活，成为外向电流的主要成分，这将有利于快速复极，防止早后除极；

（4）I_{k1} 电流的主要表现为内向电流，所以能够抑制 Na^+-K^+ 泵电流，避免细胞过度超极化。

（四）乙酰胆碱激活钾通道

乙酰胆碱激活钾通道（K_{ACh}），存在于窦房结的起搏细胞和心房肌细胞中，K_{ACh} 由两个 Kir3.1 和两个 Kir3.4 亚基组成的四聚体构成，它通过引起膜电位的超极化，降低窦房结和房室结起搏细胞的自发性，延缓房室结的传导，调节心率。K_{ACh} 是由乙酰胆碱与心脏 M2 受体结合，激活 G 蛋白的 GTP 酶活性，使 G 蛋白 β 与 α 亚单位分离，G 蛋白 β 亚单位直接与 K_{ACh} 通道结合，而 G 蛋白 α 亚单位可能有抑制 G 蛋白 βγ 亚基的激活作用。K_{ACh} 通道的开放增加了细胞膜的 K^+ 电导，增加该通道的开放概率，引起细胞膜超极化，因此可以减慢窦房结起搏细胞的起搏速率，减慢房室结的传导速度，缩短心房肌 APD。胞内 ATP、PIP2、ETA 内皮素、μ 阿片肽、A1 腺苷受体拮抗剂、α2- 肾上腺素能等激活 K_{ACh} 通道；胞内酸中毒和一些抗心律失常的药物则抑制 K_{ACh} 通道。

（五）ATP 敏感的钾通道

ATP 敏感的钾通道（K_{ATP} 通道）是一种可被胞内 ATP 抑制的内向整流 K^+ 通道，K_{ATP} 通道由内向整流钾通道（Kir）和 ABC 蛋白组成，Kir 亚基包括 Kir6.1 和 Kir6.2，形成通道的离子道；ABC 蛋白之一的磺酰脲受体（SUR）为 K_{ATP} 通道的调节体，它有许多亚型 SUR1、SUR2 和 SUR3，不同的亚型在不同的组织与不同的 Kir 亚型构成通道复合物，即 K_{ATP} 通道，其中心脏中 K_{ATP} 通道为 Kir6.2/SUR2A，可被细胞内生理学水平的 ATP 抑制，与细胞代谢膜电位相耦联。此通道对钾具有高度选择性，开放概率、时间都随钾浓度变化。正常生理条件下通道处于失活状态，只有在缺氧、ATP减少及能量耗竭时才逐渐激活开放。通道活性还受Mg^{2+}和G蛋白的调控，在心肌缺血时因ATP、ADP值下降，减少Ca^{2+}内流和能量消耗而保护心肌免受缺血损害。心肌K_{ATP}通道分为肌纤维膜K_{ATP}（sarc K_{ATP}）和线粒体K_{ATP}（mitoK_{ATP}）。据报道，sK_{ATP}通道开放是形成IPC保护心肌缺血-再灌注损伤的重要原因。此外，大量研究表明，以K_{ATP}通道及激活剂为作用靶点对指导心肌病、心肌缺血、心力衰竭、高血压等的用药和预防心律失常具有重要的作用。

（六）其他心脏钾通道

心肌起搏通道：HCN家族在窦房结高度表达，产生I_f电流（超极化激活的阳离子电流），控制细胞的起搏活动。I_f电流是浦肯野细胞4期除极的主要内向电流。主要特点是在超极化过程中被激活，有钾的参与。I_f的上调可以引起异位起搏的加速，造成心律失常的发生。目前在心脏上已发现两种起搏通道，hHCN2及hHCN4两种亚型，它们分别作为I_f电流的快成分和慢成分存在。KCNE2也在窦房结高度表达，它除了作为快激活通道HCN1和HCN2的β亚基外，还能和HCN4共表达、且增加HCN4通道电流的振幅，减慢其激活动力，正是通过KCNE2对I_f电流的调节，使得心脏起搏电流呈现电生理的多样性。

三、钙离子通道

钙通道分为钙进入通道和钙释放通道两大类。钙进入通道包括由膜去极化开放的电压依赖性钙通道和配体门控钙通道。钙释放通道包括ryanodine受体（RYR）和三磷酸肌醇受体（IP3）。电压依赖性钙通道又可以分为L型、P/Q型、N型、R型和T型五种，主要分布于兴奋性细胞膜，在静息状态下保持关闭，当膜去极化时被激活并引起钙离子内流，促发胞内钙库里的钙离子释放，引起一系列的生理过程。

心脏细胞至少有四种Ca^{2+}通道，两种在细胞膜上，分别为L型和T型；另外两种是肌浆网膜上的Ca^{2+}释放通道，分别为雷诺定受体2（ryanodineR2，RyR2）和三磷酸肌醇受体（IP3）。L型Ca^{2+}通道是由α1和α2、β、γ亚基及δ亚单位共同构成的。细胞膜去极化引起L型

Ca^{2+} 通道（I_{Ca-L} 通道）开放，Ca^{2+} 内流，并触发肌浆网释放 Ca^{2+}，为心肌细胞兴奋收缩耦联中调节心肌收缩力的一个关键环节。I_{Ca-L} 电流是动作电位平台期的主要内向电流，增加 I_{Ca-L} 电流可延长 APD 并提高平台期电位水平，因此与 EAD、延缓后去极化（DAD）等触发性心律失常有关。T 型 Ca^{2+} 通道在心脏中主要分布于传导和起搏细胞，而在心室肌细胞几乎不存在。RyR2 位于心肌细胞的肌浆网上，在心肌兴奋收缩耦联中起着至关重要的作用。在伴有慢性房颤的二尖瓣疾病患者中，RyR2 结合位点的数量在明显减少，RyR2 的 mRNA 表达水平也在下降，这可能是房颤始发及传播的重要因素。因此，RyR2 功能紊乱不仅影响收缩，而且导致心律失常。

四、氯离子通道

氯离子通道是机体最重要的阴离子通道，目前已发现在心肌细胞中有四种氯离子通道表达，分别是囊性纤维化跨膜转导体（cystic fibrosis transmembrane-conductance regulator，CFTR）、容量调节性氯通道、钙激活的氯通道和电压依赖性氯通道。

（一）CFTR

为电压非依赖性通道，有 2 个结构域，每个结构域由 6 个跨膜螺旋和 1 个核苷酸结合位点（NBD）组成，2 个结构域由 1 个调节区连接。调节区上包含众多蛋白激酶 A（PKA）和蛋白激酶 C（PKC）磷酸化位点，通道的激活需要有 PKA 和 PKC 的协同作用。由于跨膜 Cl^- 的非对称梯度，通过 CFTR 氯通道产生的 $I_{Cl.CFTR}$ 氯电流是外向整流电流，是调节心脏电活动的主要阴离子电流，其生理作用主要是减少由肾上腺素受体激发引起的钙电流带来的 APD 延长，是心肌缺血及再灌注损伤中心肌细胞动作电位改变的重要分子基础之一。当心肌缺血缺氧、心肌细胞肿胀导致内源性儿茶酚胺释放时，PKA 调节的氯电流会参与动作电位时程缩短，从而可引发严重的心律失常。

（二）容量调节性氯通道

按其电流特性可分为容量激活的氯通道（volume-activated chloride channel，$I_{Cl.vol}$）、肿胀激活氯通道、容量调节阴离子通道以及容量敏感度有机渗透性阴离子通道等。低渗条件下引起的细胞膨胀可激活该通道，电流为非时间依赖性，外向整流，其在氯离子浓度对称时的外向整流是与钙激活氯通道相区别的特征之一。$I_{Cl.vol}$ 通道激活产生外向整流电流可以缩短 APD，促进折返性心律失常的发展，还可能为心肌缺血 - 再灌注中心律失常发生、发展的重要因素。

（三）钙激活的氯通道

此通道电流（$I_{Cl.Ca}$）为外向整流，主要受瞬间 $[Ca^{2+}]_i$ 影响。在动作电位快速除极时，激活钙通道，从而引起肌浆网钙引发的钙离子释放激活 $I_{Cl.Ca}$ 通道，形成外向复极化电流，参与心房和心室动作电位 1 相复极化。在细胞 $[Ca^{2+}]_i$ 超载的情况下，自发的 Ca^{2+} 细胞内释放，这种释放存在于动作电位 4 相，形成的 $I_{Cl.Ca}$ 为内向除极电流，导致延迟后除极引起心律失常。目前对于心脏钙激活的氯离子通道的基因研究还不明确，在静息状态下细胞内钙的浓度很低，钙激活氯通道电流对心脏舒张期膜电位几乎无影响；在心肌细胞内钙瞬间释放时，可引起瞬间外向钙激活氯通道电流的激活。肥厚心肌细胞内钙超载导致细胞内钙的瞬时释放引起钙激活氯通道电流的开放快速增加，从而引起延迟后除极，增加肥厚心肌发生恶性室性心律失常的概率。

（四）电压依赖性氯通道

又称 ClC 家族氯通道，为电压依赖性开启，对其研究的较少。目前发现 9 种编码电压依赖性氯通道基因，为 ClC-0、ClC-1、ClC-2、ClC-K、ClC-3、ClC-4、ClC-5、ClC-6、ClC-7。Duan 等认为，ClC-2 通道在静息状态下关闭，可由超极化、细胞肿胀、酸中毒等激活，并具有内向整流特性，能够引起细胞静息膜电位除极化，增加心肌细胞自律性，引起心律失常，可被镉、锌、9-AC 阻断。

（潘　丽　宋　兵　王宇红）

主要参考文献

1．刘先国．生理学．北京：科学出版社，2003．
2．朱文玉．医学生理学．2 版．北京：北京大学医学出版社，2009．

3. 刘执玉. 系统解剖学. 北京：科学出版社，2007.
4. 高秀来. 人体解剖学. 2版. 北京：北京大学医学出版社，2009.
5. 陈文彬，潘祥林. 诊断学. 7版.北京：人民卫生出版社，2011.
6. Lingappa VR，Farey K（美）著. 医学生理学. 秦晓群，管茶香，文志斌，等译. 北京：科学出版社，2005.
7. 章丹丹，刘俊，Ferid Murad，等. 诱导型一氧化氮合酶与疾病. 现代生物医学进展，2007，7（10）：1571-1573，+1577.
8. 廖润玲，杨斌. 一氧化氮及诱导型一氧化氮合酶的研究进展. 时珍国医国药，2007，18（04）：980-981.
9. 杨晓露，章丹丹，唐宁，等. 诱导型一氧化氮合酶的调控机制及其抑制剂的研究进展. 中国药房，2011，22（39）：3728-3732.
10. 罗素新，但素平，夏勇. 诱导型一氧化氮合酶在心肌梗死进程中的研究进展. 西部医学，2014，26（03）：265-268.
11. 韩鹏，孙雪梅，乔彤. 内皮型一氧化氮合酶与血管结构及功能的相关性. 中国临床康复，2005，9（15）：62-63，270.
12. 窦豆，高远生. 血管内皮型一氧化氮合酶的调节机制. 生理科学进展，2005，（4）：345-348.
13. 吴淳淳，杜心清. 内皮型一氧化氮合酶与冠心病的研究进展. 医学综述，2013，19（10）：1756-1758.
14. 王新国，惠汝太. 内皮型一氧化氮合酶在冠状动脉粥样硬化性心脏病的作用. 中国分子心脏病学杂志，2011，（3）：174-178.
15. 段文娟，卫涛涛. 神经型一氧化氮合酶的活性调控. 生物物理学报，2012，28（4）：278-286.
16. 卢晓梅，张海鹏. 神经型一氧化氮合酶在小鼠心肌缺血预处理中的作用. 中国动脉硬化杂志，2012，20（5）：451-454.
17. 黄山，许健，令狐颖，等. 心脏标志物新分类概述. 吉林医学，2010，31（16）：2559-2561.
18. 张秀春. 心脏标志物及其应用最新进展. 中国医疗前沿，2010，15（11）：7-8.
19. 黄山，令狐颖，许健，等. 炎症性心脏标志物在临床应用中的研究进展. 实用心脑肺血管病杂志，2012，20（1）：179-181.
20. 石淑春. 心脏标志物在诊断心血管疾病中的进展. 中国当代医药，2012，19（9）：19-21.

21. 潘柏申，杨振华，吴健民. 冠状动脉疾病和心力衰竭时心脏标志物临床检测应用建议. 中华检验医学杂志，2006，29（9）：774-778.
22. 胡大一，孙艺红. 心脏标志物检测的临床应用和进展. 中国心血管病研究杂志，2005，3（12）：934-937.
23. 潘柏申. 心脏标志物的临床应用. 中华检验医学杂志，2005，28（1）：129-131.
24. Patino GA，Isom LL. Electrophysiology and beyond：multiple roles of Na^+ channel β subunits in development and disease. Neurosci Lett，2010，486（2）：53-59.
25. 王红艳，勾萌，肖蓉，等. 钠离子通道疾病及其抑制剂生物学功能研究进展. 生物工程学报，2014，30（6）：875-890.
26. Song WH，Shou WN. Cardiac Sodium Channel Na1.5 Mutations and Cardiac Arrhythmia. Pediatric Cardiology，2012，33（6）：943-949.
27. IsomL L. Sodium channel beta subunits：anything but auxiliary. Neuroscientist，2001，7（1）：42-45.
28. 方丹红，吴立群，陆林，等. 心脏钠离子通道 α 亚单位 SCN5A 基因多态性与特发性室性心律失常. 诊断学理论与实践，2007，6（4）：353-357.
29. 胡金柱，洪葵. 心脏 Nav1.5 相互作用蛋白与心律失常. 中华心血管病杂志，2011，39（7）：682-685.
30. 郭欢，周光春，王竞涛，等. 心肌细胞钠、氯离子通道与室性心律失常的关系研究进展. 检验医学与临床，2016，13（5）：696-698.
31. 陈魁豪. 心房与心室肌细胞钠电流差异性的分子基础和 TRPC 通道阻断剂对钠通道的调节作用以及刺槐素对 SKCa 的抑制作用研究. 武汉：华中科技大学，2014.
32. 郑方芳，孙一帆，林吉进. 酪氨酸的磷酸化及去磷酸化对心脏钾离子通道的调控. 中国分子心脏病学杂志，2011，27（03）：183-188.
33. Roepke TK，Abbott GW. Pharmacogenetics and cardiac ion channels. Vascul Pharmacol，2006，44（2）：90-106.
34. 陈美烟，李泱，张建成. 心脏钾通道各离子流之间的相互作用. 中国心脏起搏与心电生理杂志，2013，（3）：263-265.
35. Lu Y，Mahaut-Smith MP，Huang CL，et al. Mutant MiRP1 subunits modulate HERG K^+ channel gating：a mechanism for pro-arrhythmia in long QT syndrome

type 6. J Physiol，2003，551（Pt 1）：253-262.
36. 李姝，王得利，栾海蓉. 心肌离子通道的研究进展. 牡丹江医学院学报，2009，30（3）：73-75.
37. Nerbonne JM. Molecular basis of functional voltage-gated K^+ channel diversity in the mammalian myocardium. J Physiol，2000，525（Pt2）：285-298.
38. Wettwer E，Amosg G，Gath J，et al. Transient outward current in human and rat ventricular myocytes. Cardiovasc Res. 1993，27（9）：1662-1669.
39. 夏敏，陈义汉. 心脏钾离子通道相互作用的研究进展. 东南大学学报（医学版），2004，23（4）：278-281.
40. 刘水平，陈玉川. 心脏钾离子通道的电生理和分子多样性. 湖北民族学院学报（医学版），2001，18（2）：38-40.
41. Karle CA，Zitron E，Zhang W，et al. Human cardiac inwardly-rectifying K^+ channel kir2.1 bisinhibited by directprote in kinasec-dependent regulation in human isolated cardiomyocytes and in an expression system. Circulation，2002，106（12）：1493-1499.
42. Dhamoon AS，Jalife J. The inward rectifier current Ik1 controls cardiac excitability and is in volved in arrhythmogenesis. Heart Rhythm，2005，2（3）：316-324.
43. Robinson RB，Siegelbaum SA. Hyperpolarization-activated cation currents：From molecules to physiological function. Ann Rev Physiol，2003，65：453-480.
44. Benitah JP，Gomez AM，Fauconnier J，et al. Voltage-gated Ca^{2+} currents in the human path ophysiologic heart：a review. Basic Res Cardiol，2002，97（Suppl1）：111-118.
45. Mccall E，Ginsburg KS，Bassani RA，et al. Ca^{2+} flux，contractility，and excitation-contraction coupling in hypertrophi rat ventricular myocytes. Am J Physiol，1998，274（4）：H1348-1360.
46. Ming Z，Nordin C，Aronson RS. Role of L-type calcium channel window current in generating current-induced early after depolarizations. J Cardiovasc Electrophysiol，1994，5（4）：323 -334.
47. 姚金朋，高尔. 心脏氯离子通道研究进展. 医学综述，2007，13（22）：1688-1691.

48．薄冰．氯离子通道在心脏起搏活动中的作用研究进展．科技资讯，2014，12（14）：210．
49．Duan DY，Liu LL，Bozeat N，et al．Functional role of anion channels in cardiac．Acta Pharmacol Sin，2005，26（3）：265-278．

第三章

血管结构与功能特征

遍布于人体各组织、器官的血管是一个连续且相对封闭的管道系统，包括动脉、毛细血管和静脉，它们与心脏一起构成心血管系统。血液由心房进入心室，再由心室泵出，依次流经动脉、毛细血管和静脉，然后返回心房，如此循环往复。体循环中的血量约为总血量的84%，其中约64%位于静脉系统内，约13%位于大、中动脉内，约7%位于小动脉和毛细血管内；心脏的血量仅占7%左右，肺循环中的血量约占9%。全部血液都需经肺循环，而体循环则由许多相互并联的血管环路组成，在这样的并联结构中，即使某一局部血流量发生较大的变动，也不会对整个体循环产生较大的影响。

血管系统中动脉、毛细血管和静脉三者依次串联，以实现血液运输和物质交换的生理功能。动脉和静脉管壁从内向外依次为内膜、中膜和外膜。

（1）内膜由内皮细胞和内皮下层组成。内皮细胞构成通透性屏障，管壁内外两侧的液体、气体和大分子物质可选择性地透过此屏障；它还可作为血管的内衬面，为血液流动提供光滑的表面。此外，内皮细胞还具有内分泌功能，能合成和分泌多种生物活性物质。

（2）中膜主要由血管平滑肌、弹性纤维及胶原纤维三种成分组成，其组成成分的比例与厚度可因血管种类的不同而有所差异。血管平滑肌的收缩与舒张可调节器官和组织的血流量，弹性纤维可使动脉扩张或回缩。

（3）外膜是包裹在血管外层的疏松结缔组织，其中除弹性纤维、胶原纤维以外，还含有多种细胞。

第一节　动脉系统血管的特征

动脉（artery）主要包括大动脉、中动脉和小动脉，管壁从内向外均可分为内膜、中膜和外膜三层。随着管腔逐渐变小，管壁各层厚度、结构与组织成分也逐步发生变化，其中以中膜变化最明显。动脉是运送血液离开心脏的血管，从左心室发出后，反复分支，越分越细，最后移行于毛细血管，主要是运送含氧气、营养物质等的血液至身体各部分的组织和器官。

一、大动脉的结构与功能

大动脉（large artery）指主动脉、肺动脉主干及其发出的最大的分支，包括主动脉、肺动脉、无名动脉、颈总动脉、锁骨下动脉和髂总动脉等。大动脉管壁中含多层弹性膜和大量弹性纤维，故又称弹性动脉（elastic artery）。

（一）大动脉的结构特点

大动脉管壁由内向外分为内膜、中膜和外膜。

（1）内膜由内皮细胞和内皮下层构成，内皮下层为疏松结缔组织，含纵行的胶原蛋白和少量平滑肌纤维。

（2）中膜很厚，含 40 ~ 70 层弹性膜和大量的弹性纤维。在大动脉横切面上，由于血管收缩，弹性膜呈波浪状。弹性膜由弹性蛋白构成，弹性膜上有许多穿孔，各层弹性膜由弹性纤维相连，弹性膜之间还有环形平滑肌纤维和胶原纤维。

（3）外膜较薄，由疏松结缔组织组成，细胞成分以纤维细胞为主。外膜含小血管和神经，其分支伸入中膜，为外膜和中膜提供营养。

（二）大动脉的功能

大动脉管壁坚厚，富含弹性膜和弹性纤维，平滑肌较少，因此这些血管具有较大的弹性和顺应性。当左心室收缩射血时，从心室射出的血液一部分向前流入外周，另一部分则暂时贮存在大动脉中，使其管壁扩张，容积增大，动脉压升高，同时也将心脏收缩产生的部分动能转化为血管壁的弹性势能。在心室舒张期，主动脉瓣关闭后，大动脉管壁的弹性回缩使得储存的弹性势能转化为动能，推动射血期暂存的血液继续流向外周，因此又将大动脉称为弹性贮器血管。大动脉的这种作用称为弹性贮器作用，其生理意义一是在心室舒张期仍能保证血液连续流动，二是缓冲心动周期中血压的波动。

二、中动脉的结构和功能

中动脉（medium-sitzed artery）指从大动脉以后到分支为小动脉前的动脉管道，管径一般大于 1mm。中动脉管壁的平滑肌纤维相当丰富，故又名肌性动脉（muscular artery）。

（一）中动脉的结构特点

中动脉管壁由内向外分为内膜、中膜和外膜。内膜由内皮和内皮下层构成，内皮下层较薄，在与中膜交界处有 1 ～ 2 层明显的内弹性膜。中膜较厚，由 10 ～ 40 层平滑肌纤维组成，平滑肌纤维间由缝隙连接联系，细胞间有少量弹性纤维和胶原纤维，均由平滑肌纤维产生。外膜厚度与中膜接近，由疏松结缔组织构成，除含营养血管外，还含较多神经纤维，它们伸入中膜平滑肌，调节血管的舒缩。较大的中动脉在中膜与外膜交界处有外弹性膜，由断续的弹性膜组成。

（二）中动脉的功能

中动脉管壁主要成分为平滑肌，故管壁收缩性强，能主动改变管径大小，调节血流阻力和血流量，以满足各器官的功能需要。其主要功能是将血液输送到各器官组织，因此又被称为分配血管。

三、小动脉的结构和功能

（一）小动脉的结构特点

小动脉（small artery）是管径介于 0.3 ～ 1 mm 的动脉，结构与中动脉相似，但各层均变薄，内弹性膜明显，中膜含 3 ～ 9 层平行平滑肌纤维，一般没有外弹性膜，故属肌性动脉。

（二）小动脉的功能

小动脉管壁富含平滑肌纤维，在生理状态下保持一定程度的紧张性收缩，它的舒缩活动可明显改变血管口径，从而改变对血流的阻力及其所在器官、组织的血流量，对动脉血压的维持具有重要意义。

第二节　静脉血管特性

静脉是导血回心的血管，起始于毛细血管，终止于右心房。

一、静脉血管结构

静脉由细至粗逐级汇合，管壁也逐渐增厚。根据管径大小和管壁结构特点，静脉可分为小静脉、中静脉和大静脉。静脉常与相应的动脉伴行。与伴行的动脉相比，静脉数量多，管径粗，管壁薄，管腔扁或不规则；管壁内、外弹性膜不明显，故三层膜的分界不明显；中膜薄，外膜厚，中膜的平滑肌和弹性组织较少，结缔组织成分较多，故静脉常呈塌陷状。静脉管壁结构变异大，甚至一条静脉的各段也常有较大的差异。

（一）大静脉

大静脉（large vein）包括颈外静脉、无名静脉、奇静脉、肺静脉、髂外静脉、门静脉和腔静脉等，管壁内膜薄，内皮下层含少量平滑肌纤维，内膜与中膜分界不清，中膜不发达，为几层排列疏松的环形平滑肌纤维。外膜则很厚，结缔组织内有大量纵行的平滑肌纤维束。

（二）中静脉

中静脉（medium-sized vein）是除大静脉外，凡有解剖学名称的大都属于中静脉。中静脉管径一般小于 9 mm，内膜薄，内皮下层含少量平滑肌纤维。中膜比其伴行的中动脉薄很多，环形平滑肌纤维分布稀疏。外膜一般比中膜厚，由结缔组织组成，可含纵行平滑肌纤维束。

（三）小静脉

小静脉（small vein）管径一般小于 1 mm，内皮外有一至数层较完整的平滑肌纤维，外膜逐渐变厚。

（四）静脉瓣

管径 2 mm 以上的静脉内常有瓣膜，称为静脉瓣，由内膜凸入管腔折叠而成，表面覆以内皮，内部为含弹性纤维的结缔组织，瓣膜的游离缘朝向血流方向，具有防止血液逆流的作用。静脉瓣的分布有一定的规律：小静脉内一般无静脉瓣，中等静脉的静脉瓣较多，大静脉干内很少有瓣膜。

二、静脉功能

静脉和相应的动脉比较，数量较多，口径较粗，管壁较薄，故其容量较大。在安静状态下，整个静脉系统容纳了全身循环血量的60% ~ 70%。静脉系统的特点是有较高的可扩张性，表现为在压力发生较小变化时，静脉的充盈度（即静脉容纳的血量）可发生很大的变化。静脉的这种特性使它在血管系统中起着血液储存库的作用，因此在生理学中又将静脉称为容量血管。

静脉的另一个功能是让身体各处的血液返回心脏的通道。静脉回流的动力主要靠静脉内的压力差。影响静脉压力差的因素很多，如心脏收缩力、重力和体位、呼吸运动，以及静脉周围肌肉组织的收缩挤压作用等。

第三节　毛细血管

毛细血管（capillary）为管径最细、分布最广的血管，它们分支并互相吻合成网。毛细血管管壁很薄，是血液与周围组织进行物质交换的主要部位。各器官内毛细血管网的疏密程度差别较大：代谢旺盛的器官如心、肝、肺等，毛细血管网较密；代谢较低的如平滑肌、骨、肌腱和韧带等，毛细血管网稀疏。

一、毛细血管的结构特点

毛细血管是连接于微动脉与微静脉之间的微血管，其管径一般为7 ~ 9 μm，可容许1个红细胞通过；管壁由一层内皮及其基膜构成，基膜只有基板。在内皮与基板之间散在分布着一种扁而有突起的周细胞，周细胞内含有肌动蛋白丝、肌球蛋白等，具有收缩功能，可调节毛细血管血流。周细胞参与毛细血管直径的双向调控；毛细血管受损时，周细胞还可增殖，分化为内皮细胞和成纤维细胞。在真毛细血管的起始部常有平滑肌环绕，称为毛细血管前括约肌，它的收缩或舒张可控制毛细血管的关闭或开放，因此可决定某一时间内毛细血管开放的数量。

二、毛细血管分类

根据电镜下内皮细胞的结构特征，毛细血管可分为以下三类：

（一）连续毛细血管

连续毛细血管（continuous capillary）的内皮细胞间有紧密连接，封闭了细胞间隙，基膜完整，胞质中有大量质膜小泡。质膜小泡直径 60 ~ 70 nm，在细胞游离面或基底面形成，然后转运到对侧，以胞吐方式释放内容物。连续毛细血管主要以质膜小泡方式在血液和组织之间进行物质交换。连续毛细血管分布于结缔组织、肌组织、外分泌腺等处，参与了各种屏障性结构的构成。

（二）有孔毛细血管

有孔毛细血管（fenestrated capillary）的内皮细胞相互连续，细胞间也有紧密连接，基膜连续完整，内皮细胞不含核的部分极薄，有许多贯穿胞质的内皮窗孔，直径为 60 ~ 80 nm，一般有厚 4 ~ 6 nm 的隔膜封闭。内皮窗孔有利于血管内外中、小分子进行物质交换。有孔毛细血管主要存在于胃肠黏膜、某些内分泌腺和肾血管球等处。

（三）血窦

血窦（sinusoid）也称窦状毛细血管（sinusoid capillary），管腔较大，直径可达 40 μm，形状不规则。内皮细胞有窗孔，无隔膜。内皮细胞的基膜不完整或缺如，内皮细胞间隙较大，有利于大分子物质甚至血细胞出入血管。血窦主要分布于肝、脾、骨髓和某些内分泌腺，不同器官内的血窦结构差别较大。

三、毛细血管功能

真毛细血管管壁仅由一层内皮细胞构成，外面有一薄层基膜，通透性很高，是血液与组织液进行物质交换的主要场所，因此也称为交换血管。毛细血管数量极多，彼此吻合成网，除角膜、晶状体、玻璃体、软骨、牙釉质、指甲和毛发外，遍布全身各处。从血流动态角度看，毛细血管主要有三种功能：

（一）调容

通过毛细血管的增减及每个毛细血管管径的舒缩，调整与组织、细胞接触的血液容积，改变接触面积，以适应组织和细胞的物质、能量、信息的传递。如组织萎缩，毛细血管数则减少；组织增生，毛细血管数则增多。新生组织的代谢旺盛，则毛细血管管径多增大；衰老退化组织的代谢低，毛细血管管径多缩小。

（二）变速

毛细血管区血液流速经常变换，时而改变血流方向，时而改变血细胞和血浆在不同毛细血管中的分布。通过这种方式调整血液与组织、细胞的接触时间，以适应局部物质、能量、信息传递的需要。

（三）通透

毛细血管内皮细胞间的相互连接处有微细裂隙，成为沟通毛细血管内外的孔道，因此毛细血管壁的通透性较大。在体液、代谢、神经因素的影响下，适宜、有效地改变毛细血管的通透性，以适应局部物质、能量、信息传递的需要。

第四节 微循环

微循环（microcirculation）指从微动脉到微静脉之间的血液循环，是血液循环的基本功能单位。微循环作为机体与外界环境进行物质和气体交换的场所，对维持组织细胞的新陈代谢和内环境稳态起着重要作用。单细胞生物可通过细胞膜进行物质交换，但进化至哺乳动物阶段（如人类），只有肺泡和胃肠上皮细胞才能直接和外界环境进行物质交换，其他组织、细胞只能通过微循环来实现这一功能。

一、微循环的结构

机体各器官、组织的结构和功能不同，微循环的结构和血流通路也不同。如人手指甲襞的微循环组成比较简单，微动脉与微静脉之间仅由袢状毛细血管相连，而骨骼肌和肠系膜的微循环结构则比较复杂。

不同组织中微循环血管的组成各有特点，一般由下述几部分组成：

（一）微动脉

微动脉（arteriole）是微循环的起点，管径小，管壁有完整的平滑肌层，管壁外层环形肌的收缩或舒张可以使微动脉口径发生改变，从而改变微动脉对血流的阻力和微动脉所在器官、组织的血流量及其后毛细血管内的压力，起着控制微循环血流量“总闸门”的作用。微动脉可分支成管径更细的后微动脉，其管壁只有一层平滑肌细胞。每根后微动脉供血给一根至数根真毛细血管，真毛细血管通常从后微动脉以直角方向分出。

（二）毛细血管前括约肌

在真毛细血管起始端常有 1 ～ 2 个平滑肌细胞，形成环状的毛细血管前括约肌（precapillary sphincter）。毛细血管前括约肌一般没有神经支配，其舒缩活动主要受局部体液因素的调节，其舒缩状态可控制毛细血管的开放或关闭，决定进入真毛细血管的血流量，在微循环中起着“分闸门”的作用。

（三）真毛细血管

真毛细血管（true capillary）由微动脉或后微动脉分支而出，无平滑肌细胞，只有单层内皮细胞，外面有基膜包围，口径 5 ～ 10 μm，长度 0.5 ～ 1 mm，相互连接成毛细血管网，具有口径小、截面积大、血流慢等特点，血流通过真毛细血管进行血液和组织液之间的物质交换。毛细血管的内皮细胞间的相互连接处有微细裂隙，成为沟通毛细血管内外的孔道，因此毛细血管壁的通透性较大。

（四）通血毛细血管

通血毛细血管（preferential channel）又称为直捷通路，是中间微动脉与微静脉直接相通、距离最短的毛细血管，从后微动脉分出后，直接进入微静脉，口径为 10 ～ 20 μm，其血流称为“生理性分流”。

（五）动 - 静脉吻合支

动 - 静脉吻合支（arteriovenous anastomoses）是微动脉发出的，

直接与微静脉相通的血管。此段血管的管壁较厚，管腔较小，有丰富的纵行平滑肌和血管运动神经末梢。动 - 静脉吻合支收缩时，血液由微动脉流入真毛细血管；动 - 静脉吻合支舒张时，微动脉血液经此直接流入微静脉。动 - 静脉吻合支主要分布于指、趾、耳、唇和鼻等处的皮肤，是调节局部组织血流量的重要结构。

（六）微静脉

毛细血管经微静脉（micro vein）进入静脉，微静脉管径一般小于 200 μm，最细的微静脉口径不超过 20 ~ 30 μm，中膜可有散在的平滑肌纤维，外膜薄，在功能上属于交换血管。较大的微静脉有平滑肌，属于毛细血管后阻力血管，起着“后闸门”的作用，微静脉通过其舒缩活动可影响毛细血管血压，从而影响体液交换和静脉回心血量。紧接毛细血管的微静脉称为毛细血管后微静脉（postcapillary venule），其管径一般小于 50 μm，管壁结构与毛细血管相似，内皮细胞间隙较大，故通透性也较大，有利于物质交换。

二、微循环的功能

微循环的基本功能首先是实现物质交换，即向各组织细胞输送养料和带走组织细胞的代谢产物；其次是调节毛细血管血流量、维持动脉血压和影响血管内外体液的分布。

微循环是物质交换的唯一场所，微循环内物质交换的有效部位在真毛细血管网，在此血液与组织液之间进行着营养物质与代谢产物、O_2 和 CO_2 的交换，其交换的主要方式是扩散。

微循环血管数量多，总容量大，是一个巨大的贮血库。当某种原因引起全身微循环血管大量开放时，将出现血液大量潴留于微循环内，从而导致静脉回心血量和全身循环血管大量减少，动脉血压降低。可见微循环的开放数量对维持循环血量、稳定动脉血压以及血量的分配都起到重要作用。一旦微循环功能障碍，将会引起微循环血量、血液分配、动脉血压等重要的生理功能失调，如不及时纠正，将导致严重后果。

三、微循环的调节

（一）基本调控

1．血压和血流的调控　不同脏器的微血管对血压变动表现不同的反应。在动脉血压和微循环灌流量的变化之间，微血管有两种调节方式，一种为被动调节型，即随着血压下降，微血管收缩，微循环灌流量下降，而且在开始时下降尤剧，常见于皮肤和骨骼肌。另一种为自动调节型，即当血压下降时，在一定范围内通过微血管的自动调节，使灌流量稳定在一定水平上，此时即使血压继续下降，灌流量变化不大。血压下降超过一定范围，灌流量才明显下降，调节曲线呈 S 型。这种调节类型以脑、肾最为明显，血压波动于 60 ~ 80 mmHg 时血流可维持恒定。器官血流自动调节的机制一般认为是肌源性反应和代谢性调节相互作用的结果。不同脏器的微血管呈现不同的调节形式，其原因可能与神经分布、受体不同及肌源性等因素有关。由于器官的血流调节形式差异，一般来说，皮肤和骨骼肌微血管收缩所产生的微循环障碍发生较早，而心、脑的微循环障碍发生较晚。

2．反应性和运动性调控　在一定时间内器官的血流量是相对稳定的，但同一时间内不同微血管中的流速有很大差别，其原因是微动脉、后微动脉和毛细血管前括约肌不停地发生每分钟 5 ~ 10 次的交替性收缩和舒张，称为微血管自律运动。微血管自律运动可改变血流分配及其速率，在一定范围内是血管平滑肌的固有舒缩行为而不依靠外源性刺激。血管跨壁压的升高和下降可分别引起毛细血管前血管的收缩和舒张反应，但这种跨壁压引起的自律运动可因“反应过度”而丧失。

（二）神经系统调节

调节微循环的神经信号起源于中枢神经系统，作用于微血管，以维持体循环的稳定性以及应激状态下心血管整合反应。微循环的前、后阻力血管均受神经和体液调节，但毛细血管前括约肌无神经支配，只受体液因素调节。前阻力血管对儿茶酚胺、缺氧、酸中毒的敏感性高于后阻力血管。

1．交感缩血管神经　交感缩血管神经兴奋时，小动脉、微动脉平滑肌收缩，前阻力增大，微循环灌注量减少，微静脉平滑肌收缩，后阻力也增大。由于微动脉的交感缩血管神经密度大，微静脉密度小，前阻力增大占优势，毛细血管压降低。平时交感神经向血管壁平滑肌释放一定数量的冲动，使微动、静脉的平滑肌维持一定张力，血管口径维持在一定水平，以保持微循环内血流量的稳定（详见本章第五节）。

2．交感舒血管神经　交感舒血管神经属于胆碱能纤维，其中枢在大脑皮质，经下丘脑、中脑及延髓下降至脊髓侧角，换神经元后分配到骨骼肌微血管的毛细血管前阻力区。交感舒血管纤维与缩血管纤维不同，在平时无紧张性活动，只有在动物处于激动和准备做剧烈运动等情况下才发放冲动，使骨骼肌血管舒张。

3．副交感舒血管神经　少数器官如脑膜、唾液腺、胃肠外分泌腺和外生殖器等，其血管平滑肌除接受交感舒血管神经纤维支配外，还接受副交感舒血管神经支配，其末梢释放的递质为乙酰胆碱。副交感舒血管神经的作用是舒张血管，但对脑血管的作用尚未完全阐明。

4．非肾上腺素能、非胆碱能舒血管神经　近年来，应用免疫组织化学方法确定了肠有非肾上腺素能、非胆碱能（nonadrenergic noncholinergic，NANC）舒血管神经。它释放降钙素基因相关肽、P物质和 ATP 等。神经递质主要是通过多肽能受体而起作用，前者比后者敏感。NANC 神经除释放直接舒张血管平滑肌的神经递质外，还通过内皮细胞和肥大细胞释放舒张递质，而间接作用于平滑肌。肽能感觉神经对肠系膜循环有直接舒张血管作用外，输入纤维还与交感神经的脊柱旁神经节相联系。食物刺激胃肠黏膜感觉神经，通过局部轴突反射释放血管舒张肽类神经递质，直接作用于微动脉、黏膜下血管平滑肌细胞，引起胃肠血流增加；同时又可通过长反射弧抑制交感血管运动神经元，引起肠系膜血管扩张，引起胃肠血流量增加。

（三）体液调节

微循环的活动不仅受神经活动的调节，而且受血液和组织液中一些化学物质的调节。参与微循环体液性调节的物质比较多，有神经递质和血管活性物质等。

1. 神经传递介质

（1）肾上腺素与去甲肾上腺素：肾上腺素（epinephrine 或 adrenaline，Adr）和去甲肾上腺素（norepinephrine 或 noradrenaline，NA）主要由肾上腺髓质分泌，在化学结构上，它们都属于儿茶酚胺类物质。肾上腺素既能激活血管平滑肌上的 α 受体又能激活 β 受体。α 受体兴奋，血管平滑肌收缩；β 受体兴奋，则血管平滑肌舒张。其对微血管的效应取决于血管平滑肌哪一种受体占优势。去甲肾上腺素主要激活 α 受体，对 β 受体的作用较小（详见本章第五节）。

（2）乙酰胆碱：微血管对乙酰胆碱（acetylcholine，ACh）的反应因器官组织而不同。静脉注射乙酰胆碱，可使猫软脑膜微血管舒张。局部用药可使地鼠颊囊细动脉、细静脉舒张，肠系膜毛细血管舒张，但乙酰胆碱对肝微血管和蛙的肺微血管无明显影响。

2. 血管活性物质

（1）血管紧张素：血管紧张素原经肾素途径生成 Ang Ⅰ，后者又经一系列不同酶的水解，生成许多不同肽段，构成血管紧张素（angiotensin，Ang）家族，其成员包括：Ang Ⅰ、Ang Ⅱ、Ang Ⅲ、Ang Ⅳ、Ang1-7、Ang1-9 等。血管紧张素是微动脉和毛细血管前括约肌的强力收缩剂，对较大动脉也有强收缩作用。但除门静脉外，大多数静脉对血管紧张素不起反应（详见本章第五节）。

（2）激肽：激肽释放酶（kallikrein）是体内的一类蛋白酶，可分解血浆和组织中的蛋白质底物激肽原（kininogen）为激肽（kinin）。血浆中有激肽酶，能迅速破坏激肽，故激肽主要是调节局部血流。激肽是细动脉平滑肌最强的舒张剂之一，还可使毛细血管通透性增加，但对细静脉则是收缩作用。激肽还能抑制微循环血管平滑肌对去甲肾上腺素、血管紧张素和肾上腺素的收缩反应，但不影响加压素的作用。病理情况下，如过敏、炎症、局部组织损伤时均可激活激肽酶原而大量生成激肽。

（3）血管升压素：又名抗利尿激素（antidiuretic hormone，ADH），由脑垂体释放，对微血管有较强的收缩作用。虽然同一种属不同部位的血管平滑肌对血管升压素的反应不尽相同，但一般而言，血管越小越敏感。微循环血管中以微静脉最敏感。血管升压素的释放受容量感受器和渗透压感受器传入冲动的调节，参与血容量减少时机体的调节反应。

（4）前列腺素：前列腺素（prostaglandin，PG）是一族二十碳不饱和脂肪酸，分子中有环戊烷，主要是花生四烯酸的代谢产物，由环加氧酶（cyclooxygenase）介导产生。全身各部位的组织细胞几乎都含有生成前列腺素的前体和酶，因此都能产生前列腺素。PGE 和 PGA 可引起血管舒张，对微动脉的作用大于微静脉，并且还能拮抗 Ang Ⅱ、去甲肾上腺素和其他 α 受体兴奋剂的缩血管作用，提高缓激肽对微血管的舒张反应。

（5）内皮素：内皮素（endothelin，ET）是内皮细胞合成和释放的由 21 个氨基酸残基组成的多肽，具有强烈而持久的缩血管效应，还可促进细胞增殖及肥大，并参与心血管细胞的凋亡、分化和表型转化等多种病理过程，是心血管活动的重要调节因子之一。ET 是目前已知的最强烈的缩血管物质之一，对体内各脏器血管几乎都有收缩作用。ET 的缩血管效应持久，可能参与血压的长期调节。生理情况下，血流对内皮产生的应切力可促使 ET 释放。

（6）组胺：组胺（histamine）是由组氨酸在脱羧酶的作用下产生。许多组织，特别是皮肤、肺和肠黏膜的肥大细胞中都含有大量的组胺。组胺对血管系统的作用因血管的大小而有所不同，对大血管引起收缩，对微血管则主要引起舒张。组胺对微循环的影响因器官、组织不同而有所不同。肠系膜、颊囊、耳郭、皮肤、鼻、口腔黏膜微血管、肝微血管局部用组胺可引起明显舒张；豚鼠、猫静脉注射组胺，肺细动脉、细静脉收缩，毛细血管数明显减少，甚至消失。组胺可使微血管内皮细胞收缩，内皮细胞间隙增大，通透性增加。

（7）5- 羟色胺：局部用 5- 羟色胺（5-hydroxytryptamine，5-HT）可使实验动物颊囊、肠系膜细动脉、细静脉收缩。5-HT 具有提高微血管对肾上腺素和去甲肾上腺素反应性的作用。

5-HT、组胺都可以损伤微血管，引起内皮细胞肿胀、通透性改变。损伤严重的部位是细静脉，可以出现白微栓。

（四）局部调节

局部调节在微循环的调节中有特别重要的意义，主要通过以下机制进行调节。

1．代谢调节　当后微动脉和毛细血管前括约肌收缩时，毛细血管关闭，导致毛细血管周围组织代谢产物积聚、O_2 分压降低。而积聚的代谢产物和低氧状态，尤其是后者可反过来引起局部后微动脉和毛细血管前括约肌舒张，于是毛细血管开放，局部组织积聚的代谢产物被血流清除。接着后微动脉和毛细血管前括约肌又收缩，使毛细血管关闭，如此周而复始。安静状态下，骨骼肌组织同一时间内仅有 20% ～ 35% 的毛细血管处于开放状态。而组织代谢活动增强时，将有更多的毛细血管开放，使血液和组织之间的交换面积增大，交换距离缩短，微循环血流量增加以满足组织的代谢需求。

2．肌源性调节　血管平滑肌有两个很重要的特点，一是经常保持一定的紧张性收缩，称为肌源性活动；二是受牵张时肌源性活动增强，这种现象在毛细血管前阻力血管特别明显。因此，当某器官微循环的灌注压突然升高时，由于血管跨壁压增大，血管平滑肌受到牵张，其肌源性活动增强，发生收缩，结果使微循环的血流阻力增大，器官血流量不致因灌注压升高而增多，器官血流量因此保持相对稳定。相反，当器官微循环的灌注量突然降低时，则发生相反的变化，阻力血管舒张，血流量仍保持相对稳定。肌源性自身调节现象在肾、脑血管表现特别明显。

3．内皮细胞调节　内皮细胞是衬于血管内表面的单层细胞组织，能合成与释放多种血管活性物质，调节局部血管的舒缩活动。内皮细胞能利用血小板产生的前列腺素过氧化物合成前列环素，增加细胞内环腺苷酸（cyclic adenosine monophosphate，cAMP），扩张血管；产生内皮依赖性超极化因子（endothelium-derived hyperpolarizing factor，EDHF），通过促进 Ca^{2+} 依赖的钾通道开放，引起血管平滑肌超极化，从而使血管舒张；内皮细胞还可以合成一氧化氮（nitric oxide，NO）、一氧化碳（carbon monoxide，CO）、降钙素基因相关肽和肾上腺髓质素（adrenomedullin，ADM）等血管舒张因子。此外，内皮细胞内还存在黄嘌呤氧化酶/脱氢酶，可以释放超氧阴离子，起到收缩血管的作用；还可合成血栓素 A_2、内皮素（endothelin，ET）、血管紧张素-Ⅱ（angiotensin Ⅱ，Ang Ⅱ）等缩血管物质。

此外，内皮细胞本身也能调节局部血流。电镜观察证明，内皮细胞体可凸向管腔内，部分或完全地阻塞管腔；相邻内皮细胞连接部位胞质伸长，形成舌状突起伸向管腔内以调节血流；毛细血管局部凹陷可阻碍血液流动。

第五节　血管系统的调节机制

人体在不同的生理状况下，各器官组织的代谢水平不同，对血流量的需要也不同。机体的神经和体液机制可对各部分血管的活动进行调节，使血流量在各器官之间的分配能适应各器官组织在不同情况下的需要。

一、神经调节

除真毛细血管外，血管壁都有平滑肌分布。绝大多数血管平滑肌都受自主神经支配，它们的活动受神经调节。毛细血管前括约肌上神经分布很少，其舒缩活动主要受局部组织代谢产物的影响。支配血管平滑肌的神经纤维可分为缩血管神经纤维（vasoconstrictor nerve fiber）和舒血管神经纤维（vasomotor nerve fiber）两大类，二者又统称为血管运动神经纤维。

（一）缩血管神经纤维

缩血管神经纤维都是交感神经纤维，故一般称为交感缩血管神经纤维，其节前神经元位于脊髓胸、腰段的中间外侧柱内，末梢释放的递质为乙酰胆碱；节后神经元位于椎旁和椎前神经节内，末梢释放的递质为去甲肾上腺素。血管平滑肌细胞有 α 和 β 两类肾上腺素能受体。去甲肾上腺素与 α 肾上腺素能受体结合可导致血管平滑肌收缩；与 β 肾上腺素能受体结合，则导致血管平滑肌舒张。去甲肾上腺素与

α肾上腺素能受体结合的能力较与β受体结合的能力强（一方面是由于去甲肾上腺素与α受体的亲和力远比与β受体的亲和力强；另一方面β受体的分布也较α受体分布局限，而且较少），故缩血管神经纤维兴奋时引起缩血管效应。

体内几乎所有血管的平滑肌都受交感缩血管神经纤维支配，但不同器官组织、不同血管缩血管神经纤维的分布密度不同。皮肤血管中缩血管神经纤维分布最密，骨骼肌和内脏血管次之，冠状血管和脑血管中分布较少。在同一器官，动脉中的缩血管神经纤维密度高于静脉，其中以微动脉中的密度为最高，而毛细血管前括约肌中一般没有神经纤维分布。

人体内多数血管仅受交感缩血管神经纤维的单一神经支配。在安静状态下，交感缩血管神经纤维持续发放每秒1～3次的低频冲动，称为交感缩血管紧张，这种紧张性活动可使血管平滑肌保持一定程度的收缩状态。当交感缩血管紧张增强时，血管平滑肌收缩进一步加强；而当交感缩血管紧张降低时，血管平滑肌的收缩程度减弱或使血管舒张。在不同的生理状况下，交感缩血管神经纤维的放电频率在低于每秒1次至每秒8～10次的范围内变动。这一变动范围足以使血管口径在很大范围内发生变化，从而调节不同器官的血流阻力和血流量。当支配某一器官血管床的交感缩血管神经纤维兴奋时，可引起该器官血管床的血流阻力增高，血流量减少；同时，由于交感缩血管神经纤维在微动脉的分布密度大于微静脉，故该器官毛细血管前、后阻力的比值增大，使毛细血管血压降低，组织液生成减少而重吸收增多，从而使血容量增加。此外，交感缩血管神经纤维兴奋也能使该器官血管床的容量血管收缩，促进静脉回流。

（二）舒血管神经纤维

体内有一部分血管除接受缩血管神经纤维的支配外，还接受舒血管神经纤维的支配。舒血管神经纤维主要有以下几种：

1．交感舒血管神经纤维　有些动物如狗和猫，支配骨骼肌微动脉的交感神经中除有缩血管神经纤维外，还有舒血管神经纤维。其交感舒血管神经纤维末梢释放的递质为乙酰胆碱，受体为M受体，阿托品可阻断其效应。交感舒血管神经纤维在平时无紧张性活动，当动物处于情绪激动和发生防御反应时，才发出冲动，使骨骼肌血管舒张，与机体的防御反应有关，在血压调节中的意义较小。人体内也存在交感舒血管神经纤维。

2．副交感舒血管神经纤维　少数器官如脑膜、唾液腺、胃肠外分泌腺和外生殖器等，其血管平滑肌除接受交感舒血管神经纤维支配外，还接受副交感舒血管神经支配，其末梢释放的递质为乙酰胆碱，与血管平滑肌的M受体结合可引起血管舒张。副交感舒血管神经纤维的生理意义在于调节所支配器官的局部血流量，对全身外周阻力和全身动脉压影响很小。阿托品可阻断其调节作用。

3．脊髓背根舒血管神经纤维　当皮肤受到伤害性刺激时，感觉冲动一方面沿传入纤维向中枢传导，另一方面可在末梢分叉处沿其他分支到达受刺激部位邻近的微动脉，使微动脉舒张，局部皮肤出现红晕。这种仅通过轴突外周部位完成的反射，称为轴突反射（axon reflex）。这类神经纤维也称为背根舒血管神经纤维，其释放的递质目前尚不十分确定，根据相关的实验研究，可能是P物质、组胺、腺苷三磷酸或降钙素基因相关肽。

4．肽类舒血管神经纤维　某些支配血管的神经纤维含有降钙素基因相关肽或血管活性肠肽，并与乙酰胆碱共存。释放降钙素基因相关肽或血管活性肠肽可引起局部血管舒张。例如支配汗腺的交感神经纤维和支配颌下腺的副交感神经纤维通过释放乙酰胆碱引起腺细胞分泌，并可同时释放血管活性肠肽，引起血管舒张，使局部组织的血流量增加。

二、血管活动的反射性调节

当机体处于不同的生理状态，如变换姿势、运动、睡眠时，或当机体内、外环境发生变化时，可引起各种心血管反射，使心输出量和各器官的血管舒缩状况发生相应的改变，以适应机体所处的状态或环境的变化，满足各种生命活动的需要。

（一）颈动脉窦和主动脉弓压力感受性反射

当动脉血压突然升高时，可反射性引起心率减慢、心输出量减少、血管舒张、外周阻力减小，血压降低，这一反射称为压力感受性反射（baroreceptor reflex）或降压反射（depressor reflex）。

1. 压力感受器　压力感受器是颈动脉窦和主动脉弓血管外膜下的感觉神经末梢。压力感觉器并不直接感受血压的变化，而是感受血管壁的机械牵张程度，且颈动脉窦比主动脉弓更敏感，当动脉血压升高时，动脉管壁被牵张的程度加大，压力感觉器的传入冲动便增多。在一定范围内，压力感觉器的传入冲动频率与动脉管壁牵张程度成正比，因而传入神经的冲动发放频率可随心动周期中动脉血压的波动而发生相应变化。另外，在同一血压水平，压力感受器对脉动性血压牵张变化比持续性血压牵张变化更为敏感。

2. 传入神经及其中枢联系　颈动脉窦压力感受器的传入神经纤维组成窦神经（carotid sinus nerve），加入舌咽神经后进入延髓。主动脉弓压力感受器的传入神经纤维行走于迷走神经干内，并随之进入延髓。家兔的主动脉弓压力感受器传入纤维在颈部单独成为一束，与迷走神经伴行，称为主动脉神经（aortic nerve）或降压神经（depressor nerve）。

压力感受器的传入冲动到达延髓孤束核后，不仅与延髓尾端腹外侧区发生联系，引起延髓头端腹外侧区心血管神经元抑制，使交感神经紧张性降低，还与迷走神经背核和疑核发生联系，使迷走神经紧张性增强。须指出的是，压力感受器的传入冲动并非仅到达延髓，而是与心血管中枢多级水平的神经元发生联系，传入信息在经过多级水平的整合后再下传给传出神经和效应器官，完成反射。

3. 反射效应　当动脉血压升高时，压力感受器传入冲动增多，引起压力感受性反射增强，导致心迷走神经紧张性加强，心交感神经和交感缩血管神经紧张性减弱，表现为心率减慢，心输出量减少，外周阻力减小，动脉血压下降，故该反射也称减压反射；反之，当动脉血压降低时，压力感受器传入冲动减少，压力感受性反射减弱，引起心率加快，心输出量增多，外周阻力增大，血压回升，此谓减压反射的加压效应。压力感受性反射属于典型的负反馈调节，且具有双向调节能力。血压升高时反射活动加强而引起降压效应，血压下降时反射活动减弱甚至停止以促使血压回升，从而使动脉血压保持相对稳定。

4．压力感受性反射功能曲线　在动物实验中，将一侧颈动脉窦从血管系统中游离出来，但保留该侧窦神经与中枢的联系，切断对侧窦神经和双侧主动脉神经，通过对游离窦的灌注，人为地由低到高改变游离窦内的灌注压，可观察到体循环动脉压在一定范围内随窦内压的升高而降低，根据窦内压和动脉血压变化的对应关系，可画出压力感受性反射功能曲线。曲线中平均动脉压与窦内压相等的交点为该反射的闭环工作点，正常人安静时约 100 mmHg，表示窦内压与平均动脉压在这个水平上通过该反射达到平衡，这个平衡点就是压力感受性反射的调定点。曲线的两端较平坦，中间部分则较陡，说明窦内压在正常血压水平附近变动时压力感受性反射最敏感，纠正异常血压的能力最强，动脉血压偏离正常水平越远，压力感受性反射纠正异常血压的能力越弱。

5．生理意义　压力感受性反射的生理意义主要是在短时间内快速调节动脉血压，维持动脉血压相对稳定。例如，在急性出血或由平卧位突然改变为直立位时，颈动脉窦内压力降低，通过压力感受性反射，可使动脉血压回升，避免血压过低而引起昏厥和休克等不良反应。

须注意的是，压力感受性反射对快速血压变化较为敏感，而对缓慢的血压变化并不敏感。例如，在动物实验中可观察到，当切除狗的压力感受器传入神经（在生理学中常称为缓冲神经）后，其动脉血压常出现很大的波动，即血压变得不稳定，但全天的血压平均值并不明显高于正常。可见，压力感受性反射在动脉血压的长期调节中不起关键作用。

压力感受性反射可发生重调定。慢性高血压患者或实验性高血压动物的动脉血压持续升高，其压力感受性反射曲线可向右上移动，使调定点升高，这种现象称为压力感受性反射的重调定，其意义在于使压力感受性反射在较高血压水平仍具有一定的保持血压相对稳定的作用。

（二）颈动脉体和主动脉体化学感受性反射

颈动脉体和主动脉体分别位于颈总动脉分叉和主动脉弓区域，当血液中某些化学成分发生变化，如动脉血中 O_2 分压降低、CO_2 分压升高和 H^+ 浓度升高等，可刺激颈动脉体和主动脉体的化学感受器，其感觉信号分别经窦神经和迷走神经传入至延髓孤束核，然后使延髓内呼吸运动神经元和心血管活动神经元的活动改变而引起化学感受性反射。动脉血中 CO_2 分压升高时，CO_2 可通过血 - 脑脊液屏障进入脑脊液，使脑脊液中 H^+ 浓度升高，H^+ 再作用于延髓腹外侧表面的中枢化学感受器，也可引起化学感受性反射。

化学感受性反射的效应主要是调节呼吸，反射性地引起呼吸加深加快；通过呼吸运动的改变，再反射性影响心血管活动。在动物实验中观察到，在保持自然呼吸的情况下，化学感受器的传入冲动可在引起呼吸加深加快的同时，出现心率加快，心输出量增多，外周阻力增大，血压升高等心血管活动的改变；而人为保持动物的呼吸频率和深度不变，化学感受器的传入冲动则引起心率减慢，心输出量减少，冠状动脉舒张，骨骼肌和内脏血管收缩等效应。当切断双侧颈迷走神经后，心率便由减慢转为加快，提示化学感受性反射对迷走神经的兴奋作用比对交感神经的兴奋作用强。

化学感受性反射在平时对心血管活动的调节作用并不明显，只有在缺氧、窒息、失血、血压过低和酸中毒等情况下才起调节作用。缺氧或缺血等引起的化学感受性反射可兴奋交感缩血管中枢，使骨骼肌和大部分内脏血管收缩，总外周阻力增大，血压升高。由于心脏和脑的血管无明显收缩或发生轻微舒张，使循环血量得以重新分配，从而保证心、脑等重要器官在危急情况下优先获得血液供应。

（三）心肺感受器引起的心血管反射

心肺感受器是指一些位于心房、心室壁和肺循环血管壁内的感受器，这些感受器能感受血管壁的机械牵张刺激或某些化学物质如前列腺素、腺苷和缓激肽等的刺激，其传入神经纤维行走于迷走或交感神经内。大多数心肺感受器受刺激时，其感受器的活动经迷走神经传入，反射性引起迷走神经兴奋，交感神经抑制，导致心率减慢，心输出量减少，外周血管阻力降低，血压下降，肾血流量增加，肾排水和排钠量增加，这表明心肺感受器引起的心血管反射在调节循环血量及体液稳态中具有重要的生理意义。心肺感受器引起的反射的传出途径除神经机制外还有体液因素的参与，心肺感受器的传入冲动可抑制血管升压素的释放，通过排钠利尿以减少循环血量，使肾排水量增加。

容量感受性反射是典型的心肺感受器反射，主要调节循环血量和细胞外液量。心房壁的牵张感受器又称为容量感受器或低压力感受器，当心房压升高尤其是血容量增多引起心房壁受牵张的刺激增强时，容量感受器兴奋，传入冲动经迷走神经传到中枢后，不仅引起交感神经抑制和迷走神经兴奋，使心率减慢，心输出量减少，外周血管阻力降低和血压下降，还降低血浆血管升压素和醛固酮水平，减少肾远曲小管和集合管对水和钠的重吸收，降低循环血量和细胞外液量。

心室壁的交感神经传入末梢能感受多种内源和外源化学物质如缓激肽、过氧化氢和缓激肽等的刺激，还可感受心室扩张引起的机械牵张刺激，经交感神经传入，反射性引起交感神经活动增强和动脉血压升高，这种心血管反射称为心交感传入反射，属于正反馈调节模式。在心肌缺血时，心交感传入反射增强有利于维持血压。

（四）躯体感受器引起的心血管反射

皮肤的冷热刺激、各种伤害性刺激和骨骼肌的活动均可引起心血管反射。刺激躯体传入神经引起的心血管效应取决于感受器的性质、刺激的强度和频率等因素。当皮肤受到刺激性伤害时，感觉冲动在经脊髓背根传入纤维传向中枢的同时，还沿其传入纤维在外周末梢的分支到达受刺激部位临近的微动脉，使微动脉舒张，局部皮肤充血。这种脊髓背根传入纤维在外周末梢处发出的支配微动脉的神经纤维称为脊髓背根舒血管神经纤维，这种仅通过轴突外周部位完成的反应称为轴突反射。

（五）潜水反射

水生动物在潜水时会出现明显的心动过缓，并且除了大脑和心脏，所有器官都会出现强烈的血管收缩，这种反应通过限制耗氧量和引导血流到重要器官来延长潜水时间，称为潜水反射。当人将脸沉浸在水中时，可引起相似的但不显著的潜水反射（冷水可增强这种反应）。这种反应包括心动过缓（由心副交感神经活动增强引起）和外周血管收缩（由交感神经活动增强引起），这种情况很少见，一般情况下交感和副交感神经以相反的方式被激活。临床上，有时应用这种潜水反射（按摩颈动脉窦区域）来反射性地激活副交感神经，从而阻断房性快速性心律失常。

（六）脑缺血反射

由于某些原因引起的颅内压升高，可使心血管中枢的血液供应减少，局部缺氧和 CO_2 积聚，H^+ 浓度升高，这些因素可有效地刺激中枢化学感受器，结果使交感缩血管中枢的紧张性显著升高，外周血管强烈收缩，动脉血压升高，延髓的血供由此而得到改善，这一反应称为脑缺血反射。脑缺血反射也是一种移缓济急的应激反应。

三、体液调节

心血管活动的体液调节是指血液和组织液中的某些化学物质对心肌和血管平滑肌活动的调节作用。在参与心血管活动调节的体液因素中，有些是通过血液携带的，可广泛作用于心血管系统；有些则是在局部组织中形成的，主要作用于局部的血管，对局部组织的血流起调节作用。体液调节与神经调节、自身调节等调节机制互相联系与协调，共同参与机体循环稳态的维持。

（一）肾素 - 血管紧张素系统

肾素 - 血管紧张素系统（renin-angiotensin system，RAS），也称肾素 - 血管紧张素 - 醛固酮系统（renin-angiotensin-aldosterone system，RAAS），是人体重要的体液调节系统，广泛存在于心肌、血管平滑肌、骨骼肌、脑、肾、性腺、下颌下腺、胰腺，以及脂肪组织等多种器官组织中，共同参与对靶器官的调节。在生理情况下，肾素 - 血管紧张素系统对心血管系统的正常发育、心血管功能稳态、电解质和体液平衡的维持，以及血压的调节均具有重要作用。

1．肾素 - 血管紧张素系统的构成　肾素是由肾近球细胞分泌的一种酸性蛋白酶，经肾静脉进入血液循环，以启动肾素 - 血管紧张素系统的链式反应。其反应过程如下：

（1）肾素可将其在血浆或组织中的底物，即肝合成和释放的血管紧张素原（angiotensinogen，一种 α 球蛋白，14 肽）水解为活性较弱的血管紧张素Ⅰ（angiotensin Ⅰ，Ang Ⅰ，10 肽）。

（2）在组织或血浆中，特别是肺循环血管内皮表面存在血管紧张素转化酶（angiotensin converting enzyme，ACE），ACE 可水解 Ang Ⅰ，切去 C 末端的两个氨基酸产生血管紧张素Ⅱ（angiotensin Ⅱ，Ang Ⅱ，8 肽）。

（3）Ang Ⅱ被血浆和组织中的 ACE2、氨基肽酶（血管紧张素酶 A）和中性内肽酶（neutral endopeptidase，NEP）酶解，在 N 末端切去一个氨基酸残基，生成血管紧张素Ⅲ（angiotensin Ⅲ，Ang Ⅲ，7 肽），N 末端再失去一个氨基酸残基而生成血管紧张素Ⅳ（angiotensin Ⅳ，Ang Ⅳ，6 肽）。

（4）在不同酶的水解作用下，Ang Ⅰ、Ang Ⅱ或 Ang Ⅲ可形成不同肽链片段的血管紧张素。

（5）上述的血管紧张素家族成员，可被进一步降解为无活性的小肽片段（图 3-1）。

当各种原因引起肾血液减少或血浆中 Na^+ 浓度降低时，肾素分泌增多。交感神经兴奋时也能使肾素分泌增多。近年来随着分子生物学技术的发展，在心肌、血管平滑肌、骨骼肌、脑、肾等多种器官组织中均发现有肾素和血管紧张素原的基因表达。这些相对独立的局部肾素 - 血管紧张素系统通过旁分泌和（或）自分泌方式直接调节心血管活动。

2．肾素 - 血管紧张素家族主要成员的生物学作用　血管紧张素原经肾素途径生成 Ang Ⅰ，后者又经一系列不同酶的水解，生成许多不同肽段，构成血管紧张素家族，其成员包括：Ang Ⅰ、Ang Ⅱ、Ang Ⅲ、Ang Ⅳ、Ang1-7、Ang1-9 等。该家族主要成员的生物学作用分述如下。

（1）血管紧张素受体：血管紧张素通过与细胞膜表面高度特异性的血管紧张素受体（angiotensin typereceptor，ATR）结合而发挥生理

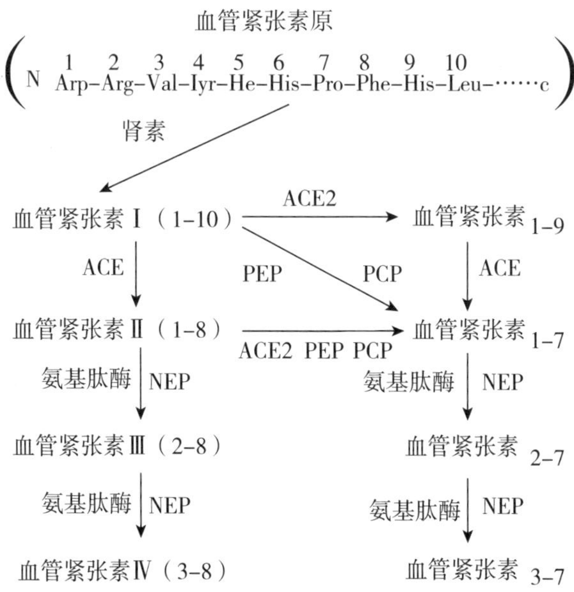

图 3-1 肾素 - 血管紧张素系统成员及其转换过程

作用。ATR 分为 AT_1R、AT_2R、AT_3R、AT_4R 四种亚型。AT_1R 可再分为 $AT_{1a}R$ 和 $AT_{1b}R$ 两种亚型。$AT_{1a}R$ 在脑、心脏、血管和肾等部位表达，而 $AT_{1b}R$ 主要表达在胎盘、肺和肝。AT_2R 存在于多种组织，以肾上腺髓质、子宫、卵巢和脑居多。在大多数情况下，AT_2R 活化后的效应具有拮抗 AT_1R 的作用。AT_3R 的作用目前知之甚少。AT_4R 广泛分布于哺乳动物的心血管、脑、肾和肺等处，可能与影响血管完整性和刺激内皮细胞释放纤溶酶原激活物抑制物 -1（plasminogen activator inhibitor-1，PAI-1）有关。

（2）Ang Ⅱ 的生物学效应：血管紧张素家族成员中最重要的是 Ang Ⅱ，其生理作用主要是通过激动 AT_1R 产生的。主要包括：

①缩血管作用：Ang Ⅱ 可直接使全身微动脉收缩，升高血压；也能使静脉收缩，增加回心血量。

②促进交感神经末梢释放递质：Ang Ⅱ 可作用于交感缩血管纤维

末梢的突触前 AT_1R，通过突触前调制作用促进其释放递质。

③对中枢神经系统的作用：Ang Ⅱ可作用于中枢神经系统的一些神经元，使中枢对压力感受性反射的敏感性降低，交感缩血管中枢紧张性加强；促进神经垂体释放血管升压素和缩宫素；还具有增强肾上腺皮质激素释放激素的作用。可见，Ang Ⅱ可通过中枢和外周机制使血管阻力增大，血压升高。Ang Ⅱ还能产生或增强渴觉，并引起饮水行为。

④促进醛固酮的合成和释放：Ang Ⅱ可刺激肾上腺皮质球状带合成和分泌醛固酮，后者可促进肾小管对 Na^+ 的重吸收，参与机体水盐调节，增加循环血量。

血管壁内的局部肾素 - 血管紧张素系统在体内大、小动脉和静脉均有分布，主要作用有：调节血管的张力和内皮功能，参与血管重塑和促进血栓形成等。

（3）其他成员的生物效应：对体内组织而言，Ang Ⅰ不具有生理活性。Ang Ⅲ可作用于 AT_1R，产生与 Ang Ⅱ相似的生理效应，但其缩血管效应仅为 Ang Ⅱ的 10% ～ 20%，而刺激肾上腺皮质合成和释放醛固酮的作用却较强。Ang Ⅳ作用于神经系统和肾的 AT_4R，可调节脑和肾皮质的血流量。Ang Ⅳ与 AT_4R 结合还可产生与经典的 Ang Ⅱ不同或相反的作用，Ang Ⅳ可抑制左心室的收缩功能，加速其舒张；收缩血管的同时刺激血管壁产生前列腺素类物质或 NO，调节血管收缩状态。Ang 的其他活性片段可限制或修饰 Ang Ⅱ的作用，使肾素 - 血管紧张素系统对心血管功能的调节更加精确和完善。

（4）Ang1-7：除经典的肾素 - 血管紧张素系统外，近年又有新发现的肾素 - 血管紧张素系统的成员。如 2000 年发现的一种新型血管紧张素转化酶 2（angiotensin converting enzyme2，ACE2）。ACE2 可将 Ang Ⅰ和 Ang Ⅱ分别水解为血管紧张素 1-9（angiotensin1-9，Ang1-9）和血管紧张素 1-7（angiotensin1-7，Ang1-7）。Ang1-9 可被视为 Ang Ⅱ的内源性生物抑制剂，Ang1-7 与 Ang Ⅱ作用相反，有扩张血管和抑制血管平滑肌细胞增殖的作用。

此外，还发现一种能结合并激活肾素的蛋白质，称为肾素受体。因此，肾素不仅可作为酶水解血管紧张素原，还可作用于特异性受体而产生相应的效应。临床上已将肾素受体拮抗剂、ACE 的抑制剂、血管紧张素受体拮抗剂作为抗高血压的药物。

（二）肾上腺素与去甲肾上腺素

肾上腺素和去甲肾上腺素主要由肾上腺髓质分泌，在化学结构上，它们都属于儿茶酚胺类物质。肾上腺素能神经末梢释放的去甲肾上腺素也有一小部分进入血液循环。由肾上腺髓质分泌的髓质激素中，肾上腺素约占 80%，而去甲肾上腺素仅约占 20%。

血液中的肾上腺素和去甲肾上腺素对心脏和血管的作用有许多共同点，但由于和不同的肾上腺素能受体的结合能力不同，它们对心脏和血管的作用也不尽相同。肾上腺素能受体主要有 α 和 β 两种，α 受体可分为 α_1 和 α_2 受体亚型，β 受体也可分为 β_1 和 β_2 等受体亚型。机体不同部位血管，肾上腺素受体及亚型的分布是不一样的，肾上腺素和去甲肾上腺素与受体结合的能力也不同。

肾上腺素对血管的作用取决于血管平滑肌上 α 和 β_2 受体的分布情况。肾上腺素可引起 α 受体占优势的皮肤、肾和胃肠道血管平滑肌收缩；在 β_2 受体占优势的骨骼肌和肝血管，小剂量的肾上腺素常以兴奋 β_2 受体的效应为主，引起这些部位的血管舒张，大剂量时由于 α 受体也兴奋，则引起血管收缩。肾上腺素在可不增加或降低外周阻力的情况下增加心输出量，故肾上腺素在临床上被用作强心药。

去甲肾上腺素主要与血管平滑肌 α 受体结合，也能与心肌 β_1 受体结合，而与血管平滑肌 β_2 受体结合的能力却较弱，因此它对心脏有兴奋作用，对体内的大多数血管均有明显的缩血管作用。静脉注射去甲肾上腺素可使全身血管广泛收缩，外周阻力增加，动脉血压升高；而血压升高又使得压力感受性反射活动增强，由于压力感受性反射对心脏的效应超过去甲肾上腺素对心脏的直接效应，结果导致心率减慢。因此去甲肾上腺素在临床上被用作升压药。

（三）血管升压素

血管升压素（vasopressin，VP）是由下丘脑视上核和室旁核的神经元合成的一种 9 肽激素，经下丘脑 - 垂体束运输到神经垂体储存，当机体活动需要时释放入血液循环。由于血管升压素在肾远曲小管和集合管可促进肾对水的重吸收，故又称为抗利尿激素（antidiuretic hormone，ADH）。血管升压素受体有 V_1R 和 V_2R 两型，V_1R 主要分布在血管平滑肌和肝细胞，经三磷酸肌醇（inositol 1,4,5-triphosphate，IP_3）和 Ca^{2+} 介导后使血管平滑肌收缩，升高血压；V_2R 主要分布在肾远曲小管和集合管，经 cAMP 介导使水孔蛋白镶嵌到上皮细胞管腔膜上，形成水通道，有助于增强水的重吸收能力，保留细胞外液，而使尿液浓缩，产生抗利尿效应。

血管升压素的分泌主要受晶体渗透压、血容量和血压变化的调节。血管升压素作用于血管平滑肌的相应受体后，可引起血管平滑肌收缩，是已知最强的缩血管物质之一。但在生理情况下，血液中血管升压素浓度升高时首先出现抗利尿效应；仅在其血浓度明显高于正常时，才引起血压升高。这是因为血管升压素能提高压力感受性反射的敏感性，故能缓冲升血压效应。血管升压素在维持细胞外液量的恒定和动脉血压的稳定中都起着重要的作用。血管升压素在一般情况下并不经常对血压起调节作用，仅在禁水、脱水及失血等情况下，血管升压素释放增加，主要对细胞内外液量进行调节，并通过对细胞外液量的调节，实现对动脉血压的调节作用。

（四）心房钠尿肽

钠尿肽（natriuetic peptide，NP）是一组参与维持机体水盐平衡、血压稳定、心血管及肾等器官功能稳态的多肽。其成员有心房钠尿肽（atrial natriuetic peptide，ANP）、脑钠尿肽（brain natriuetic peptide，BNP）和 C 型钠尿肽（C-type natriuetic peptide，CNP）等。其中最重要的是 ANP，主要由心房肌细胞合成，其受体是细胞膜中的一种鸟苷酸环化酶。BNP 和 CNP 分别是由心室肌和内皮细胞产生。

ANP 的主要生物效应有：

（1）利钠和利尿作用：ANP 作用于肾可增加肾小球滤过率，也可抑制肾小管重吸收，使肾排水和排钠增多；它还能抑制肾近球细胞释放肾素，抑制肾上腺素球状带细胞释放醛固酮；在脑内，ANP 可抑制血管升压素的释放。这些作用都可导致体内细胞外液量减少，循环血量减少。

（2）心血管作用：ANP 可舒张血管、降低血压；也可使搏出量减少，心率减慢，引起心输出量减少。ANP 还具有改善心律失常和调节心功能的作用。

（3）调节细胞增殖：ANP 是一种细胞增殖的负调控因子，可抑制血管内皮细胞、平滑肌细胞和心肌成纤维细胞等多种细胞的增殖。

（4）ANP 还具有对抗 RAS、ET 和交感系统等缩血管物质的作用。

（五）激肽释放酶 - 激肽系统

激肽释放酶（kallikrein）是体内的一类蛋白酶，可分解血浆和组织中的蛋白质底物激肽原（kininogen）为激肽（kinin）。激肽具有舒血管活性，参与对血压和局部组织血流的调节。

激肽释放酶有两类，一类存在于血浆中，称为血浆激肽释放酶；另一类存在于肾、唾液腺、胰腺及胃肠黏膜等组织器官内，为组织激肽释放酶。激肽原是存在于血浆中的一种蛋白质，分为高相对分子质量激肽原和低相对分子质量激肽原两类。血浆激肽释放酶可水解高相对分子质量激肽原，产生一种 9 肽，为缓激肽（bradykinin）。组织激肽释放酶作用于血浆中的低相对分子质量激肽原，产生一种 10 肽，为赖氨酰缓激肽，也称胰激肽或血管舒张素（kallidin）。后者在氨基肽酶的作用下失去赖氨酸残基，成为缓激肽。缓激肽可被激肽酶水解失活。

现已发现的激肽受体（kinin receptor）分为 B_1 和 B_2 受体两种亚型。B_1 受体可能介导激肽的致痛作用；B_2 受体存在于许多组织中，并与组胺 H_2 受体有高度的同源性。激肽作用于血管内皮细胞上的 B_2 受体，可刺激 NO、前列环素和内皮依赖性超极化因子（endothelium-derived hyperpolarizing factor，EDHF）的释放，使血管强烈舒张，但可引起其他平滑肌（如内脏平滑肌）收缩。实验已证实，缓激肽和血管舒张素是较强烈的舒血管物质。循环血液中的激肽参与动脉血压的调节，能使血管舒张，血压降低。在汗腺、唾液腺和胰腺外分泌部等腺体生成的激肽有助于局部血管舒张，增加腺体的血流量。

激肽系统和 RAS 之间关系密切。激肽可被激肽酶Ⅰ去除 C- 末端的一个氨基酸残基，或激肽酶Ⅱ去除 C- 末端的两个氨基酸残基而代谢为无活性的片段。其中激肽酶Ⅱ与 ACE 是同一种酶，既可降解激肽为无活性片段，又能使 Ang Ⅰ水解为 Ang Ⅱ。血浆激肽释放酶在离体条件下还可将肾素原转化为有活性的肾素。另外，激肽和另一类体液因素——前列腺素也有联系。例如，在细动脉中缓激肽可使局部组织释放前列腺素 E_2，后者具有舒血管作用。

（六）组胺

组胺（histamine）是由组氨酸经特异性的组氨酸脱羧酶产生，广泛分布于体内的具有多种生理活性的自体活性物质之一。外周组胺主要存在于肥大细胞内，而在中枢神经系统组胺则由特定的神经细胞所合成。天然组胺以无活性形式存在，在组织损伤、炎症、神经刺激、某些药物或一些抗原 / 抗体反应条件下，以活性形式释放。目前已发现的组胺受体 H_1、H_2、H_3 和 H_4 四种亚型。组胺可激动血管平滑肌细胞 H_1 受体、H_2 受体，使小动脉、小静脉扩张，回心血量减少。激动 H_1 受体可使毛细血管扩张、通透性增加，引起局部水肿和全身血液浓缩。人冠状动脉血管也有 H_1 受体、H_2 受体，两者功能平衡障碍可致冠状动脉痉挛。

（七）前列腺素

前列腺素（prostaglandin，PG）是一族二十碳不饱和脂肪酸，分子中有环戊烷，主要是花生四烯酸的代谢产物，由环加氧酶（cyclooxygenase）介导产生。全身各部位的组织细胞几乎都含有生成前列腺素的前体和酶，因此都能产生前列腺素。前列腺素按其分子结构的差别，可分为多种类型，参与多种生理活动，包括血压调节、水盐代谢等。各种前列腺素对血管平滑肌的作用有所不同，如 PGE_2 由肾产生，具有舒血管作用，参与血压稳态调节；PGI_2 在血管组织合成，有强烈的舒血管作用；$PGF_{2\alpha}$ 则能使静脉收缩。血液流经肺部后，所含的前列腺素大部分被酶水解失活，阿司匹林和吲哚美辛等药物可抑制前列腺素合成酶，故可减少前列腺素的合成。

交感缩血管神经纤维末梢释放递质的过程受前列腺素的调节。去甲肾上腺素和血管紧张素Ⅱ等缩血管物质作用于血管平滑肌相应的受体，引起血管平滑肌收缩，同时也使血管平滑肌生成 PGE_2 和 PGI_2。PGE_2 和 PGI_2 可使血管平滑肌对去甲肾上腺素和血管紧张素Ⅱ的敏感性降低。另一方面，血管平滑肌生成的前列腺素又可跨过交感神经与血管平滑肌的神经 - 肌肉接头间隙，并作用于交感神经末梢的前列腺素受体，使交感神经纤维末梢释放递质减少。可见，前列腺素在交感神经与血管平滑肌神经 - 肌肉接头处起一种局部负反馈调节。

前列腺素参与血压的调节。PGE_2 和 PGI_2 是体内重要的降血压物质，它们和激肽一起，与体内的 Ang Ⅱ和儿茶酚胺等升血压物质的作用相拮抗，在维持动脉血压相对稳定中起重要作用。

（八）P 物质

P 物质（substance P，SP）是由 Von Euler 和 Gaddum 等于 1931 年在马肠中提取乙酰胆碱时发现的，是发现最早的神经肽之一，与疼痛传入中枢有关。SP 来源于前速激肽原（pre-protachykinin，PPT），因此有速激肽类物质之称。SP 主要分布于中枢神经系统和消化系统，心血管系统中亦广泛分布。冠状动脉、肺动脉、肾和脑血管中均有 SP 神经分布，其中以冠状动脉分布最为密集。目前已知的速激肽家族受体有三型：神经激肽 1 受体（neurokinin 1 receptor，NK_1R）、神经激肽 2 受体（neurokinin 2 receptor，NK_2R）和神经激肽 3 受体（neurokinin 3 receptor，NK_3R），这三种受体均可与 SP 结合，其中 NK_1R 与 SP 的结合能力最强。NK_1R 受体主要分布于大多数动脉、小动脉、毛细血管以及后微静脉。SP 对血管的直接作用是引起血管舒张。当动脉或静脉注射 SP 后，能引起短时间的血压降低。此外，SP 还可促进血管内皮细胞增殖和增加血管通透性。

（九）内皮依赖性超极化因子

内皮细胞还能产生一种通过使血管平滑肌细胞超极化而引起血管舒张的因子，被命名为内皮依赖性超极化因子（endothelial-derived hyperpolarization factor，EDHF）。EDHF 的释放依赖于胞内 Ca^{2+} 浓度升高。EDHF 可通过促进 Ca^{2+} 依赖性 K^+ 通道开放，引起血管平滑肌超极化，从而使血管舒张。

（十）内皮素

内皮素（endothelin，ET）最早由 Yangagisawa 等于 1988 年从猪主动脉内皮细胞中分离提纯。ET 是内皮细胞合成和释放的由 21 个氨基酸残基组成的多肽，具有强烈而持久的缩血管效应，还可促进细胞增殖及肥大，并参与心血管细胞的凋亡、分化和表型转化等多种病理过程，是心血管活动的重要调节因子之一。ET 家族中目前已确定的成员有 ET-1、ET-2、ET-3 和血管肠收缩肽。内皮素受体（endothelin type receptor，ETR）有内皮素 A 受体（endothelin type A receptor，ET_AR）、内皮素 B 受体（endothelin type B receptor，ET_BR）和内皮素 C 受体（endothelin type C receptor，ET_CR）三种同源异构体。ET-1 在血管内皮细胞中生成，ET_AR 主要分布于血管平滑肌，对 ET-1 有高选择性亲和力，两者结合后可通过磷脂酰肌醇信号通路（phosphatidylinositol signal pathway）引起血管平滑肌收缩。ET 是目前已知的最强烈的缩血管物质之一，对体内各脏器血管几乎都有收缩作用。ET 的缩血管效应持久，可能参与血压的长期调节。ET-1 具有强大的正性肌力作用，但其强心作用常被其强烈的收缩冠状动脉、刺激 Ang Ⅱ 和 NE 释放等作用所掩盖。ET-1 还具有类似生长因子的作用，可促进平滑肌和心肌细胞的增殖和肥大。生理情况下，血流对内皮产生的应切力可促使 ET 释放。

（十一）阿片肽

人体内的阿片肽（opioid peptide）有多种。垂体释放的 β- 内啡肽（β-endorphin）可降低血压，其降压机制可能是中枢性的。血液中的 β- 内啡肽可进入脑内并作用于心血管活动的相关核团，使交感神经活动抑制，心迷走神经活动加强。阿片肽也可作用于外周的阿片受体。阿片肽通过血管壁的阿片受体，可使血管平滑肌舒张；也可与交感缩血管神经纤维末梢突触前膜中的阿片受体结合，减少交感缩血管神经纤维递质的释放。应激、内毒素、失血等强烈刺激可引起 β- 内啡肽释放，并可能成为引起循环休克的原因之一。针刺穴位可引起脑内阿片肽释放，可能是针刺使高血压患者血压下降的机制之一。

（十二）一氧化氮

NO的前体是L-精氨酸，在一氧化氮合酶（nitric oxide synthase，NOS）的作用下生成。NOS有三种类型：内皮型（eNOS）主要存在于内皮细胞；神经元型（nNOS）主要存在于神经元；诱生型（iNOS）主要存在于单核-巨噬细胞系统。NO具有高度的脂溶性，可扩散至血管平滑肌细胞并激活胞内可溶性鸟苷酸环化酶（soluble guanylate cyclase，sGC），使胞内环磷酸鸟苷（cyclic guanosine monophosphate，cGMP）水平增高，降低胞质内游离的Ca^{2+}浓度（通过激活蛋白激酶使胞内Ca^{2+}外流），使血管舒张。内皮细胞在基础状态下释放的NO参与维持血管的正常张力。NO可抑制血小板黏附，有助于防止血栓形成；NO还可抑制平滑肌细胞的增殖，对维持血管的正常结构与功能具有重要意义。缓激肽、5-HT、ATP、NE、乙酰胆碱、内皮素和花生四烯酸等体液因素，以及血流对内皮产生的应切力增加等物理刺激，均可引起NO释放。雌激素可通过激活eNOS，促进NO合成增多，从而发挥舒张血管平滑肌的作用。

（十三）离子和其他化学因素

许多离子和化学因素可引起局部血管的舒张和收缩，对循环调节有一定作用。Ca^{2+}具有刺激平滑肌细胞收缩的作用，Ca^{2+}浓度增高可引起血管收缩；血管细胞内Na^{+}浓度增加可通过Na^{+}/ Ca^{2+}交换引起Ca^{2+}内流，Ca^{2+}浓度持续升高可通过电压依赖性Ca^{2+}通道，细胞外Ca^{2+}大量内流，从而引起血管收缩；细胞外K^{+}浓度增高时，细胞膜去极化，激活细胞膜上的电压依赖性Ca^{2+}通道，细胞外Ca^{2+}大量内流，从而引起血管收缩；Mg^{2+}抑制平滑肌收缩，Mg^{2+}浓度增高可引起血管舒张；醋酸根离子和枸橼酸（柠檬酸）根具有轻度舒张血管作用；H^{+}浓度增加可引起小动脉舒张，H^{+}轻度减少可导致小动脉收缩，H^{+}重度减少则引起血管舒张；CO_2浓度增加在大部分组织具有中等轻度的舒张血管作用，对脑内血管的舒张作用较强，CO_2作用于脑血管运动中枢时，可通过交感缩血管神经系统，引起全身广泛的血管收缩。

四、自身调节

心血管活动的自身调节包括心脏泵血功能的自身调节和组织器官血流量的自身调节。器官的血流量一般取决于该器官的代谢水平，代谢水平越高，耗氧量越大，血流量就越多。器官血流量的改变是通过调节该器官的阻力血管口径实现的，神经调节和体液调节是调节血管口径的重要因素，但在某些器官和组织，自身调节机制对血管口径也起重要调节作用。

（一）代谢性自身调节

当组织代谢活动增强时，局部组织代谢产物如 CO_2、腺苷、乳酸、H^+、K^+ 等增多而 O_2 分压降低，使局部组织的微动脉和毛细血管前括约肌舒张，其结果是局部血流量增多而移去代谢产物和改善缺氧，这一效应称为代谢性自身调节。在一些功能活动变化较大的器官，如骨骼肌、胃肠、肝和皮肤等，这种代谢性自身调节的局部舒血管效应有时可能很明显，即使在同时发生交感缩血管神经活动增强的情况下，该局部血管仍舒张。由于有些代谢产物，如肌肽、前列腺素、腺苷、组胺等，有时也被认为属于体液因素，因此，这类自身调节有时也归入体液调节中。

（二）肌源性自身调节

血管平滑肌本身经常保持一定的紧张性收缩，这一现象称为肌源性活动（myogenic activity）。血管平滑肌受牵张刺激时，紧张性活动加强。当供应某一器官血管的灌注压突然升高时，血管平滑肌受牵张刺激，血管尤其是毛细血管前阻力血管的肌源性活动增强，使器官血管的血流阻力增大，以免器官的血流量因灌注压升高而增多。反之，当器官灌注压突然降低时，阻力血管舒张，局部血流阻力减少，使灌注该器官的血流量不至于明显减少。肌源性自身调节的意义是在血压发生一定程度的变化时使某些器官的血流量能保持相对稳定。这种肌源性自身调节的机制在肾血管特别明显，在脑、心、肝、肠系膜和骨骼肌的血管也能看到，但皮肤血管一般没有这种表现。当罂粟碱、水合氯醛或氯化钠等药物抑制平滑肌活动后，肌源性自身调节现象也随之消失。

可见，循环与内分泌系统的众多因子，彼此间发生相互作用，并与神经调节之间发生相互影响，构成复杂的网络体系，对血管功能进行全身性的和局部的准确而精细的调节。

（樊俏荣　薛红丽　王宇红）

主要参考文献

1. 朱大年，吴博威，樊小力．生理学．7 版．北京：人民卫生出版社，2009.
2. 朱大年，王庭槐．生理学 .8 版．北京：人民卫生出版社，2013.
3. 邹仲之，李继承．组织学与胚胎学．8 版．北京：人民卫生出版社，2013.
4. 唐军民，张雷．组织学与胚胎学．2 版．北京：北京大学医学出版社，2009.
5. 田牛．微循环学．北京：原子能出版社，2004.
6. 宋江超．微循环代谢性调节模拟系统及其应用研究．苏州：苏州大学，2008.
7. 骆秉铨．微循环概念的延伸及争议．中国微循环，2003，7（4）：260-265.
8. 狄柯坪 . 内皮细胞对微循环血流的影响．白求恩军医学院学报，2004，2（2）：94-96.
9. 郭鹞，任冬青．微循环学基础与实验方法．西安：第四军医大学出版社，2005.
10. 朱妙章，袁文俊，吴博威，等．心血管生理学与临床．北京：高等教育出版社，2004.
11. 朱妙章，唐朝枢，袁文俊，等．心血管生理学基础与临床．2 版．北京：高等教育出版社，2011.
12. Mistrova E，Kruzliak P，Chottova Dvorakova M．Role of substance P in the cardiovascular system．Neuropeptides，2016，58（2016）：41-51.
13. 虞琴 .P 物质与神经系统．宜春学院学报（自然科学），2006，28（4）：86-88.
14. Ho WS，Davis AJ，Chadha PS，et al．Effective contractile response to voltage-gated Na^+ channels revealed by a channel activator．Am J Physiol Cell Physiol，2013，304（8）：C739-C747.

第四章

器官循环

第一节　冠状动脉循环

一、解剖特点

心肌的血液供应来自左、右冠状动脉，左冠状动脉和右冠状动脉分别起自于主动脉右后窦和前窦。冠状动脉（简称“冠脉”）及其分支行走于心室壁的表面，较小的心肌内动脉以垂直于心脏表面的方向穿入心肌，供应沿途的心肌。然后在心内膜下层即分支成丰富的心内膜下动脉丛。这种分支方式使冠状动脉容易在心肌收缩时受到压迫。正常人冠状动脉之间侧支互相吻合不明显，因此，当冠状动脉突然阻塞时，不易很快建立侧支循环，常可导致心肌梗死。但如果冠状动脉阻塞形成缓慢，则侧支可逐渐地扩张，并可建立新的侧支循环，起代偿作用。左、右冠状动脉及其分支的走向可有多种变异，在多数人中，左冠状动脉主要供应左心室的前部和左侧部，右冠状动脉主要供应左心室的后部和右心室。来自左心室的大部分冠状静脉血液流经冠状窦回流入右心房，而来自右心室的冠状静脉血则主要经较细的心前静脉直接回流入右心房。另外，还有一小部分冠状静脉血液可通过心最小静脉直接流入左右心房和心室腔内。

二、血流特点

（一）血流量丰富且储备大

由于冠状动脉灌注压力高，循环途径短，所以血流速度快，血流丰富，正常成人安静状态下冠脉血流量平均约为 225 ml/min，占心输出量的 4% ～ 5%。在剧烈运动时冠脉血流量可从安静时的每百克心肌 60 ～ 80 ml/min 增加到每百克心肌 300 ～ 400 ml/min，表示冠脉有储备力。冠脉血流量储备大，当心肌活动增强时，冠脉舒张，代偿性地提供给心肌血液，最大可至安静状态的5倍。

（二）动静脉氧分压差大

由于心肌耗氧量大、摄氧能力强，动脉血流经心肌后，65%～70%的氧被心肌摄取，故经过冠脉循环后静脉血氧储备很低，动静脉氧分压差大。

（三）冠脉血流量随心动周期呈周期性变化

一般来说，冠脉血流量应随灌注压（即主动脉压）的变化而变化，但由于冠脉血管的大部分分支深埋于心肌内，心脏在收缩时会对埋于其内的血管产生血管外压迫，影响冠脉血流。因此，在一个心动周期中冠脉血流呈时相变化。以左心室为例，等容收缩期由于心肌收缩力的强烈压迫使心室壁张力升高，左冠状动脉受压而导致血流量突然减少，甚至冠脉内的血液流回主动脉。进入射血期后，随主动脉压升高，冠状动脉灌注压也随之升高，冠脉血流量逐渐增加。进入减慢射血期后，冠脉血流量随主动脉压的下降而减少。在等容舒张期开始，心肌对冠脉的挤压作用减弱或消失，冠脉血流阻力减少，冠脉血流量突然增加，在舒张早期冠脉血流量达最高峰，之后随主动脉压的下降而降低。

三、血流调节

冠脉血管平滑肌受交感神经和副交感神经支配，但它们在冠脉血流量调节中不是起主要作用，起主要作用的是心肌本身的代谢水平。

（一）心肌代谢水平

生理情况下，心肌代谢水平对冠脉血流的调节占主导作用。冠脉血流量与心肌代谢水平成正比，当心肌代谢活动增强时，代谢增加，心肌耗氧量也随之增加，冠脉血流量增加；相反，心脏活动减弱时，代谢减弱，血流量减少。由于血液循环心脏一次，血液中约70%的氧都被心肌所摄取，动静脉氧压差很大，心脏活动增强时不能进一步从血液中摄取更多的氧，因此主要靠冠脉血流量的增加提供更多的氧供应。

心肌代谢增强，耗氧量增加引起冠脉血管舒张的机制还未完全解决。目前认为冠脉血管舒张的原因是由于心肌细胞释放血管舒张物质，其中重要的血管舒张物质是腺苷，当心肌代谢增强、心肌中氧分压降低时，心肌细胞中 ATP 分解为 ADP 和 AMP。在冠状血管周围间质细胞中有 5- 核苷酸酶，后者可使 AMP 分解产生腺苷。腺苷具有强烈的舒张小动脉的作用。腺苷生成后，在几秒钟内即被破坏，所以不会引起其他器官的血管舒张。此外，心肌代谢增强时产生的其他代谢产物，如 H^+、CO_2、乳酸等均可使冠脉血管舒张，冠脉血流量增加。

（二）冠状血管的神经调节

冠状血管受交感神经和迷走神经的双重调控。刺激这些神经对冠脉血流量有直接作用或间接作用。直接作用是迷走神经末梢释放的递质乙酰胆碱和交感神经末梢释放的递质去甲肾上腺素直接作用于冠脉血管平滑肌；而间接作用是由于这些神经递质改变了心脏的活动，导致代谢水平改变，从而改变冠脉血流量。交感神经兴奋时，直接作用是激活冠脉血管上的 α 受体引起血管收缩，但同时激活心肌细胞膜上的 β 受体，使心率加快、收缩力增强、代谢产物增多，间接引起冠脉舒张，使冠脉血流量增加。因此交感神经兴奋常引起冠脉舒张。迷走神经兴奋对冠脉血管的直接作用是舒张，但是迷走神经兴奋同时引起的心率减慢、收缩力减弱，间接引起冠脉血管收缩，从而抵消并超过了迷走神经对冠状动脉的直接舒张作用，引起冠脉血流量下降。总之，在整体条件下，冠脉血流量主要是由心肌本身的代谢水平来调节。神经因素对冠脉血流的影响在很短时间内就被心肌代谢改变所引起的血流变化所掩盖。

（三）冠脉血管的体液调节

肾上腺素、去甲肾上腺素通过增强心肌代谢活动和耗氧量使冠脉舒张，冠脉血流量增加；也可直接作用于冠脉血管的 α 受体或 β 受体，引起冠脉血管收缩或舒张。甲状腺素增多时，心肌代谢加强，耗氧量增加，使冠状动脉舒张，血流量增加。大剂量血管升压素使冠状动脉收缩，冠脉血流量减少。此外，NO、PGI_2、5- 羟色胺、组胺、缓激肽等可直接舒张冠状动脉，增加冠脉血流量。血管紧张素 - Ⅱ、内皮素、血栓素 A_2 和大剂量的血管升压素等能收缩冠状动脉，减少冠脉血流量。

第二节　脑循环

脑血流量对脑的功能有极其重要的影响。例如，脑血流停止5～10秒便丧失意识，这是因为脑细胞缺氧而停止代谢。同样，长时间脑脊液的成分或压力的异常也严重影响脑的功能。

一、血流特点

1．脑循环血流量大　脑组织代谢水平高，耗氧量多，安静状态下，正常成年人每百克脑血流量为50～60 ml/min，全脑的血流量为750～900 ml/min，占心输出量的15%，而脑的重量仅占体重的2%。脑组织的耗氧量在安静状态下也较大，每百克脑耗氧3～3.5 ml/min，或者说，整个脑的耗氧量占全身耗氧量的20%。脑对缺血和缺氧的耐受性很低。

2．脑循环血流量变化较小　由于颅腔容积是固定的，所以脑组织和脑脊液是不可压缩的，故脑血管的压缩受到相当的限制。当脑活动增加时，主要依靠加快血流速度改善供血。

3．存在血-脑屏障和血-脑脊液屏障。

二、血流量调节

（一）自身调节

脑血流量的自身调节是指在一定范围内动脉血压虽有波动，但脑血流量仍保持相对稳定。当平均动脉压在60～140 mmHg的范围内时，脑血管通过自身的调节机制使血流量保持相对稳定。平均动脉压小于60 mmHg时，脑血流量减少，出现脑缺血症状。平均动脉压大于140 mmHg时，脑血流量增加，引起毛细血管压升高，出现脑水肿。高血压患者，这种自身调节血压的上限转移到更高的水平，高至180～220 mmHg。此时，脑内的小动脉管壁明显增厚，处于收缩状态，防止高压力传递至毛细血管，引起毛细血管破裂和脑水肿。

（二）CO_2分压、O_2分压、H^+

脑动脉血液中CO_2分压升高时，脑血管舒张，脑血流量明显增加。CO_2 首先与水结合形成 H_2CO_3，其后 H_2CO_3 解离形成 H^+，H^+ 引起脑血管舒张，脑血流量增加。凡是能引起 H^+ 浓度升高的物质都可使脑血流量增加，如乳酸、丙酮酸和代谢过程中产生的其他酸性物质。过度通气时，CO_2 呼出过多，动脉血 CO_2 分压过低，脑血流量减少，可引起头晕等症状。

CO_2 和 H^+ 调节脑血流量有重要的生理意义。H^+ 浓度的增加会明显抑制神经元的活动，但 H^+ 浓度的增加同样引起脑血流量的增加，依次将会形成 H^+ 的物质从脑组织中冲走，使 H^+ 浓度降低到正常水平，因此，有助于维持脑组织液中 H^+ 浓度的恒定和维持正常的神经元活动。

在安静情况下，每百克脑组织每分钟耗氧约为 3.5 ml。如果脑血流量不能提供足够的氧给脑组织，缺氧就会立即使脑血管舒张，增加脑血流量，使氧的供应恢复到正常水平。如果脑组织的 O_2 分压低至约 30 mmHg（正常时 35 ～ 40 mmHg）时，就会立即开始增加脑血流量。如果低于这个水平，甚至低至 20 mmHg，就会引起脑功能失调甚至昏迷。因此，氧机制在脑血流的局部调节中是防止神经元活性下降和防止脑功能损害的非常重要的保护性反应。

（三）脑组织局部代谢产物

脑的各部分的血流量与该部分脑组织的代谢活动程度有关。实验证明，在同一时间内脑的不同部分的血流量是不同的。当脑的某一部分活动加强时，该部分的血流量就增多。例如在握拳时，对侧大脑皮质运动区的血流量就增加，阅读时脑的许多区域血流量增加，特别是皮质枕叶和颞叶与语言功能有关的部分血流量增加更为明显。代谢活动增强引起局部脑血流量增加的机制，可能是通过代谢产物如 H^+、腺苷、NO 等引起脑血管的舒张。

（四）神经调节

颈上神经节发出的肾上腺素能纤维，其末梢分布至脑的动脉和静脉，并分布至软脑膜的血管，还有少量分布至脑实质的血管。脑实质内的小血管有起自蓝斑去甲肾上腺素神经元的轴突末梢。副交感胆碱能神经末梢也分布至脑血管。此外，脑血管还有血管活性肠肽等神经纤维末梢分布。神经对脑血管活动的调节作用不很明显。刺激或切除支配脑血管的交感神经或副交感神经，脑血流量没有明显的变化，这是由于脑血流量的自身调节机制超过神经调节的作用。但是在剧烈运动或其他情况下引起血压显著升高时，交感神经使脑的大动脉和中动脉收缩，足以防止高压传递到脑的小血管，这对防止脑血管破裂脑出血有重要意义。

三、血－脑脊液屏障与血－脑屏障

脑脊液存在于脑室系统、脑周围的脑池和蛛网膜下隙内，成年人的脑脊液总量约 150 ml。每天生成的脑脊液约 500 ml，为脑脊液总量的 3 ～ 4 倍。约 2/3 或 2/3 以上的脑脊液是由脉络丛分泌的，其余的脑脊液是由室管膜细胞分泌的，软脑膜血管和脑的毛细血管滤过的液体，一部分被重吸收，其余的则沿着血管周围间隙进入蛛网膜下隙，也成为脑脊液的一部分。

侧脑室分泌的脑脊液首先经室间孔流入第三脑室，然后加入第三脑室分泌的脑脊液后，再经导水管进入第四脑室，然后加入第四脑室分泌的脑脊液后，进入小脑延髓池和蛛网膜下隙。

脑脊液主要通过蛛网膜绒毛被吸收入静脉窦的血液内。蛛网膜绒毛有活瓣状的细微管道，当蛛网膜下隙压力高于静脉窦的压力时，这些管道就开放，这时，脑脊液（包括其中所含的蛋白质分子、甚至小的颗粒如红细胞等）可进入静脉窦血液。当蛛网膜下隙的压力低于静脉窦压力时，管道关闭，液体不能由静脉窦向蛛网膜下隙倒流。

脑脊液的主要功能是在脑、脊髓和颅腔、椎管之间起缓冲作用，有保护性意义。此外，脑脊液还作为脑和血液之间进行物质交换的中介，脑组织中没有淋巴管，由毛细血管壁漏出的少量蛋白质，主要经血管周围间隙进入蛛网膜下隙的脑脊液中，然后通过蛛网膜绒毛流回入血液。

脑脊液的渗透压大致与血浆相同，Na^+ 浓度也大致与血浆一样，但 Cl^- 浓度较血浆高 15%，而 K^+ 浓度比血浆低约 40%，葡萄糖浓度比血浆低约 30%，可见脉络膜分泌脑脊液不是一种被动的转运过程，而是主动转运过程。此外，脑脊液中的蛋白质含量极微，说明一些大分子物质较难从血液进入脑脊液。因此我们把存在于血液和脑脊液之间的这种特殊屏障称为血-脑脊液屏障。这种屏障对不同物质的通透性是不同的，例如水、O_2、CO_2和大多数脂溶性物质可很容易通过屏障，对电解质如Na^+、Cl^-、K^+的通透性则较低，对蛋白质和大多数非脂溶性大分子有机物几乎完全不能通过。由于这种屏障的存在，使治疗性药物如蛋白质类抗体和非脂溶性药物不能在脑脊液中达到有效的浓度。

血-脑脊液屏障通透性低的原因是毛细血管和内皮细胞之间是紧密连接，没有像身体其他部位的毛细血管有孔隙；此外，脉络丛细胞中有各种物质转运的特殊载体系统。

血液和脑组织之间也存在着类似的屏障，可限制物质在血液和脑组织之间的自由交换，称为血-脑屏障。脂溶性物质如O_2、CO_2、某些麻醉药以及乙醇等，很容易通过血-脑屏障。对于不同的水溶性物质来说，其通透性并不一定和分子的大小相关。例如，葡糖糖和氨基酸的通透性较高，而甘露醇、蔗糖和许多离子的通透性则很低，甚至不能通透。这说明脑内毛细血管处的物质交换和身体其他部分的毛细血管是不同的，也是一种主动的转运过程。用电子显微镜观察，脑内大多数毛细血管表面都被星状胶质细胞伸出的突起（血管周足）所包围。因此推测，毛细血管内的血液和神经元之间的物质交换可能都要通过胶质细胞作为中介。因此，毛细血管的内皮、基膜和星状胶质细胞的血管周足等结构可能是血脑屏障的形态学基础。另外，毛细血管壁对各种物质特殊的通透性也和这种屏障作用有重要关系。

血-脑脊液屏障和血-脑屏障的存在，对于保持脑组织周围稳定的化学环境和防止血液中有害物质侵入脑内具有重要的生理意义。例如，脑脊液中K^+浓度较低，即使在实验室中使血浆K^+浓度加倍，脑脊液中K^+浓度仍能保持在正常范围。因此脑内神经元兴奋性不会因为血浆K^+浓度的变化而发生明显的变化。由于血-脑屏障的存在，循环血液中的乙酰胆碱、去甲肾上腺素、多巴胺、甘氨酸等物质就不易进入脑，否则，血浆中这些物质浓度的改变将会明显地扰乱脑内神经元的正常功能活动。

需要指出，脑的某些部分，如下丘脑第三脑室周围和延髓最后区等处的室周器官，血 - 脑屏障比较薄弱，毛细血管壁对许多物质的通透性高于脑的其他部分。因此，血液循环中的有些物质，如血管紧张素 - Ⅱ和其他肽类物质，可以在这些部位进入脑内，作用于相应的受体，引起各种效应。另外，当脑组织发生缺氧损伤等情况以及在脑肿瘤部位，毛细血管壁的通透性增加，平时不易通过血 - 脑屏障的物质此时较易进入受损部位的脑组织。

（潘 丽 汪燕妮 王宇红）

主要参考文献

1. 刘先国. 生理学. 北京：科学出版社，2003.
2. 朱文玉. 医学生理学. 2 版. 北京：北京大学医学出版社，2009.

第五章

致心血管系统损伤的外源性有害因素及毒性表现

第一节　致心脏毒性的外源性有害因素及毒性表现

一、概述

近年来，很多学者们从器官、细胞、分子及基因水平等多层次探讨了各种外源性有害因素对心脏毒性及其可能毒性机制。常见的外源性有害因素：

（1）金属与类金属及其化合物：氯化汞、三氯化铝、醋酸铅、砷化物等。

（2）有机溶剂：1- 苯基 -2- 硫脲（1-phenyl-2-thiourea，PTU）、邻苯二甲酸（2- 乙基）己酯［di-（2-ethylhcxyl）phthalate，DEHP］、二硫化碳、二氧化硫衍生物、一氧化碳、三氯乙烯等。

（3）农药：单甲脒、溴氰菊酯、乐果、毒死蜱与氯氰菊酯等。

（4）药物：丁哌卡因、氯化两面针碱、乌头碱、罗哌卡因、阿霉素（多柔比星）、奎尼丁、三七浸膏、三七总皂苷、雷公藤红素、雷公藤多苷、布洛芬、链脲佐霉素与烟酰胺、抗胸腺细胞免疫球蛋白、表柔比星、高糖高脂饮食与链脲佐霉素、氯氮平、柔红霉素、生川乌与生半夏、姜黄素、5- 氟尿嘧啶、卡莫司汀、紫杉醇与右丙亚胺、闹羊花等。

（5）激素：例如异丙肾上腺素、L- 甲状腺素等。

（6）物理因素：例如力竭式游泳、液氮冷冻、缺血 - 再灌注等。

（7）生物因素：例如柯萨奇 B3 型病毒（coxsackievirus，CVB3）。

（8）其他：例如 PM2.5、饮酒等。

许多外源性有害因素对心脏的毒性表现，主要为引起实验动物心律失常、心肌肥大、心力衰竭、心肌病发生及其他毒性改变。外源性有害因素对心脏的其他毒性主要表现为：实验动物心脏湿重及其脏器系数改变。组织病理学改变，如心脏形态学改变。心脏电生理指标改变，如心室肌细胞瞬时外向钾电流（tansient outward potassium current，I_{to}）和内向整流钾电流（inward rectifier potassium current，I_{k1}）等。部分生化指标改变，心肌酶如乳酸脱氢酶（lactate dehydrogenase，LDH）、肌酸激酶（creatine kinase，CK）及肌酸激酶MB同工酶（MB isoenzyme of creatine kinase，CKMB）、天冬氨酸氨基转移酶（aspartate transaminase，AST）、α-羟丁酸脱氢酶（α-hydroxybutyrate dehydrogenase，α-HBDH）和环磷酸鸟苷（cyclic guanosine monophosphate，cGMP），抗氧化系统指标如超氧化歧化酶（superoxide dismutase，SOD）、过氧化氢酶（catalase，CAT）、谷胱甘肽还原酶（glutathione reductase，GR）、谷胱甘肽过氧化物酶（glutathione peroxidase，GSH-Px）、一氧化氮合酶（nitric oxide synthase，NOS）、丙二醛（malondialdehyde，MDA），以及一氧化氮（nitric oxide，NO）等。其他生化指标如胆碱酯酶（cholinesterase，ChE）和高敏感C反应蛋白（high-sensitivity c-reactive protein，hsCRP）。部分基因/蛋白质水平改变，如白细胞介素-1β（interleukin-1β，IL-1β）、白细胞介素-6（interleukin-6，IL-6）、肿瘤坏死因子-α（tumor necrosis factor-α，TNF-α）、巨噬细胞炎症蛋白-2（macrophage innammatory protein-2，MIP-2）、信号传递激活转录子1（signal transducer and activator of transcriptionl 1，STAT1）、信号传递激活转录子6（signal transducer and activator of transcriptional 6，STAT6）、转录因子GATA-3、T-bet基因和蛋白激酶C（protein kinase C，PKC）等。

二、心律失常

（一）心律失常的概念、分类及机制

1. 心律失常的概念

正常心脏的冲动起源于窦房结，按一定频率和节奏发出冲动，并

按一定传导速度和顺序下传到心房、房室交界区、房室束、浦肯野纤维，最后至心室肌而使之除极。当心脏冲动的频率、节律、起源部位、传导速度或激动次序中任何一个环节发生异常，均可称为心律失常（arrhythmia）。

2．心律失常的分类

（1）冲动形成异常：分为窦性心律失常和异位心律失常。其中，窦性心律失常包括窦性心动过速、窦性心动过缓、窦性心律不齐、窦性停搏。异位心律失常包括被动异位心律（如房性逸搏及房性逸搏心律、房室交界性逸博及交界性逸搏心律、室性逸博及室性逸搏心律）、主动异位心律（如房性、房室交界性或室性期前收缩，房性、房室交界性、房室折返性或室性阵发性心动过速，心房扑动或颤动，心室扑动或颤动）。

（2）冲动传导异常：分为生理性和病理性。生理性冲动传导异常包括干扰及干扰性房室分离。病理性冲动传导异常包括心脏传导阻滞（窦房、房内、房室传导阻滞，左、右束支及左束支分支阻滞）、室内阻滞、折返性心律（阵发性心动过速、房室结折返、房室折返和心室内折返）、房室间传导途径异常（如预激综合征）。

3．心律失常的发生机制

（1）冲动形成异常：主要指窦房结、结间束、冠状窦口附近、房室结的远端和希氏束 - 浦肯野系统等处的心肌细胞具有自律性。自主神经系统兴奋性改变及其内在病变，均可导致不适当冲动发放。此外，原本无自律性的心肌细胞（心房或心室细胞）在病理状态下出现异常自律性，如心肌缺血、药物、电解质紊乱及儿茶酚胺增多等均可导致异常自律性形成。

（2）冲动传导异常：可造成折返发生。心脏两个或多个部位传导性与不应期各不相同，相互连接成一个闭合环。其中一条通道发生单向传导阻滞。另一条通道传导缓慢，使原本发生阻滞的通道有足够时间恢复兴奋性。原本阻滞的通道再次激动，从而完成一次折返激动。冲动在环内反复循环，产生持续而快速的心律异常。

（二）动物实验资料

常见致心律失常的外源性有害因素：

（1）金属与类金属及其化合物：氯化汞、亚砷酸钠、氟化钠等。

（2）有机溶剂：1- 苯基 -2- 硫脲（1-phenyl-2-thiourea，PTU）、邻苯二甲酸（2- 乙基）己酯［di-（2-ethylhcxyl）phthalate，DEHP］、二氧化硫和二硫化碳等。

（3）农药：单甲脒、溴氰菊酯等。

（4）药物：卡莫司汀、丁哌卡因、氯化两面针碱、乌头碱、罗哌卡因、多柔比星（阿霉素）、奎尼丁、三七浸膏、三七总皂苷、雷公藤红素、布洛芬、蟾酥、链脲佐霉素与烟酰胺等。

（4）其他：例如 $PM_{2.5}$ 和二手烟等（见表 5-1）。

（三）流行病学资料（包括案例）

黄意府等（2008 年）对某大型铝厂某公司检修厂低水平锰暴露的 216 名电焊工人检测心电图和血压，并以 110 名行政工作人员为对照。结果显示，锰接触组心电图异常率为 26.39%，显著高于对照组（14.55%），差异有统计学意义（$P < 0.05$），主要表现为窦性心动过缓。锰接触组舒张压（64.25 ± 9.32 mmHg）显著低于对照组（71.56 ± 10.41 mmHg），差异有统计学意义（$P < 0.01$）。锰接触组收缩压（111 ± 9.01 mmHg）与对照组（110 ± 8.92 mmHg）比较，差异无统计学意义（$P > 0.05$）。

王晓杰等（2001 年）对某合资公司 93 例铅接触人员（其中男性 31 人，女性 62 例，平均年龄 27.5 岁）进行 12 导心电图描记，并以 118 例健康检查者作为对照组。结果显示，铅接触组人员心电图异常率（19.4%）显著高于对照组（10.2%），差异有统计学意义（$P < 0.01$）。心电图异常主要表现为左心室高电压、窦性心动过速、窦性心动过缓、窦性心律不齐、期前收缩、ST-T 段改变、传导阻滞等。其中铅接触组人员左心室高电压异常率（2.2%）亦显著高于对照组，差异有统计学意义（$P < 0.05$）。

表5-1　外源化学物致实验动物心律失常

外源化学物类型	动物 / 细胞	处理 / 染毒方式	处理与染毒剂量 / 时间	实验结果	文献
氯化汞	Wistar 乳鼠心肌细胞	体外处理	5 μmol/L，20 分钟	处理后心肌细胞动作电位时程（action potential duration，APD）、动作电位幅度和最大除极速率（Vmax）均显著降低，与处理前比较差异有统计学意义（$P < 0.05$ 或 $P < 0.01$）。	马欣等，1997
氯化汞	家兔心肌细胞	体外处理	20 μmol/L，30 分钟	处理后心肌细胞 APD、动作电位幅度和最大除极速率（Vmax）均显著降低，与处理前比较差异有统计学意义（$P < 0.05$ 或 $P < 0.01$）。	马欣等，1997
亚砷酸钠	成年雄性 Wistar 大鼠	静脉注射	1、5 和 10 mg/kg，一次性注射。于 15、30、60、120、180 和 240 分钟时，记录心率和血压	120 分钟时，5 mg/kg 染毒组大鼠心率显著低于对照组，差异有统计学意义（$P < 0.05$）。180 分钟时死亡。 15 和 30 分钟时，10 mg/kg 染毒组大鼠心率显著低于对照组，差异有统计学意义（$P < 0.05$）。60 分钟时死亡。	Flora et al，2011

续表

外源化学物类型	动物 / 细胞	处理 / 染毒方式	处理与染毒剂量 / 时间	实验结果	文献
氟化钠	成年雄性 Wistar 大鼠	静脉注射	5、10 和 20 mg/kg，一次性注射。于 15、30、60、120、180 和 240 分钟时，记录心率和血压	60 分钟时，5 mg/kg 染毒组大鼠平均动脉压显著低于对照组，差异有统计学意义（$P < 0.05$）。 180 和 240 分钟时，10 mg/kg 染毒组大鼠心率显著低于对照组，差异有统计学意义（$P < 0.05$）。 60 分钟时，20 mg/kg 染毒组大鼠心率显著低于对照组，差异有统计学意义（$P < 0.05$）。120 分钟时死亡。	Flora et al，2011
1- 苯基 -2- 硫脲（PTU）	受精后 23 hpf（hours post fertilization，hpf）斑马鱼胚胎	体外处理	0.197、0.296、0.742、1.48、2.96 和 7.39 mmol/L	PTU 处理 57 小时后，0.742、1.48 和 2.96 mmol/L 处理组斑马鱼胚胎心率与对照组相比显著下降，差异有统计学意义（$P < 0.01$），并呈剂量 - 效应关系。同时，1.48 和 2.96 mmol/L 处理组斑马鱼胚胎出现心包水肿和心脏畸形等形态学改变。	张利军等，2012
邻苯二甲酸（2- 乙基）己酯（DEHP）	Balb/c 小鼠心肌细胞	体外处理	12.5、25.0、50.0、100.0 和 200.0 mg/ml，3 小时	随着处理浓度增加，小鼠心肌细胞自发节律性收缩频率下降，心肌细胞收缩力下降。考马斯亮蓝 G250 染色显示 DEHP 可破坏心肌细胞骨架。	高丽芳等，2005

续表

外源化学物类型	动物 / 细胞	处理 / 染毒方式	处理与染毒剂量 / 时间	实验结果	文献
二氧化硫	雄性 Wistar 大鼠离体心脏	Langendorff 灌流	0 ~ 2000 μmol/L，10 分钟	1000 和 2000 μmol/L 处理组大鼠心率均显著低于对照组，差异有统计学意义（$P < 0.05$）。	Zhang and Meng，2012
二硫化碳	成年 SD 大鼠（雌雄各半）	腹腔注射	160 和 320 mg/kg，每天 1 次，每周 6 次，连续 7 周	各剂量染毒组大鼠心率减慢，QRS 时限、PR 间期和 QT 间期均显著延长，而 T 波电压则显著下降，与对照组比较差异均有统计学意义（$P < 0.05$）。	张文昌等，1997
二硫化碳	成年 SD 大鼠（雌雄各半）	腹腔注射	500 mg/kg，一次性注射	染毒后 4 小时，大鼠心电图 PR 间期、QT 间期明显延长，P 波、R 波及 T 波电压明显增大，与对照组比较差异均有统计学意义（$P < 0.05$）。	张文昌等，1997
单甲脒	成年雌性豚鼠	腹腔注射	30 mg/kg，一次性注射	染毒组豚鼠心率显著低于对照组，差异有统计学意义（$P < 0.05$）。此外，染毒 1 小时以上，3 只豚鼠发生期前收缩和 QT 间期延长。染毒 2 小时以上，4 只豚鼠全部发生 ST-T 改变（ST 段下移、T 波低平或倒置）。染毒 4 小时以上，4 只豚鼠全部死亡。	匡兴亚等，2000

续表

外源化学物类型	动物 / 细胞	处理 / 染毒方式	处理与染毒剂量 / 时间	实验结果	文献
溴氰菊酯	成年雄性豚鼠	腹腔注射	25 mg/kg，一次性注射	染毒组豚鼠心率明显下降，QRS 间期明显延长，与染毒前即刻相比，差异均有统计学意义（$P < 0.05$）。染毒组豚鼠 QT 比值明显增加，与染毒前即刻相比，差异有统计学意义（$P < 0.05$）。染毒组 4 只豚鼠中有 2 只发生心律失常，主要表现为房室传导阻滞和室性期前收缩，且随时间变化交替出现；对照组则未见心律失常发生。	胡云平等，2001
卡莫司汀	成年雄性 SD 大鼠	腹腔注射	10 mg/kg，连续 4 天	染毒组大鼠心率、左心室射血分数（left ventricular ejectionfraction，LVEF）、左心室短轴缩短率（left ventricular shortening fraction，LVFS）和心输出量均显著降低，与对照组比较差异有统计学意义（$P < 0.01$ 或 $P < 0.05$）。	Kang et al，2014
0.75% 丁哌卡因	雄性新西兰大白兔	微量泵持续输注	每分钟 3 mg/kg，直至动脉压力波形成直线	丁哌卡因染毒组大白兔收缩压、舒张压及心率均较基础值明显降低。50.4±10.4 秒时，大白兔出现室性心率。347.1±66 秒时，大白兔动脉波成直线。同时在 4 ~ 5 分钟时，大白兔开始死亡。	张燕辉等，2012

续表

外源化学物类型	动物 / 细胞	处理 / 染毒方式	处理与染毒剂量 / 时间	实验结果	文献
0.75% 丁哌卡因	成年雄性 SD 大鼠	静脉输注	每分钟 10 mg/kg，直至心搏停止后 30 秒	大鼠心搏于 250 ± 15 秒停止，此时丁哌卡因总药量为 41.7 ± 2.5 mg/kg。	彭玉璇等，2012
乌头碱	成年 SD 大鼠（雌雄各半）	颈静脉插管输注	20 μg/kg，10 分钟	染毒开始，随时间延长心率逐渐加快。随后，心率逐渐减慢。10 分钟时染毒组大鼠由室性期前收缩、室性联律发展成室性心动过速、心室纤颤，随着给药时间延长，逐渐出现 QT 间期延长、室性期前收缩、三联律及典型的室速、室颤等逐步严重心律失常反应。	肖勇等，2013
乌头碱	斑马鱼胚胎	体外处理	5、10、30 和 60 mg/L，12 和 24 小时	12 小时，10 mg/L 及以上剂量处理组斑马鱼胚胎心率显著增加，与对照组比较差异有统计学意义（$P < 0.05$ 或 $P < 0.01$）。 24 小时，10 mg/L 处理组斑马鱼胚胎心率显著增加，而 30 mg/L 处理组斑马鱼胚胎心率显著降低，与对照组比较差异均有统计学意义（$P < 0.05$ 或 $P < 0.01$）。同时，60 mg/L 处理组斑马鱼胚胎心搏停止。	方芳等，2012

续表

外源化学物类型	动物 / 细胞	处理 / 染毒方式	处理与染毒剂量 / 时间	实验结果	文献
氯化两面针碱	受精后48小时（hours post fertilization，hpf）的斑马鱼胚胎	体外处理	5.00、3.15、2.00、1.58和1.12 mg/L，12和24小时	氯化两面针碱对斑马鱼胚胎处理12小时、24小时后，斑马鱼胚胎心率随着处理浓度增加而减慢，且各处理组胚胎心率均显著低于对照组，差异有统计学意义（$P < 0.01$）。	黄惠琳等，2011
蟾酥	豚鼠离体心脏	Langendorff 灌流	每隔2分钟往灌流液中加入1 ml蟾酥稀释液（浓度为25 mg/L）	蟾酥可诱导豚鼠离体心脏出现房室传导阻滞、室性心动过速、心室纤颤多种心律失常现象。当蟾酥给药量累积达60±11.5 μg时，离体豚鼠心脏停搏。	蒋洁君等，2011
罗哌卡因	成年雄性SD大鼠	静脉注射	每分钟股静脉持续输注2.5 ml/kg，直至心搏停止	当罗哌卡因染毒剂量达到24.6±4.6 mg/kg时，大鼠出现心律失常。当罗哌卡因染毒剂量达到32.38±2.92 mg/kg时，大鼠心搏停止。	谭滇湘和张朝晖，2012
罗哌卡因	老年雄性SD大鼠	静脉注射	每分钟颈静脉持续注射10 mg/kg，直至心搏停止	当罗哌卡因染毒剂量达到16.03±0.87 mg/kg时，12只大鼠中部分出现心律失常，主要表现为房室传导阻滞（5只）、室性期前收缩（6只）与心动过缓（5只）。	张鸿飞等，2010

续表

外源化学物类型	动物 / 细胞	处理 / 染毒方式	处理与染毒剂量 / 时间	实验结果	文献
盐酸阿霉素（多柔比星）	日本大耳白兔（雌雄各半）	耳缘静脉注射	1 mg/kg，每周 2 次，连续 8 周	染毒组白兔心率加快，与对照组比较差异有统计学意义（$P < 0.05$）。	陈新宇等，2009
（多柔比星）阿霉素	受精后 6 hpf 斑马鱼胚胎	体外处理	2.16、4.31、8.62、17.24 和 34.48 μmol/L，体外处理 48 小时后，更换普通培养液继续培养，使其发育至 72 hpf 斑马鱼胚胎	2.16 ~ 34.48 μmol/L 处理组斑马鱼胚胎心率显著降低，与对照组比较差异有统计学意义（$P < 0.05$），且呈剂量 - 效应关系（R^2=0.9494，$P < 0.05$）。	张利军等，2013
多柔比星	受精后 48 hpf 斑马鱼胚胎	体外处理	30 mg/L，12、24 和 48 小时	各时间段，处理组斑马鱼胚胎心率均较对照组减慢，差异有统计学意义（$P < 0.05$）。	方少华等，2013
多柔比星	SPF 级成年雄性 SD 大鼠	腹腔注射	2.5 mg/kg，每周注射 1 次，连续 4 周	染毒组大鼠心率显著减慢，QRS 波群电压明显降低，与对照组比较差异均有统计学意义（$P < 0.05$），与染毒前心电图比较降低了 30% 以上。QT 间期明显延长，与对照组比较差异有统计学意义（$P < 0.05$），个别出现心律失常。	于彩娜等，2011

续表

外源化学物类型	动物 / 细胞	处理 / 染毒方式	处理与染毒剂量 / 时间	实验结果	文献
多柔比星	成年雄性 Wistar 大鼠	腹腔注射	1.25 mg/kg，隔日 1 次，共 6 次	染毒组大鼠心电图 QRS 复合波变宽，QT 间期延长，T 波上下波动以及心率（R-R 间期）变缓，与对照组比较差异均具有统计学意义（$P < 0.05$）。	李文娜和钱之玉，2005
多柔比星	6 月龄雄性 SD 大鼠	尾静脉注射	每周 2.5 mg/kg，共 3 周	染毒组大鼠心电图 QRS 时限、QT 间期和 QTc 间期均显著延长，与对照组比较差异有统计学意义（$P < 0.01$）。	Ozkanlar et al，2014
多柔比星	Wistar 大鼠心脏	Krebs-Henselet 灌流	6 mg/L，60 分钟	灌流 10 ~ 60 分钟时，处理组大鼠心肌收缩幅度显著下降，与对照组比较差异有统计学意义（$P < 0.05$ 或 $P < 0.01$）。同时，处理组大鼠心脏均发生心律失常，表现为频发室早 5 例，短阵室速、室扑、室颤 3 例，窦性停搏 1 例及Ⅲ度房室传导阻滞 2 例。灌流 30 ~ 60 分钟时，处理组心脏冠脉流量显著低于对照组，差异有统计学意义（$P < 0.05$ 或 $P < 0.01$）。	盛红专等，2007

续表

外源化学物类型	动物/细胞	处理/染毒方式	处理与染毒剂量/时间	实验结果	文献
奎尼丁	Hartley 豚鼠心脏	Krebs-Henselet 灌流	1、10 和 30 μmol/L，20 分钟	各剂量染毒组豚鼠心脏心率减慢，心电图显示 PR、RR 间期延长，与对照组比较差异均有统计学意义（$P < 0.05$ 或 $P < 0.01$）。此外，30 μmol/L 染毒组豚鼠出现房室传导阻滞。	李凌艳等，2012
三七浸膏	Hartley 豚鼠心脏	Krebs-Henselet 灌流	0.03、0.1、0.3 和 3 μg/ml，20 分钟	3 μg/ml 染毒组豚鼠心脏心率减慢，心电图显示 PR、QRS 间期延长，与对照组比较差异均有统计学意义（$P < 0.05$）。	李凌艳等，2012
三七总皂苷	成年雄性 Wistar 大鼠	腹腔注射	17、50、150 和 450 mg/kg，一次性注射	150 mg/kg 剂量组大鼠心率迅速下降，在染毒 10 分钟后，大鼠心率与染毒前及对照组比较均显著降低，差异有统计学意义（$P < 0.01$），此后心率缓慢恢复至正常水平。 450 mg/kg 剂量组大鼠在染毒后 5 分钟时心率下降至染毒前的 40%，与染毒前及对照组比较均显著下降，差异有统计学意义（$P < 0.01$）。染毒后 10 分钟时，450 mg/kg 剂量组大鼠全部死亡。	徐江等，2009

续表

外源化学物类型	动物/细胞	处理/染毒方式	处理与染毒剂量/时间	实验结果	文献
雷公藤红素	斑马鱼胚胎	体外处理	1、2、3 和 4 μmol/L，6、12 和 24 小时	2、3 和 4 μmol/L 处理组斑马鱼胚胎心率在 24 小时内呈持续下降趋势。24 小时，2 和 3 μmol/L 处理组斑马鱼胚胎心率分别下降至每分钟 51.6±26.4 次和 33.6±22.5 次，而 4 μmol/L 处理组斑马鱼胚胎心率为 0（全部死亡）。引起心率下降的 EC_{50}（24 h）约为 1.78μmol/L。	王思锋等，2009
布洛芬	斑马鱼胚胎	体外处理	6.06 ～ 96.96 μmol/L，48 小时。并使斑马鱼胚胎继续发育至受精后 72 小时（即幼鱼）	6.06 μmol/L 处理组斑马鱼幼鱼心率下降为每分钟 160.0±1.4 次。12.12 μmol/L 处理组斑马鱼幼鱼出现心包水肿，心脏畸形，心率降低至每分钟 152.8±4.1 次。随着布洛芬处理浓度增加，斑马鱼幼鱼呈心脏缩小改变，心率逐渐降低。	张利军等，2013
链脲佐霉素+烟酰胺	成年雄性 SD 大鼠	腹腔注射	腹腔注射 100 mg/kg 烟酰胺，20 分钟后再腹腔注射 55 mg/kg 链脲佐霉素。3 天后，检测大鼠血糖值高于 300 mg/dl。4 个月后，麻醉大鼠监测心电图参数	染毒组大鼠心率和 QRS 间期显著降低，QT 间期和 QTc 间期则显著升高，与对照组比较差异有统计学意义（$P < 0.01$）。	Badole et al，2014

续表

外源化学物类型	动物 / 细胞	处理 / 染毒方式	处理与染毒剂量 / 时间	实验结果	文献
PM2.5	成年雄性 SH 大鼠	气管滴注	1.6、8.0、40.0 mg/kg，每天染毒 1 次，连续 3 天	各剂量染毒组大鼠心率显著高于对照组，差异有统计学意义（$P < 0.01$）。中剂量染毒组大鼠心电图 P 波正负双向，QRS 波形态正常，ST 段轻度抬高，T 波低平。高剂量染毒组大鼠 P 波正负双向，QRS 波形态正常，ST 段抬高，T 波倒置。	赵金镯等，2007
PM2.5	成年雄性 WKY 大鼠	气管滴注	1.6、8.0、40.0 mg/kg，每天染毒 1 次，连续 3 天	各剂量染毒组大鼠心率显著高于对照组，差异有统计学意义（$P < 0.01$）。低剂量染毒组大鼠 P 波正常，QRS 波形态正常，ST 段无明显变化，T 波低钝。中剂量染毒组大鼠 T 波方向与主波方向相反。高剂量染毒组大鼠出现异位心律（室上性心动过速），QRS 波形态正常，ST 段明显抬高，T 波倒置，未见 Q 波。	赵金镯等，2007

续表

外源化学物类型	动物/细胞	处理/染毒方式	处理与染毒剂量/时间	实验结果	文献
二手烟	成年雄性SD大鼠	吸入染毒	采用卷烟手动吸烟机产生二手烟（主流加支流烟雾），速率为每分钟3次抽吸（即每次抽吸产生烟雾57 ml，持续时间2秒）。二手烟草烟雾混合室内空气抽入一个89.5升吸入室。泵流入和流出速度均被设定为6升/分钟。4只大鼠同时暴露于3支常规大小的香烟烟雾，每天暴露1小时，共28天	二手烟暴露改变了大鼠心率的昼夜节律模式。第4周结束时，二手烟暴露组大鼠个别时间点（19：00～20：00和2：00～4：00）心率显著低于对照组，差异有统计学意义（$P<0.05$）。其余大部分时间内，二手烟暴露组大鼠心率高于对照组，差异无统计学意义（$P>0.05$）。	Gentner and Weber，2012

李奇林等（2009 年）对 34 例急性砷化物中毒患者资料进行案例报告。男性 16 例，女性 18 例。年龄 4 ～ 81 岁，平均年龄 49.6 岁。其中 25 例患者发生心肌损害，15 例发生 Q-T 间期延长，9 例出现心律失常，6 例出现阵发性室性心动过速、心室颤动（2 例患者室颤达 19 次以上）。

孙伊娜等（2013 年）对 11 例三氧化二砷（As_2O_3）治疗急性早幼粒细胞白血病患儿的临床资料进行回顾性分析。结果显示，男 4 例，女 7 例，年龄 3 ～ 13 岁，中位年龄 10 岁。所有患儿均用 As_2O_3 注射液治疗，剂量为 0.12 ～ 0.26 mg/kg，治疗时间为 14 ～ 46（25.6 ± 7.3）天，且治疗前患儿均无基础心脏病，心电图等均正常。用药 1 ～ 2 周时，1 例患儿 2 次出现心前区 2/6 级收缩期杂音，异常心脏症状及体征发生率为 11.1%。用药后 1 ～ 4 周，心率加快发生率为 27.8%，心电图异常发生率为 44.4%，主要表现为窦性心动过速、窦性心律不齐、ST-T 改变（包括 ST 段下移，T 波低平、倒置、双向）。此外，心脏多普勒超声异常发生率为 11.1%，心肌钙蛋白异常发生率为 5.6%。

Sabik 等（2009 年）对制冷车间 23 名氟利昂作业人员和 23 名该公司非氟利昂作业人员（即对照组）进行了问卷调查和临床检查。问卷内容包括人口学特征、生活行为习惯、职业史、既往病史、家族史和高血压及冠状动脉疾病相关症状询问六个方面。临床检查内容包括体质指数（BMI）、桡动脉搏动和动脉血压，运动心电图和动态心电图检测，血脂检测等。结果显示，氟利昂暴露组和对照组作业人员的平均年龄分别为 45.9 ± 4.4 岁和 43.7 ± 3.2 岁，工龄分别为 20.9 ± 3.3 年和 19.3 ± 2.7 年。两组作业人员吸烟、盐摄入、生活压力和疾病家族史等情况均衡，差异无统计学意义（$P > 0.05$）。氟利昂作业人员的 BMI 值、收缩压和舒张压与对照组比较未见明显改变，差异均无统计学意义（$P > 0.05$）。氟利昂作业人员的脉率（97.8 ± 11.9 bmp）显著高于对照组（81.3 ± 3.9 bmp），氟利昂暴露组作业人员血清胆固醇含量亦显著高于对照组，差异均有统计学意义（$P < 0.05$）。氟利昂暴露组和对照组作业人员高血压发生率分别为 26.10% 和 17.40%。氟利昂暴露组和对照组作业人员心律失常发生率分别为 100% 和 21.70%，且

差异有统计学意义（$P < 0.01$）。动态心电图结果显示，氟利昂暴露组作业人员工作日心率出现异常节拍的数目为 7645.7±1999.7，对照组作业人员心率出现异常节拍的数目为 84.9±16.2，差异有统计学意义（$P < 0.01$）。此外，对氟利昂环境暴露情况进行评估发现，暴露组作业人员两个工段呼吸区氟利昂平均浓度分别为 5720±580 mg/m^3 和 4310±420 mg/m^3。

Berling 和 Isbister（2014 年）对从 1987 年 1 月至 2013 年 8 月毒理学部接诊的 267 例米氮平过量的患者资料进行分析。结果显示，所有患者米氮平摄入量均超过了 120 mg。其中 89 例患者仅摄入米氮平过量，其中 84 例患者的平均年龄为 36 岁，45 名女性，44 名男性。80 例患者仅 1 次摄入米氮平过量，3 例患者 2 次摄入过量，1 例患者 3 次摄入过量，米氮平摄入剂量的中位数为 420 mg。89 例患者的心率中位数为 92 bpm，32 例（占 35%）患者发展为高血压，29 例（占 33%）患者发展为心动过速，只有 2 例患者发生低血压。另外 178 例患者至少摄入一种其他药物过量，其中 29 例患者进入重症监护室（intensive care unit，ICU），9 例患者出现谵妄，26 例患者格拉斯昏迷指数（glasgow coma scale，GCS）小于 9。2 例过量摄入 900 mg 舍曲林和 560 mg 西酞普兰的患者出现血清素毒性。在 162 例有心电图的患者中，21 例患者出现 Q-T 间期异常，这些患者大多数过量摄入（除米氮平之外）西酞普兰、依他普仑、美沙酮和羟考酮等药物。

陈嘉等（2009 年）将某化纤厂 1080 名职工按二硫化碳（CS_2）接触浓度分为高浓度接触组与低浓度接触组。其中高浓度接触组 821 人，男性占 75.88%，平均年龄 38.2±7.0 岁，平均接触工龄 17.9±7.1 年，工作场所中 CS_2 浓度为 8.36±5.55 mg/m^3。低浓度接触组 259 人，男性占 75.67%，平均年龄 38.7±7.0 岁，平均接触工龄 18.3±7.3 年，工作场所 CS_2 浓度为 1.36±0.52 mg/m^3。再随机抽取同期来医院健康体检人员 250 人作为对照组，其中男性占 75.2%，平均年龄 39.2±7.4 岁。随后进行常规同步 12 导联的静息心电图描记。结果显示，高、低浓度接触组职工心电图异常发生率均显著高于对照组，差异均有统计学意义（$P < 0.01$）。高浓度接触组职工以左室高电压为主，低浓度接

触组职工则以窦性节律异常为主。

李锦绣等（2010 年）对 32 例硫化氢急性中毒患者的临床资料进行回顾性分析，其中男 29 人，女 3 人，24 ～ 65 岁，体重 50 ～ 90 kg。入院时 32 例患者均出现不同程度的心慌、胸闷、呼吸困难、咳嗽、咳痰，少数伴有不同程度的胸痛。心电图结果显示，26 例可见窦性心动过速，7 例伴有室性期前收缩，3 例伴有房性期前收缩，20 例有不同程度的 ST 段改变或 T 波变小。

刘丽萍和覃震晖（2011 年）对 6 例急性三氯乙烯中毒患者的临床资料进行回顾性分析。结果显示，患者均有三氯乙烯密切接触史，其中男性 4 例，女性 2 例，年龄 18 ～ 27 岁。发病至入院时间 15 ～ 48 天。入院时检查，3 例 X 线胸片可见心脏阴影扩大，2 例心电图有低电压和心电轴左偏，2 例出现 T 波改变，2 例有窦性心动过缓。

王邦本等（2010 年）收集 2000 年 9 月到 2008 年 9 月入院治疗的 89 例急性拟除虫菊酯类农药（溴氰菊酯、氟氰菊酯等）中毒患者的临床资料，其中口服中毒 83 例，皮肤吸收中毒 6 例。氟氰菊酯中毒 13 例、溴氰菊酯中毒 49 例、氟胺氰菊酯中毒 9 例、氰戊菊酯中毒 4 例和二氯苯醚菊酯中毒 14 例。所有患者入院检查心电图。结果显示，40 例患者出现心律失常（包括异位搏动、窦性心动过速或过缓、房室传导阻滞和心房颤动等），ST 段和 T 波呈缺血性改变 49 例。

王银谦等（2013 年）收集 2006 年 1 月到 2011 年 1 月入院接受多柔比星（阿霉素）或表柔比星（表阿霉素）化学疗法的 320 例肿瘤患者（既往均无心脏病、高血压、糖尿病和未接受放疗）的临床资料，其中乳腺癌 95 例、胃癌 120 例、非霍奇金淋巴瘤 105 例。多柔比星的用法：5% 葡萄糖注射液 250 ml ＋多柔比星 50 mg/m^2 静脉点滴；表柔比星的用法：5% 葡萄糖注射液 250 ml ＋表柔比星 60 mg/m^2 静脉点滴。疗程均为每周 1 次，3 周为一疗程。化学疗法前后均常规检查 12 导联心电图。结果显示，223 例以多柔比星为主的化学疗法方案中，多柔比星累积量＜ 200、200 ～ 350、350 ～ 500、＞ 500 mg/m^2 时，其心电图异常率分别为 15.7%（ST 段和 T 波改变 8 例，房性期前收缩 3 例）、30.2%（ST 段和 T 波改变 9 例，房性期前收缩 5 例，室性期前收缩 2 例，Q-T 间期延长 1 例，窦性心动过速或过缓 2 例）、47.7%（ST 段和 T 波改变 13 例，房性期前收缩 6 例，室性期前收缩 4 例，Q-T 间期延长 3 例，窦性心动过速或过缓 5 例）、64.0%（ST 段和 T 波改变 5 例，房性期前收缩 3 例，室性期前收缩 4 例，Q-T 间期延长 1 例，窦性心动过速或过缓 3 例）。97 例以表柔比星为主的化学疗法方案中，表柔比星累积量＜ 200、200 ~ 350、350 ~ 500、＞ 500 mg/m^2 时，其心电图异常率分别为 13.3%（ST 段和 T 波改变 2 例，房性期前收缩 2 例，窦性心动过速或过缓 1 例）、18.5%（ST 段和 T 波改变 2 例，房性期前收缩 1 例，室性期前收缩 1 例，窦性心动过速或过缓 1 例）、32.1%（ST 段和 T 波改变 3 例，房性期前收缩 1 例，室性期前收缩 2 例，Q-T 间期延长 1 例，窦性心动过速或过缓 2 例）、58.3%（ST 段和 T 波改变 2 例，室性期前收缩 2 例，Q-T 间期延长 1 例，窦性心动过速或过缓 3 例）。

杨莉等（2010 年）收集入院治疗的 22 例恶性肿瘤患者的临床资料，平均年龄 53.77±9.89 岁，男性 18 例，女性 4 例。非小细胞肺癌 11 例、胃癌 5 例、非霍奇金淋巴瘤 2 例、乳腺癌 4 例。非小细胞肺癌患者化学疗法使用 CAP 方案（环磷酰胺 + 表柔比星 + 顺铂），胃癌患者使用 ECF 方案（表柔比星 + 顺铂 + 5- 氟尿嘧啶），乳腺癌患者使用 CEF 方案（环磷酰胺 + 表柔比星 + 5- 氟尿嘧啶），非霍奇金淋巴瘤患者使用 CHOP 方案（环磷酰胺 + 表柔比星 + 长春新碱 + 泼尼松）。表柔比星每次 60 mg/m^2，21 天重复。疗程前及 1 周后、疗程结束后均检测心电图。结果显示，发生非特异性 ST 段和 T 波改变 1 例，QRS 低电压 1 例，房性期前收缩 3 例。

孙东胜和杜军伟（2005 年）对 2001 年 1 月到 2004 年 12 月期间入院，含多柔比星方案进行标准化学疗法的肿瘤患者 102 例（男 70 例，女 32 例），年龄 18 ~ 76 岁，其中≤ 60 岁 44 例，＞ 60 岁 58 例。化学疗法前，102 例患者均无心脏异常症状、心电图、心脏 B 超等检查均无明显异常。化学疗法期间，29 例（28.4%）患者出现各种心律失常，包括室上性心动过速 4 例、心房纤颤 3 例、室性期前收缩 6 例、Ⅲ度房室传导阻滞 1 例、房性期前收缩 5 例、窦性心动过缓与窦性心动过速各 2 例，3 例出现心绞痛症状并有心电图 ST 段和 T 波改变、2 例出现充血性心力衰竭。

马莉（2001 年）对 1996 年 1 月到 2000 年 6 月以多柔比星（阿霉素）为主联合静脉化学疗法的 83 例女性乳腺癌患者，年龄 35 ~ 60 岁，其中 35 ~ 45 岁 38 例，46 ~ 60 岁 45 例。所有患者均快速静脉输注多柔比星 40 mg/m^2，每 3 周重复。83 例患者分别于应用多柔比星前 1 天及用药后第 7、14 天用热笔直描式心电图机记录心电图，分析不同累积量多柔比星引起的心电图改变。结果显示，83 例乳腺癌患者用多柔比星前，心电图异常 5 例（窦性心动过缓 2 例、窦性心动过速 1 例、房性早搏 1 例、完全性右束支传导阻滞 1 例），其余 78 例心电图均正常。在不同累积量中 5 例原有心电图异常者仍无变化。另 78 例患者中 26 例出现了各种不同的心电图异常。多柔比星累积量达 100 mg/m^2 以上时出现窦性心动过速共 9 例，6 例心电图肢体导联 QRS 波段电压与以往心电图相比降低了 30% 以上。多柔比星累积量达 300 mg/m^2 以上时出现 1 例右束支传导阻滞。多柔比星累积量达 300 mg/m^2 以上时，5 例心电图持续存在非特异性 ST 段和 T 波改变。

刘克成等（2004 年）收集 1998 年 6 月到 2003 年 12 月住院临床资料完整的乳腺癌、卵巢癌、非小细胞肺癌和黑色素瘤患者共 84 例，患者中女性 66 例，男性 18 例，年龄 16 ~ 72 岁，中位年龄 52 岁。患者中乳腺癌 36 例（辅助化学疗法患者 22 例），卵巢癌患者 29 例（辅助化疗患者 17 例），非小细胞肺癌 17 例（辅助化疗患者 10 例），黑色素瘤 2 例均为辅助化疗患者。患者化疗前进行心电图、心肌酶、心功能评价和心脏超声心动图检查符合临床“缺血性心脏病”诊断的患者为 37 例（冠心病组），其他“心脏正常”患者 47 例（正常组）。患者在治疗前进行心电图、心肌酶、心功能评价和心脏超声检查作为基础各项指标和分组依据。全部患者静脉点滴紫杉醇（135 mg/m^2）和多西他赛（75 mg/m^2），化学疗法至少 2 个周期，每周期 21 天。于第 2、4 和 6 周期末检查心电图、心肌酶（GOT、CKMB 和 LDH）、心功能评价和心脏超声检查。结果显示，患者出现不同程度的房室传导阻滞，其中冠心病组中发生Ⅲ度房室传导阻滞的患者 8 例（其中 4 例是由原有的Ⅱ度进展而来）占21.6%，在正常组患者中无Ⅲ度房室传导阻滞发生。冠心病组患者心肌酶在第2、4、6周期后发生改变的病例依次为11例、17例、22例，正常组依次为8例、13例、17例。冠心病组患者心电图在第2、4、6周期后发生改变的病例依次为8例、13例、14例，正常组依次为6例、9例、9例。

谢瑾和向明（2009年）收集2006年3月到2007年3月确诊为乳腺癌的女性患者102例，年龄32～65岁，平均44.7±7.5岁，分为3组。A组26例患者均采用多柔比星为主的化学疗法方案，多柔比星累积剂量≤300 mg/m^2。B组26例患者采用同样化学疗法方案，其中多柔比星累积剂量≥300 mg /m^2。C组50例对照组，未给予化学疗法。结果显示，52例乳腺癌患者化学疗法后所致心电图的改变主要为心律失常（窦性心动过速、窦性心动过缓共2例）和ST段及T波异常改变（ST段改变、T波低平或倒置，共7例）2种形式。

李杨等（2008年）回顾性分析108位患者使用抗胸腺细胞免疫球蛋白前后心电图的变化。其中，男77例，女31例，年龄3～52岁，中位年龄22岁。急性淋巴细胞白血病17例、急性非淋巴细胞白血病24例、慢性粒细胞白血病28例、急性混合细胞白血病2例、骨髓增生异常综合征3例、再生障碍性贫血24例、系统性红斑狼疮5例、地中海贫血2例，重叠综合征（系统性红斑狼疮、皮肌炎）1例，假肥大型进行性肌营养不良症1例，全血细胞减少1例。既往无器质性心脏病史，用药前心电图正常、生化检验中AST、CK、CKMB活性均正常。全部病例均排除心肌梗死急性期、心包炎、心肌炎及其他各种器质性心脏病。上述患者均采用2～25 mg/kg抗胸腺细胞免疫球蛋白治疗，时间为2～9天。结果显示，心电图异常率为18.0%，其中ST-T段改变10例（9.3%），异常Q波1例（0.9%），QRS波低电压4例（3.7%），窦性心动过速8例（7.4%），心率最快至140次/分，房性期前收缩2例（1.9%），室性期前收缩1例（0.9%），传导阻滞2例（1.9%），异位心律1例（0.9%）

庞嶷等（2009年）对1例误服外用药川乌草乌煎剂（由川乌30 g和草乌30 g制成1000 ml煎剂）的患者进行了临床个案报告。男性，

42 岁。患者误服川乌草乌煎剂 1.5 小时后出现室性期前收缩。2 小时后患者出现浅昏迷，肌肉震颤，心率 89 次 / 分，血压 125/73 mmHg。心电图结果显示，室性心动过速和心室颤动。

杨春（2003 年）随机选择志愿受试者 146 人，其中男 118 人，女 28 人，年龄 26 ～ 73 岁，平均年龄 40.91±2.92 岁，≥ 60 岁者 12 人，＜ 60 岁者 134 人。吸烟者 117 人，不吸烟者 29 人，有高血压者 22 人，有冠心病者 1 人。受试者于安静状态取卧位，用多参数监护仪测定心率和心电图基础值后，在 3 分钟内吸烟 1 支。从吸烟开始每分钟重复测定心率、心电图，直至恢复或接近基础值。结果显示，146 人心率全部升高，平均上升 13.97±1.59 次 / 分，与吸烟前基础心率值比较，差异有统计学意义（$P < 0.01$）。吸烟 1 分钟时，心率值即开始快速上升，多数在 2 ～ 3 分钟达峰值，吸烟结束后 15 分钟恢复或接近基础值。心电图结果显示，2 人 ST 段水平下移 0.12 mV，4 人呈近似水平下移 0.06 mV，吸烟 2 ～ 3 分钟开始下移，持续 3 ～ 4 分钟恢复。

三、心脏肥大

（一）心脏肥大的概念、分类及机制

1．心脏肥大的概念及分类

心脏肥大可分为心脏扩大与心脏肥大两类，少部分患者两者可同时存在。心脏扩大是指心腔扩大，而心脏肌肉并没有变厚，有时心肌反而变薄。心脏肥大是指心脏肌肉变厚，但心腔并没有增大，有时反而会变小，但整个心脏外观比正常大。

2．心脏肥大的发生机制

心脏扩大通常是由于心脏肌肉失去原有弹性，因血流量及压力增加，使心脏扩大。常见原因是心肌炎及心瓣膜闭锁不全、甲状腺功能亢进及维生素 B_1 缺乏。引起心脏肥大的常见原因是心脏出口狭窄（如主动脉瓣膜狭窄）、血管末梢阻力增加（如高血压）及心肌病变（如遗传性心肌肥厚症）。心脏肥大是一种强有力的代偿形式，但不是无限度的，如果病因历久而不能被消除，则肥大心肌的功能便不能长期维持正常而终转向心力衰竭。

（二）动物实验资料

常见致心脏肥大的外源性有害因素，包括激素（如异丙肾上腺素）和物理因素（如力竭游泳训练）等。

李侠等（2014年）对成年SPF级雄性Wistar大鼠皮下注射异丙肾上腺素连续3天（剂量依次为20、10和5 mg/kg）。再每天皮下注射3 mg/kg异丙肾上腺素，连续7天。然后分别观察染毒后5周和15周的大鼠心输出量、心脏系数、左心室指数、心房利钠肽（atrialnatriuretic polypeptide，ANP）和脑利钠肽（brain natriureticpeptide，BNP）的变化情况。结果显示，5周和15周时，染毒组大鼠心输出量显著降低，心脏系数、左心室指数则显著升高，与对照组比较，差异均有统计学意义（$P < 0.01$）。同时，染毒组大鼠血清中ANP和BNP显著高于对照组，差异有统计学意义（$P < 0.01$）。

蒋磊等（2013年）对成年雄性SD大鼠适应性喂养3天后，进行力竭游泳训练，即第1天游泳时间为5分钟，游泳时间每天增加5分钟，直至游泳时间每天增加至180分钟。训练8周以后，每天训练180分钟，并在最后5分钟进行尾部负重（负重量约为体重的5%），负重时间每天增加5分钟，维持训练8周。整个实验周期为16周。力竭游泳训练组大鼠心脏质量（重量）和心脏系数（反映心肌肥大的指标）均显示高于对照组，差异有统计学意义（$P < 0.05$）。力竭游泳训练组大鼠血清中NO含量和iNOS活性均较对照组显著增加，差异有统计学意义（$P < 0.01$）。力竭游泳训练组大鼠心肌中iNOS活性和p53蛋白表达水平较对照组显著升高，差异有统计学意义（$P < 0.05$或$P < 0.01$）。同时，力竭游泳训练组大鼠心肌呈典型的梯形DNA凋亡条带。

（三）流行病学资料（包括案例）

付翠芝（2008年）收集2002年6月到2007年5月住院治疗的12例酒精性心力衰竭患者，其中男11例，平均年龄51.5岁，女1例，年龄59岁，对其进行回顾性分析。12例患者均有10年以上饮酒史，且每次饮酒量> 125 ml，病程长达6年以上。X线结果显示，所有患者的心脏普遍增大，表现为左、右心室和左房扩张型增大，其中8例左室增大为主，2 例右室增大，2 例左房增大。心胸比例＞ 55%。心脏超声结果显示，8 例患者左室内径增大、肥厚，呈室壁运动弥漫性减弱、射血分数降低、左室顺应性和收缩力减低。4 例左、右心室均增大、肥厚，呈心腔扩大。

Pilgrim 等（2013 年）收集 2000 年 1 月到 2011 年 12 月澳大利亚国家验尸官信息系统中可卡因致死的验尸数据。49 例患者年龄为 16 ~ 70 岁，其中男性 36 例。22 例死于药物中毒，22 人死于外伤，5 例死于自然原因，其血液可卡因平均浓度分别为 0.46、0.2 和 0.1 mg/L。43 例接受完整尸检者，其中 15 例（33%）有心脏疾病，包括 11 例冠状动脉粥样硬化、5 例心脏扩大、2 例心肌炎、1 例心肌收缩带坏死。此外，4 例患者还服用了（除可卡因外）苯丙胺，而引起联合药物毒性。

四、心力衰竭

心力衰竭是指在静脉回流正常的情况下，由于原发的心脏损害引起的心排血量减少，不能满足组织代谢需要的一种综合征。在临床上，主要以肺循环和（或）体循环淤血以及组织血液灌注不足为特征，因此又称为充血性心力衰竭。按照心力衰竭发展的速度可将其分为急性和慢性心力衰竭。

（一）急性心力衰竭的概念、分类及机制

1．急性心力衰竭的概念

急性心力衰竭是指由于急性的心脏病变引起心排血量显著、急骤降低，导致组织器官灌流不足和急性淤血的综合征。心力衰竭急性发作和（或）加重的一种临床综合征，表现为急性新发或慢性心力衰竭急性失代偿。

2．急性心力衰竭的分类

急性心力衰竭包括急性左心衰竭、急性右心衰竭和非心源性急性心力衰竭，临床上以急性左心衰竭为多见，表现为急性肺水肿，重者伴心源性休克。急性右心衰竭较少见，可发生于急性右室心肌梗死。

3．急性心力衰竭的发生机制

急性发作或加重的左心功能异常致心肌收缩力降低、心脏负荷加

重，造成急性心排血量骤降、肺循环压力升高、周围循环阻力增加，引起肺循环充血而出现急性肺淤血、肺水肿并可伴组织、器官灌注不足和心源性休克的临床综合征。常见的病因包括急性弥漫性心肌损害（如急性心肌炎、广泛性前壁心肌梗死等）、急性机械性阻塞（如严重的瓣膜狭窄、左心室流出道梗阻、心房内球瓣样血栓或黏液瘤嵌顿二尖瓣口等）、心脏容量负荷突然加重（如急性心肌梗死或感染性心内膜炎引起的瓣膜穿孔、腱索断裂所致的急性瓣膜性反流、室间隔破裂穿孔或主动脉瘤破裂使心室容量负荷突然剧增，以及输液、输血过多或过快等）、急剧的心脏后负荷增加（如高血压心脏病血压急剧升高，外伤、急性心肌梗死或感染性心内膜炎引起的瓣膜损害等）、严重的心律失常（如快速性心房颤动、心室暂停、显著的心动过缓等）。

（二）慢性心力衰竭的概念、分类及机制

1．慢性心力衰竭的概念

慢性心力衰竭又称为慢性充血性心力衰竭，是指慢性原发性心肌病变和心室因长期压力或容量负荷过重，使心肌收缩力减弱，无法维持心排血量。

2．慢性心力衰竭的分类

慢性心力衰竭根据临床症状可分为左心衰竭、右心衰竭和全心衰竭。

3．慢性心力衰竭的发生机制

心力衰竭反映心脏的泵血功能障碍，也就是心肌的舒缩功能不全。从病理生理的角度来看，心肌舒缩功能障碍大致上可分为原发性心肌损害及由于心脏长期负荷过重，心肌由代偿最终发展为失代偿两大类。

（1）原发性心肌损害包括缺血性心肌损害，如冠心病心肌缺血和（或）心肌梗死是引起心力衰竭的最常见原因之一。各种类型的心肌炎及心肌病均可导致心力衰竭，以病毒性心肌炎及原发性扩张型心肌病最为常见。心肌代谢障碍性疾病，如糖尿病心肌病最为常见，其他如维生素 B_1 缺乏及心肌淀粉样变形等均属罕见。

（2）心脏负荷过重包括压力负荷（后负荷）过重，如高血压、主动脉瓣狭窄、肺动脉高压、肺动脉瓣狭窄等左、右心室收缩期射血阻力增加，持久的负荷过重引起心肌结构和功能改变而终致失代偿，心脏排血量下降。容量负荷（前负荷）过重包括心脏瓣膜关闭不全和血液反流（如主动脉瓣关闭不全、二尖瓣关闭不全等），左、右心或动静脉分流性先天性心血管病（如间隔缺损、动脉导管未闭等）。此外，伴有全身血容量增多或循环血量增多的疾病如慢性贫血、甲状腺功能亢进症等，心脏的容量负荷也增加。容量负荷增加早期，心室腔代偿性扩大，以维持正常心排血量，但超过一定限度即出现失代偿表现。

（三）动物实验资料

常见致心力衰竭的外源性有害因素包括药物（如多柔比星等）、物理因素（如液氮冷冻等）及其他（如乙醇）等。

李文娜和钱之玉（2005 年）对成年雄性 Wistar 大鼠隔日腹腔注射 1.25 mg/kg 多柔比星，共 6 次。染毒组共有 8 只大鼠，从第 3 次注射开始，其中 5 只均出现腹水、胸腔积液、肝脾肿大、心脏扩大等明显的充血性心力衰竭症状。

陈昭喆等（2012 年）将成年雄性 SD 大鼠经左前胸第 3、4 肋间开胸，充分暴露心脏，剥除心包。用已浸入液氮内预冷 5 分钟的铜质金属棒（直径 5 mm，温度：–197℃）充分接触左室游离壁 15 秒，同一部位反复冷冻 4 ~ 5 次。结果显示，液氮冷冻范围内的心肌明显肿胀、变暗、室壁运动减弱。心电监护显示，ST 段抬高至少 0.5 mV，30 分钟内不回落。提示大鼠发生心肌梗死，且其中 4 只死于心力衰竭，3 只死于心律失常，1 只死于心脏出血。

（四）流行病学资料（包括案例）

李杨等（2008 年）回顾性分析 108 位患者使用抗胸腺细胞免疫球蛋白前后致心脏毒性的临床表现。其中男 77 例，女 31 例，年龄 3 ~ 52 岁，中位年龄 22 岁。急性淋巴细胞白血病 17 例、急性非淋巴细胞白血病 24 例、慢性粒细胞白血病 28 例、急性混合细胞白血病 2 例、骨髓增生异常综合征 3 例、再生障碍性贫血 24 例、系统性红斑狼疮 5 例、地中海贫血 2 例，重叠综合征（系统性红斑狼疮、皮肌炎）1 例，假肥大型进行性肌营养不良症 1 例，全血细胞减少 1 例。既往无器质性心脏病史，用药前心电图正常、生化检验中 AST、CK、

CKMB水平均正常。全部病例均排除心肌梗死急性期、心包炎、心肌炎及其他各种器质性心脏病。上述患者均采用2～25 mg/kg抗胸腺细胞免疫球蛋白治疗，时间为2～9天。结果显示，用药后发生心脏毒性者50例（46.3%），其中心脏毒性1级、2级、3级和4级分别为19例（17.6%）、13例（12.0%）、11例（10.2%）和7例（6.5%）。血压下降者（指血压低于90/60 mmHg）10例（9.3%），心肌损伤者3例（2.8%），心包积液者8例（7.4%），心功能不全者14例（13.0%），急性左心功能衰竭11例（10.2%），其中7例（6.5%）救治无效死亡。

付翠芝（2008年）收集2002年6月到2007年5月住院治疗的12例酒精性心力衰竭患者，男11例，平均年龄51.5岁，女1例，年龄59岁，并对其临床资料进行回顾性分析。12例患者均有10年以上饮酒史，且每次饮酒量＞125 ml，病程长达6年以上。结果5例患者出现心力衰竭Ⅳ级（根据NYHA分级），其中2例右心衰竭，3例全心衰竭。6例出现心力衰竭Ⅲ级，其中2例左心衰竭，4例全心衰竭。1例心力衰竭Ⅱ级，且为左心衰竭。所有患者均有心律失常和心电图异常（表现为ST-T段改变、T波倒置和双向改变）。

五、心肌病

（一）心肌病的概念、分类及机制

1．心肌病的概念

心肌病是指非冠状动脉疾病、高血压、瓣膜病和先天性心脏缺陷导致的心肌结构和功能异常的心肌疾病。

2．心肌病的分类

2006年，美国心脏协会沿用了原发性和继发性的分类。原发性心肌病指仅限于心肌或主要累及心肌的疾病。原发性心肌病分为三种类型，包括遗传性、获得性和混合性。另将心脏结构正常的原发性电紊乱（离子通道病）和Lenegre病也纳入心肌病。继发性心肌病指心肌病变是全身性疾病的一部分（多器官受损），主要由浸润性疾病、蓄积性疾病、中毒性疾病、心内膜疾病、内分泌系统疾病、神经肌肉疾病、营养缺乏性疾病、自身免疫性疾病和电解质平衡紊乱而导致心肌病变。

2008年，欧洲心脏协会对心肌病则采用以病理生理为主导的分型方式，将其分为五种类型，包括扩张型心肌病（左心室或双心室扩张，伴有收缩功能障碍）、肥厚型心肌病（左心室或双室肥厚，常伴有非对称室间隔肥厚）、限制型心肌病（心壁不厚、单或双心室舒张功能低下及扩张容积减小，收缩正常）、致心律失常型右室心肌病（右心室进行性纤维脂肪变）、未定型心肌病（一些在病理生理机制上难归入明确的4类心肌病中的少见心肌疾病，如心脏致密化不全、心内膜弹力纤维增生、心脏无明显扩大的心功能不全以及线粒体病等）。在上述分型中结合疾病是否有遗传性/家族性这一特征再进行划分，分为家族性/遗传性心肌病和非家族性/非遗传性两大类。

3. 心肌病的发生机制

心肌病是一组由于心脏部分腔室（即心室）的结构改变和心肌壁功能受损所导致心脏功能进行性障碍的病变。其临床表现为心脏扩大、心律失常、栓塞及心力衰竭等。病因一般与病毒感染、自身免疫反应、遗传、药物中毒和代谢异常等有关。

病原体直接侵袭及其引发的慢性炎症和免疫反应是造成心肌损害的机制，常见的病毒包括柯萨奇病毒B、ECHO病毒、脊髓灰质炎病毒、流感病毒、腺病毒、巨细胞病毒和人类免疫缺陷病毒。炎症包括肉芽肿性心肌炎、皮肌炎伴发心肌炎、多种结缔组织病及血管炎均可直接或间接引起获得性扩张型心肌病。某些药物如多柔比星（阿霉素）、依米丁等，营养素硒缺乏、嗜铬细胞瘤、甲状腺疾病等亦可引起扩张型心肌病。此外，1/3左右的扩张型心肌病为家族遗传性疾病，常伴有骨骼肌和神经肌肉病变。家族性扩张型心肌病基因缺陷为编码蛋白的基因突变如营养障碍基因、糖蛋白和肌聚多糖等。

肥厚型心肌病是一种常染色体显性遗传的家族遗传性疾病，为肌力产生障碍的原发性肌原纤维疾病，同编码收缩蛋白的基因缺陷有关。目前，已发现相关的有β肌球蛋白重链基因、肌球蛋白连接蛋白C、肌钙蛋白T和肌钙蛋白I等。

致心律失常性右室心肌病，呈常染色体显性或隐性遗传，为细胞连接性疾病，即确保心肌细胞间机械性连接的桥粒蛋白发生异常，如编码桥粒斑蛋白、盘状球蛋白、桥粒核心糖蛋白和桥粒糖蛋白的基因突变。长 QT 综合征和短 QT 综合征为钾通道突变所致，Brugada 综合征和 Lenegre 病为钠通道病。儿茶酚胺依赖性室性心动过速是控制肌浆网中钙释放的肉桂碱受体突变所致，这些疾病表现出不同种类的心律失常。

（二）动物实验资料

常见致心肌病的外源性有害因素，包括：

（1）药物：例如多柔比星、表柔比星、高糖高脂饮食与链脲佐霉素、链脲佐霉素与烟酰胺等。

（2）激素：例如 L- 甲状腺素等。

（3）其他：例如高脂高糖饮食、乙醇等。

陈新宇等（2009 年）对普通级日本大耳白兔（雌雄各半）经耳缘静脉注射多柔比星，剂量为 1 mg/kg，每周 2 次，连续 8 周。8 周后，取心脏进行观察。结果显示，两侧心室肥大，四个心腔扩张，心尖部变薄呈钝圆形，左室壁厚度和右室壁厚度轻度变薄，内膜侧肌柱扁平，部分内膜有斑点状增厚，心肌切面可见散在的斑状、点状、条状及片状瘢痕。光镜下，心肌细胞呈不同程度的伸长及肌浆变性，肥大的心肌细胞由于整个细胞的伸长，其横径多在正常范围，但其核大、深染，血管周围和心肌细胞可见纤细的胶原纤维束或致密的代替性纤维化灶，以左心室的心内膜、心肌纤维化比较明显。部分有明显的心肌纤维溶解、嗜酸性变和纤维瘢痕形成，偶有极少数淋巴细胞浸润。上述结果证实扩张型心肌病形成。此外，扩张型心肌病组白兔心脏系数明显高于对照组，差异有统计学意义（$P < 0.05$）。扩张型心肌病组白兔心功能明显受损，表现为左室内压下降，左室内压上升最大速率降低，左室舒张末压升高，与对照组比较，差异有统计学意义（$P < 0.05$）。

Cove-Smith 等（2014 年）对成年雄性 Hannover Wistar 大鼠每周尾静脉注射 1.25 mg/kg 多柔比星（阿霉素），连续 8 周，随后 4 周为恢复期。分别于染毒开始前和染毒后第 15、29、43、57、78 天时，采用心脏磁共振成像（cardiac magnetic resonance，CMR）技术分析心肌组织的变化情况。结果显示，染毒开始后各时间段，染毒组大鼠左心室射血分数（left ventricular ejectionfraction，LVEF）值、心输出量、每搏输出量和 E/A 值均显著低于对照组，差异有统计学意义（$P < 0.05$ 或 $P < 0.01$）。同期处死大鼠取心脏，经 HE 染色后光镜下观察。结果显示，第 15 天时染毒组大鼠心房节呈 1 级病理状态，心肌细胞有空泡化变性。第 43 天时染毒组大鼠心房节呈 3 级病理状态，心肌细胞呈多灶性和边界清楚的空泡化变性，心肌组织呈炎性改变和退行性变化。第 57 天时染毒组大鼠心房节呈 7 级病理状态，弥漫性心肌细胞肥大，细胞间出现空泡、水肿，心肌发生纤维化。第 78 天时染毒组大鼠心房部分呈 7 级病理状态，弥漫性心肌肥大，细胞内和细胞间均出现空泡变性，心肌结构弥漫性破坏，并有心脏出血和纤维化改变。

余静等（2007 年）对成年 Wistar 大鼠（雌雄各半，体重为 130 ~ 150 克）腹腔注射 2.5 mg/kg 多柔比星，每周 2 次，共 10 周。10 周后，取心脏，电镜下观察发现，染毒组大鼠心肌线粒体变性，肌纤维收缩带形成，即心肌病形成。再应用 Scan Array 5000 扫描芯片和 Ima Gene 3.0 软件分析 Cy3 和 Cy5 两种荧光信号的强度和比值。结果显示，染毒组与对照组之间共有 923 条基因（含未知基因和 EST 片段）出现差异表达，其中有 586 条基因表达下调，337 条基因表达上调。染毒组大鼠氧化和能量代谢相关基因表达下调，凋亡相关基因表达上调，同型半胱氨酸代谢相关基因表达下调，编码补体系统基因表达上调。

黄伟哲等（2014 年）对成年雄性 BALB/c 小鼠一次性腹腔注射 10 mg/kg 表柔比星。染毒后 3、4 和 5 天，小鼠心率明显下降，与对照组比较，差异有统计学意义（$P < 0.05$）。染毒后第 5 天超声检查结果显示，染毒组小鼠左心室舒张末期内径（left ventricular end diastolic dimension，LVDD）、左心室短轴缩短率（left ventricular shortening fraction，LVFS）和每分钟心输出量（cardiac output，CO）明显低于对照组，差异有统计学意义（$P < 0.05$）。超声完毕后处死小鼠取心脏，镜下观察小鼠心肌的病变程度。结果显示，光镜下染毒组小鼠心肌损伤明显，细胞内空泡形成，肌纤维断裂、排列紊乱，细胞间隙水肿，

第5天组织学评分中位数为2.5（0～3）分。电镜下，染毒组小鼠心脏可见肌丝排列紊乱，部分肌丝溶解，线粒体肿胀，线粒体嵴模糊。

赵良辰等（2014年）采用高糖高脂饮食（基础饲料66.6%、蔗糖20%、猪油10%、胆固醇0.4%、蛋黄粉3%）喂养4周龄的雄性Wistar大鼠，连续4周。随后，一次性腹腔注射40 mg/kg链脲佐菌素。1周后，尾部采血测大鼠空腹血糖，结果持续3天高于16.7 mmol/L。12周后，处死大鼠取心脏，光镜下观察。结果显示，染毒组大鼠心肌细胞排列紊乱，细胞质分布不均，且相对淡染，并可见纤维断裂，细胞核大小不规则。正常组大鼠心肌细胞呈短圆柱状，排列整齐紧密、有序，胞质鲜红丰富，胞核卵圆形，位于细胞中央，未见肌纤维溶解、空泡变性及单核细胞浸润。TUNEL法检测细胞凋亡发现，染毒组大鼠凋亡细胞明显增加，凋亡指数为62.5%±7.59%，对照组凋亡指数则为3.23%±1.32%。此外，心肌酶学指标检测结果显示，染毒组大鼠血清中葡萄糖、TC、TG、CK、CKMB和LDH水平均显著高于对照组，差异均有统计学意义（$P < 0.01$或$P < 0.05$）。

刘群（2014年）采用高糖高脂饲料（20%蔗糖、15%猪油、5%胆固醇和60%普通饲料）喂养7～8周龄雄性SD大鼠，共8周。于第2、4和6周时腹腔内注射20 mg/kg链脲佐霉素。第8周后，采用普通饲料喂养大鼠，共4周。第8和第12周末，剪尾取血测定空腹血糖、糖化血红蛋白（HbAIc）、血清TC和TG水平。结果显示，染毒组大鼠空腹血糖和血中HbAIc、TC和TG均显著高于对照组，差异有统计学意义（$P < 0.01$）。与此同时，还采用超声心动图测定大鼠心功能指标，如左心室舒张末期内径（LVDD）、左心室后壁厚度（left ventricular posterior wall thickness，LVPW）、室间隔厚度（interventricular septal thickness，IVSD）、左心室短轴缩短率（LVFS）以及射血分数（ejectionfraction，EF）。结果显示，第8和12周末，染毒组大鼠LVDD显著降低，LVPW和IVSD均显著升高，与对照组比较，差异有统计学意义（$P < 0.05$）。提示，高糖高脂膳食早期引起大鼠心脏舒张功能异常，继而左心室肥厚加重，出现LVFS下降，逐渐导致EF值下降，造成心脏舒张和收缩功能紊乱，且以舒张功能异常

为主。

Zhuang 等（2014 年）采用 35 mmol/L 葡萄糖体外处理 H92C 心肌细胞株 24 小时。结果显示，处理组细胞瘦素（Leptin）和瘦素受体（Leptin receptor）蛋白表达显著上调，同时，处理组细胞 p38 蛋白的磷酸化水平（即 p-p38/t-p38 的比值）显著升高，与对照组比较，差异均有统计学意义（$P < 0.05$）。此外，处理组细胞活力和线粒体膜电位均显著降低，凋亡率和细胞内 ROS 水平则显著升高，与对照组比较，差异亦有统计学意义（$P < 0.05$）。

Badole 等（2014 年）对成年雄性 SD 大鼠一次性腹腔注射 100 mg/kg 烟酰胺，20 分钟后再腹腔注射 55 mg/kg 链脲佐霉素。3 天后，检测大鼠血糖值高于 300 mg/dl。4 个月后，处死大鼠取心脏，经 HE 染色后，光镜下观察。结果显示，染毒组大鼠心脏细胞质中嗜酸性粒细胞增多、且呈心肌发炎状态，提示心脏受损面积达 30% ~ 60%。对照组大鼠心脏细胞质中未见嗜酸性粒细胞增多和心肌发炎现象。

刘新萍等（2013 年）对成年雄性 SD 大鼠一次性腹腔注射 55 mg/kg 链脲佐霉素。72 小时后，检测大鼠空腹血糖，并进行口服葡萄糖耐量试验。结果显示，染毒组大鼠空腹血糖值显著高于对照组，差异有统计学意义（$P < 0.01$）。口服葡萄糖耐量试验结果显示，30、60、120 和 180 分钟时染毒组大鼠血糖值均显著升高，与对照组比较，差异均有统计学意义（$P < 0.01$）。3 周后，取大鼠左心室心肌组织。经 HE 染色，光镜下观察发现，染毒组大鼠心肌细胞肥大、排列紊乱，细胞间隙增大，可见肌纤维断裂，并有炎症细胞浸润。对照组大鼠心肌细胞则排列整齐，细胞核大小均一，胞质染色均匀。再用 Masson 染色，光镜下观察发现，染毒组大鼠心肌内胶原组织明显增多，排列紊乱，分布不均。对照组大鼠心肌细胞呈红色，胶原纤维呈绿色。对照组胶原纤维含量少，分布均匀。采用 Image Pro Plus 6.0 图像分析系统检测心肌组织胶原面积 / 总面积比值，结果显示，染毒组大鼠心肌组织胶原相对含量明显增加，与对照组比较，差异有统计学意义（$P < 0.01$）。上述结果提示，链脲佐霉素可引起糖尿病心肌病发生。

于锋等（2009 年）每天对成年豚鼠腹腔注射 L- 甲状腺素，剂量为

0.5 mg/kg，连续10天。10天后，处死豚鼠取心脏称重，并应用全细胞膜片钳仪记录单细胞离子通道电流。结果显示，染毒组豚鼠心脏重量及心脏系数均显著高于对照组，差异有统计学意义（$P < 0.01$）。染毒组豚鼠心脏延迟整流外向钾电流中快激活成分和慢激活成分及内向整流电流密度均显著增大，与对照组比较，差异有统计学意义（$P < 0.01$）。

（三）流行病学资料（包括案例）

李俊宁和张鹏辉（2014年）收集2010年1月至2011年12月确诊的60例酒精性心肌病患者的临床资料，进行回顾性分析。结果显示，上述酒精性心肌病患者均有长期大量饮酒史或反复酗酒史，即平均每天饮用纯乙醇量达125 ml，且持续6～10年以上。主要临床表现为心肌细胞扩张、心律失常、心功能衰退等。辅助检查结果显示，心室扩大、心功能下降，室壁运动弥漫性减弱，心力衰竭合并肺淤血、肺水肿。

孟天宇（2013年）对2012年1月至2012年12月就诊的21例酒精性心肌病患者进行临床研究。其中男18例，女3例，患者年龄在34～76岁，平均年龄51.36±4.49岁。结果显示，患者持续饮酒史在4～29年之间，平均饮酒史11.36±2.71年，每日纯乙醇摄入量在100～300 ml，平均每日纯乙醇摄入量为192.24±23.68 ml。心功能分期情况，Ⅰ级2例、Ⅱ级4例、Ⅲ级9例、Ⅳ级6例。大部分患者明显活动后出现心悸、气促等现象，部分患者饮酒后胸部具有自觉不适感，少数患者饮酒后发生昏迷等严重反应。

李欣和周彦君（2014年）收集2011年2月至2012年2月就诊的18例酒精性心肌病患者临床资料进行分析，其中男17例，女1例，年龄42～68岁，平均48岁。超声心动图显示，所有患者均有心脏扩大，其中左室扩大4例（22%），左房扩大3例（16%），左房左室均扩大11例（61%）。所有患者均有不同程度的瓣膜关闭不全和反流，射血分数为28%～42%。心电图显示：心律失常如频发室性期前收缩8例（44%），阵发性或永久性心房纤颤4例（22%），左束支传导阻滞2例（11%）。全部患者均有ST段下移，T波低平或倒置。实验室检查结果显示，丙氨酸氨基转移酶（alanine aminotransferase，ALT）及

AST 活性升高者 16 例（89%）。

刘晓强等（2013 年）收集 39 例酒精性心肌病患者资料，每日饮啤酒≥4 瓶或白酒≥150 g（即纯乙醇 135 ml）10 年以上，年龄 40～69 岁，平均 56±7 岁，均除外高血压、冠心病、糖尿病等非乙醇引起的心血管系统疾病。另选 55 例男性健康志愿者（对照组），年龄 30～73 岁，平均 54±8 岁。两组研究对象均为窦性心律。然后，采用常规超声心动图和二维应变显像（2DSI）技术检测其相关指标。常规超声心动图结果显示，酒精性心肌病患者舒张末期左心室内径（LVDD）、收缩末期左心室内径（left ventricular end systolic diameter，LVDS）、舒张末期室间隔厚度（interventricular septumthickness diastolic，IVSTD）、舒张末期左心室下侧壁厚度（left ventricular posterior wall thickness diastolic，LWTD）值均显著升高，左心室射血分数（LVEF）则显著降低，与对照组比较，差异均有统计学意义（$P < 0.01$）。二维应变显像技术检测结果显示，酒精性心肌病组患者左心室短轴心尖水平及二尖瓣水平心肌收缩期整体旋转角度及左心室收缩期整体总体扭转角度均明显减低，与对照组比较，差异有统计学意义（$P < 0.01$）。

郭丽娟等（2013 年）收集 2009 年 6 月至 2013 年 2 月就诊的 32 例酒精性心肌病患者临床资料进行分析。所有患者均为男性，年龄 42～61 岁，左心室射血分数（LVEF）均＜50%，排除其他可造成右心增大的原发及继发心血管以及其他系统疾病，且均不存在肺动脉高压征象者。另选取 35 例年龄相匹配的男性健康志愿者作为正常对照组，年龄 44～62 岁。两组心率均为正常窦性心率，且两组间年龄、体重、体表面积差异无统计学意义（$P > 0.05$）。分别应用常规超声检查和二维应变成像技术比较患者与正常对照组各项收缩期和舒张期参数。常规超声参数比较发现，酒精性心肌病组患者仅右心室前后径较对照组明显增加，差异有统计学意义（$P < 0.05$）。二维应变成像技术参数比较发现，酒精性心肌病组心尖段收缩期的位移峰值、收缩期应变峰值、收缩期应变率峰值、舒张早期应变率峰值、舒张晚期应变率峰值均与对照组比较显著降低，差异均有统计学意义（$P < 0.05$ 或

$P < 0.01$）。

赵雪燕等（2002 年）报道了 1 例卵巢癌行卵巢、子宫切除术患者，手术后 1 个月采用表柔比星化学疗法 3 天，累积剂量 240 mg。治疗后 2 周出现胸闷、气短症状。诊断为药物性心肌病，急性左心衰。超声心动图显示，左室腔轻度增大，舒张末期内径 51 mm，其余房室内径正常，左心室射血分数（LVEF）为 15%，室壁厚度正常，运动幅度普遍减低。心电图显示，肢体导联低电压，Ⅰ、Ⅱ、aVF 及 V_3 ~ V_6 导联 T 波倒置。

刘德新（2003 年）报道了 1 例 6 岁急性白血病女性患儿，既往有二尖瓣脱垂症。经维 A 酸治疗 1 疗程后，给予 DA3-5 方案（Ara-C 70 mg + 柔红霉素 10 mg），共 4 次化学疗法。X 线胸片示心脏扩大。心电图结果显示，窦性心动过速、异常 Q 波（Ⅰ、aVL、V_1 ~ V_4）、T 波改变。心脏彩超显示，全心扩大，二尖瓣结构轻度异常，二尖瓣反流、少量心包积液、射血分数 40%。查体：心率 120 ~ 140 次 / 分，第一心音低钝，可闻及奔马律，肝右肋下 4 cm，脾左肋下 2 cm。诊断为药物性心肌病，心衰Ⅲ度（心功能Ⅳ级）。

孙振晓等（2009 年）报道了 1 例 51 岁男性精神分裂症患者，每天给予 600 mg 氯氮平进行治疗，住院 2 个月。出院后患者坚持服用氯氮平治疗，逐渐减量。近 2 年，每天应用氯氮平 150 mg 维持治疗。近 1 年半出现心慌、胸闷，劳累后加重，严重时呼吸困难，夜间不能平卧。水肿，开始为双下肢，后蔓延至面部及双眼睑，近 20 天明显加重，且出现腹胀如鼓，纳差。既往身体健康，无重大躯体疾病史，无药物过敏史，无烟酒不良嗜好。家族史阴性。体格检查：心脏搏动减弱，心界向两侧扩大，心率 120 次 / 分，二尖瓣听诊区可闻及Ⅱ /6 收缩期杂音。腹水征（+），双下肢重度凹陷性水肿。心电图显示，窦性心动过速，Ⅰ° 房室传导阻滞，心室内传导阻滞，左心房肥大。心脏彩超显示，全心扩大、二尖瓣轻度反流、中度肺动脉高压、少量心包积液、射血分数 0.21。诊断为药物性心肌病，心功能Ⅲ级。

六、其他

（一）动物实验资料

1．组织形态学改变

许多外源性有害因素可引起心脏组织病理学改变，主要表现为心肌细胞内空泡形成、心肌肌丝排列紊乱及肌丝溶解、肌原纤维收缩带坏死、线粒体肿胀，嵴断裂、空泡化等。

徐莆等（2010 年）对成年雄性 SD 大鼠经口灌胃给予 12.5、25 和 50 mg/kg 乐果，连续 28 天。染毒结束后，取大鼠部分心脏，HE 染色并光镜下观察。结果显示，对照组大鼠心内膜和心外膜完整，心肌纤维正常，心肌内毛细血管腔内可见到红细胞。低、中剂量染毒组大鼠心肌纵切面和横切面均可见部分心肌纤维染色变浅，体积变大，以及核较大的心肌细胞。心肌内部分血管（细动脉）管腔狭窄，管壁增厚呈无结构的均质状淡伊红色。此外，中剂量染毒组大鼠心内膜下、心肌间质中还可见单核细胞浸润。高剂量染毒组大鼠心脏中可见局限性心肌炎，表现为心肌间质中炎症细胞浸润，炎症细胞以淋巴细胞为主，但心肌结构完整。

郭广冉等（2008 年）对成年雄性 Wistar 大鼠经口灌胃给予“追击手”农药（含 200 g/L 毒死蜱和 20 g/L 氯氰菊酯），按毒死蜱 160 mg/kg 计算，取原液用生理盐水稀释至 1 ml，一次性灌胃染毒。结果显示，染毒组大鼠心肌细胞充血、水肿、灶性变性，肌浆溶解、伴灶性炎性细胞浸润，以及心肌细胞间质水肿。

黄伟哲等（2014 年）对成年雄性 BALB/c 小鼠一次性腹腔注射 10 mg/kg 表柔比星。染毒后第 5 天，处死小鼠，取心脏。经苏木素伊红染色，光镜下观察发现，对照组小鼠心脏细胞胞质丰富，肌纤维排列整齐，病理评分中位数为 0。染毒组小鼠心肌损伤明显，细胞内空泡形成，肌纤维断裂、排列紊乱，细胞间隙水肿，组织学评分中位数为 2.5（0 ~ 3）分。电镜下，对照组小鼠心脏肌丝完整，线粒体未见异常。染毒组小鼠则可见肌丝排列紊乱，部分肌丝溶解，线粒体肿胀，线粒体嵴模糊。

Sergio Granados-Principala 等（2014 年）对 7 周龄雌性乳腺癌 SD 大鼠静脉注射 0.5 mg/kg 多柔比星（阿霉素），每周 5 天，连续 6 周。染毒结束后 1 周，处死大鼠取心脏，经 HE 染色后光镜下观察。结果显示，染毒组大鼠心肌细胞呈轻微空泡化和炎性浸润。电镜下观察发现，染毒组大鼠心肌细胞线粒体超微结构发生变化，表现为线粒体肿胀和出现小空泡样变。

Loncar-Turukalo 等（2015 年）对成年雄性 Wistar 大鼠隔天腹腔注射 2.5 mg/0.5 ml/kg 多柔比星（阿霉素），总剂量达 15 mg/kg，共 2 周。染毒结束 35 天后，处死大鼠，进行心脏组织学检查。结果显示，染毒组大鼠心肌细胞呈空泡变性，心脏组织间质中单核细胞浸润，肌原纤维收缩带坏死。

Chen 等（2014 年）对成年雄性 Wistar 大鼠隔天腹腔注射 2.5 mg/kg 多柔比星，共 6 次，时间为 2 周。2 周后，处死大鼠取心脏，经 HE 染色后光镜下观察。结果显示，染毒组大鼠心肌细胞发生萎缩呈退行性变化，部分心肌细胞代偿性肥厚，并被间质细胞纤维化所包围。对照组大鼠心脏细胞形态正常，间质细胞少见纤维化。免疫组织化学结果显示，染毒组大鼠心肌中基质金属蛋白（matrix metalloproteinase，MMP）呈阳性表达，金属蛋白酶组织抑制物（tissue inhibitor of metalloproteinase，TIMP）蛋白则弱阳性表达。对照组大鼠心肌中 MMP 蛋白呈弱阳性表达，TIMP 蛋白呈强阳性表达。

Maccarinelli 等（2014 年）对 84 日龄具有 C57BL/6J X129 遗传背景（即线粒体铁蛋白缺失，FtMt-/-）的雌性小鼠一次性腹腔注射 15 mg/kg 多柔比星。4 天后，处死小鼠取心脏，透射电镜下观察。结果显示，染毒组小鼠心脏中存在大量的肌原纤维碎片，线粒体嵴缺乏甚至完全消失。经甲苯胺蓝染色光镜下观察发现，染毒组小鼠肌原纤维排列紊乱。

李文娜和钱之玉（2005 年）对成年雄性 Wistar 大鼠隔日 1 次腹腔注射 1.25 mg/kg 多柔比星，共 6 次。染毒结束后，处死大鼠，取左室心肌部分经 HE 染色，光镜下观察。同时，取心尖部心脏标本，透射电镜下观察。结果显示，光镜下对照组大鼠心肌细胞排列整齐，无心肌纤维的破坏，细胞间隙正常，未见水肿。染毒组大鼠心脏出现炎症细胞浸润，肌纤维丢失，心肌细胞浊肿，空泡变性，间质纤维化，核固缩，核碎片。电镜下对照组大鼠心肌细胞肌原纤维排列规则，核染色质完整，线粒体嵴平行排列，心肌纤维纵向有清晰的Z带条纹。染毒组大鼠心肌细胞可见肌原纤维排列紊乱，线粒体肿胀、嵴断裂、空泡化，在许多线粒体基质中出现不可溶的钙磷酸盐电子高密度沉积物。细胞核固缩，染色体崩解，核染色质边缘压缩及染色质被灰色的纤维代替。

车菲菲等（2010年）对新西兰大白兔（雌雄不限）每周静脉注射3 mg/kg多柔比星，连续10周。结果14只白兔中共有8只死亡，尸检结果显示，部分大白兔心腔变大，心室壁变薄。光镜下观察发现，染毒组大白兔多数心肌细胞出现不同程度空泡变性与水肿，细胞间隙明显增宽，大量炎性细胞浸润。严重的心肌细胞溶解消失，呈片状坏死，亦可见继发性间质纤维化。

礼广森等（2006年）每周对新西兰白兔（雌雄不限）耳缘静脉注射2 mg/kg多柔比星，连续4周。染毒结束3周后，处死白兔，取左心室游离壁心肌观察。光镜下，染毒组白兔心肌细胞胞质出现自溶和空泡，组织间质水肿，细胞间质少量纤维组织增生，有少量炎性细胞浸润等。电镜下，染毒组白兔心肌细胞的线粒体肿胀，肌浆网扩张，可见典型的凋亡细胞。

刘宏杰等（2008年）对成年雄性SD大鼠隔日腹腔注射2 mg/kg多柔比星，共7次。染毒结束后，取大鼠心尖部位电镜下观察。结果显示，染毒组大鼠心肌细胞肿胀，肌间隙增宽，肌纤维排列紊乱无序且发生断裂，线粒体肿胀、破裂、嵴减少甚至消失，空泡变性，肌浆网扩张。

徐萌和吴仕九（2002年）对成年SD大鼠（雌雄各半）隔日腹腔注射2 mg/kg多柔比星，共7次，总剂量为14 mg/kg。染毒结束后，取心脏透射电镜下观察。结果显示，染毒组大鼠心肌细胞线粒体肿胀、裂解、嵴断裂，直至空泡样变性。对照组大鼠心肌肌原纤维的肌节结构可清晰分辨出明带、暗带，线粒体含量丰富，线粒体膜完整，板状嵴排列紧密。

方少华等（2013 年）采用 30 mg/L 多柔比星体外处理受精后 48 hpf 的斑马鱼胚胎，时间为 12、24 和 48 小时。处理后体视显微镜下观察，结果显示，处理组胚胎心脏区域有心膜出血症状，心脏搏动微弱，血液循环受阻，血细胞在心区堆积。随着时间延长，到 48 小时后心脏形态线性化，心囊水肿，血液循环停止，心脏搏动微弱以至停止。

张妍等（2013 年）采用 1 μmol/L 多柔比星体外处理 Wistar 乳鼠原代心肌细胞，时间为 1 小时。结果显示，对照组心肌细胞呈梭形并有伪足伸出，培养 48 小时后可见不规则的自发搏动。多柔比星处理组心肌细胞皱缩呈圆形，细胞死亡显著增多。Viability/cytotoxicity kit 检测结果显示，对照组与处理组的细胞存活率分别为 92.31% ± 8.92% 和 34.67% ± 4.98%。

陈新宇等（2009 年）对普通级日本大耳白兔（雌雄各半）经耳缘静脉注射 1 mg/kg 多柔比星，每周 2 次，连续 8 周。染毒结束后，处死白兔，取心脏，沿左、右冠状动脉下缘切开心脏。结果显示，染毒组白兔两侧心室肥大，四个心腔扩张。心尖部变薄呈钝圆形，左室壁和右室壁厚度轻度变薄。内膜侧肌柱扁平，部分内膜有斑点状增厚。心肌切面可见散在斑状、点状、条状及片状瘢痕。光镜下，心肌细胞呈不同程度伸长及肌浆变性，肥大的心肌细胞由于整个细胞伸长，其横径多在正常范围，但其核大、深染。血管周围和心肌细胞可见纤细的胶原纤维束，或致密的代替性纤维化灶，以左心室的心内膜、心肌纤维化比较明显。部分有明显心肌纤维溶解、嗜酸性变和纤维瘢痕形成，偶有极少数淋巴细胞浸润。

李华等（2011 年）对一只雄性 Beagle 犬先灌服 60 mg/kg 雷公藤多苷，间隔 48 小时后再给予 120 mg/kg 雷公藤多苷。该 Beagle 犬于染毒后次日死亡，取心脏。HE 染色后，光镜下观察发现，Beagle 犬心内膜下广泛性出血，并呈多灶性心肌细胞坏死。

王思锋等（2009 年）采用 1、2、3 和 4 μmol/L 雷公藤红素体外处理斑马鱼胚胎，时间为 6、12 和 24 小时。倒置显微镜下观察发现，体外处理 6 小时，4 和 3 μmol/L 处理组斑马鱼胚胎出现心膜出血症状，血细胞在心区堆积。24 小时胚胎心脏形态线性化，血液循环停止，心脏搏动微弱以至停止。2 μmol/L 处理组斑马鱼胚胎在 24 小时也出现了上述症状。

方芳等（2012 年）采用 5、10、30 和 60 mg/L 乌头碱体外处理斑马鱼胚胎，时间为 12 和 24 小时。体视显微镜下观察发现，体外处理 12 和 24 小时，10、30、60 mg/L 处理组斑马鱼胚胎均发生心脏毒性，并有心膜出血，血细胞在心区堆积，心包囊水肿等现象。而且，随着处理时间的延长，上述毒性症状更加明显。

许柳等（2013 年）对成年 SD 大鼠（雌雄各半）经口灌胃 0.4 ml/100 g 生川乌与生半夏，连续 4 周。其中生川乌剂量为 0.8 g/kg，单独及其与生半夏（剂量分别为 0.2、0.4 和 0.8 g/kg）联合。染毒结束后，处死大鼠，取心脏经 HE 染色后，光镜下观察。结果显示，对照组大鼠心肌细胞排列整齐、致密，且结构清晰，细胞核呈卵圆形。生川乌单独染毒组大鼠心肌细胞排列紊乱，细胞间连接减少，胞质内出现大量空泡，心肌横纹模糊，心肌纤维间隙增宽，肌丝粗细不等，部分可见肌束细长、分裂、中断，并呈波浪状改变。各剂量联合染毒组大鼠心肌的损伤程度减小，且随着配伍生半夏比例的增高，心肌的损害越低。

于晗和刘义（2011 年）对成年雄性 SD 大鼠进行缺血 - 再灌注处理，即结扎左冠状动脉 30 分钟后，再灌注 120 分钟。随后，处死大鼠并取心脏，留左心室，称重，染色后切去坏死心肌后称重，以坏死心肌与全左心室心肌重量的百分比表示心肌梗死范围。结果显示，缺血 - 再灌注组大鼠心肌梗死范围明显大于假手术组，差异有统计学意义（$P < 0.01$）。

2．其他毒性表现

许多外源性有害因素对心脏的其他毒性主要表现为：实验动物心脏湿重及其脏器系数改变（详见表 5-2）。心脏电生理指标改变（详见表 5-3），如心室肌细胞瞬时外向钾电流（tansient outward potassium current，I_{to}）和内向整流钾电流（inward rectifier potassium current，I_{k1}）等。部分生化指标改变（详见表 5-4），心肌酶如乳酸脱氢酶（lactate dehydrogenase，LDH）、肌酸激酶（creatine kinase，CK）及肌酸激酶同工酶（mbisoenzyme of creatine kinase，CKMB）、天冬氨酸氨基转移酶（aspartate transaminase，AST）、α- 羟丁酸脱氢酶（α-hydroxybutyrate dehydrogenase，α-HBDH）和环磷酸鸟苷（cyclic guanosine monophosphate，cGMP），抗氧化系统指标如超氧化歧化酶（superoxide dismutase，SOD）、过氧化氢酶（catalase，CAT）、谷胱甘肽还原酶（glutathione reductase，GR）、谷胱甘肽过氧化物酶（glutathione peroxidase，GSH-Px）、一氧化氮合酶（nitric oxide synthase，NOS）、丙二醛（malondialdehyde，MDA）及一氧化氮（nitrogen monoxidum，NO）等，其他生化指标如胆碱酯酶（cholinesterase，ChE）和高敏感C反应蛋白（high-sensitivity c-reactive protein，hsCRP）。部分基因/蛋白质水平改变（详见表5-5），如白细胞介素 -1β（interleukin-1β，IL-1β）、白细胞介素 -6（interleukin-6，IL-6）、肿瘤坏死因子 -α（tumor necrosis factor-α，TNF-α）、巨噬细胞炎症蛋白 -2（macrophage innammatory protein-2，MIP-2）、信号传递激活转录子1（signal transducer and activator of transcriptionl 1，STAT1）、信号传递激活转录子6（signal transducer and activator of transcriptional 6，STAT6）、转录因子 GATA-3、T-bet 基因、蛋白激酶 C（protein kinase C，PKC）等。

3．常见致其他心脏毒性的外源性有害因素

（1）金属与类金属及其化合物：三氯化铝、醋酸铅等。

（2）有机溶剂：二氧化硫衍生物、1- 苯基 -2- 硫脲（1-phenyl-2-thiourea，PTU）、邻苯二甲酸（2- 乙基）己酯［di-（2-ethylhcxyl）phthalate，DEHP］等。

（3）农药：乐果、毒死蜱与氯氰菊酯、单甲脒等。

（4）药物：表柔比星、多柔比星（阿霉素）、雷公藤多苷、雷公藤红素、乌头碱、生川乌与生半夏、姜黄素、丁哌卡因、5- 氟尿嘧啶、盐酸柔红霉素、氯氮平、卡莫司汀、紫杉醇与右丙亚胺、闹羊花、链脲佐霉素与烟酰胺等。

（5）物理因素：例如缺血 - 再灌注等。

（6）生物因素：例如柯萨奇 B3 型病毒（coxsackievirus，CVB3）。

（7）其他：例如 PM2.5 等。

表5-2 外源性有害因素对实验动物心脏湿重/脏器系数的影响

外源因素类型	动物/细胞	染毒方式	染毒剂量/时间	实验结果	文献
多柔比星	成年C57/BL6J野生型小鼠（MT+/+）	腹腔注射	20 mg/kg，一次性注射	染毒组小鼠体重显著降低、心脏脏器系数增加。病理学检查可见心肌纤维浊肿、肌浆溶解。	郭家彬和彭双清，2005
多柔比星	日本大耳白兔（雌雄各半）	耳缘静脉注射	1 mg/kg，每周2次，连续8周	染毒组白兔心脏脏器系数显著高于对照组，差异有统计学意义（$P < 0.05$）。	陈新宇等，2009
多柔比星	成年雄性Wistar大鼠	腹腔注射	1.25 mg/kg，隔日1次，共6次	染毒组大鼠心脏系数显著低于对照组，差异具有统计学意义（$P < 0.05$）。	李文娜和钱之玉，2005

续表

外源因素类型	动物/细胞	染毒方式	染毒剂量/时间	实验结果	文献
多柔比星	受精后6 hpf斑马鱼胚胎	体外处理	2.16、4.31、8.62、17.24和34.48 μmol/L，体外48小时后，更换普通培养液继续培养，使斑马鱼胚胎发育至72 hpf	4.31 μmol/L处理组斑马鱼胚胎出现心包水肿、心脏畸形。34.48 μmol/L处理组斑马鱼胚胎出现心包水肿、心脏线性化、心室变小、房室瓣缺损、卵黄囊水肿、出血、血流缓慢和无血液循环等多种形态改变。同时，2.16 ~ 34.48 μmol/L处理组斑马鱼胚胎心脏静脉窦-动脉球间距均显著增大，与对照组比较，差异有统计学意义（$P < 0.05$），且呈剂量-效应关系（R^2=0.9904，$P < 0.05$）。 光镜下观察发现，8.62和34.48 μmol/L处理组斑马鱼胚胎心脏出现结构改变，包括心室缩小，心房狭长，心肌层数减少，心肌细胞减少。而且随着处理浓度增加，心脏畸形越严重，心脏越小，心肌细胞越少。	张利军等，2013
生川乌+生半夏	成年SD大鼠（雌雄各半）	经口灌胃	0.4 ml/100g，连续4周。生川乌剂量为0.8 g/kg单独染毒及其与生半夏剂量分别为0.2、0.4和0.8 g/kg联合染毒	生川乌单独染毒组大鼠心脏系数显著高于对照组，差异有统计学意义（$P < 0.01$）。 生川乌与生半夏（剂量为0.2、0.4和0.8 g/kg）联合染毒组大鼠心脏系数亦显著高于对照组，差异有统计学意义（$P < 0.01$或$P < 0.05$）。	许柳等，2013

表5-3 外源性有害因素对实验动物的心脏电生理指标的影响

外源性有害因素类型	动物 / 细胞	染毒方式	染毒剂量 / 时间	实验结果	文献
卡莫司汀	成年雄性SD大鼠	腹腔注射	10 mg/kg，连续4天	染毒组大鼠左心室内部直径和左心室体积收缩参数显著升高，与对照组比较，差异有统计学意义（$P < 0.01$ 或 $P < 0.05$）。	Kang et al，2014
多柔比星	日本大耳白兔（雌雄各半）	耳缘静脉注射	1 mg/kg，每周2次，连续8周。染毒结束后，采用医学图像管理系统测定心室壁厚度	染毒组白兔左室壁厚度和右室壁厚度均较对照组变薄，差异有统计学意义（$P < 0.05$）。	陈新宇等，2009
多柔比星	比格犬（雌雄各半）	静脉注射	每周注射1 mg/kg，连续11周	第9、12、16、20和24周，染毒组比格犬左心室射血分数（LVEF）均显著低于对照组，差异有统计学意义（$P < 0.05$ 或 $P < 0.01$）。此外，第24周后，染毒组比格犬左室舒张早期血流充盈峰速度（E）与心房收缩期峰速度（A）之比（即E/A值）显著低于对照组，差异亦有统计学意义（$P < 0.01$）。	王鹿敏等，2011
多柔比星	新西兰大白兔（雌雄不限）	静脉注射	每周注射3 mg/kg，连续10周	第10周末时，染毒组白兔左心室射血分数（LVEF）和左心室短轴缩短率（LVFS，%）较染毒前显著降低，差异有统计学意义（$P < 0.05$）。	车菲菲等，2010

续表

外源性有害因素类型	动物 / 细胞	染毒方式	染毒剂量 / 时间	实验结果	文献
多柔比星	新西兰大白兔（雌雄不限）	耳缘静脉注射	每周注射 2 mg/kg，连续 4 周。染毒结束 3 周后，处死大白兔。试验持续期间，每周监测超声心动图	第 3 ~ 8 周时，染毒组白兔背向散射积分周期变化幅度（cyclic variation of integrated backscatter，CVIB）显著降低，与对照组比较，差异有统计学意义（$P < 0.05$）。第 4 ~ 8 周时，染毒组白兔心动周期平均背向散射积分（IBS，%）显著增加，与对照组比较，差异有统计学意义（$P < 0.05$）。	礼广森等，2006
多柔比星	6 月龄雄性 SD 大鼠	尾静脉注射	每周 2.5 mg/kg，共 3 周。	染毒组大鼠左室射血分数（LVEF）和左心室短轴缩短率（LVFS，%）显著降低，与对照组比较，差异有统计学意义（$P < 0.01$）。	Ozkanlar et al，2014
姜黄素	SD 大鼠心室肌细胞	Langendoff 灌流	50 μmol/L，持续 5 分钟。	处理后大鼠心室肌细胞瞬时外向钾电流（I_{to}）和内向整流钾电流（I_{k1}）均显著低于处理前，差异有统计学意义（$P < 0.05$ 或 $P < 0.01$）。	施通等，2012
柯萨奇病毒 B3（CVB3）	成年 BALB/C 小鼠	腹腔注射	0.1 ml 10^{-5} CVB3 病毒	病毒组小鼠可见大量的炎性细胞浸润和部分心肌组织坏死，呈典型的病毒性心肌炎改变。对照组小鼠心肌细胞仅少量核因子 -κB（nuclear factor-κB，NF-κB）活化。在第 0、3、7、14 和第 21 天时，病毒组小鼠心肌细胞的 NF-κB 活化程度均高于对照组。	王佐等，2002

表5-4　外源性有害因素对实验动物血清或心脏部分生化指标的影响

外源性有害因素类型	动物/细胞	染毒方式	染毒剂量/时间	实验结果	文献
三氯化铝	成年雄性Wistar大鼠	经口灌胃	172.5mg/kg，8周	染毒组大鼠血清LDH、CK活性及心肌MDA含量均显著高于对照组，而心肌铁含量及GSH-Px活性显著低于对照组，差异均有统计学意义（$P < 0.05$ 或 $P < 0.01$）。	张雅楠等，2009
硫酸铅	成年雄性Wistar大鼠	气管滴注	13.5、67.5和337.5 μg/kg，3天	各剂量染毒组大鼠心肌上清液中IL-4和IL-13含量显著增加，而IFN-γ含量显著降低，与对照组比较，差异均有统计学意义（$P < 0.05$ 或 $P < 0.01$）。	田振永等，2013
醋酸铅	成年雄性SD大鼠	经口灌胃	10、30、90 mg/kg，9周	各剂量染毒组大鼠血铅、尿铅和胸主动脉 Ca^{2+} 含量及心肌细胞膜 Ca^{2+}-ATP活性均显著增高，心肌细胞膜 Na^{+}-K^{+}-ATP活性则显著降低，与对照组比较，差异均有统计学意义（$P < 0.01$）。	王桂兰等，1995
亚砷酸钠	成年雄性Wistar大鼠	静脉注射	1、5和10 mg/kg，一次性注射	10 mg/kg染毒组大鼠血液ROS水平显著增加，GSH水平显著降低，与对照组比较，差异均有统计学意义（$P < 0.05$）。	Flora et al，2011

续表

外源性有害因素类型	动物/细胞	染毒方式	染毒剂量/时间	实验结果	文献
氟化钠	成年雄性Wistar大鼠	静脉注射	5、10和20 mg/kg，一次性注射	5和20 mg/kg染毒组大鼠血液ROS水平显著增加，20 mg/kg染毒组大鼠血液GSH水平显著降低，与对照组比较，差异均有统计学意义（$P < 0.05$）。	Flora et al，2011
二氧化硫及其衍生物	雄性Wistar大鼠离体心脏	Langendorff灌流	10、300和1000 μmol/L，10分钟	各剂量处理组大鼠心脏cGMP含量均显著高于对照组，差异均有统计学意义（$P < 0.05$）。	Zhang and Meng，2012
二氧化硫及其衍生物	Wistar大鼠心肌细胞	体外处理	10 μmol/L（其中亚硫酸钠和亚硫酸氢钠按1∶3摩尔比配制），10分钟	处理组心肌细胞钠电流显著增大，与对照组比较差异有统计学意义（$P < 0.01$）。	魏海英和孟紫强，2009
单甲脒	成年雌性豚鼠	腹腔注射	30 mg/kg，一次性注射	染毒后1小时，心肌收缩力（dp/dt）最大值显著下降，差异有统计学意义（$P < 0.05$）。	匡兴亚等，2000

续表

外源性有害因素类型	动物/细胞	染毒方式	染毒剂量/时间	实验结果	文献
“追击手”农药（含200 g/L毒死蜱和20 g/L氯氰菊酯）	成年雄性Wistar大鼠	经口灌胃	按毒死蜱160 mg/kg计算，取原液用生理盐水稀释至1 ml，一次性灌胃染毒	染毒组大鼠血清AST、α-HBDH、LDH、CK、CKMB活性均较对照组显著升高，差异均有统计学意义（$P < 0.05$）。 染毒组大鼠血清c肌钙蛋白I（cTnI）水平显著高于对照组，胆碱酯酶活性则显著低于对照组，差异均有统计学意义（$P < 0.01$）。	郭广冉等，2008
乐果	成年雄性SD大鼠	经口灌胃	12.5、25和50 mg/kg，28天。	各剂量染毒组大鼠心肌中ChE活性均显著低于对照组，差异有统计学意义（$P < 0.01$），且呈剂量-效应关系。	徐菁等，2010
丁哌卡因	成年雄性SD大鼠	股静脉持续匀速泵注	按每分钟2 mg/kg，直至大鼠心脏停搏。并于染毒前和大鼠出现抽搐及循环塌陷[平均动脉压（MAP）降至40 mmHg]时，抽取动脉血	染毒组大鼠抽搐时，其动脉血中NO含量显著升高，与染毒前比较，差异有统计学意义（$P < 0.05$）。	孙立和潘宁玲，2012

续表

外源性有害因素类型	动物/细胞	染毒方式	染毒剂量/时间	实验结果	文献
多柔比星	成年雄性 Wistar 大鼠	腹腔注射	20 mg/kg，一次性注射	48 小时后，染毒组大鼠 CKMB 活性与对照组比较显著升高，差异具有统计学意义（$P < 0.05$）。	Singh G et al，2008
多柔比星	成年雄性 Wistar 大鼠	腹腔注射	1.25 mg/kg，隔日 1 次，共 6 次	染毒组大鼠血清 T-SOD 和 CuZn-SOD 及全血 GSH-Px 活性均显著降低，LDH 和 CK 活性及 MDA 含量均显著升高，与对照组比较，差异均具有统计学意义（$P < 0.05$）。	李文娜和钱之玉，2005
多柔比星	84 日龄具有 C57BL/6J X129 遗传背景（即线粒体铁蛋白缺失，FtMt-/-）的雌性小鼠	腹腔注射	15 mg/kg，一次性注射。4 天后，处死小鼠取心脏	染毒组小鼠心肌中 ATP 含量显著降低，与对照组比较，差异有统计学意义（$P < 0.05$）。	Maccarinelli et al，2014

续表

外源性有害因素类型	动物/细胞	染毒方式	染毒剂量/时间	实验结果	文献
多柔比星	6月龄雄性SD大鼠	尾静脉注射	每周2.5 mg/kg，共3周	染毒组大鼠血清TNF-α和IL-1β水平显著升高，与对照组比较，差异均有统计学意义（$P < 0.01$）。 此外，染毒组大鼠血液中红细胞计数、血细胞比容和总血红蛋白均显著降低，与对照组比较，差异均有统计学意义（$P < 0.01$）。	Ozkanlar et al，2014
多柔比星	清洁级成年ICR小鼠	腹腔注射	15 mg/kg，一次性注射	72小时后，染毒组小鼠血清LDH、CK和CK-MB活性与对照组比较显著升高，差异均具有统计学意义（$P < 0.01$）。 染毒组小鼠心肌CAT、SOD和GSH-Px活性与对照组比较显著下降，差异均具有统计学意义（$P < 0.05$）。	师润等，2007
多柔比星	成年雄性Hannover Wistar大鼠	尾静脉注射	1.25 mg/kg，每周1次，连续8周，随后4周为恢复期。分别于染毒开始前、染毒后第15、29、43、57和78天时，采血检测	第57和78天时，染毒组大鼠血清cTnI水平显著高于对照组，差异有统计学意义（$P < 0.05$）。	Cove-Smith et al，2014

续表

外源性有害因素类型	动物/细胞	染毒方式	染毒剂量/时间	实验结果	文献
多柔比星	SPF级成年雄性SD大鼠	腹腔注射	1.25 mg/kg，每周注射1次，连续4周	染毒组大鼠心肌细胞SOD、GSH-Px活性显著下降，心肌细胞MDA含量显著上升，与对照组比较，差异均有统计学意义（$P < 0.05$）。	孙萌等，2011
多柔比星	SPF级成年雄性SD大鼠	腹腔注射	2.5 mg/kg，每周注射1次，连续4周	染毒组大鼠心肌细胞SOD、GSH-Px活性显著减弱，心肌细胞MDA含量显著上升，与对照组比较，差异均有统计学意义（$P < 0.05$）。	于彩娜等，2011
多柔比星	Wistar大鼠心脏	Krebs-Henselet灌流	6 mg/L，60分钟	处理组冠状动脉流出液中CK活力和心肌中MDA含量均显著升高，SOD和GSH-Px活性则显著降低，与对照组比较，差异均有统计学意义（$P < 0.05$或$P < 0.01$）。	盛红专等，2007
多柔比星	新西兰大白兔（雌雄不限）	静脉注射	每周注射3 mg/kg，连续10周	染毒组白兔血清SOD活性显著下降，MDA含量、cTnI和BNP水平显著升高，与染毒前比较，差异均有统计学意义（$P < 0.05$）。	车菲菲等，2010
多柔比星	Wistar乳鼠原代心肌细胞	体外处理	1 μmol/L，1小时	处理组心肌细胞ROS水平显著升高，GSH浓度显著降低，与对照组比较，差异均有统计学意义（$P < 0.05$）。	张妍等，2013
5-氟尿嘧啶	大鼠心肌细胞（H9c2）	体外处理	400 μmol/L，72小时	处理组细胞硫代巴比妥酸反应物和NO_2^-水平均显著高于对照组，差异均有统计学意义（$P < 0.05$）。	Lamberti et al，2014

续表

外源性有害因素类型	动物/细胞	染毒方式	染毒剂量/时间	实验结果	文献
盐酸柔红霉素	SD乳鼠心肌细胞	体外处理	1 μg/ml，24小时	处理组细胞MDA含量和LDH活性显著升高，SOD活性显著下降，与对照组比较，差异均有统计学意义（$P < 0.05$）。	李雅静和王晨，2013
氯氮平	成年雄性Wistar大鼠	腹腔注射	25 mg/kg，21天	染毒组大鼠血清中LDH和CKMB活性，8-OHdG含量显著高于对照组，差异均有统计学意义（$P < 0.01$）。 染毒组大鼠心脏匀浆中MDA、NO和8-OHdG含量，caspase-3活性均显著升高，GSH含量和GSH-Px活性则显著降低，与对照组比较，差异均有统计学意义（$P < 0.01$）。 染毒组大鼠心脏细胞匀浆中TNF-α水平显著升高，IL-10水平则显著降低，与对照组比较，差异均有统计学意义（$P < 0.01$或$P < 0.05$）。 染毒组大鼠心脏细胞凋亡指数显著高于对照组，差异有统计学意义（$P < 0.01$）。	Abdel-Wahab et al，2014

续表

外源性有害因素类型	动物/细胞	染毒方式	染毒剂量/时间	实验结果	文献
紫杉醇+右丙亚胺	成年雌性 Wistar 大鼠	腹腔注射	紫杉醇（剂量为 2.4 mg/kg）单独及联合右丙亚胺（剂量分别为 8 和 16 mg/kg），每周 1 次，时间为 16 周	紫杉醇单独及各剂量联合染毒组大鼠血清 cTnI、BNP 和 MDA 水平均显著升高，SOD 活性均显著下降，与对照组比较，差异均有统计学意义（$P < 0.01$ 或 $P < 0.05$）。	王佳佳等，2013
卡莫司汀	成年雄性 SD 大鼠	腹腔注射	10 mg/kg，连续 4 天	染毒组大鼠心脏线粒体谷胱甘肽还原酶（GR）活性显著下降，与对照组比较，差异有统计学意义（$P < 0.01$）。	Kang et al，2014
雷公藤多苷	雌性 Beagle 犬（两只）	灌胃	先给予 60 mg/kg，间隔 48 小时后再给予 120 mg/kg	120 mg/kg 雷公藤多苷染毒后 10 小时，Beagle 犬血清 CK 活性较染毒前明显升高。 120 mg/kg 雷公藤多苷染毒后 5 小时，Beagle 犬血清 AST 活性较染毒前明显升高。 60 mg/kg 雷公藤多苷染毒后 2 小时，Beagle 犬血清心肌 cTnI 水平较染毒前明显升高。	李华等，2011

续表

外源性有害因素类型	动物/细胞	染毒方式	染毒剂量/时间	实验结果	文献
生川乌+生半夏	成年SD大鼠（雌雄各半）	经口灌胃	0.4 ml/100g，连续4周。生川乌剂量为0.8 g/kg单独染毒及其与生半夏剂量分别为0.2、0.4和0.8 g/kg联合染毒	生川乌单独染毒组大鼠血清中AST、CK、CKMB和LDH活性均显著高于对照组，差异均有统计学意义（$P < 0.01$）。 生川乌与生半夏（剂量为0.2、0.4和0.8 g/kg）联合染毒组大鼠血清中AST、CK、CKMB和LDH活性均显著高于对照组，差异均有统计学意义（$P < 0.01$）。	许柳等，2013
闹羊花	成年昆明种小鼠（雌雄各半）	经口灌胃	5 g/kg，一次性灌胃	染毒组小鼠血清CK活性和心脏组织匀浆中MDA水平均显著升高，心脏组织匀浆中SOD活性则显著降低，与对照组比较，差异均有统计学意义（$P < 0.05$ 或 $P < 0.01$）。	姚敏等，2011

续表

外源性有害因素类型	动物/细胞	染毒方式	染毒剂量/时间	实验结果	文献
乌头碱	雄性新西兰兔	注射	30 μg/mg，注射部位分别为心包经内关、心包经曲泽、心包经上非穴、非经非穴（臀部肌肉）。一次性注射后，15、60 和 120 分钟时耳背中动脉采血、取心脏	各时间段、各途径注射组大鼠血清中 hs-CRP 水平均显著高于对照组，差异均有统计学意义（$P < 0.01$）。 15 和 60 分钟时，各途径注射组大鼠心肌组织中 Na^+-K^+-ATP 活性均显著低于对照组，差异均有统计学意义（$P < 0.01$ 或 $P < 0.05$）。 120 分钟时，心包经曲泽、上非穴和非经非穴注射组大鼠心肌组织中 Na^+-K^+-ATP 活性均显著低于对照组，差异均有统计学意义（$P < 0.01$）。	林静瑜等，2013
链脲佐霉素+烟酰胺	成年雄性 SD 大鼠	腹腔注射	腹腔注射 100 mg/kg 烟酰胺，20 分钟后再腹腔注射 55 mg/kg 链脲佐霉素。3 天后，检测大鼠血糖值。4 个月后，处死大鼠取心脏	染毒组大鼠血糖值高于 300mg/dl。 染毒组大鼠血清中 CK-MB、LDH 和 AST 活性均显著高于对照组，差异均有统计学意义（$P < 0.01$）。 染毒组大鼠心肌中 SOD 活性和 GSH 含量显著降低，MDA 含量则显著升高，与对照组比较，差异均有统计学意义（$P < 0.01$）。	Badole et al，2014

续表

外源性有害因素类型	动物/细胞	染毒方式	染毒剂量/时间	实验结果	文献
PM2.5	成年雄性SH大鼠	气管滴注	1.6、8.0、40.0 mg/kg，每天染毒1次，连续3天	各剂量染毒组大鼠血清LDH和CKMB活性均显著高于对照组，差异均有统计学意义（$P < 0.05$ 或 $P < 0.01$）。 各剂量染毒组大鼠血清hs-CRP水平均显著高于对照组，差异均有统计学意义（$P < 0.05$ 或 $P < 0.01$）。	赵金镯等，2007
PM2.5	成年雄性WKY大鼠	气管滴注	1.6、8.0、40.0 mg/kg，每天染毒1次，连续3天	各剂量染毒组大鼠血清LDH和CKMB活性均显著高于对照组，差异均有统计学意义（$P < 0.05$ 或 $P < 0.01$）。 中、高剂量染毒组大鼠血清hs-CRP水平显著高于对照组，差异均有统计学意义（$P < 0.05$ 或 $P < 0.01$）。	赵金镯等，2007

续表

外源性有害因素类型	动物/细胞	染毒方式	染毒剂量/时间	实验结果	文献
PM2.5	大鼠心血管内皮细胞株	体外处理	0.01、0.05、0.2 和 1 mg/ml，24 小时	1 mg/ml 处理组细胞 LDH 活性与对照组比较显著升高，差异有统计学意义（$P < 0.05$）。0.2 mg/ml 处理组细胞总 NOS 活性显著升高，结构型 NOS 活性则显著降低；0.05 和 0.2 mg/ml 处理组细胞诱导型 NOS 活性显著升高，与对照组比较，差异均有统计学意义（$P < 0.01$）。	张蕴晖等，2006
二手烟	成年雄性 SD 大鼠	被动吸入	采用卷烟手动吸烟机产生二手烟（主流加支流烟雾），速率为每分钟 3 次抽吸（即每次抽吸产生烟雾 57 ml，持续时间 2 秒）。二手烟草烟雾混合室内空气抽入一个 89.5 升吸入室。泵流入和流出速度均被设定为 6 升 / 分。8 只大鼠同时暴露于 3 支常规大小的香烟烟雾，每天暴露 1 小时，共 28 天	二手烟暴露组大鼠血浆中硝基酪氨酸含量显著高于对照组，差异有统计学意义（$P < 0.05$）。	Gentner，Weber，2012

表5-5 外源性有害因素对实验动物心脏部分基因/蛋白质水平的影响

外源性有害因素类型	动物 / 细胞	染毒方式	染毒剂量 / 时间	实验结果	文献
硫酸铅	成年雄性 Wistar 大鼠	气管滴注	13.5、67.5 和 337.5 μg/kg，3 天	中、高剂量染毒组大鼠心肌组织中信号传递激活转录因子1（STAT1）、信号传递激活转录因子6（STAT6）和转录因子 GATA-3 mRNA 表达显著升高，而转录因子 T-bet mRNA 表达显著降低，与对照组比较，差异均有统计学意义（$P < 0.05$ 或 $P < 0.01$）。经免疫组织化学法检测发现，各剂量染毒组大鼠左心室中 IL-4 蛋白表达明显增加，而 IFN-γ 蛋白表达明显降低。	田振永等，2013
二氧化硫	雄性 Wistar 大鼠离体心脏	Langendorff 灌流	10、300 和 1000 μmol/L，10 分钟	各剂量处理组大鼠心脏 PKC 蛋白表达显著升高，与对照组比较，差异均有统计学意义（$P < 0.05$）。	Zhang and Meng，2012
二氧化硫衍生物	雄性 Wistar 大鼠离体心脏	Langendorff 灌流	10、300 和 1000 μmol/L，10 分钟	1000 μmol/L 处理组大鼠心脏 PKC 蛋白表达显著升高，与对照组比较，差异均有统计学意义（$P < 0.05$）。	Zhang and Meng，2012

续表

外源性有害因素类型	动物 / 细胞	染毒方式	染毒剂量 / 时间	实验结果	文献
乐果	成年雄性 SD 大鼠	经口灌胃	12.5、25 和 50 mg/kg，28 天	高剂量染毒组大鼠心肌中 M2 受体和兰尼碱受体（RyR）mRNA 表达显著低于对照组，差异均有统计学意义（$P < 0.01$）。	徐莆等，2010
多柔比星	Wistar 乳鼠原代心肌细胞	体外处理	1 μmol/L，1 小时	处理组心肌细胞谷氨酸半胱氨酸连接酶催化亚基（Gclc）和胱氨酸谷氨酸转运蛋白（SLC7A11）mRNA 表达显著低于对照组，差异均有统计学意义（$P < 0.05$）。	张妍等，2013
多柔比星	成年雄性 Wistar 大鼠	腹腔注射	2.5 mg/kg，隔天 1 次，共 6 次，时间为 2 周	染毒组大鼠心肌组织基质金属蛋白 -2（MMP-2）表达显著上调，金属蛋白酶组织抑制物 -2（TIMP-2）表达亦显著上调，与对照组比较，差异均有统计学意义（$P < 0.05$）。	Chen et al，2014

续表

外源性有害因素类型	动物 / 细胞	染毒方式	染毒剂量 / 时间	实验结果	文献
多柔比星	7 周龄雌性乳腺癌 SD 大鼠	静脉注射	0.5 mg/kg，每周 5 天，连续 6 周	染毒组大鼠心肌蛋白质氧化损伤标志物氨基己二酸半醛、羧乙基赖氨酸、羧甲基赖氨酸和丙二醛赖氨酸水平均显著升高，与对照组比较，差异均有统计学意义（$P < 0.05$）。	Sergio Granados-Principala et al，2014
多柔比星	84 日龄具 C57BL / 6J X129 遗传背景（即线粒体铁蛋白缺失，FtMt -/-）的雌性小鼠	腹腔注射	15 mg/kg，一次性注射。4 天后，处死小鼠取心脏	染毒组小鼠心肌中 LC3-II/LC3-I 蛋白表达水平的比值显著升高，与对照组比较，差异均有统计学意义（$P < 0.05$）。	Maccarinelli et al，2014
多柔比星	人细胞源的心肌细胞群（hCMC）	体外处理	0.01、0.1、1.0 和 10 μmol/L，48 小时	10 μmol/L 处理组 hCMC 培养液中心肌细胞 cTnI 水平显著升高，与对照组比较，差异均有统计学意义（$P < 0.01$）。	Jahnke Hg Fau - Steel et al，2013

续表

外源性有害因素类型	动物 / 细胞	染毒方式	染毒剂量 / 时间	实验结果	文献
生川乌 + 生半夏	成年 SD 大鼠（雌雄各半）	经口灌胃	0.4 ml/kg，连续 4 周。生川乌剂量为 0.8 g/kg 单独染毒及其与生半夏剂量分别为 0.2、0.4 和 0.8 g/kg 联合染毒	生川乌单独染毒组大鼠心脏 cTnI、CKMB 和肌红蛋白表达均显著高于对照组，差异均有统计学意义（$P < 0.01$）。 各剂量生川乌与生半夏联合染毒组大鼠心脏 cTnI、CKMB、肌红蛋白表达均显著高于对照组，差异均有统计学意义（$P < 0.01$）。	许柳等，2013
PM2.5	成年雄性 SH 大鼠	气管滴注	1.6、8.0、40.0 mg/kg，每天 1 次，连续 3 天	各剂量染毒组大鼠 IL-1β、IL-6、TNF-α 和巨噬细胞炎性蛋白 -2（MIP-2）mRNA 表达水平均显著高于对照组，差异均有统计学意义（$P < 0.05$ 或 $P < 0.01$）。	赵金镯等，2007
PM2.5	成年雄性 WKY 大鼠	气管滴注	1.6、8.0、40.0 mg/kg，每天 1 次，连续 3 天	中、高剂量染毒组大鼠 IL-1β、IL-6、TNF-α 和 MIP-2 mRNA 表达水平均显著高于对照组，差异均有统计学意义（$P < 0.05$ 或 $P < 0.01$）。	赵金镯等，2007

（二）流行病学资料（包括案例）

杨晓熹等（2008年）收集2005年8月到2007年2月住院治疗的急性一氧化碳（CO）中毒患者52例，男28例，女24例，平均年龄37.6±6.6岁。CO接触时间为2～12小时。根据患者血碳氧血红蛋白（HbCO）含量判断其轻重程度。其中，轻度中毒者18例，男10例，女8例，平均年龄37.2±6.2岁。中度中毒者34例，男18例，女16例，平均年龄37.8±6.8岁。同期健康体检者30例作为对照组，男17例，女13例，平均年龄38.2±5.8岁。采集接诊后1、3和7天外周静脉血并检测cTnI和CKMB水平。结果显示，轻度中毒组患者第1、3、7天血清cTnI水平显著高于对照组，差异均有统计学意义（$P < 0.05$）。中度中毒组患者第1、3、7天血清cTnI水平与轻度组和对照组比较均显著升高，差异均有统计学意义（$P < 0.01$）。轻度中毒组患者第3天血清CKMB活性显著高于对照组，差异有统计学意义（$P < 0.05$）。中度中毒组患者第3天血清CKMB活性显著高于轻度中毒组及对照组，差异有统计学意义（$P < 0.01$）。

葛宪民等（2009年）对水源性亚急性砷中毒事件中124例儿童病例与328例成人病例进行比较分析。儿童组男58例，女66例，平均年龄7岁。成人组男167例，女161例，平均年龄41岁。结果显示，儿童组和成人组患者心电图异常者分别占22.2%和25.0%，差异无统计学意义（$P > 0.05$）。

刘丽萍和覃震晖（2011年）对6例急性三氯乙烯中毒患者的临床资料进行回顾性分析，其中男性4例，女性2例，年龄18～27岁。结果发现，患者均有三氯乙烯密切接触史，发病至入院时间15～48天。入院时检查，4例患者血清心肌酶指标LDH、CK、α-HBDH活性升高至正常值的3倍以上。

王银谦等（2013年）收集2006年1月到2011年1月在新疆医科大学第一附属医院接受多柔比星或表柔比星化学疗法的95例乳腺癌患者（既往均无心脏病、高血压、糖尿病和未接受放疗）。多柔比星的用法：5%葡萄糖注射液250 ml＋多柔比星50 mg/m^{2}静脉滴注；表柔比星的用法：5%葡萄糖注射液250 ml＋表柔比星60 mg/m^{2}静脉滴注；疗程均为每周1次，3周为一疗程。化学疗法前后均检查心肌酶。结果显示，95例乳腺癌患者化学疗法后AST、CK、CKMB和α-HBDH活性与化学疗法前比较均显著升高，差异均有统计学意义（$P < 0.01$）。

高东艳等（2005年）选择硬膜外麻醉患者40例，其中20例采用1%罗哌卡因10 ml与2%利多卡因20 ml进行麻醉，另20例采用0.75%丁哌卡因10 ml和2%利多卡因20 ml进行麻醉。于麻醉前和麻醉后抽取静脉血3 ml，测定血清cTnI含量、CKMB和CK活性。结果显示，40例患者麻醉后血清中cTnI含量、CKMB和CK活性与麻醉前比较均显著升高，差异均有统计学意义（$P < 0.01$）。

沈伟生等（2012年）对2007年3月到2010年9月乳腺癌和胃癌术后用含表柔比星方案进行辅助化学疗法6周期的患者50例，男18例，女32例，平均年龄59±16岁。乳腺癌患者21例表柔比星平均累积量为（841.5±46.5）mg，胃癌患者29例表柔比星平均累积量为（549.3±58.9）mg。化学疗法前，所有患者心电图、心肌酶、cTnI、心脏超声等客观检查均正常、且无心脏病史。化学疗法后，cTnI水平和心肌背向散射积分（IBS）均有升高，与化学疗法前比较，差异均有统计学意义（$P < 0.05$），左心室射血分数（LVEF）与化学疗法前比较显著降低，差异有统计学意义（$P < 0.05$）。

杨莉等（2010年）对收治住院的25～70岁恶性肿瘤患者22例，男性18例，女性4例，平均年龄53.77±9.89岁，非小细胞肺癌11例，胃癌5例，非霍奇金淋巴瘤2例，乳腺癌4例。非小细胞肺癌患者化学疗法使用CAP方案（环磷酰胺+表柔比星+顺铂），胃癌患者使用ECF方案（表柔比星+顺铂+5-氟尿嘧啶），乳腺癌患者使用CEF方案（环磷酰胺+表柔比星+5-氟尿嘧啶），非霍奇金淋巴瘤患者使用CHOP方案（环磷酰胺+表柔比星+长春新碱+泼尼松）。表柔比星每次60 mg/m^2，21天重复。疗程前及疗程结束第2天各测1次cTnI含量和CKMB活性。结果显示，治疗后CKMB活性、cTnI水平与治疗前比较均显著升高，差异均有统计学意义（$P < 0.05$）。疗程前后各测1次心脏彩超。结果显示，治疗后左室舒张期E峰与A峰比值

(E/A)、左心室短轴缩短率（LVFS）较治疗前均显著下降，差异均有统计学意义（$P < 0.05$）。

谢瑾和向明（2009年）收集2006年3月到2007年3月确诊为乳腺癌的女性患者102例，年龄32～65岁，平均44.7±7.5岁，分为3组。A组26例患者均采用多柔比星（阿霉素）为主的化学疗法方案，多柔比星累积剂量≤300 mg/m^2。B组26例患者同样化学疗法方案，其中多柔比星累积剂量≥300 mg/m^2。C组50例对照组，未给予化学疗法。结果显示，多柔比星累积剂量≥300 mg/m^{2}组患者心脏参数左室射血分数（LVEF）、左心室短轴缩短率（LVFS）明显降低，以及左室等容舒张期时间（isovolumicrelaxation time，IRT）明显增加，与对照组及多柔比星累积剂量≤300 mg/m^{2}组患者比较，差异均有统计学意义（$P < 0.05$）。同时，52例乳腺癌患者化学疗法后心肌酶改变者共有13人，其中CK活性增高2例，CKMB活性增高4例，LDH活性增高11例，α-HBDH活性增高5例。而且，多柔比星累积剂量≥300 mg/m^{2}组患者心肌酶增高的阳性发生率显著高于多柔比星累积剂量≤300 mg/m^{2}组患者，差异亦有统计学意义（$P < 0.05$）。

李杨等（2008年）回顾性分析108位患者使用抗胸腺细胞免疫球蛋白前后心肌酶的变化。其中，男77例，女31例，年龄3～52岁，中位年龄22岁。急性淋巴细胞白血病17例、急性非淋巴细胞白血病24例、慢性粒细胞白血病28例、急性混合细胞白血病2例、骨髓增生异常综合征3例、再生障碍性贫血24例、系统性红斑狼疮5例、地中海贫血2例，重叠综合征（系统性红斑狼疮、皮肌炎）1例，假肥大型进行性肌营养不良症1例，全血细胞减少1例。既往无器质性心脏病史，用药前心电图正常；生化检验中AST、CK和CKMB活性均正常。全部病例均排除心肌梗死急性期、心包炎、心肌炎及其他各种器质性心脏病。上述患者均采用2～25 mg/kg抗胸腺细胞免疫球蛋白治疗，时间为2～9天。结果显示，用药后心肌酶异常率为20.6%，其中CK活性平均增高316 U/L，CKMB活性平均增高12 U/L。

第二节 致血管毒性的外源化学物及毒性表现

一、概述

近年来，很多学者从器官、细胞、分子及基因水平等多层次探讨了各种外源性有害因素对血管的毒性及其可能的毒性机制。常见的外源性有害因素：

（1）金属与类金属及其化合物：醋酸铅、砷化物、纳米二氧化硅、纳米二氧化钛、纳米氧化锌、Fenton 体系（$FeSO_4$ 与 H_2O_2）、氯化锰、氯化镉、氯化铬、铬酸、三氯化铁等。

（2）有机溶剂：二硫化碳、二氧化硫衍生物、一氧化碳、三氯乙烯、氯丙烯、氯仿、甲基乙二醛、过氧化氢、尿酸盐、对甲酚等。

（3）农药：溴氰菊酯、乐果、单甲脒、丰索磷等。

（4）药物：毒毛花苷、多柔比星（阿霉素）、罗哌卡因、三七总皂苷、雷公藤多苷、链脲佐霉素与烟酰胺、3- 脱氧葡糖醛酮（3-deoxyglucosone，3-DG）、同型半胱氨酸、肿瘤坏死因子 -α（tumor necrosis factor-α，TNF-α）、D- 葡萄糖、葡萄糖、蛋氨酸、内皮素 -1（endothelin-1，ET-1）和凝血酶等。

（5）激素：例如血管紧张素Ⅱ、高分子右旋糖苷联合肾上腺素与牛血清白蛋白凝血酶、睾酮。

（6）物理因素：例如流体切应力梯度、缺氧、缺氧 - 再复氧、缺血 - 再灌注、缺血缺糖等。

（7）生物因素：例如牙龈卟啉单胞菌、大肠埃希菌内毒素（lipopolysaccharide，LPS）、2 型登革热病毒（dengue virus-2，DV2）等。

（8）其他：例如 PM2.5、低密度脂蛋白（low-density lipoprotein，LDL）、氧化低密度脂蛋白（oxidized low-density lipoprotein，ox-LDL）、胆固醇、石英颗粒、燃煤 PM2.5 全颗粒物、燃煤 PM2.5 无机组分、燃煤 PM2.5 有机组分、燃煤 PM2.5、大气 PM2.5 水溶成分、大气 PM2.5 非水溶成分、吸烟等。

许多外源性有害因素对血管的毒性表现，主要为可引起实验动物高血压、低血压、动脉粥样硬化、血栓形成及出血发生。其中：

（1）高血压和低血压评价指标：包括组织或血管内皮细胞形态学改变、动脉压（mean arterial pressure，MAP）、左心室收缩压（left ventricular systolic pressure，LVSP）、左心室压最大上升速率（maximal rising rate for left ventricular pressure，+dp/dt）、左心室压最大下降速率（maximal declining rate for left ventricular pressure，–dp/dt）等。

（2）动脉粥样硬化评价指标：包括内皮细胞形态学改变、心血管活性因子的改变如内皮素（endothelin，ET）、组织纤溶酶原激活因子（tissue plasminogen activator，t-PA）、组织纤溶酶原激活抑制因子（plasminogen activator inhibitor，PAI）和血栓素 A2（thromboxane A2，TXA2）等。

（3）氧化应激水平的改变：如超氧化物歧化酶（superoxide dismutase，SOD）、乳酸脱氢酶（lactate dehydrogenase，LDH）、谷胱甘肽过氧化物酶（glutathione peroxidase，GSH-Px）、总一氧化氮合酶（total nitric oxide synthase，tNOS）、结构型一氧化氮合酶（constitutive nitric oxide synthase，cNOS）和过氧化氢酶（catalase，CAT）活性、丙二醛（malondialdehyde，MDA）、一氧化氮（nitric oxide，NO）和活性氧（reactive oxygen species，ROS）水平。

（4）细胞因子水平改变：如细胞间黏附分子 -1（intercellular adhesionmolecule-1，ICAM-1）、白细胞介素 -6（interleukin-6，IL-6）、肿瘤坏死因子 -α（tumor necrosis factor-α，TNF-α）、内皮素（endothelin，ET）、白细胞介素 -1β（interleukin-1β，IL-1β）和 C- 反应蛋白（C-reactive protein，CRP）等。

（5）血清生化指标改变：如胆固醇（total cholesterol，TC）、低密度脂蛋白（low-density lipoprotein，LDL）、三酰甘油（triglyceride，TG）、血管性血友病因子（von Willebrand factor，vWF）、高密度脂蛋白（high-density lipoprotein，HDL）、载脂蛋白 B（apolipoprotein B，apoB）含量和肝酯酶（hepatic lipase，HL）活性。

（6）部分基因 / 蛋白质表达水平改变：如 bcl-2、bax、细胞间黏

附分子 -1（intercellular adhesionmolecule-1，ICAM-1）、肿瘤坏死因子受体 -1（tumor necrosis factor receptor-1，TNFR1）、血管内皮细胞黏附分子 1（vascular endothelial cell adhesion molecule-1，VCAM-1）、低密度脂蛋白受体 1（low density lipoprotein receptor 1，LOX-1）、诱导型一氧化氮合酶（inducible nitric oxide synthase，iNOS）、内皮型一氧化氮合酶（endothelial nitric oxide synthase，eNOS）、5- 脂氧合酶（5-lipoxygenase，5-LO）、细胞核因子 -κB（nuclear factor-κB，NF-κB）、基质金属蛋白酶 2（matrix metalloproteinase-2，MMP-2）、白细胞介素 3（interleukin-3，IL-3）、环氧合酶 -2（cyclooxygenase-2，Cox-2）、巨噬细胞炎性蛋白（CXCL1）、趋化因子 2（CCL2）、趋化因子 5（CCL5）、细胞周期蛋白 A（cyclin A）、细胞周期蛋白 B1（cyclin B1）、有丝分裂细胞周期蛋白依赖性激酶（Cdc2）、细胞分裂周期蛋白 25C（Cdc25C）、血红素加氧酶 -1（heme oxygenase-1，HO-1）、脂肪甘油三酯脂酶（adipose triglyceride lipase，ATGL）、激素敏感脂肪酶（hormone-sensitive lipase，HSL）、CD36 和 α- 平滑肌肌动蛋白（α-smooth muscle actin，α-SMA）等。

（7）其他变化：如细胞存活率、线粒体膜电位、细胞凋亡率、caspase-3 活性等。

（8）血栓形成评价指标：包括血栓素 B2（thromboxane B2，TXB2）、ET、6- 酮 - 前列腺素 F1α、t-PA、PAI 和 vWF 水平，SOD 和 LDH 活性异常改变。

（9）部分基因 / 蛋白质水平改变：如前列腺素合成酶（prostaglandin synthetase，PGIS）、血栓素合成酶（thromboxane synthase，TXS）、ICAM-1、VCAM-1、Cox-2、p-IκB/t-IκB、p-JNK/JNK1、p-ERK/t-ERK、组织因子（tissue factor，TF）抗原、iNOS、bcl-2、白细胞介素 -4（interleukin-4，IL-4）和嗜酸性粒细胞活化趋化因子（extaxin）等。

（10）出血性疾病评价指标：包括心肌细胞凋亡数目增多、凋亡率增加、心脏区域出血、Apo-1/Fas 和 bcl-2 mRNA 表达异常、t-PA 和趋化因子受体 CXCR4 水平改变等。

二、高血压

（一）高血压概念、分类及机制

1．高血压的概念

高血压是以体循环动脉压升高为主要临床表现的心血管综合征，指未使用降压药的情况下收缩压≥ 140 mmHg 和（或）舒张压≥ 90 mmHg。

2．高血压的分类

临床上分为原发性高血压和继发性高血压两大类。

3．高血压的发生机制

高血压的发生机制目前还不完全清楚，一般认为主要是由于小动脉痉挛使外周阻力增加，血压升高。各种外界或内在不良刺激，长期反复作用于大脑皮质，使交感神经兴奋性增高，引起全身小动脉痉挛，以致血压升高。同时，肾分泌肾素增多。后者使血浆中的血管紧张素原转化为血管紧张素Ⅰ，并在血管紧张素转化酶的作用下，进一步转化为血管紧张素Ⅱ。血管紧张素Ⅱ具有很强的收缩血管作用，致使全身小动脉痉挛加重，引起高血压，并能刺激醛固酮分泌，造成水钠潴留，进而加重高血压。

在疾病早期，小动脉紧张性的增高通常是可以逆转的，血压升高也不稳定，容易受情绪波动和睡眠等因素影响。随着疾病发展，血压升高逐渐趋向稳定，此时小动脉可发生硬化，特别是肾小动脉硬化引起或加重肾缺血。肾缺血又进一步加重全身小动脉痉挛，促使高血压病不断发展。

（二）动物实验资料

1．细胞形态学改变

王娜等（2008 年）用剂量为 0.1 μmol/L 的毒毛花苷体外处理人脐静脉内皮细胞 ECV-304，48 小时后在荧光显微镜和透射电镜下观察。结果显示，对照组细胞大小一致，被 Hoechst33342 染成蓝色荧光，细胞形态规整，细胞核较大，少见红染的坏死细胞。处理组细胞则可见部分细胞形态不规则，核染色质凝集，核膜破裂等凋亡细胞形态，甚至出现胞膜破裂，以及染色质凝集的红色细胞（即凋亡后期细胞）。透射电子显微镜下，对照组细胞形态多样，核质比例大、核仁肥大且规则，细胞质内线粒体、核糖体丰富，有较多胞饮小泡，胞膜清晰、表面有少量微绒毛，细胞间可见缝隙连接和多个紧密连接。处理组细胞肿胀、体积增大，且伴有胞质凝缩、电子密度增高，核固缩偏位，核染色质致密、聚集于核膜下，核膜、胞膜清晰完整，线粒体肿胀，内质网扩张。同时还可见明显坏死细胞特征，如胞质内出现空腔、胞质崩解、细胞间隙增大、细胞间紧密连接消失。

范俊等（2012 年）采用 10^{-7} mol/L 血管紧张素Ⅱ体外处理人脐静脉细胞融合细胞 EA．Hy926，24 小时。再用吖啶橙染色后，荧光显微镜下观察细胞自噬变化情况，发现胞质内呈酸性的自噬体囊泡结构被染成明亮的橘红色，而其他细胞部位呈绿色。结果显示，处理组细胞胞质内橘红色自噬体结构较对照组明显增多。

2．外源性有害因素致高血压发生

许多外源性有害因素可导致实验动物高血压发生（表 5-6），主要指标包括平均动脉压（mean arterial pressure，MAP）、左心室收缩压（left ventricular systolic pressure，LVSP）、左心室压最大上升速率（maximal rising rate for left ventricular pressure，+dp/dt）、左心室压最大下降速率（maximal declining rate for left ventricular pressure，–dp/dt）等。生化指标包括 TC、TG、葡萄糖和 ROS 水平。部分基因 / 蛋白质水平异常改变，包括钠钾泵 α1 和 β1 亚单位、微管相关蛋白轻链 3-Ⅱ（microtubule-associated-protein light chain 3-Ⅱ，LC3-Ⅱ）、小窝蛋白（caveolin-1）和 NADPH 氧化酶 4（NADPH oxidase 4，NOX4）及其亚单位 $p47^{phox}$ 与 $p22^{phox}$ 等。常见致高血压的外源性有害因素：

（1）金属与类金属及其化合物：醋酸铅等。

（2）有机溶剂：二硫化碳等。

（3）农药：溴氰菊酯、乐果等。

（4）药物：毒毛花苷、多柔比星等。

（5）激素：例如血管紧张素Ⅱ。

（6）其他：例如 PM2.5、果糖和二手烟等。

表5-6　外源性有害因素致实验动物高血压发生

外源性有害因素类型	动物/细胞	染毒方式	染毒剂量/时间	实验结果	文献
醋酸铅	成年雄性SD大鼠	经口灌胃	10、30、90 mg/kg，9周	各剂量染毒组大鼠收缩压显著高于对照组，差异均有统计学意义（$P < 0.01$）。	王桂兰等，1995
二硫化碳	成年SD大鼠	腹腔注射	160和320 mg/kg，每日1次，每周6次，连续7周	各剂量染毒组大鼠收缩压及舒张压均较对照组略有上升，差异无统计学意义（$P > 0.05$）。高剂量染毒组大鼠脉压差则显著低于对照组，差异有统计学意义（$P < 0.05$）。	张文昌等，1997
溴氰菊酯	成年雄性豚鼠	腹腔注射	25 mg/kg，一次性注射	染毒组豚鼠收缩压和舒张压分别在染毒后15～90分钟持续升高，正向心肌最大收缩速率（dp/dtmax）值在染毒30分钟后明显升高，与染毒前即刻相比，差异均有统计学意义（$P < 0.05$）。	胡云平等，2001
乐果	成年雄性SD大鼠	经口灌胃	12.5、25和50 mg/kg，28天。每周测2次血压	前10天，低剂量染毒组大鼠血压呈现升高趋势，在第10天血压达到最高值，与染毒前比较，差异有统计学意义（$P < 0.05$），随后逐渐下降。染毒初期，高剂量染毒组大鼠血压升高趋势较为明显，在第5、10、15天血压均显著高于染毒前，差异亦有统计学意义（$P < 0.01$），在第15天达到高峰值后逐渐下降。	徐菁等，2010

续表

外源性有害因素类型	动物/细胞	染毒方式	染毒剂量/时间	实验结果	文献
多柔比星	日本大耳白兔（雌雄各半）	耳缘静脉注射	1 mg/kg，每周2次，连续8周	染毒组白兔左室内压显著下降，左室内压上升最大速率（+dp/dt）显著降低，左室舒张末压显著升高，与正常对照组比较，差异均有统计学意义（$P < 0.05$）。	陈新宇等，2009
毒毛花苷	人脐静脉内皮细胞ECV-304	体外处理	0.001、0.01、0.05、0.1、0.5、1和10 μmol/L，24、48和72小时	24小时，0.1 μmol/L以上剂量处理组细胞增殖抑制率显著高于对照组，差异有统计学意义（$P < 0.01$）。48和72小时，0.05 μmol/L以上剂量处理组细胞增殖抑制率均显著高于对照组，差异有统计学意义（$P < 0.01$）。	王娜等，2008
			0.1 μmol/L，12、24和48小时	24和48小时处理组细胞钠钾泵α1亚单位mRNA表达水平显著升高，钠钾泵β1亚单位mRNA表达水平显著降低，与对照组比较，差异均有统计学意义（$P < 0.01$）。另外，48小时处理组细胞DNA琼脂糖凝胶电泳显示较典型的DNA ladder带。	
毒毛花苷	人脐静脉内皮细胞	体外处理	0.01 μmol/L，12、24和48小时	24和48小时处理组细胞钠钾泵α1亚单位mRNA表达水平显著升高，钠钾泵β1亚单位mRNA表达水平显著降低，与对照组比较，差异均有统计学意义（$P < 0.01$）。同时，各时间段处理组细胞血管内皮钙黏蛋白（VE-cadherin）mRNA表达水平显著下降，Snail mRNA表达水平显著升高，与对照组比较，差异均有统计学意义（$P < 0.01$）。	徐瑞成等，2008

续表

外源性有害因素类型	动物/细胞	染毒方式	染毒剂量/时间	实验结果	文献
毒毛花苷	人脐静脉内皮细胞	体外处理	0.01、0.1 和 0.5 μmol/L，48 小时	各剂量处理组细胞钠钾泵 α1 亚单位和 VE-cadherin mRNA 表达水平显著升高，钠钾泵 β1 亚单位和 Snail mRNA 表达水平显著降低，与对照组比较，差异均有统计学意义（$P < 0.01$）。	
毒毛花苷	人脐静脉内皮细胞	体外处理	0.3 nmol/L，2 小时	应用 BiostarH-80s 芯片分析内皮细胞表达谱改变发现，340 个基因出现差异表达。其中 85 个基因是生长代谢相关基因。其中 6 条基因表达呈显著上调，例如，蛋白激酶基因（NM-002737）、蛋白磷酸酶基因（NM-014225、NM-002719）、Arrestin beta 1 基因（NM-004041）和电压依赖性钾通道（Kv）shal 亚家族（NM-012281）基因及多种转录因子基因包括 TRAF（tumor necrosis factor receptor-associated factor）家族相关的 NF-κB 激活剂 TANK（NM-004180）、E2F4（NM-001950）、GTF21（NM-032999）、CREBBP（NM-004380）、TF Ⅱ F（NM-002096）。	任延平和吕卓人，2004
血管紧张素Ⅱ	人脐静脉细胞融合细胞 EA.Hy926	体外处理	10^{-7} mol/L，24 小时	处理组细胞 ROS 荧光表达显著高于对照组，差异有统计学意义（$P < 0.05$）。	范俊等，2012

续表

外源性有害因素类型	动物/细胞	染毒方式	染毒剂量/时间	实验结果	文献
血管紧张素Ⅱ	人脐静脉细胞融合细胞 EA.Hy926	体外处理	10^{-6}、10^{-7} 和 10^{-8} mol/L，24 小时	各剂量处理组细胞微管相关蛋白轻链 3-II（LC3-Ⅱ）蛋白表达显著升高，与对照组比较，差异均有统计学意义（$P < 0.05$）。	
			10^{-7} mol/L，6、12、24 和 36 小时	各时间段处理组细胞 LC3-Ⅱ蛋白表达显著升高，与对照组比较，差异均有统计学意义（$P < 0.05$）。且 24 小时处理组细胞 LC3-II 蛋白表达显著高于其余时间段处理组，差异有统计学意义（$P < 0.05$）。	
PM2.5	成年雄性 SH 大鼠	气管滴注	1.6、8.0、40.0 mg/kg，每天染毒 1 次，连续 3 天	各剂量染毒组大鼠血压均显著高于对照组，差异均有统计学意义（$P < 0.05$）。	赵金镯等，2007
PM2.5	成年雄性 WKY 大鼠	气管滴注	1.6、8.0、40.0 mg/kg，每天染毒 1 次，连续 3 天	各剂量染毒组大鼠血压均显著高于对照组，差异均有统计学意义（$P < 0.05$）。	赵金镯等，2007

续表

外源性有害因素类型	动物/细胞	染毒方式	染毒剂量/时间	实验结果	文献
果糖	成年雄性Wistar大鼠	喂饲	高果糖饮食（60%果糖，21%蛋白质，5%脂肪，8%纤维素、标准的维生素和矿物质），共8周。每周测定2次收缩压	高果糖饮食组大鼠收缩压显著高于对照组，差异均有统计学意义（$P < 0.05$）。 此外，28和56天时，高果糖饮食组大鼠血清TC、TG和葡萄糖含量均显著升高，与对照组比较，差异均有统计学意义（$P < 0.05$）。	Chou et al，2015
果糖	30日龄大鼠	喂饲	高果糖饮食（含10%果糖），共8周，并分别于0、4和8周时测收缩压	4周和8周时，高果糖饮食组大鼠收缩压均显著高于对照组，差异均有统计学意义（$P < 0.05$）。 高果糖饮食组大鼠主动脉p47、p22和NOX4蛋白表达均显著上调，与对照组比较，差异均有统计学意义（$P < 0.05$）。 高果糖饮食组大鼠主动脉NOS活性和小窝蛋白（caveolin-1）表达均显著上调，与对照组比较，差异均有统计学意义（$P < 0.05$）。 高果糖饮食组大鼠主动脉p-eNOS/eNOS和p-JNK/JNK蛋白表达比值均显著升高，与对照组比较，差异均有统计学意义（$P < 0.05$）。	Litterio et al，2015

续表

外源性有害因素类型	动物/细胞	染毒方式	染毒剂量/时间	实验结果	文献
二手烟	成年雄性SD大鼠	吸入染毒	采用卷烟手动吸烟机产生二手烟（主流加支流烟雾），速率为每分钟3次抽吸（即每次抽吸产生烟雾57 ml，持续时间2秒）。二手烟草烟雾混合室内空气抽入一个89.5升吸入室。泵流入和流出速度均被设定为6升/分。4只大鼠同时暴露于3支常规大小的香烟烟雾，每天暴露1小时，共28天	二手烟暴露改变了收缩压、舒张压的昼夜节律模式。第1周和第4周结束时，二手烟暴露组大鼠收缩压、舒张压均显著高于对照组，差异均有统计学意义（$P < 0.05$）。	Gentner and Weber，2012

（三）流行病学资料（包括案例）

Sirivarasai 等（2015 年）于 2009 年对泰国某队列人群（主要研究心血管疾病的风险与营养、毒理之间的关系）进行第三次调查，整个队列人群全部由男性构成，共 986 人。所有参与者根据血压情况分为高血压组（222 人）、高血压前期组（432 人）和正常血压组（332 人），再采用原子吸收光谱法测定调查人群血铅浓度。结果显示，高血压组血铅浓度（5.28 ± 0.21 μg/dl）显著高于正常血压组（4.40 ± 0.10 μg/dl）和高血压前期组（4.55 ± 0.09 μg/dl），差异均有统计学意义（$P < 0.05$）。此外，血铅浓度与收缩压、舒张压之间均呈正相关，相关系数 r 分别为 0.218 和 0.195，差异均有统计学意义（$P < 0.05$ 或 $P < 0.01$）。提示，环境铅暴露与血压升高之间存在因果关系。

陈嘉等（2009 年）将某化纤厂 1080 名职工按二硫化碳（CS_2）接触浓度分为高浓度接触组与低浓度接触组。其中高浓度接触组 821 人，男性占 75.88%，平均年龄 38.2 ± 7.0 岁，平均接触工龄 17.9 ± 7.1 年，工作场所中 CS_2 浓度为 8.36 ± 5.55 mg/m^3。低浓度接触组 259 人，男性占 75.67%，平均年龄 38.7 ± 7.0 岁，平均接触工龄 18.3 ± 7.3 年，工作场所 CS_2 浓度为 1.36 ± 0.52 mg/m^3。再随机抽取同期来医院健康体检人员 250 人作为对照组，其中男性占 75.2%，平均年龄 39.2 ± 7.4 岁。随后，采用汞式血压计测量其臂部收缩压及舒张压。结果显示，高浓度接触组职工收缩压、舒张压及平均动脉压均显著高于对照组及低浓度接触组，差异均有统计学意义（$P < 0.01$）。高浓度接触组职工收缩压、舒张压异常发生率均显著高于对照组及低浓度接触组，差异均有统计学意义（$P < 0.01$）。

王炳玲等（2011 年）对某溴化阻燃剂生产企业的工人健康体检资料进行分析。第 1 年 42 名工人参加体检，其中 15 名工人主要接触氯丙烯和氯仿，27 名工人主要接触八溴联苯醚粉尘。结果显示，八溴联苯醚粉尘组工人窦性心动过缓等心律失常的发生率显著高于氯仿和氯丙烯组。第 2 年 41 名工人主要接触氯丙烯和氯仿，27 名工人主要接触八溴联苯醚粉尘。结果显示，八溴联苯醚粉尘组工人的高血压发生率（48.1%）显著高于氯仿和氯丙烯组（29.3%）。

Morales-Suarez-Varela 等（2015 年）收集西班牙巴利亚多利德市的 254 人的资料，年龄为 20 ~ 59 岁，并将其分为非吸烟者无高血压组（139 例）、吸烟者无高血压组（79 例）、非吸烟者高血压组（21 例）和吸烟者高血压组（15 例）。再采用电感耦合等离子体质谱测定血清锌含量，检测限值为 4.22 ~ 17.34 μmol/L，尿锌含量检测限值为 < 0.08 μmol/g 肌酐。结果显示，高血压患者血清锌含量低于非高血压患者，其中非吸烟者无高血压组、吸烟者无高血压组人群血清锌含量分别为 13.39 ± 4.35 和 12.80 ± 3.77 μmol/L，非吸烟者高血压组和吸烟者高血压组人群血清锌含量分别为 12.32 ± 3.19 和 12.23 ± 4.30 μmol/L。高血压患者尿锌含量则高于非高血压患者，其中非吸烟者无高血压组、吸烟者无高血压组人群尿锌含量分别为 2.55 ± 2.91 和 2.59 ± 2.74 μmol/L，非吸烟者高血压组和吸烟者高血压组人群尿锌含量分别为 2.78 ± 2.13 和 2.69 ± 3.57 μmol/L。因此，非吸烟者无高血压组、吸烟者无高血压组人群血清锌 / 尿锌比值分别为 43.74 ± 67.19 和 43.13 ± 69.24，非吸烟者高血压组和吸烟者高血压组人群血清锌 / 尿锌比值分别为 28.79 ± 60.36 和 15.40 ± 17.36。上述结果提示，高血压人群血清锌 / 尿锌比值降低。进一步研究发现，机体锌水平降低引起氧化应激，在调整吸烟、年龄、性别、体质指数、维生素 B_{12} 摄入和血清锌 / 尿锌比值等因素后，氧化应激发生诱发高血压病的危险度为 3.06。

Llopis-Gonzalez 等（2015 年）募集西班牙巴利亚多利德市的 1514 人参与营养与健康相关参数的研究，年龄为 20 ~ 89 岁，其中女性占 50.3%，男性占 49.7%。高血压患者 654 例，占 43.2%。非高血压患者 860 例，占 56.8%。在上述人群中，作者选择 40 岁以上的非高血压组（即对照组，共 429 例，占 28.3%）和 40 岁以上未经诊断的高血压病例组（即病例组，共 246 例，占 16.2%）进行分析。对照组男性 208 人，女性 221 人。病例组男性 133 人，女性 113 人。结果显示，病例组女性维生素 A 膳食摄入量为 1977.00 ± 1016.82 μg/d，对照组女性维生素 A 膳食摄入量为 1650.03 ± 908.85 μg/d，且差异有统计学意义（$P < 0.05$）。病例组和对照组男性维生素 A 膳食摄入量分别为

1533.96±870.43 和 1661.76±899.54 μg/d，差异无统计学意义（$P > 0.05$）。病例组和对照组女性维生素 D 膳食摄入量分别为 7.96±9.93 和 7.70±9.76 μg/d，病例组和对照组男性维生素 D 膳食摄入量为 8.27±9.57 和 8.68±9.29 μg/d，差异均无统计学意义（$P > 0.05$）。在本研究中，进一步采用 Logstic 回归分析得知，未经参数调整，维生素 D 每天摄入量低于推荐摄入量时，高血压发生的 OR 值为 0.47，且差异有统计学意义（$P < 0.05$）。提示，维生素 D 每天摄入量低于推荐摄入量与高血压发生之间存在负相关。此外，经调整性别、年龄、体质指数、糖尿病和高胆固醇血症等因素后，维生素 A 和维生素 D 每天摄入量高于推荐摄入量时，高血压发生的 OR 值均为 1.80，但差异无统计学意义（$P > 0.05$）。上述结果提示，40 岁以上人群每天摄入超过推荐摄入量的维生素 A 或维生素 D 后，可能增加患高血压的风险水平，但差异无统计学意义。

杨春（2003 年）随机选择志愿受试者 146 人，其中男 118 人，女 28 人，年龄 26 ~ 73 岁，平均年龄 40.91±2.92 岁，≥ 60 岁者 12 人，< 60 岁者 134 人。吸烟者 117 人，不吸烟者 29 人，有高血压者 22 人，有冠心病者 1 人。受试者于安静状态取卧位，用多参数监护仪测定血压基础值后，在 3 分钟内吸烟 1 支。从吸烟开始每分钟重复测定血压，直至恢复或接近基础值。结果显示，144 人血压升高（占 98.6%），2 人血压下降。146 人收缩压平均上升 12.39±1.26 mmHg，舒张压平均上升 7.95±0.96 mmHg，与吸烟前基础血压值比较差异均有统计学意义（$P < 0.01$）。吸烟 1 分钟时，血压值即开始快速上升，多数在 2 ~ 3 分钟达峰值，吸烟结束后逐渐下降，12 分钟恢复或接近基础血压。2 人血压下降，平均收缩压下降 10.5 mmHg，舒张压下降 6.5 mmHg，吸烟后 2 ~ 3 分钟降至谷值。按年龄分组比较，≥ 60 岁者的收缩压变化幅度较< 60 岁者大，差异有统计学意义（$P < 0.05$）。三、低血压

（一）低血压概念、分类及机制

1．低血压的概念

低血压是指体循环动脉压力低于正常的状态。由于病理或生理原

因造成收缩压在 100 mmHg 以下时，称为低血压。

2．低血压的分类及发生机制

慢性低血压一般可分为体质性低血压、直立性（体位性）低血压和继发性低血压三类。

（1）体质性低血压一般认为与遗传和体质瘦弱有关，多见于 20 ~ 50 岁的妇女和老年人，轻者可无症状，重者出现精神疲惫、头晕、头痛，甚至昏厥。夏季气温较高时更明显。

（2）直立性低血压（即体位性低血压），指患者从卧位到坐位或直立位时，或长时间站立出现血压突然下降超过 20 mmHg，并伴有明显症状如头昏、头晕、视物模糊、乏力、恶心、认知功能障碍、心悸、颈背部疼痛。直立性低血压与多种疾病有关，包括多系统萎缩、糖尿病、帕金森病、多发性硬化病、围绝经期（更年期）障碍、血液透析、手术后遗症、麻醉，以及服用降压药、利尿药、催眠药、抗精神抑郁药等，或其他如久病卧床，体质虚弱的老年人。

（3）继发性低血压主要指由某些疾病或药物引起的低血压，如脊髓空洞症、风湿性心脏病、降压药、抗抑郁药、慢性营养不良症及血液透析患者。

3．低血压的发生机制

（1）原发性低血压病：指无明显原因的低血压状态，如生理性低血压（体质性低血压），多见于体质瘦弱的老人、女性。生理性低血压状态，指部分健康人群中，其血压测量值已达到低血压标准，但无任何自觉症状，经长期随访，除血压偏低外，身体各系统、器官无缺血和缺氧等异常，也不影响寿命。原发性低血压病的发病机制至今未明，可能与中枢神经细胞张力障碍有关。由于中枢神经系统的兴奋与抑制过程的平衡失调，血管舒缩中枢的抑制过程加强，血管收缩与舒张动态平衡发生障碍，血管舒张占优势，最终导致动脉血压降低。此外，内分泌功能失调，体内某些调节血压的物质排泌失衡，如血管紧张素 - 肾素 - 醛固酮系统、儿茶酚胺类等升压物质分泌降低，而缓激肽、组胺、5- 羟色胺等舒血管物质增多，可能参与低血压病的形成。遗传因素、气候、地理环境、风俗习惯及职业等因素也可能引起低血压病。

（2）继发性低血压病：指人体某一器官或系统的疾病引起的血压降低，可在短期内迅速发生，如大出血、急性心肌梗死、严重创伤、感染（如年轻时患过某些传染病，慢性扁桃体炎、咽峡炎）、过敏等原因导致血压急剧降低。大多数情况下，低血压缓慢发生，可逐渐加重，如继发于严重的肺结核、恶性肿瘤、营养不良（维生素 C、维生素 B_1 和维生素 B_6 缺乏）、恶病质等的低血压。

（二）动物实验资料

许多外源性有害因素可导致实验动物低血压发生（详见表 5-7），主要指标包括平均动脉压（mean arterial pressure，MAP）、左心室收缩压（left ventricular systolic pressure，LVSP）、左心室压最大上升速率（maximal rising rate for left ventricular pressure，+dp/dt）、左心室压最大下降速率（maximal declining rate for left ventricular pressure，–dp/dt）等。常见致低血压的外源性有害因素：

（1）金属与类金属及其化合物：亚砷酸钠、氟化钠等。

（2）农药：单甲脒等。

（3）药物：罗哌卡因、三七总皂苷、雷公藤多苷、链脲佐霉素与烟酰胺等。

（三）流行病学资料（包括案例）

Force ICoMRT（2012 年）报告中对 2010 年饮用丝瓜汁中毒患者的病例资料进行分析，3 例死亡，疑似中毒 26 人。26 个疑似中毒病例中，年龄 30 ~ 73 岁，男 17 人，女 9 人，饮用丝瓜汁量为 20 ~ 350 ml。饮用丝瓜汁后，所有患者出现严重腹痛，18 人出现恶心、呕吐，5 例患者出现心动过速。22 例患者有血压值记录，结果 12 例（占 54.5%）患者出现低血压现象。

Ali 等（2011 年） 于 2010 年 7 月 ~ 10 月 在 苏 丹 Kassala 和 Medani 妇产医院进行孕妇的严重恶性疟疾的流行病学调查。在两所医院中，共222名孕妇诊断为恶性疟疾，其中40名（占18%）符合WHO诊断恶性疟疾标准。40例恶性疟疾妇女的年龄为28.4±6.1岁，孕次为3.5±2.3和孕龄为29.3±6.7周。在40例恶性疟疾患者中，低血糖14例（占35.5%），严重贫血12例（占30%），低血压10例（占25%），黄疸9例（占22.5%），脑型疟6例（占15%），反复抽搐4例（占10%），菌血症4例（占10%）和有2个以上表现者9例（占22.5%）。在12例重度贫血患者中，黄疸3例（占25%），低血压和菌血症1例和低血糖1例。

Green等（2014年）收集2010年1月1日至12月31日在澳大利亚墨尔本郊区一教学医院就诊的患者，血液培养呈细菌阳性，年龄均为18岁以上，并排除接受抗肿瘤化学疗法、血液样本可能被污染和数据不完整的患者。符合纳入标准的患者共328例，分为两组，即18～80岁（平均年龄为55±16.9岁）和80岁以上（平均年龄为87±3.9岁）。结果显示，老年组病死率为21.1%，年轻组病死率为8.5%，差异有统计学意义（$P < 0.05$）。校正合并症后，经Logsitic回归分析得出察尔森合并症指数（OR=1.36）和收缩压降低（OR=0.97）是菌血症死亡的重要预测因子，且差异有统计学意义（$P < 0.05$）。

Greenaway等（1996年）对生活在加拿大马尼托巴省农村的一个家庭3名成员发生食源性中毒的情况进行了报告。该家庭共进晚餐为煮熟的鱼、薯条、熟白菜、自制玉米罐头、新鲜芹菜、菜花面包和自制泡菜。在随后的2小时，3名成员开始发生恶心的症状，继而呕吐、腹痛、意识减退、癫痫发作和广泛肌肉无力。其中1名86岁男性患者还出现窦性心动过缓或低血压。另一名46岁女性患者在住院期间出现了房室传导阻滞和收缩压低于100 mmHg。经过分析得知，患者所食煎鱼中含470 ppm（470/100万）丰索磷（一种有机磷农药），而3名患者均食用煎鱼超过200 g。

表5-7　外源性有害因素致实验动物低血压发生

外源性有害因素类型	动物	染毒方式	染毒剂量 / 时间	实验结果	文献
亚砷酸钠	成年雄性 Wistar 大鼠	静脉注射	1、5 和 10 mg/kg，一次性注射。于 15、30、60、120、180 和 240 分钟时，记录心率和血压	120 分钟时，5 mg/kg 染毒组大鼠 MAP 显著低于对照组，差异有统计学意义（$P < 0.05$）。180 分钟时死亡。 15 和 30 分钟时，10 mg/kg 染毒组大鼠 MAP 显著低于对照组，差异有统计学意义（$P < 0.05$）。60 分钟时死亡。	Flora et al，2011
氟化钠	成年雄性 Wistar 大鼠	静脉注射	5、10 和 20 mg/kg，一次性注射。于 15、30、60、120、180 和 240 分钟时，记录心率和血压	60 分钟以上时，5 mg/kg 染毒组大鼠 MAP 显著低于对照组，差异有统计学意义（$P < 0.05$）。 120 分钟以上时，10 mg/kg 染毒组大鼠 MAP 显著低于对照组，差异有统计学意义（$P < 0.05$）。 15、30 和 60 分钟时，20 mg/kg 染毒组大鼠 MAP 均显著低于对照组，差异均有统计学意义（$P < 0.05$）。120 分钟时死亡。	Flora et al，2011
单甲胼	成年雌性豚鼠	腹腔注射	30 mg/kg，一次性注射	染毒后 1 小时，豚鼠收缩压、舒张压及心肌收缩力（dp/dt）最大值均较染毒前显著下降，差异有统计学意义（$P < 0.05$）。	匡兴亚等，2000
罗哌卡因	老年雄性 SD 大鼠	静脉注射	每分钟颈静脉持续注射 10 mg/kg，直至心搏停止	当罗哌卡因染毒剂量达到 29.0±4.9 mg/kg 时，大鼠血压下降 20%。	张鸿飞等，2010

续表

外源性有害因素类型	动物	染毒方式	染毒剂量 / 时间	实验结果	文献
三七总皂苷	成年雄性 Wistar 大鼠	腹腔注射	17、50、150 和 450 mg/kg，一次性注射	150 mg/kg 剂量组大鼠在染毒后 5 分钟时 LVSP 与染毒前及对照组比较均显著降低，差异均有统计学意义（$P < 0.01$）。450 mg/kg 剂量组大鼠在染毒 5 分钟时 LVSP 显著降低。 150 mg/kg 剂量组给药 5 分钟时 $\pm dp/dt_{max}$ 显著降低，与染毒前及对照组比较，差异均有统计学意义（$P < 0.01$）。450 mg/kg 剂量时，大鼠 $\pm dp/dt_{max}$ 下降快速而明显。 150 mg/kg 剂量染毒 10 分钟时，大鼠 MAP 与染毒前及对照组比较均显著降低，差异均有统计学意义（$P < 0.01$），30 分钟后基本恢复到给药前水平。450 mg/kg 剂量时，在染毒后 5 分钟时大鼠 MAP 迅速下降至染毒前的 40%，差异有统计学意义（$P < 0.01$）。	徐江等，2009
雷公藤多苷	雌性 Beagle 犬	灌服	先给予 60 mg/kg，间隔 48 小时后再给予 120 mg/kg	染毒后两只 Beagle 犬血压均较染毒前明显下降。	李华等，2011
链脲佐霉素 + 烟酰胺	成年雄性 SD 大鼠	腹腔注射	腹腔注射 100 mg/kg 烟酰胺，20 分钟后再腹腔注射 55 mg/kg 链脲佐霉素。3 天后，检测大鼠血糖值。4 个月后，进行血流动力学检测	3 天后，大鼠血糖值高于 300mg/dl。 染毒组大鼠收缩压、舒张压、平均动脉压和 +dp/dt 均显著降低，与对照组比较，差异均有统计学意义（$P < 0.01$）。	Badole et al，2014

四、动脉粥样硬化

（一）动脉粥样硬化概念、分类及机制

1．动脉粥样硬化的概念

动脉粥样硬化是指受累动脉病变从内膜开始。一般先有脂质和复合糖类积聚、出血及血栓形成，纤维组织增生及钙质沉着，并有动脉中层的逐渐蜕变和钙化，病变常累及弹性及大中等肌性动脉，一旦发展到阻塞动脉腔时，则该动脉所供应的组织或器官将缺血或坏死。由于在动脉内膜积聚的脂质外观呈黄色粥样，因此称为动脉粥样硬化。

2．动脉粥样硬化的分类

动脉粥样硬化的经典分型为脂质条纹、纤维斑块及复合病变 3 种。

（1）脂质条纹病变：为早期病变，常见于青年人，局限于动脉内膜，呈现数毫米大小的黄色脂点或长度可达数厘米的黄色脂肪条纹。其特征是内膜的巨噬细胞和少数平滑肌细胞呈灶性积聚，细胞内外有脂质沉积。脂质成分主要是胆固醇和胆固醇酯、磷脂和三酰甘油（甘油三酯）等。脂质条纹平坦或仅稍高出内膜，不阻塞动脉，不引起临床症状，但可能发展为斑块。

（2）纤维斑块病变：呈淡黄色，稍隆起而突入动脉腔内或围绕血管分支的开口处，引起管腔狭窄。主要由内膜增生的结缔组织和含有脂质的平滑肌细胞、巨噬细胞所组成。脂质主要是胆固醇和胆固醇酯，细胞外周由脂质、胶原、弹力纤维和糖蛋白围绕。病灶处纤维组织增生形成一纤维膜，覆盖于深部大量脂质之上；脂质沉积物中混有细胞碎片和胆固醇结晶。斑块体积增大时，向管壁中膜扩展，可破坏管壁肌纤维和弹力纤维而代之以结缔组织和增生的新生毛细血管。脂质沉积较多后，其中央基底部常因营养不良发生变性、坏死而崩解，并与脂质混合形成粥样物质，即粥样斑块或粥样瘤。

（3）复合病变：为纤维斑块发生出血、坏死、溃疡、钙化和附壁血栓所形成。粥样斑块可因内膜表面破溃而形成所谓粥样溃疡。破溃后粥样物质进入血流成为栓子，并引起出血，溃疡表面粗糙易产生血栓，附壁血栓形成又加重管腔狭窄甚至引起闭塞。在血管闭塞的同时，

逐渐出现来自附近血管的侧支循环，血栓机化后可以再通，致使局部血流得以部分恢复。复合病变还有中膜钙化的特点。

3．动脉粥样硬化的发生机制

（1）脂质浸润学说：认为本病与脂质代谢失常密切相关，是动脉壁对从血浆侵入脂质的反应，胆固醇和胆固醇酯则是构成粥样斑块的主要成分。血浆中胆固醇、三酰甘油（甘油三酯）和磷脂等与载脂蛋白结合成脂蛋白而溶解、运转。LDL 含胆固醇和胆固醇酯最多，VLDL 含三酰甘油最多，HDL 含蛋白质最多，血浆中增高的脂质即以 LDL 和 VLDL 或经动脉内膜表面脂蛋白脂酶的作用而分解成残片的形式从下述途径侵入动脉壁，包括内皮细胞直接吞饮、透过内皮细胞间隙、经由内皮细胞的 LDL 受体、受损后通透性增加的内皮细胞或因内皮细胞缺失而直接暴露在血流的内膜下组织。脂蛋白进入中膜，堆积在平滑肌细胞间、胶原和弹力纤维上，引起平滑肌细胞增生，平滑肌细胞和来自血液的单核细胞吞噬大量脂质成为泡沫细胞。脂蛋白降解而释出胆固醇、胆固醇酯、三酰甘油和其他脂质，LDL 还与动脉壁的蛋白多糖结合产生不溶性沉淀，刺激纤维组织增生。所有这些合在一起就形成了粥样斑块。

（2）血栓形成学说：认为本病开始于局部凝血机制亢进，动脉内膜表面血栓形成，以后血栓被增生的内皮细胞所覆盖而并入动脉壁，血栓中的血小板和白细胞崩解而释出脂质和其他活性物质，逐渐形成粥样斑块。

（3）血小板聚集学说：认为本病开始于动脉内膜损伤，血小板活化因子（platelet activating factor，PAF）增多，血小板在该处黏附继而聚集，随后发生纤维蛋白沉积，形成微血栓。血小板聚集后释出一些活性物质。其中，血栓烷 A2（thromboxane A2，TXA2）对抗血管壁合成的前列环素（prostacycline，PGI2）的血小板解聚和血管扩张作用，而促使血小板进一步聚集和血管收缩。血小板源生长因子（platelet derived growth factor，PDGF）刺激平滑肌细胞增生、收缩，并向内膜游移。5- 羟色胺和纤维母细胞生长因子（fibroblast growth factor，FGF）刺激成纤维细胞、平滑肌细胞和内皮细胞增生。肾上腺素和二磷腺苷促使血小板进一步聚集。第Ⅷ因子促使血小板进一步黏附。血小板第4因子（platelet factor 4）收缩血管。纤溶酶原激活剂抑制物（plasminogen activator inhibitor，PAI）抑制血栓溶解。上述物质损伤内皮细胞，导致LDL、纤维蛋白原进入内膜和内膜下，单核细胞聚集于内膜，发展成泡沫细胞，进一步促使平滑肌细胞增生，移入内膜，吞噬脂质和内皮细胞增殖，从而形成粥样硬化。

（4）损伤反应学说：认为粥样斑块的形成是动脉对内膜损伤的反应。动脉内膜损伤可表现为内膜功能紊乱如内膜渗透性增加，表面容易形成血栓。也可表现为内膜的完整性受到破坏。长期高脂血症，由于血压增高、动脉分支的特定角度和走向、血管局部狭窄等引起的血流动力学改变所产生的湍流、剪切应力，以及由于糖尿病、吸烟、细菌、病毒、毒素、免疫性因子和血管活性物质如儿茶酚胺、5-羟色胺、组织胺、激肽、内皮素、血管紧张素等的长期反复作用；都足以损伤内膜或引起功能变化，有利于脂质的沉积和血小板的黏附和聚集，而形成粥样硬化。

（5）单克隆学说：亦即单元性繁殖学说，认为动脉粥样硬化的每一个病灶都来源于一个单一平滑肌细胞的增殖。在血小板源生长因子、内皮细胞源生长因子、单核细胞源生长因子、LDL及病毒等因素作用下不断增殖并吞噬脂质，形成动脉粥样硬化。经葡萄糖-6-磷酸脱氢酶（glucose-6-phosphate dehydrogenase，G6PD）同工酶的测定，含有G6PD同工酶的动脉壁纤维斑块具有单克隆特性。

（6）其他：包括神经内分泌变化、动脉壁基质内酸性蛋白多糖质和量的改变（硫酸皮肤素增多，而硫酸软骨素A和C减少）、动脉壁酶活性降低等可能通过影响血管运动、脂质代谢、血管壁的合成代谢而形成粥样硬化。

（二）动物实验资料

1．组织或细胞形态学改变

韩雁等（2012年）用剂量为15、25、50和100 μg/ml的纳米氧化锌体外处理人脐静脉血管内皮细胞株ECV-304，时间为12小时。光镜下观察发现，对照组细胞胞核完整，胞质干净，胞质染粉红色。处理组内皮细胞胞质中则可见黑色物质并聚集成团，细胞透明度下降。再经荧光染色后，荧光显微镜下观察发现，对照组内皮细胞核呈弥散均匀蓝色荧光，呈圆形，边缘清楚，染色质较均匀分布。处理组内皮细胞荧光较强，体积缩小，致密浓染，核呈现破碎块状、核固缩等凋亡特征。

王璇等（2005 年）用 10 mmol/L 过氧化氢（H_2O_2）体外处理人脐静脉血管内皮细胞株 ECV-304，4 小时后在倒置显微镜下观察。结果显示，对照组细胞生长状态良好，贴壁较牢，细胞间连接紧密。细胞呈多角形或短梭形，边界清楚，大小均匀，呈单层铺路石样镶嵌排列。胞核圆形或椭圆形，位于细胞中央，多核仁。胞质丰富，内含小颗粒。处理组细胞收缩、变圆，胞体变小，细胞间隙增宽，胞核模糊，细胞边界不清，部分胞膜不完整，甚至损伤破裂，有较多细胞脱落，并形成大片脱失区。

张敬芳等（2005 年）采用 2000 U/ml 肿瘤坏死因子 -α（TNF-α）体外处理人脐静脉血管内皮细胞株（ECV-304）24 小时，显微镜下观察。结果显示，对照组细胞呈圆形或多角形，胞膜完整，微绒毛丰富，有光泽，染色质分布均匀。处理组细胞皱缩，周边微绒毛脱落、消失，细胞核浓缩，染色质凝集，沿核膜分布，呈球形或月牙形，核仁消失，部分细胞质中有大小不一、数量不等的空泡，线粒体肿胀，可见凋亡小体。

刘雨清等（2001 年）给成年雄性 Wistar 大鼠喂饲 3 g/100 g 基础饲料胆固醇，12 周后，取大鼠胸主动脉，光镜下观察。结果显示：胆固醇组大鼠胸主动脉内皮细胞增生、肿胀，个别细胞向腔面呈出芽状生长。电镜下观察到内皮细胞表面有多量指状突起，胞质内吞饮小泡增多，并见大的吞饮小泡，平滑肌细胞有向内膜下迁移的倾向。

任晓丽等（2010 年）对 8 周龄雄性 Wistar 大鼠喂饲含 3% 高蛋氨酸的颗粒饲料，8 周后麻醉并取大鼠主动脉弓固定，扫描电镜下观察。结果显示，对照组大鼠胸主动脉内皮细胞呈多边形，大小较一致，沿血管纵轴紧密排列，细胞表面可见均一的纵行细波纹，核所在部位向腔面稍隆起，胞膜完整，胞质无明显肿胀。高蛋氨酸饮食组大鼠内皮细胞细胞间隙增宽，内皮损伤呈典型虫蚌样损害，病灶处形成表浅溃疡，缘呈锯齿状，周边可见血小板和白细胞聚集，内皮下胶原裸露，伴有附壁血栓和菜花样脂质沉积改变。

沈晓君和何航（2009 年）用 10^{-4} mol/L 同型半胱氨酸体外处理人主动脉内皮细胞 48 小时后，采用荧光显微镜观察。结果显示，处理组可见多数凋亡细胞，表现为核体积缩小，核染色质浓缩、凝聚，并可见凋亡小体。

林丽等（2013 年）用 75 μmol/L 氧化低密度脂蛋白（ox-LDL）体外处理人脐静脉血管内皮细胞 48 小时。结果显示，对照组血管内皮细胞生长状态良好，贴壁较牢，细胞间连接紧密，呈多角形或短梭形单层铺路石样镶嵌排列，边界清楚，大小均匀，胞核圆形或椭圆形，位于细胞中央，多核仁，胞质丰富，内含小颗粒。处理组内皮细胞皱缩、变圆，间隙增大细长如柳叶，大小分布不均，胞质内出现空泡，核染色质浓缩、聚集，细胞排列紊乱。

刘雨清等（2001 年）采用葡萄糖（100 g/150 g 基础饲料）喂饲成年雄性 Wistar 大鼠 12 周后，取大鼠胸主动脉在光镜下观察。结果显示，葡萄糖组大鼠胸主动脉内皮细胞肥胖、肿胀，呈立方状三五成群向腔面突出，内皮下纤维组织轻度增生。电镜下观察到葡萄糖组大鼠胸主动脉内皮细胞表面有破损，并见血浆蛋白附着物，细胞质内有较正常明显增多的糖原颗粒，细胞质内吞饮小泡明显增多，细胞核周池增宽。

林洁等（2011 年）将人脐静脉血管内皮细胞株 HUVE-12 接种至 96 孔板后，再将其置于密闭的玻璃干燥器皿中，同时点燃 1 支蜡烛，立即盖好玻璃器皿盖，并用凡士林封口。蜡烛熄灭后将玻璃器皿和 96 孔培养板转移至培养箱中，缺氧培养 4 小时。显微镜下观察发现，正常组内皮细胞饱满，大小均匀，胞核较清晰，边缘清晰，细胞透亮，呈铺路石样紧密排列。缺氧组内皮细胞呈多角形，细胞轮廓明显不清，细胞膜严重肿胀，细胞核界限不清，核周围可见深色颗粒和空泡，视野内可见到多处细胞碎片。

Al Batran 等（2014 年）给雄性新西兰白兔口服 2 ml（1.5×10^{12} 个细胞 / 毫升）牙龈卟啉单胞菌，每周 5 次，共 12 周。染毒结束后，取白兔主动脉进行 HE 染色，光镜下观察。结果显示，染毒组白兔主动脉内膜层明显增厚，并出现脂质积累和泡沫细胞形成，即动脉粥样硬化发生、发展阶段的早期信号。对照组白兔主动脉未见主动脉病变和泡沫细胞出现。

2. 外源性有害因素致动脉粥样硬化

许多外源性有害因素可导致实验动物发生动脉粥样硬化（详见表 5-8），主要包括：

（1）心血管活性因子的改变：如内皮素（endothelin，ET）、组织纤溶酶原激活因子（tissue plasminogen activator，t-PA）、组织纤溶酶原激活抑制因子（plasminogen activator inhibitor，PAI）和血栓素 A2（thromboxane，TXA2）等。

（2）氧化应激水平的改变：如超氧化物歧化酶（superoxide dismutase，SOD）、乳酸脱氢酶（lactate dehydrogenase，LDH）、谷胱甘肽过氧化物酶（glutathione peroxidase，GSH-Px）、总一氧化氮合酶（total nitric oxide synthase，tNOS）、结构型一氧化氮合酶（constitutive nitric oxide synthase，cNOS）和过氧化氢酶（catalase，CAT）活性，丙二醛（malondialdehyde，MDA）、一氧化氮（nitric oxide，NO）和活性氧（reactive oxygen species，ROS）水平。

（3）细胞因子水平改变：如细胞间黏附分子 -1（intercellular adhesionmolecule-1，ICAM-1）、白细胞介素 -6（interleukin-6，IL-6）、肿瘤坏死因子 -α（tumor necrosis factor-α，TNF-α）、内皮素（endothelin，ET）、白细胞介素 -1β（interleukin-1β,IL-1β）和 C- 反应蛋白（C-reactive protein，CRP）等。

（4）血清生化指标改变：如总胆固醇（total cholesterol，TC）、低密度脂蛋白（low-density lipoprotein，LDL）、三酰甘油（triglyceride，TG）、血管性血友病因子（von Willebrand factor，vWF）、高密度脂蛋白（high-density lipoprotein，HDL）、载脂蛋白 B（apolipoprotein B，apoB）含量和肝酯酶（hepatic lipase，HL）活性。

（5）部分基因 / 蛋白质表达水平改变：如 bcl-2、bax、细胞间黏附分子 -1（intercellular adhesionmolecule-1，ICAM-1）、肿瘤坏死因子

受体 -1（tumor necrosis factor receptor-1，TNFR1）、血管内皮细胞黏附分子 1（vascular endothelial cell adhesion molecule-1，VCAM-1）、低密度脂蛋白受体 1（low density lipoprotein receptor 1，LOX-1）、诱导型一氧化氮合酶（inducible nitric oxide synthase，iNOS）、内皮型一氧化氮合酶（endothelial nitric oxide synthase，eNOS）、5- 脂氧合酶（5-lipoxygenase，5-LO）、细胞核因子 -κB（NF-κB）、基质金属蛋白酶 2（matrix metalloproteinase-2，MMP-2）、白细胞介素 3（interleukin-3，IL-3）、环氧合酶 -2（cyclooxygenase-2，Cox-2）、巨噬细胞炎性蛋白（CXCL1）、趋化因子 2（CCL2）、趋化因子 5（CCL5）、细胞周期蛋白 A（cyclin A）、细胞周期蛋白 B1（cyclin B1）、有丝分裂细胞周期蛋白依赖性激酶（Cdc2）、细胞分裂周期蛋白 25C（Cdc25C）、血红素加氧酶 -1（heme oxygenase-1，HO-1）、脂肪甘油三酯脂酶（adipose triglyceride lipase，ATGL）、激素敏感脂肪酶（hormone-sensitive lipase，HSL）、CD36 和 α- 平滑肌肌动蛋白（α-smooth muscle actin，α-SMA）等。

（6）其他变化：如细胞存活率、线粒体膜电位、细胞凋亡率、caspase-3 酶活性、三酰甘油分泌量和三酰甘油水解率等。

常见致动脉粥样硬化的外源性有害因素：

（1）金属与类金属及其化合物：纳米二氧化硅、纳米二氧化钛、纳米氧化锌、纳米钴、纳米氧化锌、Fenton 体系（$FeSO_4$ 与 H_2O_2）等。

（2）有机化合物：对甲酚、甲基乙二醛、过氧化氢、腐殖酸、尿酸盐等。

（3）农药：单甲脒等。

（4）药物：3- 脱氧葡糖醛酮（3-deoxyglucosone，3-DG）、同型半胱氨酸、肿瘤坏死因子 α（TNF-α）、D- 葡萄糖、葡萄糖、蛋氨酸、内皮素 -1（endothelin-1，ET-1）等。

（5）激素：例如血管紧张素Ⅱ（angiotensin- Ⅱ，Ang- Ⅱ）。

（6）物理因素：例如流体切应力梯度、缺氧、缺氧 - 再复氧、缺血 - 再灌注等。

（7）生物因素：例如牙龈卟啉单胞菌、大肠埃希菌内毒素（lipopolysaccharide，LPS）等。

（8）其他：例如低密度脂蛋白（low-density lipoprotein，LDL）、氧化低密度脂蛋白（oxidized low-density lipoprotein，ox-LDL）、胆固醇、石英颗粒、燃煤 PM2.5 全颗粒物、燃煤 PM2.5 无机组分、燃煤 PM2.5 有机组分、燃煤 PM2.5、大气 PM2.5 水溶成分、大气 PM2.5 非水溶成分、香烟等。

（三）流行病学资料（包括案例）

Fagerberg 等（2015 年）在 1991—1996 年抽样调查了 4639 例瑞典马尔默市的中年女性和男性（出生于 1923—1945 年），参加本研究的颈动脉疾病患者和受试者的平均年龄分别为 57.4 和 57.5 岁，女性患者和受试者分别占 59.6% 和 57.9%。在本研究中，采用超声分析仪评估颈动脉斑块情况，检测血镉浓度并了解吸烟等生活方式。结果显示，将研究对象按血镉浓度分为 4 个等级（即 0.12、0.21、0.34 和 1.04 μg/ml），其颈动脉粥样硬化斑块的患病率分别为 31.5%、31.3%、34.3% 和 44.3%。调整性别和年龄后，血镉浓度 4 个等级分别对应发生颈动脉粥样硬化斑块的相对危险度是 1、1.0、1.1 和 1.9。调整性别、年龄和吸烟状况后，血镉浓度 4 个等级分别对应发生颈动脉粥样硬化斑块的相对危险度分别是 1、0.9、1.0 和 1.4。调整教育程度、体力活动评分和乙醇摄入后，血镉浓度 4 个等级分别对应发生颈动脉粥样硬化斑块的相对危险度分别是 1、0.9、1.0 和 1.4。调整腰围、收缩压、LDL 和 HDL、三酰甘油、糖化血红蛋白、C- 反应蛋白、抗高血压治疗、降脂治疗、糖尿病、绝经后状态和激素替代疗法等项目后，血镉浓度 4 个等级分别对应发生颈动脉粥样硬化斑块的相对危险度分别是 1、0.9、0.9 和 1.3。

林荣等（2000 年）选取吸烟者和非吸烟者（对照组）各 50 例，且排除有高血压、高血脂、糖尿病等疾病者。其中吸烟组男 42 例，女 8 例，平均年龄 42.5 岁，每天至少吸 1 支香烟，吸烟史大于 1 年。吸烟者被分为四组：微量吸烟者（累积吸烟不超过 5 条），少量吸烟者（6 ~ 15 条），中度吸烟（16 ~ 25 条），重度吸烟（≥ 26 条）。对照组男 40 例，女 10 例，平均年龄 44.5 岁。采用 Acuson128xp/10 彩色多普勒超声诊断仪，探头 7 MHz，同步记录心电图。右上肢距肘窝 2 cm 处的肱动脉为靶目标，首先测量肱动脉的直径为基础值（肱动脉直径的测量取心电图 R 波处）。在测定基础值（D0）后进行反应性充血试验，血压计扎在距测量部位之上 5 cm 处，然后充气加压至 300 mmHg、4 分钟时放气，测量放气后 5 ~ 10 秒钟内肱动脉内径（D1）及峰值血流速度。休息 10 ~ 15 分钟后，待血管内径恢复试验前状态后，舌下含服 0.5 mg 硝酸甘油，4 分钟时再测血管内径（D）。结果显示，各组吸烟者肱动脉加压前后血管直径和平均血流变化百分比明显小于对照组，差异均有统计学意义（$P < 0.01$ 或 $P < 0.05$）。作者进一步于反应性充血前后采集静脉血，放射免疫法检测血浆 ET、TXB2、PGI2 及分光光度法测 NO 含量。结果显示，累积吸烟≥ 6 条以上者血浆 NO 含量显著降低，血浆 ET 和 TXB2 含量则显著升高，与对照组比较，差异均有统计学意义（$P < 0.01$ 或 $P < 0.05$）。

刘洁等（2000 年）对 51 例吸烟者和 35 例正常对照者，分别在静息时、反应性充血后、舌下含硝酸甘油后测定肱动脉口经。测定各组受试者试验前后血浆 NO、ET、PGI2、TXB2 浓度。其中吸烟者每天至少吸 1 支，吸烟史大于 1 年。并根据吸烟者 1 年内吸烟量被分为四组：微量吸烟者（吸烟不超过 5 条），少量吸烟者（5 ~ 9 条），中度吸烟者（10 ~ 19 条）、重度吸烟者（≥ 20 条）。对照组年龄相当，排除有高血压、高血脂、糖尿病等疾病的健康人。每位受试者测试前休息 10 分钟，测定基础值（Do）后进行反应性充血试验，并测肱动脉内径（D1）。休息 10 分钟，血管径恢复后舌下含服 0.5 mg 硝酸甘油，3.5 ~ 4 分钟再测血管直径（D2）。最后用测量基础值的百分数来表示反应性充血后引起的血管内径变化，即血流介导性血管舒张（flow mediated dilatation，FMD）值。结果显示，各吸烟组肱动脉 FMD 分别为 8.24%、7.15%、6.14% 和 4.02%，明显低于正常对照组（10.12%）。在本研究中进一步收集受试者反应性充血前后静脉血，并检测血浆 ET、TXB2、PGI2 和 NO 含量。结果显示，少量吸烟、中度和重度吸烟者血浆 NO 含量显著降低，ET 和 TBX2 含量显著升高，与对照组比较，差异均有统计学意义（$P < 0.01$ 或 $P < 0.05$）。此外，少量吸烟者血浆 PGI2 显著降低，中度和重度吸烟者血浆 PGI2 显著升高，与对照组比较，差异均有统计学意义（$P < 0.01$ 或 $P < 0.05$）。

表5-8　外源性有害因素致实验动物动脉粥样硬化

外源性有害因素类型	动物 / 细胞	染毒方式	染毒剂量 / 时间	实验结果	文献
纳米二氧化硅	人脐静脉血管内皮细胞	体外处理	0、5、10、20 和 40μg/ml，24 小时	与 0 μg/ml 处理组比较，各剂量处理组细胞 LDH 和 SOD 活性显著升高，差异均有统计学意义（$P < 0.01$）；10、20、40 μg/ml 处理组细胞 TNF-α 和 IL-6 水平均显著升高，差异均有统计学意义（$P < 0.01$）。	阎庆倩等，2012
纳米二氧化硅	J774A.1 小鼠巨噬细胞	体外处理	0 ～ 20 μg/ml，3 小时	10 和 20 μg/ml 处理组细胞培养液中 LDH 活性和巨噬细胞 ROS 水平显著升高，与对照组比较，差异均有统计学意义（$P < 0.01$）。同时，caspase-3 切割片段蛋白表达亦显著上调。 20 μg/ml 处理组巨噬细胞胆固醇含量和 5、10、20 μg/ml 处理组巨噬细胞三酰甘油含量显著升高，与对照组比较，差异均有统计学意义（$P < 0.05$ 或 $P < 0.01$）。	Petrick et al，2014
			20 μg/ml，3 小时	处理组细胞三酰甘油的分泌量显著增加，三酰甘油水解率显著降低，与对照组比较，差异均有统计学意义（$P < 0.05$）。同时，处理组细胞脂肪甘油三酯脂酶（ATGL）和激素敏感脂肪酶（HSL）蛋白表达分别下降了 38±4% 和 25±3%。	

续表

外源性有害因素类型	动物 / 细胞	染毒方式	染毒剂量 / 时间	实验结果	文献
纳米钴	人主动脉血管内皮细胞	体外处理	20 ~ 100 μg/ml，24 小时	各剂量处理组细胞蛋白酶活性和 ATP 含量显著降低，与对照组比较，差异均有统计学意义（$P < 0.05$ 或 $P < 0.01$），且呈剂量 - 效应关系。	Alinovi et al，2015
			20 μg/ml，24 小时	处理组 G0/G1 期细胞数目显著升高，G2/M 期细胞数目显著降低，与对照组比较，差异均有统计学意义（$P < 0.05$）。	
			20、50 和 100 μg/ml，1 小时	各剂量处理组细胞 ROS 含量均显著升高，与对照组比较，差异均有统计学意义（$P < 0.05$ 或 $P < 0.01$）。	
纳米钴	人脐静脉血管内皮细胞	体外处理	20 ~ 100 μg/ml，24 小时	各剂量处理组细胞蛋白酶活性和 ATP 含量显著降低，与对照组比较，差异均有统计学意义（$P < 0.05$ 或 $P < 0.01$），且呈剂量 - 效应关系。	Alinovi et al，2015
			20 μg/ml，24 小时	处理组 G0/G1 期细胞数目显著升高，G2/M 期细胞数目显著降低，与对照组比较，差异均有统计学意义（$P < 0.05$）。	
			20、50 和 100 μg/ml，1 小时	各剂量处理组细胞 ROS 含量显著升高，与对照组比较，差异均有统计学意义（$P < 0.05$ 或 $P < 0.01$）。	

续表

外源性有害因素类型	动物 / 细胞	染毒方式	染毒剂量 / 时间	实验结果	文献
纳米二氧化钛	人主动脉血管内皮细胞	体外处理	20 μg/ml，24 小时	处理组 G0/G1 期细胞数目显著升高，S 期和 G2/M 期细胞数目显著降低，与对照组比较，差异均有统计学意义（$P < 0.05$ 或 $P < 0.01$）。	Alinovi et al，2015
纳米二氧化钛	人脐静脉血管内皮细胞	体外处理	20 μg/ml，24 小时	处理组 G0/G1 期细胞数目显著升高，S 期细胞数目显著降低，与对照组比较，差异均有统计学意义（$P < 0.05$ 或 $P < 0.01$）。	Alinovi et al，2015
纳米二氧化钛	人脐静脉血管内皮细胞	体外处理	0、5、10、20 和 40μg/ml，24 小时	与 0 μg/ml 处理组比较，10、20、40 μg/ml 处理组细胞 LDH 活性和 20、40 μg/ml 处理组细胞 SOD 活性均显著升高，差异均有统计学意义（$P < 0.01$）。各剂量处理组细胞 TNF-α 水平及 20、40 μg/ml 处理组细胞 IL-6 水平均显著升高，差异均有统计学意义（$P < 0.01$）。	阎庆倩等，2012
纳米氧化锌	人脐静脉血管内皮细胞 ECV-304	体外处理	15、25、50 和 100 μg/ml，12 小时	各剂量处理组内皮细胞存活率和 SOD 活性均显著降低，ROS 水平则显著升高，与对照组比较，差异均有统计学意义（$P < 0.05$）。25 μg/ml 以上处理组内皮细胞 MDA 水平显著升高，50 和 100 μg/ml 处理组细胞凋亡率显著升高，与对照组比较，差异均有统计学意义（$P < 0.05$）。	韩雁等，2012

续表

外源性有害因素类型	动物 / 细胞	染毒方式	染毒剂量 / 时间	实验结果	文献
Fenton 体系（$FeSO_4+H_2O_2$）	人脐静脉血管内皮细胞 ECV-304	体外处理	12 μmol/L $FeSO_4$ 和 3 mmol/L H_2O_2，30 分钟	处理组内皮细胞 MDA 含量显著高于对照组，差异有统计学意义（$P < 0.01$）。	那娜等，2005
对甲酚	EA.hy926 内皮细胞	体外处理	10、50、100 和 500 mmol/L，72 小时	100 和 500 mmol/L 处理组细胞活力显著低于对照组，差异有统计学意义（$P < 0.05$）。	Chang et al，2014
			10、50、100、250、500 和 750 mmol/L，24 小时	250 和 500 mmol/L 处理组细胞 ROS 水平显著升高，与对照组比较，差异均有统计学意义（$P < 0.05$）。	
			5、10、50、100 和 250 mmol/L，24 小时	各剂量处理组细胞的纤维蛋白溶酶原激活物抑制因子浓度均显著高于对照组，差异均有统计学意义（$P < 0.05$）。	
对甲酚	U937 细胞	体外处理	50、100、250、500 和 750 mmol/L，24 小时	250 mmol/L 以上处理组细胞活力显著低于对照组，差异均有统计学意义（$P < 0.05$）。100 mmol/L 以上处理组细胞 ROS 水平显著增高，与对照组比较，差异均有统计学意义（$P < 0.05$）。	Chang et al，2014

续表

外源性有害因素类型	动物 / 细胞	染毒方式	染毒剂量 / 时间	实验结果	文献
甲基乙二醛	人脐静脉血管内皮细胞	体外处理	0.1、0.5 和 1.0 mmol/L，24 小时	体外处理 4 小时后，0.5 mmol/L 处理组凋亡细胞数量比对照组增加约 1 倍，且随处理时间延长凋亡细胞数量呈上升趋势。体外处理 24 小时，0.5 mmol/L 处理组凋亡细胞数量比对照组增加 2.45 倍。体外处理 8 小时，0.1 mmol/L 处理组出现细胞凋亡或死亡，且随处理浓度增大，凋亡细胞和死亡细胞均逐渐增多，呈剂量 - 效应关系。	梁敏等，2002
道路灰尘（取自 Phoenix 和 Tucson 的住宅街道和城市主干道的表面）	小鼠脑血管内皮细胞	体外处理	将 6 ~ 8 周龄雄性 C57BL/6 小鼠，放置于 1- 或 2- 立方米全身暴露吸入染毒室，流速为 500lpm（即公升每分钟流量值），持续 6 小时。18 小时后收集血清。血清与培养液按 1 ∶ 40 的比例，体外处理脑血管内皮细胞，4 小时	处理组脑血管内皮细胞 IL-6、CXCL1、CCL2 和 CCL5 mRNA 表达水平均显著高于对照组，差异均有统计学意义（$P < 0.05$）。	Aragon et al，2015

续表

外源性有害因素类型	动物/细胞	染毒方式	染毒剂量/时间	实验结果	文献
过氧化氢（H_2O_2）	人脐静脉血管内皮细胞	体外处理	0.025、0.05、0.1、0.25、0.5、1、2和5 mmol/L，30分钟	各剂量处理组细胞增殖率均显著低于对照组，差异均有统计学意义（$P < 0.05$）。	马海英等，2011
			0.1 mmol/L，30分钟	处理组细胞MDA含量和LDH释放率显著升高，SOD、GSH-Px、tNOS和cNOS活性及NO含量均显著降低，与对照组比较，差异均有统计学意义（$P < 0.01$ 或 $P < 0.05$）。	
过氧化氢（H_2O_2）	人脐静脉血管内皮细胞株ECV-304	体外处理	10 mmol/L，4小时	处理组细胞活力和蛋白质含量均显著降低，MDA含量显著升高，与对照组比较，差异均有统计学意义（$P < 0.01$）。	王璇等，2005
过氧化氢（H_2O_2）	人脐静脉血管内皮细胞株ECV-304	体外处理	5 mmol/L，4小时	处理组细胞SOD和CAT活性均显著降低，LDH释放率则显著升高，与对照组比较，差异均有统计学意义（$P < 0.01$ 或 $P < 0.05$）。	王璇等，2008
腐殖酸	小鼠巨噬细胞RAW264.7细胞株	体外处理	25 ~ 200 μg/ml，72小时	各剂量处理组巨噬细胞存活率呈剂量依赖性降低，与对照组比较差异均有统计学意义（$P < 0.05$）。同时，各剂量处理组巨噬细胞cyclin A、cyclin B1、Cdc 2和Cdc25C蛋白表达呈剂量依赖性降低。	Yang H. L. et al，2014

续表

外源性有害因素类型	动物 / 细胞	染毒方式	染毒剂量 / 时间	实验结果	文献
腐殖酸	小鼠巨噬细胞 RAW264.7 细胞株	体外处理	100 和 200 μg/ml，72 小时	200 μg/ml 处理组 S 期和 G2/M 期巨噬细胞的比例显著增加，G1 期巨噬细胞的比例显著降低，各剂量组巨噬细胞凋亡数目显著增加，与对照组比较，差异均有统计学意义（$P < 0.05$）。	
尿酸盐	人血管内皮细胞株	体外处理	710、1070 和 1430 μmol/L，24 小时	低、中剂量处理组内皮细胞 ICAM-1 mRNA 和蛋白质表达水平均显著升高，与对照组比较，差异均有统计学意义（$P < 0.01$）。	徐红等，2006
			1070 μmol/L，8、16、24 和 48 小时	8、16 和 24 小时处理组内皮细胞 ICAM-1 mRNA 表达水平显著升高，48 小时处理组内皮细胞 ICAM-1 mRNA 表达水平显著下降，与对照组比较，差异均有统计学意义（$P < 0.01$）。	
3- 脱氧葡糖醛酮（3-DG）	人脐静脉血管内皮细胞	体外处理	0.1、1.0 和 2.0 mmol/L，4、8、16 和 24 小时	1.0 mmol/L 3-DG 处理 4 小时后，凋亡细胞数量较对照组增加约 1 倍，且随处理时间延长凋亡细胞数量呈上升趋势。 3-DG 处理 8 小时后，0.1 mmol/L 处理组出现少量细胞凋亡或死亡，1.0 和 2.0 mmol/L 处理组凋亡或死亡细胞数量显著增加，差异均有统计学意义（$P < 0.05$），且具剂量依赖性。	梁敏等，2000

续表

外源性有害因素类型	动物 / 细胞	染毒方式	染毒剂量 / 时间	实验结果	文献
同型半胱氨酸	人脐静脉内皮细胞 HUEVO	体外处理	0.05、0.1、0.25 和 0.5 mmol/L，24 小时	各剂量处理组细胞 DNA 合成率显著降低，ROS 含量显著升高，与对照组比较，差异均有统计学意义（$P < 0.05$）。	杨红玲等，2009
			0.25 mmpl/L，24 小时	处理组细胞 CAT 和 GSH-Px mRNA 表达水平显著低于对照组，差异均有统计学意义（$P < 0.05$）。	
同型半胱氨酸	人主动脉内皮细胞	体外处理	10^{-4} mmol/L，24 小时	处理组细胞蛋白葡萄糖调节蛋白 78（glucose regulated protein，GRP78）mRNA 表达水平显著高于对照组，差异有统计学意义（$P < 0.05$））。	魏晏和沈晓君，2010
同型半胱氨酸	人血管内皮细胞	体外处理	1.0 mmol/L，6 小时	处理组细胞 LDH 及蛋白质漏出量和 MDA 含量显著增加，细胞存活率显著降低，而 SOD、GSH-Px 活性显著降低，与对照组比较，差异均有统计学意义（$P < 0.01$）。	李淑莲等，2006；2005
同型半胱氨酸	人脐静脉内皮细胞株 ECV-304	体外处理	0.05、0.1、0.25、0.5 和 1.0 mmol/L，24 小时	0.5 和 1.0 mmol/L 处理组细胞 NO 含量显著降低，ROS 含量显著升高，与对照组比较，差异均有统计学意义（$P < 0.01$）。	周继红和章尧，2005
血管紧张素 Ⅱ（Ang- Ⅱ）	人大动脉血管内皮细胞	体外处理	10^{-5} mol/L，0.5、6 和 24 小时	各时间段内血管紧张素 Ⅱ 处理组细胞 ET 浓度均显著高于对照组，差异均有统计学意义（$P < 0.01$）。	韩磊等，2005

续表

外源性有害因素类型	动物/细胞	染毒方式	染毒剂量/时间	实验结果	文献
血管紧张素Ⅱ（Ang-Ⅱ）	人大动脉血管内皮细胞	体外处理	10^{-7} mol/L，60分钟	血管紧张素Ⅱ处理组细胞线粒体膜电位显著低于对照组，差异有统计学意义（$P < 0.01$）。	韩磊等，2009
血管紧张素Ⅱ（Ang-Ⅱ）	人大动脉血管内皮细胞	体外处理	10^{-7} mol/L，0.5、6和24小时	各时间处理组细胞培养液中ET浓度均显著高于对照组，差异均有统计学意义（$P < 0.01$）。	刘玉等，2005
肿瘤坏死因子-α（TNF-α）	人脐静脉血管内皮细胞株ECV-304	体外处理	100 ng/ml，48小时	TNF-α处理组细胞活力显著降低，NF-κB活性显著增高，与对照组比较，差异均有统计学意义（$P < 0.01$）。	肖彧君等，2005
肿瘤坏死因子-α（TNF-α）	人脐静脉血管内皮细胞株ECV-304	体外处理	2000 U/ml，24小时	处理组细胞凋亡率（35.2%）显著高于对照组（0.6%），差异有统计学意义（$P < 0.01$）。同时，处理组细胞bcl-2蛋白表达显著降低，bax蛋白表达显著增高，与对照组比较，差异均有统计学意义（$P < 0.01$）。	张敬芳等，2005
肿瘤坏死因子-α（TNF-α）	人脐静脉血管内皮细胞	体外处理	50 μg/L，24小时	处理组细胞凋亡率显著高于对照组，差异有统计学意义（$P < 0.01$）。	张云香等，2008

续表

外源性有害因素类型	动物 / 细胞	染毒方式	染毒剂量 / 时间	实验结果	文献
肿瘤坏死因子 -α（TNF-α）	人血管内皮细胞株 EA．hy926	体外处理	0.01、0.1、1、2.5、5、10、20、50、100、200 和 400 ng/ml，24 小时	TNF-α 处理浓度 ≥ 100 ng/ml 时，内皮细胞增殖活力显著下降，浓度为 200 ng/ml 时，与对照组比较细胞增殖活力下降约 59.7%。TNF-α 处理浓度 ≥ 5 ng/ml 时，随处理浓度的提高，细胞中 sICAM-1 表达水平显著增加，与对照组比较，差异均有统计学意义（$P < 0.05$）。 10 ng/ml TNF-α 处理后，细胞 ICAM-1 和 TNFR1 mRNA 表达水平均显著高于对照组，差异均有统计学意义（$P < 0.01$）。	陈明亮等，2012
内皮素 -1	人脐静脉血管内皮细胞 ECV-304	体外处理	0.5 μmol/L，12 小时	采用基因芯片技术分析发现，处理组内皮细胞 53 条基因出现差异表达，其中 22 条基因表达下调，31 条基因表达上调。 表达下调的基因，包括抗凝血功能基因如组织纤溶酶原激活因子（t-PA）、尿激酶型纤溶酶原激活因子（urokinase type plasminogen activator，uPA）、组织因子途径抑制因子（tissue factor pathway inhibitor，TFPI1）和 TFPI2，抗氧化功能基因如 SOD。 表达上调的基因，包括促凝血基因如凝血酶活化纤溶抑制因子（thrombin-activatable fibrinolysis inhibitor，TAFI）和炎性因子基因如 MMP-2、IL-3、Cox-2 基因等。	范秀珍等，2005

续表

外源性有害因素类型	动物/细胞	染毒方式	染毒剂量/时间	实验结果	文献
D-葡萄糖	人血管内皮细胞株	体外处理	20 和 33 mmol/L，48 小时	各剂量处理组血管内皮细胞高迁移率族蛋白 1（high mobility group protein box1，HMGB1）表达水平显著高于对照组，差异均有统计学意义（$P < 0.05$）。	赵杨和刘昌勤，2011
D-葡萄糖	人脐静脉血管内皮细胞	体外处理	25 mmol/L，30 分钟	凝胶迁移和共聚焦显微镜下观察结果均显示，处理组血管内皮细胞 NF-κB 激活后从胞质向核内迁移，与对照组比较，差异有统计学意义（$P < 0.001$）。	牛红心等，2010
			25 mmol/L，6 小时	处理组内皮细胞 VCAM-1 蛋白表达显著增加，荧光强度增加。	
葡萄糖	人脐静脉血管内皮细胞株 ECV-304	体外处理	50 mmol/L，48 小时	葡萄糖处理组细胞活力显著降低，NF-κB 活性显著增高，与对照组比较，差异均有统计学意义（$P < 0.01$ 或 $P < 0.05$）。	肖彧君等，2005
葡萄糖	人脐静脉血管内皮细胞株 ECV-304	体外处理	11.2、16.8 和 33.6 mmol/L，24、48 和 72 小时	体外处理 72 小时，各剂量处理组细胞死亡率显著高于对照组，差异均有统计学意义（$P < 0.05$）。	穆珺和史斌，2005
			5.6、11.2、16.8 和 33.6 mmol/L，0、24、48 和 72 小时	体外处理至 48 或 72 小时，11.2 mmol/L 以上剂量处理组细胞 ICAM-1 表达水平显著高于 5.6 mmol/L 处理组，亦显著高于 0 小时 ICAM-1 表达水平，差异均有统计学意义（$P < 0.05$）。	

续表

外源性有害因素类型	动物/细胞	染毒方式	染毒剂量/时间	实验结果	文献
葡萄糖	牛胸主动脉内皮细胞	体外处理	10 mg/ml，24 小时	处理组细胞增殖活性明显受抑制，LDH 活性及 MDA 含量显著增加，NO 含量则显著降低，与对照组比较，差异均有统计学意义（$P < 0.05$）。	李国等，2002
多柔比星	H9c2 大鼠心肌细胞	体外处理	1 mmol/L，18 小时	处理组活心肌细胞数目显著低于对照组，差异有统计学意义（$P < 0.05$）。	Kazama et al，2015
			1 μmol/L，12 小时	处理组心肌细胞 caspase-3 切割片段的蛋白质表达显著上调，与对照组比较，差异有统计学意义（$P < 0.05$）。	
			1 μmol/L，6 小时	处理组心肌细胞线粒体 ROS 水平显著升高，与对照组比较，差异有统计学意义（$P < 0.01$）。	
流体切应力梯度	人脐静脉血管内皮细胞	体外处理	15 dyn/cm^2 ~ 6.6 dyn/cm^2（1 dyn=10^{-5}N）范围、梯度分别为 1.5 和 3 dyn/cm^2 的切应力，加载时间为 6 小时	不同切应力梯度处理的细胞方向角分布散乱，呈无排列规律。与 3 dyn/cm^2 相比，1.5 dyn/cm^2 切应力梯度处理细胞的宽长比和细胞形态指数明显减少，趋向于拉伸状态。	张鲁等，2010

续表

外源性有害因素类型	动物 / 细胞	染毒方式	染毒剂量 / 时间	实验结果	文献
缺氧	人大动脉血管内皮细胞体系	体外处理	内皮细胞置于低压舱内，上升至5000 m高度，停留30分钟造成细胞缺氧。缺氧后将细胞放回培养箱中继续培养，分别于缺氧后0.5、6、24小时收集细胞样本	缺氧处理组细胞在缺氧后0.5、6、24小时内皮素（ET）含量显著高于对照组，差异均有统计学意义（$P < 0.01$）。	李鸣皋等，2005
缺氧	人脐静脉血管内皮细胞株HUVE-12	体外处理	将96孔板置于密闭的玻璃干燥器皿中，同时点燃1支蜡烛，立即盖好玻璃器皿盖，并用凡士林封口。蜡烛熄灭后将玻璃器皿和96孔培养板转移至培养箱中，缺氧培养4小时	缺氧处理组细胞抑制率显著高于对照组，差异有统计学意义（$P < 0.01$）。缺氧处理组细胞培养上清液中NO含量显著降低，内皮素-1（ET-1）含量则显著升高，与对照组比较，差异均有统计学意义（$P < 0.01$）。	林 洁 等，2011

续表

外源性有害因素类型	动物 / 细胞	染毒方式	染毒剂量 / 时间	实验结果	文献
缺氧 + 复氧	人脐静脉血管内皮细胞株 ECV-304	体外处理	培养瓶中通入缺氧气体（95%N_2+5%CO_2），并置于自制密闭缺氧小盒。缺氧小盒内通入流速为 3 L/min 的缺氧气体。3 分钟后通气流速改为 1 L/min，关闭出气口，继续通气。缺氧培养 2 小时。然后，再行常氧培养	缺氧处理组内皮细胞 eNOS 和 iNOS mRNA 表达水平显著降低，差异均有统计学意义（$P < 0.01$）。 复氧 2 小时，内皮细胞 eNOS mRNA 表达水平显著低于对照组，差异均亦有统计学意义（$P < 0.01$）。复氧 4、8 和 16 小时，内皮细胞 eNOS mRNA 表达水平与对照组比较，差异无统计学意义（$P > 0.05$）。 复氧 2、4 和 8 小时，内皮细胞 iNOS mRNA 表达水平显著高于对照组，差异均有统计学意义（$P < 0.01$）。复氧 16 小时，内皮细胞 iNOS mRNA 表达水平与对照组比较，差异无统计学意义（$P > 0.05$）。	罗文平等，2007
缺血 - 再灌注	成年雄性 SD 大鼠	手术 + 再灌注	结扎左冠状动脉 30 分钟后，再灌注 120 分钟	手术组大鼠血清 CK、LDH 活性和内皮素 -1（ET-1）水平显著升高，NO 和前列环素（PGI_2）水平显著下降，与假手术组比较，差异均有统计学意义（$P < 0.01$）。此外，手术组大鼠心肌中 SOD 活性显著降低，MDA 水平显著升高，与假手术组比较，差异亦有统计学意义（$P < 0.01$）。	于晗和刘义，2011

续表

外源性有害因素类型	动物 / 细胞	染毒方式	染毒剂量 / 时间	实验结果	文献
牙龈卟啉单胞菌	雄性新西兰白兔	口服	2 ml（1.5×10^{12} 个细胞 /ml），每周 5 次，共 12 周	染毒组白兔血清中 TC、LDL 和 TG 含量均显著降低，HDL、CRP、IL-1β 和 IL-6 含量均显著升高，与对照组比较，差异均有统计学意义（$P < 0.05$）。同时，染毒组白兔主动脉组织中 CD36 蛋白表达显著高于对照组，差异有统计学意义（$P < 0.05$）。此外，免疫组化结果显示，染毒组白兔主动脉组织中 α- 平滑肌肌动蛋白（α-SMA）表达显著低于对照组，差异有统计学意义（$P < 0.05$）。	Al Batran et al，2014
牙龈卟啉单胞菌	人脐静脉血管内皮细胞	体外处理	10^7 cfu/ml，1、2、3 和 4 天	各时间段处理组细胞增殖率均显著低于对照组，差异均有统计学意义（$P < 0.02$）。	王晓燕等，2008
			10^7 cfu/ml，24 小时	处理 3 小时后，部分细胞黏附性下降，极少部分细胞脱落固缩。处理 24 小时后，单个高倍视野下正常组细胞见 1 个或无细胞凋亡，而处理组可见部分细胞凋亡，3 个高倍视野下，经计算细胞平均凋亡率为 20%。	

续表

外源性有害因素类型	动物 / 细胞	染毒方式	染毒剂量 / 时间	实验结果	文献
大肠埃希菌内毒素（LPS）	THP-1 细胞（人单核细胞白血病细胞系）	体外处理	0.1、0.3、1 和 3 μg/ml，4 小时	各剂量处理组细胞 5- 脂氧合酶（5-lipoxygenase，5-LO）启动子活性呈剂量依赖性升高，与对照组比较，差异均有统计学意义（$P < 0.05$ 或 $P < 0.01$）。 各剂量处理组细胞 5-LO 蛋白表达呈剂量依赖性增高，与对照组比较，差异均有统计学意义（$P < 0.05$ 或 $P < 0.01$）。	Lee et al，2015
			1 μg/ml，1、4、8 和 12 小时	各时间处理组细胞 5-LO 启动子活性呈时间依赖性增高，与对照组比较，差异均有统计学意义（$P < 0.05$ 或 $P < 0.01$）。	
大肠埃希菌内毒素（LPS）	牛主动脉血管内皮细胞	体外处理	1、10、100、1000、10000 和 100000 ng/ml，6 小时	体外处理后，细胞活力呈剂量依赖性降低。	王勇等，2006
			100 ng/ml，2、4、6、8 和 10 小时	体外处理后，细胞活力呈时间依赖性降低。	

续表

外源性有害因素类型	动物 / 细胞	染毒方式	染毒剂量 / 时间	实验结果	文献
大肠埃希菌内毒素（LPS）	人脐静脉血管内皮细胞株 ECV-304	体外处理	500 ng/ml，1 小时	处理组细胞 COX-2 mRNA 显著高于对照组，差异有统计学意义（$P < 0.01$）。处理组细胞 iNOS mRNA 表达显著升高，核因子 -κB 抑制蛋白 -α（IκB-α）表达明显降低。	赵瑞芳等，2009
大肠埃希菌内毒素（LPS）	人脐静脉血管内皮细胞	体外处理	1 μg/L，1、2、3 和 4 天	各时间段处理组细胞增殖率均显著低于对照组，差异均有统计学意义（$P < 0.02$）。	王晓燕等，2008
低密度脂蛋白（LDL）	成年雄性 SD 大鼠	尾静脉注射	8 mg/kg，连续 1 周	染毒组大鼠凋亡细胞数目及 caspase-3 活性均较对照组显著升高，差异均有统计学意义（$P < 0.05$ 或 $P < 0.01$）。	高爱社和沈晓君，2005
氧化低密度脂蛋白（ox-LDL）	人脐静脉血管内皮细胞	体外处理	75 μmol/L，48 小时	处理组细胞数目、凋亡率及细胞周期 S 期比例、SOD 和 GSH-Px 活性均显著降低，MDA 含量则显著升高，与对照组比较，差异均有统计学意义（$P < 0.05$ 或 $P < 0.01$）。	林丽等，2013
氧化低密度脂蛋白（ox-LDL）	人血管内皮细胞株 EA．Hy926	体外处理	100 μg/ml，24 小时	处理组内皮细胞活力和线粒体膜电位显著降低，ROS 水平和 p38 MAPK 磷酸化水平显著升高，与对照组比较，差异均有统计学意义（$P < 0.05$）。处理组内皮细胞 SOD 活性和细胞培养液中 NO 水平显著降低，细胞培养液中 LDH 活性和 MDA 含量显著升高，与对照组比较，差异均有统计学意义（$P < 0.05$）。	金鑫等，2009

续表

外源性有害因素类型	动物/细胞	染毒方式	染毒剂量/时间	实验结果	文献
氧化低密度脂蛋白（ox-LDL）	人脐静脉血管内皮细胞	体外处理	10、20、50、100 μg/ml，24 小时	各剂量处理组细胞低密度脂蛋白受体-1 mRNA和蛋白质表达水平均显著高于对照组，差异均有统计学意义（$P < 0.01$）。在 10 ~ 50 μg/ml 剂量范围内呈明显的剂量-效应关系（$P < 0.01$）。	朱慧莲等，2005
			50 μg/ml，6、12、24 和 36 小时	各时间处理组细胞低密度脂蛋白受体-1 mRNA和蛋白质表达水平均显著高于对照组，差异均有统计学意义（$P < 0.01$）。在 6 ~ 24 小时范围内呈明显的时间-效应关系（$P < 0.01$）。	
氧化低密度脂蛋白（ox-LDL）	人脐静脉血管内皮细胞株 ECV-304	体外处理	1 nmol/ml，24 小时	处理组细胞 MDA 含量显著升高，而 SOD 和 GSH-Px 活性则显著降低，与对照组比较，差异均有统计学意义（$P < 0.01$）。同时，处理组细胞 NO 含量显著降低，LDH 活性则显著升高，与对照组比较，差异均有统计学意义（$P < 0.01$）。	刘英华等，2003
氧化低密度脂蛋白（ox-LDL）	人脐静脉血管内皮细胞株 ECV-304	体外处理	25 mg/L，12 小时	处理组细胞增殖率显著降低、细胞凋亡率显著升高，与对照组比较，差异均有统计学意义（$P < 0.01$）。同时，处理组细胞 NO 含量和 NOS 活性显著降低，MDA 含量则显著升高，与对照组比较，差异均有统计学意义（$P < 0.01$）。	王静凤等，2008

续表

外源性有害因素类型	动物 / 细胞	染毒方式	染毒剂量 / 时间	实验结果	文献
氧化低密度脂蛋白（ox-LDL）	人脐静脉血管内皮细胞株 ECV-304	体外处理	1 nmol/ml（按 MDA 浓度计），24 小时	处理组内皮细胞 MDA 含量显著升高，SOD 和 GSH-Px 活性显著降低，与对照组比较，差异均有统计学意义（$P < 0.05$）。	常红等，2003
氧化低密度脂蛋白（ox-LDL）	人脐静脉血管内皮细胞	体外处理	25 和 50 mg/ml，6 小时	各处理组细胞上清液中胸腺基质淋巴细胞生成素（thymic stromal lymphopoietin，TSLP）浓度显著高于对照组，差异均有统计学意义（$P < 0.01$）。各处理组细胞中 TSLP mRNA 和蛋白质表达水平均显著高于对照组，差异均有统计学意义（$P < 0.01$）。	何少林等，2010
蛋氨酸	成年雄性 Wistar 大鼠	喂饲	按 3% 的比例添加蛋氨酸，自由摄食 8 周	高蛋氨酸饮食组大鼠血浆 MDA 含量和 SOD 活性均显著升高，血浆组织纤溶酶原激活因子（t-PA）含量显著下降，组织纤溶酶原激活抑制因子 -1（PAI-1）含量显著提高，t-PA/PAI-1 比值显著降低，与对照组比较，差异均有统计学意义（$P < 0.05$ 或 $P < 0.01$）。 高蛋氨酸饮食组大鼠血浆 T-NOS、NO 含量显著下降，血浆 ET 含量显著升高，NO/ET 比值显著降低，与对照组比较，差异均有统计学意义（$P < 0.05$ 或 $P < 0.01$）。	任晓丽等，2010

续表

外源性有害因素类型	动物/细胞	染毒方式	染毒剂量/时间	实验结果	文献
高脂肪饮食	6～8周龄雄性C57BL/6J小鼠（对照组）和Apop-/-小鼠	喂饲	含78.8%标准饮食，10.0%蛋黄粉，10.0%猪油，1.0%胆固醇和0.2%牛磺胆酸钠，共16周	Apop-/-小鼠血清TC、TG、LDL和血管性血友病因子（vWF）含量显著升高，HDL和NO含量显著降低，与对照组比较，差异均有统计学意义（$P<0.05$）。	Zhang Y et al，2013
高脂肪饮食	4周龄雄性C57BL/6野生型小鼠	喂饲	含21%脂肪和0.2%胆固醇，14周	高脂肪饮食组小鼠血清TG、TC、可溶性细胞间黏附分子-1（sICAM-1）和可溶性E-选择素（sE--selectin）、F2异前列烷含量均显著升高，铁还原能力则显著降低，与对照组比较，差异均有统计学意义（$P<0.05$）。	Ding et al，2014
石英颗粒	人脐静脉血管内皮细胞	体外处理	0、5、10、20和40μg/ml，24小时	与0 μg/ml处理组比较，10、20、40 μg/ml处理组细胞LDH活性和20、40 μg/ml处理组细胞SOD活性均显著升高，差异均有统计学意义（$P<0.01$）。40 μg/ml处理组细胞TNF-α和IL-6水平显著升高，差异均有统计学意义（$P<0.01$）。	阎庆倩等，2012
燃煤PM2.5全颗粒物	人脐静脉血管内皮细胞株EA.hy926	体外处理	10、25、50、100和200 μg/ml，24小时	50、100和200 μg/ml处理组细胞存活率显著低于对照组，差异均有统计学意义（$P<0.01$）。	刘芳盈等，2011

续表

外源性有害因素类型	动物 / 细胞	染毒方式	染毒剂量 / 时间	实验结果	文献
燃煤 PM2.5 无机组分	人脐静脉血管内皮细胞株 EA．hy926	体外处理	10、25、50、100 和 200 μg/ml，24 小时	各剂量处理组细胞存活率均显著低于对照组，差异均有统计学意义（$P < 0.01$ 或 $P < 0.05$）。	刘芳盈等，2011
燃煤 PM2.5 有机组分	人脐静脉血管内皮细胞株 EA．hy926	体外处理	10、25、50、100 和 200 μg/ml，24 小时	各剂量处理组细胞存活率均显著低于对照组，差异均有统计学意义（$P < 0.01$）。	刘芳盈等，2011
燃煤 PM2.5	人脐静脉血管内皮细胞株 EA．hy926	体外处理	10、25、50、100 和 200 μg/ml，6、12 和 24 小时	处理 12 小时，50、100 和 200 μg/ml 处理组细胞存活率均显著低于对照组，差异均有统计学意义（$P < 0.01$ 或 $P < 0.05$）。 处理 24 小时，各剂量处理组细胞存活率均显著低于对照组，差异均有统计学意义（$P < 0.01$），且呈剂量 - 效应关系。	刘芳盈等，2012
大气 PM2.5 有机提取物	人脐静脉血管内皮细胞株 EC304	体外处理	100、200 和 400 μg/ml，24 小时	中、高剂量处理组细胞存活率和 SOD 活性显著低于对照组，差异均有统计学意义（$P < 0.01$）。各剂量处理组细胞 MDA 和 ROS 含量均显著高于对照组，差异均有统计学意义（$P < 0.01$）。	赵金镯等，2009
			200 μg/ml，1、8、16、24、32 和 48 小时	8 小时以上处理组细胞 SOD 活性显著低于对照组，差异均有统计学意义（$P < 0.01$）。	

续表

外源性有害因素类型	动物/细胞	染毒方式	染毒剂量/时间	实验结果	文献
大气 PM2.5 水溶成分	人脐静脉血管内皮细胞株 EC304	体外处理	100、200 和 400 μg/ml，24 小时	各剂量处理组细胞存活率和 SOD 活性均显著降低，MDA 和 ROS 含量则显著升高，与对照组比较，差异均有统计学意义（$P < 0.01$ 或 $P < 0.05$）。	赵金镯等，2009
			200 μg/ml，1、8、16、24、32 和 48 小时	各时间段处理组细胞 SOD 活性均显著低于对照组，差异均有统计学意义（$P < 0.01$）。	
大气 PM2.5 非水溶成分	人脐静脉血管内皮细胞株 EC304	体外处理	100、200 和 400 μg/ml，24 小时	高剂量处理组细胞存活率显著降低，MDA 含量则显著升高，与对照组比较，差异均有统计学意义（$P < 0.01$）。中、高剂量处理组细胞 SOD 活性显著低于对照组，差异均有统计学意义（$P < 0.05$）。各剂量处理组细胞 ROS 含量均显著高于对照组，差异均有统计学意义（$P < 0.01$）。	赵金镯等，2009
			200 μg/ml，1、8、16、24、32 和 48 小时	8 小时以上处理组细胞 SOD 活性显著低于对照组，差异均有统计学意义（$P < 0.01$）。	

续表

外源性有害因素类型	动物 / 细胞	染毒方式	染毒剂量 / 时间	实验结果	文献
香烟	成年雄性 SD 大鼠	吸入染毒	每天 10 支香烟（每支香烟含 13 mg 焦油和 1.2 mg 尼古丁），共 7 天。7 天后，麻醉大鼠并分离颈动脉进行测定	染毒组大鼠颈动脉血红素加氧酶 -1（HO-1）蛋白表达显著上调，ROS 水平亦显著升高，与对照组比较，差异均有统计学意义（$P < 0.05$）。	Yang G. et al，2015

五、血栓形成

（一）血栓形成概念、分类及机制

1．血栓形成的概念

血栓形成（thrombosis）是指在一定条件下，血液有形成分在血管内（多数为小血管）形成栓子，造成血管部分或完全堵塞，相应部位血液供应障碍的病理过程。

2．血栓形成的分类

依据血栓组成成分不同，可分为血小板血栓、红细胞血栓、纤维蛋白血栓、混合血栓等。按血管种类可分为动脉性血栓、静脉性血栓及毛细血管性血栓。

3．血栓形成的发生机制

本病发病机制十分复杂，迄今尚未完全明确，但近年的研究表明，血栓性疾病的发生、发展主要与血管内皮损伤、血小板数量增加及其活性增强、血液凝固性增高、抗凝活性减低、纤溶活力降低和血液流变学异常等因素有关。

当血管内皮细胞在机械（如动脉粥样硬化）、化学物（如药物）、生物（如内毒素）、免疫及血管自身病变等因素作用下受损时，可促使血栓形成。内皮损伤、内皮细胞组织因子（tissue factor，TF）过度表达及释放，外源性凝血途径激活。血管完整性破坏，遗传性凝血因子Ⅶ（FⅦ）激活，内源性凝血途径启动。血小板黏附、聚集、释放反应增加。内皮细胞受损，内皮素释放，致血管收缩、血流受阻。

各种导致血小板数量增加、活性增强的因素，均有诱发、促进血栓性疾病发生的可能性，如血小板增多症、机械、化学、生物及免疫反应等因素导致血小板破坏加速等。血液高凝状态是血栓性疾病的发病基础。在多种生理及病理状态下（如妊娠、高龄及创伤感染等所致的应激反应、高脂血症、恶性肿瘤等），人体凝血活性可显著增强，表现为某些凝血因子水平升高或活性增加。人体生理性抗凝活性减低，是血栓形成的重要条件。常见原因包括抗凝血酶减少或缺乏、血浆蛋白C及蛋白S缺乏症、凝血因子Ⅴ（FⅤ）等结构异常引起的抗活化蛋白 C 现象（APCR）、肝素辅因子Ⅱ（HC-Ⅱ）缺乏症等。纤溶活力降低的常见原因包括纤溶酶原结构或功能异常（异常纤溶酶原血症）、纤溶酶原激活剂（PA）释放障碍、纤溶酶活化剂抑制物过多。这些因素导致人体对纤维蛋白的清除能力下降，有利于血栓形成及扩大。各种原因引起的血液黏滞度增高、红细胞变形能力下降等，均可导致全身或局部血流淤滞、缓慢，为血栓形成创造条件。如高纤维蛋白原血症、高脂血症、脱水、红细胞增多症等。通过以下机制促进血栓形成，如红细胞聚集成团形成红色血栓、促进血小板与内皮的黏附及聚集并增强血小板活性、损伤血管内皮而启动凝血过程。

（二）动物实验资料

许多外源性有害因素可导致实验动物血栓形成（详见表 5-9），主要指标包括血栓素 B2（thromboxane B2，TXB2）、内皮素（endothelin，ET）、6- 酮 - 前列腺素 F1α、组织纤溶酶原激活因子（tissue plasminogen activator，t-PA）、组织纤溶酶原激活抑制因子（plasminogen activator inhibitor，PAI）和血管性血友病因子（von Willebrand factor，vWF）水平，超氧化物歧化酶（superoxide dismutase，SOD）和乳酸脱氢酶（lactate dehydrogenase，LDH）酶活性异常改变。部分基因 / 蛋白质水平改变如前列腺素合成酶（prostaglandin synthetase，PGIS）、血栓素合成酶（thromboxane synthase，TXS）、细胞间黏附分子 -1（intercellular adhesionmolecule-1，ICAM-1）、血管内皮细胞黏附分子 1（vascular endothelial cell adhesion molecule-1，VCAM-1）、环氧合酶 -2（cyclooxygenase-2，Cox-2）、p-IκB/t-IκB、p-JNK/JNK1、p-ERK/t-ERK、组织因子（tissue factor，TF）抗原、诱导型一氧化氮合酶（inducible nitric oxide synthase，iNOS）、内皮型一氧化氮合酶（endothelial nitric oxide synthase，eNOS）、bcl-2、白细胞介素 -4（interleukin-4，IL-4）和嗜酸性粒细胞活化趋化因子（extaxin）等。常见致血栓形成的外源性有害因素：

（1）金属及其化合物：氯化锰、氯化镉、醋酸铅、氯化铬、铬酸、三氯化铁等。

（2）药物：凝血酶和肿瘤坏死因子 -α（tumor necrosis factor-α，

TNF-α）等。

（3）激素：例如高分子右旋糖苷联合肾上腺素与牛血清白蛋白凝血酶。

（4）物理因素：例如缺血 + 缺糖、缺氧、缺氧 - 再复氧等。

（5）生物因素：例如大肠埃希菌内毒素（lipopolysaccharide，LPS）。

（6）其他：例如过氧化氢、燃煤 PM2.5 全颗粒物、燃煤 PM2.5 无机组分、燃煤 PM2.5 有机组分和 PM2.5 等。

（三）流行病学资料（包括案例）

Glueck 等（2015 年）收集 147 名接受深静脉血栓和肺栓塞治疗的男性患者临床资料进行临床分析，其中 34 名（23%）已死亡或正接受临终关怀，6 名（4%）罹患癌症，63 名患者无法联系，其余 44 名患者中仅 2 名（1.4%）接受睾酮治疗。这两名在接受睾酮治疗前原本健康的患者，亦没有血栓形成的危险因素包括臀部、膝盖和腿部浅表静脉手术，下肢骨折或错位、固定，或外伤，吸烟。其中一名年龄为 56 岁的患者每周接受 50 mg 睾酮治疗 6 个月后，出现第一个深静脉血栓和肺栓塞。继续给予睾酮和华法林治疗 6 个月，出现第二个深静脉血栓和肺栓塞。在后 6 个月的治疗过程中，发现该患者血清中同型半胱氨酸高于正常限值，抗原性蛋白 S 低于正常值。睾酮治疗前，血清中睾酮和雌二醇含量分别为 164 ng/dl 和 12.5 pg/ml，治疗后血清中睾酮和雌二醇含量分别为 370 ng/dl 和 27 pg/ml。此外，另一名 62 岁的患者每天接受 100 mg 睾酮治疗 24 月后，深静脉血栓和肺栓塞形成。同时，该患者血清中因子Ⅷ活力增高达 190%。睾酮治疗前，血清中睾酮和雌二醇含量分别为 94 ng/dl 和 15.7 pg/ml，治疗后血清中睾酮和雌二醇含量分别为 739 ng/dl 和 51 pg/ml。

Glueck 等（2014 年）对接受睾酮治疗的 9 名深静脉血栓及肺栓塞患者和 5 名髋膝骨坏死患者的资料进行临床分析。14 名患者中，13 名男性，1 名女性。患者既往健康，先前无确诊的血栓形成和低纤溶状态，没有手术、外伤、显性癌或外源性雌激素用药史，均不饮酒，13 名患者不吸烟。14 名患者中，3 名患者是因子Ⅴ Leiden 杂合子，3 名患者血清因子Ⅷ含量增高，3 名患者是纤溶酶原激活物抑制剂 14G4G 纯合子，2 名患者血清因子Ⅺ含量增高，2 名患者血清同型半胱氨酸含量增高，1 名患者血清抗凝血酶Ⅲ降低，1 名患者有狼疮抗凝物，1 名患者血清抗心磷脂抗体和 IgG 含量增高，1 名患者无凝血异常。在 14 名患者中，仅 4 名有血栓形成倾向的患者接受睾酮治疗后（尽管同时使用华法林进行规范治疗），出现深静脉血栓及肺栓塞的复发。

Holmegard 等（2014 年）对哥本哈根市普通人群进行一项前瞻性研究。研究开始于 1976—1978 年，然后分别于 1981—1983 年、1991—1994 年和 2001—2003 年跟进。研究对象包括 4685 名女性和 4673 名男性，年龄 20 ~ 80 岁。在 1981—1983 年，测定了所有研究对象的血清激素含量，此时，研究对象并未接受外源性激素，女性还需告知绝经状态。所有研究对象从 1981—1983 年开始，直至出现深静脉血栓和肺栓塞，平均随访了 21 年。其中 428 人和 496 人分别参加了 1981—1983 和 1991—1994 年的两次检测，用于矫正睾酮和雌二醇的回归稀释偏差。结果显示，50 岁以上妇女血清总雌二醇浓度低于 50 岁以下妇女，而 20 ~ 80 岁男性血清总雌二醇浓度相对稳定。相反，20 ~ 80 岁女性血清总睾酮浓度相对稳定，而 20 ~ 29 岁男性血清总睾酮浓度较高，30 ~ 79 岁男性相对稳定，79 岁以上男性较低。此外，绝经前妇女、绝经后妇女静脉血栓栓塞的最低检出危险比分别为 0.48 和 0.71。作为阳性对照组，接受外源性激素替代治疗的绝经后妇女发生静脉血栓栓塞的 5 年风险比为 2.51。结果还显示，内源性睾酮和雌二醇的浓度则与静脉血栓栓塞的复发风险无关。

表5-9 外源性有害因素致实验动物血栓形成

外因素类型	动物 / 细胞	染毒方式	染毒剂量 / 时间	实验结果	文献
氯化锰	人脐静脉血管内皮细胞株 CRL-2480	体外处理	0.05、0.1、0.5、1、5、10 和 20 μmol/L，12、24、48 和 72 小时	体外处理 5 小时，5 ~ 20 μmol/L 处理组细胞活性显著低于对照组，差异均有统计学意义（$P < 0.05$）。体外处理 24 ~ 72 小时，1 ~ 20 μmol/L 处理组细胞活性显著低于对照组，差异均有统计学意义（$P < 0.05$）。	林哲绚等，2012
氯化镉	人脐静脉血管内皮细胞株 CRL-2480	体外处理	0.05、0.1、0.5、1、5、10 和 20 μmol/L，12、24、48 和 72 小时	体外处理 12 ~ 72 小时，0.1 ~ 20 μmol/L 处理组细胞活性显著低于对照组，差异均有统计学意义（$P < 0.05$）。	林哲绚等，2012
醋酸铅	人脐静脉血管内皮细胞株 CRL-2480	体外处理	0.05、0.1、0.5、1、5、10 和 20 μmol/L，12、24、48 和 72 小时	体外处理 72 小时，10 ~ 20 μmol/L 处理组细胞活性显著低于对照组，差异均有统计学意义（$P < 0.05$）。	林哲绚等，2012
氯化铬	人脐静脉血管内皮细胞株 CRL-2480	体外处理	0.05、0.1、0.5、1、5、10 和 20 μmol/L，12、24、48 和 72 小时	时间超过 24 小时，20 μmol/L 处理组细胞活性显著低于对照组，差异均有统计学意义（$P < 0.05$）。体外处理 72 小时，0.5 ~ 20 μmol/L 处理组细胞活性显著低于对照组，差异均有统计学意义（$P < 0.05$）。	林哲绚等，2012
铬酸	人脐静脉血管内皮细胞株 CRL-2480	体外处理	0.05、0.1、0.5、1、5、10 和 20 μmol/L，12、24、48 和 72 小时	体外处理 48 ~ 72 小时，1 ~ 20 μmol/L 处理组细胞活性显著低于对照组，差异均有统计学意义（$P < 0.05$）。	林哲绚等，2012

续表

外因素类型	动物 / 细胞	染毒方式	染毒剂量 / 时间	实验结果	文献
三氯化铁	10 ~ 12 周龄野生型 / 纯合子 COX_2 基因敲除雄性小鼠	局部施用	小鼠麻醉并将左颈动脉解剖、游离，放置在流量计的探针上检测。血流量稳定后，将浸泡在 $FeCl_3$ 溶液（20%）的滤纸放置于颈动脉上。3 分钟后除去滤纸，再用 PBS 洗涤颈动脉，并记录血流量	三氯化铁局部施用纯合子 COX_2 基因敲除小鼠组血流量显著降低，而颈动脉闭塞的时间亦显著缩短，与野生型小鼠相比，差异有统计学意义（$P < 0.05$）。组织病理学结果显示，纯合子 COX_2 基因敲除小鼠形成颈动脉血栓。同时，三氯化铁局部施用纯合子 COX_2 基因敲除小鼠组颈动脉环中前列腺素合成酶（PGIS）和血栓素合成酶（TXS）蛋白及 mRNA 表达水平的比值均显著降低，与野生型小鼠相比，差异均有统计学意义（$P < 0.01$）。	Barbieri et al，2012
肿瘤坏死因子-α（TNF-α）	人脐静脉血管内皮细胞株	体外处理	10 ng/ml，6 小时	处理组细胞 ICAM-1、VCAM-1 和 COX_2 的 mRNA 表达水平显著上调，与对照组比较，差异均有统计学意义（$P < 0.05$）。	Zeng XY et al，2013
			10 ng/ml，8 小时	处理组细胞 ICAM-1 和 VCAM-1 蛋白表达水平显著上调，与对照组比较，差异均有统计学意义（$P < 0.05$）。	
			10 ng/ml，5 和 30 分钟	两个时间段处理组细胞蛋白 p-IκB/t-IκB、p-JNK/JNK1 和 p-ERK/t-ERK 的比值显著升高，与对照组比较，差异均有统计学意义（$P < 0.05$）。	

续表

外因素类型	动物/细胞	染毒方式	染毒剂量/时间	实验结果	文献
肿瘤坏死因子-α（TNF-α）	人脐静脉血管内皮细胞株（ECV-304）	体外处理	1000 U/ml，6 小时	处理组细胞组织因子（tissue factor，TF）抗原及其 mRNA 水平均显著高于对照组，差异均有统计学意义（$P < 0.01$）。	熊石龙等，2007
高分子右旋糖苷+肾上腺素+牛血清白蛋白	成年 Wistar 大鼠（雌雄各半）	耳缘静脉注射+肌内注射	每周 2 次耳缘静脉注射 10% 高分子右旋糖酐的生理盐水溶液 15 ml。每 14 天 1 次肌内注射肾上腺素 0.2mg/kg。每 28 天 1 次耳缘静脉注射牛血清白蛋白 250 mg/kg。共 112 天	染毒组大鼠血浆血栓素 B2（TXB2）和 ET 浓度显著升高，而 6-酮-前列腺素 F1α 浓度显著降低，与对照组比较，差异均有统计学意义（$P < 0.01$）。	徐宗佩等，2004
高分子右旋糖苷+肾上腺素	成年 Wistar 大鼠（雌雄各半）	皮下注射+尾静脉注射	皮下注射肾上腺素 0.5 mg/kg，尾静脉注射 10% 高分子右旋糖酐生理盐水溶液 0.6 g/kg。各一次	染毒组大鼠血浆 ET 浓度显著低于对照组，差异有统计学意义（$P < 0.05$）。	徐宗佩等，2004
凝血酶	人成纤维细胞	体外处理	0.014 和 1.4 μmol/L，时间终点为血凝块形成	1.4 μmol/L 处理组细胞血栓生成率是 0.014 μmol/L 处理组细胞的 41 倍，差异有统计学意义（$P < 0.05$）。	Campbell et al，2008

续表

外因素类型	动物 / 细胞	染毒方式	染毒剂量 / 时间	实验结果	文献
凝血酶	人脐静脉血管内皮细胞	体外处理	10 U/ml，12 小时	凝血酶处理后，细胞培养液中 LDH 活性和内皮素 -1（ET-1）水平显著高于对照组。	周牧娜等，2014
凝血酶	人脐静脉血管内皮细胞株（ECV-304）	体外处理	20 U/ml，0、2、4、6、8、10 和 12 小时	凝血酶处理 4 小时后，各时间段内皮细胞冻存液中促凝活性均显著升高，与对照组比较，差异均有统计学意义（$P < 0.01$）。	成春英等，2009
			1.25、2.5、5、10 和 20 U/ml，8 小时	各剂量处理组内皮细胞冻存液中促凝活性均显著升高，与对照组比较，差异均有统计学意义（$P < 0.01$）。	
凝血酶	人脐静脉血管内皮细胞	体外处理	5.0 kU/L，12 小时	处理组内皮细胞组织纤溶酶原激活因子（t-PA）水平显著降低，纤溶酶原活化素抑制物（PAI）和血管性假血友病因子（vWF）水平显著升高，与对照组比较，差异均有统计学意义（$P < 0.01$）。	许光明等，2007
凝血酶	人脐静脉血管内皮细胞	体外处理	10 U/ml，12 小时	处理组内皮细胞表达组织因子（TF）活性和 NO 含量显著升高，组织因子途径抑制因子（TFPI）活性则显著降低，与对照组比较，差异均有统计学意义（$P < 0.05$ 或 $P < 0.01$）。	吴萍等，2013

续表

外因素类型	动物 / 细胞	染毒方式	染毒剂量 / 时间	实验结果	文献
缺氧缺糖	人脐静脉血管内皮细胞	体外处理	无糖 DMEM 培养液（含 0.2%DMSO），30 分钟。再放置于持续充以 95%N_2 和 5%CO_2 混合气体的密封低氧槽中，8 小时	缺糖缺氧处理后，出现细胞核皱缩及核聚集现象。同时，细胞活力显著下降，与对照组比较，差异有统计学意义（$P < 0.05$）。	殷建瑞等，2011
缺氧	人脐静脉血管内皮细胞株 ECV-304	体外处理	培养瓶中通入缺氧气体（95%N_2 和 5%CO_2）。3 分钟后置于自制密闭缺氧小盒，并通入流速为 3 L/min 的缺氧气体。3 分钟后流速改为 1 L/min，关闭出气口，继续通气，补充漏气量。缺氧培养 2 小时	缺氧处理组细胞 eNOS 和 iNOS mRNA 表达水平均显著低于对照组，差异均有统计学意义（$P < 0.01$）。	罗文平等，2007

续表

外因素类型	动物 / 细胞	染毒方式	染毒剂量 / 时间	实验结果	文献
缺氧 - 复氧	人脐静脉血管内皮细胞株 ECV-304	体外处理	培养瓶中持续通入 95%N_2 和 5%CO_2 混合气体，流速为 1 L /min，10 分钟。随后，迅速盖上瓶塞，外用 2 ～ 3 层封口膜密封，缺氧培养 12 小时。而后置于含 95% 空气和 5% CO_2 混合气体的培养箱中继续培养 12 和 24 小时	复氧 12 和 24 小时处理组细胞凋亡率及 bcl-2 mRNA 表达水平均显著高于对照组，差异均有统计学意义（$P < 0.05$）。	孙菁等，2011
大肠埃希菌内毒素（LPS）	雄性 C57B 小鼠	腹腔注射	10 mg/kg，一次性注射。8 小时后，对小鼠主动脉内皮细胞进行荧光染色	染毒组小鼠主动脉内皮细胞中 ICAM-1 的荧光表达水平显著升高，与对照组比较，差异有统计学意义（$P < 0.05$）。	Zeng XY et al，2013
大肠埃希菌内毒素（LPS）	人脐静脉血管内皮细胞株 ECV-304	体外处理	5 μg/ml，24 小时	处理组细胞凋亡率显著高于对照组，差异有统计学意义（$P < 0.05$）。	朱平等，2005
过氧化氢（H_2O_2）	人脐静脉血管内皮细胞株 ECV-304	体外处理	380 μmol/L，24 和 36 小时	体外处理 24 和 36 小时，处理组细胞存活率显著低于对照组，差异均有统计学意义（$P < 0.01$）。体外处理 36 小时，处理组细胞 SOD 活性显著低于对照组，差异有统计学意义（$P < 0.01$）。	王敏等，2008

续表

外因素类型	动物 / 细胞	染毒方式	染毒剂量 / 时间	实验结果	文献
燃煤 PM2.5 全颗粒物	人脐静脉血管内皮细胞株 EA．Hy926	体外处理	10、25、50、100 和 200 μg/ml，24 小时	各剂量处理组细胞 SOD、GSH-Px 活性均显著低于对照组，MDA 含量则显著高于对照组，差异均有统计学意义（$P < 0.01$），且呈剂量 - 效应关系。	王菲菲等，2014
燃煤 PM2.5 无机组分	人脐静脉血管内皮细胞株 EA．Hy926	体外处理	10、25、50、100 和 200 μg/ml，24 小时	各剂量处理组细胞 SOD、GSH-Px 活性均显著低于对照组，50、100 和 200 μg/ml 处理组细胞 MDA 含量则显著高于对照组，差异均有统计学意义（$P < 0.01$）。	王菲菲等，2014
燃煤 PM2.5 有机组分	人脐静脉血管内皮细胞株 EA．Hy926	体外处理	10、25、50、100 和 200 μg/ml，24 小时	各剂量处理组细胞 SOD 活性及 50、100 和 200 μg/ml 处理组细胞 GSH-Px 活性均显著低于对照组，各剂量处理组细胞 MDA 含量则显著高于对照组，差异均有统计学意义（$P < 0.01$）。	王菲菲等，2014
PM2.5	大鼠心血管内皮细胞株 bEND3	体外处理	0、0.01、0.05 和 0.20 mg/ml，24 小时	随着 PM2.5 处理剂量的增加，各剂量处理组内皮细胞 IL-4 和嗜酸性粒细胞活化趋化因子（extaxin）mRNA 表达水平逐渐增加。0.05 和 0.20 mg/ml 处理组内皮细胞 IL-4 和 extaxin mRNA 表达水平显著高于对照组，差异均有统计学意义（$P < 0.05$）。	张蕴晖等，2006

六、出血性疾病

（一）出血性疾病概念、分类及机制

1．出血性疾病的概念

出血性疾病是一类由于止血机制异常所致的疾病统称。出血性疾病是指由于遗传性或获得性因素，导致机体止血、凝血活性减弱或抗凝血、纤溶活性增强，引起自发性或轻微外伤后出血难止的一类疾病。(因止血功能缺陷引起的以自发性出血或血管损伤后出血不止为特征的疾病。)

2．出血性疾病的分类

依据出血原因的不同，出血性疾病可分为 6 种类型。

（1）血管壁异常导致的出血性疾病：包括遗传性血管性疾病（遗传性毛细血管扩张症）、有出血倾向的遗传性结缔组织病（马方综合征、艾唐综合征），获得性血管壁结构和（或）功能异常（过敏性紫癜、单纯性紫癜、药物性过敏性紫癜、感染性紫癜等）。

（2）血小板数量与功能异常引起的出血性疾病：包括血小板数量异常（血小板减少性紫癜、血小板增多症）、血小板功能缺陷（遗传性血小板功能缺陷症、获得性血小板缺陷）。

（3）凝血因子异常所致的出血性疾病：包括遗传性凝血因子异常（血友病）、获得性凝血因子异常（肝病、维生素 K 缺乏症）。

（4）病理性抗凝物增多所致的出血性疾病：包括获得性 F Ⅷ抑制物、肝素样抗凝物和抗磷脂抗体综合征。

（5）纤溶活性增高所致的出血性疾病：包括遗传性纤溶亢进和获得性纤溶亢进。

（6）复合因素引起的出血性疾病。

3．出血性疾病的发生机制

出血性疾病的发生机制主要包括血管壁异常、血小板异常、凝血因子数量及质量异常、抗凝与纤溶异常等方面。

（1）血管壁异常：分为先天性 / 遗传性血管壁异常和获得性血管壁异常。前者包括遗传性毛细血管扩张症、家族性单纯性紫癜、巨大

海绵状血管瘤、全身弥漫性血管角化病、共济失调毛细血管扩张症等。获得性血管壁异常，包括免疫性（过敏性紫癜、药物过敏性紫癜、自身免疫性紫癜）、非免疫性（维生素C缺乏症、机械性紫癜、单纯性紫癜、感染性紫癜、皮质激素性紫癜、老年性紫癜和体位性紫癜）。

（2）血小板异常：分为血小板数量异常、血小板质量异常。血小板数量异常源于其生成减少、血小板消耗或破坏过多、血小板增多。血小板生成减少，包括遗传性血小板生成减少（如Wiskott-Aldrich综合征、Trousseau综合征、地中海血小板较少症伴巨大血小板、Alport综合征、Chediak-Higashi综合征、Fanconi贫血、血小板较少伴桡骨缺失综合征等）、获得性血小板生成减少［如再生障碍性贫血、肿瘤性骨髓浸润（白血病）、理化生物因素所致巨核细胞及血小板生成受抑（放射线、药物性、感染性）等］。血小板消耗或破坏过多，包括免疫性［如免疫性血小板减少性紫癜、药物性免疫性血小板减少性紫癜、结缔组织病（系统性红斑狼疮等）、非免疫性（如弥散性血管内凝血、血栓性血小板减少性紫癜、肝素性血小板减少症、药物性非免疫性血小板减少性紫癜）等］。血小板增多，包括原发血小板增多症和其他骨髓增殖性疾病部分患者可有出血表现。血小板质量异常可分为遗传性（如血小板无力症、Bernard-Soulier综合征等）和获得性（由抗血小板药物、感染、尿毒症、异常球蛋白血症、肝病、骨髓增殖性疾病等引起）两大类。

（3）凝血因子数量及质量异常：可分为遗传性和获得性两大类。遗传性出血性疾病如血友病A、B及遗传性Ⅱ、Ⅴ、Ⅶ、Ⅹ、Ⅺ、Ⅻ、Ⅷ因子以及纤维蛋白原缺乏症等。获得性出血性疾病如维生素K依赖性凝血因子缺乏症、肝病导致的凝血因子异常、获得性凝血因子抑制物等。

（4）抗凝与纤溶异常：包括抗凝剂或溶栓药物使用过量、蛇咬伤、鼠药中毒等。

（二）动物实验资料

许多外源因素可导致实验动物发生出血性疾病（详见表5-10），主要表现为心肌细胞凋亡数目增多、凋亡率增加、心脏区域出血、

Apo-1/Fas 和 Bcl-2 mRNA 表达异常、组织纤溶酶原激活因子（tissue plasminogen activator，t-PA）和趋化因子受体 CXCR4 水平改变等。常见致出血性疾病的外源性有害因素：

（1）农药：单甲脒等。

（2）药物：氯化两面针碱、肿瘤坏死因子 -α（tumor necrosis factor-α，TNF-α）等。

（3）物理因素：例如缺氧等。

（4）生物因素：例如 2 型登革热病毒（dengue virus-2，DV2）。

（5）其他：例如过氧化氢、氧化低密度脂蛋白（oxidized low-density lipoprotein，ox-LDL）等。

（三）流行病学资料（包括案例）

Fujimoto 和 Koifman（2014 年） 对 2007 年 1 月 到 2011 年 6 月 14985 名登革热病例的血清学流行病学监测结果进行回顾性分析。经血清学确诊 7447 名为登革热患者，其中 7144 名诊断为经典登革热，267 名因有出血表现而诊断为出血型登革热。对有医疗记录的 193 名出血性登革热患者进行分析发现，女性登革热患者有出血表现者占 57.0%，患者平均年龄为 38.2 岁。38.5% 的登革热患者有出血现象，而且主要表现为瘀点、牙龈出血和鼻出血分别占 14%、13% 和 10.9%。此外，出现血浆渗漏者、低血压和血流动力学不稳定者分别占 10.4%、65.0% 和 20.0%。另有 14 例（7.3%）患者死亡和 15 例（7.8%）患者需要重症监护。

Busfield 等（2013 年）对 2006—2008 年发生维生素 K 缺乏致出血性疾病的新生儿和 6 个月以下的婴儿进行调查。结果显示，新生儿中维生素 K 缺乏出血性疾病的发生率为 0.64/10 万。在发生出血性疾病的 11 例婴儿中，1 名婴儿未接受维生素 K 补充，于出生后 24 小时内发生出血。4 名婴儿于出生后 24 小时至 7 天发生出血，其中 3 名婴儿没有接受维生素 K，1 名婴儿虽口服维生素 K 但是最终吐出。6 名婴儿于出生 7 天后发生出血，其中 4 名发生颅内出血，3 名有潜在的肝病，2 名发生颅内出血合并肝病。

Cuker 等（2011 年）在应用阿仑单抗（alemtuzumab）治疗 216 例

复发 - 缓解型多发性硬化患者的Ⅱ期临床试验中，将患者随机分为 2 组，即阿仑单抗 12 mg/d 和 24 mg/d 组。结果显示，两组患者共 6 例（2.8%）发生免疫性血小板减少症。其中，阿仑单抗 12 mg/d 组患者发生免疫性血小板减少症者 2 例（1.9%），阿仑单抗累积剂量均为 132 mg。24 mg/d 组患者发生免疫性血小板减少症者 4 例（3.7%），3 名患者阿仑单抗累积剂量为 192 mg，1 名患者阿仑单抗累积剂量为 264 mg。其中 5 例患者出现严重的血小板减少症，4 例患者有临床症状（其中 1 例患者出现致命性颅内出血）。平均随访 4.5 年，阿仑单抗诱发的免疫性血小板减少症发生率是 6.2/1000 人年。

（苏　莉　王宇红　孙应彪）

表5-10 外源性有害因素致实验动物出血性疾病发生

外源性有害因素类型	细胞	染毒方式	染毒剂量/时间	实验结果	文献
氯化两面针碱	受精后48小时（48 hpf）的斑马鱼胚胎	体外处理	5.00、3.15、2.00、1.58和1.12 mg/L，分别于受精后60小时和72小时时观察胚胎心脏变化	各处理组在受精后60小时和72小时均出现胚胎心脏毒性表现。当氯化两面针碱处理12小时，5.00和3.15 mg/L处理组胚胎心脏搏动微弱并心脏区域出血。处理24小时，甚至出现胚胎心脏搏动停止。2.00、1.58和1.12 mg/L处理组胚胎则主要表现为心脏发育畸形。	黄惠琳等，2011
肿瘤坏死因子α（TNF-α）	兔主动脉内皮细胞	体外处理	50 mg/L，48小时	处理组细胞凋亡数目及凋亡率均显著升高，同时处理组细胞Apo-1/Fas mRNA表达水平亦显著升高，Bcl-2 mRNA表达水平则显著下降，与对照组比较，差异均有统计学意义（$P < 0.01$）。	刘佳妮等，2009
2型登革热病毒（DV2）	人脐静脉血管内皮细胞（HUVEC）	体外处理	5×10^5 PFU/L，6、12、24、48、72和96小时	DV2处理12、24、48和72小时组细胞组织纤溶酶原激活因子（t-PA）水平显著高于对照组，差异均有统计学意义（$P < 0.05$）。 DV2处理6、12、24、48和72小时组细胞t-PA mRNA水平显著高于对照组，差异亦有统计学意义（$P < 0.05$）。	江振友等，2005

续表

外源性有害因素类型	细胞	染毒方式	染毒剂量 / 时间	实验结果	文献
2 型登革热病毒（DV2）	Eahy926 细胞株	体外处理	10^9 PFU/L，2 小时后弃去多余病毒，再采用流式细胞仪分别于 24、36、48 和 60 小时检测	DV2 体外处理 36 和 48 小时细胞株趋化因子受体 CXCR4 表达水平显著高于对照组，差异均有统计学意义（$P < 0.05$）。各时间段 DV2 体外处理组细胞株凋亡率均显著高于对照组，差异均有统计学意义（$P < 0.05$）。	龙喜贵等，2011
缺氧	兔主动脉内皮细胞	体外处理	先常氧培养 36 小时，再置于缺氧培养箱中培养 12 小时	处理组细胞凋亡数目及凋亡率均显著升高，同时处理组细胞 Apo-1/Fas mRNA 表达水平亦显著升高，Bcl-2 mRNA 表达水平则显著下降，与对照组比较，差异均有统计学意义（$P < 0.01$）。	刘佳妮等，2009
过氧化氢（H_2O_2）	兔主动脉内皮细胞	体外处理	200 μmol/L，48 小时	处理组细胞凋亡数目及凋亡率均显著升高，同时处理组细胞 Apo-1/Fas mRNA 表达水平亦显著升高，Bcl-2 mRNA 表达水平则显著下降，与对照组比较，差异均有统计学意义（$P < 0.01$）。	刘佳妮等，2009
氧化低密度脂蛋白（ox-LDL）	兔主动脉内皮细胞	体外处理	150 mg/L，48 小时	处理组细胞凋亡数目及凋亡率均显著升高，同时处理组细胞 Apo-1/Fas mRNA 表达水平亦显著升高，Bcl-2 mRNA 表达水平则显著下降，与对照组比较，差异均有统计学意义（$P < 0.01$）。	刘佳妮等，2009

主要参考文献

1. 车菲菲，刘瑜，徐才刚．右丙亚胺对阿霉素引起的心脏毒性防治效果及其机制研究．四川大学学报（医学版），2010，41（1）：24-28．
2. 成春英，孙勇，文志斌，等．川芎嗪对凝血酶诱导血管内皮细胞组织因子表达的影响．南方医科大学学报，2009，29（8）：1743-1747．
3. 陈嘉，李拥军，杨文萍．国家最大容许浓度内二硫化碳暴露对血压和心电图的影响．中华劳动卫生职业病杂志，2009，27（11）：644-648．
4. 陈明亮，易龙，金鑫，等．白藜芦醇对 TNF-α 诱导的血管内皮细胞炎性反应的影响．第三军医大学学报，2012，34（14）：1255-1258．
5. 陈新宇，刘越美，谢海波．调心汤对家兔扩张型心肌病模型影响的实验研究．湖南中医杂志，2009，25（6）：100-101．
6. 陈昭喆，陈志坚，曾秋棠，等．心肌梗死模型大鼠心肌组织中白细胞介素 17 的表达．中国组织工程研究，2012，16（11）：1985-1988．
7. 方芳，赵杰，余林中，等．乌头碱对斑马鱼心脏毒性的初步研究．中药药理与临床，2012，28（2）：31-33．
8. 方少华，李道俊，王正军，等．益母草碱对阿霉素致斑马鱼心脏毒性保护作用的初步研究．中国现代医生，2013，51（4）：10-11．
9. 范俊，杨成明，连继勤，等．血管紧张素Ⅱ升高血管内皮细胞中 ROS 水平并激活自噬通路．中国病理生理杂志，2012，28（7）：1166-1171．
10. 葛宪民，农康，苏素花，等．儿童亚急性水源性砷中毒 124 例的临床探讨．中国职业医学　2009，36（3）：236-237．
11. 郭丽娟，礼广森，张洁，等．二维应变成像评价酒精性心肌病右心室纵向功能的价值．心脏杂志，2013，25（5）：551-553．
12. 韩磊，李鸣皋，叶平．Ang-Ⅱ对血管内皮细胞线粒体膜电位的影响及阿托伐他汀的保护作用．临床心血管病杂志，2009，25（7）：544-546．
13. 韩雁，崔国权，董淑英，等．纳米氧化锌诱导血管内皮细胞凋亡及氧化应激．中国公共卫生，2012，28（4）：500-502．
14. 何少林，昌薇，赵卉，等．氧化低密度脂蛋白诱导血管内皮细胞表达胸腺基质淋巴细胞生成素．临床心血管病杂志，2010，26（1）：62-64．
15. 黄惠琳，刘华钢，蒙怡，等．氯化两面针碱对斑马鱼胚胎心脏影响的初步研究．广西医学， 2011，33（5）：546-548．
16. 黄伟哲，林瑞俊，肖大伟．表柔比星诱导小鼠药物心肌病模型的建立及清醒状态下超声评价该模型的研究．岭南心血管病杂志，2014，20（3）：368-371.
17．蒋洁君，周婧，马宏跃，等．蟾酥对豚鼠离体心脏的毒性作用和物质基础研究．中国实验方剂学杂志，2011，17（17）：233-237.
18．蒋磊，周振茂，夏美燕，等．运动对大鼠心肌细胞与一氧化氮合酶的影响．西北农林科技大学学报（自然科学版），2013，41（6）：8-12.
19．金鑫，易龙，陈春烨，等．膜电位及MAPK磷酸化在飞燕草素抑制ox-LDL诱导的血管内皮细胞氧化损伤中的作用．第三军医大学学报，2009，31（19）：1854-1858.
20．李华，汤纳平，马璟，等．雷公藤多甙对Beagle犬心脏毒性初探．世界临床药物，2011，32（4）：219-223.
21．李锦绣，许荣廷，王颖，等．盐酸戊乙奎醚对硫化氢急性中毒性心血管损伤的疗效观察．山东大学学报（医学版），2010，48（1）：135-137.
22．李俊宁，张鹏辉．60例酒精性心肌病的临床观察．中国医药指南，2014，12（9）：90-91.
23．李凌艳，赵颖，王平，等．复方丹参滴丸对豚鼠离体心脏心电图的影响．中草药，2012，43（11）：2236-2241.
24．李奇林，黄洋妹，关晓红．急性砷化物中毒心血管损害救治对策探讨（附34例抢救分析报告）．中国急救医学，2009，29（10）：954-955.
25．李侠，蒋长兴，胡有东．等．茯苓多糖对异丙肾上腺素所致心肌肥厚大鼠心功能的影响．中华损伤与修复杂志，2014，9（4）：367-371.
26．李欣，周彦君．酒精性心肌病病例分析18例．中国社区医师，2014，30（1）：15.
27．李雅静，王晨．左卡尼汀对柔红霉素所致心肌细胞损伤的保护作用．中国肿瘤临床，2013，40（4）：195-197.
28．林洁，贾春燕，王若光，等．蒲黄黄酮对缺氧损伤血管内皮细胞的保护作用．湖南中医药大学学报，2011，31（5）：10-12.
29．林静瑜，倪峰，刘生，等．穴位注射乌头碱对兔心肌Na^{+}-K^{+}-ATP酶及血清hs-CRP的影响．中药药理与临床，2013，29（3）：49-51.
30．林丽，李进，李永洁，等．黑果枸杞花色苷对氧化低密度脂蛋白损伤血管内皮细胞的保护作用．中国药学杂志，2013，48（8）：606-611.
31．林哲绚，罗红军，李慧，等．几种重金属化合物对血管内皮细胞的毒性研究. 广东医学，2012，33（5）：579-582.
32. 刘芳盈，王菲菲，丁明玉，等. 燃煤细颗粒物对血管内皮细胞EA. hy926的细胞毒性. 中国环境科学，2012，32（1）：156-161.
33. 刘芳盈，丁明玉，王菲菲，等. 燃煤PM 2.5不同组分对血管内皮细胞的毒性. 环境科学研究，2011，24（6）：684-689.
34. 刘佳妮，程燕子，廖德荣，等. 多种病理因素对血管内皮细胞增殖与凋亡的影响及VEGF的干预作用. 华中科技大学学报（医学版），2009，38（5）：608-611.
35. 刘丽萍，覃震晖. 急性三氯乙烯中毒性心血管系统损害和治疗对策. 海南医学院学报，2011，17（6）：764-765.
36. 刘群. 实验性2型糖尿病心肌病大鼠模型建立的方法. 临床心血管病杂志，2014，30（3）：254-257.
37. 刘晓强，礼广森，孙艳红，等. 应用超声二维应变显像技术对酒精性心肌病患者左心室旋转和扭转运动的评价. 中华临床医师杂志（电子版），2013，7（24）：11149-11152.
38. 刘新萍，张凯，储全根，等. 不同剂量链脲佐菌素腹腔注射制备大鼠糖尿病心肌病模型的病理学观察. 生物学杂志，2013，30（6）：14-17.
39. 龙喜贵，郑颖，郑毅涛，等. CXCR4抑制剂AMD3100对2型登革热病毒诱导血管内皮细胞株Eahy926凋亡的影响. 中国病理生理杂志，2011，27（4）：632-637.
40. 马海英，陈锦瑶，张立实. 天棘胶囊对氧化损伤血管内皮细胞的保护作用研究. 四川大学学报（医学版），2011，42（1）：44-47.
41. 孟天宇. 酒精性心肌病患者临床研究. 中国实用医药，2013，8（31）：48-49.
42. 牛红心，刘章锁，龙海波. 罗格列酮对高糖诱导的血管内皮细胞炎症的抑制作用. 中国动脉硬化杂志，2010，18（4）：265-268.
43. 庞嶷，王进忠，覃小兰. 误服外用川乌草乌煎剂致心脏毒性. 药物不良反应杂志，2009，11（1）：40-42.
44. 彭玉璇，封小美，陈冰，等. 羟乙基淀粉130/0. 4、长链及中长链脂肪乳缓解丁哌卡因心脏毒性作用比较. 临床麻醉学杂志，2012，28（7）：714-716.
45. 任晓丽，杨波，黄陈平，等. 高蛋氨酸饮食对大鼠血管内皮细胞分泌功能的影响. 氨基酸和生物资源，2010，32（4）：50-54.

46. 沈伟生，高春恒，张华，等．红景天预防含表柔比星方案化学疗法所致心脏毒性临床观察．新中医，2012，44（2）：18-20.
47. 沈晓君，何航．葛根素对 HCY 诱导的血管内皮细胞凋亡及 GRP78 表达的影响．中药药理与临床，2009，25（4）：12-14.
48. 施通，吴辉，刘付丽，等．高浓度姜黄素对大鼠心室肌细胞瞬时外向钾电流和内向整流钾电流的影响．医学研究杂志，2012，41（12）：99-102.
49. 孙菁，孟凡山，陈威，等．山莨菪碱对缺氧复氧损伤血管内皮细胞凋亡的影响．中国全科医学，2011，14（5）：497-499.
50. 孙立，潘宁玲．人参皂苷 Rd 注射液减轻丁哌卡因大鼠中枢神经系统及心脏毒性的作用机制．武警医学，2012，23（9）：767-769.
51. 孙萌，范颖，于彩娜，等．姜附汤对阿霉素心脏毒性大鼠心肌细胞 SOD、GPH-Px、MDA 的影响．中医药信息，2011，28（2）：58-60.
52. 孙伊娜，柴忆欢，胡绍燕，等．三氧化二砷治疗儿童急性早幼粒细胞白血病心脏毒性的临床观察．江苏医药，2013，39（2）：197-199.
53. 田振永，钱春燕，李丽，等．硫酸铅对大鼠心肌 Th1/Th2 细胞相关细胞因子的影响．环境与职业医学，2013，30（1）：21-25.
54. 王邦本，殷四祥，汪六庆．葛根素对急性拟除虫菊酯杀虫药中毒心血管系统的保护作用．安徽医学，2010，31（2）：138-140.
55. 王炳玲，仝娜，吴冬梅，等．某八溴联苯醚生产企业工人职业性有害因素接触与职业健康体检资料分析．中国工业医学杂志，2011，24（6）：451-453.
56. 王菲菲，王先良，刘芳盈，等．燃煤 $PM_{2.5}$ 不同组分对血管内皮细胞的氧化损伤效应．中国环境科学，2014，34（3）：780-785.
57. 王佳佳，臧爱民，霍然．右丙亚胺对紫杉醇所致心脏损伤影响．医学研究与教育，2013，30（2）：16-20.
58. 王鹿敏，迟万怡，梁雪静，等．阿霉素对于试验犬的心脏毒性试验．中国兽医杂志，2011，47（12）：79-80.
59. 王思锋，刘可春，王希敏，等．雷公藤红素对斑马鱼胚胎心脏毒性的初步研究．中国药理学通报，2009，25（5）：634-636.
60. 王银谦，徐博，张向阳．阿霉素与表柔比星的心脏毒性的比较．新疆医科大学学报，2013，36（4）：509-513.
61. 魏海英，孟紫强．茶多酚对二氧化硫衍生物引起的心肌细胞钠电流增大效应的抑制作用. 中国病理生理杂志，2009，25（2）：285-288.
62. 魏晏，沈晓君. 淫羊霍苷对 HCY 诱导的血管内皮细胞内质网应激的影响. 中国实验方剂学杂志，2010，16（7）：147-150.
63. 吴萍，谭茜，罗亚君，等. 全蝎纯化液对凝血酶诱导血管内皮细胞释 NO、TFPI 及表达 TF 的影响. 中西医结合心脑血管病杂志，2013，11（10）：1227-1228.
64. 肖勇，马增春，王宇光，等. 参附注射液配伍对乌头碱诱发心律失常的减毒研究. 中药药理与临床，2013，29（3）：12-15.
65. 谢瑾，向明. 频谱多普勒 Tei 指数评价乳腺癌患者阿霉素心脏毒性. 贵阳医学院学报，2009，34（1）：50-52.
66. 谭滇湘，张朝晖. 丙泊酚对罗哌卡因致大鼠心脏毒性及心肌线粒体氧化损伤的保护作用. 实用预防医学，2012，19（12）：1785-1787.
67. 徐江，彭双清，闫长会，等. 三七总皂苷对大鼠心脏血流动力学的毒性作用. 中国新药杂志，2009，18（4）：349-352.
68. 许柳，佟继铭，杨慧波，等. 生川乌配伍不同比例生半夏对大鼠心肌毒性的影响. 中医杂志，2013，54（12）：1043-1046.
69. 徐甫，张雪梅，顾锡安，等. 乐果染毒对大鼠心血管系统的影响. 中国工业医学杂志，2010，23（5）：327-331.
70. 杨红玲，张敏，甘萍，等. 同型半胱氨酸诱导人脐静脉血管内皮细胞活性氧升高的机制研究. 昆明医学院学报，2009，30（6）：19-22.
71. 杨莉，王亚非，姚祖培，等. 中药方预防蒽环类化学疗法药物急性心脏毒性反应的临床研究. 南京医科大学学报（自然科学版），2010，30（10）：1435-1438.
72. 闫庆倩，杨莉，赵婧，等. 纳米颗粒致人血管内皮细胞损伤的比较. 中华劳动卫生职业病杂志，2012，30（11）：820-824.
73. 姚敏，代文月，金柳燕，等. 栀子对闹羊花急性中毒解毒效应的动物实验研究. 中国中医急症，2011，20（11）：1777-1779.
74. 殷建瑞，张波，谭丽华，等. 丁苯酞对缺血缺氧条件下血管内皮细胞 VEGF 和 HIF-1α 表达的影响. 中国病理生理杂志，2011，27（4）：643-647.
75. 于彩娜，范颖，林庶茹. 芪附汤对阿霉素心脏毒性损伤的保护作用及其抗氧化机制. 中国实验方剂学杂志，2011，17（8）：193-196.
76. 于锋，林木森，张伟东. 盐酸小檗碱对甲状腺素性豚鼠心肌病心肌细胞中

I_{Kr}、I_{Ks} 和 I_{K1} 的抑制作用．中国药科大学学报，2009，40（3）：244-249．
77．于晗，刘义．原花青素对心肌缺血再灌注损伤大鼠血管内皮细胞活性因子的研究．中国分子心脏病学杂志，2011，11（2）：94-97．
78．张鸿飞，雷洪伊，李凤仙，等．长链脂肪乳对老年大鼠罗哌卡因心血管毒性剂量的影响及复苏效果．实用医学杂志，2010，26（11）：1915-1918．
79．张利军，史慧勤，苑晓燕，等．1- 苯基 -2- 硫脲对斑马鱼胚胎发育与黑色素生成的影响．中国比较医学杂志，2012，22（9）：21-25．
80．张利军，史慧勤，苑晓燕，等．多柔比星斑马鱼胚胎心脏发育毒性表现．中国药理学与毒理学杂志，2013，27（2）：429-433．
81．张利军，郭家彬，苑晓燕，等．应用斑马鱼胚胎和幼鱼评价布洛芬的心脏毒性．中国药理学与毒理学杂志，2013，27（3）：487．
82．张鲁，严志强，李玉青，等．流体切应力梯度对血管内皮细胞排列和形状的影响．医用生物力学，2010，25（5）：328-333．
83．张燕辉，罗中兵，杨俊哲，等．脂肪乳剂预处理对丁哌卡因心脏毒性的影响．华南国防医学杂志，2012，26（5）：415-417．
84．张妍，李中玉，庞晓萍，等．阿霉素抑制抗氧化基因表达增强心肌细胞内氧化应激水平．哈尔滨医科大学学报，2013，47（1）：35-37．
85．张雅楠，刘萍，郝丽娜，等．铝螯合剂对染铝大鼠心脏毒性的保护作用．山东大学学报（医学版），2009，47（8）：125-127．
86．赵金镯，高知义，宋伟民．上海市区大气细颗粒物不同成分对血管内皮细胞的氧化损伤．环境与职业医学，2009，26（4）：353-357．
87．赵良辰，真娟，尉海涛．人参果皂苷对糖尿病大鼠心肌病变的影响．中国实验诊断学，2014，18（11）：1744-1748．
88．赵瑞芳，单毓娟，林娜，等．莱菔硫烷对脂多糖诱导血管内皮细胞中 COX-2 和 iNOS mRNA 表达的影响及转录机制研究．毒理学杂志，2009，23（1）：36-39．
89．赵杨，刘昌勤．高糖及高糖条件培养液对血管内皮细胞的影响．脑与神经疾病杂志，2011，19（4）：261-264．
90．周牡娜，谭茜，郑洁钢，等．全蝎纯化液对凝血酶诱导血管内皮细胞 LDH 活性、ET-1 表达的影响．中西医结合心脑血管病杂志，2014，12（3）：335-336．
91．Abdel-Wahab B，Maklad AM，Metwally ME，et al．Protective effect of

captopril against clozapine-induced myocarditis in rats：Role of oxidative stress，proinflammatory cytokines and DNA damage. Chemico-Biological Interactions，2014，216（3）：43-52.

92. Al Batran R，Al-Bayaty F，Al-Obaidi MM，et al. Evaluation of the effect of andrographolide on atherosclerotic rabbits induced by Porphyromonas gingivalis. Biomed Res Int，2014，2014（6）：1-11.

93. Ali AA，Elhassan EM，Magzoub MM，et al. Hypoglycaemia and severe Plasmodium falciparum malaria among pregnant Sudanese women in an area characterized by unstable malaria transmission. Parasit Vectors，2011，4（3）：88-93.

94. Alinovi R，Goldoni M，Pinelli S，et al. Oxidative and pro-inflammatory effects of cobalt and titanium oxide nanoparticles on aortic and venous endothelial cells. Toxicol In Vitro，2015，29（3）：426-437.

95. Aragon MJ，Chrobak I，Brower J，et al. Inflammatory and Vasoactive Effects of Serum Following Inhalation of Varied Complex Mixtures. Cardiovasc Toxicol，2015，4（22）：1-9.

96. Badole SL，Jangam GB，Chaudhari SM，et al. L-glutamine supplementation prevents the development of experimental diabetic cardiomyopathy in streptozotocin-nicotinamide induced diabetic rats. PLoS One，2014，9（3）：1-7.

97. Barbieri SS，Amadio P，Gianellini S，et al. Cyclooxygenase-2-derived prostacyclin regulates arterial thrombus formation by suppressing tissue factor in a sirtuin-1-dependent-manner. Circulation，2012，126（11）：1373-1384.

98. Berling I，Isbister GK. Mirtazapine overdose is unlikely to cause major toxicity. Clin Toxicol（Phila），2014，52（1）：20-24.

99. Busfield A，Samuel R，McNinch A，et al. Vitamin K deficiency bleeding after NICE guidance and withdrawal of Konakion Neonatal：British Paediatric Surveillance Unit study，2006—2008. Arch Dis Child，2013，98（1）：41-47.

100. Campbell RA，Overmyer KA，Bagnell CR，et al. Cellular procoagulant activity dictates clot structure and stability as a function of distance from the cell surface. Arterioscler Thromb Vasc Biol，2008，28（12）：2247-2254.

101. Chang MC，Chang HH，Chan CP，et al. p-Cresol affects reactive oxygen species generation，cell cycle arrest，cytotoxicity and inflammation/

atherosclerosis-related modulators production in endothelial cells and mononuclear cells. PLoS One, 2014, 9 (12): 1-16.

102. Chen X, Guo Z, Wang P, et al. Erythropoietin Modulates Imbalance of Matrix Metalloproteinase-2 and Tissue Inhibitor of Metalloproteinase-2 in Doxorubicin-induced Cardiotoxicity. Heart, Lung and Circulation, 2014, 23 (8): 772-778.

103. Chou CL, Pang CY, Lee TJ, et al. Beneficial effects of calcitriol on hypertension, glucose intolerance, impairment of endothelium-dependent vascular relaxation, and visceral adiposity in fructose-fed hypertensive rats. PLoS One, 2015, 10 (3): 1-19.

104. Cove-Smith L, Woodhouse N, Hargreaves A, et al. An Integrated Characterisation of Serological, Pathological and Functional Events in Doxorubicin-Induced Cardiotoxicity. Toxic Sci, 2014, 140 (1): 3-15.

105. Cuker A, Coles AJ, Sullivan H, et al. A distinctive form of immune thrombocytopenia in a phase 2 study of alemtuzumab for the treatment of relapsing-remitting multiple sclerosis. Blood, 2011, 118 (24): 6299-6305.

106. Ding Y, Zhang B, Zhou K, et al. Dietary ellagic acid improves oxidant-induced endothelial dysfunction and atherosclerosis: role of Nrf2 activation. Int J Cardiol, 2014, 175 (3): 508-514.

107. Fagerberg B, Barregard L, Sallsten G, et al. Cadmium exposure and atherosclerotic carotid plaques-results from the Malmo diet and Cancer study. Environ Res, 2015, 136 (1): 67-74.

108. Flora SJ, Pachauri V, Mittal M, et al. Interactive effect of arsenic and fluoride on cardio-respiratory disorders in male rats: possible role of reactive oxygen species. Biometals, 2011, 24 (4): 615-628.

109. Force ICoMRT. Assessment of effects on health due to consumption of bitter bottle gourd (Lagenaria siceraria) juice. Indian J Med Res, 2012, 135 (4): 49-55.

110. Fujimoto DE, Koifman S. Clinical and laboratory characteristics of patients with dengue hemorrhagic fever manifestations and their transfusion profile. Rev Bras Hematol Hemoter, 2014, 36 (2): 115-120.

111. Gentner NJ, Weber LP. Secondhand tobacco smoke, arterial stiffness, and

altered circadian blood pressure patterns are associated with lung inflammation and oxidative stress in rats. Am J Physiol Heart Circ Physiol, 2012, 302 (3): 818-825.

112. Glueck CJ, Friedman J, Hafeez A, et al. Testosterone therapy, thrombophilia, and hospitalization for deep venous thrombosis-pulmonary embolus, an exploratory, hypothesis-generating study. Med Hypotheses, 2015, 84 (4): 341-343.

113. Glueck CJ, Richardson-Royer C, Schultz R, et al. Testosterone, thrombophilia, and thrombosis. Clin Appl Thromb Hemost, 2014, 20 (1): 22-30.

114. Green JE, Ariathianto Y, Wong SM, et al. Clinical and inflammatory response to bloodstream infections in octogenarians. BMC Geriatr, 2014, 14(4): 55-61.

115. Greenaway C, Orr P. A foodborne outbreak causing a cholinergic syndrome. J Emerg Med, 1996, 14 (3): 339-344.

116. Holmegard HN, Nordestgaard BG, Schnohr P, et al. Endogenous sex hormones and risk of venous thromboembolism in women and men. J ThrombHaemost, 2014, 12 (3): 297-305.

117. Ito T, Suzuki T, Tamura K, et al. Examination of mRNA expression in rat hearts and lungs for analysis of effects of exposure to concentrated ambient particles on cardiovascular function. Toxicology, 2008, 243 (3): 271-283.

118. Jahnke HG, Steel D, Fleischer S, et al. A novel 3D label-free monitoring system of hES-derived cardiomyocyte clusters: a step forward to in vitro cardiotoxicity testing. PLoS One, 2013, 8 (7): 1-9.

119. Jayashree M, Singhi S. Changing trends and predictors of outcome in patients with acute poisoning admitted to the intensive care. J Trop Pediatr, 2011, 57(5): 340-346.

120. Kang PT, Chen CL, Zen P, et al. BCNU-Induced gR2 DEFECT mediates S-glutathionylation OF Complex I and RESPIRATORY uncoupling in myocardium. Bioch Pharmac, 2014, 89 (4): 490-502.

121. Kazama K, Okada M, Yamawaki H. Adipocytokine, omentin inhibits doxorubicin-induced H9c2 cardiomyoblasts apoptosis through the inhibition

of mitochondrial reactive oxygen species. Biochem Biophys Res Commun, 2015, 457 (4): 602-607.

122. Lamberti M, Porto S, Zappavigna S, et al. A mechanistic study on the cardiotoxicity of 5-fluorouracil in vitro and clinical and occupational perspectives. Toxicol Lett, 2014, 227 (3): 151-156.

123. Lee SJ, Seo KW, Kim CD. LPS Increases 5-LO Expression on Monocytes via an Activation of Akt-Sp1/NF-kappaB Pathways. Korean J Physiol Pharmacol, 2015, 19 (3): 263-268.

124. Litterio MC, Vazquez Prieto MA, Adamo AM, et al. (-) -Epicatechin reduces blood pressure increase in high-fructose-fed rats: effects on the determinants of nitric oxide bioavailability. J Nutr Biochem, 2015, 2015 (2): 1-7.

125. Llopis-Gonzalez A, Rubio-Lopez N, Pineda-Alonso M, et al. Hypertension and the fat-soluble vitamins A, D and E. Int J Environ Res Public Health, 2015, 12 (3): 2793-2809.

126. Loncar-Turukalo T, Vasic M, Tasic T, et al. Heart rate dynamics in doxorubicin-induced cardiomyopathy. Physiol Meas, 2015, 36 (4): 727-739.

127. Maccarinelli F, Gammella E, Asperti M, et al. Mice lacking mitochondrial ferritin are more sensitive to doxorubicin-mediated cardiotoxicity. J Mol Med (Berl), 2014, 92 (8): 859-869.

128. Morales-Suarez-Varela M, Llopis-Gonzalez A, Gonzalez-Albert V, et al. Correlation of zinc with oxidative stress biomarkers. Int J Environ Res Public Health, 2015, 12 (3): 3060-3076.

129. Ozkanlar Y, Aktas MS, Turkeli M, et al. Effects of ramipril and darbepoetin on electromechanical activity of the heart in doxorubicin-induced cardiotoxicity. Int J Cardiol, 2014, 173 (3): 519-521.

130. Petrick L, Rosenblat M, Paland N, et al. Silicon dioxide nanoparticles increase macrophage atherogenicity: Stimulation of cellular cytotoxicity, oxidative stress, and triglycerides accumulation. Environ Toxicol, 2014, 2014 (11): 1-11.

131. Pilgrim JL, Woodford N, Drummer OH. Cocaine in sudden and unexpected

death：a review of 49 post-mortem cases. Forensic Sci Int，2013，227（1-3）：52-59.

132. Sabik LM，Abbas RA，Ismail MM，et al. Cardiotoxicity of Freon among refrigeration services workers：comparative cross-sectional study. Environ Health，2009，8（31）：1-11.

133. Sirivarasai J，Kaojarern S，Chanprasertyothin S，et al. Environmental lead exposure，catalase gene，and markers of antioxidant and oxidative stress relation to hypertension：an analysis based on the EGAT study. Biomed Res Int，2015，2015（11）：1-9.

134. Yang G，Li Y，Wu W，et al. Anti-oxidant effect of heme oxygenase-1 on cigarette smoke-induced vascular injury. Mol Med Rep，2015，5（4）：1-6.

135. Yang HL，Huang PJ，ChenSC，et al. Induction of macrophage cell-cycle arrest and apoptosis by humic acid. Environ Mol Mutagen，2014，55（9）：741-750.

136. Zeng XY，Zheng JH，Fu CL，et al. A newly synthesized sinapic acid derivative inhibits endothelial activation in vitro and in vivo. Mol Pharmacol，2013，83（5）：1099-1108.

137. Zhang Q，Meng Z. The negative inotropic effects of gaseous sulfur dioxide and its derivatives in the isolated perfused rat heart. Environ Toxicol，2012，27（3）：175-184.

138. Zhang Y,Li L,Cao JG,et al.Effect of 7-difluoromethyl-5,4'-dimethoxygenistein on aorta atherosclerosis in hyperlipidemia ApoE（-/-）mice induced by a cholesterol-rich diet. Drug Des Devel Ther，2013，7（2013）：233-242.

139. Zhuang XD，Hu X，Long M，et al. Exogenous hydrogen sulfide alleviates high glucose-induced cardiotoxicity via inhibition of leptin signaling in H9c2 cells. Mol Cell Biochem，2014，391（1-2）：147-155.

第六章

外源性有害因素致心血管毒性机制

国内外学者研究发现，大量外源化学物可致心血管毒性，而其机制方面的研究也较全面深入，并取得了丰硕的成果。外源化学物引起心血管毒性的机制涉及心肌细胞离子稳态改变，如 Na^+、K^+、Ca^{2+} 和 Cl^- 通道阻断及 Na^+-Ca^{2+} 交换体等；因冠状血管收缩或阻塞和缺血 - 再灌注改变引起的冠状动脉血流改变；氧化应激、细胞器功能失调、细胞胀亡与凋亡、细胞信号通路改变和心肌细胞相关基因改变等方面。

第一节　离子稳态改变

一、Na^+–K^+–ATP 酶抑制

高航等（2009 年）给健康雄性昆明种小鼠（体重 18 ± 2 g）一次性腹腔注射 25 mg/kg 氧化乐果，观察小鼠氧化乐果急性中毒后心肌组织 ATP 酶活力的变化。结果发现，染毒组小鼠心肌细胞 Na^+-K^+-ATP 酶、Mg^{2+}-ATP 酶和 Ca^{2+}-ATP 酶活性均明显低于对照组，差异有统计学意义（$P < 0.05$）。结果提示，氧化乐果可影响心肌组织能量代谢。

王耀峰等（2011 年）给健康成年雄性昆明种小鼠腹腔注射 5、30 和 60 mg/kg 丙烯酰胺，每天 1 次，连续 10 天。结果发现，60 mg/kg 丙烯酰胺染毒组小鼠体重明显低于对照组，差异有统计学意义（$P < 0.05$）。透射电镜显示，丙烯酰胺各染毒组小鼠心室肌细胞线粒体嵴减少或消失，线粒体部分膜融合；糖原减少，肌节出现紊乱，随着染毒剂量的增加，损伤程度加剧。30 和 60 mg/kg 丙烯酰胺染毒组小鼠心肌线粒体 Na^+-K^+-ATP 酶活力明显低于对照组，而丙烯酰胺各染毒组心肌细胞 Ca^{2+}-ATP 酶和细胞色素氧化酶活力均明显低于对照组，差异有统计学意义（$P < 0.05$）。丙烯酰胺可引起小鼠心肌超微结构及线粒体相关酶活力改变，提示丙烯酰胺具有心肌毒性。

张全喜等（2012年）采用10、300和1000 μmol/L二氧化硫（SO_2）灌流成年雄性Wistar大鼠离体心脏10分钟。结果显示，1000 μmol/L二氧化硫染毒组心脏组织中Ca^{2+}-Mg^{2+}-ATP酶活力明显低于对照组，差异有统计学意义（$P < 0.05$）。300和1000 μmol/L二氧化硫染毒组心脏组织中Na^{+}-K^{+}-ATP酶活力明显下降，与对照组比较，差异有统计学意义（$P < 0.05$）。结果提示，SO_2对大鼠离体心脏功能的影响与其对心肌细胞膜Na^{+}-K^{+}-ATP酶和Ca^{2+}-Mg^{2+}-ATP酶活力降低有关。

王立群等（2010年）用100 μg/L内毒素（LPS）处理原代培养的出生1～3天的Wistar大鼠（性别不限）心肌细胞1、4和8小时。原子力显微镜扫描显示，LPS处理心肌细胞8小时后，单个心肌细胞面积和体积明显增大，心肌细胞总蛋白含量增高，与对照组比较，差异均有统计学意义（$P < 0.05$）。LPS处理心肌细胞4和8小时后，Na^{+}-K^{+}-ATP酶活力下降，与对照组比较，差异有统计学意义（$P < 0.05$）。结果表明，LPS诱导心肌细胞肥大，其机制可能与LPS引起心肌细胞Na^{+}-K^{+}-ATP酶活性降低有关。

刘磊等（1994年）用0.5、1.0、1.5、2.0、2.5、3.0和3.5 mmol/L过氧化氢（H_2O_2）和（或）Fe^{2+}分别与绵羊（体重61±13kg，雌雄各半）心肌细胞于37℃孵育5分钟。结果显示，心肌细胞膜Na^{+}-K^{+}-ATP酶活力随着H_2O_2或Fe^{2+}浓度的增加而逐渐降低，当H_2O_2和Fe^{2+}的浓度分别为3.2 mmol/L时，Na^{+}-K^{+}-ATP酶活力的抑制率分别为23.7%和21.5%。随着Fe^{2+} + H_2O_2浓度增加，心肌细胞膜Na^{+}-K^{+}-ATP酶活力逐渐降低，在3.2 mmol/L Fe^{2+} + H_2O_2条件下，Na^{+}-K^{+}-ATP酶活力的抑制率为72.7%。结果表明，Fe^{2+}和H_2O_2对心肌细胞膜Na^{+}-K^{+}-ATP酶的联合作用大于两者单独作用之和。

二、Na^{+}通道阻断

Ono等（2013年）给5周龄雄性近交系ICR小鼠分别一次性腹腔注射0.1、0.15、0.3和0.4 mg/kg乌头碱，5、10、15、20和40 μg/kg河豚毒素（钠通道阻滞剂），0.15 mg/kg乌头碱+5 μg/kg或10 μg/kg河豚毒素，以及0.4 mg/kg乌头碱+15 μg/kg河豚毒素。结果显示，河豚毒素各剂量组小鼠心电图变化不明显，与对照组比较，差异无统计学意义（$P > 0.05$）。0.15 mg/kg 乌头碱染毒后大多数小鼠心电图表现为室性心动过速（VT）和心室颤动（VF），在 30 分钟内恢复正常窦性心律，小鼠死亡率为 17%。0.3 mg/kg 乌头碱可引起全部小鼠 10 分钟内出现 VT 和 VF，小鼠死亡率为 40%。0.4 mg/kg 乌头碱染毒后小鼠 7 分钟内心电图即持续呈现 VT 和 VF 表现，且在 30 分钟内全部死亡。与 0.15 mg/kg 乌头碱单独染毒组比较，0.15 mg/kg 乌头碱 +5 μg/kg 河豚毒素联合染毒组小鼠出现 VT 和 VF 的时间跨度逐渐降低，未出现小鼠死亡现象。0.15 mg/kg 乌头碱 +10 μg/kg 河豚毒素联合染毒组小鼠 VT 和 VF 的发生率和持续时间明显低于 0.15 mg/kg 乌头碱单独染毒组，小鼠死亡率为 87%，其中 77% 的小鼠死于非致命性心律失常。与 0.4 mg/kg 乌头碱单独染毒组比较，0.4 mg/kg 乌头碱 +15 μg/kg 河豚毒素联合染毒后 50% 的小鼠出现 VT 和 VF 及心律失常延迟的现象，另一半小鼠未出现致死性心律失常如 VT 和 VF 的表现，小鼠死亡率为 34%。0.4 mg/kg 乌头碱单独染毒后 7 分钟内未死亡的小鼠呼吸频率由 190 次 / 分下降到 40 次 / 分，并于 91 分钟内一直在 40 次 / 分左右波动并逐渐恢复到 80 次 / 分。0.4 mg/kg 乌头碱单独染毒后 20 分钟内死亡的小鼠呼吸频率在 190 ~ 20 次 / 分波动，并逐渐下降到 0 次 / 分。15 μg/kg 河豚毒素单独染毒后 20 分钟内未死亡的小鼠呼吸频率由 260 次 / 分迅速下降到 20 次 / 分，之后小鼠呼吸频率逐渐恢复到 170 次 / 分并持续 50 分钟，至 83 分钟时小鼠呼吸频率又降至 20 次 / 分。15 μg/kg 河豚毒素单独染毒后 16 分钟内死亡的小鼠呼吸频率波动于 180 ~ 100 次 / 分，并逐渐下降到 0 次 / 分。0.4 mg/kg 乌头碱 +15 μg/kg 河豚毒素联合染毒组 15 分钟内未死亡小鼠的呼吸频率由 180 次 / 分降至 40 次 / 分，并逐渐升高至 90 次 / 分。0.4 mg/kg 乌头碱 +15 μg/kg 河豚毒素联合染毒组 15 分钟内死亡小鼠的呼吸频率波动于 210 ~ 80 次 / 分，并逐渐降至 0 次 / 分。对照组小鼠的动脉血氧饱和度（SpO_2）在实验过程中波动于 80% ~ 90%。0.4 mg/kg 乌头碱染毒组 8 分钟内未死亡小鼠的 SpO_2 由 95% 下降到 55%，至 16 分钟升高至 90%，此后逐渐下降至 0%。0.4 mg/kg 乌头碱染毒组 8 分钟内死亡

小鼠的 SpO_2 由 100% 下降至 45%，之后 8 分钟内维持在 45% 并逐渐升高至 100%。15 μg/kg 河豚毒素单独染毒组未死亡小鼠的 SpO_2 在实验过程中波动于 70% ~ 100%，而死亡小鼠的 SpO_2 在实验早期波动于 75% ~ 100%，至 28 分钟急剧下降为 0%。0.4 mg/kg 乌头碱 +15 μg/kg 河豚毒素联合染毒组未死亡小鼠的 SpO_2 在 13 分钟内由 100% 下降至 75%，然后 SpO_2 维持在 75%，且于 13 分钟后上升至 100%。0.4 mg/kg 乌头碱 +15 μg/kg 河豚毒素联合染毒组死亡小鼠的 SpO_2 在早期波动于 100% ~ 80%，至 18 分钟时迅速下降为 0%。结果表明，河豚毒素对乌头碱诱发的心脏毒性具有拮抗作用，这可能与心脏河豚毒素敏感性钠通道亚型（Na_v1.1、1.2、1.3、1.4 和 1.6）有关。

蒋萍等（2005 年）采用三因素四水平正交实验设计，三因素为 17β- 雌二醇（E_2）、黄体酮（P）和作用时间，雌二醇及黄体酮的四个水平分别为 0、1、10 和 100 μmol/L，分别处理雌性性成熟豚鼠离体右心室乳头肌细胞 0、20、40 和 60 分钟，观察不同浓度 17β- 雌二醇与黄体酮联合应用对豚鼠心室乳头肌细胞动作电位及心肌收缩力的影响。结果发现，雌二醇和黄体酮单独处理豚鼠心室乳头肌细胞，随着处理浓度的升高，心室乳头肌细胞动作电位幅度（APA）和 0 期最大上升速度（V_{max}）均降低，与对照组比较，差异具有统计学意义（$P < 0.05$）。黄体酮与雌二醇联合处理组心室乳头肌细胞 APA 和 V_{max} 明显低于黄体酮和雌二醇单独处理组，差异具有统计学意义（$P < 0.05$）。提示黄体酮与雌二醇二者相互协同共同抑制心室乳头肌细胞 Na^+ 通道。

李志勇等（2011 年）用 30、60 和 120 μmol/L 次乌头碱处理原代培养的 SD 大鼠（出生 3 天，雌雄不限）心肌细胞 5、15 和 60 分钟。RT-PCR 检测发现，60 和 120 μmol/L 次乌头碱处理心肌细胞 15 和 60 分钟后，心肌细胞 Na^+ 通道 SCN5A 亚基和钠钙交换体（Na^+/Ca^{2+} exchanger，NCX）的 mRNA 表达水平均明显增高，与对照组比较，差异均有统计学意义（$P < 0.05$）。结果提示，次乌头碱可通过增加心肌细胞膜 Na^+ 通道 SCN5A 亚基和 NCX mRNA 表达水平而激活 L 型 Ca^{2+} 通道，参与细胞内钙超载及心律失常的发生过程而致中毒性心律失常。

Beyder 等（2012 年）以 10 ml/min 含 50 μmol/L 雷诺嗪的浴流模拟电压钳位（1 nA，5 ms）的剪切应力，刺激 9 ～ 11 周龄 BALB/c 小鼠（性别不详）心室肌细胞和转染了电压门控钠通道亚型 NaV1.5 的人类胚胎肾 293 细胞（HEK 细胞）。全细胞电压钳片技术检测结果显示，对照浴流刺激小鼠心室肌细胞后 Na^+ 电流峰值由 –28.0 ± 4.7 pA/pF 升高到 –35.9 ± 8.2 pA/pF，升高了 24 ± 8%，处理前后比较，差异具有统计学意义（$P < 0.05$）。用含 50 μmol/L 雷诺嗪的浴流处理小鼠心室肌细胞后 Na^+ 电流峰值由处理前的 –28.0 ± 4.7 pA/pF 下降到 –9.3 ± 1.7pA/pF，下降了 68 ± 3%，处理前后比较，差异具有统计学意义（$P < 0.05$）。含 50 μmol/L 雷诺嗪的浴流处理小鼠心室肌细胞后 Na^+ 电流峰值由 –9.3 ± 1.7pA/pF 升高到 50 μmol/L 雷诺嗪 + 对照浴流处理后的 –10.2 ± 2.4 pA/pF，升高了 6 ± 7%，两者比较差异无统计学意义（$P > 0.05$）。结果提示，雷诺嗪不仅阻抑心室肌细胞 Na^+ 电流峰值，还可抑制外界浴流机械刺激对 Na^+ 通道的反应。对照浴流刺激可引起 HEK 细胞的最大 Na^+ 电流峰值由 –137 ± 16 pA/pF 升高到 –161 ± 19 pA/pF，两者比较差异具有统计学意义（$P < 0.05$）。含 50 μmol/L 雷诺嗪的浴流可引起 HEK 细胞的最大 Na^+ 电流峰值由 –137 ± 16 pA/pF 下降到 –90 ± 13 pA/pF，下降了 37 ± 5%，两者比较差异具有统计学意义（$P < 0.05$）。50 μmol/L 雷诺嗪 + 对照液流机械刺激可使 HEK 细胞的最大 Na^+ 电流峰值由 –90 ± 13 pA/pF 升高到 –100 ± 14 pA/pF。提示雷诺嗪可阻抑静息状态下 HEK 细胞的最大 Na^+ 电流，抑制机械刺激所致的 HEK 细胞 NaV1.5 α 亚基的表达，与前述雷诺嗪对小鼠心室肌细胞的作用结果相似。在不含 50 μmol/L 雷诺嗪的 HEK 细胞贴片中平均 Na^+ 电流峰值为 –78.6 ± 69.2 pA。在 –30 mmHg 压力、电压 –140 ～ 30 mV 和 100 ms 脉冲刺激下，激活的 HEK 细胞电压依赖值为 –10.1 ± 1.5 mV，而失活的 HEK 细胞电压依赖值为 –12.1 ± 1.7 mV，Na^+ 电流峰值增加 18 ± 4%，与对照组比较，差异具有统计学意义（$P < 0.05$），且随着电压的升高 HEK 细胞 Na^+ 电流峰值也增加。在激活的去极化曲线图可见，压力刺激可引起 HEK 细胞 Na^+ 内向电流显著高于对照组，差异具有统计学意

义（$P < 0.01$）。提示 Na^+ 通道在超极化电压作用被激活后更易导致心肌细胞兴奋。在 50 μmol/L 雷诺嗪存在的情况下，–30 mmHg 压力对 HEK 细胞 Na^+ 电流峰值和 Na^+ 内向电流均无明显影响。细胞贴片在 –20 mmHg 压力下，小鼠心室肌细胞电压依赖的内向 Na^+ 电流峰值由 –184 ± 223 pA 增加到 –263 ± 372 pA，激活的电压依赖半数值（$V_{1/2\alpha}$）也由 –8.7 ± 0.5 mV 升高到 –11.4 ± 6.7 mV，两者比较差异均具有统计学意义（$P < 0.05$）。加入 50 μmol/L 雷诺嗪后，小鼠心室肌细胞电压依赖的内向 Na^+ 电流峰值和 $V_{1/2\alpha}$ 均低于对照组，差异具有统计学意义（$P < 0.05$）。结果表明，雷诺嗪可抑制心肌细胞 NaV1.5 α 的机械敏感性，此作用可能与心肌细胞机械 - 电功能障碍有关。

Suzuki 等（2013 年）用 10 μmol/L 胺碘酮处理雄性日本白兔心肌细胞（去极化脉冲电压 –30 mV，100 ms），全细胞膜片钳技术检测显示，胺碘酮对心房肌细胞 Na^+ 电流的抑制作用（IC_{50}：1.8 ± 1.1 μmol/L）大于对心室肌细胞的（IC_{50}：40.4 ± 11.9 μmol/L）作用，差异具有统计学意义（$P < 0.01$）。Na^+ 通道失活的电压依赖性检测显示，与心室肌细胞（–5.9 ± 0.7mV shift）比较，10 μmol/L 胺碘酮可使心房肌细胞电压依赖性 Na^+ 电流失活曲线（–16.2 ± 1.7 mV shift）明显向负电位移位，差异具有统计学意义（$P < 0.01$）。提示胺碘酮显著改变心房肌细胞电压依赖性 Na^+ 电流的稳态失活关系。该作者又采用 3 μmol/L 胺碘酮、5 μmol/L 的 Na^+ 电流及失活曲线移位的抑制剂美西律（mexiletine）分别灌注离体兔心脏，光学标测系统（optical mapping system）检测发现，胺碘酮可显著降低心房肌细胞传导速度（conduction velocity，CV）（–18.9 ± 3.8%），与心室肌细胞 CV（–3.7 ± 3.7%）比较，差异具有统计学意义（$P < 0.01$），但美西律对心房和心室肌细胞 CV 的影响基本相同。结果表明，胺碘酮对心房肌细胞 Na^+ 通道电流的抑制作用强于心室肌细胞。胺碘酮选择性的阻抑心房肌细胞 Na^+ 通道有助于治疗房颤，且对心室收缩的效应明显低于其他 Na^+ 通道阻滞剂。

三、K^+ 通道阻断

曹文等给 2 月龄雄性 SD 大鼠灌胃 1mg/kg L- 甲状腺素，每天 1

次，连续 10 天。结果发现，L- 甲状腺素可引起大鼠心脏脏体比和血清 T4 浓度明显高于对照组，差异具有统计学意义（$P < 0.05$）。RT-PCR 结果显示，染毒组 K^+ 通道 mRNA 表达水平明显下降，与对照组比较，差异有统计学意义（$P < 0.05$）。结果表明，甲状腺素诱导的心肌肥厚大鼠模型心肌细胞 K^+ 通道 mRNA 表达降低，可能导致心肌动作电位复极化时间延长而诱发心律失常。

李洁等用含 1、3、10、20、40 和 60 mmol/L 牛磺酸的浴槽液灌流冠状动脉左前降支平滑肌细胞 5 分钟，膜片钳记录钾通道电流。结果发现，牛磺酸在较低浓度（1、3 和 10 mmol/L）时，表现出对大鼠冠状动脉平滑肌细胞电压依赖性钾通道（voltage-dependent K^+ channel，Kv 通道）电流的抑制作用，而在较高浓度（40 和 60 mmol/L）时表现为增强作用。用 1 mmol/L 牛磺酸处理大鼠冠状动脉平滑肌细胞后 1 分钟即可抑制 Kv 通道，处理后 5 分钟抑制作用更明显，处理后 10 分钟与处理后 5 分钟作用基本相同，而洗脱后 5 分钟记录，通道电流可恢复到处理前的 90% 以上。提示 1 mmol/L 牛磺酸对冠状动脉平滑肌细胞 Kv 电流的作用具有时间依赖性和可逆性。用 60 mmol/L 牛磺酸处理大鼠冠状动脉平滑肌细胞，在低膜电位水平（–30 mV ~ +10 mV）表现为牛磺酸对大电导钙激活钾通道（high conductance Ca^{2+}-activated K^+ channel，BK）电流的增强作用，在 –20 mV、–10 mV 和 0 mV 膜电位时 BK 电流分别为 4.9 ± 0.46、5.35 ± 0.49 和 6.47 ± 0.6 pA/pF，与处理前（3.29 ± 0.31、3.82 ± 0.35 和 4.42 ± 0.38 pA/pF）比较，差异均具有统计学意义（$P < 0.05$）。在高膜电位水平（+40 mV ~ +80 mV）表现为牛磺酸对 BK 通道电流的抑制作用，+60 mV、+70 mV 和 +80 mV 膜电位时 BK 电流分别为 16.26 ± 1.51、519.81 ± 1.84 和 24.04 ± 2.24 pA/pF，与处理前（24.26 ± 1.55、29.31 ± 1.86 和 32.89 ± 2.02 pA/pF）比较，差异均具有统计学意义（$P < 0.05$）。提示 60 mmol/L 牛磺酸在大鼠冠状动脉平滑肌细胞表现为负膜电位增强而正膜电位抑制 BK 电流的双向作用。

Liu YC 等用 10 ~ 300 μmol/L 异丙酚处理大鼠胚胎心室肌细胞株 H9c2 细胞。膜片钳检测结果显示，异丙酚可浓度依赖性抑制延迟整流钾电流值，其 IC_{50} 为 36 μmol/L。同时异丙酚可降低 K^+ 通道电流激活时间常数，增加 K^+ 通道电流失活时间，而异丙酚抑制 H9c2 细胞延迟整流钾电流未见电压依赖性改变，二氮嗪、吡那地尔和咖啡酸苯乙酯对异丙酚所致的 H9c2 细胞延迟整流钾电流的抑制作用也未见明显影响。30 μmol/L 异丙酚对 H9c2 细胞尔格介导的钾电流（erg-mediated K^+ current）无影响，但可抑制 H9c2 细胞 L- 型 Ca^{2+} 电流。提示异丙酚抑制 H9c2 细胞延迟整流钾电流与其降低心肌细胞激活过程正向速率和增加进入失活状态的转换速率有关。

杨艳等用 10 和 20 μmol/L 甲基莲心碱处理成年豚鼠（性别不限）的心室肌细胞 3 分钟，用 10、20、30、50、70 和 90 μmol/L 甲基莲心碱处理猪冠状动脉平滑肌细胞 3 分钟，用膜片钳单通道技术观察在细胞膜内侧加入甲基莲心碱后 K^+ 通道特性的改变，探讨甲基莲心碱对豚鼠心室肌细胞及猪冠状动脉平滑肌细胞 K^+ 通道的作用。结果显示，10 和 20 μmol/L 甲基莲心碱使豚鼠心室肌细胞 K^+ 通道开放率分别降低 50±32% 和 96±5%，30 和 50 μmol/L 甲基莲心碱使猪冠状动脉平滑肌细胞上 K^+ 通道开放率分别降低 51±21% 和 71±14%，与对照组比较，差异均具有统计学意义（$P < 0.05$）。结果表明，甲基莲心碱可从通道内口阻断心肌及平滑肌细胞上 K^+ 通道，但对前者的作用更强。

López-Izquierdo 等（2010 年）用 10、30 和 100 μmol/L 硫喷妥钠（thiopental）处理转染了内向整流钾通道亚基 Kir2.1、Kir2.2、Kir 2.3、Kir1.1 和 Kir6.2/ 磺脲受体 2（sulphonylurea receptor 2A，SUR2A）的 HEK-293 细胞 8 ~ 10 分钟，用全细胞膜片钳技术记录钾通道各亚基通道电流。结果显示，硫喷妥钠可浓度和电压依赖性的抑制 Kir2.1、Kir2.2、Kir2.3、Kir1.1 和 Kir6.2/SUR2A 通道。在 –120 mV 刺激下，30 μmol/L 硫喷妥钠使 HEK-293 细胞内向整流钾通道亚基 Kir2.1、Kir2.2、Kir 2.3 和 Kir1.1 电流分别下降到 55±6%、39±8%、42±5% 和 49±5%。在 10 和 30 μmol/L 磷脂酰肌醇二磷酸（phosphatidylinositol biphosphate，PIP2）存在的情况下，30 μmol/L 硫喷妥钠对 HEK-293 细胞内向整流钾通道亚基 Kir2.1 的抑制作用明显低于对照组（$P < 0.05$），提示硫喷妥钠对 Kir2.1 通道的抑制作用与

Kir2.1 通道和 PIP2 相互作用有关。

四、Ca^{2+} 通道阻断

黄展勤等（2006 年）摘取 SD 大鼠心脏，在 4℃无钙液中去除脂肪及心包膜，用无钙液（135 mmol/L NaCl、5.4 mmol/L KCl、1.0 mmol/L $MgCl_2$、0.33 mmol/L NaH_2PO_4、10 mmol/L 葡萄糖、10 mmol/L HEPES，pH7.4；行主动脉逆行灌流 6 分钟）和酶液（0.12g/L 胶原酶 P、20 g/L 牛磺酸、0.075 g/L $CaCl_2$、135 g/L NaCl、5.4 g/L KCl、1.0 g/L $MgCl_2$、0.33 g/L NaH_2PO_4、10g/L 葡萄糖、10 mmol/L HEPES，pH7.4，50 ml 反复灌流 15 分钟）经主动脉进行 Langendorff 灌流，制备大鼠心室肌细胞。结果显示，在 Ca^{2+} 浓度为 1.8 mmol/L 台式液中，加入终浓度 60 mmol/L KCl 溶液，大鼠心室肌细胞内钙荧光强度迅速升高，3 分钟内持续维持在一个较高水平，提示 KCl 可以引起细胞外钙内流，在此实验条件下心肌细胞的活性良好。在含钙台式液中，分别加入 0.1、1、和 10 μmol/L 碘化 N- 正丁基氟哌啶醇（F_2）处理心室肌细胞 30、60、120 和 180 秒，各浓度和时间组细胞内钙荧光强度均未发生明显变化，差异无统计学意义（$P > 0.05$）。用 0.1、1、和 10 μmol/L F_2 处理心室肌细胞 30 分钟后，再加入 60 mmol/L KCl 作用 30、60、120 和 180 秒，发现 1 和 10 μmol/L F_2 处理组细胞内钙荧光强度均低于 KCl 各处理组，差异具有统计学意义（$P < 0.05$）。提示 F_2 可剂量依赖性抑制 KCl 诱导的心肌细胞内钙荧光强度的增强，IC_{50} 为 1.61 μmol/L。在无钙台式液（1.8 mmol/L Ca^{2+} 替换成 2 mmol/L EGTA）中加入终浓度 10 mmol/L 咖啡因，心肌细胞内钙荧光强度缓慢升高，达到峰值后持续维持在一个较高水平，钙荧光强度值为 2.37±0.45，与对照组比较，差异具有统计学意义（$P < 0.01$）。该作者又采用 10 mmol/L 兰诺定受体拮抗剂钌红（rutheniumred，RuR）预处理心肌细胞 30 分钟，发现 RuR 可以抑制咖啡因诱导的心肌细胞内钙荧光强度的增强，再分别用 0.1、1.0 和 10 μmol/L F_2 处理心肌细胞 30 分钟，F_2 不能抑制咖啡因诱导的心肌细胞内钙荧光强度的增强。提示 10 mmol/L 咖啡因使心肌细胞内钙荧光强度增高达到峰值后，加入不同浓度的 F_2 不能降低细胞内游离

钙的荧光强度。在无钙台式液中加入终浓度 10 mmol/L 的三磷酸肌醇（IP3），心肌细胞内钙荧光强度缓慢升高，达到峰值后持续维持在一个较高水平，钙荧光强度值为 1.81±0.52，与对照组比较，差异具有统计学意义（$P < 0.01$）。用 10 mmol/L IP3 受体拮抗剂肝素预处理心肌细胞 30 分钟，肝素可以抑制 IP3 诱导的心肌细胞内钙荧光强度的增强，分别用 0.1、1.0 和 10 μmol/L F_2 处理心肌细胞 30 分钟，F_2 不能抑制 IP3 诱导的心肌细胞内钙荧光强度的增强。提示 10 mmol/L IP3 使心肌细胞内荧光强度增高达到峰值后，再加入不同浓度的 F_2 不能降低细胞内游离钙的荧光强度。结果表明，F_2 通过阻断心肌细胞膜电压依赖性钙通道而降低心肌细胞内钙浓度，这可能是保护心肌缺血 - 再灌注损伤的机制。

陈江斌等用 0.1、0.2、0.4 和 0.8 mmol/L 山莨菪碱处理原代培养的健康家兔（1.5 ~ 2.5kg）心室肌细胞 5 分钟，采用全细胞膜片钳（whole cell patch clamp）技术（维持电位为 –40 mV，刺激频率为 0.5 Hz，钳制时间为 250 ms，步进电压为 10 mV，去极化电压为 60 mV）观察山莨菪碱对家兔心室肌细胞 L- 型钙通道的电生理作用。结果发现，山莨菪碱浓度为 0.1 mmol/L 时，其对 L- 型钙通道电流无明显影响，差异无统计学意义（$P > 0.05$）。0.2、0.4 和 0.8 mmol/L 山莨菪碱均可引起 L- 型钙离子电流峰值低于对照组，差异具有统计学意义（$P < 0.01$），其抑制率分别为 36.3%、51.1% 和 72.8%，且随着山莨菪碱浓度的增加其抑制作用愈强，但均未引起电流 - 电压曲线的峰值发生偏移。结果表明，山莨菪碱可浓度依赖性阻滞 L- 型钙通道，具有钙拮抗作用。

Olson 等（2007 年）用 20 μmol/L 根皮素处理成年雄性 SD 大鼠离体心脏灌注模型的心肌细胞 10 分钟。结果显示，1 Hz 电流刺激下，20 μmol/L 根皮素灌流大鼠心脏前后 Ca^{2+} 通道电流瞬间振幅和面积增加值均增高，差异具有统计学意义（$P < 0.05$）。当用 100 μmol/L 根皮素灌流大鼠心脏后心肌细胞内 Ca^{2+} 通道电流瞬间振幅和面积均下降，但灌流前后比较，差异均无统计学意义（$P > 0.05$），但心肌细胞 Ca^{2+} 延迟诱发的动作电位时间由 169±12 ms 增加至 200±10 ms，差异具有统计学意义（$P < 0.05$）。结果表明，根皮素可阻断心肌细胞膜 Ca^{2+} 通道。

五、Cl^- 通道阻断

陈杰等（2007 年）用 0.1 mmol/L Cl^-/HCO_3^- 离子交换系统抑制剂 4- 乙酰氨基 -4- 异硫氏 -2,2’- 二磺酸（acetamido-4’-isothiocyanato-stibene-2,2'-dislfonicacid，SITS）、30μmol/L Na^+-K^+-$2Cl^-$ 共同转运体布美他尼（bumetanide）、1 mmol/L 氯离子通道阻断剂 9- 羧酸蒽（9-AC）和去除细胞外的氯离子培养液分别处理新生 1 ~ 3 天 SD 大鼠心肌细胞缺氧 - 复氧损伤模型（A/R 组）2 小时。结果发现，与对照组比较，A/R 组心肌细胞丙二醛（MDA）、细胞内钙含量及乳酸脱氢酶（LDH）和 NF-κB 活力均升高，而超氧化物歧化酶（SOD）和谷胱甘肽过氧化物酶（GSH-Px）活力均降低，差异具有统计学意义（$P < 0.05$）。布美他尼和 9-AC 组心肌细胞上述各项指标与 A/R 组比较，差异均无统计学意义（$P > 0.05$）。与 A/R 组比较，SITS 和去除细胞外的氯离子培养液组心肌细胞 MDA、细胞内钙含量及 LDH 和 NF-κB 活力均降低，而细胞存活率、SOD 和 GSH-Px 活力均升高，差异具有统计学意义（$P < 0.05$）。结果表明，Cl^-/HCO_3^- 离子交换系统在心肌细胞 A/R 损伤中发挥重要作用，Cl^- 参与心肌 A/R 损伤的机制与钙超载及 NF-κB 活性升高有关。

Malekova 等（2007 年） 用 10、20 和 100 μmol/L 米酵菌酸（bongkrekic acid，BKA），40、100 和 150 μmol/L 苍术苷（atractyloside，ATR），以及 10 和 50 μmol/L 羧基苍术苷（carboxyatractyloside，CAT）分别处理雄性 Wistar 大鼠心肌含双层类脂膜（bilayer lipid membrane，BLM）的线粒体膜，观察心肌线粒体膜氯离子单通道电流的变化。结果发现，BKA、ATR 和 CAT 均可剂量依赖性地抑制心肌线粒体膜氯离子单通道，且抑制效应发生于线粒体双层类脂膜内侧，并随着时间的延长其抑制效应也增强。BKA、ATR 和 CAT 对线粒体膜氯离子单通道幅度未产生影响，但均可减少氯离子单通道开放停留时间。结果提示，米酵菌酸、苍术苷和羧基苍术苷分别抑制心肌细胞线粒体膜 Cl^-

通道与其所致的心肌细胞或亚细胞效应有关。

刘安恒等分别用0.5、1、2、4和8 μmol/L的线粒体途径凋亡诱导剂星形孢菌素（staurosporine，STS）处理原代培养新生1天的SD大鼠心肌细胞1、2、4、8和16小时，建立心肌细胞凋亡模型，观察氯离子通道阻断剂对心肌细胞存活、凋亡及bcl-2/bax、细胞存活信号通路PI3K/Akt及其下游分子eNOS/NO的影响。结果显示，STS浓度和时间依赖性的降低原代培养的心肌细胞存活率，使caspase-3活性升高。用4 μmol/L STS处理乳鼠心肌细胞8小时，细胞存活率为42.9%，Caspase活性为4.52，与对照组比较，差异均具有统计学意义（$P < 0.01$），且DNA琼脂糖凝胶电泳呈现明显的DNA-ladder。Hoechst-33258染色检测细胞凋亡结果显示，STS处理细胞多数呈现细胞核不规则、固缩，且有明显的核分叶和碎裂等典型的凋亡特征。提示4 μmol/L STS诱导8小时可以成功建立心肌细胞凋亡模型。4 μmol/L STS诱导凋亡的同时应用250 μmol/L氯离子通道阻断剂4,4’-二异硫氰基苯-2,2'-二磺酸（4,4’-diisothiocyanostilbene-2,2’-disulfonic acid，DIDS），100μmol/L 5-硝基-2（3-苯丙胺）-苯甲酸［5-nitro-2-（3-phenylprophlamino）- benzoate，NPPB］ 及30 μmol/L根皮素（phloretin）分别处理心肌细胞8小时，细胞存活率分别为77.4%、70.1%和74.4%，与对照组比较，差异均具有统计学意义（$P < 0.01$）。STS+氯离子通道阻断剂联合处理组心肌细胞caspase-3活性较STS处理组明显降低，且无明显的DNA“梯”状条带形成，Hoechst-33258染色阳性细胞明显减少。说明氯离子通道阻断剂可以明显抑制STS诱导的心肌细胞凋亡，促进细胞存活。蛋白免疫印迹发现，STS处理组及DIDS + STS处理组与正常对照组比较心肌细胞Akt的表达无明显变化，差异无统计学意义（$P > 0.05$），但DIDS + STS处理组心肌细胞p-Akt蛋白表达水平明显高于STS处理组，差异具有统计学意义（$P < 0.05$），但PI3K抑制剂LY294002预处理心肌细胞可完全抑制p-Akt蛋白水平的升高，同时可阻断DIDS提高细胞存活率、降低caspase-3活性的作用。但单独应用DIDS处理心肌细胞1、2、4和8小时后心肌细胞磷酸化的Akt蛋白表达水平与对照组比

较无明显变化，差异无统计学意义（$P > 0.05$），说明氯离子通道阻断剂 DIDS 不能直接激活细胞内 PI3K/Akt 信号。结果提示，STS 诱导的心肌细胞凋亡中，氯离子通道阻断剂 DIDS 发挥抗凋亡作用可能与 PI3K/Akt 信号通路激活有关。STS 诱导细胞凋亡后心肌细胞内皮细胞型一氧化氮合酶（eNOS）及磷酸化的内皮细胞型一氧化氮合酶蛋白表达水平明显低于对照组，同时加入 DIDS 后心肌细胞 eNOS 和磷酸化的内皮细胞型一氧化氮合酶的蛋白表达水平显著高于 STS 处理组，差异具有统计学意义（$P < 0.01$），但 PI3K 抑制剂 LY294002 预处理可以完全抑制 DIDS 的上述作用。STS 处理组心肌细胞培养上清液中 NO 含量较正常对照组明显降低，当同时应用 DIDS 后，则细胞培养液中 NO 水平明显高于 STS 处理组，差异具有统计学意义（$P < 0.01$），但应用 LY294002 预处理可以完全阻断心肌细胞 NO 水平升高，非特异性一氧化氮合酶（NOS）阻断剂 L-NAME 预处理心肌细胞也可清除 DIDS 引起的 NO 水平升高，但仅部分阻断了 DIDS 对心肌细胞的保护作用。提示 PI3K/Akt 信号下游分子 eNOS/NO 升高参与了氯离子通道阻断剂 DIDS 的抗凋亡作用。DIDS 对 STS 诱导心肌凋亡时，心肌细胞 bcl-2 和 bax 蛋白表达水平无明显改变，提示氯离子通道阻断剂 DIDS 并非通过调节 bcl-2/bax 表达发挥其抗凋亡作用。应用免疫荧光双染方法，激光共聚焦显微镜显示，正常心肌细胞促凋亡蛋白 bax 主要分布在细胞质，STS 诱导心肌细胞凋亡过程中伴有明显的 bax 蛋白线粒体转位，但 DIDS 可以抑制 STS 诱导的 bax 线粒体转位，而且可能与激活的 PI3K/Akt 信号通路存在内在的联系，PI3K 的特异性阻断剂 LY294002 预处理心肌细胞后重新呈现 bax 线粒体转位。通过分析细胞线粒体及胞质片段 bax 蛋白的水平，发现正常细胞线粒体 bax 处于较低表达水平。STS 诱导细胞凋亡的心肌细胞线粒体 bax 蛋白表达水平明显升高，说明细胞凋亡过程中伴有明显的 bax 线粒体转位。STS 诱导细胞凋亡的同时应用 DIDS 可以明显抑制线粒体 bax 蛋白表达水平的升高，且 PI3K 的特异性阻断剂 LY294002 预处理可以清除 DIDS 抑制 bax 转位的作用。结果提示，氯离子通道阻断剂 DIDS 可能通过激活 PI3K/Akt 信号通路明显抑制 STS 诱导的 bax 蛋白线粒体转位而发

挥抗凋亡效应。

六、Na^+-Ca^{2+} 交换体

王阳顺等（2010 年）建立成年雄性 SD 大鼠慢性心肌缺血模型，然后采用 0.15 μg/kg 甲状腺素灌胃处理，连续 6 周。慢性心肌缺血组大鼠心率、左心室舒张末期压（LVEDP）均升高，左心室收缩压（LVSP）、左心室内压最大上升速率（+dp/dtmax）和左心室内压最大下降速率（–dp/dtmax）均降低，与对照组比较，差异均具有统计学意义（$P < 0.05$）。甲状腺素处理组 LVSP、+dp/dtmax 和 –dp/dtmax 均升高，而 LVEDP 降低，与慢性心肌缺血组比较，差异均具有统计学意义（$P < 0.01$）。免疫组织化学结果显示，慢性心肌缺血组大鼠心肌细胞中 Na^+/Ca^{2+} 交换体 1（sodium-calcium exchanger 1，NCX1）阳性颗粒明显多于对照组，而甲状腺素处理组阳性颗粒也多于对照组，但较慢性心肌缺血组明显减少。结果表明，甲状腺素可能通过抑制 NCX1 的过度表达和促使 NCX1 的逆向转运而发挥改善心力衰竭时心功能的作用。

白枫等（2005 年）制备健康成年豚鼠（性别不限）离体乳头肌，在改良台氏液灌流下，以 1.0Hz 的场刺激引起乳头肌节律性收缩，平衡 30 ~ 60 分钟，待收缩幅度稳定后，再用 0.1、1、10 和 30 μmol/L 钠通道阻滞剂普罗帕酮处理离体乳头肌 5 分钟。结果发现，普罗帕酮可剂量依赖性抑制豚鼠乳头肌主动张力、主动张力上升最大速度和下降最大速度，显示有负性肌力作用。用 2 μmol/L 的 L 型钙通道阻断剂尼卡地平 +10 μmol/L 普罗帕酮和 1 μmol/L 选择性钠钙交换体抑制剂 KB-R7943+10 μmol/L 普罗帕酮分别处理豚鼠乳头肌后，乳头肌主动张力、乳头肌主动张力上升最大速度和下降最大速度均明显低于空白对照组、尼卡地平和 KB-R7943 单独处理组，差异均具有统计学意义（$P < 0.05$）。结果提示，普罗帕酮对离体豚鼠乳头肌产生负性肌力作用可能与其所致的 L 型钙通道和反向 Na^+/Ca^{2+} 交换的抑制作用有关，且通过 L 型钙通道发挥的作用较反向 Na^+/Ca^{2+} 交换大。

Li Q 等（2013 年）用 1、10 和 100 nmol/L 花生四烯酸乙醇胺（anandamide）分别处理成年雄性 SD 大鼠心室肌细胞 30 分钟。结果显示，大鼠心室肌细胞外向和内向电流峰值均未发生改变。大鼠心室肌细胞用模拟缺血的介质液处理 30 分钟后，心室肌细胞 Na^+/Ca^{2+} 交换体（Na^+/Ca^{2+} exchanger，NCX）电流（I_{NCX}）峰值均高于对照组，差异均具有统计学意义（$P < 0.05$）。用 1、10 和 100 nmol/L 花生四烯酸乙醇胺处理模拟缺血的大鼠心室肌细胞 5 分钟，10 和 100 nmol/L 花生四烯酸乙醇胺处理组心室肌细胞 I_{NCX} 峰值均低于单独模拟缺血处理组，差异均具有统计学意义（$P < 0.05$）。500 nmol/L Na^+/Ca^{2+} 交换体受体 CB1 的拮抗剂 AM251、100 nmol/L Na^+/Ca^{2+} 交换体受体 CB2 的拮抗剂 AM630、500 nmol/L AM251+100 nmol/L 花生四烯酸乙醇胺和 100 nmol/L AM630+100 nmol/L 花生四烯酸乙醇胺分别处理模拟缺血的大鼠心室肌细胞 15 分钟，发现 AM251 和 AM630 单独处理组大鼠心室肌细胞 I_{NCX} 与单独模拟缺血处理组比较，差异均无统计学意义（$P > 0.05$），500 nmol/L AM251+100 nmol/L 花生四烯酸乙醇胺处理组大鼠心室肌细胞 I_{NCX} 明显低于单独模拟缺血处理组，差异具有统计学意义（$P < 0.05$），而 100 nmol/L AM630+100 nmol/L 花生四烯酸乙醇胺处理组大鼠心室肌细胞 I_{NCX} 与单独模拟缺血处理组比较，差异无统计学意义（$P > 0.05$）。结果提示，AM630 可消除花生四烯酸乙醇胺对大鼠心室肌细胞 I_{NCX} 的抑制作用。100 nmol/L Na^+/Ca^{2+} 交换体受体 CB2 的激动剂 JWH133 可明显抑制模拟缺血的大鼠心室肌细胞 I_{NCX} 的升高，但 JWH133 的效应可完全被 AM630 所消除。用 500 ng/ml G 蛋白耦联受体 α 亚基 i/o 型（Gi/o）蛋白特异性抑制剂百日咳毒素（pertussis toxin，PTX）处理模拟缺血的大鼠心室肌细胞过夜，发现 PTX 可完全消除 100 nmol/L 花生四烯酸乙醇胺和 100 nmol/L JWH133 对大鼠心室肌细胞 I_{NCX} 的抑制作用。100 nmol/L 花生四烯酸乙醇胺和 1 μmol/L NCX 抑制剂 SEA0400 均可分别降低模拟缺血的大鼠心室肌细胞游离 Ca^{2+} 浓度（$[Ca^{2+}]_i$）的增加。与模拟缺血组比较，500 nmol/L AM251+100 nmol/L 花生四烯酸乙醇胺和 100 nmol/L JWH133 分别处理模拟缺血的大鼠心室肌细胞后细胞中 $[Ca^{2+}]_i$ 明显降低，差异具有统计学意义（$P < 0.05$），但 100 nmol/L AM630、100 nmol/L AM630 +100 nmol/L 花生四烯酸乙醇胺和 100 nmol/L AM630+100 nmol/L JWH133 分别处理模拟缺血的大鼠心室肌细胞后细胞中［Ca^{2+}］$_i$ 无明显改变，差异无统计学意义（$P > 0.05$）。结果表明，花生四烯酸乙醇胺通过抑制缺血心室肌细胞 I_{NCX} 而致钙超载，此效应通过 PTX 敏感的 Gi/o 蛋白的 CB2 受体所介导，这是内源性大麻素抗心肌缺血损伤的重要机制。

Dulce 等（2006 年）用 5 nmol/L 内皮素 -1（Endothelin-1，ET-1）处理原代培养的新生 2 ~ 3 天 Wistar 大鼠心肌细胞 24 小时。结果显示，5 nmol/L ET-1 可引起心肌细胞表面积和 ^{3}H- 苯丙氨酸掺入量均增加，心肌细胞心钠素 mRNA 表达上调，与对照组比较，差异均有统计学意义（$P < 0.05$），但上述效应可被 1 μmol/L 混合的 ET_A 和 ET_B 受体拮抗剂（mixed ET_A/ET_B receptor antagonist）TAK-044 所消除，但 300 nmol/L ET_A 受体阻滞剂 BQ123 对上述效应无影响。提示 ET-1 可诱导心肌细胞肥大。5 nmol/L 内皮素 -1 可使心肌细胞内［Na^+］$_i$ 明显高于对照组，差异具有统计学意义（$P < 0.05$），但此作用可分别被 1 μmol/L 内皮素受体拮抗剂 TAK-044 和 1 μmol/L Na^+/H^+ 交换体亚型 1（Na^+/H^+ exchanger isoform 1，NHE-1）的抑制剂 HOE642 所消除，结果提示，ET-1 诱导的肥大心肌细胞内 [Na^+]$_i$ 的升高是因 ET-1 对心肌细胞 NHE-1 活性的刺激效应所致。在心肌细胞内 Na^+ 存在和不存在的情况下，5 nmol/L ET-1 均可引起心肌细胞内 [Ca^{2+}]$_i$ 明显高于对照组，差异具有统计学意义（$P < 0.05$），但上述效应可分别被 1 μmol/L HOE 642 和 5 μmol/L 的选择性 Na^+/Ca^{2+} 交换体（Na^+/Ca^{2+}exchanger，NCXrev）抑制剂 KB-R7943 所阻抑。结果表明，新生大鼠心肌细胞 Na^+/Ca^{2+} 交换体和 Na^+/H^+ 交换体亚型 1 的活化参与 ET-1 诱导的心肌细胞肥大。

第二节　冠状动脉血流改变

一、冠状血管收缩或阻塞

Shannon 等给杂种狗（体重 17 ~ 27 kg，性别不限）每分钟静脉注射0.1、0.5和1 mg/kg盐酸可卡因。结果发现，1 mg/kg盐酸可卡因可使狗的平均动脉压、冠状动脉血流量、冠状动脉血管阻力、动脉血氧含量、动脉-冠状静脉窦氧分压差和心肌耗氧量均增加，与对照组比较，差异均具有统计学意义（$P < 0.05$）。结果表明，可卡因可引起冠状动脉收缩。

Rutherford等给杂种狗（19 ~ 32 kg）10分钟内静脉注射1 mg/kg/min氨茶碱。结果显示，氨茶碱引起狗的平均动脉压和左心室收缩压分别增加12±2%和8±1%，使心室内压变化率（dp/dt）、心肌纤维收缩速度和心率分别降低20±2%、13±2%和5±2%，并使左心室舒张末期内径减少2±0.5%，冠状动脉、肠系膜和髂动脉床血管阻力均增加，与对照组比较，差异均具有统计学意义（$P < 0.05$）。β-肾上腺素能受体阻滞剂普萘洛尔和利血平可减弱上述效应，但未能消除氨茶碱引起的正性肌力效应，而α-肾上腺素能受体阻滞剂酚妥拉明可阻抑氨茶碱诱导的血管收缩。

Sibelius等用0.1、0.25和1 μg/ml金黄色葡萄球菌α-毒素处理雄性Wistar大鼠离体心脏0 ~ 120分钟。结果发现，冠状动脉灌注压随金黄色葡萄球菌α-毒素剂量增加而呈现剂量依赖性增加，左心室发展压（left ventricular developed pressure，LVDP）和左心室内压上升最大速率（maximum rate of left ventricular pressure rise，+dp/dtmax）明显下降，同时伴有血栓素A2和前列环素释放到血液中。α-毒素对离体心脏肌酸激酶、乳酸脱氢酶、K^+、乳酸和白三烯的释放无明显影响。吲哚美辛、阿司匹林和血栓素受体拮抗剂达曲班（daltroban）可阻抑α-毒素引起的心脏血管收缩效应、LVDP和+dp/dtmax下降，而脂氧合酶抑制剂愈创木酸、血小板活化因子拮抗剂WEB 2086和α-肾上腺素能拮抗剂酚妥拉明则无明显影响。α-毒素可抑制心脏一氧化氮合酶活力，进一步促使毒素诱导的冠状动脉灌注压增加和心肌功能的丧失。结果表明，金黄色葡萄球菌α-毒素可诱发冠状动脉血管收缩和心肌收缩力的丧失，可能与α-毒素诱发心脏产生血栓素和抑制一氧化氮合酶有关。

李之源等给在体分离的杂种犬（性别不限，体重13 ~ 19 kg）左前降支冠状动脉（LAD）内输入 2.5 mg 普萘洛尔以阻断心肌 β_1- 肾上腺素能受体，用微量蠕动泵将腺苷输入 LAD，其输入率分别为 2、10 和 50 μg/min，持续 60 秒；当腺苷输入停止时，将 6 μg 去甲肾上腺素输入 LAD，输入率为 6μg/s。结果发现，当 LAD 内血流量维持恒定时，随着 LAD 内注入的腺苷量增加，冠状血管舒张作用逐渐增强，冠状血管阻力呈剂量依赖性降低，但心率和主动脉压无明显变化。在不同剂量腺苷使冠状动脉发生不同舒张作用的基础上，去甲肾上腺素引起的冠状动脉收缩作用随腺苷剂量的增加而增强。结果提示，交感 - 去甲肾上腺素的 α- 肾上腺素具有缩血管效应，对局部代谢性舒血管因素腺苷的舒张冠脉血管的效应具有限制作用。

张鹏等（2005 年）将猪冠状动脉左前降支分离并制成 4 mm 血管环，固定于恒温机槽内，待平衡后给内皮完整和去除内皮的血管环分别加入 100 μmol/L 黄嘌呤 / 黄嘌呤氧化酶或 200 μmol/L 过氧化氢（H_2O_2）；内皮完整的血管环分别加入 1 μmol/L 三羟基异黄酮、1 μmol/L 17-β 雌二醇或 200 U/ml 超氧化物歧化酶（SOD），再加入 100 μmol/L 黄嘌呤 / 黄嘌呤氧化酶；去除内皮的血管环分别加入 1 和 30 μmol/L 三羟基异黄酮、17-β 雌二醇或 800 U/ml 过氧化氢酶（CAT），再加入 200 μmol/L H_2O_2，分别观察血管肌张力的变化。结果发现，100 μmol/L 黄嘌呤 / 黄嘌呤氧化酶可使内皮完整的血管环产生明显的收缩效应，30 分钟时血管肌张力增加 678 ± 136 mg，差异具有统计学意义（$P < 0.01$），但对去内皮的血管环的肌张力无明显影响，差异无统计学意义（$P > 0.05$）。1 μmol/L 三羟基异黄酮和 200 U/ml SOD 均可显著抑制黄嘌呤 / 黄嘌呤氧化酶引发的血管收缩效应，与单独黄嘌呤 / 黄嘌呤氧化酶处理组比较，血管静息张力明显降低，差异具有统计学意义（$P < 0.01$），但 1 μmol/L 17-β 雌二醇无明显作用，差异无统计学意义（$P > 0.05$）。200 μmol/L H_2O_2 可使去内皮血管环产生快速而短暂的收缩，张力变化值为 462 ± 71 mg，差异具有统计学意义（$P < 0.01$），但内皮完整的血管环肌张力无明显变化，差异无统计学意义（$P > 0.05$）。30 μmol/L 三羟基异黄酮与 800 U/ml CAT 对 H_2O_2 的缩血管效应产生明显的抑制作用，差异具有统计学意义

（$P < 0.01$），但 1 μmol/L 三羟基异黄酮及 1 和 30 μmol/L 17-β 雌二醇对 H_2O_2 的缩血管效应无明显影响，差异无统计学意义（$P > 0.05$）。结果表明，三羟基异黄酮可明显抑制超氧阴离子自由基和 H_2O_2 的缩血管效应，其作用明显强于 17-β 雌二醇。

二、缺血 – 再灌注改变

胡志伟等（2005 年）给健康 SD 大鼠（性别不限）一次性静脉注射 12.5 mg/kg 二氮嗪溶液，对照组注射 2 ml 溶媒，10 分钟后左侧开胸结扎前降支冠状动脉，造成局部心肌缺血 2 小时，恢复灌注 2 小时后取心脏，观察二氮嗪溶液对大鼠心脏缺血 - 再灌注损伤的保护效果。透射电镜显示，对照（心脏缺血 - 再灌注）组心肌细胞核固缩，胞质明显肿胀，肌原纤维溶解多见，可见凝固的肌原纤维，线粒体明显肿胀呈球状。二氮嗪溶液干预组大鼠缺血心肌细胞核肿胀，染色质分布不均，部分染色质溶解，胞质肿胀，肌原纤维部分溶解，排列略紊乱，线粒体轻微肿胀，嵴排列紊乱，糖原消失，细胞间闰盘结构尚可。二氮嗪溶液干预组大鼠缺血心肌组织匀浆中 MDA 含量明显低于对照组，差异具有统计学意义（$P < 0.05$），SOD 活力与对照组比较，差异无统计学意义（$P > 0.05$）。结果表明，二氮嗪溶液对体内大鼠心脏缺血 - 再灌注损伤具有保护作用，机制可能与其可减轻脂质过氧化反应有关。

伍静等（2005 年）用成年雄性 SD 大鼠建立离体心脏缺血 - 再灌注模型，分为缺血 - 再灌注组（平衡 35 分钟，全心停灌 30 分钟，再灌注 120 分钟）、异丙酚预处理早期保护组（在平衡 15 分钟后以含 50 μmol/L 异丙酚的 K-H 液灌注 10 分钟，再用 K-H 液冲洗 10 分钟，缺血 - 再灌注处理同缺血 - 再灌注组）、异丙酚处理组（平衡 35 分钟及停灌 30 分钟后，再灌时先用含 50 μmol/L 异丙酚的 K-H 液灌注 10 分钟，再用 K-H 液灌注 110 分钟）、延迟保护对照组及异丙酚预处理延迟保护组（20% 乌拉坦 1g/kg 腹腔注射麻醉，行股静脉插管并静脉注射无菌生理盐水 0.4 ml 或异丙酚 4 mg，结扎该静脉，24 小时后行离体心脏缺血 - 再灌注，处理同缺血 - 再灌注组）。结果发现，异丙酚预处理早期保护组和异丙酚处理组大鼠心律失常评分低于缺血 - 再灌注组，差异具有统计学意义（$P < 0.05$），而延迟保护对照组及异丙酚预处理延迟保护组与缺血 - 再灌注组比较，差异均无统计学意义（$P > 0.05$）。与平衡 15 分钟相比，异丙酚预处理早期保护组大鼠平衡 25 分钟和 35 分钟时，心率、左室发展压、率压积均下降，而左室舒张末期压升高，差异具有统计学意义（$P < 0.05$）。缺血 - 再灌注组、异丙酚处理组、延迟保护对照组及异丙酚预处理延迟保护组大鼠再灌注 20、30、60 和 120 分钟时，心率、左室发展压、率压积和冠脉血流量均下降，而左室舒张末期压升高，差异具有统计学意义（$P < 0.05$）。与缺血 - 再灌注组比较，异丙酚预处理早期保护组大鼠再灌注 30、60 和 120 分钟时，心率、左室发展压、率压积和冠脉血流量均升高，而左室舒张末期压降低。结果表明，异丙酚对正常心肌和缺血心肌均有一定的抑制作用，该作用可能参与其心肌保护机制，且缺血心肌对异丙酚的抑制作用更敏感。

崔世涛等用健康成年 SD 大鼠（雌雄不限）建立离体心脏缺血 - 再灌注模型，分为缺血 - 再灌注前组、缺血 - 再灌注对照组、地塞米松组（20 μmol/L，加入冷停跳液）和缓激肽组（1 μmol/L，加入冷停跳液）。结果发现，与缺血 - 再灌注前组比较，缺血 - 再灌注对照组大鼠心肌组织中 NO、结构型 NOS（cNOS）含量均降低，而诱导型 NOS（iNOS）含量升高；cNOS 的 mRNA 表达下调，而 iNOS 的 mRNA 表达上调，差异具有统计学意义（$P < 0.01$）。与缺血 - 再灌注对照组比较，地塞米松组大鼠心肌组织中 NO 和 cNOS 含量降低，而 iNOS 含量升高；cNOS 的 mRNA 表达下调，而 iNOS 的 mRNA 表达上调，差异具有统计学意义（$P < 0.05$）。缓激肽组心肌组织中 NO 和 cNOS 含量均下降，而 iNOS 含量升高；cNOS 的 mRNA 表达下调，差异具有统计学意义（$P < 0.05$）。再灌注 30 分钟时，与缺血 - 再灌注对照组比较，地塞米松组主动脉流量、左心室发展最大压、左心室收缩压上升最大速率和左心室舒张压下降最大速率均升高，冠脉血流量增加，左心室舒张末压下降，差异具有统计学意义（$P < 0.01$）；缓激肽组主动脉血流量、冠脉血流量、左心室发展最大压、左心室收缩压上升最

大速率和左心室舒张压下降最大速率均上升，而左心室舒张末压下降，差异具有统计学意义（$P < 0.05$）。结果表明，NOS 同工酶基因表达的变化可能是心肌缺血 - 再灌注损伤的机制之一，活化 cNOS 或下调 iNOS mRNA 表达具有心肌保护作用。

Yaoita 等给成年雄性 SD 大鼠缺血 - 再灌注心脏模型（30 分钟冠状动脉闭塞后 24 小时再灌注）大鼠静脉注射 3.3 mg/kg 半胱天冬酶抑制剂 ZVAD-FMK，从冠状动脉闭塞 30 分钟开始，1 次 /6 小时，直至 24 小时再灌注结束。结果发现，与对照组比较，ZVAD-FMK 组缺血 - 再灌注大鼠左心室等容收缩期左心室内压力升高，而舒张期末压降低，差异具有统计学意义（$P < 0.05$）。三苯基氯化染色法显示，ZVAD-FMK 组缺血 - 再灌注大鼠心肌梗死面积 / 缺血面积（52.4 ± 4.0%）小于对照组（66.6 ± 3.7%），且 TUNEL 阳性细胞数（3.1 ± 0.9%）明显少于对照组（11.1 ± 1.0%），差异具有统计学意义（$P < 0.05$）。琼脂糖凝胶电泳显示，ZVAD-FMK 组缺血 - 再灌注大鼠心肌细胞 DNA 梯状形成明显减弱。结果表明，ZVAD-FMK 可有效降低心肌缺血 - 再灌注损伤，这可能与其降低心肌细胞凋亡有关。

Yasmin 等用 1、3、10、30 和 100 μmol/L 一氧化氮合酶抑制剂 NG- 单甲基 -L- 精氨酸醋酸盐（L-NG- monomethylarginine acetate，L-NMMA）于有氧灌注和再灌注的最后 10 分钟处理成年雄性 SD 大鼠缺血 - 再灌注的离体心脏模型，分别用 50 U/ml SOD 和过氧化氢酶（CAT）及 0.02 和 0.2 mmol/L NO 供体 S- 亚硝基 -N- 乙酰基 -D- 左旋青霉胺（S-nitroso-N-acetyl-D，L-penicillamine，SNAP）于有氧灌注最后 5 分钟和再灌注起始 5 分钟处理缺血 - 再灌注的离体心脏模型，然后在 15 和 25 分钟分别收集所有的心脏冠脉流出的样品来检测相关指标。结果发现，10、30 和 100 μmol/L L-NMMA 冠脉灌流有氧灌注离体心脏 10 分钟后，冠脉血流量明显低于基线冠脉血流量，差异具有统计学意义（$P < 0.05$），但 1 ~ 100 μmol/L L-NMMA 对有氧灌注离体心脏左心室发展压和心率均无明显影响，差异无统计学意义（$P > 0.05$）。从心脏缺血开始，缺血对照组离体心脏缺血性肌挛缩发生时间为 15.5 ± 0.8 分钟，心肌挛缩程度升至最大值 38.3 ± 4.3 mmHg。

10 ~ 100 μmol/L L-NMMA 处理后离体心脏缺血性肌挛缩发生时间明显长于缺血对照组，且 10 和 100 μmol/L L-NMMA 使心肌挛缩的程度明显低于缺血对照组，差异具有统计学意义（$P < 0.05$）。在离体心脏 30 分钟再灌注时，10 μmol/L L-NMMA 处理后缺血心脏的机械功能（心率 × 左心室发展压力）（10.9 ± 1.4 mmHg）明显好于再灌注对照组（3.0 ± 1.5 mmHg），差异具有统计学意义（$P < 0.05$）。在有氧灌注缺血发生前，L-NMMA 对离体心脏基线冠脉流出物中二聚酪氨酸量无明显影响。再灌注 30 秒后离体心脏冠脉流出物中二聚酪氨酸含量显著升高至 167 ± 14%，与再灌注对照组比较，差异具有统计学意义（$P < 0.05$），但再灌注 5 分钟后二聚酪氨酸含量下降到基线水平，且直至 30 分钟再灌注结束。与再灌注对照组比较，1、10 和 100 μmol/L L-NMMA 可明显抑制冠脉流出物中二聚酪氨酸信号峰值，分别为基线值的 119 ± 5%、113 ± 7% 和 114 ± 4%，差异具有统计学意义（$P < 0.05$）。SOD 和 CAT 联合处理缺血 - 再灌注的离体心脏后也未减少缺血性肌挛缩发生的时间和程度。0.02 和 0.2 mmol/L NO 供体 SNAP 对冠脉血流量和冠脉流出物中二聚酪氨酸量均无明显影响，差异无统计学意义（$P > 0.05$），但 0.02 和 0.2 mmol/L SNAP 显著升高缺血性肌挛缩发生的时间，可减少缺血性肌挛缩的程度。在离体心脏 30 分钟再灌注时，0.2 mmol/L SNAP 可使缺血后机械功能恢复到缺血前的 58 ± 12%。在缺血 - 再灌注时，SNAP 可浓度依赖性地抑制冠脉流出物中二聚酪氨酸的形成。结果表明，心脏缺血 - 再灌注可引起急性过氧亚硝基阴离子（$ONOO^-$）的生成。L-NMMA 可抑制 $ONOO^-$ 的生物合成及 SNAP 拮抗其氧化活性可能是 L-NMMA 和 SNAP 保护心脏免受缺血 - 再灌注损伤的原因之一。

Zhang C 等（2006 年）建立小鼠离体心脏缺血 - 再灌注（30 min/90 min）模型，并给小鼠缺血 - 再灌注发生前 3 小时腹腔注射 0.1 毫升 / 只（IgG，含 16 mg 蛋白质 / 毫升）肿瘤坏死因子 -α（TNF-α）中和抗体。结果发现，缺血 - 再灌注后小鼠心脏左心室冠状小动脉 TNF-α mRNA 表达量增加 4 倍，差异具有统计学意义（$P < 0.05$）。缺血 - 再灌注后小鼠血浆炎性细胞因子 TNF-α 含量显著高于对照组，差异具有

统计学意义（$P < 0.05$），但血浆 IL-6、IL-8 和 IFN-γ 含量无明显变化，差异无统计学意义（$P > 0.05$）。对照组 10 μmol/L 内皮依赖性受体激动剂乙酰胆碱（ACh）对小鼠的心脏血管舒张反应可被 10 μmol/L 一氧化氮合酶抑制剂 L-NMMA 所阻断，提示 NO 在血管舒张中发挥关键作用。缺血 - 再灌注组心脏内皮依赖性的血管舒张消失，但内皮无关的血管舒张持续存在。作者采用 1 mmol/L 超氧阴离子清除剂 Tempol 和 10 μmol/L 黄嘌呤氧化酶抑制剂嘌呤醇与冠状小动脉孵育后，可降低缺血 - 再灌注诱导的小动脉内皮细胞超氧阴离子的过量生成。嘌呤醇和抗 TNF-α 均可阻断小鼠缺血 - 再灌注时黄嘌呤氧化酶的活力。结果表明，心肌缺血 - 再灌注诱发的 TNF-α 过表达可引起黄嘌呤氧化酶的活化和超氧阴离子的产生，从而进一步导致冠状动脉内皮功能障碍。

第三节　氧化应激

Abdel-Wahab 等将健康成年瑞士大白鼠（性别不详）随机分为对照组、香豆酸组（每天 1 次给大鼠灌胃 100 mg/kg 香豆酸，连续 5 天）、多柔比星（阿霉素）组（大鼠一次性 4 mg/kg 多柔比星腹腔注射）和香豆酸干预组（4 mg/kg 多柔比星染毒前单次腹腔注射，每天 1 次给大鼠灌胃 100 mg/kg 香豆酸，连续 5 天）。结果发现，多柔比星组大鼠血清 LDH 和肌酸磷酸激酶（CPK）活力明显高于对照组，而香豆酸干预组大鼠血清 LDH 和 CPK 活力均明显低于多柔比星组，差异均有统计学意义（$P < 0.05$）。多柔比星组大鼠心肌组织 SOD 和 CAT 活力及谷胱甘肽含量均低于对照组，且香豆酸干预组大鼠心肌组织 SOD 和 CAT 活力及谷胱甘肽含量均高于多柔比星组，差异均有统计学意义（$P < 0.05$）。结果表明，多柔比星可导致心肌发生氧化损伤，而香豆酸具有良好的保护效应。

Zhang GX 等（2005 年）给 9 周龄雄性 SD 大鼠静脉注射 5 mg/kg 普萘洛尔、30 mg/kg 抗氧化剂 2,2,6,6- 四甲基 -4- 羟基哌啶氮氧自由基（4-hydroxy-2,2,6,6-tetramethylpiperidine-N-oxyl，Tempol）和 3- 羧基 -2,2,5,5- 四甲基吡咯烷 -1- 氧基自由基（3-carboxy-2,2,5,5-tetramethyl-1-

pyrrolidinyloxy，3-CP）5 分钟后，再给大鼠 30 分钟内静脉注射 10、100 和 1000 ng/kg 异丙肾上腺素（ISO），建立急性损伤模型；再给大鼠皮下植入含 3 mg/kg 异丙肾上腺素的微型渗透泵 10 天，大鼠经饮水（含 2.5 mmol/L Tempol）每天摄入 Tempol，建立慢性损伤模型。急性 ISO 染毒后，在染毒后 5 分钟内大鼠的心率随着染毒剂量的增加呈剂量依赖性升高，而仅在 1000 ng/kg ISO 染毒组大鼠的平均血压低于对照组，差异具有统计学意义（$P < 0.05$）。普萘洛尔单独给药可显著降低大鼠心率，但对大鼠平均血压无明显影响。普萘洛尔 +1000 ng/kg ISO 染毒组大鼠心率与对照组比较，差异无统计学意义（$P > 0.05$）。100 和 1000 ng/kg ISO 染毒组大鼠心肌组织脂质过氧化物水平明显高于对照组，差异具有统计学意义（$P < 0.05$），但普萘洛尔单独干预组大鼠心肌组织脂质过氧化物水平无明显改变，差异无统计学意义（$P > 0.05$），而普萘洛尔 +1000 ng/kg ISO 染毒组心肌组织脂质过氧化物水平明显低于 1000 ng/kg ISO 单独染毒组，差异具有统计学意义（$P < 0.05$）。10、100 和 1000 ng/kg ISO 染毒组心肌组织磷酸化的细胞外调节蛋白激酶 1/2（extracellular regulated protein kinases1/2，ERK1/2）、p38 和 c-Jun 氨基末端激酶（c-Jun N-terminal kinase，JNK）蛋白表达水平均高于对照组，差异具有统计学意义（$P < 0.05$）。普萘洛尔单独干预组大鼠心肌组织磷酸化的 ERK1/2、p38 和 JNK 蛋白表达水平均无明显变化，差异无统计学意义（$P > 0.05$），但普萘洛尔 +1000 ng/kg ISO 染毒组心肌组织磷酸化的 ERK1/2、p38 和 JNK 蛋白表达水平均低于 1000 ng/kg ISO 单独染毒组，差异具有统计学意义（$P < 0.05$）。与对照组比较，Tempol 和 3-CP 对大鼠心肌组织脂质过氧化物含量均无明显影响，差异无统计学意义（$P > 0.05$），但 Tempol+1000 ng/kg ISO 染毒组大鼠心肌组织脂质过氧化物含量明显低于 1000 ng/kg ISO 单独染毒组，差异具有统计学意义（$P < 0.05$）。1000 ng/kg ISO 单独染毒组心肌组织磷酸化的 ERK1/2、p38、JNK、Raf-1、凋亡信号调节激酶 1（apoptosis signal-regulating kinase 1，ASK1）、Ras 相关的 C3 肉毒素底物 1（ras-related C3 botulinum toxin substrate 1，RAC-1）和环磷腺苷效应元件结合蛋白（cAMP-response element binding protein，CREB）表达水平均

明显高于对照组，而 Tempol+1000 ng/kg ISO 染毒组大鼠心肌组织上述蛋白质表达水平均明显低于 1000 ng/kg ISO 单独染毒组，差异具有统计学意义（$P < 0.05$）。慢性 ISO 染毒后，3 mg/kg ISO 单独染毒组大鼠心率、平均血压和心脏脏体比均明显高于对照组，差异具有统计学意义（$P < 0.05$），但 Tempol+3 mg/kg ISO 染毒组大鼠心率、平均血压和心脏脏体比与 3 mg/kg ISO 单独染毒组比较，差异均无统计学意义（$P > 0.05$）。3 mg/kg ISO 单独染毒组大鼠心肌组织中过氧化物生成量、脂质过氧化物和羟脯氨酸含量以及 I 型胶原蛋白 mRNA 表达水平均高于对照组，而 Tempol+3 mg/kg ISO 染毒组大鼠心肌组织中过氧化物生成量、脂质过氧化物和羟脯氨酸含量以及 I 型胶原蛋白 mRNA 表达水平均明显低于 3 mg/kg ISO 单独染毒组，差异具有统计学意义（$P < 0.05$）。与对照组和 3 mg/kg ISO 单独染毒组比较，3 mg/kg ISO 单独染毒组和 Tempol+3 mg/kg ISO 染毒组大鼠心肌组织磷酸化的 ERK1/2、p38 和 JNK 蛋白表达水平均无明显变化，差异无统计学意义（$P > 0.05$）。结果表明，异丙肾上腺素刺激 β- 肾上腺素受体而致心肌氧化应激效应增强。异丙肾上腺素诱导的大鼠急性心肌损伤中活性氧是引起心脏丝原活化蛋白（mitogen activated protein，MAP）激酶级联反应的重要活化剂，而在慢性损伤中活性氧可能参与心脏的重构。

顾俊莲等（2011 年）给 6 周龄雄性 Wistar 大鼠腹腔注射 20 nmol/kg 氯化镉，隔天 1 次，连续 4 周，分别于第 20、36 和 52 周处死大鼠并检测相关指标。电镜观察显示，镉染毒组大鼠心肌细胞紊乱，可见胞质溶解、纤维组织局灶增生及炎性细胞浸润，心肌血管周边可见纤维组织增生。与对照组比较，第 36 和 52 周染毒组大鼠发现心肌组织镉含量增加，第 52 周染毒组大鼠心肌组织脏器系数下降，差异具有统计学意义（$P < 0.05$）。第 20、36 和 52 周染毒组大鼠心肌肌酸激酶活力均显著高于对照组，差异具有统计学意义（$P < 0.01$）。第 36 和 52 周染毒组大鼠心肌 LDH 活力升高而 SOD 活力降低，与对照组比较，差异均有统计学意义（$P < 0.05$）。第 20、36 和 52 周染毒组大鼠心肌谷胱甘肽含量降低而 MDA 含量上升，与对照组比较，差异均有统计学意义（$P < 0.01$）。RT-PCR 结果显示，第 20、36 和 52 周染毒组大

鼠心肌组织 caspase-3 和 bax mRNA 表达上调，第 36 和 52 周染毒组大鼠心肌组织 bcl-2 mRNA 表达下调，与对照组比较，差异均有统计学意义（$P < 0.05$）。Western blotting 结果显示，第 20、36 和 52 周染毒组大鼠心肌组织 caspase-3、caspase-9 和 fas 蛋白表达量均增加，第 20 和 52 周染毒组心肌组织 bax 蛋白表达量也增加，与对照组比较，差异均有统计学意义（$P < 0.05$）。结果表明，镉可引起心肌细胞氧化损伤，并诱导心肌细胞发生凋亡。

Tyagi 等（2005 年）用 0、10、20、40 和 100 μmol/L 同型半胱氨酸处理心脏微血管内皮细胞 6、12 和 24 小时。结果发现，40 μmol/L 同型半胱氨酸处理 6、12 和 24 小时，心脏微血管内皮细胞的蛋白酶激活受体 4（protease-activated receptor 4，PAR4）和 NADPH 氧化酶 mRNA 表达水平均高于对照组，而硫氧还蛋白 mRNA 表达水平低于对照组，差异具有统计学意义（$P < 0.05$）。10、20、40 和 100 μmol/L 同型半胱氨酸处理心脏微血管内皮细胞 24 小时，心脏微血管内皮细胞蛋白酶激活受体 2（protease-activated receptor 2，PAR2）、蛋白酶激活受体 3（protease-activated receptor 3，PAR3）和硫氧还蛋白 mRNA 表达水平明显低于对照组，而 PAR4 mRNA 表达水平明显高于对照组，差异具有统计学意义（$P < 0.05$），但蛋白酶激活受体 1（protease-activated receptor 1，PAR1）mRNA 表达水平未发生变化，差异无统计学意义（$P > 0.05$）。40 和 100 μmol/L 同型半胱氨酸处理心脏微血管内皮细胞 24 小时，心脏微血管内皮细胞 NADPH 氧化酶 mRNA 表达水平明显高于对照组，差异具有统计学意义（$P < 0.05$）。提示同型半胱氨酸可诱导心脏微血管内皮细胞蛋白酶激活受体 PAR1、PAR2、PAR3 和 PAR4 表达出现差异性。40 μmol/L 同型半胱氨酸处理 24 小时，心脏微血管内皮细胞活性氧（ROS）大量生成，与对照组比较，差异具有统计学意义（$P < 0.05$）。10、20、40 和 100 μmol/L 同型半胱氨酸处理心脏微血管内皮细胞 24 小时，心脏微血管内皮细胞 ROS 生成量呈浓度依赖性的升高，与对照组比较，差异均有统计学意义（$P < 0.05$）。不同时间和不同浓度同型半胱氨酸处理心脏微血管内皮细胞后，细胞中 NO 含量与对照组比较，差异均无统计学意义（$P >$

0.05)。同型半胱氨酸可引起心脏微血管内皮细胞诱导型一氧化氮合酶（iNOS）mRNA 表达呈时间和浓度依赖性的升高，而内皮型一氧化氮合酶（eNOS)mRNA 表达呈时间和浓度依赖性的下降，与对照组比较，差异均具有统计学意义（$P < 0.05$），但同型半胱氨酸对神经型一氧化氮合酶（nNOS）mRNA 表达无影响，差异无统计学意义（$P > 0.05$）。同型半胱氨酸可使心脏微血管内皮细胞硝基酪氨酸蛋白表达水平呈时间和浓度依赖性的升高，与对照组比较，差异均具有统计学意义（$P < 0.05$）。用抗 -PAR-4 和抗 -iNOS 抗体处理心脏微血管内皮细胞后，细胞硝基酪氨酸形成受阻，表明 PAR-4 和 iNOS 参与心脏微血管内皮细胞硝基酪氨酸的形成。同型半胱氨酸可引起心脏微血管内皮细胞二甲基精氨酸二甲基氨基水解酶（dimethylarginine- dimethylaminohy-Drolase，DDAH）mRNA 表达水平呈时间和剂量依赖性的降低，而细胞中非对称性二甲基精氨酸（asymmetric dimethylarginine，ADMA）含量呈时间和剂量依赖性的升高。结果表明，同型半胱氨酸通过激活心脏微血管内皮细胞蛋白酶激活受体 -4 及上调 NADPH 氧化酶和下调硫氧还原蛋白表达而促使 ROS 生成，从而引起细胞氧化损伤，同时同型半胱氨酸诱导的氧化应激可引起心脏微血管内皮细胞 iNOS 表达上调和硝基酪氨酸的形成。此外，同型半胱氨酸通过降低细胞 DDAH 的表达而间接引起细胞中 eNOS 表达下调，此过程可致细胞中 ADMA 蓄积和 ROS 的大量生成，从而进一步降低细胞 NO 的生物利用度而使细胞中 NO 含量未发生明显改变。

曹纯章等用 0.05、0.1、0.5、1、5、10 和 20 mmol/L H_2O_2 处理原代培养的新生 1 ~ 2 天 Wistar 大鼠心肌细胞 2、4 和 24 小时。光学显微镜可见，1 ~ 5 mmol/L H_2O_2 处理 4 小时，心肌细胞收缩、胞体变小、细胞间桥结构减少、胞间隙明显增加。10 mmol/L H_2O_2 处理 4 小时，出现心肌细胞极度收缩，产生大片的细胞脱失区。甲基四唑蓝（MTT）法检测结果显示，0.05 mmol/L H_2O_2 处理 2 小时，心肌细胞存活率为 99.6%，处理时间达 24 小时则心肌细胞存活率为 83.3%。0.5 mmol/L H_2O_2 处理 2 小时，心肌细胞存活率约为 50%，处理时间达 24 小时则有 2/3 的心肌细胞死亡。10 mmol/L H_2O_2 处理 2 小时，大部分心肌细胞已死亡。0.5 mmol/L H_2O_2 处理心肌细胞 2 小时，心肌细胞培养液中 LDH 活力明显高于对照组，差异具有统计学意义（$P < 0.05$），随着 H_2O_2 处理浓度和处理时间的增加，培养液中 LDH 活力均显著升高，与对照组比较，差异具有统计学意义（$P < 0.01$）。0.1、1 和 10 mmol/L H_2O_2 处理心肌细胞 24 小时，心肌细胞丙二醛（MDA）含量明显高于对照组，差异具有统计学意义（$P < 0.05$）。0.1 和 1 mmol/L H_2O_2 处理心肌细胞 2 小时，流式细胞仪检测发现 G_0+G_1 期细胞增加而 S 期细胞减少，同时亚二倍体细胞明显增加。结果表明，不同浓度和不同时间的 H_2O_2 可造成心肌细胞不同程度的氧化损伤。

第四节 细胞器功能失调

一、肌纤维膜

韩玲等给成年雄性 Wistar 大鼠背部皮下注射 5 mg/kg 异丙肾上腺素，每天 1 次，连续 2 天。结果显示，心肌肌纤维膜磷脂分解产物游离脂肪酸含量增加，膜脂流动性降低，肌纤维膜 Na^+-K^+-ATP 酶活力降低。结果表明，异丙肾上腺素可导致大鼠心肌肌纤维膜结构和功能损伤。

Kato 等用 0.1 mmol/L 次氯酸处理猪心肌肌纤维膜 10 分钟。结果显示，心肌肌纤维膜 Na^+-K^+-ATP 酶和 K^+- 依赖性对硝基苯基磷酸酶（K^+-dependent p-nitrophenylphosphatase，K^+-pNPP 酶）活力及巯基含量均降低，同时 MDA 含量明显升高，与对照组比较，差异均有统计学意义（$P < 0.05$）。次氯酸可引起肌纤维膜 Na^+-K^+-ATP 酶 β_1 亚基蛋白表达水平下降 34±9%，但对 Na^+-K^+-ATP 酶 α_1 和 α_2 亚基蛋白表达无明显影响。结果表明，次氯酸导致心肌肌纤维膜 Na^+-K^+-ATP 酶活性降低可能与 β_1 亚基蛋白表达下调有关。

Rodrigo GC 等用 100 μmol/L 二氮嗪（diazoxide）处理成年雄性 Wistar 大鼠离体心脏缺血 - 再灌注损伤模型的心肌细胞 5 分钟。结果发现，缺血 - 再灌注损伤使心肌细胞代谢被抑制后，二氮嗪可致恢复收缩功能及游离钙浓度（$[Ca^{2+}]_i$）< 250 nmol/L 的心肌细胞比例明显升高，差异具有统计学意义（$P < 0.05$），同时可增加代谢被抑制的心肌细胞动作电位及其收缩功能。膜片钳测定显示，代谢被抑制的心肌细胞 ATP 敏感性钾通道（$sarcK_{ATP}$）被激活的时间为 224 ± 11 秒，而二氮嗪使心肌细胞 $sarcK_{ATP}$ 通道被激活的时间缩短为 145 ± 24 秒，差异具有统计学意义（$P < 0.05$）。二氮嗪可升高心肌细胞内 Mg^{2+} 浓度。$sarcK_{ATP}$ 阻断剂 HMR1883 可延缓心肌细胞动作电位消失的同时，也降低二氮嗪的保护作用。结果提示，二氮嗪可增加心脏缺血 - 再灌注后大鼠心肌细胞功能的恢复和细胞内 $[Ca^{2+}]_i$ 浓度，同时二氮嗪在心肌动作电位消失早期即可激活代谢被抑制的心肌细胞 $sarcK_{ATP}$ 通道而发挥其保护效应。

Jasna Marinovic 等用 5 μmol/L 吡那地尔（pinacidil）和 0.56 mmol/ L 异氟醚处理成年雄性大鼠单个离体心室肌细胞，以全细胞膜片钳技术记录全细胞心肌纤维膜 $sarcK_{ATP}$ 通道电流（IK_{ATP}）。结果显示，吡那地尔处理心室肌细胞后心肌纤维膜 IK_{ATP} 平均密度为 3.8 ± 3.7 pA/pF。0.56 mmol/L 异氟醚预处理心室肌细胞 10 分钟后，分别冲洗 10 分钟或 30 分钟，给予吡那地尔后心室肌细胞的 IK_{ATP} 平均密度增加至 15.6 ± 11.3 pA/pF 和 11.8 ± 3.9 pA/pF，与对照组比较，差异均有统计学意义（$P < 0.05$）。在给予 5 mmol/L 非选择性蛋白激酶 C（PKC）抑制剂白屈菜红碱后，异氟醚没有增加心肌纤维膜 ATP 敏感性钾通道的开放，IK_{ATP} 为 6.6 ± 4.6 pA/pF。应用 100 nmol/L PKC-δ 抑制剂能够消除异氟醚诱导的 $sarcK_{ATP}$ 的敏感化，IK_{ATP} 为 7.7 ± 5.4pA/pF。200 nmol/L PKC-ε 抑制剂对 $sarcK_{ATP}$ 无影响，而吡那地尔引起的心室肌细胞 IK_{ATP} 平均密度为 14.8 ± 9.6 pA/pF（$P < 0.05$）。PKC-δ 和 PKC-ε 激动剂分别激活心室肌细胞 $sarcK_{ATP}$ 的程度与异氟醚类似，分别为 18.9 ± 7.2 pA/pF 和 18.6 ± 11.1 pA/pF。结果表明，异氟醚诱导心肌纤维膜 ATP 敏感性 K 通道持久敏感化持续到停用麻醉药之后。PKC-δ 和 PKC-ε 均参与了对此通道的调节，但异氟醚的这种作用可能是由 PKC-δ 所介导的。

二、肌浆网功能改变

黄先玫等给 3 ～ 4 月龄新西兰纯种白兔耳缘静脉注射 2 mg/kg 多柔比星（阿霉素），每周 1 次，共 8 周，探讨治疗剂量多柔比星对心脏血流动力学及心肌肌浆网 Ca^{2+}-ATP 酶活力的影响。停药 3 周后采用多普勒仪测定降主动脉血流量来代表心输出量，左颈总动脉和左心室插管测定血压、平均动脉压、左心室收缩压和左心室舒张末压。结果发现，多柔比星染毒组心输出量、血压、平均动脉压和左心室收缩压均低于对照组，而左心室舒张末压高于对照组，差异具有统计学意义（$P < 0.05$）。多柔比星可引起心肌细胞内游离 Ca^{2+} 浓度升高，并抑制肌浆网 Ca^{2+}-ATP 酶活力，与对照组比较，差异均具有统计学意义（$P < 0.05$）。结果表明，治疗剂量多柔比星可使心脏功能下降，心肌细胞内钙超载及肌浆网 Ca^{2+}-ATP 酶活力降低。

罗兰等（2006 年）给健康成年雄性昆明种小鼠吸入 200、400 和 800 mg/m^3 二硫化碳（CS_2），每天 2 小时，每周 5 天，连续 5 周。结果发现，随着 CS_2 染毒剂量的增加，小鼠心肌细胞肌浆网 Ca^{2+}-ATP 酶 mRNA 表达水平逐渐降低，与对照组比较，差异具有统计学意义（$P < 0.01$）。提示 CS_2 能降低小鼠心肌 Ca^{2+}-ATP 酶 mRNA 表达水平，导致细胞内钙离子含量增加，从而引起心电图的变化。

Chen Y 等（2012 年） 用 100、200、400 和 800 μmol/L 硫化氢（H_2S）体外处理成年雄性 SD 大鼠离体心脏 10 分钟和 200 μmol/L H_2S 处理离体心脏 5、10 和 20 分钟。结果显示，H_2S 呈现剂量和时间依赖性的抑制心肌肌浆网 Ca^{2+} 摄取活性，与对照组比较，差异具有统计学意义（$P < 0.05$）。H_2S 使心肌肌浆网 Ca^{2+} 摄取的 Km 值由对照组的 276.6 ± 40.7 pmol 升高到 587.5 ± 75.8 pmol，差异具有统计学意义（$P < 0.01$），但对心肌肌浆网 Ca^{2+} 摄取的最大速率（Vmax）未产生明显影响，差异无统计学意义（$P > 0.05$）。3 mmol/L 胱硫醚酶抑制剂 DL- 炔丙基甘氨酸（DL-propargylglycine，PAG）可使肌浆网 Ca^{2+} 摄取活性升高 2 倍，差异具有统计学意义（$P < 0.01$），提示心脏内源性硫化氢对心肌肌浆网钙摄取起负性调节作用。实验过程中未

发现乳酸脱氢酶释放到心脏灌流液，表明 H_2S 对心脏未产生明显毒作用。200 μmol/L H_2S 处理离体心脏 5、10 和 20 分钟后，放射性核素示踪法结果显示，心肌肌浆网 Ca^{2+}-ATP 酶 2a（sarcoplasmic reticulum Ca^{2+}-ATPase2a，SERCA2a）活力分别被抑制 40.7%、53.8% 和 30.7%，差异具有统计学意义（$P < 0.01$），而 100、200、400 和 800 μmol/L H_2S 体外处理大鼠离体心脏 10 分钟均可抑制心肌肌浆网 SERCA2a 活性，差异具有统计学意义（$P < 0.01$）；同时采用 PAG 抑制内源性 H_2S 后，肌浆网 SERCA2a 活性也明显高于对照组，差异具有统计学意义（$P < 0.01$）。提示 H_2S 抑制肌浆网 Ca^{2+} 摄取与 SERCA2a 活性有关。外源性 H_2S 可剂量和时间依赖性降低第 16 位丝氨酸磷酸化的受磷蛋白（phospholamban，PLB）的表达水平。1 mmol/L H_2S 前体 L- 半胱氨酸 +0.2 mmol/L 胱硫醚酶辅酶磷酸吡哆醛（pyridoxal phosphate，PLP）处理大鼠心脏后，大鼠心脏可产生大量内源性 H_2S 的同时并降低肌浆网磷酸化 PLB 的蛋白质表达水平，而 PAG 抑制内源性 H_2S 后肌浆网磷酸化 PLB 的蛋白质表达水平显著升高，与对照组比较，差异均具有统计学意义（$P < 0.01$）。为了证实上述结果，该作者又采用 PAG 处理离体心脏 20 分钟，发现 PAG 可逆转 L- 半胱氨酸诱导的磷酸化 PLB 蛋白表达下调。结果提示，硫化氢刺激肌浆网 PLB 磷酸化与其所致的 SERCA2a 失活有关。不同剂量和时间的 H_2S 处理大鼠离体心脏后，未发现心肌肌浆网 Ca^{2+}/ 钙调蛋白依赖的蛋白激酶Ⅱ（Ca^{2+}/calmodulin dependent protein kinase Ⅱ，CaMK Ⅱ）磷酸化水平的改变，说明 H_2S 抑制 PLB 的活化与 CaMKII 通路无关。200 μmol/L H_2S 处理大鼠离体心脏 10 分钟后，心肌 SERCA2a 活性和磷酸化 PLB 的蛋白质表达水平均降低，差异具有统计学意义（$P < 0.01$）。1 μmol/L PI3K 抑制剂渥曼青霉素（wortmannin）可逆转 H_2S 对肌浆网 SERCA2a 活性和磷酸化 PLB 蛋白表达水平的抑制作用，同时也可使 H_2S 所致的心脏舒张功能恢复。H_2S 可剂量和时间依赖性降低心肌肌浆网丝氨酸 / 苏氨酸蛋白激酶（serine/threonine kinase，AKT）的磷酸化水平。内源性的 H_2S 前体 L- 半胱氨酸同样可降低肌浆网 Akt 的磷酸化水平，但抑制内源性 H_2S 的生成后肌浆网 Akt 的磷酸化水平升高。结果提示，心脏内源性 H_2S

通过下调 PI3K/Akt 通路而抑制 PLB 蛋白的磷酸化。该研究还发现，sarcK_{ATP} 通道阻滞剂格列苯脲（glibenclamide）可阻断 H_2S 对心脏功能的抑制作用。随着心脏舒张变化，10 μmol/L 格列本脲可逆转 H_2S 对肌浆网 SERCA2a 活性、PLB 和 Akt 蛋白磷酸化的抑制作用，差异具有统计学意义（$P < 0.05$）。为证实上述结果，该作者又采用 10 μmol/L 非选择性 K_{ATP} 通道开放剂吡那地尔（pinacidil）代替 200 μmol/L H_2S 处理大鼠离体心脏 10 分钟，发现吡那地尔也可降低肌浆网 SERCA2a 活性、PLB 和 Akt 蛋白磷酸化水平，而格列苯脲可阻断此效应，差异具有统计学意义（$P < 0.01$）。10 μmol/L 吡那地尔处理肌浆网 10 分钟后，再与 3 mmol/L PAG 共同处理肌浆网 20 分钟，发现吡那地尔可阻断 PAG 所致的肌浆网 SERCA2a 活性、PLB 和 Akt 蛋白磷酸化水平的升高，差异具有统计学意义（$P < 0.05$）。结果提示，H_2S 预处理可对心肌缺血 - 再灌注心脏起到保护作用。作者又采用 H_2S 连续灌流（30 分钟）和 H_2S 预处理（H_2S 灌流心脏 5 分钟，再用 KH 缓冲液灌注 5 分钟，重复 3 次）大鼠心脏，观察肌浆网 SERCA2a 活性和 PLB 蛋白磷酸化的变化。结果显示，H_2S 连续灌流可降低肌浆网 SERCA2a 活性和 PLB 蛋白磷酸化水平，但 H_2S 预处理可升高肌浆网 PLB 蛋白磷酸化水平，差异具有统计学意义（$P < 0.05$）。综上结果表明，内源性硫化氢可短暂和可逆性的抑制大鼠心脏肌浆网 Ca^{2+} 摄取，这与硫化氢通过 PI3K/ Akt 信号通路或 K_{ATP} 通道下调肌浆网 SERCA 活性和磷酸化 PLB 蛋白表达有关。肌浆网 Ca^{2+} 摄取和 L 型 Ca^{2+} 通道的瞬时负性调控有助于肌浆网钙循环平衡，这可能是心肌局部缺血性疾病的分子机制之一。

三、线粒体

Solem 等给雄性 SD 大鼠皮下注射 2 mg/kg 多柔比星（阿霉素），每周 1 次，连续 4 ~ 8 周，染毒结束后摘取大鼠心脏并提取线粒体，观察多柔比星对线粒体钙离子转运及其调控的影响。结果发现，多柔比星染毒 6 周大鼠体重和心脏湿重均低于对照组，差异具有统计学意义（$P < 0.05$）。采用 40、180 和 320 nmol/mg protein Ca^{2+} 处理多柔

比星染毒大鼠的心肌线粒体，发现多柔比星染毒4和5周大鼠的心肌线粒体钙释放量与对照组比较，差异无统计学意义（$P > 0.05$）。多柔比星染毒6、7和8周大鼠的心肌线粒体在40、180和320 nmol/mg protein Ca^{2+}作用下，线粒体钙释放量明显增加，与对照组比较，差异具有统计学意义（$P < 0.05$），但此作用可被环孢素A所抑制。多柔比星染毒4周大鼠的心肌线粒体在320 nmol/mg protein Ca^{2+}作用下，线粒体膜电位增加，与对照组比较，差异具有统计学意义（$P < 0.05$）。多柔比星染毒5周大鼠的心肌线粒体在180和320 nmol/mg protein Ca^{2+}作用下，线粒体膜电位均高于对照组，差异具有统计学意义（$P < 0.05$）。多柔比星染毒6、7和8周大鼠的心肌线粒体在40、180和320 nmol/mg protein Ca^{2+}作用下，线粒体膜电位均高于对照组。结果提示，多柔比星染毒大鼠线粒体对不同浓度钙离子诱导的线粒体钙释放和膜去极化呈现剂量依赖性的升高。作者又采用5 μmol/L环孢素A或10 μmol/L钌红处理多柔比星染毒6周的大鼠心肌细胞，再用1 mmol/L Ca^{2+}处理细胞，心肌细胞存活率均明显降低，与各自对照组比较差异均具有统计学意义（$P < 0.05$）。结果提示，多柔比星染毒6周的大鼠心肌细胞对钙离子诱导的细胞死亡敏感性增加。结果表明，多柔比星可干扰心肌线粒体钙的转运和线粒体膜电位的钙依赖性调控及钙离子诱导的细胞死亡。阻断心肌细胞线粒体钙循环可保护钙不耐受的心肌细胞，说明改变线粒体钙转运的调控可能是多柔比星引起心肌病的主要原因。

戴捷等给健康成年Wistar大鼠（雌雄不限）腹腔注射1.0、1.5、2.5和4.0 mg/kg甲基苯丙胺溶液，每周5次，共7周。结果发现，2.5 mg/kg甲基苯丙胺染毒组大鼠心肌线粒体GSH-Px和SOD活力均下降，与对照组比较，差异均具有统计学意义（$P < 0.05$）。心肌线粒体SOD同工酶和GSH-Px在不同浓度甲基苯丙胺的作用下出现了明显的差异表达。结果表明，甲基苯丙胺可诱导线粒体氧化应激效应增强而致心肌损伤。

Korge等用20 ~ 50 μmol/L氧化苯胂（phenylarsine oxide，PAO）处理体外分离的成年兔心室肌细胞1 ~ 30分钟。结果发现，20 μmol/

L PAO 处理心室肌细胞 5、7 和 10 分钟后，心室肌细胞产生线粒体通透性转换（mitochondrial permeability transition，MPT）而致心室肌细胞线粒体 Ca^{2+} 释放到细胞质中，并引起肌细胞逐渐缩短而致亢奋性挛缩，肌细胞形态表现为从杆状逐渐变为圆形，且表面覆盖膜气泡。采用 30 mmol/L 解耦联剂 2,3- 丁二酮肟（2,3-butanedione monoxime，BDM）预处理心室肌细胞后，未出现明显的 PAO 所致的肌细胞亢奋性挛缩现象。结果提示，PAO 可引起心室肌细胞 MPT 和亢奋性挛缩发生。随着 PAO 所致的肌细胞逐渐出现亢奋性挛缩，肌细胞胞质中 Ca^{2+} 浓度也逐渐升高。当用 50 μmol/L PAO+0.5 mmol/L 乙二醇二乙醚二胺四乙酸［ethylene glycol bis（2-aminoethyl）tetraacetic acid，EGTA］处理心室肌细胞 1 分钟时，肌细胞仍出现缓慢的亢奋性挛缩，但采用 5 mmol/L 钙螯合剂 1,2- 双（2- 氨基苯氧基）乙烷 -N,N,N9,N9-四乙酸 -AM［1,2-bis（2-aminophenoxy）ethane- N,N,N9,N9-tetra-acetic acid-AM，BAPTA-AM］处理肌细胞后 PAO 所致的肌细胞亢奋性挛缩被完全阻滞。在 PAO 所致的肌细胞亢奋性挛缩发作的几分钟内应用巯基还原剂二硫苏糖醇（dithiothreitol，DTT）后可逆转 PAO 所致的挛缩效应。提示消除肌细胞 Na^+/Ca^{2+} 交换体和肌浆网功能，其对 PAO 引起的肌细胞亢奋性挛缩可产生显著影响，且在细胞内 Ca^{2+} 存在的情况下，PAO 才可引起肌细胞亢奋性挛缩。抑制肌细胞其他的钙转运机制对 DTT 逆转 PAO 所致的肌细胞亢奋性挛缩效应未产生任何影响，说明 DTT 对肌细胞的舒张效应除了降低胞质内游离 Ca^{2+} 外，还存在其他机制。上述发现表明，消除肌细胞外 Ca^{2+} 内流和肌浆网 Ca^{2+} 的释放是 PAO 引起肌细胞胞质内 Ca^{2+} 升高的主要原因之一。作者又采用 0.1 μmol/L 酪氨酸磷酸酶抑制剂过氧钒酸盐（peroxyvanadate）处理心室肌细胞 30 分钟，肌细胞未出现亢奋性挛缩效应，说明 PAO 引起肌细胞亢奋性挛缩的原因可能是其使肌细胞线粒体 Ca^{2+} 外流而进一步提升胞质中游离 Ca^{2+} 水平所致。2 μmol/L 线粒体单向转运体抑制剂钌红（ruthenium red，RR）对 PAO 引起的肌细胞 50% 亢奋性挛缩的时间也无明显影响，说明 PAO 引起的肌细胞亢奋性挛缩效应不依赖于线粒体钙超载。采用 50 μmol/L PAO 分别与 5 mmol/L DTT、胆碱（抑制 Na^+/

Ca^{2+} 交换体)、500 nmol/L TG（消耗肌浆网 Ca^{2+} 储存)、2 μmol/L RR（抑制线粒体 Ca^{2+} 摄取）和胆碱 + TG +RR 处理心室肌细胞后，均出现相似的肌细胞亢奋性挛缩效应。本文进一步研究显示，20 μmol/L PAO 所致的肌细胞胞质中 Ca^{2+} 浓度升高的程度大于 2 μmol/L 线粒体氧化磷酸化解耦联剂羰氰三氟甲氧苯腙（carbonyl cyanide p-trifluoromethoxy phenyl -hydrazone，FCCP）的作用。20 μmol/L PAO 可引起肌细胞 ATP 的耗竭，但其作用小于 5 μmol/L FCCP 的效应。20 μmol/L PAO + 4μmol/L FCCP 共同处理肌细胞 15 分钟后亢奋性挛缩的肌细胞数量显著少于 PAO 单独处理组，说明在 FCCP 引起肌细胞 ATP 水平显著降低的情况下，PAO 不再诱发肌细胞亢奋性挛缩效应的发生。20 μmol/L PAO + 4 μmol/L FCCP + 10μ mol/L 寡霉素（oligomycin，ATP 酶抑制剂）共同处理肌细胞 15 分钟后，PAO 引起肌细胞亢奋性挛缩效应恢复。0.4 μmol/L 线粒体通透性转换抑制剂环孢素 A（cyclosporin A，CSA）仅对 APO 所致的肌细胞亢奋性挛缩效应产生轻微的抑制效应，但 2 mmol/L DTT 和 50 μmol/L n- 乙基马来酰亚胺（N-ethylmaleimide，NEM）可分别完全抑制 APO 所致的肌细胞亢奋性挛缩效应。提示上述化合物通过减少或修饰 ATPase 巯基而阻止交联发生，说明 APO 的效应是其选择性的引起 ATPase 相邻巯基交联所致。2 mmol/L DTT 可促使 PAO 引起的线粒体膜电位恢复而致线粒体 MPT 被逆转，而 50 μmol/L PAO 引起的肌细胞亢奋性挛缩效应可被 5 mmol/L DTT 所逆转，说明 PAO 对肌细胞 Ca^{2+} 敏感性产生直接的影响，而此效应可被 DTT 所逆转。结果提示，肌细胞内 Ca^{2+} 和 ATP 是 PAO 引起肌细胞亢奋性挛缩效应所必需的。该作者进一步研究发现，50 μmol/L PAO 可诱导心室肌细胞线粒体膜电位去极化和快速基质肿胀而致 MPT，进而促使线粒体 Ca^{2+} 内流致线粒体内游离 Ca^{2+} 浓度显著升高。提示 PAO 所致的心室肌细胞亢奋性挛缩率主要通过线粒体 Ca^{2+} 内流的程度及随后的肌细胞质游离 Ca^{2+} 浓度的增加来调控。在肌细胞内 1.8 mmol/L Ca^{2+} 存在或不存在的情况下，20 μmol/L PAO 可引起肌细胞培养液中乳酸脱氢酶（LDH）活力明显升高，但 40 μmol/L PAO 的毒作用更显著，提示 PAO 可引起肌细胞膜的不可逆损伤。与肌细胞亢奋性挛缩相似，PAO诱导的肌细胞LDH的释放不需要细胞外游离 Ca^{2+}。30 mmol/L BDM可完全阻抑肌细胞亢奋性挛缩，但不能阻止PAO诱导的LDH的释放。20 μmol/L PAO + 400 nmol/L CSA + 30 mmol/L BDM可显著抑制肌细胞中LDH的释放，说明肌细胞膜的破坏直接与线粒体MPT有关。BAPTA-AM也可抑制PAO引起的肌细胞LDH的释放。结果提示，PAO导致肌细胞膜损伤可能是其引起线粒体MPT过程中细胞内 Ca^{2+} 升高所致，进而可引发肌细胞亢奋性挛缩。

辛洪波等用0.008、0.04、0.2和1 mmol/L赛庚啶（eyproheptadine，Cyp）处理犬心室肌细胞线粒体30分钟。结果显示，赛庚啶对犬心室肌细胞线粒体ATP酶活性和 $^{45}Ca^{2+}$ 摄取功能具有剂量依赖性的抑制作用（ATP酶：r =0.975，$P < 0.05$；$^{45}Ca^{2+}$ 摄取功能：r =0.997，$P < 0.05$），其半数抑制浓度（IC_{50}）分别为0.839 mmol/L和31μmol/L。

Sztark等用1 ~ 5 mmol/L罗哌卡因（ropivacaine）和丁哌卡因（bupivacaine）处理成年雄性Wiatar大鼠心肌细胞的线粒体。结果发现，丁哌卡因和罗哌卡因均可刺激心肌线粒体呼吸功能，但丁哌卡因引起线粒体呼吸率的最大变化值是罗哌卡因的2倍。3 mmol/L丁哌卡因可完全抑制线粒体ATP的合成，但罗哌卡因在5 mmol/L时ATP合成仍然可观察到。5 mmol/L罗哌卡因和丁哌卡因均可抑制心肌线粒体酶复合物Ⅰ（还原型烟酰胺腺嘌呤二核苷酸还原酶辅酶）和复合物Ⅱ（琥珀酸脱氢酶）活力，与对照组比较，差异均具有统计学意义（$P < 0.05$），但对线粒体酶复合物Ⅲ（辅酶细胞色素C还原酶）和复合物Ⅳ（细胞色素C氧化酶）均无明显影响，差异无统计学意义（$P > 0.05$）。罗哌卡因的 IC_{50} 为 0.36 ± 0.03 mmol/L，而丁哌卡因的 IC_{50} 为 0.38 ± 0.04 mmol/L，两者比较差异无统计学意义（$P > 0.05$）。结果表明，线粒体膜破坏后这两种药物对线粒体酶复合物具有相同的效应。

Ballinger等用不同浓度的活性物质（reactive species，RS，包括 H_2O_2、$O_2^{\cdot -}$、$ONOO^-$ 和 $^{\cdot}NO$）分别处理人主动脉平滑肌细胞（HASMCs）和人脐静脉内皮细胞（HUVECs），观察血管环境中产生的RS对两类细胞线粒体DNA（mtDNA）及线粒体功能的影响。0.2 mmol/L H_2O_2 分别处理HASMCs和HUVECs细胞1小时均可引起两类细胞mtDNA

损伤频率明显高于对照组，且 HUVECs 细胞的核 DNA（nDNA）损伤频率也高于对照组，差异具有统计学意义（$P < 0.05$），但 H_2O_2 对 HASMCs 细胞 nDNA 无明显影响，差异无统计学意义（$P > 0.05$）。0.2 mmol/L H_2O_2 分别处理 HASMCs 和 HUVECs 细胞 0 ~ 60 分钟，发现 H_2O_2 处理 HUVECs 细胞 10 分钟和 HASMCs 细胞 15 分钟后两类细胞 mtDNA 损伤频率均高于对照组，差异具有统计学意义（$P < 0.05$）。0.1 和 0.5 mmol/L $ONOO^-$ 处理 HASMCs 和 HUVECs 细胞 1 小时后均可引起 HUVECs 细胞 mtDNA 损伤频率高于对照组，而 0.5 mmol/L $ONOO^-$ 仅可引起 HASMCs 细胞 mtDNA 损伤频率高于对照组，差异具有统计学意义（$P < 0.05$），但 $ONOO^-$ 对两类细胞 nDNA 均无明显影响，差异无统计学意义（$P > 0.05$）。同时该作者又采用 $O_2^{\cdot -}$ 生成剂 5mU/L 黄嘌呤氧化酶（xanthine oxidase，XO）+100 μmol/L 二氧四氢蝶啶（lumazine，LZ）（XO 和 LZ 作用约产生 2 μmol/L/min $O_2^{\cdot -}$）共同处理 HASMCs 和 HUVECs 细胞 1 小时，$O_2^{\cdot -}$ 仅可引起 HUVECs 细胞 mtDNA 损伤频率明显高于对照组，差异具有统计学意义（$P < 0.05$），但此作用可被 SOD 和过氧化氢酶所抑制，说明 H_2O_2 和 $O_2^{\cdot -}$ 参与 HUVECs 细胞 mtDNA 损伤。85 μmol/L 精胺氮氧化加合物（spermine NONOate，可产生 0.5 μmol/L/min $^{\cdot}NO$）处理 HASMCs 和 HUVECs 细胞 1 小时，$^{\cdot}NO$ 对两类细胞 mtDNA 未产生明显影响，差异无统计学意义（$P > 0.05$）。5 mU/L XO +100 μmol/L LZ（$O_2^{\cdot -}$ 生成剂）、0.2 mmol/L H_2O_2 和 85 μmol/L 精胺氮氧化加合物（$^{\cdot}NO$ 生成剂）共同处理 HASMCs 和 HUVECs 细胞 1 小时，仅引起 HUVECs 细胞 mtDNA 损伤频率明显高于对照组，差异具有统计学意义（$P < 0.05$）。采用 1 mmol/L 5- 氨基 -3-（4- 吗啉基）-1,2,3- 噁二唑盐酸盐（3-Morpholinosydnonimine hydrochloride，SIN-1；可产生 3.7 ~ 7 μmol/L/min $O_2^{\cdot -}$ 和 $^{\cdot}NO$）处理 HASMCs 和 HUVECs 细胞 1 小时，仅引起 HUVECs 细胞 mtDNA 损伤频率明显高于对照组，差异具有统计学意义（$P < 0.05$）。用 5 ng/ml 血小板源性生长因子（platelet derived growth factor，PDGF）处理 HASMCs 和 HUVECs 细胞 30 和 60 分钟，发现 PDGF 处理 30 分钟后 HUVECs 细胞 mtDNA 损伤频率

明显高于对照组，差异具有统计学意义（$P < 0.05$），但 mtDNA 损伤在 PDGF 处理 60 分钟后未发现明显改变，差异无统计学意义（$P > 0.05$），同时发现 PDGF 对 HASMCs 细胞 mtDNA 未产生明显影响，差异无统计学意义（$P > 0.05$）。结果提示，HUVECs 细胞 mtDNA 比 HASMCs 细胞更易受到外源性和内源性 RS 介导的损伤。0.5 mmol/L $ONOO^-$ 可引起 HASMCs 和 HUVECs 细胞线粒体蛋白合成率分别为对照组的 30% 和 45%，而 0.2 mmol/L H_2O_2 可使 HASMCs 和 HUVECs 细胞线粒体蛋白合成率分别降低 33% 和 23%。0.1 和 0.5 mmol/L $ONOO^-$（超氧化物和一氧化氮生成）处理 HASMCs 和 HUVECs 细胞线粒体 1 小时，发现 0.5 mmol/L $ONOO^-$ 可引起线粒体琥珀酸脱氢酶（复合物Ⅱ）活力和细胞内 ATP 含量均低于对照组，且 $ONOO^-$ 引起 HUVECs 细胞两项指标降低比 HASMCs 细胞更明显，差异具有统计学意义（$P < 0.05$），同时对两类细胞进行锥虫蓝（台盼蓝）染色发现，琥珀酸脱氢酶和 ATP 水平降低是非细胞死亡所致。用 0.2 mmol/L H_2O_2 和 0.5 mmol/L $ONOO^-$ 分别处理 HUVECs 细胞 30 分钟，发现细胞线粒体膜电位明显低于对照组，差异具有统计学意义（$P < 0.05$），但对 HASMCs 细胞无明显影响，差异无统计学意义（$P > 0.05$）。HUVECs 细胞线粒体顺乌头酸酶可被 $O_2^{\cdot -}$ 和 $ONOO^-$ 灭活，但 H_2O_2 对该酶活力未产生明显抑制作用。0.2 mmol/L H_2O_2 处理 HUVECs 细胞 60 分钟后线粒体顺乌头酸酶活力降低 3.4 倍，这可能是 H_2O_2 引起细胞二次生产 $O_2^{\cdot -}$ 和 $ONOO^-$ 所致。综上结果表明，血管内皮细胞对 RS 所致的损伤比血管平滑肌细胞敏感。此外，慢性及与年龄相关的 RS 产生增加可导致血管细胞线粒体 mtDNA 损伤和功能障碍，从而引起细胞损伤的恶性循环，这可能与 RS 介导的血管功能障碍所致的动脉粥样硬化形成有关。

四、溶酶体

Sudharsan 等（2006 年）给雄性 Wistar 大鼠（体重 140 ± 10 g）一次性腹腔注射 200 mg/kg 环磷酰胺。结果显示，染毒组大鼠血清和心脏组织中溶酶体水解酶组织蛋白酶 D（cathepsin D，CAT-D）、酸性磷酸酶（acid phosphatase，ACP）、β- 糖苷酸酶（β-glucoronidase，β-GLU）、N- 乙酰氨基葡萄糖苷酶（N-acetyl glucosaminidase，NAG）和 β- 半乳糖苷酶（β-Galactosidase，β-GAL）活力均高于对照组，差异均有统计学意义（$P < 0.01$）。染毒组大鼠心脏组织中总硫醇（total thiols，TSH）和非蛋白巯基（non-protein thiols，NPSH）含量均低于对照组，差异均有统计学意义（$P < 0.01$）。结果表明，心肌溶酶体稳定性降低在环磷酰胺诱导的心脏毒性中发挥重要作用。

姚季生等给成年 Wistar 大鼠（性别不详）饥饿状态下一次性灌胃 10.8 g/kg 乙醇，以胞嘧啶单核苷酸酶作为溶酶体的细胞化学标志酶，观察急性乙醇中毒大鼠心肌细胞溶酶体和线粒体被溶酶体降解的形态变化。电镜酶细胞化学显示，乙醇染毒组大鼠心肌细胞多数线粒体肿胀，嵴溶解消失或外膜溶解破损，其中有些溶酶体呈新月形，其周围的线粒体结构被破坏而呈空泡状，在线粒体内或其周围出现胞嘧啶单核苷酸酶阳性的溶酶体，有些溶酶体与线粒体膜直接接触或接触后酶反应产物进入线粒体内外膜之间的外室腔，有些溶酶体穿过线粒体膜而进入内室。有些线粒体损伤后呈髓鞘样结构或相邻线粒体融合成巨线粒体。结果提示，心肌内溶酶体对损伤线粒体的降解消化呈现多种形态，其中较为明显的方式是溶酶体直接进入损伤线粒体内，在进入过程中不断释放消化酶，将线粒体溶解消化，而溶酶体与线粒体直接接触部分先释放消化酶，释放掉的部位胞嘧啶单核苷酸酶呈阴性，而未释放掉的部位呈阳性，故此类溶酶体呈新月体状。因此作者推断：急性乙醇中毒时线粒体的病理性损伤可能是造成心肌和传导系功能障碍的重要原因。

陈艳炯等将健康成年 SD 大鼠（雌雄各半）随机分为正常对照组、缺血 1 小时组和补锌缺血 1 小时组（大鼠腹腔注射 5 mg/kg 硫酸锌，每天 1 次，连续 7 天），然后将缺血 1 小时组和补锌缺血 1 小时组大鼠结扎冠状动脉建立急性心肌梗死模型，观察锌对缺血心肌溶酶体酶的影响。结果发现，缺血 1 小时组大鼠心肌溶酶体酸性磷酸酶、组织蛋白酶 D 游离酶（F）、组织蛋白酶 D 游离酶与其总酶的比值（F/T）和 MDA 含量均明显高于对照组，差异具有统计学意义（$P < 0.05$），而

谷胱甘肽过氧化物酶（GSH-Px）活力低于对照组，差异具有统计学意义（$P < 0.05$）。补锌缺血 1 小时组大鼠心肌溶酶 F、F/T 和 MDA 含量均显著低于缺血 1 小时组，差异具有统计学意义（$P < 0.05$），但 GSH-Px 活力无明显改变。结果表明，锌可能通过 GSH-Px 以外的途径，增加溶酶体膜的稳定性而减轻心肌缺血性损伤。

Stroikin 等采用 40% O_2（高氧）、5 mmol/L 3- 甲基腺嘌呤（3-MA）和 5 mmol/L 3-MA+ 高氧分别处理 AG-1518 人成纤维细胞 2 周。电镜结果显示，3-MA 处理组人成纤维细胞溶酶体中颗粒多呈圆形或略长形，溶酶体中可见大量的中等电子密度的单膜镶边的空泡结构、纤维状物质和电子透亮区域。结果发现，高氧处理组、3-MA 处理组和 3-MA+ 高氧处理组人成纤维细胞脂褐素样自发荧光强度明显高于对照组，差异具有统计学意义（$P < 0.05$）。人成纤维细胞脂褐素样自发荧光强度高氧处理组与 3-MA 处理组比较，差异无统计学意义（$P > 0.05$），但 3-MA+ 高氧处理组人成纤维细胞脂褐素样自发荧光强度分别高于高氧处理组和 3-MA 处理组，差异具有统计学意义（$P < 0.05$）。提示 3-MA 和高氧均可增强人成纤维细胞脂褐素样自发荧光强度。细胞免疫荧光结果显示，3-MA 处理组人成纤维细胞溶酶体相关膜蛋白 -2（lysosomal-assoc iated membrane protein-2，LAMP-2）表达明显上调，而高尔基体蛋白（Golgin）和前胶原蛋白 I 表达下调，说明人成纤维细胞中溶酶体数量明显增加，高尔基复合体变小，前胶原蛋白 I 含量降低。3-MA 处理组人成纤维细胞中组织蛋白酶 D 和 L 在所有溶酶体中均表达，而对照组仅个别溶酶体出现表达，且人成纤维细胞中组织蛋白酶 D 活力明显高于对照组，差异具有统计学意义（$P < 0.05$），但组织蛋白酶 B 和 L 活力未发生明显改变，差异无统计学意义（$P > 0.05$）。结果表明，3-MA 诱导脂褐质色素积聚在人成纤维细胞可能是其干扰溶酶体自噬，从而使溶酶体部分降解所致。

Chapman 等（2005 年）采用 10 μmol/L 神经酰胺和二氢神经酰胺（无活性类似物）体外处理稳定表达 HERG 钾离子通道 HEK 293 细胞。全细胞膜片钳检测显示，10 μmol/L 神经酰胺可引起 HEK 293 细胞 HERG 电流明显低于对照组，差异具有统计学意义（$P < 0.05$），

但 10 μmol/L 二氢神经酰胺对 HEK 293 细胞 HERG 电流无明显影响。10 μmol/L 神经酰胺处理 HEK 293 细胞后 HERG 钾离子通道瞬时电流密度（pA/pF）明显低于对照组，差异具有统计学意义（$P < 0.05$）。10 μmol/L 神经酰胺处理 HEK 293 细胞 15、30、45 和 60 分钟，细胞 HERG 钾离子通道尾峰值电流密度（peak tail current density）明显降低，与对照组比较，差异均具有统计学意义（$P < 0.05$）。提示神经酰胺诱导的 HEK 293 细胞 HERG 通道电流时间依赖性的降低不是由 HERG 通道门控特性的改变所致。10μmol/L 神经酰胺处理 HEK 293 细胞 60 分钟后，位于细胞膜的完全糖基化成熟的 HERG 蛋白（fully glycosylated mature HERG protein, fgHERG）表达水平明显低于对照组，差异具有统计学意义（$P < 0.05$），但对位于内质网的核心糖基化不成熟的 HERG 蛋白（core-glycosylated immature HERG protein，cgHERG）表达无明显影响，差异无统计学意义（$P > 0.05$）。此外，10μmol/L 二氢神经酰胺处理 HEK 293 细胞 60 分钟后，fgHERG 和 cgHERG 蛋白表达水平均无明显变化，差异无统计学意义（$P > 0.05$）。细胞免疫沉淀实验结果显示，10 μmol/L 神经酰胺处理 HEK 293 细胞 60 分钟后，细胞表面生物素标记的 HERG 蛋白明显减少，光密度定量分析发现，电泳条带光密度减少 42 ± 7%，差异具有统计学意义（$P < 0.01$）。免疫细胞化学定位 HERG 显示，HERG 蛋白均匀分布于核周区域的细胞膜。10 μmol/L 神经酰胺处理 HEK 293 细胞 30 分钟后，细胞膜 HERG 蛋白表达水平显著低于对照组，差异具有统计学意义（$P < 0.01$），而细胞胞质 HERG 蛋白表达水平高于对照组，差异具有统计学意义（$P < 0.05$），但神经酰胺的这种作用可被溶酶体抑制剂巴佛洛霉素 A1（baflomycin A1）和低温（16℃）处理所阻断，蛋白酶体阻断剂 MG132 对神经酰胺引起的 HERG 蛋白表达无明显影响。细胞免疫沉淀实验发现，神经酰胺可引起 HEK 293 细胞泛素蛋白与 HERG 蛋白表达水平的比值明显高于对照组，差异具有统计学意义（$P < 0.05$）。蛋白酶体阻断剂 MG132 可引起 HEK 293 细胞泛素化的 HERG 蛋白（ubiquitylated HERG protein）表达水平明显升高，但 MG132 + 神经酰胺共同处理 HEK 293 细胞后 HERG 蛋白表达水平明显下调，同时蛋

白酶体阻断剂乳胞素（lactacystin）也观察到相同的结果。溶酶体抑制剂巴佛洛霉素 A1 和多叶霉素（folimycin）均可增强神经酰胺诱导的 HEK 293 细胞泛素化的 HERG 表达上调。提示神经酰胺诱导的 HEK 293 细胞 HERG 蛋白表达显著下调与泛素化蛋白及其溶酶体有关。作者又采用 HERG 抗体和溶酶体相关膜蛋白 Lamp1 抗体双标记 HEK 293 细胞，发现 HERG 和 Lamp1 蛋白在 HEK 293 细胞中呈现共区域化，说明神经酰胺诱导的 HEK 293 细胞 HERG 通道的内化作用，其靶标为溶酶体。以上结果表明，神经酰胺通过改变 HERG 通道电流及靶蛋白水平而致溶酶体降解。

五、内质网

曾惠爱等用 2、5、10 μmol/L 多柔比星（阿霉素）处理乳鼠心肌细胞株（H9c2 细胞）6、12 和 24 小时。结果发现，2、5 和 10 μmol/L 多柔比星分别处理 12 小时后，H9c2 细胞内质网应激因子 C/EBP 同源蛋白（C/EBP Homologous Protein，CHOP）的表达水平均增加，与对照组比较，差异均有统计学意义（$P < 0.05$）。5 μmol/L 多柔比星分别处理 H9c2 细胞 6、12 和 24 小时，细胞 CHOP 蛋白表达水平均明显高于对照组，差异均有统计学意义（$P < 0.05$）。结果提示内质网应激可能是多柔比星致心肌损伤的机制之一。

孔曼等（2012 年）采用 100 和 500 μmol/L H_2O_2 处理 H9c2 细胞 4、8、12 和 24 小时，探讨氧化应激诱导心肌细胞凋亡是否与内质网应激（endoplasmic reticulum stress，ERS）的调控机制有关。HE 染色结果显示，100 μmol/L H_2O_2 处理组 H9c2 细胞呈皱缩变形，500 μmol/L H_2O_2 处理组 H9c2 细胞失去原有形态，质膜肿胀、溶解、坏死。流式细胞仪检测显示，100 μmol/L H_2O_2 可诱导 H9c2 细胞凋亡，凋亡率高于 500 μmol/L H_2O_2 组，差异具有统计学意义（$P < 0.01$），且在 8 小时达到凋亡高峰，随后细胞死亡率显著增加。Western blot 检测显示，100 μmol/L H_2O_2 处理 H9c2 细胞 4、8、12 和 24 小时后，H9c2 细胞的内质网应激标志蛋白磷酸化的双链 RNA 依赖蛋白激酶样内质网

激 酶（double-stranded RNA-dependent protein kinase like endoplasmic reticulum kinase，PERK）和 CHOP 的蛋白表达水平均高于 0 小时组，且在 8 小时达到最高峰，差异具有统计学意义（$P < 0.01$）。H_2O_2 处理 12 和 24 小时后 H9C2 细胞磷酸化的 PERK（p-PERK）蛋白表达量与 8 小时比较则分别下降了 30% 和 40%，而 H_2O_2 处理 12 和 24 小时后 H9c2 细胞 CHOP 蛋白表达量与 8 小时比较则分别下降了 48% 和 49%。提示 H_2O_2 诱导心肌细胞凋亡与内质网应激有关，且在 8 小时时间点到达高峰。同时作者又采用 500 μmol/L ERS 抑制剂 PBA 处理 H9c2 细胞 12 小时，100 μmol/L H_2O_2 处理 H9c2 细胞 8 小时，500 μmol/L PBA 预处理 12 小时 +100 μmol/L H_2O_2 处理 8 小时，发现 PBA 预处理可逆转 H_2O_2 诱导的磷酸化的 c-Jun 氨基末端激酶（phosphorylated c-Jun N-terminal kinase，p-JNK）、p-PERK 和 CHOP 的表达上调，使活化的 Caspase-3 和 Caspase12 表达明显降低，差异具有统计学意义（$P < 0.01$），说明 PBA 可逆转 H_2O_2 诱导的心肌细胞凋亡。结果表明，内质网应激介导的细胞凋亡途径可能是 H_2O_2 诱导心肌细胞凋亡的信号通路之一。

张振英等用 0.1、0.2、0.5 和 1 μmol/L 内质网应激诱导剂毒胡萝卜素（thapsigargin，TG）处理原代培养的成年 SD 大鼠心肌微血管内皮细胞 24 小时。结果显示，0.1 μmol/L 内质网应激诱导剂 TG 可引起血管内皮细胞培养液中 LDH 活力高于对照组，差异具有统计学意义（$P < 0.05$），但细胞凋亡率无明显变化。0.2、0.5 和 1 μmol/L TG 作用后，细胞培养液中 LDH 活力均明显升高，细胞凋亡率均明显增加，与对照组比较，差异均有统计学意义（$P < 0.05$）。结果表明，内质网应激诱导剂 TG 可诱导大鼠微血管内皮细胞凋亡并致其损伤。同时作者又将原代培养的成年 SD 大鼠心肌微血管内皮细胞分为缺氧/复氧（hypoxia/Reoxygenation，H/R）组、缺血后处理（ischemic post-conditioning，I-postC）组和对照组，观察模拟 I-postC 的缺氧后处理对细胞内质网应激相关凋亡的影响，探讨 H-postC 是否通过抑制 ERS 相关凋亡减轻心肌微血管内皮细胞 H/R 损伤。结果发现，H-postC 组大鼠微血管内皮细胞存活率升高，培养基乳酸脱氢酶活力及细胞凋

亡率均降低，与 H/R 组比较，差异具有统计学意义（$P < 0.05$）。提示 H-postC 可减轻微血管内皮细胞缺氧 / 复氧损伤。作者同时发现，H-postC 可逆转 H/R 引起的内质网特异的荧光染料 Dapoxyl 的荧光强度增加和颗粒感增强等内质网形态改变，也可抑制 H/R 诱导的 PERK 磷酸化、活性转录因子 4（activating transcriptional factor 4，ATF4）转录增加和 CHOP 蛋白表达上调等内质网应激分子的异常变化，以及上调抗凋亡蛋白 bcl-2 表达的同时抑制促凋亡蛋白 bax 表达而发挥抗细胞凋亡的作用。结果表明，H-postC 通过抑制 PERK-ATF4-CHOP 途径的激活，抑制 H/R 诱导的过度 ERS，减轻心肌微血管内皮细胞内质网应激相关凋亡而发挥细胞保护作用。

王树树等（2009 年）用 3 μmol/L 毒胡萝卜素、衣霉素和蛋白质转运抑制剂布雷菲德菌素 A（brefeldin A，BFA）处理成年 SD 大鼠心肌细胞 24 小时。结果发现，毒胡萝卜素、衣霉素和 BFA 呈时间和剂量依赖性地诱导大鼠心肌细胞内质网应激反应及心肌细胞死亡，与对照组比较，差异具有统计学意义（$P < 0.05$）。毒胡萝卜素、衣霉素和 BFA 均可引起心肌细胞葡萄糖调节蛋白 78（glucose regulated protein 78，GRP78）和 CHOP 蛋白表达上调，与对照组比较，差异具有统计学意义（$P < 0.05$）。但分别采用 0.5 μmol/L 钙 / 钙调蛋白依赖性蛋白激酶Ⅱ（CaMK Ⅱ）阻断剂 KN93 和 5 μmol/L 自诱导肽（autoinducing peptides，AIP）处理细胞后，毒胡萝卜素、衣霉素和 BFA 所致的心肌细胞 GRP78 和 CHOP 蛋白表达水平和心肌细胞死亡率均明显低于未加 CaMK Ⅱ阻断剂的各自对照组，差异均有统计学意义（$P < 0.05$），提示 CaMK Ⅱ阻断剂减弱了心肌细胞内质网应激。结果表明，毒胡萝卜素、衣霉素和 BFA 诱导内质网应激可能是通过 CaMK Ⅱ依赖途径介导大鼠心肌细胞死亡。

六、其他

党永明等用 8 μmol/L 微管解聚剂秋水仙碱处理成年 SD 大鼠心肌细胞 3 小时，模拟缺氧引发的微管解聚状态。倒置显微镜下可见，新分离的心肌细胞呈长杆状，表面横纹明显，细胞膜完整。培养 48 小时小鼠心肌细胞大部分保持长杆状，横纹一直存在，未见有伪足伸展，搏动不明显。透射电镜可见，心肌细胞无水肿，无空泡化，线粒体丰富，肌丝、肌小节明显。免疫组织化学结果显示，正常大鼠心肌细胞微管部分围绕核周排列，其他呈线性沿细胞长轴方向平行排列。8 μmol/L 秋水仙碱处理心肌细胞解聚微管 3 小时后，大鼠心肌细胞微管沿肌小节方向规律排列破坏，表现为免疫荧光强度减弱，微管结构的连续性开始丧失，变得粗糙且不光滑，微管结构不清晰，呈特征性卷曲状结构。秋水仙碱处理组大鼠心肌细胞聚合态微管蛋白表达水平明显低于对照组，差异具有统计学意义（$P < 0.05$）。提示秋水仙碱对大鼠心肌细胞微管产生解聚作用。微管破坏后大鼠心肌细胞线粒体分布散乱，失去规律性。线粒体电压依赖性阴离子通道（voltage-dependent anion channel，VDAC）免疫组织化学结果显示，心肌细胞线粒体呈颗粒状分布，其分布方向与微管相同，并重叠其上，提示心肌细胞线粒体沿微管分布。秋水仙碱处理组大鼠心肌细胞线粒体膜电位显著降低，心肌细胞胞质细胞色素 C 蛋白表达水平显著升高，与对照组比较，差异均具有统计学意义（$P < 0.01$）。秋水仙碱可引起大鼠心肌细胞内 ATP 和乳酸含量下降，ADP 和 AMP 含量上升，ADP/ ATP 比值明显升高，能荷下降，且心肌细胞活性也明显降低，与对照组比较，差异均具有统计学意义（$P < 0.05$）。结果提示，秋水仙碱引起的微管解聚可使心肌细胞线粒体分布的规律性破坏，从而影响心肌细胞线粒体功能及其能量代谢。作者又应用酵母双杂交技术，在人肝文库中筛选出 VDAC 可能相互作用的动力蛋白轻链 1（dynein light chain 1，DYNL1）和蛋白酪氨酸磷酸酶受体 H（protein tyrosine phosphatase receptor type H，PTPRH）两种蛋白质，经酵母回转验证结果为阳性，有明确相互作用。生物信息学分析结果提示，VDAC-DYNL1、VDAC-PTPRH 两对相互作用分子可能为新发现的相互作用蛋白质，且 DYNL1 可能为微管对线粒体 VDAC 进行调控作用的中间蛋白质，PTPRH 可能对线粒体 VDAC 具有调控作用。激光共聚焦观察显示，正常大鼠心肌细胞 DYNL1 沿微管分布于胞质中，与 β-tubulin 染色的微管共区域化。VDAC 分布于线粒体外膜，其走形平行于微管及 DYNL1 的分

布。应用微管解聚剂秋水仙碱处理后，心肌细胞正常的微管线性平行排列结果破坏，呈卷曲状不规则排列，线粒体散在分布，失去规律性，DYNL1 散在分布于胞质中，失去排列的线性分布规律。作者又采用全细胞膜片钳技术检测 8 μmol/L 秋水仙碱处理心肌细胞致微管解聚后心室肌细胞的膜电容、静息电位、动作电位、膜离子通道电流变化。结果发现，与正常对照组比较，秋水仙碱处理组心肌细胞静息电位（rest potential，RP）无明显变化，差异无统计学意义（$P > 0.05$）。正常对照组心肌细胞连续动作电位（action potential，AP）形态一致，动作电位振幅（action potential amplitude，AMP）峰值一致，复极化时动作电位持续间期（action potential duration，APD）时长一致，而秋水仙碱处理组心肌细胞 AP 形态不稳定，AMP 峰值大小不一，APD 时长明显减小。秋水仙碱处理组心肌细胞 20%、50% 和 90% 复极化时动作电位持续间期（APD_{20}、APD_{50} 和 APD_{90}）较对照组明显缩短，差异均有统计学意义（$P < 0.01$），说明微管解聚后心肌动作电位发生改变。钳制电压曲线（I/V）显示，秋水仙碱处理组心肌细胞钠电流（I_{Na}）密度在 –50 ～ –20 mV 的电压范围内均明显高于正常对照组，差异均有统计学意义（$P < 0.05$），说明微管解聚可引起心肌细胞内向性 I_{Na} 显著增强。正常对照组和秋水仙碱处理组心肌细胞膜钙电流（I_{Ca}）密度和电压曲线均一致，微管解聚组与对照组组间无明显差别，无统计学意义（$P > 0.05$）。心肌细胞膜 I_{Ca} 有明显的电压依赖性，去极化电压处于 –40 mV 时 I_{Ca} 被激活，去极化电压至 –10 mV 时 I_{Ca} 最大。结果提示，微管解聚使心肌细胞电生理发生改变，可能导致心率加快增加能量消耗及诱发心律失常。其机制可能为微管解聚使 I_{Na} 电流显著增加所致。

王细文等将成年雄性 Wistar 大鼠置于低压舱中减压至模拟海拔 5000 m 高度，每天减压 8 小时，每周减压 6 天，分别缺氧处理 15、30、45 和 60 天。电镜显示，缺氧 15 天组大鼠右心房心肌细胞心房特殊颗粒（atrial specific granular，ASG）数量减少，但线粒体无明显改变。细胞间质毛细血管管腔淤血，内皮细胞吞饮小泡稍有增多。缺氧 30 天组大鼠右心房心肌细胞 ASG 进一步减少，偶见线粒体肿胀、溶解现象。肌浆网及高尔基复合体明显扩张，少数肌浆网扩张呈囊状。

毛细血管淤血明显，内皮细胞吞饮小泡增多。缺氧 45 天组大鼠 ASG 显著减少。大多数线粒体肿胀、扩张，嵴排列紊乱，少数线粒体形成髓鞘样结构，但线粒体数目增多。肌浆网和高尔基复合体广泛扩张，肌浆内出现局部灶性肌浆内变性。间质毛细血管腔内淤血明显，内皮细胞吞饮小泡增多。缺氧 60 天组大鼠右心房心肌细胞 ASG 较缺氧 45 天组增多，但仍低于正常。线粒体局灶性溶解、空化较缺氧 45 天组加重，线粒体数目明显增多，肌丝成片溶解。右心房心肌心钠素（ANF）免疫组织化学染色可见，缺氧组右心房心肌细胞 ANF 免疫反应阳性物减少，随着缺氧时间的延长而减少越明显，但缺氧 60 天组有所回升，但仍少于正常对照组。放射免疫测定结果显示，各缺氧组大鼠血浆 ANF 含量均明显高于对照组，差异均有统计学意义（$P < 0.05$），至 45 天达高峰。结果表明，慢性间断性缺氧导致右心房和血浆 ANF 升高可能是心肌细胞分泌心房特殊颗粒（ASG）增多所致机体对缺氧损害的一种代偿反应。

第五节　细胞胀亡与凋亡

一、细胞胀亡

细胞胀亡（oncosis）是细胞膜通透性增加、细胞膜完整性破坏、DNA 裂解为非特异性片段、最后细胞溶解并伴有炎症反应，表现为细胞质肿胀和核溶解为特征的细胞死亡过程。光镜下显示，细胞胀亡早期细胞体积增大，胞质疏松化，并且有空泡形成，膜泡中主要为液体，很少含有细胞器。电镜下可见线粒体、内质网、细胞核均出现体积增大，细胞膜上微绒毛消失，完整性被破坏，早期即出现孔道。细胞胀亡晚期出现胞膜崩解，胞内容物外溢，细胞呈自溶样改变，胀亡细胞周围出现明显炎症反应。

刘正欢等将健康成年 SD 大鼠（性别不限）分为正常对照组（体温 37±0.5 ℃）、常温休克组（体温 37±0.5 ℃）、低温休克组（体温 34±0.5 ℃）、低温控制对照组（体温 34±0.5 ℃），采用 3 期（失血期60分钟、液体复苏期120分钟和观察期60分钟）容量控制性（2.5 ml/100 g体重）失血性休克模型，观察低温对失血性休克大鼠心肌细胞多聚二磷酸腺苷（ADP）核糖聚合酶-1（poly ADP-ribose polymerase-1，PARP-1）诱导的细胞胀亡的影响。结果发现，常温休克组大鼠心肌细胞ATP和氧化型烟酰胺腺嘌呤二核苷酸（NAD^+）含量明显低于正常对照组和低温对照组，低温休克组ATP和NAD^+含量高于常温休克组，但仍低于正常对照组和低温对照组，差异具有统计学意义（$P < 0.05$）。免疫组织化学结果显示，常温休克组大鼠心肌细胞出现多量PARP-1表达，但低温休克组大鼠PARP-1表达较常温休克组表达量明显减少，正常对照组和低温对照组无PARP-1表达。结果表明，常温休克组大鼠心肌细胞PARP-1被激活而致细胞胀亡，但控制性低温可减少心肌细胞能量消耗，间接增加细胞内能量物质ATP，抑制PARP-1的过度活化而减少细胞胀亡的发生。

Otani等（2006年）将分离的健康成年雄性SD大鼠心脏进行常温30分钟缺血，而后KHB（Krebs- Henseleit bicarbonate）缓冲液150分钟再灌注。结果发现，TUNEL阳性（凋亡细胞）心肌细胞所占比例为11.0±1.5%，伊文思蓝（evans blue，EB）阳性（胀亡细胞）心肌细胞所占比例为10.0±1.1%，TUNEL和EB均为阳性心肌细胞所占比例为24.0±1.5%。激光共聚焦显微镜结果显示，在TUNEL和碘化丙啶（PI）单独为阳性的心肌细胞中，四甲基罗丹明乙酯（tetramethylrhodamine ethyl ester，TMRE）染色荧光强度（线粒体膜电位）均低于TUNEL和PI同为阴性心肌细胞，但TUNEL单独阳性心肌细胞中TMRE染色荧光强度明显高于PI单独阳性心肌细胞及TUNEL和PI同为阳性心肌细胞，差异具有统计学意义（$P < 0.05$）。在TUNEL和PI同为阳性的心肌细胞中TMRE荧光强度明显高于PI单独阳性心肌细胞，差异具有统计学意义（$P < 0.05$）。结果提示，胀亡细胞中线粒体膜电位消失，但凋亡细胞中线粒体膜电位未发生明显改变。常温30分钟缺血大鼠心脏采用肌球蛋白抑制剂2,3-丁二酮一肟（2,3-butanedione monoxime，BDM）再灌注120分钟后，心肌细胞主要为TUNEL阳性细胞，且心肌细胞Caspase-3活性显著高于对

照组，差异具有统计学意义（$P < 0.05$）。EB 染色阳性心肌细胞数明显低于对照组，而氯化三苯基四氮唑（triphenyltetrazolium chloride，TTC）染色后心脏心肌梗死占左心室质量的比例也明显低于对照组，差异具有统计学意义（$P < 0.05$）。结果表明，在 BDM 再灌注心脏的情况下，可激活 Caspase-3 活性而抑制心肌细胞胀亡，但同时促进心肌细胞凋亡。

二、细胞凋亡

细胞凋亡（apoptosis）是指机体在一定的生理或病理条件下，为维持内环境稳定，在受到某些刺激后经多种途径的信号传导，导致细胞产生一系列形态和生化方面的改变，最终引起细胞自我消亡的过程，但细胞凋亡过高或过低都会对机体产生不利影响。

于向民等（2005 年）给健康成年雄性昆明种小鼠分别腹腔注射 10%、20% 和 30% 乙醇，每天 1 次，连续 30 天。核固红 - 结晶紫染色结果显示，对照组心肌细胞胞质染为浅红色，核染为红色，偶见染色质凝集。乙醇染毒组小鼠心肌细胞出现部分细胞核染色质凝集成块状，染为蓝紫色，趋于固缩，为细胞核早期凋亡的特点，且随乙醇浓度的增高，异常的细胞核明显增多。乙醇各染毒组小鼠心肌细胞固缩细胞核计数结果显示，乙醇各染毒组小鼠心肌细胞固缩细胞核数明显增多，与对照组比较，差异均具有统计学意义（$P < 0.01$）。免疫组织化学结果显示，对照组心肌细胞 bcl-2 呈强阳性表达，而 bax 表达不明显。乙醇各染毒组小鼠 bcl-2 的表达强度随乙醇染毒浓度的增加逐渐减弱，而 bax 表达呈依次递增趋势，染色逐渐加深。经定量分析，乙醇各染毒组小鼠 bcl-2 和 bax 蛋白表达水平与对照组比较，差异均具有统计学意义（$P < 0.01$）。提示乙醇引起的心肌细胞凋亡与凋亡相关基因 bcl-2 和 bax 的异常表达有关。

Jin HF 等（2013 年）给 2 月龄雄性 Wistar 大鼠皮下注射 20 mg/kg 异丙肾上腺素（Isopropylarterenol，ISO），每天 1 次，连续 7 天。结果发现，ISO 染毒组大鼠左心室射血分数和短轴缩短率均低于对照组，而收缩期左心室前壁厚度（systolic left ventricular anterior wall thickness，LVAWs）和舒张期左室前壁厚度（diastolic left ventricular anterior wall thickness，LVAWd）均高于对照组，差异均具有统计学意义（$P < 0.01$）。ISO 染毒组大鼠血浆乳酸脱氢酶（LDH）和肌酸激酶（CK）活力明显升高，与对照组比较，差异均具有统计学意义（$P < 0.01$）。TUNEL 结果显示，ISO 染毒组大鼠左心室心肌细胞凋亡率显著增高，多聚 ADP 核糖聚合酶 -1（PARP-1）蛋白表达水平降低，caspase-3 和 caspase-9 活力明显升高，与对照组比较，差异均具有统计学意义（$P < 0.01$）。ISO 可显著上调大鼠左心室心肌细胞 bax 蛋白表达水平而下调 bcl-2 蛋白表达水平，降低心肌线粒体膜电位（mitochondrial membrane potential，MMP），促使线粒体通透性转换孔（mitochondrial permeability transition pore，MPTP）开放，与对照组比较，差异均具有统计学意义（$P < 0.01$）。ISO 染毒组大鼠左心室心肌细胞线粒体中细胞色素 C（Cytc）蛋白表达水平明显降低，而心肌细胞胞质中 Cytc 蛋白表达水平显著升高，与对照组比较，差异均具有统计学意义（$P < 0.01$）。结果表明，ISO 可通过激活线粒体凋亡通路而诱导大鼠心肌细胞凋亡以及心肌细胞损伤。

Zhang RH 等（2013 年）给成年雄性 FVB 小鼠每天饮用含 4% 乙醇饮水 6 周（乙醇单独染毒组），其中选择乙醇染毒小鼠从第 3 周开始每天腹腔注射 100 mg/kg 细胞色素 P450 2E1（CYP 2E1）抑制剂二烯丙基硫醚（diallyl sulfide，DAS）直至乙醇染毒 6 周（乙醇 +DAS 染毒组），同时设立 DAS 单独染毒组和空白对照组。结果发现，Masson 三色染色结果显示，乙醇单独染毒组小鼠左心室心肌纤维化面积大于空白对照组，但乙醇 +DAS 染毒组小鼠心肌纤维化面积小于乙醇单独染毒组，差异具有统计学意义（$P < 0.05$）。乙醇单独染毒组小鼠心肌静止细胞长度延长，此效应可被 DAS 所阻抑，但 DAS 自身并不影响心肌静止细胞长度。乙醇单独染毒可明显降低心肌细胞缩短峰值（peak shortening，PS）、最大缩短速度（maximal velocities of shortening，±dL/dt）和舒张至 90% 的时间（time-to-90% relengthening，TR90），但此效应可被 DAS 所阻抑。提示乙醇可影响心肌收缩功能，而 DAS 可阻断此效应。乙醇单独染毒组小鼠心肌细胞 CYP 2E1 和诱导型一氧

化氮合酶（iNOS）蛋白表达水平明显高于空白对照组，而乙醇 +DAS 染毒组小鼠心肌 CYP 2E1 和 iNOS 蛋白表达水平明显低于乙醇单独染毒组，差异具有统计学意义（$P < 0.05$）。乙醇单独染毒组小鼠心肌细胞血红素氧合酶 -1（HO-1）蛋白表达水平明显低于空白对照组，而乙醇 +DAS 染毒组小鼠心肌细胞 HO-1 蛋白表达水平明显高于乙醇单独染毒组，差异具有统计学意义（$P < 0.05$）。乙醇单独染毒组小鼠心肌细胞内 Ca^{2+} 衰减率明显高于空白对照组，但乙醇 +DAS 染毒组小鼠心肌细胞内 Ca^{2+} 衰减率明显低于乙醇单独染毒组，差异具有统计学意义（$P < 0.05$）。TUNEL 结果显示，乙醇单独染毒组小鼠心肌细胞凋亡率明显高于空白对照组，但乙醇 +DAS 染毒组小鼠心肌细胞凋亡率则明显低于乙醇单独染毒组，差异具有统计学意义（$P < 0.05$）。乙醇单独染毒组小鼠心肌细胞 caspase-3 活性、超氧阴离子和蛋白质羰基水平明显高于空白对照组，但乙醇 +DAS 染毒组小鼠心肌细胞 caspase-3 活性、超氧阴离子和蛋白质羰基水平明显低于乙醇单独染毒组，差异具有统计学意义（$P < 0.05$）。乙醇单独染毒组小鼠心肌细胞 Na^+-Ca^{2+} 交换体蛋白表达水平低于空白对照组，而乙醇 +DAS 染毒组小鼠心肌细胞 Na^+-Ca^{2+} 交换体蛋白表达水平明显高于乙醇单独染毒组，差异具有统计学意义（$P < 0.05$）。乙醇单独染毒组小鼠心肌细胞受磷蛋白（phospholamban）表达水平高于空白对照组，而乙醇 +DAS 染毒组小鼠心肌细胞受磷蛋白表达水平低于乙醇单独染毒组，差异具有统计学意义（$P < 0.05$）。乙醇单独染毒组、乙醇 +DAS 染毒组和空白对照组小鼠心肌细胞肌浆网 Ca^{2+}-ATP 酶（sarcoplasmic reticulum Ca^{2+}-ATP enzyme，SERCA2a）、磷酸化受磷蛋白、c-Jun- 氨基末端激酶（c-Jun-NH2-terminal kinase，JNK）和凋亡信号调节激酶（apoptosis signaling-regulated kinase，ASK-1）的蛋白质表达水平各组间差异均无统计学意义（$P > 0.05$）。乙醇单独染毒组小鼠心肌细胞 bax、磷酸化 JNK（pJNK）、磷酸化 ASK-1（pASK-1）的蛋白质表达水平，以及 pJNK/JNK 和 pASK-1/ASK-1 比值均高于空白对照组，而乙醇 +DAS 染毒组小鼠上述蛋白质表达水平均低于乙醇单独染毒组，差异具有统计学意义（$P < 0.05$）。乙醇单独染毒组心肌细胞活化的 caspase-3（cleaved caspase-3）蛋白表达水平高于空白对照组，差异具有统计学意义（$P < 0.05$）。DAS 单独染毒组上述检测指标与空白对照组比较，差异均无统计学意义（$P > 0.05$）。结果表明，乙醇通过 CYP 2E1 代谢而导致酒精性心肌病，其发病机制可能是通过激活 JNK 和 ASK-1 信号通路而致心肌收缩功能障碍、氧化应激和细胞凋亡。

Bao Y 等（2011 年）采用 0.5、1、10 和 50 nmol/L 20- 羟二十烷四烯酸（20-hydroxyeicosatetraenoic acid，20-HETE）处理原代培养的新生 2 ~ 3 天 Wistar 大鼠心室肌细胞 24 小时。噻唑蓝比色法（MTT 法）结果显示，1、10 和 50 nmol/L 20-HETE 处理组大鼠心室肌细胞存活率明显低于对照组，差异具有统计学意义（$P < 0.05$）。10 nmol/L 20-HETE 处理大鼠心室肌细胞 24 小时后，早期和晚期细胞凋亡率明显高于对照组，而大鼠心室肌细胞线粒体膜电位显著低于对照组，差异具有统计学意义（$P < 0.05$）。10 nmol/L 20-HETE 处理大鼠心室肌细胞 24 小时后，心室肌细胞 bax mRNA 表达上调而 bcl-2 mRNA 表达下调，caspase-3 活性升高，与对照组比较，差异均具有统计学意义（$P < 0.05$）。提示 20-HETE 诱导的新生大鼠心室肌细胞凋亡可能是通过线粒体通路介导。

肖卫民等采用 0.5 mmol/L 过氧化氢（H_2O_2）处理出生后 1 ~ 4 天 Wistar 大鼠心肌细胞 4、8、12、18 和 24 小时。TUNEL 检测结果显示，H_2O_2 处理大鼠心肌细胞 24 小时后，可见许多心肌细胞的体积缩小，核固缩、且被蓝色深染，即为凋亡细胞，且 H_2O_2 处理组大鼠心肌细胞凋亡率明显高于正常对照组，差异具有统计学意义（$P < 0.05$）。caspase 活性定量检测发现，H_2O_2 处理大鼠心肌细胞 4 小时后，caspase-3、caspase-8 和 caspase-9 的活性均显著高于 0 小时对照组，差异具有统计学意义（$P < 0.01$），其中 12 小时达高峰并持续至 24 小时，且 Western blot 分析结果与 caspase 活性定量检测结果一致。通过差速离心法分离心肌细胞胞质和线粒体成分，并分别进行 Western blot 检测，发现细胞色素 C 在正常心肌细胞中主要分布于线粒体，胞质中未检测到。H_2O_2 处理心肌细胞 1 小时后，即可见胞质中细胞色素 C 的含量明显增多，而线粒体中细胞色素 C 则明显减少，而 2 小时后细胞

色素 C 主要位于胞质中。间接免疫荧光观察发现，在正常状态下，心肌细胞中细胞色素 C 主要以点状形式分布，表明它主要分布于细胞器中。H_2O_2 处理 2 小时后，细胞色素 C 则均匀分布于整个细胞中，表明它向细胞胞质移位，与上述 Western blot 的结果一致。提示氧化应激通过同时激活线粒体通路与死亡受体通路导致心肌细胞凋亡。

孔曼等（2012 年）采用 100 和 500 μmol/L H_2O_2 处理体外培养的大鼠心肌细胞（H9C2 细胞）4、8、12 和 24 小时。光学显微镜显示，正常组心肌细胞呈梭形，细胞与细胞间排列紧密。100 μmol/L H_2O_2 处理组心肌细胞呈皱缩变形。500 μmol/L H_2O_2 处理组心肌细胞失去原有形态，质膜肿胀溶解坏死。流式细胞仪检测结果显示，100 μmol/L H_2O_2 处理心肌细胞 4 和 8 小时，心肌细胞凋亡率显著高于对照组，差异具有统计学意义（$P < 0.01$），而 H_2O_2 处理 8 小时后死亡细胞数逐渐增多。100 μmol/L H_2O_2 处理 12 和 24 小时也有一定的心肌细胞凋亡，但主要以死亡细胞为主。Western Blot 检测结果显示，100 μmol/L H_2O_2 处理心肌细胞 4、8、12 和 24 小时，内质网应激（endoplasmic reticulum stress，ERS）标志蛋白磷酸化的双链 RNA 依赖蛋白激酶样内质网激酶（double-stranded RNA-dependent protein kinase like endoplasmic reticulum kinase，PERK）和 C/EBP 同源蛋白（C/EBP homologous protein，CHOP）的表达水平呈上调趋势，至 8 小时达到高峰。12 和 24 小时磷酸化 PERK（p-PERK）的蛋白表达量与 8 小时比较则分别下调了 30% 和 40%，而 12 和 24 小时 CHOP 的蛋白表达量与 8 小时比较则分别下调了 48% 和 49%。提示 H_2O_2 诱导心肌细胞凋亡与 ERS 有关。100 μmol/L H_2O_2 处理心肌细胞 8 小时后 p-JNK、p-PERK 和 CHOP 蛋白表达水平明显高于对照组，而 caspase-3 和 caspase-12 活性也显著高于对照组，差异具有统计学意义（$P < 0.01$）。采用 500 μmol/L ERS 抑制剂苯丁酸（4-phenylbutyric acid，BPA）预处理心肌细胞 12 小时，同时再用 100 μmol/L H_2O_2 处理心肌细胞 8 小时，发现心肌细胞 p-JNK、p-PERK 和 CHOP 蛋白表达水平明显低于 H_2O_2 单独处理组，而 caspase-3 和 caspase-12 活性也显著低于 H_2O_2 单独处理组，差异具有统计学意义（$P < 0.01$），提示 ERS 抑制剂 BPA 可显著逆转 H_2O_2

诱导的心肌细胞凋亡。结果表明，ERS 介导的细胞凋亡途径可能是 H_2O_2 诱导心肌细胞凋亡的信号转导通路之一。

第六节　细胞信号通路改变

陶静等将健康成年雄性 SD 大鼠随机分为正常对照组；糖尿病模型组：大鼠一次性腹腔注射 55 mg/kg 链脲佐菌素（STZ），72 小时后测血糖＞ 16.7 mol/L 者认为建模成功；乙醇干预组：糖尿病大鼠造模成功 1 周后，用 2.5% 乙醇替代常规饮水，喂养 1 周后，改为 5% 乙醇饮水继续喂养至 8 周。结果发现，糖尿病模型组和乙醇干预组大鼠心 / 体比值显著高于正常对照组，且乙醇干预组心 / 体比值低于糖尿病模型组，差异具有统计学意义（$P < 0.01$）。透射电镜可见，糖尿病模型组心肌肌原纤维排列不规则，可见肌节断裂。线粒体肿胀、膜不完整，可见嵴消失有空泡形成。乙醇干预组心肌线粒体膜肿胀，有空泡形成。糖尿病模型组和乙醇干预组大鼠空腹血糖水平均明显高于正常对照组，差异具有统计学意义（$P < 0.01$），但两组间比较，差异无统计学意义（$P > 0.05$）。糖尿病模型组和乙醇干预组大鼠心肌羟脯氨酸含量均高于正常对照组，差异具有统计学意义（$P < 0.05$），且糖尿病模型组大鼠心肌羟脯氨酸含量显著高于乙醇干预组，差异具有统计学意义（$P < 0.01$）。与正常对照组比较，糖尿病模型组大鼠心肌组织中乙醛脱氢酶 2（aldehydedehydrogenase2，ALDH2）和Ⅲ型胶原（Col Ⅲ）mRNA 表达下调，Ⅰ型胶原（Col Ⅰ）mRNA 表达上调，Col Ⅰ / Col Ⅲ比值增加，差异具有统计学意义（$P < 0.01$）。与糖尿病模型组比较，乙醇干预组大鼠心肌组织中 ALDH2 和 Col Ⅲ mRNA 表达上调，Col Ⅰ mRNA 表达下调，Col Ⅰ / Col Ⅲ比值降低，差异具有统计学意义（$P < 0.01$）。糖尿病模型组心肌组织 β- 链蛋白（β-catenin）和 wnt 诱导分泌蛋白 -1（wnt induced secreted protein-1，Wisp-1）的蛋白表达水平均明显高于正常对照组，但乙醇干预组心肌组织 β- 链蛋白和 Wisp-1 蛋白表达水平均低于糖尿病模型组，差异具有统计学意义（$P < 0.05$）。结果表明，乙醇激活 ALDH2 而参与拮抗糖尿病大鼠心肌纤维

化的发生，其机制可能与其下调 wnt 信号通路中关键因子 β- 链蛋白和其下游靶基因 Wisp-1 表达有关。

孙香兰等给健康成年雄性 Wistar 大鼠皮下注射 0.8 g/kg 单磷酸腺苷激活的蛋白激酶（adenosine 5’-monophosphate-activated protein kinase，AMPK）激动剂 5- 氨基咪唑 -4- 氨基甲酰 -1-β-D- 核糖呋喃腺苷（5-Aminoimidazole-4-carboxamide-1-beta-D-ribofuranoside，AICAR），2 小时后取心脏检测心肌组织肌细胞增强因子 2A（myocyte enhancer factor2A，MEF2A）、肌细胞增强因子 2D（MEF2D）和葡萄糖转运体 4（glucose transporter 4，GLUT4）mRNA 水平。结果发现，与正常对照组比较，AICAR 明显上调大鼠心肌细胞 MEF2A 和 GLUT4 mRNA 表达水平，差异均有统计学意义（$P < 0.01$）。提示大鼠心肌组织中可能存在 AMPK/MEF2/GLUT4 信号通路。该作者又采用 100 mmol/L 乙醇和 1 mmol/L AICAR 分别体外处理出生 1 ～ 3 天的 Wistar 大鼠心肌细胞 4 小时，观察 GLUT4 的 mRNA 水平和磷酸化 AMPKα 亚基（pAMPKα）的蛋白表达水平。结果显示，乙醇处理组心肌细胞 pAMPKa 蛋白表达水平下降了 61.38%，而 AICAR 处理组 pAMPKa 蛋白表达水平升高了 74.74%，与对照组比较，差异均具有统计学意义（$P < 0.05$）。乙醇处理组心肌细胞 GLUT4 mRNA 表达水平降低了 30.43%，而 AICAR 处理组 GLUT4 mRNA 表达水平升高了 7.70%，与对照组比较，差异均具有统计学意义（$P < 0.05$）。结果表明，乙醇损害大鼠心肌细胞胰岛素敏感性可能是通过降低心肌细胞 AMPK 的表达，进而下调 GLUT4 的表达实现的。

Zhang Y 等（2011 年）给雄性 C57BL/6 小鼠一次性腹腔注射 20 mg/kg 多柔比星（阿霉素，doxorubicin，DOX），染毒 1、6 和 24 小时后发现小鼠心脏中 E3 泛素连接酶神经调节素受体降解蛋白 1（neuregulin receptor degradation protein 1，Nrdp1）蛋白表达水平呈时间依赖性升高，但仅 DOX 染毒 24 小时组小鼠心脏中 Nrdp1 蛋白表达水平高于对照组，差异具有统计学意义（$P < 0.05$）。采用 0.5 μmol/L DOX 处理体外培养的 SD 大鼠（出生第 1 天）心肌细胞 1、6 和 24 小时，发现心肌细胞 Nrdp1 蛋白表达水平也呈时间依赖性升高，仅 24

小时处理组 Nrdp1 蛋白表达水平高于 0 小时对照组，差异具有统计学意义（$P < 0.05$）。提示 Nrdp1 可能参与 DOX 所致的心脏毒性。该作者又采用雄性 C57BL/6 野生型（WT）小鼠和 Nrdp1 转基因（TG）小鼠，分别一次性腹腔注射 20 mg/kg DOX，于染毒后第 5 天采集小鼠心脏，观察 Nrdp1 在 DOX 所致心脏损伤中的作用。光学显微镜可见，DOX 染毒后 WT 小鼠心肌细胞胞质出现轻微的空泡变性，而 TG 小鼠心肌细胞空泡变性范围较广且更严重，同时电子显微镜结果也证实上述结果。DOX 染毒后 TG 小鼠心肌细胞凋亡率是 WT 小鼠的 2.1 倍，差异具有统计学意义（$P < 0.01$）。DOX 染毒后 WT 小鼠心肌细胞活化的多聚 ADP 核糖聚合酶（cleaved poly ADP-ribose polymerase，cleaved PARP）和 p53 蛋白表达水平均高于对照组，而 TG 小鼠心脏中 cleaved PARP 和 p53 蛋白表达水平均高于 WT 小鼠，差异具有统计学意义（$P < 0.01$）。提示 Nrdp1 在心肌细胞过表达可促使 DOX 所致的心肌细胞损伤和凋亡。Western blot 结果显示，DOX 染毒 24 小时后 WT 小鼠心肌微管相关蛋白 1 轻链 3- Ⅱ型亚基（Microtubule-associated protein light 1 chain 3- Ⅱ，LC3- Ⅱ）/ LC3- Ⅰ比值高于对照组，而 TG 小鼠心肌 LC3- Ⅱ / LC3- Ⅰ比值明显高于 WT 小鼠，差异具有统计学意义（$P < 0.05$）。提示 Nrdp1 在心肌细胞过表达可使 DOX 更易诱导心肌细胞自噬。DOX 染毒后 TG 小鼠和 WT 小鼠心脏中丙二醛（MDA）含量均高于对照组，而谷胱甘肽过氧化物酶（GSH-Px）活力均低于对照组，但 TG 小鼠心脏中 MDA 和 GSH-Px 水平均明显高于 WT 小鼠，差异具有统计学意义（$P < 0.05$）。DOX 染毒后 TG 小鼠心脏左心室舒张期直径（left ventricular end diastolic diameter，LVEDD）和左心室收缩末期直径（left ventricular end systolic diameter，LVESD）明显高于 WT 小鼠，而心脏左室短轴缩短率（left ventricular fractional shortening，LVFS）、左心室射血分数（left ventricular ejection fraction，LVEF）和心率（heart rate，HR）均明显低于 WT 小鼠，差异具有统计学意义（$P < 0.05$）。提示 Nrdp1 在心肌细胞过表达可促使 DOX 所致的心脏功能障碍。DOX 染毒 10 天后，TG 小鼠的存活率（17%）明显低于 WT 小鼠的存活率（53%）。该作者又采用 0.5 μmol/L DOX

处理转染了含绿色荧光蛋白的腺病毒（adenovirus containing green fluorescent protein，Ad-GFP）、野生型Nrdp1（Nrdp1 wild-type，Ad-Nrdp1）和显性负 Nrdp1（the dominant-negative form of Nrdp1，Ad-Dn-Nrdp1）的 SD 大鼠（出生第 1 天）心肌细胞 24 小时。结果发现，DOX 处理组转染了 Ad-GFP 的心肌细胞存活率明显降低，TUNEL 阳性细胞数和 cleaved PARP 水平均明显高于对照组，差异具有统计学意义（$P < 0.01$）。DOX 处理组转染了 Ad-Nrdp1 的心肌细胞存活率低于转染了 Ad-GFP 的心肌细胞，而细胞凋亡率和 cleaved PARP 水平均高于转染了 Ad-GFP 的心肌细胞，差异具有统计学意义（$P < 0.05$）。DOX 处理组转染了 Ad-Dn-Nrdp1 的心肌细胞存活率高于转染了 Ad-GFP 的心肌细胞，而细胞凋亡率和 cleaved PARP 水平均低于转染了 Ad-GFP 的心肌细胞，差异具有统计学意义（$P < 0.05$）。提示 Nrdp1 可促进 DOX 引起的心肌细胞凋亡和死亡。DOX 处理组转染了 Ad-GFP 的心肌细胞磷酸化的 Akt、细胞外信号调节激酶 1/2（extracellular signal-regulated kinase 1/2，ERK 1/2）及信号转导子和转录激活子 3（signal transducer and activator of transcription 3，STAT3）蛋白表达水平均低于对照组，转染了 Ad-Nrdp1 的心肌细胞磷酸化的 Akt、ERK1/2 和 STAT3 蛋白表达水平均低于转染了 Ad-GFP 的心肌细胞，但转染了 Ad-Dn-Nrdp1 的心肌细胞磷酸化的 Akt、ERK1/2 和 STAT3 蛋白表达水平均高于转染了 Ad-GFP 的心肌细胞，差异具有统计学意义（$P < 0.05$）。上述结果表明，Nrdp1 在小鼠心肌细胞过表达可促进 DOX 诱导的心肌细胞凋亡、自噬、氧化应激、心脏损伤及功能障碍，这可能与心肌细胞 Akt、ERK1/2 和 STAT3 信号通路失活有关。

Guo R 等（2013 年）采用 5 μmol/L DOX 处理体外培养的大鼠 H9c2 心肌细胞株（H9c2 细胞）15、30 和 60 分钟。结果发现，DOX 可时间依赖性地增强 H9c2 细胞磷酸化的 p38 MAPK（p38 mitogen-activated protein kinase，p38 MAPK）蛋白表达水平，但 400 μmol/L 硫氢化钠（sodium hydrogen sulfide，NaHS，H_2S 供体）可明显降低 DOX 引起的磷酸化 p38 MAPK 蛋白表达水平，差异具有统计学意义（$P < 0.05$）。与 DOX 组比较，1000 μmol/L 活性氧（ROS）清除剂 N- 乙

酰半胱氨酸（NAC）可明显降低 H9c2 细胞磷酸化 p38 MAPK 蛋白表达水平，差异具有统计学意义（$P < 0.05$）。5 μmol/L DOX 处理 H9c2 细胞 24 小时可显著降低细胞存活率和线粒体膜电位（mitochondrial membrane potential，MPP）而升高细胞 ROS 水平，但 400 μmol/L NaHS 和 3 μmol/L p38 MAPK 抑制剂 SB203580 均可升高 H9c2 细胞存活率和 MPP，而降低细胞 ROS 水平，差异具有统计学意义（$P < 0.05$）。5 μmol/L DOX 处理 H9c2 细胞 12 小时可显著增加细胞 cleaved caspase-3 蛋白表达水平，但 400μmol/L 硫氢化钠和 3 μmol/L 的 p38 MAPK 抑制剂 SB203580 均可降低 H9c2 细胞 cleaved caspase-3 蛋白表达水平，差异具有统计学意义（$P < 0.05$）。结果提示，DOX 通过激活 H9c2 细胞 p38 MAPK 通路而致心肌毒性，但外源性 H_2S 通过抑制 p38 MAPK 通路而发挥其保护作用。

Frazier 等（2012 年）采用 5 mg/L 脂多糖（lipopolysaccharide，LPS）处理体外培养的 H9c2 细胞 1、2、4 和 18 小时，同时分别将 50 nmol/L scramble RNA 转染 H9c2 细胞（SC 细胞，即空白对照）和丝裂原活化蛋白激酶磷酸酶 -1（mitogen-activated protein kinase phosphatase-1，Mkp-1）的小干扰 RNA（small interfering RNA，siRNA）转染 H9c2 细胞（Mkp-1 沉默细胞），再用 5 mg/L LPS 分别处理 SC 细胞和 Mkp-1 沉默细胞 1、4 和 18 小时。Western blot 结果显示，LPS 处理 H9c2 细胞 1 小时即可引起磷酸化的 p38 蛋白和 ERK 蛋白表达水平升高，LPS 处理 H9c2 细胞 2 小时后细胞中 Mkp-1 蛋白表达水平也升高。LPS 可引起 Mkp-1 沉默细胞中 Mkp-1 蛋白表达下调和磷酸化的 p38 蛋白表达上调。提示 Mkp-1 在心肌细胞中对 MAPKs 起负向调控作用。LPS 处理 H9c2 细胞 1 和 4 小时，H9c2 细胞中促炎细胞因子 TNF-α 和 IL-6 mRNA 表达水平均高于对照组，差异具有统计学意义（$P < 0.05$）。LPS 处理 Mkp-1 沉默细胞 1 和 4 小时，Mkp-1 沉默细胞中促炎细胞因子 TNF-α 和 IL-6 mRNA 表达水平均明显高于 LPS 单独处理 H9c2 细胞组，差异具有统计学意义（$P < 0.05$）。LPS 处理 H9c2 细胞 18 小时，细胞培养上清液中 IL-6 水平均高于对照组，差异具有统计学意义（$P < 0.05$）。LPS 处理 Mkp-1 沉默细胞后培养上清

液中 IL-6 和 IL-1β 水平均明显高于 LPS 单独处理 H9c2 细胞组，但此效应可被 p38 抑制剂 ED1428 所阻抑，差异具有统计学意义（$P < 0.05$）。提示 LPS 诱导的心肌细胞炎症反应主要通过 p38 介导，而 Mkp-1 在此过程中发挥负向调控作用。LPS 处理 H9c2 细胞 18 小时后细胞中 cAMP 水平高于对照组，差异具有统计学意义（$P < 0.05$）。LPS 处理 Mkp-1 沉默细胞后细胞中 cAMP 水平分别明显高于 SC 细胞组和 LPS 单独处理 H9c2 细胞组，但低于 LPS+ ED1428 处理 Mkp-1 沉默细胞组，差异具有统计学意义（$P < 0.05$）。LPS 处理 Mkp-1 沉默细胞后细胞中蛋白激酶 C（protein kinase C，PKC）活力分别高于 SC 细胞组和 LPS 单独处理 H9c2 细胞组，差异具有统计学意义（$P < 0.05$）。提示 p38 MAPK 调控 LPS 诱导的心肌细胞 PKC 活力和 cAMP 水平。LPS 和 IL-6 单独处理组 H9c2 细胞中 cAMP 水平均明显高于对照组，差异具有统计学意义（$P < 0.05$）。LPS+ 抗 - 鸟嘌呤核苷酸结合蛋白 α_s 亚基（guanine nucleotide-binding proteins alpha s，$G\alpha_s$）处理组 H9c2 细胞中 cAMP 水平明显低于 LPS 单独处理组，而 IL-6+anti-$G\alpha_s$ 处理组 H9c2 细胞中 cAMP 水平也明显低于 IL-6 单独处理组，差异具有统计学意义（$P < 0.05$）。提示 LPS 和 IL-6 诱导心肌细胞中 cAMP 水平升高是通过 $G\alpha_s$ 所介导的。LPS、TNF-α 和 IL-6 单独处理组 H9c2 细胞中 PKC 活力均明显高于各自对照组，差异具有统计学意义（$P < 0.05$）。LPS+ 抗 - 鸟嘌呤核苷酸结合蛋白 α_q 亚基（guanine nucleotide-binding proteins alpha q，$G\alpha_q$）处理组 H9c2 细胞中 PKC 活力明显低于 LPS 单独处理组，而 TNF-α+anti-$G\alpha_q$ 处理组和 IL-6+anti-$G\alpha_q$ 处理组 PKC 活力均分别低于 TNF-α 单独处理组和 IL-6 单独处理组，差异具有统计学意义（$P < 0.05$），但 TNF-α+anti-$G\alpha_s$ 处理组和 IL-6+anti-$G\alpha_s$ 处理组分别与 TNF-α 单独处理组和 IL-6 单独处理组比较，差异均无统计学意义（$P > 0.05$）。提示 LPS、TNF-α 和 IL-6 诱导心肌细胞中 PKC 活力升高可被 $G\alpha_q$ 阻抑。LPS 处理 H9c2 细胞 4 小时后，Western blot 显示环氧酶 -2（cyclooxygenase，COX-2）的蛋白表达水平呈时间依赖性的升高。Mkp-1 沉默细胞中 COX-2 mRNA 表达水平明显高于 SC 细胞组，LPS 处理 SC 细胞后 COX-2 mRNA 表达水平明显高于 SC 细胞组，而LPS处理Mkp-1沉默细胞后COX-2 mRNA表达水平也显著高于LPS处理SC细胞组，差异具有统计学意义（$P < 0.05$）。LPS可引起H9c2细胞中cAMP水平明显高于对照组，差异具有统计学意义（$P < 0.05$）。LPS+10 μmol/L AH23848（前列腺素受体EP4抑制剂）组H9c2细胞中cAMP水平明显低于LPS单独处理组，差异具有统计学意义（$P < 0.05$），而LPS+10 μmol/L AH6809（前列腺素受体EP1、EP2、EP3和DP抑制剂）组H9c2细胞中cAMP水平与LPS单独处理组比较，差异均无统计学意义（$P > 0.05$）。提示前列腺素E2（prostaglandin E2，PGE2）受体EP4在LPS诱导的心肌细胞cAMP水平异常变化中发挥重要作用。

朱春瑜等采用0.001、0.01、0.1、1.0和10.0 μmol/L前列腺素F2α（PGF2α）处理体外原代培养的出生1～4天Wistar大鼠心肌细胞48小时，并用0.2 g/L钙调神经磷酸酶（calcineurin，CaN）抑制剂环胞霉素A（cyclosporin A，CsA）进行干预。结果发现，与对照组比较，0.01、0.1、1.0和10.0 μmol/L PGF2α均可明显提高心肌细胞内蛋白质浓度，差异具有统计学意义（$P < 0.05$），其中0.1 μmol/L PGF2α作用最显著，并使大鼠心肌细胞面积增加68.94±1.52%，差异具有统计学意义（$P < 0.05$）。提示PGF2α可诱导大鼠心肌细胞肥大。0.1 μmol/L PGF2α诱导的心肌细胞肥大效应可部分被0.2g/L CsA所阻断。0.1 μmol/L PGF2α可明显提高心肌细胞内游离钙浓度和CaN-α蛋白表达水平，与对照组比较，差异均具有统计学意义（$P < 0.05$）。提示PGF2α诱导乳鼠心肌细胞肥大可能通过Ca^{2+}/CaM-CaN信号途径。

杨大春等（2007年）采用0.01、0.1、1、10和100 nmol/L醛固酮（aldosterone，ALD），1 μmol/L螺旋内酯（spironolactone，SPI）及100 nmol/L ALD+1 μmol/L SPI处理体外原代培养的Wistar大鼠（乳鼠）心肌成纤维细胞12小时，以^{3}H-亮氨酸及^{3}H-胸腺嘧啶掺入量衡量心肌成纤维细胞的增殖情况，并检测心肌成纤维细胞CaN、丝裂原活化蛋白激酶（MAPK）和PKC活性。结果发现，ALD呈浓度依赖性增高心肌成纤维细胞蛋白质及核酸合成速率，而1 μmol/L SPI能明显阻断ALD诱导的心肌成纤维细胞蛋白质及核酸合成。100 nmol/L ALD

处理组心肌成纤维细胞 CaN、MAPK 和 PKC 活性均显著高于对照组，差异均具有统计学意义（$P < 0.05$），但 1 μmol/L SPI 均可阻断 ALD 诱导的心肌成纤维细胞 CaN、MAPK 和 PKC 活性增高，与 ALD 处理组比较，差异均具有统计学意义（$P < 0.05$）。结果提示 CaN、MAPK 和 PKC 信号通路均参与了 ALD 诱导的乳鼠心肌成纤维细胞增殖。

肖娟等（2008 年）采用 100 μmol/L NO 供体 S- 亚硝基 -N- 乙酰青霉胺（SNAP）、100 μmol/L SNAP+50 μmol/L 一氧化氮清除剂氧合血红蛋白（OxyHb）、100 μmol/L SNAP+1 μmol/L 可溶性鸟苷酸环化酶（soluble guanylate cyclase，sGC）特异性抑制剂 1H-[1,2,4] 噁二唑 [4,3-α] 喹喔啉 -1- 酮（1H-[1,2,4] oxadiazolo [4,3-α] quinoxalin-1-one，ODQ）体外处理 SD 大鼠（出生 1 ~ 3 天）心室肌细胞 48 小时。结果发现，NO 供体 SNAP 单独处理组大鼠心室肌细胞中线粒体生物合成相关基因过氧化物酶体增生物激活受体 γ 辅激活因子 -1α（peroxisome-proliferator- activated receptor γ coactivator-1α，PGC-1α）、核呼吸因子 1（nuclear respiratory factor 1，NRF1）、线粒体转录因子 A（mitochondrial transcription factor A，Tfam）和线粒体 DNA 编码的细胞色素 C 氧化酶亚单位 Ⅰ（cytochrome c oxidase subunit Ⅰ，COX Ⅰ）基因 mRNA 表达水平显著高于对照组，差异具有统计学意义（$P < 0.01$）。SNAP+ OxyHb 处理组和 SNAP+ ODQ 处理组大鼠心室肌细胞 PGC-1α 和 COX Ⅰ mRNA 表达水平均低于 SNAP 单独处理组，差异具有统计学意义（$P < 0.05$），SNAP+ OxyHb 处理组大鼠心室肌细胞 NRF1 mRNA 表达水平也低于 SNAP 单独处理组，差异具有统计学意义（$P < 0.05$），说明 SNAP 的效应可被 OxyHb 和 ODQ 所抑制。结果表明，一氧化氮对大鼠心室肌细胞线粒体生物合成具有促进作用，这一作用可能是通过 sGC-cGMP 途径实现的。

第七节 心肌细胞相关基因改变

陈伟等给健康 Wistar 大鼠（体重 150 ~ 200 g，雌雄各半）分别隔日腹腔注射 20 mg/kg 多柔比星（阿霉素）2 次和 6 次。多柔比星染毒组大鼠心肌组织 H^+-ATP 酶 β 亚基 mRNA 表达水平均明显低于对照组，差异具有统计学意义（$P < 0.01$），但多柔比星染毒组大鼠心肌组织 H^+-ATP 酶抑制蛋白 mRNA 表达水平与对照组比较，差异无统计学意义（$P > 0.05$）。提示心肌组织 H^+-ATPaseβ 亚基 mRNA 表达下调可能是多柔比星致大鼠心肌损伤的原因之一。

刘桂芝等（2006 年）将健康 Wistar 大鼠（体重 120 ~ 140 g，雌雄各半）分为 6 组，即低碘组：大鼠饲以含碘量< 50 μg/kg 的低碘饲料，饮用去离子水，大鼠每日总碘摄入量小于 1.0 μg；适碘组：大鼠饲以平均含碘量为 300 μg/kg 的正常大鼠饲料，饮用自来水，大鼠每日总碘摄入量小于 6.15 μg；高碘组：大鼠饲以平均含碘量为 300 μg/kg 的正常大鼠饲料，饮用含不同剂量 KIO_3 的自来水，大鼠每日总碘摄入量分别小于 30.75 μg（H1 组，大鼠每日总碘摄入量为适碘组的 5 倍）、61.50 μg（H2 组，大鼠每日总碘摄入量为适碘组的 10 倍）、307.50 μg（H3 组，大鼠每日总碘摄入量为适碘组的 50 倍）和 615.00 μg（H4 组，大鼠每日总碘摄入量为适碘组的 100 倍），喂饲 6 个月。心电图显示，大鼠心率、P-R 间期、QRS 峰值电压各组间差异均无统计学意义（$P > 0.05$）。低碘组大鼠心脏脏体比明显高于适碘组，差异具有统计学意义（$P < 0.01$），但高碘各染毒组大鼠心脏脏体比与适碘组比较，差异均无统计学意义（$P > 0.05$）。低碘组大鼠血清 TT3、TT4、FT3 和 FT4 水平均显著低于适碘组，差异具有统计学意义（$P < 0.01$）。高碘组大鼠血清 TT3 和 TT4 呈下降趋势，其中高碘 H2、H3 和 H4 染毒组大鼠血清 TT3 水平均低于适碘组，H2 和 H3 染毒组大鼠血清 TT4 水平均低于适碘组，而 H4 染毒组大鼠血清 FT4 水平高于适碘组，差异具有统计学意义（$P < 0.05$）。低碘组大鼠心肌组织肌球蛋白 α 重链 mRNA 表达水平低于适碘组，但高碘各染毒组心肌组织肌球蛋白 α 重链 mRNA 水

平与适碘组比较，差异均无统计学意义（$P > 0.05$）。低碘组大鼠心肌组织肌球蛋白 β 重链 mRNA 表达水平高于适碘组，高碘 H3 和 H4 染毒组大鼠心肌组织肌球蛋白 β 重链 mRNA 表达水平高于适碘组，差异具有统计学意义（$P < 0.05$）。提示碘缺乏和碘过量均可导致大鼠甲状腺功能减退，影响心脏受甲状腺激素调节的靶基因的表达量，进而影响心脏的功能状态。

Makwana 等（2010 年） 将 60 和 6000 nmol/L 三氯乙烯（trichloroethylene，TCE）注射入发育至汉堡 - 汉密尔顿第 13 期（hamburger-hamilton stage 13）的鸡蛋，分别染毒 24 和 48 小时到鸡胚发育至汉堡 - 汉密尔顿第 17 期和第 24 期，然后观察鸡胚心脏剪切应力基因 mRNA 表达水平和心肌收缩功能的变化。实时定量 PCR 结果显示，60 nmol/L TCE 染毒 24 小时组发育至汉堡 - 汉密尔顿第 17 期鸡胚心脏一氧化氮合酶 -3（nitric oxide synthase-3，NOS-3）和 Kruppel 样因子 2（Kruppel-like factor 2，KLF2）mRNA 表达水平均低于对照组，差异具有统计学意义（$P < 0.05$），而 6000 nmol/L TCE 染毒 24 小时组汉堡 - 汉密尔顿第 17 期鸡胚心脏内皮素 -1（endothelin-1，ET-1）、KLF2 和 NOS-3 mRNA 表达水平与对照组比较无明显变化，差异均无统计学意义（$P > 0.05$）。60 和 6000 nmol/L TCE 染毒 48 小时组汉堡 - 汉密尔顿第 24 期鸡胚心脏 NOS-3 mRNA 表达水平均低于对照组，而仅 60 nmol/L TCE 染毒 48 小时组汉堡 - 汉密尔顿第 24 期鸡胚心脏 KLF2 mRNA 表达水平低于对照组，差异具有统计学意义（$P < 0.05$）。免疫组织化学结果显示，KLF2 蛋白在鸡胚心脏房室通道内皮细胞和心肌细胞均表达，TEC 染毒 24 小时组汉堡 - 汉密尔顿第 17 期鸡胚心脏房室通道内皮细胞 KLF2 表达量减少，而心肌细胞 KLF2 蛋白表达水平无明显改变。提示 TEC 引起鸡胚心肌细胞 ET-1、KLF2 和 NOS-3 基因表达异常可能是其引起先天性心脏缺陷的病因。

刘晓红等采用 10^{-6} mol/L 去甲肾上腺素（NE）灌流 Wistar 大鼠（体重 150 ~ 200 g）离体心脏 1 小时，观察大鼠左心室 c-fos 和 c-myc mRNA 表达水平。结果显示，NE 灌流大鼠心脏后 c-fos 和 c-myc mRNA 表达水平均显著高于对照组，差异具有统计学意义（$P < 0.01$）。预先

加入 5×10^{-6} mol/L α- 受体阻断剂哌唑嗪灌流大鼠心脏 10 分钟，再加入 NE 灌流，大鼠左心室 c-fos 和 c-myc mRNA 表达水平均明显低于 NE 灌流组，差异具有统计学意义（$P < 0.01$），但与对照组比较，差异均无统计学意义（$P > 0.05$）。预先加入 10^{-6} mol/L β- 受体阻断剂普萘洛尔灌流大鼠心脏，再加 NE 灌流，大鼠左心室 c-fos 和 c-myc mRNA 表达水平与 NE 组比较，差异均无统计学意义（$P > 0.05$）。结果表明，NE 诱导大鼠心肌 c-fos 和 c-myc 基因表达增强的效应是由 α_1-受体介导的。

董世山等（2008 年）将体外培养的鸡心肌细胞进行缺氧（3% O_2）处理 30 分钟。原位杂交结果显示，缺氧组鸡心肌细胞 c-fos 和 c-myc mRNA 表达水平均显著高于常氧组、缺氧 +1 μmol/L 异搏安组、缺氧 +1 μmol/L 硝苯地平组和缺氧 +10 μmol/L 环孢素 A 组，差异具有统计学意义（$P < 0.01$）。缺氧 +1 μmol/L 异搏安组和缺氧 +1 μmol/L 硝苯地平组心肌细胞 c-fos mRNA 表达水平与常氧组比较，差异均无统计学意义（$P > 0.05$）。缺氧 +10 μmol/L 环孢素 A 组心肌细胞 c-fos mRNA 表达水平显著高于常氧组，差异具有统计学意义（$P < 0.01$）。缺氧 +1 μmol/L 血管紧张素Ⅱ（Ang Ⅱ）组心肌细胞 c-fos 和 c-myc mRNA 表达水平均明显高于常氧组、缺氧组、缺氧 +1 μmol/L 异搏安组、缺氧 +1 μmol/L 硝苯地平组和缺氧 +10 μmol/L 环孢素 A 组，差异具有统计学意义（$P < 0.05$）。缺氧 +1 μmol/L 异搏安组和缺氧 +10 μmol/L 环孢素 A 组心肌细胞 c-myc mRNA 表达水平均显著高于常氧组，差异具有统计学意义（$P < 0.01$）。结果表明，Ca^{2+} 通道拮抗剂硝苯地平和异搏安能够显著抑制心肌细胞缺氧引起的癌基因 c-fos 和 c-myc 表达，提示钙信号转导系统参与缺氧引起的心肌细胞癌基因的表达过程，但环孢素 A 可显著抑制心肌细胞缺氧引起的癌基因 c-fos 和 c-myc 的转录表达。

Posnack 等（2011 年）采用 50 mg/L 邻苯二甲酸二（2- 乙基己）酯 [di-（2-ethylhexyl）-phthalate，DEHP] 处理出生 1 ~ 2 天的 SD 大鼠心肌细胞 72 小时。微阵列芯片杂交结果发现，DEHP 处理组乳鼠心肌细胞有 845 个基因 mRNA 出现差异表达（与对照组比较相差

1.5 ~ 11 倍），其中 362 个基因 mRNA 表达上调，而 483 个基因表达下调。基因本体（gene ontology，GO）分析显示，DEHP 处理组大鼠心肌细胞中，与心肌细胞生理变化相关的具有代表性的差异表达基因（与对照组比较相差 3 倍及其以上者）包括黏着斑相关基因如整合素连接激酶（integrin linked kinase）、张力蛋白 1（tensin 1）、LIM 结构域和肌动蛋白结合 1（LIM domain and actin binding 1）、黏着斑蛋白（Vinculin）、转化生长因子 -β1（TGF-β1）、整合素 β1（integrinβ1）和 α- 辅肌动蛋白 1（α-actinin1）基因表达均下调。肌原纤维相关基因如肌球蛋白重链 6、斯里兰卡肉桂碱 2 型受体（Ryanodine receptor 2）、内向矫正性钾通道亚家族 J 成员 8（potassium inwardly-rectifying channel subfamily J member 8）、基质金属蛋白酶 2（MMP2）和 L 型钙通道 α1c 亚基（calcium channel voltage-dependent，L type，alpha 1c subunit）基因表达均上调，而黏着斑蛋白、α- 辅肌动蛋白 1 和整合素 β1 结合蛋白 2（integrin beta 1 binding protein 2）基因表达均下调。离子结合相关基因如钙黏蛋白 -17（cadherin-17）、过氧化物酶增殖体激活受体 α（PPARα）、肌浆 / 内质网钙 ATP 酶 2（sarcoplasmic/endoplasmic reticulum calcium ATPase 2，ATP2A2）、基质金属蛋白酶 9（MMP9）、内向矫正性钾通道亚家族 J 成员 2（potassium inwardly-rectifying channel subfamily J member 2）、钠钾 ATP 酶通道蛋白（ATPase，Na^+/K^+ transporting，beta 2 polypeptide，ATP1B2）和电压门控钾通道亚家族 Q 成员 1（potassium voltage-gated channel subfamily Q member 1）基因表达均上调，而电压门控钾通道亚家族 E 成员 1（potassium voltage-gated channel subfamily E member 1）、钙黏蛋白 -3 和脯氨酰 4 羟化酶 α 多肽 Ⅲ（prolyl 4-hydroxylase subunit alpha-3）基因表达均下调。细胞骨架相关基因如肌球蛋白重链 6 基因表达上调，而微管蛋白 β-2B 链（tubulin beta-2B chain）、微管蛋白 α-4A 链（tubulin alpha-4A chain）、微管蛋白 β-2C 链（tubulin beta-2C chain）、微管蛋白 α-1C 链（tubulin alpha-1C chain）、微管相关蛋白 1B（microtubule associated proteins 1B）、微管蛋白 β3 链（tubulin beta-3 chain）、肌动蛋白 α1（actin alpha 1）、弹性蛋白（elastin）和调宁蛋

白 1（calponin 1）基因表达均下调，上述基因表达水平与对照组比较，差异均具有统计学意义（$P < 0.05$）。选择 DEHP 处理组大鼠心肌细胞微阵列杂交显示差异表达的基因，包括心肌细胞中与钙处理有关的基因如斯里兰卡肉桂碱 2 型受体、肌集钙蛋白 2（calsequestrin 2）、钙调节蛋白（calponin）和肌球蛋白重链 6，与离子通道有关的基因如钠离子通道 β3 亚基，与细胞黏附有关的基因如张力蛋白 1、黏着斑蛋白、桥粒斑菲素蛋白 1（plakophilin 1）和整合素 α1（Integrin alpha 1），与连接蛋白 43 的表达和（或）运输有关的基因如转化生长因子 -β2（TGF-β2）、微管蛋白 β3、微管蛋白 α1 和驱动蛋白 20a（Kinesin 20a）以及 PPARα 进行实时荧光定量 PCR 验证。结果发现，大鼠心肌细胞微阵列杂交分析的差异表达基因与实时荧光定量 PCR 分析结果密切相关。选择 DEHP 处理组大鼠心肌细胞微阵列杂交显示差异表达下调的基因，包括整合素 α1、整合素 β1、驱动蛋白 2C、驱动蛋白 11、驱动蛋白 20a、微管蛋白 α1α、微管蛋白 β3 链和 TGF-β1 进行蛋白质表达分析。Western blot 结果显示，上述蛋白质表达水平均低于对照组，差异具有统计学意义（$P < 0.05$）。上述结果表明，DEHP 处理大鼠心肌细胞可改变离子通道和钙处理蛋白相关的关键基因的表达。该作者又采用 1、10 和 50mg/L DEHP 处理 SD 乳鼠心肌细胞 72 小时，发现 DEHP 各处理组乳鼠心肌细胞波形蛋白 mRNA 表达水平明显低于对照组，差异具有统计学意义（$P < 0.05$）。50mg/L DEHP 处理组内皮素受体、MMP2 和 MMP9 mRNA 表达明显高于对照组，差异具有统计学意义（$P < 0.05$）。DEHP 各处理组心肌细胞钾离子通道相关基因，如钾通道亚家族 K 成员 1（potassium channel subfamily K member 1）、钾通道亚家族 K 成员 4 和钾通道亚家族 T 成员 1（potassium channel subfamily T member 1），以及钾大电导钙激活通道（potassium large conductance calcium-activated channel）、钾电压门控通道（potassium voltage-gated channel）mRNA 表达水平均明显低于对照组，差异具有统计学意义（$P < 0.05$）。DEHP 各处理组心肌细胞细胞黏附基因如 α2- 辅肌动蛋白（α2-actinin），钙黏蛋白 -2（cadherin-2），α- 连环蛋白（α-catenin）和桥粒芯糖蛋白 2（desmoglein 2）mRNA 表达均高于对

照组，差异具有统计学意义（$P < 0.05$）。上述结果表明，DEHP 可引起心肌细胞离子通道和钙处理蛋白等基因的异常表达而致心律失常作用。

Mo 等（2011 年）采用 0.1、0.5、1.0 、2.5 和 5.0 μmol/L 亚砷酸钠处理人类心肌细胞株（AC16 细胞）72 小时。MTT 试验显示，随着亚砷酸钠处理浓度的增加 AC16 细胞活力明显降低。荧光定量低密度阵列（TaqMan Low-Density Array，TLDA）分析显示，0.5 和 1.0 μmol/L 亚砷酸钠处理组 AC16 细胞 Hsp70、Hsp90、IL-1β、IL-2、TNF、bcl-2、p21、DNA（5- 胞嘧啶）甲基转移酶 1 [DNA（cytosine-5-）-methyltransferase1，DNMT1]、myc、NF-κB2、NF-κB3、Jun 和 DNA 修复蛋白 Rad50 基因表达水平均上调，而 2.5 μmol/L 亚砷酸钠处理组 AC16 细胞上述基因表达水平均下调。亚砷酸钠各处理组血红素加氧酶基因 1（heme oxygenase gene 1，hmox1）、醌氧化还原酶 1（quinone oxidoreductase，NQO1）和雌激素受体 α（estrogen receptorα，ESR1）mRNA 表达均上调，而 bax、切除修复交叉互补基因 1（excision repair cross-complementing group 1，ERCC1）、IL6、O^6- 甲基鸟嘌呤 -DNA 甲基转移酶（MGMT）、核酸内切酶Ⅲ样蛋白 1（endonuclease Ⅲ -like protein 1，NTHL1）、L 型电压依赖性钙通道 α1C 亚基（voltage-dependent L-type calcium channel Alpha -1C subunit，CACNA1C）、电压门控钾通道 ISK 家族成员 1（potassium voltage-gated channel，Isk-related family，member 1，KCNE1）、电压门控钾通道 KQT 亚家族成员 1（potassium voltage-gated channel，KQT-like subfamily，member 1；KCNQ1）和 V 型电压门控钠通道 α 亚基（sodium channel，voltage-gated，type V，alpha；SCN5A）mRNA 表达均下调。结果表明，亚砷酸钠诱导人类心肌细胞氧化应激、炎症信号和离子通道功能改变可能与砷相关疾病如癌症、心血管疾病和糖尿病有关。

钟立霖等（2010 年）采用 50、100 和 200 mmol/L 乙醇，4、8、12、16 mmol/L 乙醛和醋酸分别处理心肌祖细胞株 24 小时。MTT 试验结果显示，100 和 200 mmol/L 乙醇及 8、12 和 16 mmol/L 乙醛和醋酸均可抑制心肌祖细胞株的增殖，与对照组比较，差异均具有统计学意义（$P < 0.01$）。与对照组比较，50 mmol/L 乙醇和 4 mmol/L 醋酸处理组心肌祖细胞株组蛋白 H3 第 9 位赖氨酸（H3K9）乙酰化水平分别升高了 2.4 和 2.2 倍，差异具有统计学意义（$P < 0.05$），200 mmol/L 乙醇和 16 mmol/L 醋酸处理组心肌祖细胞株组蛋白 H3K9 乙酰化水平分别升高 5.3 和 5.6 倍，差异具有统计学意义（$P < 0.05$），但 4 和 12 mmol/L 乙醛处理组心肌祖细胞株组蛋白 H3K9 乙酰化水平无明显变化，差异均无统计学意义（$P > 0.05$）。200 mmol/L 乙醇处理组心肌祖细胞株心脏发育相关基因 gata4、mef2c 和 tbx5 mRNA 表达水平均高于对照组，差异具有统计学意义（$P < 0.05$），但 50 mmol/L 乙醇处理组心脏发育相关基因 gata4、mef2c 和 tbx5 mRNA 表达水平与对照组比较，差异均无统计学意义（$P > 0.05$）。4 和 12 mmol/L 乙醛处理组心肌祖细胞株心脏发育相关基因 gata4、mef2c 和 tbx5 mRNA 表达水平与对照组比较，差异均无统计学意义（$P > 0.05$）。与对照组比较，4 mmol/L 醋酸处理组心肌祖细胞株 tbx5 mRNA 表达水平降低，差异具有统计学意义（$P < 0.05$），但 gata4 和 mef2c mRNA 表达水平与对照组比较无明显变化，差异均无统计学意义（$P > 0.05$）。16 mmol/L 醋酸处理组心肌祖细胞株 gata4 和 mef2c mRNA 表达水平高于对照组，差异具有统计学意义（$P < 0.05$），但 tbx5 mRNA 表达水平与对照组比较，差异无统计学意义（$P > 0.05$）。结果表明，高浓度的乙醇及其代谢产物对心肌祖细胞均有毒性作用，而乙醇及醋酸具有组蛋白 H3K9 表突变作用，可能为乙醇致先天性心脏病发病机制之一。

Park 等（2011 年）采用 2 μmol/L 柔红霉素（daunorubicin，DNR）处理分别转染了含小鼠 GATA4 启动子 250bp、500bp 和 1000bp 近端区域 [Gata4（250）-Luc、Gata4（500）-Luc 和 Gata4（1000）-Luc] 的荧光素酶载体和含胸苷激酶启动子（TK-Luc）的海肾萤光素酶载体的成年小鼠心肌细胞（HL-1 细胞）17 小时，检测心肌细胞相对萤光素酶单位（RLU）。结果发现，DNR 处理组转染了 Gata4（250）-Luc、Gata4（500）-Luc 和 Gata4（1000）-Luc 的 HL-1 细胞 RLU 水平均显著低于对照组，差异具有统计学意义（$P < 0.05$），而转染了 TK-Luc 的 HL-1 细胞 RLU 水平与对照组比较无明显变化，差异无统计学意义

（$P > 0.05$），HL-1 细胞中 Gata4（1000）-Luc RLU/TK-Luc RLU 比值也显著低于对照组，差异具有统计学意义（$P < 0.05$）。提示 DNR 可特异性抑制小鼠心肌细胞 GATA4 启动子 250 bp、500 bp 和 1000 bp 区域的转录活性，但对 TK 启动子转录活性无明显影响。该作者又采用 2 μmol/L DNR 处理 HL-1 细胞 0.5、1、1.5 和 2 小时后，以 ^{32}P 标记的 GATA4 启动子 250 bp 区域含组蛋白样转录因子（CBF/ NF-Y）结合位点的 CCAAT 框（探针序列为 CCTTAGGCCAGTCAGCGCAGGCG ATCGCTACGCGG GGGCCCGG）为探针，采用电泳迁移率改变分析（electrophoretic mobility shift assays，EMSA）细胞核提取物 CBF/NF-Y 的 DNA 结合活性。结果显示，DNR 处理 HL-1 细胞 1.5 和 2 小时后，细胞核提取物 CBF/NF-Y 的 DNA 结合活性明显低于对照组，差异具有统计学意义（$P < 0.05$）。用 2 μmol/L DNR 体外灌流成年雄性 C57BL/6 小鼠心脏 2 小时，发现 DNR 也可抑制小鼠心肌细胞核提取物 CBF/NF-Y 的 DNA 结合活性，与对照组比较，差异具有统计学意义（$P < 0.05$）。该作者又采用 2 μmol/L DNR 处理转染了含小鼠 GATA4 启动子 250bp 近端区域［Gata4（250）-Luc］的荧光素酶（Gata4 野生型）和 Gata4 启动子 CCAAT 框突变体（Gata4 突变体）的成年小鼠心肌细胞（HL-1 细胞）17 小时，发现对照组 HL-1 细胞中 Gata4 野生型 Gata4（250）-Luc RLU/TK-Luc RLU 比值显著高于 Gata4 突变体，DNR 染毒组 HL-1 细胞中 Gata4 野生型和 Gata4 突变体的 Gata4（250）-Luc RLU/TK-Luc RLU 比值显著低于 Gata4 野生型，差异具有统计学意义（$P < 0.05$）。2 μmol/L DNR 处理 HL-1 细胞 4 小时后，细胞核提取物与抗 -CBF-B IgG 孵育，Western blot 显示 HL-1 细胞 p53 蛋白表达水平明显高于对照组，差异具有统计学意义（$P < 0.05$）。DNR 处理组 HL-1 细胞核提取物 p53 蛋白表达水平也明显高于对照组，差异具有统计学意义（$P < 0.05$），但总细胞裂解物 p53 蛋白表达水平与对照组比较，差异无统计学意义（$P > 0.05$）。提示 DNR 在 HL-1 细胞核中促进 CBF/NF-Y 和 p53 之间的蛋白质 - 蛋白质相互作用。用 2 μmol/L DNR+10μmol/L 的 p53 抑制剂 PFT-α（pifthrin-a）处理 HL-1 细胞 24 小时，然后细胞核提取物与 ^{32}P 标记的 GATA4 启动子 250 bp 区域含转录因子 CBF/NF-Y 结合位点的 CCAAT 框探针孵育，采用 EMSA 检测 CBF/NF-Y 的 DNA 结合活性。发现 DNR+PFT-α 处理组 HL-1 细胞核提取物 CBF/NF-Y 的 DNA 结合活性显著高于 DNR 单独处理组，差异具有统计学意义（$P < 0.05$）。提示 DNR 与 GATA4 启动子 250 bp 区域 CCAAT 框的结合依赖于 p53。DNR+PFT-α 处理组 HL-1 细胞 Gata4 mRNA/28S rRNA 比值和 GATA4 DNA 结合活性均明显高于 DNR 单独处理组。结果表明，蒽环类 DNR 抑制心肌细胞 Gata4 基因转录是由 p53 依赖性的抑制心肌细胞 Gata4 启动子中 CBF/NF-Y 结合于 CCAAT 框所致。

（孙应彪　李　盛　苏　莉）

主要参考文献

1. 高航，王洪艳．小鼠氧化乐果急性中毒后心肌组织 ATP 酶及自由基代谢的变化．中国卫生工程学，2009，8（3）：152-154．
2. 王耀峰，马全祥，袁向山，等．丙烯酰胺对小鼠心肌超微结构及线粒体酶的影响．毒理学杂志，2011，25（3）：214-216．
3. 张全喜，孟紫强．二氧化硫对大鼠离体心脏功能影响的机制研究．环境科学学报，2012，32（4）：968-973．
4. 王立群，陈唐葶，蔡颖谦，等．Na^+-K^+-ATPase 活性降低在 LPS 诱导大鼠心肌细胞肥大中的作用．南方医科大学学报，2010，30（9）：2059-2062．
5. 刘磊，张学梅，黄彩云．山莨菪碱对氧自由基诱导羊心肌细胞膜 Na^+-K^+-ATP 活性降低的保护作用．大连大学学报．1994，4（3）：305-308．
6. 蒋萍，金毅斌，帕尔哈提·阿布都热依木，等．雌、孕激素联合应用对豚鼠心室乳头肌细胞动作电位及收缩力的影响．中国应用生理学杂志，2005，21（4）：431-433．
7. 李志勇，谭鹏，朱坤杰，等．次乌头碱对心肌细胞钠通道 SCN5A 及钠钙交换蛋白 mRNA 表达的影响．广东医学，2011，32（20）：2637-2639．
8. Beyder A，Strege PR，Reyes S，et al．Ranolazine decreases mechanosensitivity of the voltage-gated sodium ion channel $Na_{(v)}$ 1.5：a novel mechanism of drug action．Circulation，2012，125（22）：2698-2706．

9. Suzuki T, Morishima M, Kato S, et al. Atrial selectivity in Na^+ channel blockade by acute amiodarone. Cardiovasc Res, 2013, 98 (1): 136-144.
10. Ono T, Hayashida M, Tezuka A, et al. Antagonistic effects of tetrodotoxin on aconitine-induced cardiac toxicity. J Nippon Med Sch, 2013, 80 (5): 350-361.
11. de Los Angeles Tejada M, Stolpe K, Meinild AK, et al. Clofilium inhibits slick and slack potassium channels. Biologics, 2012, 6: 465-470.
12. López-Izquierdo A, Ponce-Balbuena D, Ferrer T, et al. Thiopental inhibits function of different inward rectifying potassium channel isoforms by a similar mechanism. Eur J Pharmacol, 2010, 638 (1-3): 33-41.
13. 张霞，焦向英. L-型钙通道阻滞剂对心肌细胞钙稳态的影响. 临床合理用药，2011，4（4）：4-7.
14. 黄展勤，石刚刚，高分飞，等. 碘化N-正丁基氟哌啶醇对大鼠心肌细胞内钙离子的影响. 中国临床药理学与治疗学，2006，11（5）：485-490.
15. Zhang H, Shang W, Zhang X, et al. β-Adrenergic-stimulated L-type channel Ca^{2+}entry mediates hypoxic Ca^{2+} overload in intact heart. J Mol Cell Cardiol, 2013, 65: 51-58.
16. Liu YC, Wang YJ, Wu SN. The mechanisms of propofol-induced block on ion currents in differentiated H9c2 cardiac cells. Eur J Pharmaco, 2008, 590 (1-3): 93-98.
17. Olson ML, Kargacin ME, Ward CA, et al. Effects of phloretin and phloridzin on Ca^{2+} handling, the action potential, and ion currents in rat ventricular myocytes. J Pharmacol Exp Ther, 2007, 321 (3): 921-929.
18. 陈杰，刘丹，陈和平，等. 氯离子参与心肌细胞缺氧复氧损伤机制的研究. 中国药理学通报，2007，23（6）：724-729.
19. Malekova L, Kominkova V, Ferko M, et al. Bongkrekic acid and atractyloside inhibits chloride channels from mitochondrial membranes of rat heart. Biochim Biophys Acta, 2007, 1767 (1): 31-44.
20. Kominkova V, Ondrias K, Tomaskova Z. Inhibitory effect of glybenclamide on mitochondrial chloride channels from rat heart. Biochem Biophys Res Commun, 2013, 434 (4): 836-840.
21. 王阳顺，梁庆，吴向红，等. 甲状腺素对慢性心肌缺血大鼠心功能及心肌细胞钠-钙交换体表达的影响. 中国现代医学杂志，2010，20（2）：274-280.
22. 白枫，吕吉元. 普罗帕酮对豚鼠心肌力学的影响. 中国药理学通报，2005，21（7）：857-860.
23. Li Q，Cui N，Du Y，et al. Anandamide reduces intracellular Ca^{2+} concentration through suppression of Na^+/Ca^{2+} exchanger current in rat cardiac myocytes. PLoS One，2013，8（5）：e63386.
24. Dulce RA，Hurtado C，Ennis IL，et al. Endothelin-1 induced hypertrophic effect in neonatal rat cardiomyocytes：Involvement of $Na^+/H^+$and Na^+/Ca^{2+}exchangers. J Mol Cell Cardiol，2006，41（5）：807-815.
25. 张鹏，李红芳，田治峰，等. 三羟基异黄酮和17-β雌二醇对自由基缩血管效应的影响. 中国临床药理学与治疗学，2005，10（1）：87-90.
26. 胡志伟，赵静，张凯伦，等. 二氮嗪对缺血再灌注心肌细胞脂质过氧化反应和超微结构的影响. 临床心血管病杂志，2005，21（2）：116-118.
27. 伍静，姚尚龙，武宙阳，等. 异丙酚不同处理方式对大鼠离体心脏缺血/再灌注损伤的作用. 中华麻醉学杂志，2005，25（3）：217-218.
28. Zhang C，Xu X，Potter BJ，et al. TNF-αContributes to endothelial dysfunction in ischemia/reperfusion injury. Arterioscler Thromb Vasc Biol，2006，26（3）：475-480.
29. 徐坚，王宁夫，徐海鹰，等. 4-羟基壬烯酸诱导人主动脉内皮细胞和心肌细胞凋亡. 基础医学与临床，2006，26（6）：647-649.
30. 顾俊莲，王波，刘亚男，等. 吸烟相关剂量镉对大鼠心肌的损伤作用及其分子机制. 吉林大学学报（医学版），2011，37（4）：591-595.
31. Zhang GX，Kimura S，Nishiyama A，et al. Cardiac oxidative stress in acute and chronic isoproterenol-infused rats. Cardiovasc Res，2005，65（1）：230-238.
32. Tyagi N，Sedoris KC，Steed M，et al. Mechanisms of homocysteine-induced oxidative stress. Am J Physiol Heart Circ Physiol，2005，289（6）：H2649-2656.
33. 罗兰，吴磊，陕光，等. 二硫化碳对小鼠心肌细胞肌浆网 Ca^{2+}-ATP酶基因表达的影响. 中国职业医学，2006，33（1）：27-29.
34. 张弋，苏涛，刘世明，等. 神经肽Y对大鼠心肌细胞肌浆网钙的影响. 现代医院，2009，9（11）：9-11.
35. Chen Y，Zhao J，Du J，et al. Hydrogen sulfide regulates cardiac sarcoplasmic

reticulum Ca^{2+} uptake via K-ATP channel and PI3K/Akt pathway. Life Sci，2012，91（7-8）：271-278.

36. Chapman H，Ramström C，Korhonen L，et al. Down regulation of the HERG（KCNH2）K^+ channel by ceramide：evidence for ubiquitin-mediated lysosomal degradation. J Cell Sci，2005，118（Pt 22）：5325-5334.

37. Sudharsan PT，Mythili Y，Selvakumar E，et al. Lupeol and its ester ameliorate the cyclophosphamide provoked cardiac lysosomal damage studied in rat. Mol Cell Biochem，2006，282（1-2）：23-29.

38. 王树树，吴芹，陈玉萍，等. CaMK Ⅱ活性抑制降低内质网应激诱导的大鼠心肌细胞死亡. 苏州大学学报（医学版），2009，29（6）：1033-1041.

39. 曹旭，褚晓凡. 细胞胀亡的研究进展. 中国病理生理杂志，2009，25（12）：2473-2477.

40. 李静，李代渝 . 细胞胀亡研究的回顾与展望. 泸州医学院学报,2010,33（5）：592-594.

41. Otani H，Matsuhisa S，Akita Y，et al. Role of mechanical stress in the form of cardiomyocyte death during the early phase of reperfusion. Circ J，2006，70（10）：1344-1355.

42. 于向民，姜敏. 乙醇对心肌细胞凋亡及凋亡相关基因 Bcl-2 和 Bax 表达的影响. 环境与健康杂志，2005，22（6）：470-472.

43. Jin HF，Liu AD，Holmberg L，et al. The role of sulfur dioxide in the regulation of mitochondrion-related cardiomyocyte apoptosis in rats with isopropylarterenol-induced myocardial injury. Int J Mol Sci，2013，14（5）：10465-10482.

44. Zhang RH，Gao JY，Guo HT，et al. Inhibition of CYP2E1 attenuates chronic alcohol intake-induced myocardial contractile dysfunction and apoptosis. Biochim Biophys Acta，2013，1832（1）：128-141.

45. 孔曼，陈娟，周洁，等. 内质网应激介导过氧化氢诱导的心肌细胞凋亡. 华中科技大学学报（医学版），2012，41（3）：253-257.

46. Zhang Y，Kang YM，Tian C，et al. Overexpression of Nrdp1 in the heart exacerbates doxorubicin-induced cardiac dysfunction in mice. PLoS One，2011，6（6）：e21104.

47. Bao Y，Wang X，Li W，et al. 20-HETE induces apoptosis in neonatal rat

cardiomyocytes through mitochondrial-dependent pathways. J Cardiovasc Pharmacol，2011，57（3）：294-301.

48. Guo R，Lin J，Xu W，et al. Hydrogen sulfide attenuates doxorubicin-induced cardiotoxicity by inhibition of the p38 MAPK pathway in H9c2 cells. Int J Mol Med，2013，31（3）：644-650.

49. Frazier WJ，Xue J，LuceWA，et al. MAPK signaling drives inflammation in LPS-stimulated cardiomyocytes：The route of crosstalk to G-protein-coupled receptors. PLoS One，2012，7（11）：e50071.

50. 杨大春，张鑫，杨永健，等. 醛固酮诱导心肌成纤维细胞增殖的信号转导. 心脏杂志，2007，19（3）：269-276.

51. 李晓云，陈敏生，黄少华，等. 神经肽 Y 经 Ca^{2+}/CaM 依赖的钙调神经磷酸酶途径诱导心肌细胞肥大. 南方医科大学学报，2008，28（12）：2139-2141.

52. 肖娟，肖颖彬，陈林，等. 一氧化氮对心肌细胞线粒体生物合成相关基因表达的影响. 现代生物学进展，2008，8（8）：1430-1432.

53. Posnack NG，Lee NH，Brown R，et al. Gene expression profiling of DEHP-treated cardiomyocytes reveals potential causes of phthalate arrhythmogenicity. Toxicology，2011，279（1-3）：54-64.

54. Mo J，Xia Y，Wade TJ，et al. Altered Gene Expression by Low-Dose Arsenic Exposure in Humans and Cultured Cardiomyocytes：Assessment by Real-Time PCR Arrays. Int J Environ Res Public Health，2011，8（6）：2090-2108.

55. 钟立霖，朱静，吴晓芸，等. 乙醇及其代谢产物对心肌祖细胞的毒性及 H3K9 表突变作用. 第三军医大学学报，2010，32（14）：1491-1494.

56. 刘桂芝，陈祖培，王婉真，等. 碘缺乏和碘过量对大鼠心肌肌球蛋白重链基因表达的影响. 中国地方病学杂志，2006，25（6）：618-621.

57. 董世山，王迎春，马利芹，等. 钙信号转导与缺氧诱发肉鸡心肌细胞 c-fos 和 c-myc 基因表达的关系. 中国兽医学报，2008，28（8）：935-938.

58. Makwana O，King NM，Ahles L，et al. Exposure to low dose trichloroethylene alters sheer stress gene expression and function in the developing chick heart. Cardiovasc Toxicol，2010，10（2）：100-107.

59. Park AM，Nagase H，Liu L，et al. Mechanism of anthracycline-mediated down-regulation of GATA4 in the heart. Cardiovasc Res，2011，90（1）：97-104.

第七章

心血管毒理学研究方法

第一节　概　述

心血管毒物作用可引起心血管系统中脏器、组织、细胞及大分子的一系列形态和功能改变。检测和评价这些形态和功能变化对了解心血管毒物毒性，确定毒物与损伤效应及心血管疾病的关系，探讨毒作用机制十分重要，对心血管毒性的拮抗和心血管病的有效防治也具有理论意义。

心血管毒性评估的检测主要包括形态学检测和功能学检测两种。

1．形态学检测　包括组织病理学方法、免疫组织化学方法、分子杂交方法、图像分析技术和激光共聚焦扫描显微技术。判断心脏毒性的最高标准是组织病理学，组织病理学方法对毒物造成的心脏血管损伤进行光镜下的病理分析，也可采用电镜对心脏血管组织及其亚细胞结构进行超微结构观察。利用免疫组织化学方法可对心脏血管细胞中的抗原－抗体反应进行检测。分子杂交以及原位杂交方法可以证实样品组织和细胞中特异性 DNA 或 RNA 序列的存在。图像分析技术可采集心血管系统损伤的形态学数据并加以量化处理。激光共聚焦扫描显微技术则可对心脏和血管细胞进行活细胞动态观察，三维断层扫描与重组以及 DNA、RNA、抗原、抗体、酶等生物分子在细胞内的定性、定量和定位分析。

2．功能学检测　包括心血管功能检测和相关细胞功能检测。心血管功能检测可采用心电图、心电向量图、心阻抗血流图、超声心动图及磁共振技术进行。同时，可利用生物化学和细胞生物学及分子生物学技术对心血管损伤出现的敏感、特异的生物标志物进行检测。细胞功能的检测可从细胞、亚细胞及分子层面进行，如细胞膜结构功能的改变、酶活性变化、线粒体等细胞器的功能改变、细胞氧化损伤、细胞凋亡和坏死、DNA 损伤与修复、基因结构功能改变、信号转导过程及分子调控过程等。

心血管毒性的形态学检测和功能学检测是相互联系的，细胞形态学的改变可能体现出功能变化，如心肌细胞凋亡和坏死可采用形态学方法检测，但实质是反映心肌细胞功能和改变。反之，心肌细胞损伤后某些标志物在血中含量的变化，也可反映心肌梗死的形态学和病理学改变。

第二节　整体动物实验

一、实验程序

（一）急性毒性实验

急性毒性（acute toxicity）是指实验动物一次或 24 小时内多次接触外源化学物之后所引起的中毒效应，甚至引起死亡。急性毒性实验（acute toxicity test）主要测定外源化学物半数致死量（浓度），观察急性中毒表现，提供受试物质的急性毒性资料，确定毒作用方式、中毒反应，并为亚急性和慢性毒性实验的观察指标及剂量分组提供参考。

（二）亚急性毒性实验

亚急性毒性（subacute toxicity）又称为 14 或 28 天短期重复剂量毒性，是指实验动物连续 14 天或 28 天接触外源化学物所产生的毒性效应。实验动物、染毒途径选择和观察指标等与急性毒性实验基本相同。剂量的选择主要依据急性毒性实验的剂量为依据，要求最高剂量应产生明显的心血管毒性作用。

（三）亚慢性与慢性毒性实验

亚慢性毒性（subchronic toxicity）指实验动物连续染毒较长时间（相当于生命周期的 1/10）、较大剂量的外源化学物所产生的毒性效应，通常为 1 ～ 3 个月。慢性毒性（chronic toxicity）是指实验动物长期（甚至终生）反复染毒外源化学物所产生的毒性效应。

二、心脏毒性观察指标

（一）病理学检查

心脏结构性组织（心肌、心内膜、心外膜、心包囊、淋巴管和神经系统或传导系统等）对毒物尤其敏感，因而毒性损伤主要集中在这些组织上。判断心脏毒性的最高标准是组织病理学检查，在很多情况下，这些组织的损伤及其类型的确定只能通过组织病理学检查，若仅是一些生化指标出现异常而无组织病理学证据往往不能定论为组织损伤。整体动物实验结束后进行解剖，首先要肉眼观察心脏形态，大小，有无梗死区域，测量心重指数（心脏重量 / 体重 ×100%）。其次，取组织块进行组织病理学检查，此时可根据实验需要做光镜或电镜切片。组织块按常规病理切片制作的步骤处理，在光镜下可较为直观地观察到病变部位心肌纤维变性或断裂，心肌细胞溶解、变性和坏死，间质水肿和单核细胞浸润等。而对于更加细微的病变，例如线粒体病变、肌纤维膜病变、内质网病变等，则需要扫描电镜和透射电镜检查。

（二）分子生物学检测

随着分子生物学的迅速发展，原位杂交、RT-PCR、western-blot、酶组织化学或免疫组织化学等技术的成熟，它们被应用于检测心脏发育相关基因和蛋白质表达或分布，进而判定外源化学物的心脏毒性。

三、常规观察指标

（一）血压

血压是血液在血管内流动时，作用于血管壁的压力，它是推动血液在血管内流动的动力。心室收缩，血液从心室流入动脉，此时血液对动脉的压力最高，称为收缩压（systolic blood pressure，SBP）。心室舒张，动脉血管弹性回缩，血液仍慢慢继续向前流动，但血压下降，此时的压力称为舒张压（diastolic blood pressure，DBP）。正常的血压是血液循环流动的前提，血压在多种因素调节下保持正常，从而提供各组织器官以足够的血量，借以维持正常的新陈代谢。血压过低或过高（低血压、高血压）都会造成严重后果。

1. 血压测定　按是否进行手术分为有创和无创；按测定方式分为直接和间接，一般直接法都是有创的。直接法又分为导管法和换能器埋入腹腔遥测法，前者插入大鼠动脉的导管通过换能器与记录系统连接，测量时清醒大鼠的活动受一定的限制；后者插入动脉的导管、换能器与记录系统无任何连接，测量时大鼠可自由活动。间接法一般是无创的，间接法有多种，常用的有鼠尾容积测压法和大鼠尾动脉脉搏测压法等。目前，清醒大鼠血压测定方法多为大鼠尾动脉脉搏测压法。下面主要介绍大鼠尾动脉脉搏测压方法。

（1）间接测定血压法：实验方法与步骤：

①大鼠固定和加温：加温采用大鼠全身或鼠尾局部加温。固定一般采用有机玻璃制成的固定器。

②确定起始脉搏水平：将加压尾套、脉搏换能器依次套在鼠尾合适位置。

③测定血压：用橡皮球充气加压，使加压尾套内的压力升高至脉搏完全消失，在继续加压 20 mmHg 左右，然后缓慢放气减压至脉搏信号恢复起始水平，此时可以从测压仪上或记录系统中读取收缩压、舒张压、平均动脉压和心率等。一般连测三次，取其平均值作为一个测量值。

注意事项：

①由于被测清醒大鼠活动受到限制，制动应激可影响血压准确性，为降低这种影响，一定要在正式实验前训练大鼠，使之适应测压环境和操作，除此之外，动物保温也可以使动物安静。

②温度影响大鼠尾动脉的舒张，因此，在测量时大鼠的尾部应适当加温。一般控制在 34℃左右。持续时间以 10 分钟为宜。

③加压尾套的宽度和位置影响测量值，加压尾套太小所测血压值偏高，其宽度太大则相反。因此，应根据动物体重大小选择适当宽度加压尾套。体重＜ 150 g，加压尾套一般应以 1.5 cm 为宜，体重在 200 g 左右的以 2.0 cm 为宜，体重＞ 300 g 以 2.5 ～ 2.8 cm 为宜。加压尾套距鼠尾根部越远，血压值越低，以放在大鼠尾根部为宜。且每次测量必须放置同一位置。

④减压速度可影响测压值，故放气时尽可能恒速。

（2）直接测定血压法：常用方法有两种：一是采用颈总动脉插管测量血压；二是采用股动脉插管测量血压。动物选择：家兔体重 2 kg 左右；大鼠体重为 200 ～ 250 g。实验方法与步骤：

①颈总动脉测量动脉血压：大鼠称重，腹腔注射麻醉，将其固定在实验台上，分离出一侧的颈总动脉约 2 cm。插管前将导管和压力换能器内充满 0.3% 肝素生理盐水注射液，排出气泡，并且准备好记录仪器。然后先将颈总动脉远心端结扎，近心端用动脉夹夹住，在远心端结扎处的动脉壁上用眼科剪刀以 45° 角度剪口，将准备好的颈总动脉插管向近心端插入 1 cm，用近心端的穿线结扎动脉血管和导管，松开动脉夹将导管再送入约 1 cm 左右，即可看到动脉的血压波形，再用远心端的结扎线结扎固定插管，等动物稳定 5 分钟左右。

②股动脉测量动脉血压：大鼠称重，腹腔注射麻醉，分离出约 1 cm 股动脉。同样插管前将动脉插管和压力换能器内充满 0.3% 肝素生理盐水注射液，排出气泡，并且准备好记录仪器。然后先将股动脉远心端结扎，近心端用动脉夹夹住，或者用近心端的穿线轻轻提起血管，阻断血流。在远心端结扎处的动脉壁上用眼科剪刀以 45° 角度剪口，将准备好的动脉插管向近心端插入约 0.5 cm，松开动脉夹，或者松开近心端的提线，将插管再送入 1 cm 左右，用近心端的穿线结扎动脉血管和插管，即可看到股动脉的血压波形，再用远心端的结扎线结扎固定插管，等动物稳定 5 分钟左右。

反映动脉血压变化的指标包括：SBP、DBP、平均动脉压（mean arterialblood pressure，MBP）。

注意事项：经颈总动脉插管测量血压的方法，颈部手术的操作要轻巧，用血管钳钝性分离肌肉组织，用玻璃分针分离迷走神经和颈总动脉，这样出血少，对血管的刺激小，方便插管操作。经股动脉插管测量血压的方法相对难度较大，因为手术视野小、股动脉血管细、分离出来的血管也短，所以操作更要求细心、轻巧。

2．中心静脉压的测定　中心静脉压（central venous pressure，CVP）是用来反映右心房内压力变化的一个指标。右心房内压力的变化受到两个因素的影响：第一是上下腔静脉回流的情况，如大量失血或丢失体液而发生低血容量性休克时，回心血量明显减少，右心房内压力会降低，中心静脉压降低；第二是右心室内压力变化的情况，如肺动脉高压时，右心室内压也增高，右心房内血液进入右心室受阻，右心房内压增高，中心静脉压增高。

（1）实验方法：体重为 2 kg 左右的家兔，耳缘静脉注射麻醉，将其固定在实验台上，颈部剪毛，分离颈外静脉两个分支融合在一起的血管约 2 cm，分别在远心端和近心端穿两条手术线备用，先将远心端结扎，轻轻提起远心端结扎线，用眼科剪刀在静脉壁上以 45° 角度剪口，将充满生理盐水的水检压计的导管或者压力换能器的导管向近心端方向插入 4 cm 左右即可。然后用近心端的手术线轻轻结扎血管和导管，再用远心端的手术线轻轻结扎固定导管。打开水检压计的导管或者压力换能器的三通开关，就可以看到中心静脉压的波动变化。CVP 主要用于监测右心房压力的变化，评价体循环有效循环血容量的情况，或右心室压力变化的情况。

（2）注意事项：因为静脉壁比较薄，所以分离时一定要小心轻巧，用玻璃分针钝性分离，并且将管壁上的筋膜组织分离干净。剪开静脉壁插口时，原来充盈的静脉会立即塌陷变扁，插管时用眼科小镊子或者用针头弯制的小拉钩，提起剪口就可以容易地将导管插进去了。

3．左室内压与左室内压变化速率的测定　心脏左心室内压（left ventricular pressure，LVP）及左室内压变化速率（±dp/dtmax），是反映和评价左心室收缩功能与舒张功能的重要指标。

（1）实验方法：

①经颈总动脉插管的方法：家兔称体重麻醉后，固定在实验台上，颈部剪毛，做好手术准备。暴露出气管，在气管的左右两侧可以看到红色的颈总动脉和白色的迷走神经同在一个鞘膜里，通常选择右侧颈总动脉插管到左心室。分离出右侧的颈总动脉 2 ~ 4 cm，分别在远心端和近心端穿两条手术线备用。插管前将导管和压力换能器内充满 0.3% 肝素生理盐水注射液，排出气泡，并且准备好记录仪器。然后先将颈总动脉远心端结扎，近心端用动脉夹夹住，在远心端结扎处的

动脉壁上用眼科剪刀以 45° 角度剪口，将准备好的颈总动脉导管向近心端插入约 2 cm，用近心端的穿线结扎动脉血管和导管，但是不要太紧，使得导管可以继续插入。松开动脉夹将导管再送入 2 cm 左右，记录一段颈总动脉的血压波形。用左手指捏着剪口处的血管和插管，用右手轻轻地将导管向心脏方向送下，导管经过颈总动脉、主动脉弓到达主动脉瓣膜口时，血压的波幅会有些变大，手指可以明显地感受到心脏的搏动，这时继续送下导管，即可进入左心室，记录左心室内压和左心室内压变化速率的波形。根据记录波形的情况，轻轻调整一下导管的位置，然后将近心端的穿线扎紧，再用远心端的结扎线结扎、固定导管，即可记录数据。

②经左心室心尖部插管的方法：大鼠称重，腹腔注射麻醉，将其固定在实验台上，颈部、胸部剪毛。暴露出气管，进行气管插管，进行人工呼吸。沿胸骨正中剪开皮肤，紧贴胸骨左缘剪开第 5、第 4、第 3、第 2 肋骨，用烧灼器烧灼止血，进入胸腔，调整人工呼吸机的潮气量到双侧肺膨起适度为止。打开心包膜，用眼科缝合针在左心室心尖处做一个荷包缝合圈，在准备好的心室导管口 1 cm 处结扎一条短丝线，然后将与压力换能器连接好的导管直接插入心尖处的荷包缝合圈内，结扎荷包缝合线，并且与导管口上结扎线固定在一起，这样导管就不会从心尖处滑脱，即可记录左心室内压和左心室内压变化速率的波形。

心脏左心室内压及其变化速率，是反映和评价左心室收缩功能与舒张功能的重要指标。经颈总动脉插管或者经左心室心尖部插管到达左心室的方法，可以获得如下指标：左心室收缩压（left ventricular systolic pressure，LVSP）、左心室舒张压（left ventricular diastolic pressure，LVDP）、左心室舒张末压（left ventricular end-diastolic pressure，LVEDP），左心室内压最大上升速率（+dp/dtmax）、左心室内压最大下降速率（–dp/dtmax）、心率（heart rate，HR）。还可以获得动脉血压（BP）的指标，包括收缩压（systolic blood pressure，SBP）、舒张压（diastolic blood pressure，DBP）和平均动脉压（MBP）。

（2）注意事项：经颈总动脉插管，导管口一定不要太尖，否则容易插破血管壁，发生大出血。插管前用液状石蜡涂抹插管的外壁，以减小阻力。在插管过程中，如果原来波幅较大的血压波形突然变小或成为一条直线，可能是导管口抵在了动脉血管壁上，或者是抵在了主动脉瓣膜上，这时应该轻轻后退一点导管，或者转动一下导管方向。切忌在没有血压波形显示时，不要硬性送下，这样容易插破血管壁。而采用经左心室心尖部插管时，导管口一定要尖，这样才容易穿透左心室壁，进入左心室腔内。

4．右室内压的测定 心脏右心室内压（right ventricular pressure，RVP）的变化，主要反映右心室的收缩与舒张功能。右心室收缩与舒张功能的改变受到两个方面因素的影响，一是右心室心肌自身收缩、舒张性能的改变，二是肺循环内压力的变化。

（1）实验方法步骤：大鼠称重，腹腔注射麻醉，将其固定在实验台上，颈部剪毛。分离右侧 1 cm 左右颈外静脉，分别在远心端和近心端穿两条手术线备用。插管前将塑料导管和压力换能器内充满 0.3% 肝素生理盐水注射液，排出气泡，将记录仪显示的压力量程调节到 0 ～ 50 mmHg 的范围。然后先将颈外静脉远心端结扎，轻轻提起近心端手术线，在远心端结扎处的静脉壁上用眼科剪刀以 45° 角度剪口，将特制的塑料导管插入颈外静脉，用近心端手术线结扎血管及导管，但是不要太紧，使导管可以继续插入。在记录仪上观察静脉压力的波形。继续缓慢地将导管送入，就可以到达右心房，看到右心房内压力的波形，幅度为 0 ～ 5 mmHg。在导管从右心房进入右心室时，由于管头部分弯度的合适程度不同，有时候很容易进入右心室，看到与右心房内压力波形完全不同的右心室内压力波形，幅度范围在 0 ～ 25 mmHg。有时候则很难进入右心室，需要多试几次才行。

由于右心室与肺循环密切相关，因此多数情况下，RVP 的变化，是反映和评价肺循环功能变化的重要指标。

（2）注意事项：从右侧颈外静脉插管到达右心室，进行右心室内压测定的方法，导管头部适当的弯度是非常重要的一个环节。弯度小了，导管容易在右心房内滑入下腔静脉；而弯度太大时，导管可能会在右心房内打圈而不能进入右心室。

5．肺动脉压的测定　肺动脉压（pulmonary artery pressure，PAP）的变化，主要反映肺循环及肺功能的变化，还可以间接地反映左心功能的变化，是评价肺功能的一个重要指标。其次由于肺循环与左心房密切相关，临床上经常采用通过测量肺动脉楔状压的变化，监测左心房压力的变化，间接地反映左心功能的情况，因此也是评价左心功能的一个重要指标。

（1）实验方法与步骤：取大鼠，腹腔注射麻醉，将其固定在实验台上，颈部剪毛。分离右侧颈外静脉，分别在远心端和近心端穿两条手术线备用。导管插入同上，在记录仪上观察静脉压力的波形。继续缓慢地将导管送入，就可以到达右心房，看到右心房内压力的波形，幅度为 0 ~ 5 mmHg。继续插管到右心室，出现右心室内压力波形，幅度范围在 0 ~ 25 mmHg。再继续插管，就可以进入肺动脉，出现肺动脉压波形，收缩压高度与右心室内压高度相同，舒张压高度在 10 ~ 15 mmHg。

（2）注意事项：从右侧颈外静脉插管到达右心房，进入右心室，再进入肺动脉，进行肺动脉压测定的方法，导管管头部分适当的弯度依然是非常重要的一个环节。弯度小了，导管容易在右心房内滑入下腔静脉；而弯度太大时，导管可能会在右心房内或在右心室内打圈而不能进入肺动脉内。

（二）心率

心率（heart rate）是指心脏每分钟搏动的次数，以第一心音为准。心率是心血管内科最常用的评价心力衰竭患者状态的指标之一，心率增快是心力衰竭的独立危险因素。在心力衰竭早期，由于右心房及腔静脉压力升高和（或）动脉血压降低，通过容量及压力感受器，反射性激活交感肾上腺髓质系统，引起心率增快。一定程度的心率增快可提高心输出量，同时可使舒张压升高，增加冠状动脉的血液灌注。但是，当心率增快超过一定限度时，左心室充盈受损、心肌耗氧量增加、冠状动脉供血时间缩短，加重衰竭心肌的负担，促进心力衰竭进展。

大鼠心率测定方法：将针形电极插入大鼠的两上肢和左下肢，连接于生理记录分析系统，测定大鼠心率。

（三）心电图

心电图（electrocardiogram，ECG）在心脏舒张和收缩的同时，有微弱的电流产生，从心肌传导到周围组织，使体表各个部位在每一心动周期中发生电位的改变。心电图是通过导联线与四肢电极、胸电极连接采集的心电信号，有两种记录方式：全导联心电图记录和标准Ⅱ导联心电图记录。全导联心电图记录包括标准肢体导联、加压肢体导联、胸导联共 12 个记录，多用于临床检测、评价心脏疾病的情况。而标准Ⅱ导联心电图记录经常用于实验过程中对心律变化进行监测或者复制心肌缺血模型时的监测。一般情况下，动物实验心电图只连接四肢电极，分别是：右上肢红色，左上肢黄色，左下肢绿色，右下肢黑色，记录标准肢体导联Ⅰ、Ⅱ、Ⅲ和加压肢体导联 aVL、aVR、aVF 六个心电图形。标准Ⅱ导联心电图只记录导联Ⅱ的图形。

心电图是研究对心脏有选择性毒性作用的重要检测指标之一。通过该检查可以反映心律失常、传导阻滞、心肌局部缺血等心肌疾病，同时还可阐明心肌损害程度及部位，从而判断一些急性中毒的疗效和预后；可作为筛选解毒物质的有价值的观察指标。

1．正常心电图的波形组成及生理意义

（1）P 波：反映左、右两心房的除极化过程的电位变化。

（2）QRS 波群：反映左、右两心室除极化过程的电位变化。

（3）T 波：反映心室复极过程中的电位变化。

（4）PR 间期：是指从 P 波起点到 QRS 波起点之间的时程，代表由窦房结产生兴奋经心房、房室交界、房室束及左右束支、浦肯野纤维传到心室并引起心室开始兴奋所需时间，即代表从心房除极化开始至心室除极化开始的时间。

（5）QT 间期：指从 QRS 波起点到 T 波终点的时程，代表心室开始兴奋除极化至完全复极的时间。QT 间期的长短与心率呈负相关，心率增快心室肌动作电位时程缩短。

（6）ST 段：指从 QRS 波群终点到 T 波起点之间的线段。正常心电图上 ST 段应与基线平齐。ST 段代表心室各部分心肌均已处于动作电位的平台期，各部分之间没有电位差存在。

2．实验方法与步骤　取家兔一只，称体重麻醉。待动物被麻醉后，将其固定在实验台上，按照右上肢红色，左上肢黄色，左下肢绿色，右下肢黑色的连接方式，将电极针插入动物四肢的皮下，连接好导联线，即可进行心电图的记录。

3．注意事项　动物实验中四肢电极的放置是十分重要的。一定要将电极针插到四肢的皮下，因为如果插入肌肉，就会有肌电的干扰，影响心电图的记录。另外，记录心电图时，心电图机或记录仪器都要有较好的地线连接，否则会有其他电信号的干扰。

（四）超声心动图

超声心动图（ultrasound cardiography or echocardiography）是利用雷达扫描技术和声波反射的性能，在荧光屏上显示超声波通过心脏各层结构时的反射，借以实时、直观地观察心脏与大血管的结构形态与搏动情况，从而掌握房室大小、室壁厚度、心脏收缩/舒张情况、瓣膜关闭/开放的活动规律。超声心动图的特点是无创伤、无痛苦、重复性强等，故利用该技术可以直观显示在外源化学物作用下心脏结构和功能的变化。

超声心动图的测量：水合氯醛腹腔内注射麻醉大鼠，前胸脱毛处理，仰卧固定在超声检查床上。采取标准的左心室长轴、左心室短轴及4腔心切面，观察心脏的形态、室壁运动幅度及收缩期增厚率。

（五）核医学检查

核医学检查（nuclear medical examination）以准确、灵敏、无创伤等优点近年来在心脏检查中得到了广泛的应用，逐渐成为心脏病理生理研究的重要手段之一。心脏核医学检查可对心脏的泵功能，心肌血流灌注、血液通路、心肌代谢、心室壁运动等进行全面观察。应用范围包括：心功能检查、心肌断层显像、介入性核心脏病学、放射性核素在先天性心脏病中的应用及体外试验等。

（六）心电向量图

心电向量图（vector electrocardiogram，VECG）是记录心脏各瞬间产生的电激动在立体的方向及大小的一种特殊检查方法。该法对心脏肥厚、束支传导阻滞、冠状动脉供血不足和心肌损害较为敏感，对于外源化学物的心脏毒性作用具有一定的检测意义。

（七）磁共振成像

磁共振成像（nuclear magnetic resonance imaging，NMRI）是通过识别水分子中氢原子信号的分布来推测水分子在机体内的分布，进而探测机体内部结构的技术。它是一种非介入探测技术，相对于X线透视技术和放射造影技术，NMRI对机体没有辐射影响，减少了非实验性干扰；相对于超声探测技术，NMRI更加清晰，能够显示更多细节，丰富了实验结果；此外相对于其他成像技术，NMRI不仅能够显示有形的实体病变，而且还能够对脑、心、肝等功能性反应进行精确的判定。NMRI能够准确无误地显示心脏的解剖、形态、功能、血流灌注及心肌活性，而且无创伤，可以分时段检测外源化学物的毒性，避免了长期毒性的漏检。

（八）心肌酶和心肌蛋白

1．乳酸脱氢酶（lactate dehydrogenase，LDH） LDH是一种糖酵解酶，主要存在于心肌、横纹肌、肾，当上述组织损伤时，它可进入血液，使血液中LDH水平升高。血浆中的LDH常被用作细胞损伤的一个标志物。缺点是该酶检测方法的敏感性不够，尤其心肌特异性不够。

2．肌酸激酶（creatine kinase，CK） CK有四种主要的同工酶，即CK-MM、CK-MB、CK-BB和CK-MiMi。MM型主要存在于各种肌肉细胞中，BB型主要存在于脑细胞中，MB型主要存在于心肌细胞中，MiMi型主要存在于心肌和横纹肌线粒体中。正常情况下，血清中CK-MM占94%～96%，CK-MB在5%以下，若血清中CK-MB明显增高，提示心肌明显受累。一般认为当血清中CK-MB大于总活性的6%以上为心肌损伤的特异指标，尤其是心肌梗死。此时CK-MB活力变化比血清中天冬氨酸转氨酶和LDH都出现得早。

3．天冬氨酸转氨酶（aspartate transaminase，AST） 旧称谷草转氨酶（glutamic oxalacetic transaminase，GOT），AST在心肌细胞中含量最高，当心肌细胞受到损伤时，大量的AST释放入血，血清中浓度迅速增加，但肝损害时AST血清浓度也可升高，故其特异性差，在评价中作为心脏毒性检测的辅助手段。

4．心肌肌钙蛋白（cardiactroponin，cTn） cTn包括心肌肌钙蛋白T（cTnT）、心肌肌钙蛋白C（cTnC），和心肌肌钙蛋白I（cTnI）。在心肌受损时，cTnT和cTnI便释放出来，因此测定血清cTnT和cTnI浓度可反映心肌受损的严重程度，其心脏特异性高，敏感性较血浆LDH及其他心肌损伤血浆标志物高。

5．肌红蛋白（myohemoglobin，Mb） Mb是一种氧结合蛋白，含有亚铁血红素，能结合和释放氧分子，有贮氧和输氧的功能。Mb主要存在于心肌和横纹肌中，正常情况下血液中含量很低，而当心肌和横纹肌损害时，血液中Mb浓度升高，故测定Mb同样可辅助诊断急性心肌损伤。该法敏感性高于血浆肌钙蛋白的检测，但特异性较低。

（九）电解质

电解质（electrolytes）主要作用是保持体内水分与酸碱度的平衡，从而使体液有一定的渗透压，以维持正常的水分含量。如果电解质不平衡，水分与酸碱度也会失去平衡，导致维持生命的各种生理、生化反应就会相继出现问题。电解质紊乱通常可导致心血管急症，此类异常情况可引起或造成心源性猝死。血清电解质的浓度无论增高或降低都会影响心肌的除极与复极及激动传导过程引起异常，并可反映在心电图上。血液中钾、钠、钙、氯等离子的浓度可通过原子吸收法、火焰原子发射光谱法、离子选择电极法、化学比色法等方法进行测定评价。

（十）在体心脏电生理检测

心脏电生理检查是以整体心脏或心脏的一部分为对象，记录心内心电图、标测心电图和应用各种特定的电脉冲刺激，藉以诊断和研究心律失常的一种方法。对于窦房结、房室结功能评价，预激综合征旁路定位、室上性心动过速和室性心动过速的机制研究，以及筛选抗心律失常药物和拟定最佳治疗方案，均有实际重要意义。

1．电生理学指标

（1）单相动作电位复极90%的时程（monophasic action potential duration at 90% repolarization，MAPD90）：是指根据单相动作电位振幅0相去极化10%至复极化90%的时程。心外膜单相动作电位代表电极下一定区域的多个心肌细胞的除极和复极过程，其MAPD90值更接近单个心肌细胞动作电位的时程。

（2）MAPD90离散度（MAPD90 dispertion，MAPD90d）：是指四个记录部位MAPD90的最大差值。

（3）心室有效不应期（ventricular effective refractory period，VERP）：是指右室流出道起搏不能引起心室肌去极化的最长S_1S_2间期。

（4）VERP离散度（VERPdispertion，VERPd）：是指四个记录部位VERP的最大差值。

（5）激动时间（activation time，AT）：是指S_1S_1刺激时起搏脉冲信号至各部位心室肌0相去极化开始的时间。

（6）AT离散度（ATdispertion，ATd）：是指四个记录部位ATd最大差值。

（7）室颤诱发率：是指$S_1S_2S_3$程序刺激所诱发的室颤的发生率。

（8）后除极发生次数。

2．电生理学检查前的准备　大鼠称重后，以1.5%戊巴比妥钠30 mg/kg腹腔注射麻醉。待麻醉生效后仰卧位固定于木板上，右上肢及双下肢皮下插入针形电极记录Ⅱ导联心电图。行气管切开、气管插管、接动物呼吸机。游离右侧颈总动脉，远心端结扎，近心端插管，经压力转换器连接到生物机能实验系统，记录动脉压。经股静脉注射酒石酸美托洛尔0.375 mg/kg，腹腔注射硫酸阿托品2 mg/kg，阻滞交感和迷走神经支配。沿正中线切开胸壁，去胸骨，剪开心包，充分暴露心脏，测量心脏最大横径。

3．电生理学检查　在使用美托洛尔和阿托品5分钟后，用心外膜起搏记录电极（Franz方法制作）在右室流出道心外膜起搏，分别在右室流出道（rightventricularoutlettrack，RVOT）、右室心尖部（right ventricularapex，RVA）、左室流出道（leftventricularoutlettrack，LVOT）和左室心尖部（leftventricularapex，LVA）四个部位心外膜通过心外膜起搏记录电极连接到生物机能实验系统，同步记录右室流出道、右室心尖部、左室流出道及左室心尖部四个部位的单相动作电位。先用S_1S_1刺激法测定闭电压（S_1S_1间期为170 ms，脉宽1 ms，电压由小逐渐增加。能引起 8 个以上连续心室激动的最小电压即为阈电压），再用 S_1S_1 刺激法测定各部位心室肌 MAPD90 和 AT（S_1S_1 间期为 170 ms，脉宽 1 ms，刺激强度为 2 倍阈电压，以下同）。然后采用 S_1S_2 刺激法测定 VERP。S_1S_1 间期为 170 ms，S_1S_2 间期从 100 ms 开始，以 2 ms 的时距递减，负向扫描至 S_2 不能引起各部位心室肌去极化为止，S_1S_2 发放频率为 8 ∶ 1。最后采用 $S_1S_2S_3$ 刺激法诱发心室颤动（ventricular fibrillation，VF）（S_1S_1 间期为 170 ms，S_1S_2 间期为右室流出道 VERP+10 ms，S_2S_3 间期与 S_1S_2 间期相等。$S_1S_2S_3$ 发放频率为 8 ∶ 1 ∶ 1，以 2 ms 的时距递减，负向扫描至 S_2 及 S_3 不能引起各部位心室肌去极化为止或室颤发生），记录室颤诱发率。另外，记录大鼠实验过程中心室后除极的发生次数。

第三节　心血管疾病毒理学实验模型

一、普通动物实验模型

（一）动脉粥样硬化动物模型

动脉粥样硬化（atherosclerosis，AS）是一种慢性动脉疾病，可引起冠心病和脑梗死等。AS 模型建立方法：

1．高脂饲养法建立 AS 模型材料方法

（1）大鼠饲喂含 1% ~ 4% 胆固醇、10% 猪油、0.2% 甲硫氧嘧啶的高脂饲料，1 个月后出现动脉粥样硬化斑块。

（2）雄性 C57 BL/6J 小鼠饲喂含 2% ~ 5% 胆固醇、2% 胆酸钠、30% 可可脂的高脂饲料，25 周后全部小鼠在主动脉弓和近端冠状动脉内发生脂质斑块。

（3）兔每日喂服 0．3g 胆固醇，4 个月可见 AS 斑块。

大鼠应用广泛、易得和易饲养，所以目前是研究 AS 常用的实验动物。

2．化学损伤法建立 AS 模型材料方法　用 3 ~ 4 个月雄性 Wistar

大鼠，一次性腹腔注射维生素 D 60MU/kg，注射 3 天后内皮细胞有短突起凸向管腔，细胞质内有大小不等的空泡，18 天后有平滑肌增生，内弹性膜断裂，胶原纤维增多，34 天后平滑肌细胞从内弹性膜断裂处伸入，有些平滑肌细胞成为泡沫细胞，整个病理变化过程与 AS 病理变化相似。维生素 D 诱发动脉粥样硬化是通过诱发破坏动脉管壁内皮的完整性，有利于血浆脂质对管壁侵入和损伤，从而形成动脉硬化，其病理变化与血钙升高密切相关。该造模方法具有操作简便、可靠、成本低、成功率高等优点，而且由于动脉钙超负荷是动脉硬化、高血压病、肾病、衰老、糖尿病等多种疾病的共有特征，该类模型在研究这些疾病的基本病理过程中，对 AS 的发病机制及药物疗效评价等方面具有广阔应用前景。

（二）高血压动物模型

高血压（hypertensive disease）动物模型一般选用大鼠和犬。大鼠易于饲养、繁殖、手术，血压测定较为方便，药物反映与人类相似，选用最多。

1. 内分泌性高血压大鼠模型材料方法　SD 大鼠，体重 100 ~ 150 g，3% 戊巴比妥钠腹腔麻醉，腹部正中切口进行左肾切除。术后大鼠用去氧皮质酮醋酸盐（DOCA）50 mg/kg 皮下注射，每天 1 次，每周给药 5 天，共 5 周，同时饮用 1% 氯化钠溶液，停止给药后改饮普通水。给药 1 周后约 50% 大鼠血压升高，停药后，约 70% 大鼠形成持久性高血压，收缩压大于 160 mmHg（21.3kPa）者供实验用。内分泌性高血压模型是一种继发性高血压模型，与人类高血压中的原发性醛固酮增多症相似。故可以用于原发性醛固酮增多所致高血压的研究。

2. 饮食诱导大鼠高血压模型材料方法　SD 大鼠，体重 160 ~ 180 g，饲喂含 66% 果糖、12% 脂肪、22% 蛋白质的高果糖饲料，饮水含蔗糖 10%。饲养 4 周后即可成模。该高血压大鼠同时有胰岛素抵抗及高胰岛素血症，故可广泛应用于高血压合并胰岛素抵抗的研究。

（三）心肌缺血动物模型

心肌缺血（myocardial ischemia）是指心脏的血液灌注量减少，导致心脏的供氧量减少，心肌能量代谢异常，不能支持心脏正常工作的一种病理状态；而心肌梗死是在冠状动脉病变的基础上，发生冠状动脉血供急剧减少或中断，使相应的心肌严重而持久的急性缺血所致。

材料方法：常用小型动物为大鼠、兔，大型动物以犬、猪为主。造模方法分为开胸法和不开胸法。其中，开胸法是指利用结扎或电刺激的方法使冠状动脉管腔缩小或完全闭合；不开胸法是指介入法，利用线栓或球囊伸入到堵塞的冠状动脉分支中，阻塞血管，使心肌缺血或梗死。评价模型主要有两个指标：①心电图表现为明显的 S-T 段抬高，和（或）伴有 T 波倒置；② TTC 染色：梗死部位为白色。

通过心导管介入，送入栓子，栓塞冠状动脉阻断血管，造成心肌梗死，其病理生理过程与临床相似，更适合研究之用。用大鼠线栓法造成心肌缺血或梗死模型，可以制造比冠状动脉结扎创伤性小的瞬时心肌缺血，并可以在同一冠状动脉区域反复制造不损伤血管的一致性很强的缺血模型，模拟人反复多次形成心肌缺血后又恢复的过程。

（四）心律失常动物模型

心律失常（cardiac arrhythmia）指心律起源部位、心搏频率与节律以及冲动传导等任一项异常。可以通过药物诱导、电刺激、冠状动脉结扎等方法复制。根据不同的实验目的，还可在整体动物身上和离体心脏或心脏某部分组织块体外灌流复制心律失常。

1. 心房扑动和颤动性心律失常　动物模型多选用犬、猫。麻醉后开胸，暴露心脏，在人工呼吸下进行实验。可用高频率电直接刺激心房壁，使每次刺激落于心房肌复极时 R 或 S 波间隔；乌头碱溶液涂抹心房外面局部；挤压动物上下腔静脉间的部位，同时给予电刺激；窦房结动脉内注入乙酰胆碱或甲状腺素制剂。或采用动物整体闭胸条件下，阻塞呼吸道或吸入低氧气体。

实验的优点是可以根据药物性质、给药途径以及临床适应证等选择不同的诱导方式和诱导剂量，但动物损伤较大，开胸状态下动物的心肺功能均受到一定影响。

2. 心室心动过速和心室颤动性心律失常　动物模型多选用狗、猫或兔、大鼠等整体心脏（开胸或闭胸）进行实验。常使用造模药物为乌头碱、洋地黄及肾上腺素。一般使用乌头碱缓慢静脉注射造模，剂量：家兔 100 ~ 150 pg/kg，大鼠 30 ~ 50 pg/kg，小鼠 5 pg/kg。还可使用高浓度的肾上腺素（豚鼠 40 pg/kg；猫、犬 100 pg/kg）快速静注，可造成动物多源性期前收缩、短阵性室性心动过速等。

这类模型可用于筛选抗心律失常药物。其优点为心律失常在几分钟自行消失，因此同一动物可反复多次进行心律失常实验，便于观察抗心律失常药物作用的持续时间，并可进行自身对照。

3．房室传导阻滞和房室交接区传导异常性心律失常　动物模型多选用狗、猫，在麻醉开胸暴露心脏的情况下，于距离犬心尖部 1.5 ~ 2 cm 处的左室心肌内注入热生理盐水（80 ~ 90℃）或 95% 乙醇、25% 硫酸 10 ~ 15 ml（猫和兔注入 4 ~ 7 ml），引起心肌大片的局部坏死性心律失常。还可采用豚鼠，自左心耳向左房内注射腺苷 5 μl，注射后 1 秒钟左右，即出现典型的Ⅱ度或Ⅱ度以上的传导阻滞，较严重时，房室完全停搏，停搏时间与剂量呈平行关系，心率和心律仅在数秒或十几秒即可恢复。

该模型重复性好，但传导阻滞持续时间短，不易用其进行药物观察，如果注射腺苷剂量大，则传导阻滞不易复原。除豚鼠外，腺苷对其他动物一般不引起传导阻滞。

4．窦房结心律失常　动物模型材料方法：选用雄性家兔，将细钢丝变成直径约 0.8 cm 的半环，缠绕少许棉花。用 40% 甲醛浸润后，把此环放在上腔静脉根部与右心房交界处 1 分钟，动物迅速出现心电图改变，心率减慢 50% 左右，6 ~ 8 分钟减至最低水平；P 波多在 1 ~ 2 分钟内消失，形成交界性心律；在 3 ~ 10 分钟内发生 ST 段偏移（抬高、下降或先升后降）；在心电图改变的同时，伴有动脉压下降，在第 8 分钟降至最低水平。

该实验方法造成病态窦房结综合征的成功率高，持续时间长（可达 5 小时），重复性好，发病机制及心电图表现与临床相似。

（五）慢性心力衰竭（心衰）模型

慢性心力衰竭（chronic heart failure，CHF）是指由心脏结构和功能发生改变导致的、表现为心室充盈、心脏射血能力受损的一系列临床综合征。目前常用的实验室造模方法主要有压力超负荷、容量超负荷、心室快速起搏、心肌缺血损害、化学因素心肌损害等，但考虑模型制作的简便性、实验条件限定及模型复制稳定性三方面因素考虑，冠脉结扎术、压力超负荷、容量超负荷与化学因素的心肌损害已成为目前心衰动物模型复制的常用方法。

大鼠和豚鼠的某些电生理特性与人相似，并且在实验操作、造模所需时间、模型复制的稳定性以及耗材的经济上较其他动物有优势，目前已广泛应用于心衰的动物实验之中，其中大鼠最常用。

1．冠脉结扎术　此种模型的复制原理是通过模拟低心输出量进而造成慢性心衰。具体方法是在腹腔麻醉动物的基础上，行呼吸机辅助通气，无创缝合丝线结扎冠状动脉左前降支和后心室壁，进而模拟临床上常见的心肌梗死后心衰的病理生理过程。通常动物模型复制时间为 4 ～ 8 周。

2．压力超负荷法和容量超负荷法　心衰的病理机制复杂，目前可达成共识的有原发性心肌舒缩功能障碍、心脏压力负荷过重、容量负荷过重等，实验室则可以通过模拟上述因素来诱导心衰，从而达到心衰动物模型的制备。

（1）腹主动脉狭窄术：在腹腔麻醉动物的基础上，用钢针与游离腹主动脉同时结扎，造成腹主动脉部分狭窄，出现肾缺血外观即表示腹主动脉狭窄达成。通常模型复制时间为 4 ～ 8 周。

（2）高血压诱导心衰：有研究表明，当收缩压达到 220 mmHg 时，体内的脑钠肽水平以及心脏肥大的超声心动图指标与心衰时的极其相似，故可以以此模拟心衰。达尔（Dahl）盐敏感大鼠室内常温下进行培育，8 周内连续喂饲高盐饮食，运用尾部动静脉套管法监测血压，收缩压达到 220 mmHg 为理想指标，进而完成心衰模型的复制。

3．化学因素法　化学因素法是通过药物在体液、激素等方面调节的基础上，创造一个无创的心衰模型，其原理可能与自由基的产生和心脏的过度代偿有关。

（1）异丙肾上腺素法：大鼠连续腹腔注射异丙肾上腺素 3 毫克 / 次，2 次 / 天，持续 10 天，即可达到血药浓度完成模型制备。其优点为操作简便，省时省力，可重复性高。

(2) 多柔比星法：按 4 mg/kg 体重，1 次 / 周，连续 6 周腹腔注射，使实验动物体内累积总量至 24 mg/kg，并通过血流变学方式验证模型的制备。目前腹腔注射多柔比星（阿霉素）可作为慢性充血性心力衰竭非手术方式理想模型的首选。

二、基因工程动物模型

（一）动脉粥样硬化性心血管病基因工程动物模型

动脉粥样硬化（AS）是一种慢性动脉疾病，可引起冠心病和脑梗死等。研究表明，脂蛋白代谢紊乱与 AS 的敏感性密切相关，特别是各种载脂蛋白（apolipoprotein，Apo）和脂代谢相关基因异常引起的高脂血症，与 AS 的发生有关。

1．ApoE 基因敲除小鼠　载脂蛋白（apolipoprotein E，ApoE）是除低密度脂蛋白（low density lipoprotien，LDL）以外的所有脂蛋白的结构成分。ApoE 功能缺失动物的胆固醇清除途径受到了限制，导致富含胆固醇的残粒在血浆中堆积，这种小鼠给予正常或高脂饮食均可形成严重的高脂血症及 AS 病灶。饲以普通饲料，3 个月时主动脉即自发地发生脂质沉积，5 个月时表现为典型的 AS 病变，8 个月时可见严重的冠状动脉堵塞。病理检查发现在胸主动脉矢状面 AS 斑块聚集成大的红色团块。病变的形态、位置及发展过程都与人类相似。

2．ApoA Ⅰ转基因小鼠　载脂蛋白 A（apolipoprotein A，ApoA）是高密度脂蛋白 - 胆固醇（high density lopopro-tein-cholesterol，HDC-C）的结构蛋白，在 HDC- C 中，ApoA 占 65% ~ 70%，所以血清 ApoA 可以代表高密度脂蛋白 - 胆固醇的水平。ApoA 的有关基因，在调节血脂代谢中起着不同的作用。apoA Ⅰ是高密度脂蛋白中最主要的蛋白质，在胆固醇代谢及抗动脉粥样硬化等疾病的发生和控制中有重要作用。ApoA Ⅰ转基因小鼠血浆中含大量人的 ApoA Ⅰ，而 ApoA Ⅰ基因的高表达可以抑制早期 AS 的形成。

3．ApoB100 转基因小鼠　载脂蛋白 B（apolipoprotein B，ApoB）

是低密度脂蛋白-胆固醇（low den-sity lipoprotein- cholesterol，LDL-C）的结构蛋白，大约有90%的ApoB分布在LDL-C中，因此其临床意义与LDL-C相近。ApoB是各项血脂指标中较好的动脉粥样硬化标志物，人ApoB转基因小鼠表现在血浆中人ApoBl00水平显著增加，脂蛋白谱发现与人相似，含有高水平LDL-C。是研究高胆固醇血症与低β脂蛋白血症等发病机制的模型。

4．ApoC Ⅲ转基因小鼠　载脂蛋白C（apolipoprotein C，ApoC）有三种亚型，即ApoC Ⅰ、ApoC Ⅱ、ApoC Ⅲ。人ApoC Ⅲ的转基因小鼠出现类似高三酰甘油血症（hypertriglyceridemia，HTG）患者禁食后血浆混浊不清的现象，其血浆三酰甘油达到1488 mg/dl（对照组40 mg/dl）。人ApoC Ⅲ基因在小鼠中过量表达促进AS的形成。

5．Apo（a）转基因小鼠　载脂蛋白（a）[apolipoprotein（a），Apo（a）] 转基因模型动脉窦可见明显损害，小鼠饲喂高脂饮食后很快在动脉出现脂肪斑。

6．SR-A Ⅰ 转基因小鼠　清道夫受体A（scavenger receptor r-A，SR-A）包括SR-A Ⅰ、SR-A 1 Ⅰ、SR-A Ⅲ和胶原样结构的巨噬细胞受体（macrophage receptor with collagenous structure，MAR）。在病理情况下，能够介导巨噬细胞和其他细胞的募集、激活和转化、转染，SR-A与AS发生、发展关系密切。人SR-A Ⅰ转基因小鼠出现主动脉内皮细胞水肿，表面呈多囊状和虫蚀样改变，胞质中有较多水泡，中膜有糖原沉积样灶性病变等。在主动脉窦及瓣膜附着处和主动脉弓区域易发生粥样硬化。

7．LDLR基因敲除小鼠　低密度脂蛋白受体（low density lipoprotein receptor，LDLR）是血中胆固醇的主要载体，一旦该受体出现异常，将导致血中的胆固醇大量积聚，产生高胆固醇血症。诱发LDLR基因的表达增强发挥降血脂作用。LDLR基因敲除小鼠体内IDL和LDL水平提高了7 ~ 9倍，血浆中胆固醇的水平提高2倍。饲喂高胆固醇饲料后，会发生严重高胆固醇血症，继而出现明显的动脉硬化。研究者可通过改变饲料中胆固醇含量控制血浆胆固醇水平，使病变更接近人类病变。

（二）心肌病基因工程模型

心肌病（cardiomyopathy）是指原因不明的心肌疾病。分为原发性心肌病和继发性心肌病。原发性心肌病分为三型：①扩张型心肌病（dilated cardiomyopathy，DCM）；②肥厚型心肌病（hypertrophic cardiomyopathy，HCM）；③限制型心肌病（restrictive cardiomyopat，RCM）。扩张型心肌病最常见，其次为肥厚型心肌病，限制型心肌病最少见。心肌病的病死率和致残率高，严重影响人们的劳动力和生活质量。引起家族性心肌病的遗传机制主要是编码心肌蛋白的基因突变。包括心脏肌蛋白结合蛋白（cardiac myosin binding protein）、肌球结合蛋白C（myosin binding protein-C）、肌钙蛋白T（troponin T）、肌钙蛋白I（troponin I）、α-原肌球蛋白（α-tropomyosin）、肌球蛋白轻链（myosin light chain）、心肌α-肌动蛋白（cardiacα-actin）、α-肌球蛋白重链（α-myosin heavy chain）、心肌肌钙蛋白C（cardiac troponin C）、肌联蛋白（titin）、必需肌球蛋白轻链（essential myosin light chain）和调节肌球蛋白轻链（regulatory myosin light chain）。除了心肌蛋白基因突变能引发心肌肥大症外，还有一类非心肌（nonsarmaic）蛋白基因突变能引发心肌肥大症，包括AMP活化的蛋白激酶A（AMP activated protein kinase A，AMPK）和线粒体DNA（mitochondrialDNA）。

1．突变肌球蛋白基因转基因模型　肌球蛋白由肌球蛋白重链（myosin heavy chain，MHC）和轻链（myosin light chain，MLC）组成。MHC又由α和β两种亚型组成。目前MHC和MLC突变基因的转基因小鼠主要有3种。

（1）MHC R403Q突变转基因小鼠模型：小鼠模型表现为肌细胞排列紊乱、纤维化、心脏功能障碍，且雌性比雄性病理变化更显著，但其心肌肥厚局限在左心房，这在人类并不常见。

（2）MHC R403Q突变和MHCA468-527缺失突变双转基因小鼠模型：4月龄小鼠表现出典型的组织学特征和显著的左右心室肥厚，8月龄时雄性出现左心室扩张，雌性则表现为渐进性的心肌肥厚。

（3）MLC ΔLCBD 782- 846缺失突变转基因小鼠模型：MLC ΔLCBD 782- 846缺失突变转基因小鼠是目前有瓣膜疾病的唯一模型，

除表现出心肌不均匀肥厚外，还出现严重的瓣膜疾病，这种特征在60% 的家族性肥厚型心肌病患者中亦有表现。

2．心肌肌钙蛋白 T（cTnT）突变 cTnT 将 cTnC 和 cTnI 连接到肌动蛋白和原肌球蛋白上，从而在心肌细胞收缩和舒张过程中发挥作用。

（1）cTnT ΔE16 缺失突变转基因小鼠模型：转基因小鼠表现为左心室平均收缩压下降，出现严重的舒张功能障碍和相对较轻的收缩功能障碍。心肌细胞排列紊乱，但没有纤维化和肥大，心肌细胞数量减少，体积变小从而心脏重量减少。

（2）cTnT R92Q 突变转基因小鼠模型：转基因小鼠心脏变大、心室壁肥厚、心腔变小、心肌细胞排列紊乱、心肌间质纤维增多。超声检查显示室壁变厚，收缩期容积和舒张期容积显著缩小，射血分数、短轴缩短率明显增加。

3．cTnI 突变

（1）cTnI R145G 突变转基因小鼠模型：转基因小鼠心肌细胞排列紊乱、间质纤维化，出现早期死亡。电镜下，肌小节缩短，Z 带变宽，观察不到 I 带，许多区域肌小节组织紊乱，甚至缺失，肌浆内质网肿胀紊乱，肌小节之间的正常空间联系破坏，心肌细胞出现线粒体肿胀等缺氧的特征。cTnI R145G 突变导致钙离子敏感性增加、收缩过度，舒张功能失调。cTnI R145G 的转基因小鼠病理特征与人类 HCM 相似。

（2）cTnI G203S 突变转基因小鼠模型：心脏特异表达的 cTnIG203S 转基因小鼠左心室肥大、心肌细胞排列紊乱、间质纤维化，具有 HCM 的表型特征，而且突变降低了 cTnT 和 cTnC 之间的相互作用。

4．AMP 活化蛋白激酶 γ^2 亚单位转基因小鼠 AMP 活化蛋白激酶 γ^2 亚单位（PRKAG2）涉及能量代谢，在小鼠心脏过表达人 PRKAG2“获得功能”性突变基因，导致心肌能量代谢疾病，显示心肌肥厚，心室预激综合征和传导缺陷，可再现人类 HCM 的某些表型。

5．cTnTR141W 突变转基因小鼠模型 cTnT R141W 转基因小鼠是扩张型心肌病模型，表现为全心扩大、室壁变薄、心室扩张、间质纤维化。电镜检测显示，肌纤维变细、部分溶解。突变的 cTnT 聚集在小鼠心脏的肌小节中。M 型超声心动图检测显示，左室收缩末期内径和左室舒张末期内径明显增加，左室收缩期容积和左室舒张期容积显著增加，射血分数和短轴缩短率明显降低，室壁运动度下降。4 月龄后转基因小鼠出现早期死亡和心衰。心脏肥大分子标志物 Nppb 和 Actal 表达增加，Atp2a2 表达降低。

6．LaminA/C E82K 突变转基因小鼠模型　LaminA/C E82K 转基因小鼠是扩张型心肌病模型，表现心脏明显变大、心室腔扩张、室壁变薄。M 型超声心动图检测显示，左室收缩末期内径和左室舒张末期内径明显增加，左室收缩期容积和左室舒张期容积显著增加，射血分数和短轴缩短率明显降低，室壁运动减弱。

7．dystrophin 基因和 utrophin 基因双剔除小鼠　dystrophin 基因和 utrophin 相关蛋白复合物位于细胞质膜，连接细胞骨架与细胞外基质。单独的 dystrophin 和 utrophin 剔除小鼠几乎没有心脏表型，但是两者都缺失可引起扩张型心肌病。

8．条件剔除 α-E catenin 基因小鼠　α-E catenin 闰盘黏着连接复合物的一种成分，心脏组织剔除 α-E catenin 基因小鼠引起闰盘异常，引起扩张型心肌病。

9．cTnI R192H 转基因小鼠　cTnI R192H 转基因小鼠不表现明显的心室肥大和扩张，但心肌舒张功能受损，11 月龄的小鼠射血分数显著下降，cTnI R192H 转基因小鼠可作为研究 RCM 病理生理动物模型。

10．致心律失常性右室心肌病遗传工程小鼠模型

（1）desmoplakin 基因剔除小鼠：desmoplakin 基因主要表达在皮肤组织和心脏组织，是细胞桥粒联结的重要组分。Desmoplakin 基因心脏条件剔除小鼠表现心脏脂肪细胞增多，纤维化增加，心脏功失调和室性心律失常，并表现部分心律失常性右室心肌病（arrhythmogenic right ventricular vardiomyopathy，ARVD/C）的特征。

（2）desmoplakin 突变基因的转基因小鼠：通过心脏特异转基因，在小鼠心脏过表达几种 ARVD/C 相关的人 desmoplakin 突变，建立了 ARVD/C 模型。desmoplakin N- 末端突变基因转基因小鼠胚胎致死。desmoplakin C- 末端突变基因转基因小鼠心脏桥粒改变，心肌肥大，心

脏功能失调，纤维化，脂肪累积，与 ARVD/C 部分特征类似。

三、高血压相关遗传工程小鼠

随着高血压分子水平的研究，高血压相关基因逐步得到认识。目前发现和高血压相关的基因有几百种，相关基因的名单还在增加，每天可能都有新的相关基因或单核苷酸多态性（single nucleotide polymorphisms，SNP）报道。

（一）肾素血管紧张素醛固酮系统高血压动物模型

肾素血管紧张素醛固酮系统（renin-angiolensin-aldosterone system，RAAS）是机体血压调节最重要的系统之一。肾素催化血管紧张素的生成，后者可以引起全身微动脉收缩，血压升高，同时可以刺激肾上腺皮质合成和分泌醛固酮，醛固酮可促进肾小管对 Na^+ 的重吸收，增加细胞外液量，引起血压升高。目前，已相继建立了 RAAS 相关的多个基因的基因工程动物模型。

1．血管紧张素原基因工程动物模型　将大鼠血管紧张素原（angiotensinogen，AO）基因转入小鼠体内，导致血压升高。血压升高水平与体内 AO 的表达量成正相关，大约每个基因拷贝引起血压上升 8mmHg。完全敲除 AO 基因的小鼠血压下降。

2．肾素基因工程动物模型　小鼠有两种肾素基因，即肾素 -1（Ren-1）和肾素 -2（Ren-2）。将小鼠 Ren-2 基因转入大鼠，获得转小鼠 Ren-2 基因的转基因大鼠模型，该模型血压升高，并出现了心脏扩大、内皮细胞功能障碍等相应并发症。Ren-2 基因敲除小鼠模型的血压等生理指标正常，并发现在 Ren-2 基因缺失情况下，Ren-1 具有代替 Ren-2 基因行使调节血压的功能。人血管紧张素原和肾素之间存在着种属特异性的相互作用，转基因小鼠中两基因同时高度表达才可以获得稳定的血压升高，此类高血压动物模型常伴有动脉硬化、肾功能失调、心脏肥大等症状，该模型也进一步证实了 RAS 通过肾和心血管系统调节血压的重要功能。

3．血管紧张素转化酶基因敲除动物模型　血管紧张素转化酶（angiotensin I-converting enzyme，ACE）敲除小鼠出现低血压和肾功能受损症状，这种变化在雄性小鼠更加明显。通过对人类 ACE 研究发现，男性 ACE 基因与高压发生有一定的相关性，而女性则不存在这种相关性，说明雄性激素对于 ACE 和高血压的调节有一定的影响。

4．血管紧张素Ⅱ受体基因工程动物模型　血管紧张素受体分为 AT1 和 AT2 两个亚型，其中 AT1 又分为 AT1a 和 AT1b 两个亚型。人类和动物实验研究发现，AT1 受体基因多态性与原发性高血压及相应的终末器官的损伤具有很强的相关性。AT1 受体的过量表达可引起心脏病变和对血管紧张素Ⅱ反应增强。AT2 受体过量表达可诱导产生缓激肽、NO 和环鸟苷酸，从而引起血管舒张，并在一定程度上减轻心脏病变。纯合或杂合型 AT1a 受体基因敲除小鼠出现血压下降和肾小球 - 肾小管反馈系统异常，AT1b 基因敲除小鼠则血压正常，表明在这种小鼠体内，AT1a 受体可以取代 AT1b 受体的功能。AT1a 基因和 AT1b 基因双基因敲除小鼠出现明显的血压下降和肾形态异常。AT2 基因敲除小鼠血压升高，对醋酸去氧皮质酮（deoxycortone acetate，DOCA）盐敏感性增加。

（二）儿茶酚胺类物质作用体系基因工程动物模型

儿茶酚胺类物质包括肾上腺素、去甲肾上腺素和多巴胺，以及它们的代谢产物。该类物质作用体系中与高血压相关的基因有酪氨酸羟化酶、肾上腺素受体和多巴胺受体等。

多巴胺受体基因敲除的动物模型肾多巴胺与肾神经内分泌系统一起参与调节尿钠排泄从而调节血压。多巴胺受体分为两个亚群：D1 类和 D2 类，D1 类受体分为 D1 和 D5，此类受体与激活性 G 蛋白受体耦联激活腺苷酸环化酶；D2 类受体分为 D2、D3 和 D4 亚群，该类受体与抑制性 G 蛋白受体耦联抑制腺苷酸环化酶活性和钙通道活性，同时具有对钾通道调节的作用。任何一类多巴胺受体基因敲除的动物模型，均产生了高血压。D1 受体敲除小鼠收缩压和舒张压都明显上升，该类模型的肾排钠利尿能力下降。D2 受体敲除小鼠血压升高，主要是由于交感神经兴奋性抑制能力下降，以及内皮素 B2（endothelin B2，ETB2）受体活性增强产生高血压，但其尿钠排泄功能增强，钠转运泵活性降低。D3 受体敲除小鼠血压升高与肾素血管紧张素醛固酮系统异常有关，刺激肾小球旁细胞 D3 受体可抑制肾素分泌，在肾近曲小管刺激该受体可抑制 AT1 受体的蛋白和 mRNA 表达。D4 受体敲除小鼠血压升高可能与 AT1 受体有关。D5 受体敲除的收缩压和舒张压都明显升高，而且在高盐饮食情况下，其血压进一步升高，说明小鼠肾功能障碍在其血压升高机制中发挥一定作用，肾的氧化应激和 AT1 受体相互作用异常参与了高血压的发生、发展。五类多巴胺受体基因敲除小鼠均产生高血压，提示多巴胺受体在调控血压中的重要作用，这些模型的建立对于研究不同类多巴胺受体在高血压中的发病机制有着重要意义。

（三）利钠利尿肽基因工程动物模型

利钠利尿肽家族由心钠素（atriopeptin，ANP）、脑钠素（brain natriuretic peptide，BNP）和 C- 型利钠利尿肽（c-type natriuretic peptide，CNP）组成。ANP 和 BNP 是由心房和心室释放的肽类激素，是较强的扩血管物质，具有利钠利尿和降血压等生理功能，在血压和体液调节中起着重要作用。CNP 是由内皮细胞产生，可以通过调节平滑肌细胞表型改变调节血管重塑。ANP 是通过鸟苷酸环化酶 -A（guanosine monophosphate cyclase – A，GC-A）受体发挥其功能。GC-A 受体基因的多样性与家族性高血压有一定的相关性。高盐摄入情况下，ANP 基因敲除小鼠血压升高；而 GC-A 受体敲除小鼠则出现非盐敏感性高血压和心脏肥大。BNP 和 CNP 基因敲除小鼠则不发生高血压。

（四）内皮素基因工程模型

内皮素（endothelin，ET）是较强的收缩血管物质，是由内皮细胞释放的 21 个氨基酸多肽，有三种异型体，称为 ET1、ET2 和 ET3。ET-1 是由内皮细胞合成并以自分泌方式作用于内皮细胞抑制释放内皮衍生的松弛因子（endothelium -derived relaxing factor，EDRF）/NO，还可以刺激心钠素和醛固酮分泌，抑制肾素的释放，参与循环系统平衡的维持。ET-1 的 Lys198Asn 位点多态性与肥胖人群高血压有相关性，也可以与其他基因或环境因素作用参与子痫前期的发病；高血压病患者中，ET-2 的多态性则影响高血压的严重程度。ET 受体基因的多态性也与原发性高血压相关。ET-1 转基因小鼠血压升高的同时，其

ET-A 受体表达水平下调。

（五）一氧化氮（NO）合成酶基因工程动物模型

NO 主要通过扩张血管和调节肾钠水代谢来调节机体的血压。在机体内，NO 是通过一氧化氮合酶（nitric oxide synthase，NOS）的作用产生的，NOS 包括神经型（nNOS）、诱导型（iNOS）和内皮型（eNOS）三种。eNOS 的基因多样性与高血压发生的相关性还不明确，不同类型的高血压，eNOS 基因多样性表现不尽相同。eNOS 多态性 Glu298 Asp 可能是高血压遗传易感性相关因素，而 G11T 却与高血压无关。研究表明，nNOS 和 iNOS 基因多态性与原发性高血压无相关性。eNOS 基因敲除小鼠产生了高血压，吸入 NO 则使血压降低。该模型还出现肾素分泌异常、血管舒张受损、血管异常重塑、心脏肥大和功能紊乱等方面的变化。所以 eNOS 基因的遗传变异可能导致了部分类型的高血压发生。

（六）其他激素相关基因的基因工程动物模型

1．肾前列腺素　肾前列腺素 E2（prostaglandin E2，PGE2）作用于 PGE2 受体，调节肾小球动脉的舒张及肾小管对钠和水重吸收能力，以调节肾对钠的代谢而降低血压。PGE2 受体基因敲除小鼠发生盐敏感性高血压，PGE2 对于血压的调节作用还受受体的表达水平、性别及遗传背景等多方面因素的影响。

2．激肽释放酶 - 激肽系统（kallikrein- kinin system）　激肽释放酶 - 激肽系统也是一个重要的血压调节系统。该系统主要通过促进小动脉舒张，使外周血管阻力下降、肾内小动脉舒张、肾血流量增加、促进水钠排出等机制来降低血压。B2 缓激肽（B2 bradykinin）受体基因的多态性与人原发性高血压相关。缓激肽 B2 受体基因敲除小鼠发生高血压，主要表现为盐敏感性高血压，并易发生肾血管性高血压和 Ang Ⅱ诱导性高血压。

3．神经肽 Y（nerve peptide Y，NPY）、精氨酸加压素（arginine vasopressin，AVP）、钠氢离子交换泵（Na^+-H^+exchanger，NHE）等也参与血压调节作用　NPY2 受体基因敲除小鼠和转大鼠 AVP 基因的小鼠血压和水代谢正常。NHE 转基因小鼠表现为水钠排泄降低，发生盐敏感性高血压。

总之，高血压动物模型的建立不仅利于高血压调节机制、遗传基础等相关因素的研究，而且有助于治疗高血压新药的药效评价和新型高血压治疗方法的发展和应用。

第四节 心血管毒性评价的体外替代模型

心肌细胞是心脏毒物的主要靶向细胞，因此可以分离心肌细胞在体外进行培养，建立体外模型，进一步研究外源化学物对细胞形态、功能、作用机制及分子调控过程的影响。体外模型系统包括离体心脏灌流模型、全胚胎培养模型、心肌细胞培养模型等。另外，还有计算机模拟预测技术和在体试验的优化方案清醒动物无线遥测技术。

一、离体心脏灌流模型

离体心脏灌流技术是一种常用的体外替代模型，它通过一定的设备、装置和条件等，在体外模拟动物和人体器官在体内必要的存活环境，研究器官对外源化学物的代谢、屏障，以及外源化学物的毒性等作用的技术。该技术解决了在体内情况下无法或者很难达到的研究目的，具有重要的研究应用价值。离体动物心脏灌流技术是研究离体心脏在人工控制条件下，例如一定的灌流压力、温度、酸碱度及各种离子、营养物质等，排除神经、体液因素的影响后，各种实验因素对心脏功能影响的一种可靠方法。

（一）离体心脏灌流模型分类

1．非做功离体心脏灌流模型 即Langendorff模型，它是以恒压或恒流方式，从主动脉根部逆向用氧合盐溶液灌注心脏（逆行灌流）。逆行灌流过程中，主动脉瓣关闭。正如在离体心脏处于舒张期一样，使得灌注液经冠状动脉分布，并流入冠状窦和开放的右心房。

（1）优点：可观察心脏的收缩力、冠状动脉流量及心脏节律等指标。

（2）缺点：灌流过程中心室不充盈，不按照容量压力曲线做功，与生理状态偏离较大，所能观察的指标也较少，不能满足心脏复杂功能研究的需要。

2．离体工作心脏灌流模型　该模型是由 Neely 等于 1967 年建立的，即在肺动脉或左心房内插入另一根导管，灌流液可经导管通过二尖瓣进入左心室（顺心室灌流），心脏收缩时左心室可克服后负荷将灌流液泵入主动脉而做功。后来根据实际研究的需要，研究者们不断进行改进，逐渐建立了更加完善和成熟的做功心脏灌流模型。通常是先进行 Langendorff 灌流，待心脏恢复收缩后，再行顺行灌流，心脏开始做功，稳定后进行正式实验。

（1）优点：心脏的活动接近在体条件下的情况，可同时研究心脏舒缩功能、心泵功能、冠状动脉灌注状态以及心肌耗氧、底物的利用、酶学改变等多项生理功能。

（2）缺点：不受整体条件下神经 - 体液的调节作用，且人工灌流液的组成及性状与正常血液相比仍有差异，故不能完全等同于在体心脏。离体心脏维持时间不能过久，实验操作必须在一定时间内完成。

（二）离体心脏灌流模型的制作

离体心脏灌流模型作为毒理学研究的一种替代法，具有极为突出的优点。在体外保持心脏正常生理功能和组织结构完整性的基础上，它排除神经、体液因素及其他脏器和系统的干扰，可用于研究某些实验因素对心脏的影响。它兼有体外试验和整体动物实验的优点，已被应用于心脏药物的筛选研究中，并在外源化学物对心脏的毒性作用研究中有着广泛的应用前景。实验动物猫、犬、豚鼠、兔等的心脏均可用于心脏灌流，但目前用得最多的是大鼠，主要是因为其较易获得且心脏大小适合于外科手术及后继实验。由于受仪器灵敏度及动物大小的限制，小鼠较少用于心脏灌流，但随着转基因小鼠的出现，为了对其可能发生改变的心脏功能进行评价，该模型在转基因动物研究中的应用也逐步开展起来。

1．仪器装置　Langendorff 心脏灌流的装置比较简单，主要由贮气囊、Mariotto 瓶、贮液瓶、双层灌流槽、恒温加热器及超级恒温水浴锅等组成充气、灌流和恒温三部分。

（1）充气：可用贮气囊直接与贮液瓶相接，也可用小塑料管插入 Mariotto 瓶。充气时要求气量充足，气泡要小而均匀，以免影响灌流液的流速。可通过调整 Mariotto 瓶的高度来调节灌流压力，要求 Mariotto 瓶中液面距心脏的高度为 70 ~ 90 cm，按心脏大小适当调整，以冠状动脉流量为 5 ~ 8 ml/ 分为宜。

（2）灌流：为使离体心脏表面保持一定的温度和湿度，将心脏置于由有机玻璃制成的双层灌流槽内，其内层容积约为 300 ml（大鼠、豚鼠心脏为 100 ml 左右即可），槽的底部有漏斗形开口。灌流时，灌流液从主动脉进入冠状血管后到右心房经腔静脉及肺动脉滴入槽中，经漏斗形开口流出，收集流出液以测定冠状动脉的灌流量。

（3）恒温：由超级恒温水浴锅供给恒温加热管和灌流槽夹层 37℃恒温水，以保持灌流液温度恒定。可在灌流液出口处连接一根带有侧管的玻璃管，插入温度计监测灌流液的温度。

2．灌流液

（1）灌流液的配制：为使离体心脏处于成活状态并能正常工作，灌流液需供给其适当的氧、营养物质和其他底物。现一般用改良的 Krebs-Henseleit 缓冲溶液，以螯合存在于试剂中的重金属。加入胰岛素（10 μg/L）可以加强心肌对葡萄糖的利用。加入甘露醇（16.0 mmol/L）以维持一定的胶体渗透压。丙酮酸钠（2.27 mmol/L）作为另一种能量底物可保持心脏更稳定的功能期。同时，可根据实验要求加入一定浓度的其他底物、药物等。

（2）灌流液的平衡：灌流前，灌流液中通入气体平衡 10 分钟，富氧灌流液以 95% O_2+ 5% CO_2 混合气体平衡，调节气量使流入心脏灌流液氧分压维持在 80 kPa 以上。缺氧灌流液以 95% N_2 +5% CO_2 混合气体平衡。也可根据实验要求选择其他混合气体。在灌流过程中持续通入平衡气体以维持灌流液气体分压。调节恒温装置，使灌流液在动物心脏的温度维持在 37℃。配气系统可接 N_2、O_2、CO_2 钢瓶，配制出所需比例的混合气体。

（3）灌流液系统的作用：

①逆灌系统：用于最初主动脉逆行灌流心脏，排出主动脉输出的

液体，调节后负荷，测定主动脉压。

②顺灌系统：用于经左心房灌流心脏。灌流液从 4 个贮液器经换液器进入左心房。

③保温系统：由灌流液的加温装置及放置心脏的灌流槽组成，给离体心脏提供一个恒温环境。

3．操作过程

（1）实验动物称重后，腹腔注射乌拉坦 1 ml/100g。

（2）固定后，舌下静脉注入肝素 0.3 ml/100g。

（3）迅速开胸，除去胸腺，分离主动脉，在右心室肺动脉根部剪一切口，立即于主动脉根部上方 0.5 cm 处做一半圆形切口并迅速插入主动脉导管，使心脏连结于灌流装置上，结扎固定好后开始逆行灌流。

（4）将肺以及心脏周围的血管及结缔组织除去，使心脏离体。

（5）用 16 号针头在左心室尖部扎一小孔，用以排出由 Thebesian 静脉回流至心室的液体。

（6）在左心耳中间剪一小口，从该口处将充水的、头部带一薄壁乳胶小球的塑料导管经二尖瓣插入左心室，并于左心耳处结扎固定。

（7）在仪器的监测下，向球囊内注入生理盐水，使左室的舒张末期压调整在 0 ~ 10 mmHg 之间。

（8）用量筒定时收集 1 分钟内由蠕动泵排出的冠状动脉流出液作为冠状动脉流量。

（三）注意事项

麻醉药剂量不能过量，过量后会影响心功能，如过少实验过程中可以追加。制作离体心脏标本时操作要迅速，不要损伤心脏，保留较长的主动脉，方便稳固结孔；左心耳剪口不能过大，避免漏液。缓慢打开气瓶，以灌流管中约每 10 cm 出现一个气泡的气流速度对溶液充氧，心脏挂起前一定要排气泡。灌流压力和灌流液温度要严格维持恒定。冠状血管要保持通畅，避免凝血块堵塞血管。

二、全胚胎培养模型

全胚胎培养（whole embryo culture，WEC）方法是近年来发展较快，在致畸因素的筛选、致畸作用机制的探讨及发育生物学等研究中均有广泛的应用价值的实验方法，该法作为一种替代实验在国际上被广泛用于外源化学物致畸性的鉴定及其致畸机制的深入研究。虽然WEC模型的研究对象是正处于器官形成期的胚胎，但整个培养过程就是组织器官形成过程，培养时间涵盖了心血管系统的发生阶段，此期胚胎心血管系统对外源化学物毒性较为敏感，因此，全胚胎培养在致畸性心脏毒性研究方面显示了其独特的优越性。不仅在解剖显微镜下可观察外源化学物对胚胎损害作用的主要靶位点，而且可将WEC和病理、免疫组织化学、生化与分子生物学等技术相结合，探讨外源化学物对胚胎细胞及细胞器的损害程度，深入研究毒性损害的作用机制。全胚胎培养在大鼠、小鼠和兔等啮齿类动物均已获得成功，下面以大鼠胚胎WEC为例介绍啮齿类WEC在外源化学物毒性评价中的应用。

（一）全胚胎培养方法

雌雄大鼠于22 ：00时按1 ：1合笼，次日晨6 ：00检查阴道栓，查见阴道栓之日定为孕期0天。妊娠9.5天的孕鼠麻醉后，腹部消毒，剖腹取出两侧子宫角，移入37℃无菌Hanks液。打开子宫角，在解剖显微镜下依次剥去蜕膜、Reichert膜及壁层卵黄囊，将胚胎连同脏层卵黄囊、羊膜和外胎盘圆锥完好无损的移入培养基中。在50 ml容积的培养瓶中加入大鼠即时血清和不同浓度受试物，终体积为3 ~ 4 ml，并充入含5% O_2+5% CO_2+90% N_2的混合气体，时间30秒，在37℃恒温旋转培养箱中旋转平衡30分钟。将已分离好的胚胎小心地移植到培养液中，37 ~ 38℃下进行旋转培养，转速为30 ~ 40转/分。在培养开始时、第16 ~ 25小时、第26 ~ 44小时往培养瓶内充入混合气体，时长2分钟，气体比例（O_2 ：CO_2 ：N_2）变化依次为5 ：5 ：90，20：5：75，40 ：5 ：55；培养48小时后收获胚胎备用。并取11.5天孕鼠的胚胎作为空白对照。

（二）培养液的制备

培养液为纯大鼠即时离心血清（immediately centrifuged serum，ICS），乙醚麻醉成年健康大鼠，常规消毒剖腹，无菌条件下腹主动脉快速采血，血凝前立即3000转/分离心5分钟以上，小心挤压上层血清凝固体后再 3500 转 / 分离心 15 分钟，上层清亮琥珀色液体即为即时离心血清。加青、链霉素（青霉素 100 U/ml，链霉素 100 μg/ml）后，经 0.22 μm 针头滤器过滤除菌，按需要分装，–70℃保存备用。用前 56℃水浴灭活 35 分钟，冷却至室温待用。

（三）注意事项

整个胚胎移植过程最好控制在 2 小时以内，以提高实验成功率。完好胚胎的获得是整个实验的关键，在操作过程中除应尽量设法避免损伤胚胎或外胎盘圆锥，以保证评定结果的准确。ICS 的制备必须严格按操作执行，如果取血后，在几分钟内形成血凝块，而后释放出血清，称延迟离心血清（delayedcentrifuged serum），在此血清中胚胎生长缓慢，且容易出现双心等畸形，可能影响评定结果。啮齿类动物与人的种属差异较大，WEC 的研究结果外推到人类可能只是一些效应的推断，这种推断并非完全可靠，因此只能作为初筛实验。给培养瓶充气时，气针应与液面保持 0.5 ~ 1.0 cm 的距离，气体流量以轻轻吹动液面为宜。

三、心肌细胞培养模型

心肌细胞常见的模型包括成熟心肌细胞模型和胚胎心肌细胞模型。心肌细胞具有终末分化的特征，它的增殖分化能力极其有限，尽管有些心肌细胞可以传代并具有心脏的表型，但难以构建形成细胞系。心肌细胞的培养一直是心脏毒性体外实验的主要手段，但由于其保存时间短，细胞结构有别于在体内心肌细胞而受到诸多限制。

（一）成熟心肌细胞原代分离和培养

1．小鼠心肌细胞原代分离和培养　小鼠脱臼处死；常规消毒，取出小鼠心室，置于无 Ca^{2+} 及 Mg^{2+} 的冷 Hank 盐缓冲液（HBSS）中。用 HBSS 洗 3 次，将心肌剪碎，洗涤 2 次。加入 2.5 mg/ml 胰酶，37℃，5% CO_2 培养 15 分钟进行消化。首次消化后加等体积的无 Ca^{2+} 及 Mg^{2+} 的冷 HBSS，再加胰酶消化 4 ~ 5 次。1000 转 / 分钟离心 5 分（4℃）后弃上清，将细胞重悬于含有胎牛血清的 MEM 溶液中，加入青霉素（100 U/ml）、链霉素（100 μg/m1）。将细胞加在 FBS-MEM 的溶液中，37℃，含5%CO_2的饱和温度环境中预培养2小时。收集细胞悬液，将细胞密度调至1×10^5/ml，在上述条件下继续培养24小时。更换培养液，使心肌细胞贴壁生长，然后每3天重复更换培养液，即可获得小鼠心肌细胞。

2．大鼠心肌细胞原代分离和培养　以0.25%异戊巴比妥钠腹腔注射麻醉大鼠，皮肤消毒。取出大鼠心脏心尖部组织，用冷PBS冲洗，剪碎。0.1%胰酶于35℃水浴搅拌消化10分钟，弃上清，重复消化后收集细胞悬液，加适量含小牛血清的培养基终止胰酶消化。1000转/分离心7分钟（4℃）后弃上清，用含20%小牛血清的DMEM（pH7.2），制备细胞悬液。差速贴壁分离纯化心肌细胞，将细胞悬液在37℃，5% CO_2条件下培养50分钟，经200目不锈钢网过滤除去未消化组织及细胞团块。细胞悬液按1×10^5/ml接种于培养瓶中，并用锥虫蓝（台盼蓝）检测细胞成活率，显微镜下检查细胞形态。

（二）胚胎心肌细胞分离培养

1．实验步骤　实验第1天上午给成年雌性小鼠腹腔注射孕马血清（PMSG）10U，48小时后再腹腔注射人绒毛膜促性腺激素10 U，当日晚上，雌雄小鼠合笼。第2天上午将雌雄小鼠分笼饲养，如雌性小鼠受孕，则记为0.5天。胚胎发育的第13.5天前为胚胎心脏发育的早期，13.5～16.5天为胚胎心脏发育中期，16.5天及其后为胚胎心脏发育晚期；根据实验所需取适龄的孕鼠胚胎，脱颈处死，常规消毒后剪开腹腔，取出胚胎，置于冰PBS溶液中。去掉胎膜及胎盘，用尖镊子将心脏取出放入另一盛有冷PBS培养皿中，置于解剖显微镜下，分离出心房和心室（在10.5天之前，心房尚未发育）。把心房和心室剪碎分别置于酶解液中，温度37℃，时间35～37分钟。用KB液终止消化并震荡30分钟后，将分离下来的单个心肌细胞（5×10^5～1×10^6/ml）2～3滴滴入预先放有盖玻片（预铺明胶）的培养皿中，加含有20%胎牛血清的DMEM培养基，置于37℃，5% CO_2培养箱中培养。18～24小时后，可选用搏动的心肌细胞进行膜片钳试验。

2．注意事项

（1）迅速取出胚胎，快速去掉胎膜和胎盘，以免胚胎缺氧。

（2）取出的胚胎心脏要置于 4℃的 PBS 溶液中，可减弱心肌组织的代谢，从而保护心脏组织。

（3）一般成年鼠心肌细胞的分离使用 I 型胶原酶，由于胚胎心肌组织娇嫩，故选用温和的胶原酶 B 进行消化。

（4）若准备做单个细胞的膜片钳试验，消化分离出的细胞要培养 18 ~ 24 小时，故将分离出的单个细胞滴在盖玻片的数目不能太多。

（5）细胞在分离过程中要保持无菌，以保证细胞良好的生长状态。

四、血管细胞培养

（一）血管内皮细胞培养

血管内皮细胞（vascular endothelial cell，VEC）具有多种生理功能，在血液的各种生物系统的调节中起着重要作用。随着 VEC 培养方法的建立，人们对 VEC 有了越来越多的认识，为了解其结构和功能，阐明其在血栓形成、血管性疾病等研究中的作用奠定了基础。常选用家兔及人脐带血管内皮细胞。

1．人脐静脉血管内皮细胞（human umbilical vein endothelial cell，HUVEC）的原代培养　在无菌条件下，将离体脐带立即放入无菌生理盐水中，4℃保存。细胞消化前，先用 0.25% 氯己定（洗必泰）消毒脐带 8 分钟。去除脐带外膜血迹，两端切除少许组织，找到一端脐静脉入口后，插入硅胶套管，丝线结扎牢靠，以同样方式，在脐静脉的另一端再结扎一个硅胶套管。用 PBS 缓冲液反复冲洗静脉腔血块，至脐带苍白、冲洗无血迹为止；静脉腔内注射 0.05% 胶原酶，静脉腔充盈后，将两端套管用止血钳夹住，检查无酶外漏后，将脐带置于 37℃水浴 12 ~ 15 分钟；取出脐带，用培养液（可不含血清）将酶和细胞悬液冲出，1000 转 / 分离心 8 分钟，去上清收集沉淀细胞。加入适量 M 199 培养液，用吸管吹散细胞。取出 0.1 ml 放入血小板计数池中，倒置显微镜下计数细胞成活率。最后以 1 ~ 3×10^4 /cm 的密度接种到 25 ml 培养瓶中。

2．HUVEC 的传代培养　待 24 小时细胞贴壁后换液，以后 2 ~ 3 天换一次液，加新鲜培养液 3 ml；接种后 4 ~ 6 天，细胞呈单层密集生长，覆盖约2/3培养面时，即可传代。一般1瓶细胞传2瓶，以0.125%胰蛋白酶，内含2%二乙胺四乙酸（EDTA）消化。

3．注意事项

（1）新生儿脐带离体后48小时内均可用于实验，但最好在保存6小时以内就开始培养。

（2）消化酶现公认胶原酶最好，消化的细胞数量大，对细胞的毒性小，且获得的细胞纯度高。

（3）血清最好选择胎牛血清，且浓度调整到20%左右，否则影响细胞的贴壁和伸展。

（4）要加一定量的血管内皮细胞生长因子，用碱性成纤维细胞生长因子（basic fibroblast growth factor，bFGF）或牛腺垂体（垂体前叶）提取物。

（5）传代时消化的时间和接种的细胞数量对EC的生长影响很大。消化时在倒置显微镜下观察，发现变圆、松动，且开始有细胞片掀起，即用含20%胎牛血清的M199培养液中止消化。

（6）传代要遵循1传2的原则，最多1传3，否则生长时细胞变形、老化。

（二）血管壁平滑肌细胞培养

平滑肌细胞是血管壁的主要细胞成分，是动脉粥样硬化和血管成形术后再狭窄等病理过程形成和发展中的重要因素。体外平滑肌细胞的培养和细胞株的建立是研究细胞生物学行为，研究疾病发病机制及其防治手段的基础。

1．血管壁平滑肌细胞原代培养　处死小鼠，75%乙醇浸泡消毒2分钟，分离取出胸主动脉，D-Hanks液清洗去除血污，获干净光滑的血管段；用眼科镊固定血管断端，刀片轻刮去外膜结缔组织，再用眼科剪小心剖开血管，刮去内膜层细胞，将血管段剪成1 mm×1 mm大小的组织块，均匀贴放于25 ml培养瓶底面，组织块间隙为2～3 mm。加入含10%胎牛血清的1640培养液2～3 ml，轻晃培养瓶使培养液掠过组织块，翻转静置于37℃、5% CO_2培养箱中3～4小时，再次翻转培养瓶使组织块浸没于培养液中，半开放式绝对静置培养3天，

4 ~ 5 天时首次换液。当组织块周围长的细胞相互汇合，逐渐铺满整个瓶底时，需进行首次传代。

2．血管壁平滑肌细胞传代培养　吸弃旧培养液，D-Hanks 液 2 ml 清洗后吸弃，加 0.25% 胰酶液 2 ml 在 37℃下消化，2 ~ 5 分钟后镜下观察，当细胞回缩、间隙增大时，吸弃胰酶液；加入含 10% 胎牛血清的 1640 培养液 4 ~ 6 ml 终止消化，反复吹打瓶壁细胞，形成的细胞悬液；按 1 ∶ 2 接种（消化后脱落的组织块可一并传入新培养瓶中）。以后的传代方法相同，传代周期为 5 ~ 7 天。

3．细胞纯化方法

（1）自然纯化法：由于进行了前期的血管预处理（去除了大部分内膜和外膜组织），原代培养时虽为多种细胞混杂生长，但平滑肌细胞仍占绝大多数。随着传代次数的增加，平滑肌细胞可排挤其他细胞的生长而优势增殖。

（2）机械刮除法：虽然去除了大部分内膜组织，但培养中仍可见内皮细胞的小范围生长。传代前在镜下用记号笔在培养瓶表面划出内皮细胞生长区域，用弯头吸管在该区域内反复推刮、破坏细胞，吸弃培养液后再进行传代。

（3）差异贴壁法：残留的内膜和外膜组织中含有少量的成纤维细胞，传代时将消化吹打形成的细胞悬液静置 15 分钟，使部分细胞贴壁，转移培养液至下一个培养瓶中，再次静置、贴壁，重复上述步骤 1 ~ 2 次，最后一个培养瓶中可获较纯的平滑肌细胞。

4．注意事项

（1）相同条件下，小龄动物较大龄动物的组织块有更好的增殖潜能，但动物体积过小又存在取材困难，组织量少的问题，采用 9 ~ 12 天新生小鼠取材，既能对血管进行顺利操作，又能保证约 90% 的组织块有细胞生长。

（2）细胞生长具有接触抑制和密度依赖性，一般取 2 ~ 3 只小鼠的胸主动脉组织块均匀接种于 25 ml 培养瓶中，间隙为 2 ~ 3 mm。当部分组织块周围细胞密集、重叠，停止增殖时，即使整瓶细胞未达到传代标准，仍可用酶消化，吹散密集细胞，1 ∶ 1 方式传代生长。

(3) 原代培养初期，当部分组织块漂浮未贴壁，将其重新摆放至瓶底，翻转干涸 2 ~ 3 小时后，再浸没于培养液中，使其重新贴壁。

(4) 小鼠主动脉极细，操作时动作一定要轻柔，避免对血管的过度损伤。

(5) 细胞传代时，酶消化时间不应固定，应在镜下观察至胞质回缩，间隙增大时及时终止消化。

五、电生理特征测定

（一）离体心脏的电生理实验方法

取大鼠，腹腔注射麻醉，开胸，分离提取心脏，做主动脉逆向灌流心脏。用豚鼠和大鼠体外灌流心脏电活动设备测定：

1．电生理指标的测定　用吸附电极分别吸附在体外心脏的左心室、右心室和左心房，作为记录电极。刺激电极挂于右心房上部，用刺激器发出周期为 250 ms，脉宽为 2 ms，刺激强度为 1.5 倍阈值的脉冲电刺激。用生物机能实验系统，连续记录在固定频率电刺激下 15 分钟内左心室、右心室及左心房的电生理指标。观察的电生理指标：动作电位复极 20% 的时间（APD20，ms），动作电位复极 50% 的时间（APD50，ms），动作电位复极 90% 的时间（APD90，ms），动作电位最大幅度（APA，mV），零相上升的最大速度（Vmax，V/s），有效不应期（ERP，ms）。

2．单相动作电位的测量方法　连续测量 8 个频率稳定波形的单相动作电位数值，取其平均值为记录结果。记录单相动作电位的目的主要在于获取心肌复极过程的信息。

3．有效不应期的测量方法　测量心房或心室的有效不应期，则分别将双极刺激电极安放在心房上部或心室壁，并采用刺激器发出相应的刺激程序。电极间距 1 mm，刺激程序包括多组串脉冲，每串脉冲由 8 个等间隔基础刺激脉冲（S_1）和一个前刺激（S_2）组成，S_1S_1 间隔称为基础周期，S_1S_2 称为耦联间期，程序刺激法测量。8 个基础刺激，再加一个期前刺激（周期初始设定为 200 ms），耦联间期以 5 ms 步长递减，刺激强度为 1.5 倍阈值，脉宽为 2 ms，有效不应期为不引起左心室或右心室除极的最长 S_1S_2 间期。连续测量 3 次，取其平均值为左心室或右心室有效不应期的记录结果。

（二）全细胞膜片钳技术

1976 年，德国马普生物物理研究所 Neher 和 Sakmann 创建了膜片钳技术（patch clamp recording technique），是一种以记录通过离子通道的离子电流来反映细胞膜单一的或多个的离子通道分子活动的技术。膜片钳技术被称为研究离子通道的“金标准”，是研究离子通道的最重要的技术。

膜片钳技术是从一小片（约几平方微米）膜获取电子学方面信息的技术，即保持跨膜电压恒定——钳制电压，从而测定通过膜离子电流大小的技术。进行膜片钳测定时将经过抛光的、尖端直径为 1 ~ 2 μm 的玻璃微电极压在细胞膜表面，形成高阻封接，电阻可达千兆欧姆以上。由于电性能完全绝缘，微吸管阻抗相对较低，背景噪声降低，在微电极内灌入细胞内液，同时施加电压，对膜片进行电压钳位，此时，通过膜片离子通道的电流（pA 级）便流入微电极，再由氯化银电极（或铂金电极）将该电流引入涌量电路，再经过放大处理，便得到离子通道的离子流，从而了解通过膜离子通道的离子运输、信号传递等信息。

膜片钳技术记录细胞膜的电活动有 4 种基本方式：细胞贴附式（cell-attached patch mode）、外膜向外式（outside-out patch mode）、内膜向外式（inside-out patch mode）和全细胞记录（whole-cell recording）。前 3 种方式总称为单通道记录（single-channel recording），它们反映的是细胞膜上一个或几个离子通道的电活动变化，而全细胞记录反映的是整个细胞膜上所有离子通道电活动变化的总和。

全细胞记录的优点在于可以通过施加外源性神经递质模拟突触传递过程，保持了细胞及其反应的完整性。还可以通过随意改变细胞外液成分观察不同外源性物质及其不同浓度对同一细胞的作用，便于自身对照而确保实验结果的准确可靠。还可以通过观察全细胞电流的变化分析某种物质作用的受体动力学过程以及其对受体失敏的影响，确定其在受体上的作用位点。

1．全细胞记录的准备

（1）玻璃微电极制备：取外径 12 mm，壁厚 2 mm 的软质中性玻璃长管，清洗干净晾干后用拉制仪拉制成外径 1.4 mm 的无芯玻璃电极毛坯，临用前用微电极拉制仪 2 步拉制成尖端开口 1 ～ 3 μm 的微电极，必要时涂硅酮树脂或经抛光仪抛光处理，充满电极内液时玻璃微电极的电极电阻为 2 ～ 5 MΩ。

（2）电生理记录液的配制：全细胞记录所用的记录液主要是电极内液和细胞外液。记录不同的离子通道电活动变化是电极内液和细胞外液的组分不同。

（3）药物与给药方法：根据实验需要用药方法为压力喷射给药和灌流给药，其中可以采用单管或多管给药。灌流给药设备相对简单，可以利用重力的作用直接给药，也可以使用不同型号的灌流仪和灌流装置。

2．膜片钳记录的过程　取一滴保存的心室肌细胞悬液，置于倒置显微镜载物平台上的灌流槽中，待细胞贴壁后，以细胞记录外液灌流细胞。操作微操纵器将电极缓慢浸入记录外液，入液面前施以少许正压，以防止液体中的杂物堵塞电极尖端。入液体后，测量电极阻抗，调零。接着调节电极位置，使电极电端逐渐接近细胞，接触到细胞后，略施负压并保持，形成巨欧封接，进行快电容补偿，随后继续施以负压，吸破细胞膜，形成全细胞记录模式，此时可见膜电容电流出现，补偿慢电容，即可进行电流记录。

六、清醒动物无线遥测技术

无线遥测技术（wireless telemetry technology）为在体监测多项生理参数的一种新方法，不仅减少了动物的痛苦，还减少了实验干扰。它可以在动物清醒的状态下，实时检测毒理学评价常用的大动物（包括犬、猴等）和小动物（小鼠、大鼠等）的各种生理指标，如心电图、血压、心率、体温、呼吸等。对比麻醉动物实验：该系统能避免麻醉对动物产生的影响。能显著降低应激状态对实验动物的影响。能避免感染并降低实验所需的动物数量。它所采集的数据能更好地模拟药物在人体应用的情况，避免许多药物假阳性、假阴性情况的发生。

无线遥测技术的原理在于血压、生物电等生理信号被植入体采集并转换成相应的电信号后用无线电发射出来，由接收器接收到并传递给数据转换器，完成数据转换后送入中央处理器进行数据处理，它最多可同时连接400个接收器，完成大规模的实验。系统包括植入体（传感器、放大器、发射器）、接收器、数据交换单元、数据采集单元、数据分析软件。植入体（implants）是植入在动物体内的微型设备，担负了传感器、放大器的数字转换、无线发射的功能。

清醒动物遥测技术已经取得了重要的进展，目前可测量的生理信号包括：

（1）直接在体内血管、腔体或腺体内测得的血压值最为稳定、准确，排除了麻醉的干扰、动物的惊扰等引起的偏差，并能长期观测，是目前最好的测量方法。

（2）不同部位肌电，只需改变电极埋藏部位就可测得。

（3）神经电稳定，抗干扰能力强。

（4）呼吸由压力信号解读出来，有专门软件加以分析。

（5）体温直接由温度传感器在体内测量出来。

（6）接收器内的十字天线可以随时监测动物的生理活动。

七、计算机模拟替代法

目前该方法主要应用在药物筛选中，药物从研发到上市的过程非常漫长，其中很多药物因为其吸收、分布、代谢、排泄及毒性而被终止开发，给制药企业造成巨大经济损失。目前很多公司运用高通量筛选的方法和虚拟ADMET（Absorption，Distribution，Metabolism，Excretion，Toxcity）预测的方法以降低药物研发后期的风险。

第五节 临床医学方法

实验室检查主要包括常规血、尿、多种生化检查，包括动脉粥样硬化时血液中各种脂质检查。急性心肌梗死时血肌钙蛋白、肌红蛋白和心肌酶的测定。心力衰竭时脑钠肽的测定等。此外微生物和免疫学检查有助于诊断，如感染性心脏病时体液的微生物培养、血液细菌、病毒核酸及抗体等检查；风湿性心脏病时有关链球菌抗体和炎症反应（如抗链“O”、红细胞沉降率、C反应蛋白）的血液检查。

一、非侵入性检查

（一）血压测定

包括诊所血压、家庭自测血压和动态血压监测。24小时动态血压监测有助于早期高血压病的诊断，可协助鉴别原发性、继发性和难治性高血压，指导合理用药，更好地预防心脑血管并发症的发生，预测高血压的并发症和死亡的发生。

（二）心电图检查

包括常规心电图、24小时动态心电图、心电图运动负荷试验、遥测心电图、心室晚电位和心率变异性分析等。

1．常规心电图　分析内容主要包括心率、节律、各传导时间、波形振幅、波形形态等，了解是否存在各种心律失常、心肌缺血/梗死、房室肥大或电解质紊乱等。

2．运动负荷试验　是目前诊断冠心病最常用的一种辅助手段。通过运动增加心脏负荷而诱发心肌缺血，从而出现缺血性心电图改变的试验方法，常用活动平板运动试验。其优点是运动中即可观察心电图和血压的变化，运动量可按预计目标逐步增加。

3．24小时动态心电图　又称Holter监测，可连续记录24～72小时心电信号，这样可以提高对非持续性心律失常，尤其是对一过性心律失常及短暂的心肌缺血发作的检出率，对于诊断各种心律失常、晕厥原因、了解起搏器工作情况和采取措施预防猝死有重要意义。

（三）心阻抗血流图

心阻抗血流图（impedance cardiogram，ICG）又称心阻抗图。是用电生物阻抗技术测定心输出量，评判心脏功能的无创性方法。与心电图、心音图、颈动脉搏动图同步记录，还可测定心脏收缩和舒张时间间期，血管顺应性及总外周阻力等。与创伤性方法比较，ICG具有无创伤、安全、简便、可连续动态观察等优点，对某些心血管疾病的诊断、疗效观察、预后判断等有一定意义。

（四）超声心动图

1．M型超声心动图　可把心脏各层的解剖结构回声以运动曲线的形式予以显示，有助于深入分析心脏的活动。目前主要用于重点检测主动脉根部、二尖瓣和左心室的功能活动。

2．二维超声心动图（又称心脏超声断层显像法）　是各种心脏超声检查技术中最重要和最基本的方法，也是临床上应用最广泛的检查。它具有良好的空间方位性，直观且能显示心脏的结构和运动状态。常用的切面包括胸骨旁左室长轴切面、胸骨旁主动脉短轴切面、心尖四切面等。

3．多普勒超声心动图　包括彩色多普勒血流显像（color doppler flow imaging，CDFI）和频谱多普勒，后者又分为脉冲多普勒（pulse doppler，PW）和连续波多普勒（continuous wave doppler，CW），可分析血流发生的时间、方向、流速以及血流性质。在二维超声基础上应用多普勒技术可很好地观察心脏各瓣膜的功能。

4．经食管超声　由于食管位置接近心脏，因此提高了许多心脏结构，尤其是后方心内结构，如房间隔、左侧心瓣膜及左侧心腔病变的可视性。此外，探头与心脏距离的缩短，允许更高频率的超声探头，进一步提高了图像的分辨率。

5．心脏声学造影　声学造影是将含有微小气泡的溶液经血管注入体内，把对比剂微气泡作为载体，对特定的靶器官进行造影，使靶器官显影，从而为临床诊断提供重要依据。右心系统声学造影在发绀型先天性心脏病诊断上仍具有重要价值。而左心系统与冠状动脉声学造影则有助于确定心肌灌注面积，了解冠状动脉血液状态及储备能力，判定存活心肌，了解侧支循环情况，评价血运重建的效果。

6．实时三维心脏超声　可以更好地对心脏大小、形状及功能进行定量，尤其是为手术计划中异常病变进行定位，为手术预后提供重要信息，还可指导某些心导管操作，包括右心室心肌活检等。

（五）X 线胸片

能显示出心脏大血管的大小、形态、位置和轮廓，能观察心脏与毗邻器官的关系和肺内血管的变化，可用于心脏及其径线的测量。左前斜位片显示主动脉的全貌和左、右心室及右心房增大的情况。右前斜位片有助于观察左心房增大、肺动脉段突出和右心室漏斗部增大的变化。左侧位片能观察心、胸的前后径和胸廓畸形等情况，对主动脉瘤与纵隔肿物的鉴别及定位尤为重要。

（六）心脏 CT

以往心脏 CT 主要用于观察心脏结构、心肌、心包和大血管改变，而近几年，冠状动脉 CT 造影（CTA）发展迅速，逐渐成为评估冠状动脉粥样硬化的有效的无创成像方法，是筛查和诊断冠心病的重要手段。

（七）磁共振技术

心脏磁共振技术（magnetic resonance imaging，MRI）除了可以观察心脏结构、功能、心肌和心包病变外，随技术进步，近年来 MRI 可用于识别急性心肌梗死后冠状动脉再灌注后的微血管阻塞；采用延迟增强技术可定量测定心肌瘢痕大小，识别存活的心肌。

（八）心脏核医学

正常或有功能的心肌细胞可选择性摄取某些显像药物，摄取量与该部位冠状动脉灌注血流量成正比，也与局部心肌细胞的功能或活性密切相关。利用正常或有功能的心肌显影而坏死和缺血的心肌不显影（缺损）或影像变淡（稀疏），可以定量分析心肌灌注、心肌存活和心脏功能。显像技术包括心血池显像、心肌灌注显像、心肌代谢显像等。临床上常用的显像剂包括 ^{201}TI、^{99m}Tc-MIBI 及 ^{18}FDG 等。常用的成像技术包括单光发射计算机断层显像（single photon emission computed tomography，SPECT）和正电子发射计算机断层显像（positron emission tomography，PET）。与 SPECT 相比，PET 特异性、敏感性更高。

二、侵入性检查

（一）右心导管检查

右心导管检查是一种有创介入技术。将心导管经周围静脉送入上、下腔静脉、右心房、右心室、肺动脉及其分支，在腔静脉及右侧心腔进行血流动力学、血氧和心排血量测定，经导管内注射对比剂进行腔静脉、右心房、右心室或肺动脉造影，可以了解血流动力学改变，用于诊断简单（房间隔缺损、室间隔缺损、动脉导管未闭）和复杂（法洛四联症、右心室双出口）的先天性心脏病、判断手术适应证和评估心功能状态。

临床上可应用漂浮导管在床旁经静脉（多为股静脉或颈内静脉）利用压力变化将气囊导管送至肺动脉的远端，可持续床旁血流动力学测定，主要用于急性心肌梗死、心力衰竭、休克等有明显血流动力学改变的危重患者的监测。

（二）左心导管检查

1. 左心导管检查　经周围动脉插入导管，逆行至主动脉、左心室等处进行压力测定和心血管造影，可了解左心室功能、室壁运动及心腔大小、主动脉瓣和二尖瓣功能，并可发现主动脉、颈动脉、锁骨下动脉、肾动脉及髂总动脉的血管病变。

2. 选择性冠状动脉造影　是目前诊断冠心病的“金标准”。将造影导管插到冠状动脉开口内，注入少量对比剂用以显示冠状动脉情况，动态观察冠状动脉血流及解剖情况，了解冠状动脉、病变的性质、部位、范围、程度等，观察冠状动脉有无畸形、钙化及有无侧支循环形成。

（三）心脏电生理检查

心脏电生理检查是以整体心脏或心脏的一部分为对象，记录心内心电图、标测心电图和应用各种特定的电脉冲刺激，借以诊断和研究心律失常的一种方法。对于窦房结、房室结功能评价，预激综合征旁路定位，室上性心动过速和室性心动过速的机制研究，以及选抗心律失常药物和拟定最佳治疗方案，均有实际重要意义。对埋藏式心脏起搏器、植入型自动心律转复除颤器（ICD）和抗心动过速起搏器适应证的选择和临床功能参数的选定也是必不可少的。对导管射频消融治疗心动过速更是必需的。

（四）腔内成像技术

1．心腔内超声　将带超声探头的导管经周围静脉插入右心系统，显示的心脏结构图像清晰，对瓣膜介入及房间隔穿刺等有较大帮助。

2．血管内超声　将小型超声换能器安装于心导管顶端，送入血管腔内，可显示血管的横截面图像，并进行三维重建，可评价冠状动脉病变的性质，定量测定其最小管径、面积、斑块大小及血管狭窄百分比等，对估计冠状动脉病变严重程度、指导介入治疗等有重要价值。

3．光学相干断层扫描（optical coherence tomography，OCT）　将利用红外光的成像导丝送入血管内，可显示血管的横截面图像，并进行三维重建，其成像分辨率较血管内超声提高约 10 倍。

（五）心内膜和心肌活检

利用活检钳夹取心脏内壁组织，以了解心脏组织结构及其病理变化。一般多采用经静脉右心室途径，偶用经动脉左心室途径。对于心肌炎、心肌病、心脏淀粉样变性、心肌纤维化等疾病具有确诊意义。对心脏移植后排异反应的判断及疗效评价具有重要价值。

（六）心包穿刺

借助穿刺针直接刺入心包腔的诊疗技术。其目的是：引流心包腔内积液，降低心包腔内压，是急性心脏压塞的急救措施；通过穿刺抽取心包积液，做生化测定，涂片找细菌和病理细胞，做结核分枝杆菌或其他细菌培养，以鉴别诊断各种性质的心包疾病；通过心包穿刺，注射抗生素等药物进行治疗。

（党瑜慧　赵晓非　李芝兰）

参考文献

1．施新猷．现代医学实验动物学．北京：人民军医出版社，2000．
2．李龙，陈家堃．现代毒理学实验技术原理与方法．北京：化学工业出版社，

2005.
3．庄志雄．靶器官毒理学．北京：化学工业出版社，2006.
4．秦川．实验动物学．北京：人民卫生出版社，2010.
5．彭双清，郝卫东，伍一军．毒理学替代法．北京：军事医学科学出版社，2008.
6．第四军医大学基础医学教学实验中心．实验基础医学（电子教材）．http：//jxsyzx.fmmu.edu.cn/jcja/dzja/dzjcnry.jsp?urltype=news.NewsContentUrl&wbtreeid=1964&wbnewsid=9601.
7．葛均波，徐永健．内科学．8版．北京：人民卫生出版社，2013.
8．王靓，黄金玲，施慧，等．对慢性心力衰竭实验动物模型制作方法的研究进展．当代医药论丛，2014，12（10）：291-292.
9．石峰，李文杰．心力衰竭动物实验研究进展．中华中医药学刊,2014,32（7）：1600-1602.
10．李向东，鲁开化，郭树忠，等．血管内皮细胞培养与观察．中国美容医学，2001，10（3）：189-191.
11．周晓莉，雷寒，柳青．血管平滑肌细胞的培养及鉴定．重庆医学，2005，34（6）：877-678.
12．陈进．抑郁对大鼠心室肌电生理学特性的影响及其机理研究．成都：四川大学，2007.
13．石凤芹．参松养心胶囊、扶正化瘀胶囊改善大鼠心肌肥厚及对其电生理影响的研究．北京：北京中医药大学，2010.
14．柴松波．参松养心胶囊、扶正化瘀胶囊改善大鼠心肌梗死后左室重构及其对电生理影响的研究．北京：北京中医药大学，2010
15．钮伟真．介绍一套小动物离体灌流心脏心电信号研究装置．中国心脏起搏与心电生理杂志，2000，14（2）：124-126.
16．郭海涛．血管钠肽对心肌细胞的电生理学作用及信号机制．西安：第四军医大学，2004.

第八章

金属与类金属

第一节　镉及其化合物

镉（cadmiun，Cd），蓝白色金属块或灰色粉末，质地柔软易于加工，不溶于水，易溶于稀硝酸和氨水。镉主要和锌、铅及铜矿共生，在冶炼这些金属时产生镉的副产品，当上述金属冶炼或镉回收精炼时可接触到镉。在工业上镉主要用于电镀，制造工业颜料、塑料稳定剂、镍镉电池、半导体元件、合金及焊条等，镉的化合物广泛用于荧光粉、杀虫剂、杀菌剂及油漆等的生产过程中。此外，吸烟也是镉接触的主要途径。非职业接触包括吸入镉污染的空气及食用镉污染土壤上种植的农作物。

镉及其化合物主要经呼吸道吸入，少量可经消化道吸收进入机体内。吸收进入血液的镉大部分与红细胞结合，主要和血红蛋白及金属硫蛋白结合，血浆中的镉和血浆蛋白结合。镉主要蓄积于肾（占体内镉总量的 30% ～ 50%）和肝（占 10% ～ 30%），在肺、胰、甲状腺、睾丸、唾液腺、毛发中也有镉蓄积。镉主要经肾由尿排出，亦可经肝由胆汁随粪便排出。镉排出缓慢，在体内的生物半减期可长达 10 ～ 20 年。镉可诱导肝合成金属硫蛋白，镉摄入量增加时，金属硫蛋白的合成也增加，并经血液转移至肾，被肾小管吸收蓄积于肾。长期慢性镉接触可引起肾近曲小管再吸收障碍，使镉排除增加，是镉产生肾毒性的一种表现。

Medina 等（2012 年）研究结果显示，雄性蛙和雌性蛙皮下注射镉的 LD_{50} 分别为 50.0、49.8 mg/kg。镉急性中毒可出现咽痛、咳嗽、胸闷、气短、头晕、恶心、全身酸痛、无力、发热等症状，严重者可出现中毒性肺水肿或化学性肺炎，个别患者出现肝、肾损害，甚至因呼吸衰竭而死亡。镉慢性毒性最常见的是肾损伤，主要表现有蛋白尿、氨基酸尿、糖尿、高磷酸盐尿。慢性镉中毒还可引起呼吸系统损伤和肺气肿，严重的慢性镉中毒患者晚期可出现骨骼损害，表现为骨质疏松、骨质软化。此外，李卿等（1988年）研究发现，氯化镉染毒后可引起大鼠红细胞/有核细胞及红细胞/粒细胞比例升高，引起贫血。

美国环境保护局（United States Environment Protection Agency，USEPA）把镉列为126种主要污染物之一，美国毒物管理委员会将其列为第6位危及人体健康的有毒物质。国际癌症研究所（IRAC，1987年）流行病学调查显示，镉可致人鼻咽癌、前列腺癌和睾丸癌，将镉及其化合物归入2A类，人类可疑致癌物；1993年修订归入1类，人类致癌物，可致肺癌。

一、毒性表现

（一）动物实验资料

1. 对心率、血压、心电图的影响

Almenara等（2013年）以100 mg/L氯化镉对体重190 ~ 210 g雄性Wistar大鼠饮水染毒4周，以自来水为对照组，染毒过程中每周测量大鼠收缩压（systolic blood pressure，SBP）和体重，染毒结束后，检测血镉水平。结果发现，染毒结束后染毒组大鼠体重294 ± 7 g与对照组334 ± 9 g比较降低，差异具有统计学意义（$P < 0.05$）；血镉水平40.3 ± 2.0 μg/L与对照组0.9 μg/L比较升高，差异具有统计学意义（$P < 0.05$）。染毒第7、14、21、28天，染毒组大鼠SBP与对照组比较升高，差异均有统计学意义（$P < 0.05$）。

Wang R等（1999年）以1、10、100 μmol/L氯化镉处理2 ~ 7 kg的雄性白斑角鲨的离体心脏10分钟，处理过程中监测白斑角鲨心脏室内压（ventricular developed pressure，VDP）、心电图、心率的变化情况。结果发现，以100 μmol/L剂量氯化镉处理后白斑角鲨离体心脏的VDP水平逐渐降低，并且在处理5分钟之后，VDP水平处于相对稳定的平台期。处理5分钟后，10、100 μmol/L剂量处理组白斑角鲨心脏的VDP水平与处理前比较下降了24.1 ± 3.8%，差异均有统计学意义（$P < 0.05$）；处理10分钟后，去除氯化镉处理因素，白斑角鲨离体心

脏 VDP 水平又逐渐恢复到处理前水平。各剂量处理组在处理 5、10 分钟后白斑角鲨离体心脏的心率与处理前比较降低，但差异均无统计学意义（$P > 0.05$）。10、100 μmol/L 剂量处理组处理后可见白斑角鲨离体心脏心电图的振幅缩小，QRS 波群改变。

王强等（1999 年）以 1.0、1.5 mg 氯化镉对体重 150 ~ 250 g 的 Wistar 大鼠（雌雄不分）静脉注射染毒，以生理盐水为对照组，染毒结束后，检测大鼠心率、血压、心肌收缩力，测定血标本及心脏组织标本中的镉含量。结果发现，1.0 mg 剂量染毒组大鼠血压、心率、心肌收缩力与对照组比较降低，差异均有统计学意义（$P < 0.05$）。1.5 mg 剂量染毒组大鼠染毒结束后心脏停搏。1.0、1.5 mg 剂量染毒组大鼠血液及心脏标本中镉含量与对照组比较升高，但差异均无统计学意义（$P > 0.05$）。

2．对心脏形态及病理组织的影响

Nazimabashir 等（2015 年）以 5 mg/kg 氯化镉对体重 180±10 g 的 6 周龄雄性 Wistar 大鼠饮水染毒 4 周，以生理盐水作为对照组，染毒结束后，分析大鼠心脏组织的病理改变。结果显示，与对照组大鼠心脏组织相比，染毒组大鼠心脏组织出现明显的肌原纤维变性、心肌坏死、心脏炎症、肌原纤维间隙变宽。

肖玲等（2007 年）以 0.5、1.0、1.5 mg/kg 氯化镉对孕 SD 大鼠在孕第 7、10、13 天饮水染毒，以生理盐水为对照组，于孕第 21 天颈椎脱臼处死大鼠，解剖分离取出胚胎，观察胚胎大体解剖的心脏畸形情况，检测胎鼠心脏组织乳酸脱氢酶（lactate dehydrogenase，LDH）活性及总蛋白质含量，采用酶组织化学及结合图像分析技术检测胎鼠心脏组织 LDH 活性的变化（结果以灰度值表示，灰度值越低表示酶活性越高）。结果发现，各剂量染毒组与对照组大鼠的活胎鼠和死胎鼠心脏在肉眼下均未见明显的外观畸形，心脏内部分隔亦未见异常。低剂量染毒组胎鼠心脏 LDH 活性与对照组比较升高，但差异无统计学意义（$P > 0.05$）；中、高剂量染毒组胎鼠心脏 LDH 活性与对照组比较升高，差异均有统计学意义（$P < 0.01$）。低剂量染毒组胎鼠心脏总蛋白质含量与对照组比较降低，但差异无统计学意义（$P > 0.05$）；中、高剂量染毒组胎鼠心脏总蛋白质含量与对照组比较降低，差异均有统计学意义（$P < 0.01$）。酶组织化学分析结果显示，LDH 在胎鼠心肌细胞中主要在胞质表达，阴性对照组胎鼠心肌细胞胞质未着色。各剂量染毒组与对照组胎鼠心肌细胞均排列有序，形态学结构正常。对照组胎鼠心肌细胞胞质染成轻度蓝色；低剂量染毒组胎鼠心肌细胞胞质染色的灰度值与对照组比较降低，但差异无统计学意义（$P > 0.05$）；中剂量染毒组胎鼠心肌细胞胞质染成明显蓝色，高剂量染毒组胎鼠心肌细胞胞质染成深蓝色，且中、高剂量染毒组胎鼠心肌细胞胞质染色灰度值与对照组比较降低，差异均有统计学意义（$P < 0.05$）。

雷雯雯等（2012 年）将体重 16.33 ± 3.32 g 的长江华溪蟹（sinopotamon yangtsekiense）在氯化镉浓度为 7.25、14.5、29.0、58.0、116.0 mg/L 的水环境中分别饲养 1、3、5、7 天，染毒结束后，活体解剖长江华溪蟹，取出心脏固定后 HE 染色，观察心脏组织的形态学结构变化。结果发现，对照组长江华溪蟹心肌细胞排列紧密，细胞核形状规则，染色质分布均匀，高倍镜下可见明暗相间的横纹。经氯化镉染毒后，低浓度组及染毒时间较短时镉对心肌影响不大，随着浓度和染毒时间的增加，心肌细胞出现不同程度水肿、间质增宽，胞质空泡化，胞核周围点状的肌原纤维消失；可见均质、红染、无结构、半透明的蛋白质样物质，即玻璃样变性现象，嗜酸性变的心肌纤维呈灶性分布，横纹模糊不清；炎性细胞浸润明显，灶性坏死分布广泛等病理现象；偶见染色质浓染、边集，以及核固缩、碎裂的凋亡细胞。

3．对血管的影响

Boscolo 等（1986 年）以 20 μg/ml 氯化镉对 3 月龄新西兰雄性家兔饮水染毒 9 个月，染毒结束后，取主动脉组织在光镜下观察组织病理结构的变化。结果发现，染镉组兔子的血管在光镜下未见病理改变。

加春生等（2010 年）以 140、210 mg/kg 氯化镉对体重 250 ~ 300 g 的 50 日龄雌性海蓝鸡饲喂染毒，于染毒第 60 天处死，取主动脉及前腔静脉固定，HE 染色后光镜观察血管结构变化。结果发现，光镜下可见对照组鸡血管主动脉内膜表面光滑，内膜下未见脂质或泡沫细胞浸润，无隆起，内膜层仅见一层扁平的内皮细胞，细胞连续，间隙较小，无水肿；中层平滑肌细胞数量不多，呈梭形，排列规整，与弹力板近似且平行相间排列。低剂量染毒组鸡血管主动脉内膜增厚不明显，内皮细胞轻度水肿，偶见脱落，内皮下间隙略有增宽，管壁内中层平滑肌细胞数量增多，出现形态改变，有少量细胞穿过内弹力膜迁移至内膜，偶见泡沫细胞。高剂量染毒组鸡血管主动脉内膜明显增厚，管壁呈弥漫性隆起，可见内皮细胞明显水肿，部分脱落，内皮下间隙增宽，管腔内不规则，有动脉粥样斑块形成，内含大量泡沫细胞，中层平滑肌细胞数量明显增多，有大量细胞穿过内弹力膜迁移至内膜。对照组鸡血管前腔静脉内皮细胞排列整齐、连续，平滑肌层结构完整。低剂量染毒组鸡血管前腔静脉内膜增厚不明显，内皮细胞偶见脱落，中层平滑肌细胞排列不规整，细胞核形态出现改变，排列紊乱，有向内膜迁移的趋势。高剂量染毒组鸡血管前腔静脉管壁呈弥漫性隆起，平滑肌细胞核呈梭形，排列混乱，朝向改变，管壁增厚，有明显斑块。

Almenara 等（2013 年）以 100 mg/L 氯化镉对体重 190 ~ 210 g 的雄性 Wistar 大鼠饮水染毒 4 周，以自来水为对照组，分离大鼠胸主动脉后静脉注射不同物质（包括氯化钾、去氧肾上腺素、乙酰胆碱、硝普钠、一氧化氮合酶抑制剂、超氧化物歧化酶、过氧化氢酶、罗布麻宁）检测血管反应性。结果发现，染毒组大鼠主动脉在氯化钾作用下血管反应性未改变，染毒组大鼠主动脉在去氧肾上腺素的作用下收缩反应增强，但并未改变 α1 受体激动剂（去氧肾上腺素）的敏感性，与对照组比较，差异有统计学意义（$P < 0.05$）；在乙酰胆碱作用下舒张反应减弱，与对照组比较，差异有统计学意义（$P < 0.05$）；在硝普钠作用下舒张反应减弱，与对照组比较，差异无统计学意义（$P > 0.05$）。对照组和染毒组大鼠主动脉去除内皮细胞后由去氧肾上腺素引起的血管收缩量效曲线左移，与去除内皮细胞前比较，差异均有统计学意义（$P < 0.05$）。对照组和染毒组大鼠主动脉用 100μmol/L 一氧化氮合酶抑制剂 L-NAME 处理后，由去氧肾上腺素引起的血管收缩量效曲线左移，与 L-NAME 处理前比较，差异均有统计学意义（$P < 0.05$）。对照组和染毒组大鼠主动脉用超氧化物歧化酶（superoxide dismutase，SOD）和过氧化氢酶（catalase，CAT）处理后，

由去氧肾上腺素引起的血管收缩反应减弱，对照组与处理前比较，差异均无统计学意义（$P > 0.05$），染毒组与处理前比较，差异均有统计学意义（$P < 0.05$）。对照组和染毒组大鼠主动脉用罗布麻宁处理后，由去氧肾上腺素引起的血管收缩反应减弱，与处理前比较，差异均有统计学意义（$P < 0.05$）。

4．对心肌酶的影响

Nazimabashir 等（2015 年）以 5 mg/kg 氯化镉对体重 180±10 g 的 6 周龄雄性 Wistar 大鼠饮水染毒 4 周，以生理盐水作为对照组，染毒结束后，处死大鼠，检测血清心肌标志物，包括肌酸激酶 -MB（creatine kinase-MB，CK-MB），乳酸脱氢酶（LDH），天冬氨酸氨基转移酶（aspartate transaminase，AST），丙氨酸氨基转移酶（alanine transaminase，ALT），碱性磷酸酶（alkaline phosphatase，ALP），肌钙蛋白 T（cTnT）及肌钙蛋白 I（cTnI）的水平。结果发现，染毒组大鼠血清镉含量（16.69±1.03）/100 万与对照组（0.1±0.02）/100 万比较升高，差异具有统计学意义（$P < 0.05$）；血清心肌标志物 cTnT、cTnI、CK-MB、LDH、AST、ALT、ALP 水平分别为（0.90±0.05）ng/ml、（0.53±0.04）ng/ml、（135.55±10.84）IU/L、（213.87±3.13）IU/L、（132.42±4.28）IU/L、（79.01±3.11）IU/L、（186.01±8.01）IU/L，与对照组（0.40±0.01）ng/ml、（0.30±0.09）ng/ml、（80.13±2.16）IU/L、（172.1±21.13）IU/L、（40.75±3.18）IU/L、（39.06±2.01）IU/L、（119.8±6.4）IU/L 比较升高，差异均有统计学意义（$P < 0.05$）。

5．对心脏功能的影响

Boscolo 等（1986 年）以 20 μg/ml 氯化镉对 3 月龄新西兰雄性兔饮水染毒 9 个月，染毒结束后麻醉兔，监测兔的心血管功能，包括主动脉压（mean aortic blood pressure，MBP）、左心室压力的最大增加速度（maximum rate of increase in left ventricular pressure，dLVP/dt）、心率（heart rate，HR）、主动脉血流量（aortic blood flow，ABF）、每搏输出量（stroke volume，SV）、心输出量（cardiac output，CO）、主动脉血管阻力（aortic vascular resistance，AVR）、心肌耗氧指数（myocardial oxygen consumption，MOC）、左心室每分钟做功量（left ventricular minute work，LVMW）及搏功（stroke work，SW），然后闭塞兔双侧颈动脉或切断双侧迷走神经或静脉注射不同药物观察兔心血管功能的变化，处死兔后，取心脏和主动脉检测组织中的 Cd 含量，光镜下观察组织病理结构的变化。结果发现，染毒组兔 AVR（80±7）dyn · s · 10^{-3}/cm^5 与对照组（59±5）dyn · s · 10^{-3}/cm^5 比较升高，差异具有统计学意义（$P < 0.05$）；染毒组兔的 dLVP/dt、ABF、SV、CO、LVMW、SW 分别为（2098±349）mmHg/sec、（87±6）ml/min、（724±28）μl/beat、（122±6）ml/min、（6±1）kp × m/min × 10^2、（4±0.5）p × m/beat × 10^4，与对照组（2891±106）mmHg/sec、（120±8）ml/min、（985±76）μl/beat、（157±11）ml/min、（9±1）kp × m/min × 10^2、（6±1）p × m/beat × 10^4 比较降低，差异均有统计学意义（$P < 0.05$）；染毒组兔 HR、MOC 分别为（168±4）beats/min、（18±1）mmHg/beat/min × 10^{-3}，与对照组（163±6）beats/min、（17±1）mmHg/beat/min × 10^{-3} 比较升高，但差异均无统计学意义（$P > 0.05$）。染毒组兔切断双侧迷走神经后 MBP（加压反应）与对照组比较减弱，差异具有统计学意义（$P < 0.05$）。染毒组兔子闭塞双侧颈动脉后 MBP 与对照组比较减弱，但差异无统计学意义（$P > 0.05$）；HB、dLVP/dt 与对照组比较增加，但差异均无统计学意义（$P > 0.05$）。染毒组兔注射异丙肾上腺素后 MBP 与对照组比较增强，差异有统计学意义（$P < 0.05$）；HR 和 dLVP/dt 与对照组比较降低，但差异均无统计学意义（$P > 0.05$）。染毒组兔注射 5- 羟色胺后 MBP、dLVP/dt 与对照组比较降低，差异均有统计学意义（$P < 0.05$）。染毒组兔注射血管紧张素 - Ⅰ、血管紧张素 - Ⅱ后 MBP 与对照组比较升高，差异均有统计学意义（$P < 0.05$）。染毒组兔注射组胺、乙酰胆碱后 MBP、dLVP/dt 与对照组比较降低，但差异均无统计学意义（$P > 0.05$）。染毒组兔的心脏及血管在光镜下未见病理改变，且染毒组兔心脏组织中镉含量与对照组比较明显增加，差异具有统计学意义（$P < 0.05$）。

6．引起动脉粥样硬化

Nai GA 等（2015 年）以不同 pH 的 40 mg/L 氯化镉对体重 200 ~ 250 g 的成年雄性 Wistar 大鼠饮水染毒 6 个月，染毒结束后，处死大鼠，取心脏和主动脉进行固定、染色，光学显微镜下观察组织学改变。结果发现，染毒组大鼠心脏组织没有间质性炎症浸润、组织充血、肌纤维变化（萎缩症、坏死、肥厚、硬化）及血管变化（动脉硬化和动脉粥样硬化），但在动物的主动脉中出现了脂肪条纹。

詹杰等（2012 年）以 0.05 mg/（kg · d）氯化镉对体重 250 ± 50 g 的雄性 Wistar 大鼠灌胃染毒 2 周，之后以 10 ml/（kg · d）的去离子水灌胃，共 60 天，染毒结束后，处死大鼠，取主动脉弓下 1 cm 处的主动脉标本 1 cm^3 固定，HE 染色后观察主动脉的病理变化。结果发现，HE 染色后，对照组大鼠主动脉内膜完整、平坦，中层平滑肌细胞排列整齐有序，无脂质沉淀及炎细胞浸润；染毒组大鼠主动脉内皮细胞肿胀，内膜增厚，局部破裂、脱落，内膜内可观察到脂肪空泡，中层平滑肌细胞形态紊乱、增殖，形成明显动脉粥样硬化病理表现。

（二）流行病学资料

1．对血压、心率、心电图的影响

Faramawi 等（2012 年）收集了 1988—1994 年来自美国疾病控制中心（CDC）和国家健康中心的 4551 名研究对象的统计数据（NCHS）分析尿镉水平与 T 波轴偏移之间的关系，研究排除了 327 名心脏病患者，150 名无心电图记录者，51 名吸烟者，35 名无尿肌酐记录者，897 名代谢综合征患者，134 名种族不明确者，32 名无血钾记录者，共计纳入 2943 名。T 波轴的界定：15° ≤正常 T 波轴≤ 75°，75° ＜边缘 T 波轴≤ 105° 或 –15° ≤边缘 T 波轴＜ 15°，–180° ≤异常 T 波轴＜ –15° 或 105° ＜异常 T 波轴≤ 180°。分析 2943 例心电图数据，其中正常 T 波轴 2314 例，边缘 T 波轴 503 例，异常 T 波轴 126 例。边缘 T 波轴与异常 T 波轴个体的尿镉水平与正常 T 波轴个体比较升高，差异具有统计学意义（$P < 0.01$）；QRS 间期与正常 T 波轴个体比较延长，差异具有统计学意义（$P < 0.01$）；心率与正常 T 波轴个体比较增快，差异具有统计学意义（$P < 0.01$）；左心室质量与正常 T 波轴个体比较增加，差异具有统计学意义（$P < 0.01$）。边缘 T 波轴人群的尿镉水平显著高于正常 T 波轴人群的尿镉水平（OR=1.46，95% CI：1.21 ~ 1.67，尿镉水平经尿肌酐校正后，OR=1.25，95%CI：

1.1 ~ 1.54)；异常 T 波轴人群的尿镉水平显著高于正常 T 波轴人群的尿镉水平（OR=1.73, 95%CI：1.21 ~ 2.48，尿镉水平经尿肌酐校正后，OR=1.64，95%CI：1.27 ~ 2.12）。由此可见，尿镉浓度较高的个体 T 波轴偏移的概率更大。

鲁莉娟等（2015 年）选择镍镉电池生产企业的 186 名男性镉作业工人为接触组（排除心血管、泌尿系统、肿瘤、血液疾病等影响血压、血液指标的疾病），选择该地区无镉职业接触史的 35 名男性为对照组，按尿镉浓度将接触组分为 A（尿镉＜ 5 $\mu g/g_{肌酐}$）、B（5 $\mu g/g_{肌酐}$≤尿镉＜ 10 $\mu g/g_{肌酐}$）、C（10 $\mu g/g_{肌酐}$≤尿镉＜ 15 $\mu g/g_{肌酐}$）、D（尿镉≥ 15 $\mu g/g_{肌酐}$）4 组，测量受检者收缩压（SBP）和舒张压（diastolicbloodpressure，DBP）的变化。结果发现，接触组工人舒张压（80 mmHg）与对照组（72 mmHg）比较升高，差异具有统计学意义（$P < 0.05$）。B 组和 D 组镉作业工人收缩压（124 mmHg）与对照组（120 mmHg）比较升高，差异均有统计学意义（$P < 0.05$）。

陈建伟等（1997 年）选择某厂镉接触工人 186 名为接触组（其中男性 113 人，女性 73 人，年龄 20 ~ 55 岁），选择无镉接触史工人 516 名为对照组（其中男性 275 人，女性 241 人，年龄 18 ~ 58 岁），两组人群在本地居住 10 年以上，调查受检者血压的变化。结果发现，接触组工人收缩压水平（15.8 ± 2.11 kPa 或 118.5 ± 15.8 mmHg）与对照组（15.1 ± 2.20 kPa 或 113.25 ± 16.50 mmHg）比较升高，舒张压水平（10.8 ± 1.6 kPa 或 81 ± 12 mmHg）与对照组（9.51 ± 1.5 kPa 或 71.33 ± 11.25 mmHg）比较升高，差异均有统计学意义（$P < 0.05$）。

殷征宇等（2003 年）选择某冶炼厂镉接触工人 86 人为接触组，选择邻近地区无镉接触史的工人 106 名为对照组，检查受检者血压、心率、心电图的变化。结果发现，接触组工人收缩压水平（15.06 kPa 或 112.95 mmHg）与对照组（14.44 kPa 或 108.3 mmHg）比较升高，舒张压水平（9.25 kPa 或 69.38 mmHg）与对照组（8.82 kPa 或 66.15 mmHg）比较升高，差异均有统计学意义（$P < 0.05$）；脉压水平（4.52 kPa 或 33.9 mmHg）与对照组（4.43 kPa 或 33.3 mmHg）比较升高，但差异无统计学意义（$P > 0.05$）。接触组工人高血压患病率（14.3%）与对照组（6.6%）比较升高，差异具有统计学意义（$P < 0.05$），且接触组工人的尿镉浓度与高血压患病率存在明显的剂量-反应关系，即尿镉浓度越高，高血压患病率越高。接触组工人心率（69.52 ± 9.5）/min 与对照组（74.08 ± 11.16）/min 比较降低，QRS 间期及 QT 间期分别为（0.1 ± 0.018）s、0.380 s，与对照组（0.08 ± 0.004）s、0.360 s 比较升高，差异均有统计学意义（$P < 0.05$）；心电图 T 波及 ST 段改变、心动过缓的异常发生率分别为 22.1%、11.6%，与对照组（1.89%，2.83%）比较升高，差异均有统计学意义（$P < 0.05$）。

Chen X 等（2015 年）选择中国东南部的三个地方为研究地点，以镉冶炼厂周围的人群为高度污染区，以离镉冶炼厂 12 km 地方的人群为中度污染区，以离镉冶炼厂 40 km 的无镉污染的村庄的人群为轻度污染区，共选择 441 名调查对象（其中女性 276 名，男性 165 名），静脉采血测量血镉浓度，同时测量调查对象的收缩压（SBP）、舒张压（DBP），并将高血压疾病界定为舒张压 ≥ 90 mmHg 和（或）收缩压 ≥ 140 mmHg。结果发现，女性的 SBP 和 DBP 水平随着血镉浓度的升高而升高，中浓度血镉水平（2 ~ 5 μg/g）人群的 SBP、DBP 水平为（147.9 ± 18.6）mmHg、（91.6 ± 12.1）mmHg，高浓度血镉水平（> 5 μg/g）人群的 SBP、DBP 水平为（150.8 ± 19.3）mmHg、（92.6 ± 14）mmHg，与低浓度血镉水平（< 2 μg/g）人群 SBP、DBP 水平（143.8 ± 17.2）mmHg、（88.5 ± 11.9）mmHg 比较升高，差异均有统计学意义（$P < 0.05$）；男性人群中，中浓度血镉水平人群的 SBP、DBP 水平（148.8 ± 17.6）mmHg、（91.3 ± 12.6）mmHg 与低浓度血镉水平人群 SBP、DBP 水平（143.2 ± 17.0）mmHg、（87.6 ± 13）mmHg 比较升高，差异均有统计学意义（$P < 0.05$），高浓度血镉水平人群的 SBP、DBP 水平（146.3 ± 20）mmHg、（88.6 ± 12.7）mmHg 与低浓度血镉水平人群比较升高，但差异无统计学意义（$P > 0.05$）。随着血镉水平的增加，男性和女性患单纯收缩压升高的概率增加，差异均有统计学意义（女性 χ^2=4.3，P=0.037；男性 χ^2=3.9，P=0.047）；男性和女性患单纯舒张压升高的概率增加，但差异均无统计学意义（女性 χ^2=0.7，P=0.4；男性 χ^2=1.3，P=0.3）。

2．对动脉粥样硬化的影响

Bergström 等（2015 年）选择瑞典哥德堡 2001—2003 年 599 例 64 岁的妇女做为研究队列，选择标准是根据口服葡萄糖耐量试验（OGTT）结果判断的糖尿病患者、随机人群、正常人群，基线调查涉及调查对象的健康、生活习惯、用药史、人体测量指标、血压等，采集静脉血测量血镉浓度，采用超声波检测颈动脉及股动脉斑块的发生情况，队列中有 37 人因为疾病的原因在研究过程中做了颈动脉内膜切除术，其中 16 人分离的颈动脉内膜结构完整，测量术后人群干重内膜斑块中的镉浓度和湿重内膜斑块中的镉浓度。结果发现，队列人群血镉的几何平均浓度为 0.38 μg/L（$P_{5\sim95}$ 分位数 =0.14 ~ 1.69 μg/L），吸烟与血镉水平有关，差异具有统计学意义（$P < 0.05$），其他心血管危险因素与血镉水平无关（$P > 0.05$）。队列人群中股动脉斑块的发生率与血镉水平相关（$P < 0.05$）。研究发现，血镉的对数值与动脉斑块的数量和位置相关（r=0.12，P=0.003；β=0.39，95%CI：0.13 ~ 0.64），在未吸烟的人群中相应的 β=0.09，95%CI：–0.34 ~ 0.52。血镉浓度对于颈动脉斑块和股动脉斑块发生的 OR（95%CI）分别为 1.2（95%CI：0.4 ~ 3.4）、0.9（95%CI：0.3 ~ 2.9）。有动脉粥样硬化临床症状的患者中，49% 为短暂性脑缺血发作（TIA）、30% 为一过性脑缺血、19% 为轻微的脑卒中（MS）、3% 未分类。该类人群血镉的几何平均浓度为 0.45 μg/L（$P_{5\sim95}$=0.16 ~ 1.67 μg/L），湿重颈动脉斑块中镉的浓度在 0.0072 ~ 0.0819 μg/g 之间（几何平均浓度为 0.022 μg/g，$P_{5\sim95}$=0.008 ~ 0.074 μg/g），干重颈动脉斑块中镉的浓度在 0.010 ~ 0.29 μg/g 之间（几何平均浓度为 0.069 μg/g，$P_{5\sim95}$=0.019 ~ 0.226 μg/g）。结果发现，有临床症状患者的吸烟史与血镉浓度有关（$P < 0.001$），湿重斑块镉浓度与血镉浓度存在边缘关系（P=0.052）。每年吸烟的量与血镉浓度相关（r=0.35，P=0.060），与湿重斑块镉浓度相关（r=0.58，P=0.035）；载脂蛋白 B/A-I 率与血镉浓度的相关系数 r=0.17，与湿重斑块镉浓度的相关系数 r=0.35（$P <$ 0.035）。多元线性回归分析结果表明，在调整吸烟史和载脂蛋白 B/A-I 率后（R^2=0.46），湿重斑块镉浓度的对数与血镉的偏相关系数 r=0.56

（$P < 0.001$），在调整性别、年龄、他丁类药物、高血压和糖尿病后，偏相关系数 r=0.52（$P < 0.001$，R^2=0.6）。动脉粥样硬化临床患者的斑块镉含量分布显示，动脉上游段的斑块镉含量明显高于动脉狭窄部位及下游段斑块的镉含量。动脉粥样硬化的临床患者中有 5 例从未吸烟者，其动脉斑块中镉的几何平均浓度和湿重斑块镉含量分别为 0.014、0.002 μg/g，18 例曾经吸烟的患者动脉斑块镉的几何平均浓度和湿重斑块镉含量分别为 0.222、0.004 μg/g，13 例目前吸烟的患者动脉斑块镉的几何平均浓度和湿重斑块镉含量分别为 0.027、0.006 μg/g。在未吸烟、有吸烟史、目前吸烟的患者中血镉的几何平均浓度分别为 0.26、0.37、0.76 μg/L；从未吸烟的患者中颈动脉上游段湿重斑块中镉浓度较狭窄段和下游段的高，分别为 0.034、0.008、0.007 μg/g。

3．对心肌梗死的影响

Everett 等（2008 年）选择第三次全国营养和健康调查（NHANES Ⅲ）的 4912 人为研究对象，通过心电图（ECG）判断心肌梗死损伤分数（CIIS，灵敏度为 85%，特异度为 95%），确定心肌梗死，将 CIIS < 15（说明有心脏病或充血性心力衰竭）作为排除标准，最终根据心电图结果纳入心肌梗死的病例共 451 例，测定其尿镉水平（尿镉浓度分为：尿镉< 0.43 $\mu g/g_{肌酐}$，0.43 μg/g ≤尿镉≤ 0.87 $\mu g/g_{肌酐}$，尿镉 ≥ 0.88$\mu g/g_{肌酐}$），使用两组协变量，模型 1 调整为年龄、性别、总胆固醇、高密度脂蛋白、收缩压、高血压药物、吸烟状况、吸烟年限、种族、心脏病家族史、糖尿病；模型 2 调整为 Framingham 风险评分、吸烟年限、种族、心脏病家族史、糖尿病，分析尿镉水平在整个样本、男性人群、女性人群中患心肌梗死的危险性，评价尿镉水平与心肌梗死之间的关系。结果发现，模型 1 中，整体人群尿镉浓度 ≥ 0.88 μg/g 的人发生心肌梗死的危险性是尿镉浓度< 0.43 μg/g 的人的 1.46 倍（95%CI：1.01 ~ 2.13）；男性人群尿镉浓度≥ 0.88 μg/g 的人发生心肌梗死的危险性是尿镉浓度< 0.43 μg/g 的人的 1.32 倍（95%CI：0.74 ~ 2.35）；女性人群尿镉浓度≥ 0.88 μg/g 的人发生心肌梗死的危险性是尿镉浓度< 0.43 μg/g 的人的 1.63 倍（95%CI：0.95 ~ 2.80）。模型 2 中，整体人群尿镉浓度≥ 0.88 μg/g 的人发生心肌梗死的危险

性是尿镉浓度＜ 0.43 μg/g 的人的 1.86 倍（95%CI：1.26 ～ 2.75）；男性人群尿镉浓度≥ 0.88 μg/g 的人发生心肌梗死的危险性是尿镉浓度＜ 0.43 μg/g 的人的 1.26 倍（95%CI：0.71 ～ 2.26）；女性人群尿镉浓度≥ 0.88 μg/g 的人发生心肌梗死的危险性是尿镉浓度＜ 0.43 μg/g 的人的 1.80 倍（95%CI：1.06 ～ 3.04）。该研究还对 2187 例从未吸烟者（包括 653 名男性和 1534 名女性）采用模型 2 进行分析，结果表明，尿镉水平和心肌梗死之间存在相关性，并具有统计学意义（$P <$ 0.05），且男性的尿镉平均水平为 0.35 μg/g，女性的尿镉平均水平为 0.70 μg/g，由此可见，镉与女性心肌梗死之间联系较男性更为密切。

4．对心脏衰竭的影响

Borné 等（2015 年）选择 4378 名 46 ～ 67 岁参与马尔默饮食与癌症研究的无心脏衰竭（heart failure，HF）和无心房颤动（atrial fibrillation，AF）的研究人员测量血镉水平，并进行前瞻性队列研究 17 年，调查血镉与心脏衰竭和心房颤动之间有无关联。Logistic 回归结果显示，研究人员的年龄、C 反应蛋白、高密度脂蛋白、血浆肌酐、收缩期高血压、糖尿病史、冠状血管发病史、当前吸烟、高乙醇摄入量、未婚、低教育水平与血镉水平有关，差异均具有统计学意义（$P < 0.05$）。在随访的 16.8 年间，有 143 人被诊断为心脏衰竭（男性占 53%），385 人被诊断为心房颤动（男性占 52%）。血镉在第 4 四分位间距的人员在调整年龄之后发生心脏衰竭的风险是第 1 四分位间距的人员的 2.64 倍（HR=2.64，95%CI：1.6 ～ 4.36）；调整其他混杂因素后，风险为 1.95 倍（HR=1.95，95%CI：1.02 ～ 3.72）。血镉在第 4 四分位间距的人员在调整年龄之后发生心房颤动的风险是第 1 四分位间距的人员的 1.25 倍（HR=1.25，95%CI：0.93 ～ 1.68）；调整其他混杂因素后，风险为 1.02 倍（HR=1.02，95%CI：0.69 ～ 1.51）。男性人群中，血镉在第 4 四分位间距的人员在调整年龄之后发生心脏衰竭的风险是第 1 四分位间距人员的 5.39 倍（HR=5.39，95%CI：2.24 ～ 13.00）；调整其他混杂因素后，风险为 3.91 倍（HR=3.91，95%CI：1.32 ～ 11.54）。女性人群中，血镉在第 4 四分位间距的人员在调整年龄之后发生心脏衰竭的风险是第 1 四分位间距人员的 1.58 倍

（HR=1.58，95%CI：0.82 ～ 3.02）；调整其他混杂因素后，风险为 1.18 倍（HR=1.18，95%CI：0.49 ～ 2.82）。最后得出血镉水平在第 4 四分位间距时相对于较低水平的血镉可以增加心脏衰竭的发生率，而与心房颤动的发病率无关。

二、毒性机制

（一）氧化损伤

冼健安等（2012 年）以 10^{-3}、10^{-4}、10^{-5}、10^{-6}、10^{-7}、10^{-8}、10^{-9} mol/L 氯化镉对凡纳滨对虾离体血细胞处理 6 小时，处理结束后，采用碘化丙啶染色并用流式细胞术检测血细胞活性（活细胞碘化丙啶低染，死细胞碘化丙啶高染），以 DCFH-DA 为标记探针标记后用流式细胞术检测血细胞活性氧（reactive oxygen species，ROS）水平。结果发现，10^{-3}、10^{-4} mol/L 剂量处理组凡纳滨对虾血细胞存活率与对照组比较分别下降了 28.87%、23.15%，差异均有统计学意义（$P < 0.05$）；10^{-5} ～ 10^{-9}mol/L 剂量处理组凡纳滨对虾血细胞存活率与对照组比较降低，但差异均无统计学意义（$P > 0.05$）。10^{-3} ～ 10^{-5} mol/L 剂量处理组凡纳滨对虾血细胞 ROS 水平与对照组比较升高，差异均有统计学意义（$P < 0.05$）；10^{-6} ～ 10^{-9} mol/L 剂量处理组凡纳滨对虾血细胞 ROS 水平与对照组比较无显著性差异（$P > 0.05$）。结果说明，在高浓度 Cd^{2+} 刺激下可引起血细胞 ROS 水平的显著上升，细胞存活率下降，提示 Cd^{2+} 诱导血细胞 ROS 氧化损伤是导致细胞死亡的重要原因，也是 Cd^{2+} 的细胞毒性机制之一。

孙朦朦等（2014 年）以 0、1.25、2.50、3.75 mg/kg 氯化镉对黄金鲫腹腔注射染毒，分别于染毒后第 0、1、3、5、7 天麻醉实验动物，尾静脉取血测定血清超氧化物歧化酶（SOD）、过氧化氢酶（CAT）、碱性磷酸酶（alkaline phosphatas，AKP）、酸性磷酸酶（acid phosphatase，ACP）活性及丙二醛（malondialdehyde，MDA）含量。结果发现，染毒后第 1、3 天，低剂量染毒组黄金鲫血清 SOD 活性与对照组比较升高，差异均有统计学意义（$P < 0.05$）；中、高剂量染

毒组黄金鲫血清 SOD 活性与对照组比较降低，差异均有统计学意义（$P < 0.05$）。染毒后第 5、7 天，低剂量染毒组黄金鲫血清 SOD 活性与对照组比较降低，但差异均无统计学意义（$P > 0.05$）；中、高剂量染毒组黄金鲫血清 SOD 活性与对照组比较降低，差异均有统计学意义（$P < 0.05$）。染毒后第 1、3、5、7 天，各剂量染毒组黄金鲫血清中 CAT、MDA、ACP 活性与对照组比较升高，差异均有统计学意义（$P < 0.05$）。染毒后第 1 天，低剂量染毒组黄金鲫血清中 AKP 活性与对照组比较降低，但差异无统计学意义（$P > 0.05$）；中、高剂量染毒组黄金鲫血清中 AKP 活性与对照组比较降低，差异均有统计学意义（$P < 0.05$）。染毒后第 3、5、7 天，各剂量染毒组黄金鲫血清中 AKP 活性与对照组比较降低，差异均有统计学意义（$P < 0.05$）。

Velasquez-Vottelerd 等（2015 年）以 0.1 mg/L 氯化镉对钩鲶鱼（ancistrusbrevifilis）分别染毒 7、30 天，染毒结束后，取心脏，检测心脏组织中线粒体活力和硫醇溶解酸（acid soluble thiols，AST）活性，线粒体活力 %=1 －（$A_{实验组}/A_{对照组}$ × 100%）。结果发现，染毒 7、30 天后鲶鱼心脏组织的线粒体活力与对照组比较降低，但差异均无统计学意义（$P > 0.05$）；AST 活性与相应的对照组比较降低，差异均有统计学意义（$P < 0.001$）。实验发现，鲶鱼心脏组织的线粒体活力与 AST 活性呈现明显的负相关（r=–0.968，$P < 0.01$）。有研究发现，AST 在一些组织中充当着细胞保护、ROS 解毒相关的自适应替换机制、维护氧化还原状态及线粒体活力的作用，本研究中心脏组织线粒体活力与 AST 活性呈负相关，表明对线粒体而言 AST 浓度的增加可作为一种长期的代偿保护机制抵抗镉的氧化作用。

黄福勇等（2004 年）以 0、25、50、75 mg/L 氯化镉对大弹涂鱼进行染毒，待高浓度组大弹涂鱼死亡达 50% 时终止实验，断尾取血后采用聚丙烯酰胺凝胶（PAGE）电泳法检测血细胞中乳酸脱氢酶（LDH）同工酶、过氧化物酶（POD）同工酶、超氧化物歧化酶（SOD）同工酶的表达水平。结果发现，对照组大弹涂鱼血细胞 LDH 同工酶表现为两条酶带，LDH-1 和 LDH-2 活性均较弱；低、中、高剂量染毒组中 LDH-1 消失，LDH-2 活性逐渐增强。对照组中大弹涂鱼血细胞 POD 同工酶只表达 POD-1 一条酶带，且只能检测到微弱活性；在低剂量染毒组无法检测到 POD 同工酶，说明酶浓度低于检出值；中剂量染毒组中可检测到 POD-1 和 POD-2 两条酶带；高剂量染毒组中能同时检测到两条酶带，且两条酶带均为超显性表达。对照组大弹涂鱼血细胞 SOD 同工酶表现为 SOD-1、SOD-2 和 SOD-3 三条酶带，活性均较弱；低剂量染毒组中 SOD-1 不表达，SOD-2 和 SOD-3 活性表现更低；中剂量染毒组中只有 SOD-3 一条酶带，但酶活性显著增强；高剂量染毒组中同时表达 SOD-1、SOD-2 和 SOD-3 三条酶带，且三条酶带活性均显著增强。氯化镉染毒后，大弹涂鱼血细胞的 SOD 同工酶和 POD 同工酶的表达均发生改变，提示氯化镉可能通过氧化损伤机制对血细胞造成影响。

加春生等（2007 年）以 140、210 mg/kg 氯化镉对 50 日龄雌性海蓝鸡饲喂染毒，分别于染毒第 20、40、60 天心脏采血处死鸡，取主动脉及前腔静脉组织，测定超氧化物歧化酶（SOD）、谷胱甘肽过氧化物酶（glutathione peroxidase，GSH-Px）活性、丙二醛（malondialdehyde，MDA）含量。结果发现，染毒 20 天后，低剂量染毒组鸡主动脉及前腔静脉 GSH-Px 活性与对照组比较降低，但差异均无统计学意义（$P > 0.05$）；高剂量染毒组鸡主动脉及前腔静脉 GSH-Px 活性与对照组比较降低，差异均有统计学意义（$P < 0.01$）；染毒 40、60 天后，各剂量染毒组鸡主动脉及前腔静脉 GSH-Px 活性与对照组比较降低，差异均有统计学意义（$P < 0.01$）。染毒 20、40、60 天后，各剂量染毒组鸡主动脉及前腔静脉 SOD 活性与对照组比较降低，差异均有统计学意义（$P < 0.01$）；各剂量染毒组鸡血管 MDA 含量与对照组比较升高，差异均有统计学意义（$P < 0.01$）。随着染毒剂量的增加，GSH-Px、SOD 活性呈逐渐降低趋势，MDA 含量呈逐渐升高的趋势；随着染毒时间的延长，各剂量染毒组鸡血管 GSH-Px、SOD 活性呈逐渐降低趋势，MDA 含量呈逐渐升高的趋势。提示镉染毒可使鸡血管的抗氧化功能降低，引起血管脂质过氧化，影响血管自由基和脂质的代谢，进而对血管组织造成损伤。

（二）拮抗 Ca^{2+} 功能

王强等（1998 年）以 1.09×10^{-4}、1.64×10^{-4}、2.18×10^{-4}、2.73×10^{-4}、3.28×10^{-4} mol/L 氯化镉（$CdCl_2$）处理 1 ～ 3 天龄 Wistar 大鼠心肌细胞，以 2.18×10^{-4} mol/L $CdCl_2$+2.3 mol/L Ca^{2+} 和 2.18×10^{-4} mol/L $CdCl_2$+1/10 万肾上腺素为药物干预组，处理结束后采用倒置显微镜和心肌细胞传感器检测心肌细胞搏动频率（PR）、收缩力（PF）、最大收缩速度（+dF/dtmax）、最大舒张速度（–dF/dtmax）。结果发现，2.18×10^{-4}、2.73×10^{-4}、3.28×10^{-4} mol/L 剂量处理组大鼠心肌细胞 PR 分别为对照组的 74.3%、36.3%、13.29%，与对照组比较，差异均有统计学意义（$P<0.05$）；1.64×10^{-4}、2.18×10^{-4}、2.73×10^{-4}、3.28×10^{-4} mol/L 剂量处理组大鼠心肌细胞 PF 分别为对照组的 62.25%、31.40%、8.60%、2.76%，与对照组比较，差异均有统计学意义（$P<0.05$）；1.09×10^{-4}、1.64×10^{-4}、2.18×10^{-4} mol/L 剂量处理组大鼠心肌细胞的 +dF/dtmax、–dF/dtmax 与对照组比较降低，差异均有统计学意义（$P<0.05$），而当氯化镉浓度大于 2.73×10^{-4}mol/L 时，由于 PR、PF 速度降低得太快，所以 +dF/dtmax、–dF/dtmax 已无法测定。药物干预组可明显对抗 Cd^{2+} 抑制心肌细胞收缩力的作用，完全逆转 Cd^{2+} 对心肌收缩力的抑制作用，逆转后的细胞收缩力各指标与对照组比较无显著差异（$P>0.05$）。提示 Cd^{2+} 对培养的心肌细胞的自主收缩有明显的抑制作用，而 Ca^{2+} 和肾上腺素可对抗镉的这种作用。肌肉收缩力的大小在一定范围内与细胞内液中的 Ca^{2+} 浓度呈正变关系，当细胞外 Cd^{2+} 浓度升高时，Cd^{2+} 与 Ca^{2+} 竞争钙通道，引起 Ca^{2+} 内流减少，使心肌细胞的 Ca^{2+} 减少，收缩力降低；另一方面可能是 Cd^{2+} 与 Ca^{2+} 竞争肌钙蛋白的结合位点，包括天冬氨酸、甘氨酸、谷氨酸、苏氨酸、丝氨酸、精氨酸六种氨基酸残基，从而使肌钙蛋白不能与钙结合，使心肌收缩力降低。

马俊峰等（1989 年）以 2×10^{-5}、1×10^{-4}、5×10^{-4} mol/L 氯化镉对体重 265 ± 23 g 的豚鼠（雌雄兼有）的左心房标本进行灌流，观察不同镉浓度对豚鼠左心房动作电位及收缩力的影响。结果发现，2×10^{-5} mol/L 氯化镉对动作电位零相振幅（APA）及零相上升最大速率

（V_{max}）的影响不大，但却使心肌收缩力（Fc）曲线降低，缩短动作电位复极 50% 的时程（APD_{50}）和动作电位复极 90% 的时程（APD_{90}），而加大浓度后却降低动作电位 APA 和 V_{max}，抑制 Fc，缩短 APD_{50} 及 APD_{90}，且这种作用呈剂量依耐性。

马俊峰等（1989 年）以 1×10^{-4}、5×10^{-4} mol/L 氯化镉对体重 2.1 ± 0.1kg 的家兔窦房结标本进行灌流，观察氯化镉对窦房结电位的影响。结果发现，1×10^{-4} mol/L 氯化镉可使家兔窦房结电位 APA 及 V_{max} 降低，4 相斜率（SP_4）降低，自发性周期长度（SCL）延长，APD_{50} 及 APD_{90} 延长，加大剂量这种作用更加明显。心肌动作电位各参数的变化与 Na^+、K^+、Ca^{2+} 等离子的跨膜转运密切相关，APA 和 V_{max} 在快反应细胞主要与 Na^+ 的跨膜转运有关，而豚鼠左心房肌细胞属于快反应细胞，2×10^{-5} mol/L 氯化镉对 APA 及 V_{max} 无影响，但却明显抑制 Fc，使动作电位 2 相斜率降低，因此认为低浓度镉有使豚鼠心房肌细胞兴奋 - 收缩脱耦联的作用。APD 与 Ca^{2+}、K^+ 电流密切相关，各种镉浓度对 APD_{50} 及 APD_{90} 均缩短，提示镉有拮抗心肌 Ca^{2+} 的作用。窦房结细胞属于慢反应细胞，其动作电位各期的形成与 Ca^{2+}、K^+ 有关，镉抑制窦房结电位的 APA 及 V_{max}，使 SP_4 降低，提示镉有降低窦房结细胞自律性的作用，延长 SCL 说明有负性频率作用。

（三）影响内皮细胞结构

林哲徇等（2012 年）以 0、0.05、0.1、0.5、1、5、10、20 μmol/L 氯化镉处理人脐静脉内皮细胞株 CRL-2480，分别于处理 12、24、48、72 小时后采用四甲基偶氮唑蓝（methyl thiazolyl tetrazolium，MTT）法检测细胞活性，细胞活性 %=（$A_{实验} - A_{空白}$）/（$A_{对照} - A_{空白}$）× 100%，荧光显微镜下观察内皮细胞骨架。结果发现，处理 12、24 小时后，0.1、0.5、1、5、10、20 μmol/L 剂量处理组内皮细胞活性与对照组比较降低，差异均有统计学意义（$P < 0.05$）。处理 48、72 小时后，0.05、0.1、0.5、1 μmol/L 剂量处理组内皮细胞活性与对照组比较降低，但差异均无统计学意义（$P > 0.05$）；5、10、20 μmol/L 剂量处理组内皮细胞活性与对照组比较降低，差异均有统计学意义（$P < 0.05$）。荧光显微镜下可见对照组内皮细胞肌动蛋白微丝围绕

在细胞四周呈条带状，排列整齐、分布及粗细均匀。处理 24 小时后，0.05 ~ 0.1 μmol/L 剂量处理组部分内皮细胞肌动蛋白微丝增粗，但排列仍较均匀；0.5 μmol/L 剂量处理组可见内皮细胞微丝断裂，部分细胞收缩；10 μmol/L 剂量处理组可见部分内皮细胞出现核固缩；20 μmol/L 剂量处理组中大部分内皮细胞脱落，部分仍黏附的细胞无肌动蛋白微丝，细胞核呈固缩或边集状态。提示，镉可影响内皮细胞结构。

（四）破坏黏附因子

詹杰等（2012 年）以 0.05 mg/（kg ·d）氯化镉对体重 250±50 g 的雄性 Wistar 大鼠灌胃染毒 2 周，之后以 10 ml/（kg ·d）的去离子水灌胃，共 60 天，染毒结束后，主动脉采血处死大鼠，检测血清一氧化氮（NO）及细胞间黏附因子（ICAM-1）含量，取主动脉弓下 1 cm 处的主动脉 1 cm^3 小块固定，免疫组织化学染色后用 BS-51 显微镜观察主动脉 ICAM-1 的表达（细胞中有棕黄色颗粒者为阳性细胞表达）。结果发现，染毒组大鼠血清 NO 水平与对照组比较降低 24.3%，差异具有统计学意义（$P < 0.05$）；血清 ICAM-1 水平与对照组比较升高 1.72 倍，差异具有统计学意义（$P < 0.05$）。免疫组织化学染色后，对照组主动脉内膜层及血管外膜层偶见 ICAM-1 阳性表达，平滑肌层未见 ICAM-1 阳性表达；染毒组主动脉血管内膜层及平滑肌层均可见较多染成棕黄色的 ICAM-1 阳性表达信号，ICAM-1 阳性表达信号主要存在于粥样斑块区，细胞排列顺序紊乱。提示，镉可引起血清中 NO 含量降低，ICMI-1 含量增加，且在动脉粥样硬化斑块区 ICMI-1 高表达。NO 是血管保护剂和抗动脉硬化分子，具有收缩血管的作用，当染镉后大鼠血清 NO 含量降低，可引起血管舒缩异常，是冠状动脉粥样硬化的危险因子，ICAM-1 是一种表达在内皮细胞表面的细胞黏附因子，它可参与淋巴细胞与血管内皮细胞间的相互作用，增强白细胞与血管内皮细胞间的黏附，从而促进动脉粥样硬化的发生与发展。

詹杰等（2012 年）以 1、5、10、30、60 mol/L 氯化镉处理人脐静脉内皮细胞，分别处理 24、48、72 小时后收集细胞采用硝酸还原酶法测定一氧化氮水平，酶联免疫吸附法测定细胞间黏附因子，流式细胞仪检测细胞凋亡率。结果发现，处理 24、48、72 小时后，各剂量处理组内皮细胞分泌的一氧化氮水平与对照组比较降低，差异均有统计学意义（$P < 0.05$），且呈现先降低再略升高，再降低的趋势；细胞黏附因子含量与对照组比较升高，差异均有统计学意义（$P < 0.05$），且随着染镉时间的延长，增加趋势明显。处理24、48、72小时后，各剂量处理组内皮细胞凋亡率与对照组比较升高，差异均有统计学意义（$P < 0.05$），且随着处理时间和浓度的升高而升高。60 μmol/L剂量处理组，处理48小时后早期细胞凋亡率和晚期细胞凋亡率分别为22.70%、22.26%，处理72小时后早期细胞凋亡率和晚期细胞凋亡率分别为39.49%、39.03%。由此可见，高浓度镉可引起人脐静脉内皮细胞凋亡，并影响内皮细胞分泌一氧化氮和细胞黏附因子。

（五）细胞凋亡

黄渭等（2009年）以5、10、30、50、80 μmol/L氯化镉处理心肌细胞（H9C2），分别处理6、12、24小时后，采用姬姆萨染色并用显微镜观察细胞形态结构变化、膜联蛋白V/碘化丙啶双染法检测细胞凋亡、流式细胞术检测细胞线粒体膜电位（mitochondrial membrane potential，MMP）、免疫细胞化学法检测细胞色素C表达水平。结果发现，姬姆萨染色后正常心肌细胞为椭圆形或梭形，胞质呈淡紫色，胞核为椭圆或类圆形，凋亡心肌细胞多表现为胞体缩小、变圆、核边集、浓缩，核碎裂。处理6小时后，10、30、80 μmol/L剂量处理组心肌细胞凋亡率分别为9.8%、11.8%、15.2%，与对照组（8.0%）比较升高，但差异均无统计学意义（$P > 0.05$）；50 μmol/L剂量处理组心肌细胞凋亡率（14.8%）与对照组（8.0%）比较升高，差异具有统计学意义（$P < 0.05$）。处理12小时后，10 μmol/L剂量处理组心肌细胞凋亡率（17.6%）与对照组（15.8%）比较升高，但差异无统计学意义（$P > 0.05$）；30、50、80 μmol/L剂量处理组心肌细胞凋亡率分别为28.8%、30.6%、38.0%，与对照组（15.8%）比较升高，差异均有统计学意义（$P < 0.05$）。处理24小时后，5、10、30、50、80 μmol/L剂量处理组心肌细胞凋亡率分别为26.2%、35.8%、57.0%、76.6%、88.6%，与对照组（11.6%）比较升高，差异均有统计学意义（$P < 0.01$）。膜联蛋白V/碘化丙啶双染法结果显示，处理6、12、24小时

后，各剂量处理组心肌细胞凋亡率与对照组比较升高，差异均有统计学意义（$P < 0.05$）。处理6小时后，5、30、50、80 μmol/L剂量处理组心肌细胞线粒体膜电位分别为（73.62±4.5）%、（72.49±2.71）%、（71.54±0.57）%、（70.08±1.10）%，与对照组（81.12±0.25）%比较降低，差异均有统计学意义（$P < 0.01$）。处理12小时后，5、10、30 μmol/L剂量处理组心肌细胞线粒体膜电位分别为（49.05±2.37）%、（48.09±8.95）%、（46.87±8.03）%，与对照组（46.63±6.07）%比较升高，50、80 μmol/L剂量处理组心肌细胞线粒体膜电位分别为（46.11±2.84）%、（41.83±4.44）%，与对照组（46.63±6.07）%比较降低，但差异均无统计学意义（$P > 0.05$）。处理24小时后，5、10 μmol/L剂量处理组心肌细胞线粒体膜电位分别为（42.56±4.87）%、（42.52±13.50）%，与对照组（41.51±0.14）%比较升高，但差异均无统计学意义（$P > 0.05$）；50、80 μmol/L剂量处理组心肌细胞线粒体膜电位分别为（12.09±5.22）%、（1.71±0.19）%，与对照组（41.51±0.14）%比较降低，差异均有统计学意义（$P < 0.01$）。随着氯化镉作用时间的延长，心肌细胞线粒体膜电位也逐渐下降，差异具有统计学意义（$P < 0.05$）。处理6、12、24小时后，各剂量处理组心肌细胞细胞色素C表达水平与对照组比较升高，差异均有统计学意义（$P < 0.01$），且随着处理剂量的增加而增加。由此可见，氯化镉可引起心肌细胞损伤和凋亡，细胞线粒体膜电位水平降低以及细胞色素C的水平升高。由于线粒体是产生三磷腺苷（ATP）的主要场所，也在细胞凋亡和信号传导过程中起重要作用，而心肌细胞富含线粒体，故线粒体功能发生轻微的变化就能引起心肌细胞的巨大变化。一方面心肌细胞线粒体膜电位下降，线粒体膜通透性增加可导致线粒体中的细胞色素C释放，激活caspase级联反应，诱导细胞凋亡；另一方面，线粒体受损后，可释放凋亡相关因子，抑制ATP合成，进一步引起细胞死亡。

Choi等（2002年）用不同浓度的氯化镉处理心肌细胞（H9C2）、血管平滑肌细胞（A7R5），处理结束后检测细胞存活率、caspase-3活性、bad、bcl-2基因的表达水平。结果发现，随着染镉剂量的增加，

H9C2、A7R5 细胞株的存活率逐渐下降，并且呈现明显的剂量 - 反应关系。H9C2、A7R5 细胞株在 10 μmol/L 氯化镉作用下受到了明显的抑制，H9C2、A7R5 细胞株半数有效量（50% effective dose，ED_{50}）分别为 3.5、6.0 μmol/L。氯化镉染毒后可见 H9C2、A7R5 细胞株出现核染色质凝聚，核小体 DNA 含量下降，基因组 DNA 片段梯度增加，caspase-3 活性增加，bcl-2 基因表达水平下降，bad 基因表达水平上升。提示，氯化镉染毒后可通过细胞凋亡途径引起心肌细胞 H9C2 及血管平滑肌细胞 A7R5 的损伤，对心血管系统造成损害。

Dong Z 等（2009 年）以 1、5、10 μmol/L 的 Cd^{2+} 处理人脐静脉内皮细胞（HUVECs），使用 Cd^{2+} 选择性传感器来检测内化到人脐静脉内皮细胞的 Cd^{2+}（以荧光强度表示），采吖啶橙染色检测细胞自噬，Western blot 检测人脐静脉内皮细胞 LC3-II、LC3-I、整合素 B4 及 Cavelin-1（小窝蛋白 -1）蛋白水平，末端脱氧核苷酸转移酶介导的脱氧尿嘧啶核苷三磷酸（dUTP）原位切口末端标记技术（terminal deoxynucleotidyl transferase（TdT）-mediated dUTP nick end labeling，TUNEL）用于检测细胞凋亡水平，测定细胞裂解物中 PC-PLC（磷脂酰胆碱特异性磷脂酶 C）活性。结果发现，各剂量处理组内化到细胞质的 Cd^{2+} 与对照组比较升高，中、高剂量处理组与对照组比较，差异均有统计学意义（$P < 0.05$）。各剂量处理组细胞凋亡率与对照组比较降低，差异均有统计学意义（$P < 0.05$），且存在剂量 - 效应关系，即浓度越高，细胞凋亡率越高。吖啶橙染色结果显示，对照组中细胞被染成了绿色，而处理组中却出现了红色的荧光点，说明镉促进了内皮细胞的自噬。各剂量处理组整合素 B4 的水平、Cavelin-1 蛋白的表达水平与对照组比较降低，中、高剂量处理组与对照组比较，差异均有统计学意义（$P < 0.05$）。各剂量处理组细胞裂解液中 PC-PLC 活性与对照组比较降低，差异均有统计学意义（$P < 0.05$）。提示 Cd^{2+} 在诱导内皮细胞功能障碍的过程中，整合素 B4、Cavelin-1 及 PC-PLC 可能是 Cd^{2+} 在内皮细胞的靶目标，而低浓度的镉可以降低整合素 B4、Cavelin-1 及 PC-PLC 的水平，抑制了细胞的凋亡，促进了细胞的自噬。

（六）通过内质网应激干扰影响能量代谢

Chen CY 等（2015 年）以 1、100 μmol/L 氯化镉分别处理胎龄 17 ～ 19 天的 SD 大鼠的心肌细胞 4、12 小时，以二甲基亚砜（dimethyl sulfoxide，DMSO）作为对照组，处理结束后，检测心肌细胞葡萄糖、丙酮酸、ATP 的代谢水平，半定量反转录聚合酶链式反应（reverse transcription polymerase chain reaction，RT-PCR）检测 Grp78、Atf4、Atf6 基因的表达水平，Western blot 检测 Grp78、p-eIF2α/eIF2α、CHOP、cleaved-caspase3 蛋白的表达水平，MTT 法检测细胞凋亡情况。结果发现，1、100 μmol/L 氯化镉处理大鼠心肌细胞 4、12 小时后，Grp78、Atf4、Atf6 基因表达水平与对照组比较升高，差异均有统计学意义（$P < 0.05$），且存在剂量 - 效应关系和时间 - 效应关系，即随着处理时间和染毒剂量的增加，基因的表达水平升高；Grp78、p-eIF2α/eIF2α、CHOP、cleaved-caspase3 蛋白表达水平与对照组比较升高，差异均有统计学意义（$P < 0.05$），且存在剂量 - 效应关系和时间 - 效应关系，即随着处理时间和染毒剂量的增加，蛋白质的表达水平升高。1、100 μmol/L 氯化镉处理大鼠心肌细胞 4、12 小时后，心肌细胞凋亡水平与对照组比较升高，差异均有统计学意义（$P < 0.05$），且随着处理时间和处理剂量的增大，心肌细胞凋亡的越多，以 100 μmol/L 氯化镉处理心肌细胞 12 小时，心肌细胞的凋亡率为 41.7%。1、100 μmol/L 氯化镉处理大鼠心肌细胞 4、12 小时后心肌细胞产生 ATP 的水平与对照组比较降低，差异均有统计学意义（$P < 0.05$），氯化镉处理心肌细胞后削弱了心肌细胞产生 ATP 的能力，以 100 μmol/L 氯化镉处理心肌细胞 12 小时后 ATP 的产生减少了 30.3%。氯化镉处理大鼠心肌细胞后心肌细胞的葡萄糖消耗量和丙酮酸产生量与对照组比较减少，差异均有统计学意义（$P < 0.05$），其中 100 μmol/L 氯化镉处理心肌细胞 12 小时后葡萄糖的消耗量和丙酮酸的产生量分别减少了 56.8%、50.6%。氯化镉处理心肌细胞后心肌细胞的 AKT 活性及 mTOR 活性与对照组比较降低，差异均有统计学意义（$P < 0.05$）。镉毒性可能影响内质网内环境稳定，诱导未折叠蛋白反应（UPR）及内质网应激，Grp78、Atf4、Atf6 是 UPR 与内质网应激的典型标记基因，Grp78/BiP

和 p-eIF2α 是 UPR 的典型标记蛋白，CHOP 和 cleaved-caspase3 是细胞凋亡的标记蛋白，而氯化镉处理后 Grp78、Atf4、Atf6 基因和 GRP78/BiP、p-eIF2α、CHOP、cleaved-caspase3 蛋白的表达水平均升高，说明较高的镉浓度和较长的镉处理时间将增强镉对心肌细胞内质网的毒性，并通过损害心肌细胞内质网内环境稳定和促进内质网应激扰乱心肌细胞正常代谢，导致心肌细胞死亡。氯化镉处理后，心肌细胞凋亡率增加，这与 URP 的变化相一致，也说明了内质网应激可以导致心肌细胞凋亡。氯化镉处理后，心肌细胞产生 ATP 水平下降，心肌细胞代谢过程中的葡萄糖消耗和丙酮酸生成减弱，AKT/mTOR 信号通路的相关蛋白质表达水平也减弱，AKT/ mTOR 信号通路是细胞培养和动物模型中细胞代谢的中央调节器，AKT 活性可促进葡萄糖表面转运体表达，并增加葡萄糖的摄取，而 mTOR 信号通过调制糖酵解基因转录或酶活性控制糖酵解。由此可知氯化镉处理心肌细胞后可通过内质网应激和细胞凋亡而影响细胞的能量代谢进而产生毒作用。

（七）DNA 修复的抑制

Lei YX 等（2015 年）以 0.306、0.612、1.225 mg/kg 氯化镉对 SD 大鼠腹腔注射染毒 14 周，每周 5 次，染毒结束后，处死大鼠摘取心脏，检测心脏组织中镉的蓄积水平，采用半定量反转录聚合酶链式反应（RT-PCR）和 Western blot 分别检测 5 组 DNA 修复基因 hMSH2、MLH1、XRCC1、hOGG1、ERCC1mRNA 表达水平和蛋白质表达水平，采用 RBBS 法（reduced representation bisulfite sequencing）检测 5 组 DNA 修复基因启动子区域的 DNA 甲基化水平。结果发现，各剂量染毒组大鼠心脏组织 XRCC1、hOGG1、ERCC1mRNA 的表达水平与对照组比较降低，差异均有统计学意义（$P < 0.01$），且呈现剂量 - 效应关系，随着染毒剂量的增加，相关基因的表达水平降低；hMSH2、MLH1 mRNA 表达水平与对照组比较，差异无统计学意义（$P > 0.05$）。各剂量染毒组大鼠心脏组织 XRCC1、hOGG1、ERCC1 蛋白表达水平与对照组比较降低，差异均有统计学意义（$P < 0.05$）；hMSH2、MLH1 蛋白表达水平与对照组比较，差异无统计学意义（$P > 0.05$）。染毒组大鼠心脏组织中镉的蓄积水平与 XRCC1、 hOGG1、ERCC1mRNA 的表达水平呈负相关（r=-0.527，$P < 0.05$），与 hMSH2，MLH1 mRNA 表达水平无相关关系（$P > 0.05$）。各剂量染毒组大鼠心脏组织 5 组 DNA 修复基因的甲基化水平与对照组比较，差异均无统计学意义（$P > 0.05$），分析 5 组修复基因启动子区域的 CpG 岛，发现 XRCC1、hOGG1、ERCC1 基因启动子区域的 CpG 岛与 hMSH2、MLH1 基因的比较，差异无统计学意义（$P > 0.05$）。DNA 修复基因在维持基因组的稳定性中起重要作用，发挥碱基切除修复（BER），核苷酸切除修复（NER），错配修复和直接修复双链断裂的功能。XRCC1DNA 修复基因在维持基因组完整性和保护细胞免受 DNA 损伤的过程中起了重要的作用。hOGG1DNA 修复基因可以修复 DNA 碱基的氧化损伤，而其单核苷酸功能的多态性可能会改变 DNA 修复能力，进而有助于癌症的易感性。ERCC1 是 NER 途径中的一个重要蛋白质，负责去除由铂类化合物引起的 DNA 加合物，ERCC1 基因的遗传变异或多态性改变会影响 DNA 修复能力。结果提示，镉对心脏的毒性和损伤与特定 DNA 修复基因表达水平较低有关。

（八）DNA 损伤

赵伟（2005 年）以 1 mg/kg 的 Cd^{2+} 对体重 18 ～ 22 g 的昆明种小鼠腹腔注射染毒，每天 1 次，对照组注射等量生理盐水，分别于染毒 5、10、15 天时处死小鼠，分离心脏，提取心肌细胞进行单细胞凝胶电泳。结果发现，染毒组小鼠心肌细胞中带彗尾的细胞数目随着染毒天数的增加逐渐增多，彗尾细胞百分率随着染毒天数的增加逐渐增大，在染毒第 10 天时彗尾细胞百分率为 32%，染毒第 15 天时彗尾细胞百分率达到 45%。染毒第 5、10、15 天时，各染毒组小鼠心肌细胞的慧尾长度分别为（56.36 ± 5.31）μm、（65.26 ± 4.31）μm、（65.93 ± 4.03）μm，与对照组（36.68 ± 2.67）μm 比较升高，差异均有统计学意义（$P < 0.01$）。表明镉可以导致小鼠心肌细胞的 DNA 发生损伤。

（九）能量代谢障碍

Nazimabashir 等（2015 年）以 5 mg/kg 氯化镉对体重 180 ± 10 g 的 6 周龄雄性 Wistar 大鼠饮水染毒 4 周，以生理盐水作为对照组，染毒结束后，处死大鼠，分离心脏线粒体，检测心脏线粒体酶活性，包括异柠檬酸脱氢酶（isocitrate dehydrogenase，ICDH）、琥珀酸脱氢酶（succinate dehydrogenase，SDH）、苹果酸脱氢酶（malate dehydrogenase，MDH）和α-酮戊二酸脱氢酶（α-ketoglutarate dehydrogenase，α-KDH）。检测心脏膜结合 ATP 酶含量及心脏线粒体中 Ca^{2+} 含量。结果发现，染毒组大鼠心脏线粒体酶 ICDH、SDH、MDH、α-KDH 水平与对照组比较降低，差异均有统计学意义（$P < 0.05$）。染毒组大鼠心脏 Ca^{2+} 水平与对照组比较升高，差异具有统计学意义（$P < 0.05$）。染毒组大鼠心脏膜结合的总 ATP 酶、Na^+-K^+-ATP 酶、Mg^{2+}-ATP 酶水平与对照组比较降低，差异均有统计学意义（$P < 0.05$）；Ca^{2+}-ATP 酶水平与对照组比较升高，差异具有统计学意义（$P < 0.05$）。

冼健安等（2013 年）以 10^{-3}、10^{-4}、10^{-5}、10^{-6}、10^{-7}、10^{-8}、10^{-9} mol/L 氯化镉（$CdCl_2$）对凡纳滨对虾离体血细胞处理 6 小时，处理结束后用 JC-1 标记的流式细胞术测定虾类血细胞的线粒体膜电位（JC-1 标记后，血细胞可明显的分为 2 个类群，即 R1 和 R2，R1 区域细胞群的橙红光荧光弱，绿光荧光强，表明这些细胞是线粒体膜电位较低的细胞，即线粒体膜电位下降的细胞；R2 区域细胞群的橙红光荧光强，绿光荧光弱，表明这些细胞是线粒体膜电位较强的细胞，即线粒体膜电位正常的细胞）。结果发现，10^{-3}、10^{-4} mol/L 剂量处理组凡纳滨对虾的血细胞线粒体膜电位下降比例分别为 36.57%、28.78%，与对照组线粒体膜电位下降比例 11.18% 比较升高，差异均有统计学意义（$P < 0.05$）。其余各剂量处理组凡纳滨对虾的血细胞线粒体膜电位下降比例与对照组比较，差异均无统计学意义（$P > 0.05$）。

吴晓刚（2003 年）用 5、10、20、30、50 μmol/L 氯化镉处理出生 1 ~ 4 天的 SD 乳鼠的心肌细胞，处理结束后采用 MTT 法检测心肌细胞存活率，同时测定 ATP 酶活力、LDH 活力及心肌细胞线粒体膜电位。结果发现，各剂量处理组心肌细胞的存活率与对照组比较降低，差异均有统计学意义（$P < 0.05$），并随着处理剂量的增加，心肌细胞存活率逐渐下降。各剂量处理组心肌细胞 Na^+-K^+-ATP 酶、Ca^{2+}-Mg^{2+}-ATP 酶、Ca^{2+}-ATP 酶、Mg^{2+}-ATP 酶活性及 LDH 活性与对照组比较降低，差异均有统计学意义（$P < 0.05$），且随着镉处理剂量的增加，有

逐渐降低的趋势。各剂量处理组心肌细胞线粒体膜电位与对照组比较降低，差异均有统计学意义（$P < 0.05$），且随着镉处理剂量的增加，有逐渐降低的趋势。MTT 法检测心肌细胞存活力的实验结果提示，氯化镉可以损伤心肌细胞，导致心肌细胞的死亡，并且随着剂量的逐渐加大，死亡细胞增多。MTT 酶促显色反应主要用于定量分析线粒体琥珀酸脱氢酶反应，琥珀酸脱氢酶的活性也是能量代谢的一个主要指标，MTT 检测显示琥珀酸脱氢酶活性下降，说明氯化镉可能造成心肌细胞的能量代谢障碍。提示氯化镉可以导致心肌细胞能量代谢障碍，使细胞功能受损，最终导致细胞死亡。

（十）NOS-NO 系统改变

NOS 是 NO 合成的关键限速酶，而 NO 在维持血管张力的稳定性和调节血压的稳定中起重要作用，还可以通过缩短心脏收缩来调节心脏的生理功能，正常生理情况下 eNOS 表达，产生少量 NO 发挥生理效应，而 iNOS 只在细胞受刺激被激活时才表达，可表达大量的 NOS，产生大量的 NO。

Almenara 等（2013 年）以 100 mg/L 氯化镉（$CdCl_2$）对体重 190 ~ 210 g 雄性 Wistar 大鼠饮水染毒 4 周，以自来水为对照组，染毒结束后，分离大鼠胸主动脉，检测血管内皮型一氧化氮合酶（eNOS）蛋白、gp91phox 蛋白（一氧化氮合酶的一个亚基）、Cu/Zn-SOD 蛋白表达水平及 NO 释放量。结果发现，染镉组大鼠主动脉 eNOS 蛋白、gp91phox 蛋白、NO 释放量与对照组比较增加，差异均有统计学意义（$P < 0.05$）；Cu/Zn-SOD 蛋白表达与对照组比较升高，但差异无统计学意义（$P > 0.05$）。

孙歆阳（2004 年）以 5、10、25 μmol/L 氯化镉溶液分别培养乳鼠心肌细胞 6、12、24 小时，以等量的 D-hanks 液为对照组，培养结束后，收集细胞提取总 RNA 进行 RT-PCR 试验测定乳鼠心肌细胞的 iNOS mRNA 表达水平，收集培养液测定 NOS 活性及 NO 含量。结果发现，处理 6、12、24 小时后，乳鼠心肌细胞 iNOS mRNA 的表达水平与对照组比较升高，差异均有统计学意义（$P < 0.05$）。处理 6 小时后，各剂量处理组乳鼠心肌细胞培养液中总 NOS、eNOS 水平与对

照组比较降低，中、高剂量组与对照组比较，差异均有统计学意义（$P < 0.05$）；iNOS 水平与对照组比较升高，中剂量组与对照组比较，差异有统计学意义（$P < 0.05$）；NO 水平与对照组比较降低，中、高剂量组与对照组比较，差异均有统计学意义（$P < 0.05$）。处理 12 小时后，各剂量处理组乳鼠心肌细胞培养液中总 NOS、eNOS 水平与对照组比较降低，低、高剂量组总 NOS 水平与低、中剂量组 eNOS 水平与对照组比较，差异均有统计学意义（$P < 0.05$）；iNOS 水平与对照组比较，差异均无统计学意义（$P > 0.05$）；NO 水平与对照组比较降低，低、高剂量组与对照组比较，差异均有统计学意义（$P < 0.05$）。处理 24 小时后，各剂量处理组乳鼠心肌细胞培养液中总 NOS、eNOS 水平与对照组比较降低，差异均有统计学意义（$P < 0.05$）；iNOS 水平与对照组比较降低，低、高剂量组与对照组比较，差异均有统计学意义（$P < 0.05$）；NO 水平与对照组比较降低，差异均无统计学意义（$P > 0.05$）。本实验中 iNOS mRNA 高表达提示，镉染毒后影响心肌细胞 eNOS mRNA 的表达，诱导了 iNOS mRNA 表达增加，最终导致 NO 大量生成，进一步影响心血管生理功能的调节。

（潘　丽　李芝兰）

主要参考文献

1. Medina MF，Cosci A，Cisint S，et al. Histopathological and biological studies of the effect of cadmium on Rhinellaarenarum gonads. Tissue Cell, 2012, 44 (6): 418-426.
2. 李卿，冯兆良. 镉致大鼠贫血的实验研究. 工业卫生与职业病, 1988, 14 (1): 19-22.
3. Almenara CC，Broseghini-Filho GB，Vescovi MV，et al. Chronic cadmium treatment promotes oxidative stress and endothelial damage in isolated rat aorta. PLoS One，2013，8 (7)：e68418.
4. Wang R，Wang XT，Wu L，et al. Toxic effects of cadmium and copper on the isolated heart of dogfish shark，Squalusacanthias. J Toxicol Environ Health A,

1999，57（7）：507-519.

5. 王强，姚素梅. 急性镉中毒重要器官功能与镉含量测定. 开封医专学报，1999，18（1）：1-4.

6. Nazimabashir，Manoharan V，Miltonprabu S，et al. Cadmium induced cardiac oxidative stress in rats and its attenuation by GSP through the activation of Nrf2 signaling pathway. Chem Biol Interact，2015，242：179-193.

7. 肖玲，谭灿，张建湘. 大鼠孕期染镉对胎鼠心脏毒性作用的初步研究. 现代生物医学进展，2007，7（10）：1470-1473.

8. 雷雯雯，徐团，王兰，等. 镉诱导长江华溪蟹（Sinopotamon yangtsekiense）心肌细胞凋亡的研究. 海洋与湖沼，2012，43（2）：299-305.

9. Boscolo P，Carmignani M. Mechanisms of cardiovascular regulation in male rabbits chronically exposed to cadmium. Br J Ind Med，1986，43（9）：605-610.

10. 加春生，周启扉，李金龙，等. 镉对鸡血管病理形态与超微结构变化的研究. 黑龙江畜牧兽医科技版，2010，7（27）：23-26.

11. Nai GA，Golghetto JJ，Estrella MP，et al. pH dependence of cadmium-contaminated drinking water on the development of cardiovascular injury in Wistar rats. Biol Trace Elem Res，2015，165（1）：81-85.

12. 詹杰，胡德奇，柳承希，等. 镉对血管内皮细胞损伤及其致动脉硬化的毒理学机制. 生态毒理学报，2012，7（6）：633-638.

13. Faramawi MF，Liu Y，Caffrey JL，et al. The association between urinary cadmium and frontal T wave axis deviation in the US adults. Int J Hyg Environ Health，2012，215（3）：406-410.

14. 鲁莉娟，崔守明，杨群勇，等. 职业性镉接触对工人血压和血液系统指标的影响. 职业与健康，2015，31（6）：732-734.

15. 陈建伟，徐顺清，李学贵，等. 镉暴露人群血压影响因分析. 湖北预防医学杂志，1997，8（3）：18-19.

16. 殷征宇，金泰廙，胡云平，等. 镉接触工人心血管功能研究. 环境与职业医学，2003，20（3）：176-180.

17. Chen X，Wang Z，Zhu G，et al. Benchmark dose estimation of cadmium reference level for hypertension in a Chinese population. Environ Toxicol Pharmacol，2015，39（1）：208-212.

18. Bergström G, Fagerberg B, Sallsten G, et al. Is cadmium exposure associated with the burden, vulnerability and rupture of human atherosclerotic plaques? PLoS One, 2015, 10 (3): pone.0121240.
19. Everett CJ, Frithsen IL. Association of urinary cadmium and myocardial infarction. Environ Res, 2008, 106 (2): 284-286.
20. Borné Y, Barregard L, Persson M, et al. Cadmium exposure and incidence of heart failure and atrial fibrillation: a population-based prospective cohort study. BMJ Open, 2015, 5 (6): e007366.
21. 冼健安，王安利，苗玉涛，等. 镉对凡纳滨对虾离体血细胞的毒性影响. 水生态学杂志，2012，33（1）：112-115.
22. 孙朦朦，黄亚冬，孙学亮，等. 镉对黄金鲫部分生化指标的影响. 天津农学院学报，2014，21（2）：13-17.
23. Velasquez-Vottelerd P, Anton Y, Salazar-Lugo R, et al. Cadmium affects the mitochondrial viability and the acid soluble thiols concentration in liver, kidney, heart and gills of Ancistrusbrevifilis. Open Vet J, 2015, 5 (2): 166-172.
24. 黄福勇，李明云，竺俊全，等. 急性镉中毒对大弹涂鱼血细胞同工酶表达的影响. 上海水产大学学报，2004，13（4）：289-292.
25. 加春生，李金龙，徐世文，等. 镉致鸡血管氧化应激与金属硫蛋白含量的变化. 生态毒理学报，2007，2（2）：178-183.
26. Mekkawy IA, Mahmoud UM, Wassif ET, et al. Effects of cadmium on some haematological and biochemical characteristics of Oreochromis niloticus (Linnaeus, 1758) dietary supplemented with tomato paste and vitamin E. Fish Physiol Biochem, 2011, 37 (1): 71-84.
27. 王强，姚素梅，姚智敏. 镉对培养心肌细胞收缩特性的影响. 职业医学，1998，25（5）：1-3.
28. 马峰峻，秦成德. 镉对豚鼠心房和家兔窦房结动作电位及收缩力的影响. 环境科学学报，1989，9（2）：238-241.
29. 林哲绚，罗红军，李慧，等. 几种重金属化合物对血管内皮细胞的毒性研究. 广东医学，2012，33（5）：579-582.
30. 黄渭，王华，郭彩霞，等. 镉致大鼠心肌细胞 H9C2 凋亡作用. 中国公共卫生，2009，25（1）：96-98.
31. Choi MK, Kim BH, Chung YY, et al. Cadmium-induced apoptosis in h9c2,

a7r5, and c6-glial cell. Bull Environ Contam Toxicol, 2002, 69 (3): 335-341.

32. Dong Z, Wang L, Xu J, et al. Promotion of autophagy and inhibition of apoptosis by low concentrations of cadmium in vascular endothelial cells. Toxicol In Vitro, 2009, 23 (1): 105-110.

33. Chen CY, Zhang SL, Liu ZY, et al. Cadmium toxicity induces ER stress and apoptosis via impairing energy homoeostasis in cardiomyocytes. Biosci Rep, 2015, 35 (3): e00214.

34. Lei YX, Lu Q, Shao C, et al. Expression profiles of DNA repair-related genes in rat target organs under subchronic cadmium exposure. Genet Mol Res, 2015, 14 (1): 515-524.

35. 赵伟. 镉对小鼠心肌细胞和肝细胞DNA损伤的作用. 开封：河南大学，2005.

36. 冼健安，李彬，郭慧，等. JC-1标记的流式细胞术测定虾类血细胞的线粒体膜电位. 水产科学，2013，32（3）：157-160.

37. 吴晓刚. 镉致心肌细胞线粒体损伤的研究. 长春：吉林大学，2003.

38. 孙歆阳. 镉致心肌细胞损伤的NOS基因表达及NOS-NO系统活性变化及机制研究. 南京：南京师范大学，2004.

第二节　铅及其化合物

铅（lead，Pb）为柔软略带灰白色的金属。加热至400～500℃即有大量铅蒸气逸出，在空气迅速氧化成氧化亚铅（Pb_2O），并凝集成铅烟。随着熔铅温度的升高，可进一步氧化为氧化铅（PbO，密陀僧）、三氧化二铅（Pb_2O_3，黄丹）、四氧化三铅（Pb_3O_4，红丹）。除铅的氧化物外，常用的铅化合物还有碱式碳酸铅[$PbCO_3 \cdot 2Pb(OH)_2$]、铬酸铅（$PbCrO_4$）、醋酸铅[$Pb(CH_3COO)_2 \cdot 3H_2O$]、砷酸铅[$Pb_3(AsO_4)_2$]、硅酸铅[$PbSiO_3$]等。金属铅大多不溶于水，但可溶于酸。

铅污染的来源很广，职业接触铅主要是铅矿开采及冶炼、熔铅作业，以及蓄电池、塑料、农药、陶瓷、油漆、辐射防护材料等生产企业。除了职业接触，汽车尾气是最广泛、最严重的大气铅污染源。生活中也可接触到铅，如含铅学习用品、含铅油漆、含铅颜料、含铅化妆品、陶瓷中的釉彩、食品罐头的焊料、含铅水管等。食物更是铅不可忽视的来源之一，如水产品贝类。

铅及其无机化合物在生产生活中主要以粉尘、烟的形式，经呼吸道进入机体，其次是胃肠道。无机铅化合物不能通过完整皮肤吸收，四乙基铅可通过皮肤及黏膜吸收。从呼吸道吸入的铅，按其颗粒大小及溶解度，有 20% ~ 50% 可被吸收，其余经呼吸道排出。进入胃肠道的铅有 5% ~ 10% 被吸收。吸收入血液的铅，大部分（约 90%）与红细胞结合为非扩散性铅，少量与血浆蛋白结合，成为结合性铅或可扩散铅（主要为磷酸氢铅和甘油磷酸铅）。可扩散铅的量少，但是生物活性较大，可通过生物膜，进入中枢神经系统。体内的铅 90% 以上储存在毛发和骨中，有 5% 左右的铅存留于肝、肾、脑、心、脾等器官和血液中，并可进入红细胞内形成核内包涵体。沉积在骨组织内的磷酸铅呈稳定状态，与血液和软组织中的铅维持着动态平衡。一般认为软组织铅能直接引起毒害作用，硬组织的铅具有潜在毒作用。铅在体内的代谢与钙相似，凡能促使钙在体内储存或排出的因素，均可影响铅在体内的储存和排出。铅主要通过肾随尿排出，其次随粪便排出，小部分可经唾液、汗液、脱落的皮屑和月经排出。血铅可通过胎盘进入胎儿体内而影响子代。乳汁内的铅也可影响婴儿。

急性铅中毒极为罕见。经口摄入大量的铅可致急性铅中毒，多表现为胃肠道症状，如恶心、呕吐、腹绞痛，少数出现中毒性脑病。职业性铅中毒以慢性铅中毒为主，早期表现为乏力、关节肌肉酸痛、胃肠道症状等。随着接触时间的增加，还可致神经系统、消化系统、血液及造血系统、肾等的损伤。神经系统主要表现为类神经征、周围神经病，严重者可出现中毒性脑病；消化系统主要表现为食欲缺乏、恶心、隐形腹痛、腹胀、腹泻或便秘，重者可出现腹绞痛；血液及造血系统可出现轻度贫血及卟啉代谢障碍；肾可出现近曲小管损伤引起的 Fanconi 综合征，伴有氨基酸尿、糖尿和磷酸尿，少数较重患者可出现蛋白尿，尿中红细胞、管型及肾功能减退。口腔卫生不好者，在齿龈与牙齿交界边缘上可出现由硫化铅颗粒沉淀形成的暗蓝色线，即铅线

(Burton’s blue line)。

国际癌症研究所（IARC，1972 年）将铅及其无机化合物归入 2B 类，人类可能致癌物。

一、毒性表现

(一) 动物实验资料

1．心脏功能的改变

Skoczynska 等（2014 年）选用 4 ~ 6 周龄体重（200 ± 15）g 的雄性 Wistar 大鼠 16 只，分为 2 组，其中染毒组 9 只，以含 100 ppm 醋酸铅喂饲染毒，对照组 7 只，喂饲蒸馏水，共 3 个月。染毒结束后麻醉大鼠，心脏磁共振成像（magnetic resonance imaging，MRI）检测心脏功能获得基础值，然后腹腔注射 1.5 mg/kg 体重的多巴酚丁胺（dobutamine），再次进行心脏 MRI 检测。结果显示，染毒组大鼠心脏收缩末期容积（end systolic volume，ESV）和舒张末期容积（end diastolic volume，EDV）基础值分别为（235 ± 9.5）mm^3、(578 ± 26.8) mm^3，与对照组（206 ± 15.6）mm^3、(554 ± 34.3）mm^3 比较，差异均无统计学意义（$P > 0.05$）。染毒组大鼠心脏射血分数（ejection fraction，EF）基础值为（59.1 ± 0.87）%，与对照组（62.9 ± 1.22）% 比较降低，差异有统计学意义（$P < 0.05$）。染毒组大鼠心脏收缩末期面积（end systolic area，ESA）和舒张末期面积（enddiastolic area，EDA）基础值分别为（23.8 ± 0.81）mm^2、(58.7 ± 2.67) mm^2，与对照组（19.9 ± 1.83）mm^2、(55.7 ± 3.76）mm^2 比较，差异均无统计学意义（$P > 0.05$）。染毒组大鼠心脏面积变化分数（fraction of area change，FAC；FAC=[（EDA-ESA）/EDA] × 100%）基础值为（59.2 ± 1.0）%，与对照组（64.3 ± 2.1）% 比较降低，差异有统计学意义（$P < 0.05$）。染毒组大鼠心脏射血率（ejection rate，ER）和充盈率（filling rate，FR）的基础值分别为（0.0125 ± 0.0005）EDA/ms、(0.0137 ± 0.0011）EDA/ms，与对照组（0.0132 ± 0.0008）EDA/ms、(0.0128 ± 0.0011）EDA/ms 比较，差异均无统计学意义（$P > 0.05$）。腹腔注射 1.5 mg/kg 多巴酚丁胺后，

MRI 结果显示，染毒组大鼠心脏 ESA 和 EDA 分别为（7.99±0.88）mm^2、（44.1±3.26）mm^2，与对照组（6.18±0.63）mm^2、（42.1±3.20）mm^2 比较，差异均无统计学意义（$P > 0.05$）；染毒组大鼠心脏 FAC 为（81.9±1.47）%，与对照组（84.8±2.01）% 比较降低，差异无统计学意义（$P > 0.05$）；染毒组大鼠心脏 ER 为（0.0225±0.0011）EDA/ms，与对照组（0.0254±0.0031）EDA/ms 比较，差异无统计学意义（$P > 0.05$）；染毒组大鼠心脏 FR 为（0.0181±0.0009）EDA/ms，与对照组（0.0230±0.0016）EDA/ms 比较降低，差异有统计学意义（$P < 0.05$）。进行 Pearson 线性相关分析，结果显示，腹腔注射多巴酚丁胺前，血铅水平与 EF 之间呈负相关（r=–0.4615，$P < 0.05$）；腹腔注射多巴酚丁胺后，血铅水平与 ESA 之间呈正相关（r=0.5117，$P < 0.05$），血铅水平与 FR 之间呈显著负相关（r=–0.6110, $P < 0.01$）。结果提示，铅暴露导致大鼠心脏收缩及舒张功能障碍。

2．血压改变

张乐丰等（2006 年）选用体重为（160±20）g 的雄性 SPF 级 Wistar 大鼠 20 只，随机分为 2 组，每组 10 只，以 0.48 mmol/L 醋酸铅（100ppm Pb^{2+}）饮水染毒 10 个月，对照组饮用蒸馏水。分别于 2 个月后和 10 个月后，测量血压。结果显示，染毒 2 个月后，染毒组大鼠血压为（122.1±4.3）mmHg，与对照组（114.3±5.7）mmHg 比较升高，差异有统计学意义（$P < 0.05$）。染毒 10 个月后，染毒组大鼠血压为（137.7±4.9）mmHg，与对照组（122.4±3.3）mmHg 比较升高，差异有统计学意义（$P < 0.05$）。

Simoes 等（2011 年）选用体重（280 ~ 330）g 的雄性 Wistar 大鼠 10 只，以 320 mg/kg 醋酸铅静脉注射染毒，共 1 次。将大鼠麻醉进行颈静脉与颈动脉插管，连接压力传感器，在静脉注射前（设为对照组）以及静脉注射后 30、60、90、120 分钟分别进行血压测定。结果显示，染毒 30 分钟时大鼠动脉收缩压（systolic arterial pressure, SAP）为（113±3）mmHg，与对照组（108±3）mmHg 比较，差异无统计学意义（$P > 0.05$）；染毒 60、90、120 分钟时大鼠 SAP 分别为（118±3）mmHg、（118±3）mmHg、（120±4）mmHg，与对照组

（108±3）mmHg 比较均升高，差异均有统计学意义（$P < 0.05$）。染毒 30、60、90、120 分钟时大鼠动脉舒张压（artery diastolic pressure，DAP）分别为（60±3）mmHg、（61±3）mmHg、（62±3）mmHg、（63±4）mmHg，与对照组（60±3）mmHg 比较，差异均无统计学意义（$P > 0.05$）。提示急性铅暴露可导致大鼠动脉收缩压升高。

3．血管变化

（1）血管结构变化：Zhang LF 等（2009 年）选用体重为（160±20）g 的雄性 Wistar 大鼠 20 只，随机分为 2 组，每组 10 只，染毒组以 0.48 mmol/L 醋酸铅（100 ppm Pb^{2+}）饮水染毒，对照组饮用蒸馏水，共 10 个月。染毒结束后腹主动脉放血法处死大鼠，用 10% 中性甲醛固定大鼠胸主动脉血管，进行 Masson 染色。用 Image-Pro Plus 5.0.2 软件对 Masson 染色结果进行图像定量分析。结果显示，染毒组大鼠胸主动脉中膜厚度为（69.8±6.4）μm，与对照组（49.8±4.8）μm 比较增加，差异有统计学意义（$P < 0.05$）。染毒组大鼠胸主动脉内腔直径为（1630.1±147.4）μm，与对照组（1565.5±132.0）μm 比较，差异无统计学意义（$P > 0.05$）。染毒组大鼠胸主动脉胶原蛋白面积比例为（34.7±3.4）%，与对照组（25.6±2.3）% 比较增加，差异有统计学意义（$P < 0.05$）。

（2）血管反应性改变：Marques 等（2001 年）选用 3 月龄雄性 Wistar 大鼠 10 只，随机分为 2 组，染毒组喂饲含 5 ppm 的醋酸铅水，对照组喂饲无铅水，共染毒 30 天。染毒结束后，戊巴比妥麻醉大鼠并分离一段胸主动脉进行血管反应性实验。血管反应性实验是将主动脉血管切成 2 mm 的长度，悬浮于 Kreb's-Henseleit 溶液中进行器官浴，主动脉节段中通入 5 ml 95% O_2 和 5% CO_2 的混合气体。将主动脉节段通过等距力量位移传感器连接到计算机系统，并将主动脉节段重复暴露于 20 mmol/L KCl 使最佳静息力达到确定的 2 g。主动脉对乙酰胆碱（acetyl choline，ACh）和硝普钠（sodium nitroprusside，SNP）的内皮依赖反应实验是通过预定的 10^{-5} mol/L 肾上腺素来进行测定，剂量 - 效应关系以累积的方式进行确定，所有实验都用 10^{-5} mol/L 吲哚美辛来消除环氧合酶活化对实验造成的影响。结果显示，加入 Ach 后，染毒组和对照组大鼠主动脉血管均对去甲肾上腺素产生的收缩作用具有舒张效应，染毒组大鼠主动脉血管对去甲肾上腺素产生的收缩作用的舒张效应与对照组比较降低，差异有统计学意义（$P < 0.05$）；染毒组大鼠主动脉血管对 Ach 的 50% 最大效应剂量（50% maximum effect dose，EC_{50}）为（$4.7 \times 10^{-7} \pm 0.4$）mol/L，与对照组（$5.0 \times 10^{-8} \pm 0.2$）mol/L 比较升高，差异有统计学意义（$P < 0.05$）；染毒组大鼠主动脉血管对 Ach 的最大效应（maximum effect，Emax）为（89 ± 2）%，与对照组（100 ± 1）% 比较降低，差异有统计学意义（$P < 0.05$）。加入 SNP 后，染毒组和对照组大鼠主动脉血管均对去甲肾上腺素产生的收缩作用具有舒张效应，染毒组大鼠主动脉血管对去甲肾上腺素产生的收缩作用的舒张效应与对照组比较降低，差异有统计学意义（$P < 0.05$）；染毒组大鼠主动脉血管对 SNP 的 EC_{50} 为（$5.8 \times 10^{-8} \pm 0.5$）mol/L，与对照组（$5.3 \times 10^{-9} \pm 0.6$）mol/L 比较升高，差异有统计学意义（$P < 0.05$）；染毒组大鼠主动脉血管对 SNP 的 Emax 为（95 ± 0.7）%，与对照组（100 ± 0.8）% 比较降低，差异有统计学意义（$P < 0.05$）。结果提示，低浓度铅暴露导致大鼠主动脉血管反应性发生变化。

4．血脂改变

Skoczynska 等（2014 年）选用 4 ~ 6 周龄体重（200 ± 15）g 的雄性 Wistar 大鼠 16 只，分为 2 组，其中染毒组 9 只，喂饲含 100 ppm 醋酸铅水，对照组 7 只喂饲蒸馏水，共 3 个月。染毒结束后，处死大鼠，测定血脂指标。结果显示，染毒组大鼠血清三酰甘油（甘油三酯）水平为（126.1 ± 12.1）mg/dl，与对照组（108.6 ± 12.9）mg/dl 比较，差异无统计学意义（$P > 0.05$）。染毒组大鼠血清总胆固醇水平为（55.0 ± 3.1）mg/dl，与对照组（58.9 ± 3.3）mg/dl 比较，差异无统计学意义（$P > 0.05$）。染毒组大鼠血清高密度脂蛋白胆固醇（high density lipoprotein cholesterol，HDL-C）水平为（31.6 ± 2.7）mg/dl，与对照组（36.6 ± 2.9）mg/dl 比较，差异无统计学意义（$P > 0.05$）。染毒组大鼠血清高密度脂蛋白亚组分 3- 胆固醇（highdensity lipoprotein cholesterol 3-cholesterol，HDL_3-cholesterol）水平为（16.2 ± 1.0）mg/dl，与对照组（16.6 ± 1.3）mg/dl 比较，差异无统计学意义（$P > 0.05$）。染毒组大鼠

血清高密度脂蛋白亚组分 2- 胆固醇（highdensity lipoprotein cholesterol 2-cholesterol，HDL_2-cholesterol）水平为（15.3 ± 1.0）mg/dl，与对照组（20.1 ± 1.9）mg/dl 比较降低，差异有统计学意义（$P < 0.05$）。

5．心肌酶改变

乳酸脱氢酶（lactate dehydrogenase，LDH）、天冬氨酸氨基转移酶（aspartic transaminase，AST）是心肌细胞质中的标志酶，其漏出量改变表明质膜的通透性改变。李金有等（1998 年）将（3.5 ~ 5）$\times 10^6$/ml 心肌细胞悬液加入到 24 孔培养板，然后置于 37℃、5%CO_2 的培养箱中内培养 24 小时，换液，继续培养至第 4 天，可见心肌细胞出现节律性收缩。弃培养液，加 Hank's 液，以终浓度为 1、5、10、50、100 μmol/L 醋酸铅继续培养心肌细胞 4、8、24 小时，对照组只加入 Hank's 液。测定上清液中 LDH、AST 的活性。结果显示，培养 4 小时，10 μmol/L 处理组心肌细胞培养上清液中 LDH 活性与对照组比较升高，差异有统计学意义（$P < 0.05$）；100 μmol/L 处理组心肌细胞培养上清液中 AST 活性与对照组比较升高，差异有统计学意义（$P < 0.05$）。培养 8 小时，1 μmol/L 处理组心肌细胞培养上清液中 LDH 活性与对照组比较升高，差异有统计学意义（$P < 0.05$）；10、50、100 μmol/L 处理组心肌细胞培养上清液中 LDH 活性与对照组比较均降低，差异均有统计学意义（$P < 0.05$）；10 μmol/L 处理组心肌细胞培养上清液中 AST 活性与对照组比较升高，差异有统计学意义（$P < 0.05$）。培养 24 小时，1、5 μmol/L 处理组心肌细胞培养上清液中 LDH 活性与对照组比较均升高，差异均有统计学意义（$P < 0.05$）；50、100 μmol/L 处理组心肌细胞培养上清液中 LDH 活性与对照组比较均降低，差异均有统计学意义（$P < 0.05$）；1、5 μmol/L 处理组心肌细胞培养上清液中 AST 活性与对照组比较均升高，差异均有统计学意义（$P < 0.05$）；50、100 μmol/L 处理组心肌细胞培养上清液中 AST 活性与对照组比较均降低，差异均有统计学意义（$P < 0.05$）。结果表明，铅暴露可使心肌细胞培养上清液中 LDH 和 AST 漏出量改变。

6．心肌细胞的改变

（1）细胞超微结构改变：韩小铮等（2004 年）选用体重为

(11.5±1.2) g的雄性长江华溪蟹40只，饲养在浓度为18.9 mg/L的硝酸铅［$Pb(NO_3)_2$］溶液中，培养缸每隔2天换一次溶液，并投喂饲料。分别在$Pb(NO_3)_2$溶液处理10、20、30天时活体解剖雄蟹，应用透射电镜技术（transmission electronic microscopy，TEM）观察心肌细胞超微结构。结果显示：

①心肌细胞细胞核变化：$Pb(NO_3)_2$处理10天时，细胞核形态没有改变，核外膜轻微凸起，膜间距加大，异染色质有凝聚现象，且凝聚发生在靠近内膜边缘的地方，常染色质分布均匀。处理20天时，核膜发生凹陷，核外膜与内膜的距离比处理10天时明显加大，外膜呈弥散状，开始解体，异染色质凝聚现象加重（靠近内膜边缘），偶有双核现象。处理30天时，细胞核形态极不规则，个别细胞核发生了极为严重的变形，细胞核表面凹凸不平，核膜大部分解体，核外膜与内膜完全分开，紧靠核膜边缘有异染色质凝聚，常染色质电子密度降低且分布不均匀。

②心肌细胞线粒体变化：$Pb(NO_3)_2$处理10天时，细胞中线粒体出现膜破裂，嵴断裂，产生空泡化，并伴随有内容物外流，基质内电子密度降低，个别线粒体形态发生较大的变化，由于扭曲而导致了首尾相联，形成了“环状”的线粒体，在肌纤维中的线粒体同样表现出上述变化。处理20天时，线粒体外膜破损程度进一步加大，个别线粒体双层膜局部弥散外凸，甚至局部双层膜消失，线粒体内部嵴断裂，排列混乱，空泡化现象严重，内部基质电子密度较处理10天时进一步降低，在个别双层膜破损的线粒体中有内容物外流，但与细胞中的线粒体相比较，处于肌纤维中的线粒体受损情况则较轻，主要表现在双层膜间距加大，嵴排列混乱。处理30天时，线粒体受损进一步加大，大多数线粒体外膜已部分消失，大部分嵴消失，内容物已经完全外流，线粒体环化现象进一步加重，甚至出现多个线粒体联结成环的现象。

③心肌细胞肌纤维变化：$Pb(NO_3)_2$处理10天时，未发现肌纤维有形态上的异常现象。处理20天时，肌纤维排列不整齐，暗带出现裂痕或断裂，致使暗带不明显，同时部分明带出现断裂现象。处理30天时，肌纤维受损情况进一步加剧，肌纤维排列混乱，暗带颜色进一步

变浅，明、暗带断裂现象加重。

（2）心肌细胞自发性收缩改变：李金有等（1996 年）选择 3 ~ 5 日龄乳鼠 20 ~ 30 只，提取心肌细胞，然后用 DMEM 培养液置于 5%CO_2、95% 空气的培养箱内培养。以终浓度为 1、10、50、100 μmol/L 醋酸铅培养心肌细胞 4 小时，设立无铅处理对照组，计算心肌细胞的死亡率，结果显示，1、10、50、100 μmol/L 染毒组心肌细胞死亡率分别为（3.67 ± 1.26）%、（3.00 ± 1.00）%、（3.00 ± 0.09）%、（3.20 ± 0.13）%，与对照组（3.33 ± 1.61）% 比较，差异均无统计学意义（$P > 0.05$）。以终浓度为 1、10、50、100 μmol/L 醋酸铅培养心肌细胞 4 天，设立无铅处理对照组，计算心肌细胞每分钟的自发收缩数，结果显示，10、50 μmol/L 染毒组心肌细胞自发收缩数分别为（65.67 ± 4.79）次 / 分、（57.33 ± 1.08）次 / 分，与对照组（48.33 ± 2.96）次 / 分比较均升高，差异均有统计学意义（$P < 0.05$）；100 μmol/L 染毒组心肌细胞自发收缩数为（37.67 ± 2.00）次 / 分，与对照组（48.33 ± 2.96）次 / 分比较降低，差异有统计学意义（$P < 0.05$）。本研究结果显示，低浓度铅可使心肌细胞的自发收缩增加，而高浓度铅可使其降低，即呈双向作用特征。

（二）流行病学资料

1．血脂及心肌酶改变

李珍等（2011 年）选择在湖南省某劳动卫生职业病防治所住院治疗的职业性慢性铅中毒男性患者 50 人为研究对象，均为铅冶炼工。将其分为慢性轻度铅中毒组（轻度组），20 人，平均年龄（39 ± 5.2）（28 ~ 51）岁，平均工龄（13.87 ± 8.7）（3 ~ 24）年；慢性中度铅中毒组（中度组），30 人，平均年龄（40 ± 4.5）（31 ~ 50）岁，平均工龄（14.01 ± 6.2）（3 ~ 26）年。同时选择无铅及其他有毒有害因素作业史的同企业后勤人员 30 人为对照组，平均年龄（41 ± 4.8）（30 ~ 40）岁，平均工龄（14.25 ± 6.2）（5 ~ 21）年。检测脂代谢指标：血清总胆固醇（total cholesterol，TC）、血清三酰甘油（triglyceride，TG）、血清高密度脂蛋白（high density lipoprotein，HDL-C）、血清低密度脂蛋白（low density lipoprotein，LDL-C）。心肌酶指标：血清

LDH、血清肌酸激酶（creatine kinase，CK）、血清α-羟丁酸脱氢酶（alpha-hydroxybutyric dehydrogenase，α-HBDH）。结果显示，中度组工人血清TC水平为（4.72±0.78）mmol/L，与对照组（3.99±0.63）mmol/L比较升高，差异有统计学意义（$P < 0.01$）。中度组工人血清LDL-C水平为（2.62±0.66）mmol/L，与对照组（2.20±0.55）mmol/L比较升高，差异有统计学意义（$P < 0.05$）。中度组工人血清LDH水平为（144.73±34.88）U/L，与对照组（127.00±17.33）U/L比较升高，差异有统计学意义（$P < 0.05$）。中度组工人血清α-HBDH水平为（121.51±33.26）U/L，与对照组（97.30±19.30）U/L比较升高，差异有统计学意义（$P < 0.01$）。轻、中度组工人血清CK水平分别为（99.30±33.40）U/L、（97.87±26.94）U/L，与对照组（84.25±28.25）U/L比较，差异无统计学意义（$P > 0.05$）。

邹和建等（1994年）选择某铅冶炼厂20名（男17名，女3名）铅作业工人作为铅接触组，平均年龄（35.4±5.9）（24 ~ 45）岁，平均工龄（4.9±2.8）（0.8 ~ 12）年，平均血铅浓度（2.923±0.556）（2.227 ~ 4.163）μmol/L。选择非铅作业工人20名（男17名，女3名）为对照组，平均年龄（35.9±7.8）（21 ~ 40）岁，平均工龄（7.2±4.2）（1 ~ 18）年，平均血铅浓度（0.436±0.263）（0.106 ~ 1.314）μmol/L。测定血清心肌酶。结果显示，接触组工人血清肌酸磷酸激酶同工酶（creatine phosphokinase isoenzyme，CMB）水平为（3.79±2.94）U/L，与对照组（1.64±2.93）U/L比较升高，差异有统计学意义（$P < 0.05$）。接触组工人血清肌酸磷酸激酶总活性（total creatine phosphokinase activity，CPK）水平为（22.19±19.89）U/L，与对照组（18.06±12.57）U/L比较，差异无统计学意义（$P > 0.05$）。接触组工人血清LDH水平为（56.08±22.20）U/L，与对照组（45.71±19.22）U/L比较，差异无统计学意义（$P > 0.05$）。接触组工人血浆肾素活性（plasma renin activity，PRA）水平为（2.35±2.58）ng/（ml・h），与对照组（1.27±0.71）ng/（ml・h）比较，差异无统计学意义（$P > 0.05$）。接触组工人血清血管紧张素Ⅱ（angiotensin Ⅱ，Ang Ⅱ）水平为（48.41±21.55）pg/ml，与对照组（49.33±24.17）

pg/ml 比较，差异无统计学意义（$P > 0.05$）。接触组工人血清 Ca^{2+}-Mg^{2+}-ATP 酶水平为（134.53±17.46）μmol P/（gHb·2h），与对照组（140.56±19.54）μmol P/（gHb·2 h）比较，差异无统计学意义（$P > 0.05$）。接触组工人血清 Na^{+}-K^{+}-ATP 酶水平为（19.20±5.34）μmol P/（gHb·2 h），与对照组（20.60±4.76）μmol P/（gHb·2 h）比较，差异无统计学意义（$P > 0.05$）。

2．心电图改变

饶子龙（2014 年）选择某烧结厂铅作业工人 237 人（男 194 人，女 43 人）为铅接触组，年龄 22 ~ 56（38.10±1.00）岁，工龄 1 ~ 38（16.02±1.19）年。选择不接触铅等有毒有害因素的工人 175 人（男 141 人，女 34 人）为对照组，年龄 19 ~ 56（36.03±1.26）岁。本次调查结果显示，工作场所铅烟的时间加权平均浓度为 0 ~ 0.021 mg/m^3，检测 2 号机机头处铅烟短时间接触浓度达 0.739 mg/m^3，超限倍数为 24.6，远高于国家限值（超限倍数 3）（中国国家标准中的铅烟时间加权平均容许浓度为 0.03 mg/m^3）。进行心电图检测。结果显示，接触组工人心电图异常检出率为 29.54%，与对照组（19.43%）比较升高，差异有统计学意义（$P < 0.05$）。接触组工人心电图异常主要表现为节律改变和传导阻滞，节律改变以窦性心动过缓为主。接触组工人窦性心动过缓检出率为 15.19%，与对照组（5.14%）比较升高，差异有统计学意义（$P < 0.05$）。接触组工人传导阻滞检出率为 3.38%，与对照组（0%）比较升高，差异有统计学意义（$P < 0.05$）。

Chen CC 等（2013 年）选择某铅酸蓄电池厂工人 312 人（男 124 人，女 188 人）为接触组，男性平均年龄为（42.71±9.34）岁，女性平均年龄为（42.30±7.20）岁。选择同一地区某机械厂无铅暴露史工人 329 人（男 262 人，女 67 人）为对照组，男性平均年龄为（39.70±7.81）岁，女性平均年龄为（40.32±10.52）岁。排除有心血管系统或肝疾病者。进行心电图检测。结果发现，接触组工人心率为（70.9±10.4）次 / 分，与对照组（68.2±10.5）次 / 分比较升高，差异有统计学意义（$P < 0.01$）。接触组工人心电图 R_{V5} 振幅 +S_{V1} 振幅为（19.74±6.38）mm，与对照组（22.16±7.11）mm 比较降低，差异

有统计学意义（$P < 0.01$）。接触组工人左心室肥厚（left ventricular hypertrophy，LVH）的比例为2.6%（8人），与对照组5.8%（19人）比较，差异无统计学意义（$P > 0.05$）。接触组工人心脏PR间期为（159.4±28.0）ms，与对照组（163.4±17.8）ms比较降低，差异有统计学意义（$P < 0.05$）。接触组工人心脏PR间期＞200 ms的比例为5.2%（16人），与对照组2.7%（9人）比较升高，差异有统计学意义（$P < 0.05$）。接触组工人心脏经心率校正的QRS间期（QRS correction，QRSc）为（91.34±19.63）ms，与对照组（93.24±12.04）ms比较降低，差异有统计学意义（$P < 0.05$）。接触组工人心脏经心率校正的QRS间期＞100 ms的比例为32.7%（102人），与对照组23.4%（77人）比较升高，差异有统计学意义（$P < 0.05$）。接触组工人心脏经心率校正的QT间期（QT correction，QTc）为（411.71±25.60）ms，与对照组（395.68±24.26）ms比较升高，差异有统计学意义（$P < 0.01$）。接触组工人心脏经心率校正的QT间期＞440 ms的比例为12.2%（38人），与对照组3.6%（12人）比较升高，差异有统计学意义（$P < 0.01$）。

3．心脏功能异常

孙道远等（1998年）选择某蓄电池厂拆修电瓶及铅块熔炼车间48名（男37名，女11名）铅作业工人作为接触组，平均年龄38.5±6.4（27～50）岁，平均工龄10.3±3.8（2～16）年，该车间近年来铅烟浓度为0.083～0.315 mg/m^3（中国国家标准中的铅烟时间加权平均容许浓度为0.03 mg/m^3）。选择非铅作业工人（某机场科室人员）40名（男22名，女18名）为对照组，平均年龄36.8±9.2（22～55）岁，排除影响心血管系统的各类因素（如心肌炎后遗症、血压偏高者）及影响心血管系统的各类毒物。检测心室收缩功能。结果显示，接触组工人心脏射血前期间期（pre-ejection period，PEP）为（138.1±5.5）ms，与对照组（134.3±4.9）ms比较升高，差异有统计学意义（$P < 0.01$）。接触组工人心脏左室射血时间（left ventricular ejection time，LVET）为（386.0±31.9）ms，与对照组（406.1±18.3）ms比较降低，差异有统计学意义（$P < 0.01$）。接触组工人心脏PEP/LVET比值为

0.36±0.042，与对照组（0.332±0.026）比较升高，差异有统计学意义（$P < 0.01$）。

邹和建等（1994 年）选择某铅冶炼厂 54 名铅作业工人作为接触组（男 44 名，女 10 名），平均年龄 35.4±5.9（24 ~ 45）岁，平均工龄 4.9±2.8（0.8 ~ 12）年。其中慢性轻度铅中毒 26 例，铅吸收 11 例，铅接触 17 例。近 5 年车间铅烟浓度为 0.067 ~ 2.04 mg/m^3，平均 1.68 mg/m^3，铅尘浓度 0.03 ~ 4.282 mg/m^3，平均 1.44 mg/m^3。选择无其他已知的影响心血管系统的有毒有害作业史的非铅作业工人 24 名（男 19 名，女 5 名）为对照组，平均年龄 35.8±8.1（20 ~ 49）岁，平均工龄 14.33±6.53（1 ~ 26）年。测定心功能。结果显示，铅接触组、铅吸收组和铅中毒组工人心脏射血分数（ejection fraction，EF）分别为（63.1±2.6）%、（63.7±4.3）%、（62.9±3.3）%，与对照组（61.4±4.6）% 比较，差异均无统计学意义（$P > 0.05$）。铅接触组、铅吸收组和铅中毒组工人心脏心搏量（stroke volume，CO）分别为（75.4±14.4）ml/s、（80.6±14.7）ml/s、（71.8±12.4）ml/s，与对照组（63.9±13.4）ml/s 比较均升高，差异均有统计学意义（$P < 0.05$）。铅接触组、铅吸收组和铅中毒组工人心脏指数（cardiac index，CI）分别为（46.8±8.7）ml/（s · m^2）、（47.7±7.1）ml/（s · m^2）、（44.8±6.7）ml/（s · m^2），与对照组（38.4±9.2）ml/（s · m^2）比较均升高，差异均有统计学意义（$P < 0.01$）。

4．心脏结构改变

邹和建等（1994 年）选择某铅冶炼厂 54 名（男 44 名，女 10 名）铅作业工人作为观察对象，平均年龄 35.4±5.9（24 ~ 45）岁，平均工龄 4.9±2.8（0.8 ~ 12）年，其中铅中毒 26 例，铅吸收 11 例，铅接触 17 例。近 5 年车间铅烟浓度为 0.067 ~ 2.04 mg/m^3，平均 1.68 mg/m^3；铅尘浓度 0.03 ~ 4.282 mg/m^3，平均 1.44 mg/m^3。选择无其他已知的影响心血管系统的有毒有害作业史的非铅作业工人 24 名为对照组（男 19 名，女 5 名），平均年龄 35.8±8.1（20 ~ 49）岁，平均工龄 14.33±6.53（1 ~ 26）年。彩色多普勒超声诊断仪测量结果显示，铅接触组、铅吸收组和铅中毒组工人左室舒张末期内径（left ventricular end diastolic diameter，LVIDd）分别为（50.1±4.6）mm、（49.3±4.4）mm 和（51.0±4.0）mm，与对照组（45.6±5.3）mm 比较均升高，差异均有统计学意义（$P < 0.05$）。铅中毒组工人左室收缩末期内径（left ventricular internal dimension systole，LVIDS）为（32.5±4.0）mm，与对照组（28.7±4.3）mm 比较升高，差异有统计学意义（$P < 0.01$）。铅接触组、铅吸收组和铅中毒组工人舒张期左室后壁厚度（left ventricular posterior wall，LVPW）分别为（6.8±0.9）mm、（7.6±1.5）mm 和（6.9±1.4）mm，与对照组（7.2±1.5）mm 比较，差异均无统计学意义（$P > 0.05$）。铅接触组、铅吸收组和铅中毒组工人舒张期室间隔厚度（interventricular septal thickness，IVS）分别为（6.8±1.0）mm、（7.9±1.3）mm 和（7.0±1.4）mm，与对照组（7.6±1.6）mm 比较，差异均无统计学意义（$P > 0.05$）。

Kasperczyk S 等（2005 年）选择波兰南部的锌和铅钢铁厂的铅工作者 88 人为铅接触组，平均年龄（45.0±1.29）岁，平均工龄（21.0±1.47）年。选择同钢铁厂的行政管理人员 55 人为对照组，平均年龄（43.9±0.95）岁，平均工龄（21.2±1.02）年。在二维惠普 SONOS 2000 彩色超声的引导下在胸骨旁长轴测量左心室 M 型超声心动图。结果显示，接触组工人左室舒张末期内径（LVDd）为（54.7±0.54）mm，与对照组（51.7±0.93）mm 比较升高，差异有统计学意义（$P < 0.01$）。接触组工人室间隔厚度（interventricular septal thickness，IVS）为（10.3±0.20）mm，与对照组（10.0±0.25）mm 比较，差异无统计学意义（$P > 0.05$）。接触组工人左室后壁厚度（posterior wall thickness，PW）为（10.2±0.17）mm，与对照组（10.3±0.21）mm 比较，差异无统计学意义（$P > 0.05$）。接触组工人左心房内径（left atrial diameter，LAD）为（33.2±0.51）mm，与对照组（32.3±0.74）mm 比较，差异无统计学意义（$P > 0.05$）。接触组工人主动脉瓣环内径（aortic diameter，AoD）为（30.4±0.49）mm，与对照组（29.6±0.67）mm 比较，差异无统计学意义（$P > 0.05$）。接触组工人右心室舒张末期内径（right ventricular end diastolic diameter，RVDd）为（30.1±0.54）mm，与对照组（29.8±0.62）mm

比较，差异无统计学意义（$P > 0.05$）。接触组工人左心室重量（Left ventricular mass，LVM）为（263±7.69）g，与对照组（236±9.71）g 比较增加，差异有统计学意义（$P < 0.05$）。接触组工人右心室质量指数（right ventricular mass index，LVMI）为（138±4.10）g/m^2，与对照组（125±5.12）g/m^2 比较升高，差异有统计学意义（$P < 0.05$）。

5．血压改变

Poreba 等（2011 年）选择波兰某暴露于铅的铜工厂工人和某金属冶炼厂、某精炼厂和某转换厂工作的男性工人共 33 名为铅接触组，平均年龄（49.63±6.64）岁，平均工龄（26.11±7.47）年。铅接触组工作场所的铅尘浓度为 0.55 ～ 4.48 mg/m^3（波兰的最高容许浓度为 0.05 mg/m^3）。选择同工厂的男性管理人员 39 名为对照组，平均年龄（50.21±7.29）岁。测量血压。结果显示，接触组工人收缩压和舒张压分别为（140.2±22.87）mmHg、（89.45±10.02）mmHg，与对照组（129.23±14.52）mmHg、（87.15±9.13）mmHg 比较，差异无统计学意义（$P > 0.05$）。接触组工人平均收缩压（mean systolic pressure，MSBP）和平均舒张压（mean diastolic pressure，MDBP）分别为（129.67±10.65）mmHg、（81.07±7.35）mmHg，与对照组（115.34±7.25）mmHg、（71.42±6.32）mmHg 比较均升高，差异均有统计学意义（$P < 0.05$）。接触组工人平均血压（mean blood pressure，MBP）为（95.98±7.14）mmHg，与对照组（83.13±6.24）mmHg 比较升高，差异有统计学意义（$P < 0.05$）。接触组工人脉压（pulse pressure，PP）为（49.04±6.17）mmHg，与对照组（31.03±5.64）mmHg 比较升高，差异有统计学意义（$P < 0.01$）。

吴钧芳等（2009 年）选择某铅冶炼厂从事铅作业一线工人 200 名（男 130 名，女 70 名）为铅接触组，平均年龄为（38.72±6.67）岁，平均工龄为（19.46±7.83）年。选择同一厂区的行政后勤人员 200 名（男 125 名，女 75 名）为对照组，平均年龄为（38.61±6.64）岁，平均工龄为（17.32±6.84）年。接触组和对照组对象严格按入选条件选取，排除一切可能影响血压的因素。测量血压。结果显示，铅接触组工人血压异常率为 21.5%（43 人），与对照组 12.0%（24 人）比较升高，差异有统计学意义（$P < 0.05$）。

6．动脉粥样硬化

Poreba 等（2011 年）选择波兰暴露于铅的某加工厂和某金属冶炼厂、某精炼厂、某转换厂工作的男性工人共 33 名为铅接触组，平均年龄（49.63±6.64）岁，平均工龄（26.11±7.47）年。铅接触组工作场所的铅尘浓度为 0.55 ~ 4.48 mg/m^3（波兰的最高容许浓度为 0.05 mg/m^3）。选择同工厂的男性管理人员 39 名为对照组，平均年龄（50.21±7.29）岁。采用高分辨率 B 超检测心脏，结果显示，接触组工人动脉内膜中层厚度（intima media thickness，IMT）为（0.98±0.08）mm，与对照组（0.78±0.03）mm 比较升高，差异有统计学意义（$P < 0.01$）。接触组动脉粥样硬化的比例为 81.82%，与对照组（28.21%）比较升高，差异有统计学意义（$P < 0.05$）。

7．对心脏神经功能的影响

邹和建等（1993 年）选择某铅冶炼厂平炉车间铅作业工人 57 名（男 46 名，女 11 名）为铅作业组，平均年龄为 35.2±5.9（24 ~ 45）岁，平均工龄 4.9±2.8（0.8 ~ 12）年，该车间近年来铅烟浓度为 0.123 ~ 0.423 mg/m^3。选择无其他已知影响心血管系统的化学毒物接触史的非铅作业工人 38 名（男 30 名，女 8 名）为对照组，平均年龄为 35.6±5.9（20 ~ 49）岁。收集一般资料以及分别测量平静呼吸及深呼吸时 R-R 间期变化参数。结果显示，铅作业组中，慢性铅中毒 28 例、铅吸收 11 例、铅接触 18 例，将其分为铅中毒组、铅吸收组、铅接触组，各组别之间年龄及性别无显著差异（$P > 0.05$）。R-R 间期变化参数结果显示，铅中毒组工人平静呼吸时 1 分钟中最长 R-R 间期（normal breathing-MAX_1，N-MAX_1）为（1.05±0.16），与对照组（0.93±0.14）比较升高，差异有统计学意义（$P < 0.05$）。铅中毒组工人平静呼吸时 1 分钟中最短 R-R 间期（normal breathing-MIN_1，N-MIN_1）为（0.84±0.12），与对照组（0.76±0.11）比较升高，差异有统计学意义（$P < 0.05$）。铅中毒组工人平静呼吸时 1 分钟中平均 R-R 间期（normal breathing-$MEAN_1$，N-$MEAN_1$）为（0.95±0.13），与对照组（0.85±0.12）比较升高，差异有统计学意义（$P < 0.05$）。

铅接触组工人平静呼吸时1分钟中R-R间期变化的变异系数（normal breathing-CV，N-CV）为（0.010±0.164），与对照组（0.044±0.013）比较降低，差异有统计学意义（$P<0.05$）。铅接触组工人平静呼吸时1分钟中R-R间期最大变异分数（normal breathing-MV ratio，N-MV ratio）为（1.27±0.11），与对照组（1.22±0.07）比较升高，差异有统计学意义（$P<0.05$）。铅中毒组工人深呼吸时1分钟中最短R-R间期（deep breathing-MIN_1，D-MIN_1）为（0.80±0.16），与对照组（0.68±0.09）比较升高，差异有统计学意义（$P<0.01$）。铅中毒组工人深呼吸时1分钟中平均R-R间期（deep breathing-$MEAN_1$，D-$MEAN_1$）为（0.93±0.14），与对照组（0.88±0.11）比较升高，差异有统计学意义（$P<0.01$）。铅中毒组工人深呼吸时1分钟中R-R间期变化的变异系数（deep breathing-CV，D-CV）为（0.072±0.024），与对照组（0.088±0.034）比较降低，差异有统计学意义（$P<0.05$）。铅中毒组工人深呼吸时1分钟中R-R间期变化标准差（deep breathing-SD_1，D-SD_1）为（0.066±0.024），与对照组（0.080±0.026）比较降低，差异有统计学意义（$P<0.05$）。铅中毒组工人深呼吸时1分钟中R-R间期最大变异分数（deep breathing-MV ratio，D-MV ratio）为（1.33±0.17），与对照组（1.44±0.13）比较降低，差异有统计学意义（$P<0.01$）。铅中毒组工人深呼吸时1分钟中R-R间期最大变异率（deep breathing-MV rate，D-MV rate）为0.28±0.024，与对照组（0.36±0.09）比较降低，差异有统计学意义（$P<0.01$）。铅中毒组和铅接触组工人D：N-MV rate分别为（1.06±0.11）、（1.10±0.01），与对照组（1.18±0.11）比较均降低，差异有统计学意义（$P<0.01$）。铅中毒组工人D：N-MV ratio为（1.35±0.58），与对照组（1.94±0.65）比较降低，差异有统计学意义（$P<0.01$）。铅中毒组和铅接触组工人D：N-SD分别为（0.65±0.57）、（1.59±0.61），与对照组（2.18±0.70）比较降低，差异有统计学意义（$P<0.01$）。铅中毒组、铅吸收组和铅接触组工人D：N-CV分别为（1.71±0.61）、（1.50±0.53）、（1.66±0.77），与对照组（2.13±0.85）比较降低，差异有统计学意义（$P<0.05$）。铅吸收组工人D：N-SD为（1.57±0.32），

与对照组（2.18±0.70）比较降低，差异有统计学意义（$P < 0.05$）。深呼吸时心电图R-R间期的改变是反映心脏自主神经功能的敏感指标，R-R间期的改变是由副交感神经支配的，因此该方法直接反映心脏副交感神经功能状态。结果提示，铅中毒组作业工人在铅中毒前即可出现副交感神经功能减退。

二、毒性机制

（一）对一氧化氮与环磷鸟苷系统的影响

1．抑制NO合成

Barbosa等（2006年）选择巴西圣保罗州居住在电池工厂附近的62名志愿者（男30名，女32名）为研究对象，年龄20～57岁。测量血铅、血液学指标，以及等离子体亚硝酸盐、硝酸盐和环磷酸鸟苷（guanosine 3',5'-cyclic phosphate，cGMP）的浓度。结果显示，血浆中的铅（plasma Pb，P-Pb）和全血中的铅（whole blood Pb，B-Pb）之间呈显著正相关（r=0.791，$P < 0.001$）。血液中等离子体亚硝酸盐和B-Pb之间呈显著负相关（r=–0.358，$P < 0.01$）。血液中等离子体亚硝酸盐和P-Pb之间呈显著负相关（r=–0.264，$P < 0.05$）。血液中等离子体硝酸盐和B-Pb、P-Pb均无相关性（$P > 0.05$）。血液中等离子体cGMP和B-Pb、P-Pb均无相关性（$P > 0.05$）。血浆中接近70%的等离子体亚硝酸盐来自于内皮的一氧化氮合酶（nitric oxide synthase，NOS）。结果提示，随着血铅和等离子铅浓度的增加可抑制一氧化氮（nitric oxide，NO）的形成。

Zhang LF等（2007年）选用体重为250～300 g的雄性Wistar大鼠，戊巴比妥钠麻醉后断头处死大鼠，分离胸主动脉，放入冰冷的含有100 U/ml青霉素和100 U/ml链霉素的D-Hanks液中，清洗后将胸主动脉切成3 mm长度，以1/100万（1 ppm）醋酸铅在RPMI 1640、10%胎牛血清的培养液中培养0.5、6、12和24小时，并设立无铅对照组。一氧化氮（nitric oxide，NO）的产生通过测定培养液中亚硝酸盐的累积含量进行分析，用Western blot测定主动脉组织中内皮型一氧化氮合酶（endothelial nitric oxide synthase，eNOS）和诱导型一氧化氮合酶（inducible nitric oxide synthase，iNOS）的蛋白表达量。结果显示，培养 0.5、6 和 12 小时，加入乙酰胆碱（acetyl choline，Ach），处理组大鼠主动脉对去甲肾上腺素产生收缩的舒张效应，与对照组比较，差异均无统计学意义（$P > 0.05$）；培养 24 小时，处理组大鼠主动脉由 Ach 引起血管舒张的最大效应为（51.03±6.98）%，与对照组（61.53±7.46）% 比较降低，差异有统计学意义（$P < 0.05$）。培养 0.5、6、12 和 24 小时，加入硝普钠（sodium nitroprusside，SNP），处理大鼠主动脉对去甲肾上腺素产生收缩的舒张效应与对照组比较，差异均无统计学意义（$P > 0.05$）。培养 24 小时，处理组培养液中亚硝酸盐的含量为（1.80±0.47）μmol/L，与对照组（2.54±0.35）μmol/L 比较降低，差异有统计学意义（$P < 0.05$）。Western blot 结果显示，培养 24 小时，处理组大鼠主动脉组织 eNOS 蛋白表达量与对照组比较升高，差异有统计学意义（$P < 0.05$）；处理组大鼠主动脉组织 iNOS 蛋白表达量与对照组比较，差异无统计学意义（$P > 0.05$）。结果提示，铅暴露导致 NO 水平的降低与大鼠胸主动脉舒张性降低有关。

2．NO 受体减少

Marques 等（2001 年）选用 3 月龄雄性 Wistar 大鼠，随机分为 2 组，染毒组喂饲含 5 mg/L 醋酸铅水，对照组喂饲无铅水，共 30 天。染毒结束后，戊巴比妥麻醉大鼠并分离胸主动脉，用不同药物处理后观察血管反应性。结果显示，加入乙酰胆碱（acetylcholine，ACh）后，染毒组和对照组主动脉血管均对去甲肾上腺素产生的收缩具有抑制作用，染毒组大鼠主动脉血管对 ACh 的 50% 最大效应剂量（The 50% maximum effect dose，EC_{50}）为（4.7±0.4）$\times 10^{-7}$mol/L，与对照组（5±0.2）$\times 10^{-8}$mol/L 比较升高，差异有统计学意义（$P < 0.05$）；染毒组大鼠主动脉血管 ACh 引起血管舒张的最大效应为（89±2）%，与对照组（100±1）% 比较降低，差异有统计学意义（$P < 0.05$）。加入硝普钠（sodium nitroprusside，SNP）后，染毒组大鼠主动脉血管对 ACh 的 50% 最大效应剂量（EC_{50}）为（5.8±0.5）$\times 10^{-8}$mol/L，与对照组（5.3±0.2）$\times 10^{-9}$mol/L 比较升高，差异有统计学意义（$P < 0.05$）；染毒组大鼠主动脉血管 ACh 引起血管舒张的最大效应为（95±0.7）%，

与对照组（100±0.8）% 比较降低，差异有统计学意义（$P < 0.05$）。染毒组主动脉血管组织 cGMP 含量与对照组比较降低，差异有统计学意义（$P < 0.05$）。以 10^{-8}、10^{-6}、10^{-4} 和 10^{-2} mol/L SNP 对主动脉血管进行处理后发现，主动脉血管组织中环磷鸟苷（cyclic guanosine monophosphate，cGMP）的含量随着 SNP 浓度的增加而增加。Western blot 结果显示，染毒组大鼠主动脉组织中 eNOS 蛋白表达量与对照组比较增加，差异有统计学意义（$P < 0.05$）；染毒组大鼠主动脉组织中 β_1- 可溶性鸟苷酸环化酶（soluble guanylate cyclase，sGC）亚基蛋白表达量与对照组比较降低，差异有统计学意义（$P < 0.05$）。反转录聚合酶链式反应（reverse transcriptase polymerase chain reaction，RT-PCR）结果显示，染毒组大鼠主动脉组织中 α_1-sGC 亚基的 mRNA 表达水平与对照组比较降低，差异有统计学意义（$P < 0.05$）；染毒组大鼠主动脉组织中 β_1-sGC 亚基的 mRNA 表达水平与对照组比较降低，差异有统计学意义（$P < 0.05$）。结果提示，低浓度铅暴露引起血管内皮产生 NO 的能力、sGC 的表达水平和血管平滑肌细胞内 NO 的受体的减少，从而导致 NO 对血管壁的舒张效应降低。因此，铅对 NO/cGMP 系统的影响可能是铅致高血压的机制之一。

（二）肾素血管紧张素系统改变

Fiorim J 等（2011 年）选用体重为 260 ~ 300 g 的雄性 Wistar 大鼠，随机分为 2 组，染毒组第 1 天肌内注射 4 mg/100 g 醋酸铅，第 2 ~ 7 天肌内注射 0.05 mg/100 g 醋酸铅，共 7 天。对照组肌内注射生理盐水，共 7 天。结果发现，染毒组大鼠收缩压（systolic blood pressure，SBP）为（137±2.36）mmHg，与对照组（121±1.50）mmHg 比较升高，差异有统计学意义（$P < 0.05$）。染毒组大鼠血清血管紧张素转化酶（angiotensinconverting enzyme，ACE）活性与对照组比较升高，差异有统计学意义（$P < 0.05$）。大鼠动脉收缩压与 ACE 活性之间呈显著的正相关（r=0.787，$P < 0.05$）。血管反应性实验结果显示，加入肾上腺素后，染毒组大鼠量效曲线下面积的差异（differences in area under the concentration-response curves，dAUC）与对照组比较升高，差异有统计学意义（$P < 0.05$）。加入血管紧张素

Ⅱ型受体1（angiotensin Ⅱ type 1，AT1）阻滞剂氯沙坦后，染毒组大鼠主动脉对肾上腺素引起的收缩反应的最大效应（relaxation maximal effect，Rmax）为（35.13±5.89），与染毒未加氯沙坦组（60.35±5.99）比较降低，差异有统计学意义（$P < 0.05$）。加入血管紧张素转化酶抑制剂依那普利后，染毒组大鼠主动脉对肾上腺素引起收缩反应的Rmax为（48.93±2.53），与染毒未加依那普利组（60.35±5.99）比较降低，差异有统计学意义（$P < 0.05$）。Western blot结果显示，染毒组AT1、AT2的蛋白表达量与对照组比较，差异无统计学意义（$P > 0.05$）。结果提示，铅染毒可引起肾素血管紧张素系统的局部变化，是铅致高血压的机制之一。

Tsao等（2000年）选用体重190 ~ 220g的Wistar大鼠共70只，随机分为7组，每组10只，以含0.01%、0.05%、0.1%、0.5%、1%、2%的醋酸铅水喂饲染毒，对照组喂饲水中无醋酸铅，共60天。染毒结束后，测量大鼠动脉收缩压，然后在全身麻醉的情况下，放血处死大鼠。结果显示，随着染毒剂量的增加，所有染毒组大鼠血压均显著升高，差异均有统计学意义（$P < 0.01$），但在0.5%、1%和2%醋酸铅剂量染毒组之间无显著差异（$P > 0.05$）。随着染毒剂量的增加，大鼠动脉组织中β-肾上腺素受体的密度显著降低，差异有统计学意义（$P < 0.05$）。各剂量染毒组大鼠离体动脉组织中环磷酸腺苷（cyclic adenosine monophosphate，cAMP）基础水平与对照组比较，差异无统计学意义（$P > 0.05$）。用10 μmol/L异丙肾上腺素刺激离体动脉组织后，0.1%、0.5%、1%和2%醋酸铅染毒组大鼠心脏组织和动脉组织中cAMP水平与对照组比较均降低，差异均有统计学意义（$P < 0.05$）。

（三）相关酶类改变

1．Na^+・K^+-ATP酶

Fiorim等（2011年）选用体重260 ~ 300 g的雄性Wistar大鼠，随机分为2组，染毒组第1天肌内注射4 mg/100 g醋酸铅，第2 ~ 7天肌内注射0.05 mg/100 g醋酸铅，共7天，对照组肌内注射生理盐水7天，染毒结束后，处死大鼠，分离胸主动脉。取4 mm主动脉段固定在两个平行导线间，放入含有37℃的Krebs-Henseleit

溶液（KHS，单位为mmol/L：124 NaCl，4.6 KCl，2.5 $CaCl_2$，1.2 $MgSO_4$，1.2 KH_2PO_4，0.01 EDTA，23 $NaHCO_3$）器官浴中，并通入95% O_2、5% CO_2（pH 7.4）。用肌张力变位换能器连接到采集系统记录收缩张力。动脉节段被调节到1.0g的最佳静息张力。检查功能完整性并评估最大张力的变化。内皮完整性是将ACh（10 mmol/L）加入到预收缩血管段（提前加入1 μmol/L去甲肾上腺素对血管段进行预收缩）进行测试，舒张≥90%的被认为是功能完整的内皮。经过45分钟的洗脱，可以测定出去甲肾上腺素的量效曲线。Na^+・K^+-ATP酶的功能活性是通过K^+诱导的舒张效应进行测定，通过30分钟的平台期，待测动脉组织在无K^+的Krebs-Henseleit溶液中孵育30分钟，随即用去甲肾上腺素进行预收缩，一旦达到平台期，逐步增加KCl的浓度（1、2、5、10 mmol/L），每个浓度梯度持续2.5分钟，这些步骤结束后，待测动脉组织在100 mmol/L毒毛花苷G中孵育30分钟，重复K^+的舒张量效曲线。结果显示，染毒组大鼠SBP为（137±2.36）mmHg，与对照组（121±1.50）mmHg比较升高，差异有统计学意义（$P < 0.05$）。Na^+・K^+-ATP酶活性测定结果显示，在达到平台期时，染毒组大鼠主动脉血管张力与对照组比较降低，差异有统计学意义（$P < 0.05$）；在加入毒毛花苷G后，染毒组大鼠主动脉血管张力与对照组比较降低，差异有统计学意义（$P < 0.05$）。Western blot结果显示，染毒组大鼠Na^+・K^+-ATP酶亚基alpha-1蛋白表达量与对照组比较增加，差异有统计学意义（$P < 0.05$）；染毒组大鼠Na^+・K^+-ATP酶亚基alpha-2蛋白表达量与对照组比较，差异无统计学意义（$P > 0.05$）。结果提示，低浓度铅暴露可引起Na^+/K^+-ATP酶活性增加，降低血管反应性。

2．基质金属蛋白酶　基质金属蛋白酶（matrix metalloproteinase，MMP）是一组在前肽结构域包含许多与锌和钙结合的半胱氨酸巯基的蛋白内切酶。

Rizzi E等（2009年）选用体重190～210 g的雄性Wistar大鼠进行两部分实验。第一部分实验共33只大鼠，随机分为3组，每组11只，以含30 ppm（30 mg/L）、90 ppm（90 mg/L）醋酸铅的水喂饲染毒，对照组喂饲加入 90 ppm 醋酸钠的水，共 8 周。染毒结束后，颈椎脱臼法处死大鼠。采用明胶酶谱法测量 MMP-2 的含量。结果显示，低和高剂量染毒组大鼠血铅含量分别为（7.6±1.3）μg/dl、（19.3±3.4）μg/dl，与对照组（1.1±0.2）μg/dl 比较均升高，差异均有统计学意义（$P < 0.05$）。高剂量染毒组大鼠动脉组织中 72 kDa 的 MMP-2 水平与对照组比较升高，差异有统计学意义（$P < 0.05$）。低、高剂量染毒组大鼠动脉组织中 64、75 kDa 的 MMP-2 水平与对照组比较均升高，差异均有统计学意义（$P < 0.05$）。第二部分实验共 32 只大鼠，随机分为 4 组，每组 8 只，染毒组分别以 30 mg/(kg · d) 多西环素（MMP-2 抑制剂）、90 ppm 醋酸铅、90 ppm 醋酸铅 +30 mg/（kg · d）多西环素染毒，其中醋酸铅加入饮水中，多西环素灌胃染毒，对照组饮水中加入 90 ppm 醋酸钠，共 8 周。每周测量一次动脉收缩压，染毒结束后颈椎脱臼法处死大鼠。结果显示，染毒 8 周后，90 ppm 醋酸铅 +30 mg/（kg · d）多西环素染毒组大鼠动脉收缩压与 90 ppm 醋酸铅组比较降低，差异有统计学意义（$P < 0.05$）。90 ppm 醋酸铅 +30 mg/（kg · d）多西环素染毒组大鼠动脉组织中 72 kDa 的 MMP-2 水平与 90 ppm 醋酸铅组比较降低，差异有统计学意义（$P < 0.05$）。90 ppm 醋酸铅 +30 mg/（kg · d）多西环素染毒组大鼠动脉组织中铅浓度与 90 ppm 醋酸铅组比较，差异无统计学意义（$P > 0.05$）。90 ppm 醋酸铅 +30 mg/（kg · d）多西环素染毒组大鼠主动脉组织中溶明胶活力与 90 ppm 醋酸铅组比较降低，差异有统计学意义（$P < 0.05$）。RT-PCR 结果显示，90 ppm 醋酸铅染毒组大鼠动脉组织中 MMP-2 的 mRNA 表达水平与对照组比较升高，差异有统计学意义（$P < 0.01$）；90 ppm 醋酸铅染毒组大鼠动脉组织中基质金属蛋白酶抑制剂（tissue inhibitor of metalloproteinase，TIMP）-2 的 mRNA 表达水平与对照组比较，差异无统计学意义（$P > 0.05$）；30 mg/（kg · d）多西环素染毒组大鼠动脉组织中 MMP-2 的 mRNA 表达水平与对照组比较升高，差异有统计学意义（$P < 0.01$）；90 ppm 醋酸铅 +30 mg/（kg · d）多西环素染毒组大鼠动脉组织中 MMP-2 的 mRNA 表达水平与 90 ppm 醋酸铅组比较降低，差异有统计学意义（$P < 0.01$）；90 ppm 醋酸铅 +30 mg/（kg · d）多西环素染毒组大鼠动脉组

织中 TIMP-2 的 mRNA 表达水平与 90 ppm 醋酸铅组比较升高，差异有统计学意义（$P < 0.01$）；90 ppm 醋酸铅染毒组大鼠动脉组织中 MMP-2/TIMP-2（MMP-2 mRNA 表达水平与 TIMP-2 mRNA 表达水平的比值）与对照组比较升高，差异有统计学意义（$P < 0.05$）；90 ppm 醋酸铅 +30 mg/（kg · d）多西环素染毒组大鼠动脉组织中 MMP-2/TIMP-2 与对照组比较，差异无统计学意义（$P > 0.05$）。结果提示，低浓度铅暴露可引起大鼠主动脉收缩压升高、MMP-2 活性以及基因水平升高，而 MMP-2 抑制剂可降低低浓度铅暴露引起的这种效应。

3．血管紧张素转化酶　血管紧张素转化酶（angiotensin converting enzyme，ACE）是一种二肽基肽酶，广泛分布在心血管系统中，主要促进血管收缩和细胞增殖。

Sharifi AM 等（2004 年）选用平均体重 200 g 的雄性 SD 大鼠共 40 只，随机分为 8 组，每组 5 只，以含 0.48 mg/L（100 ppm）醋酸铅水分别喂饲染毒 2、4、6、8 周，分别设立对照组，对照组喂饲蒸馏水。每周测量一次动脉收缩压，心脏采血后断头处死大鼠。检测血清、心脏组织、动脉组织的 ACE 的活性。结果显示，染毒 2、4、6、8 周后，染毒组大鼠收缩压（systolic blood pressure，SBP）与对照组比较均升高，差异均有统计学意义（$P < 0.05$），且具有时间 - 效应关系。染毒 2 周后，染毒组大鼠血清、心脏组织、动脉组织中 ACE 活性与对照组比较均升高，差异均有统计学意义（$P < 0.05$）。染毒 4 周后，染毒组大鼠心脏组织、动脉组织中 ACE 活性与对照组比较均升高，差异均有统计学意义（$P < 0.01$）。染毒 6 周后，染毒组大鼠心脏组织中 ACE 活性与对照组比较升高，差异有统计学意义（$P < 0.05$）。染毒 6 周后，染毒组大鼠动脉组织中 ACE 活性与对照组比较降低，差异有统计学意义（$P < 0.01$）。染毒 8 周后，染毒组大鼠血清、动脉组织中 ACE 活性与对照组比较均降低，差异均有统计学意义（$P < 0.001$）。染毒 8 周后，染毒组大鼠心脏组织中 ACE 活性与对照组比较降低，差异有统计学意义（$P < 0.05$）。提示，ACE 活性在铅致高血压发病的早期具有重要的作用。

（四）氧化应激与亚硝化应激

闫立成等（2014年）选用成年雄性SD大鼠20只，随机分为2组，每组10只，以含1g/L醋酸铅溶液喂饲染毒，对照组喂饲蒸馏水，连续染毒8周后处死大鼠。结果显示，染毒组大鼠血清NO水平为（157.42±39.96）μmol/L，与对照组（99.07±9.80）μmol/L比较升高，差异有统计学意义（$P < 0.05$）。染毒组大鼠血清总一氧化氮合酶（total nitric oxide sgnthase，T-NOS）水平为（65.05±5.73）U/L，与对照组（57.81±5.68）U/L比较，差异无统计学意义（$P > 0.05$）。染毒组大鼠血清iNOS水平为（23.15±5.26）U/L，与对照组（12.76±4.36）U/L比较升高，差异有统计学意义（$P < 0.05$）。染毒组大鼠血清超氧化物歧化酶（superoxide dismutase，SOD）水平为（126.26±3.38）U/ml，与对照组（54.17±7.85）U/ml比较降低，差异有统计学意义（$P < 0.05$）。染毒组大鼠血清丙二醛（malonaldehyde，MDA）水平为（5.52±0.53）nmol/ml，与对照组（3.09±0.14）nmol/ml比较升高，差异有统计学意义（$P < 0.05$）。染毒组大鼠血清LDH水平为（6.48±0.53）U/ml，与对照组（5.79±0.35）U/ml比较升高，差异有统计学意义（$P < 0.05$）。染毒组大鼠主动脉组织NO水平为（28.99±1.67）μmol/L，与对照组（12.25±1.76）μmol/L比较升高，差异有统计学意义（$P < 0.05$）。染毒组大鼠主动脉组织T-NOS水平为（58.45±7.54）U/L，与对照组（48.70±6.42）U/L升高，差异有统计学意义（$P < 0.05$）。染毒组大鼠主动脉组织iNOS水平为（2.73±0.52）U/L，与对照组（2.08±0.28）U/L比较升高，差异有统计学意义（$P < 0.05$）。染毒组大鼠主动脉组织SOD水平为（12.75±3.30）U/ml，与对照组（44.46±3.43）U/ml比较降低，差异有统计学意义（$P < 0.05$）。染毒组大鼠主动脉组织MDA水平为（7.10±0.23）nmol/ml，与对照组（4.79±0.35）nmol/ml比较升高，差异有统计学意义（$P < 0.05$）。染毒组大鼠主动脉组织LDH水平为（10.36±1.56）U/ml，与对照组（9.12±0.66）U/ml比较升高，差异有统计学意义（$P < 0.05$）。提示铅暴露可以引起主动脉血管氧化损伤。

Ding Y等（2000年）选用成年SD大鼠，戊巴比妥麻醉，提取胸主动脉内皮细胞，以 0.01、0.1、0.05、1.0 ppm 醋酸铅在 37℃，5%CO_2 条件下进行培养，设立无铅对照组。通过高效液相色谱法测量细胞培养液上清中的脂质过氧化指标（MDA）和胸主动脉内皮细胞中羟自由基指标 [2,3- 二羟基苯甲酸（2,3-dihy-droxybenzoic acid；2,3-DHBA）、2,5-DHBA 和水杨酸]；通过锥虫蓝不相容实验检测细胞活力。结果显示，培养 24 小时，1.0 ppm 醋酸铅处理组细胞培养液上清中 MDA 含量与对照组比较增加，差异有统计学意义（$P < 0.05$）。培养 48 小时，0.1、0.05、1.0 ppm 醋酸铅处理组细胞培养液上清中 MDA 含量与对照组比较均增加，差异均有统计学意义（$P < 0.05$）。培养 48 小时，1.0 ppm 醋酸铅处理组主动脉内皮细胞中 2,3-DHBA 的含量与对照组比较增加，差异有统计学意义（$P < 0.01$）。培养 48 小时，各剂量醋酸铅处理组主动脉内皮细胞中 2,5-DHBA 和水杨酸含量与对照组比较，差异无统计学意义（$P > 0.05$）。锥虫蓝不相容试验结果显示，培养 48 小时，各剂量处理组细胞活力与对照组比较，差异均无统计学意义（$P > 0.05$）。结果提示，接触铅可促进大鼠的内皮细胞羟基自由基的产生以及脂质过氧化作用。

（五）改变细胞内外 Ca^{2+} 浓度

Vassallo 等（2008 年）选用体重 250 ~ 300 g 的雄性 Wistar 大鼠，麻醉大鼠后取出心脏，将待测心脏浸入 50 ml、温度为（26±0.5）℃的水孔插浴，并通入 100% O_2，通过主动脉残端灌注改良的 Tyrode 溶液，然后连接到等长传感器。通过放置在整个心肌的一对铂电极施加孤立的矩形脉冲（10 ~ 15 V，5 ~ 10 ms）刺激，标准刺激为 0.5 Hz，收缩力通过变化力量与肌肉重量（mN/g）的比值来衡量。分别以 3、7、10、30、70、100、300 μmol/L 醋酸铅处理心脏，设立无铅对照组，测定右心室的等张收缩力。结果显示，30、70、100、300 μmol/L 醋酸铅处理组右心室等张收缩力与对照组比较均降低，差异均有统计学意义（$P < 0.05$）。以 100 μmol/L 醋酸铅处理心脏，在暂停刺激（刺激强度 0.5 Hz）15、30 和 60s 后测定右心室相对增强作用（相对增强作用 = 静息后收缩力 / 稳态收缩力），设立无铅对照组。结果显示，处理组稳态收缩力为（560±43.3）mN/g，与对照组（829±65.5）mN/g 比较降低，

差异有统计学意义（$P < 0.05$）。暂停刺激 15、30 和 60 s 后，处理组相对增强作用与对照组比较均升高，差异均有统计学意义（$P < 0.05$）。以 100 μmol/L 醋酸铅处理心脏，并改变外部 Ca^{2+} 浓度（分别为 0.62、1.25、2.5 mmol/L），设立无铅对照组，测定等张收缩力。结果显示，处理组和对照组右心室的等张收缩力随着 Ca^{2+} 浓度的增加而增加。在外部 Ca^{2+} 浓度为 0.62、1.25、2.5 mmol/L 时，处理组右心室的等张收缩力与对照组比较均降低，差异均有统计学意义（$P < 0.05$）。以 100 μmol/L 醋酸铅、20 ng/ml 异丙肾上腺素（isoproterenol，ISO）和 100 μmol/L 醋酸铅 +20 ng/ml ISO 处理心脏，设立无铅对照组，测定右心室等张收缩力。结果显示，20 ng/ml ISO 处理组右心室的等张收缩力与对照组比较升高，差异有统计学意义（$P < 0.05$）；100 μmol/L 醋酸铅 +20 ng/ml ISO 处理组右心室的等张收缩力与 20ng/ml ISO 染毒组比较降低，差异有统计学意义（$P < 0.05$）。以 100 μmol/L 醋酸铅处理心脏 5 ~ 10 s，设立无铅对照组，测定右心室的强直收缩力。结果显示，处理组右心室强直收缩力的量效曲线先升高后降低；处理组右心室强直收缩力的峰值为（859 ± 132）mN/g，与对照组（1348 ± 167）mN/g 比较降低，差异有统计学意义（$P < 0.05$）；处理组右心室强直收缩力的平稳值为（608 ± 76.7）mN/g，与对照组（902 ± 141）mN/g 比较降低，差异有统计学意义（$P < 0.05$）。以 100 μmol/L 醋酸铅处理心脏，设立无铅对照组，测定右心室组织 Ca^{2+}-ATP 酶的活性。结果显示，处理组右心室组织 Ca^{2+}-ATP 酶活性与对照组比较降低，差异有统计学意义（$P < 0.05$）。提示急性铅暴露可通过降低细胞膜 Ca^{2+} 内流和肌球蛋白 ATP 酶活性，从而降低心脏的等长收缩力和强直收缩力，影响心脏功能。

（六）对免疫系统的影响

1．对心肌细胞免疫损伤机体的保护性　免疫反应主要依赖于辅助性 T 细胞 1（Helper T cells 1，Th1）和辅助性 T 细胞 2（Helper T cells 2，Th2）的动态平衡，Th1 细胞通过分泌干扰素（interferon-γ，IFN-γ）为主的细胞因子，产生抗细胞内病原体感染的生物学效应而介导细胞免疫；Th2 细胞则通过分泌白细胞介素 -4（interleukin-4，IL-4）

为主的细胞因子介导体液免疫而消除胞外寄生菌和寄生虫等，Th1 和 Th2 的平衡是机体维持免疫平衡的重要因素。

田振永等（2013 年）选用体重为 200 ~ 250 g 的 SPF 级雄性 Wistar 大鼠 24 只，随机分为 4 组，每组 6 只，以 13.5、67.5 、337.5 μg/kg $PbSO_4$ 气管滴注染毒，对照组气管滴注生理盐水，1 次 / 天，连续染毒 3 天，最后 1 次染毒 24 小时后，使用水合氯醛麻醉，腹主动脉取血处死大鼠。结果显示，低、中、高剂量染毒组心肌上清液中 IFN-γ 含量分别为（465.90 ± 25.02）ng/L、（467.95 ± 15.15）ng/L、（456.94 ± 32.17）ng/L，与对照组（702.05 ± 101.59）ng/L 比较均降低，差异均有统计学意义（$P < 0.05$）。低、中、高剂量染毒组心肌上清液中 IL-4 含量分别为（29.34 ± 0.69）ng/L、（30.05 ± 1.63）ng/L、（30.37 ± 2.35）ng/L，与对照组（27.27 ± 0.78）ng/L 比较均升高，差异均有统计学意义（$P < 0.01$）。低、中、高剂量染毒组心肌上清液中 IL-3 含量分别为（20.86 ± 0.72）ng/L、（21.54 ± 2.09）ng/L、（23.21 ± 1.47）ng/L，与对照组（18.82 ± 0.88）ng/L 比较均升高，差异均有统计学意义（$P < 0.05$）。RT- PCR 结果显示，中、高剂量染毒组大鼠左心室心肌组织中 Th1 和 Th2 相关转录因子信号转导子和转录激活子 1（signal transducer and activator of transcriptionl 1，STAT1）、信号转导子和转录激活子 6（signal transducer and activator of transcriptional 6，STAT6）、转录因子 GATA-3 的 mRNA 表达水平与对照组比较均升高，差异均有统计学意义（$P < 0.05$）。中、高剂量染毒组大鼠左心室心肌组织中转录因子 T-bet 的 mRNA 表达水平与对照组比较均降低，差异均有统计学意义（$P < 0.05$）。高剂量染毒组 STAT1、STAT6 和转录因子 GATA-3 的 mRNA 表达水平与低剂量染毒组比较均升高，差异均有统计学意义（$P < 0.01$）。免疫组织化学结果显示，随着染毒剂量的增加，IL-4 的蛋白表达明显增加，而 IFN-γ 的蛋白表达明显降低。提示 $PbSO_4$ 暴露对心血管系统的作用机制可能与心肌免疫损伤有关。

2．白介素分泌增多　Zeller I 等（2010 年）第一部分实验以 5、50μmol/L 氯化铅在 37℃，5%CO_2 条件下培养人脐静脉内皮细胞

(endothelial cells，ECs）和平滑肌细胞（smooth muscle cells，SMCs），并设立无铅处理对照组。用二甲氧唑黄 {2,3-bis（2-methoxy-4-nitro-5-sulfophenyl）5 [（phenylamino）carbonyl] -2H-tetrazolium hydroxide，XTT} 对细胞数目进行分析，结果显示，处理 72 小时后，低、高剂量处理组人脐静脉 ECs 活细胞百分比与对照组比较均升高，差异均有统计学意义（$P < 0.05$）。用荧光探针进行 Green AM Dye 染色，用荧光显微镜和荧光激活细胞分选仪进行分析，结果显示，处理 24 小时后，高剂量处理组人脐静脉 ECs 和 SMCs 中平均荧光强度与对照组比较均增高，差异均有统计学意义（$P < 0.01$），且铅沉积呈现出细胞胞质状。Western blot 结果显示，处理 48 小时后，低剂量处理组人脐静脉 ECs 醌氧化还原酶 1（4-nitroquinoline 1-oxide，NQO1）蛋白表达量与对照组比较升高，差异有统计学意义（$P < 0.05$）。高剂量处理组人脐静脉 ECs 的 NQO1、热休克蛋白（heat shock protein 70，HSP70）、血红素加氧酶 -1（heme oxygenase-1，HO-1）蛋白表达量与对照组比较均升高，差异均有统计学意义（$P < 0.01$）。对细胞培养的上清液进行细胞因子［干扰素 -γ；白介素（interleukin，IL）-1β，IL-2，IL-4，IL-5，IL-6，IL-8，IL-10；肿瘤坏死因子（tumor necrosis factors，TNF）-α，TNF-β] 分析。结果显示，处理 72 小时后，低剂量处理组人脐静脉 ECs 细胞培养液的上清液中 IL-8 水平与对照组比较升高，差异有统计学意义（$P < 0.05$）。处理 24、48、72 小时后，高剂量处理组人脐静脉 ECs 细胞培养液的上清液中 IL-8 水平与对照组比较均升高，差异均有统计学意义（$P < 0.05$），且呈时间 - 效应关系。RT-PCR 结果显示，处理 12 小时后，低、高剂量处理组人脐静脉 ECs 的 IL-8 的 mRNA 表达水平与对照组比较升高，差异有统计学意义（$P < 0.01$）；处理 18 小时后，高剂量处理组人脐静脉 ECs 的 IL-8 的 mRNA 表达水平与对照组比较升高，差异有统计学意义（$P < 0.05$）。Western blot 测定与 IL-8 转录相关的转录因子［核因子 -κB（nuclear factor κ-light chain enhancer of activated B cells，NF κB），缺氧诱导因子 1，芳基碳氢化合物受体，核因子 -E2 相关因子（nuclear factor-E2 related factor，Nrf2）］。结果显示，在处理 24、48 和 72 小时后，高剂量处理组人脐

静脉 ECs 的 Nrf2 蛋白表达量与对照组比较均升高，差异均有统计学意义（$P < 0.05$）。免疫荧光法结果显示 Nrf2 蛋白移位至细胞核。

第二部分实验将 AMAXA-based Nrf2 小干扰核糖核酸（small interfering ribonucleic acid，siRNA）转染至人脐静脉 ECs，以 50 μmol/L 氯化铅在 37℃，5%CO_2 条件下处理转染后的人脐静脉 ECs72 小时，并设立无铅处理对照组。结果显示，处理 24、48 小时后，处理组转染后人脐静脉 ECs 的 IL-8 水平与对照组比较，差异均无统计学意义（$P > 0.05$）。处理 72 小时后，处理组转染后人脐静脉 ECs 的 IL-8 水平与对照组比较升高，差异有统计学意义（$P < 0.05$）。Western blot 结果显示，处理组转染后人脐静脉 ECs 的 Nrf2 蛋白表达量与对照组比较，差异无统计学意义（$P > 0.05$）。RT-PCR 结果显示，处理组转染后人脐静脉 ECs 的 IL-8 的 mRNA 表达水平与对照组比较，差异无统计学意义（$P > 0.05$）。

第三部分实验选择进行冠状动脉搭桥的患者在手术中剩余的隐动脉，以 5 μmol/L 氯化铅、50 μmol/L 氯化铅、0.5 μg/ml IL-8 中和抗体（IL-8 neutralizing antibody，αIL-8）、50 μmol/L 氯化铅 +0.5 μg/ml αIL-8 进行器官培养，共 2 周，并设立对照组，培养液每 2 天更换一次。生理组织学结果显示，5 μmol/L 氯化铅和 50 μmol/L 氯化铅处理组动脉内膜厚度增加，且具有剂量依赖性。生理组织学结果经 Image J 软件量化处理后显示，50 μmol/L 氯化铅处理组和 0.5 μg/ml αIL-8 处理组动脉内膜厚度中位值与对照组比较均增加，差异均有统计学意义（$P < 0.05$）。50 μmol/L 氯化铅处理组动脉内膜厚度中位值与 50 μmol/L 氯化铅 +0.5 μg/ml αIL-8 处理组比较增加，差异有统计学意义（$P < 0.01$）。免疫荧光分析显示，50 μmol/L 氯化铅处理组动脉存在大量的内膜平滑肌细胞，对照组中基本不存在内膜平滑肌细胞；50 μmol/L 氯化铅处理组一个视野下存在的内膜平滑肌细胞数量与对照组比较升高，差异有统计学意义（$P < 0.001$）。透射电子显微镜观察结果显示，平滑肌细胞是以半桥粒和肌原纤维的形式存在，并且在内膜外呈现出铅剂量依赖性。结果提示，血清铅水平的增加可以作为一个内皮应激因子，刺激内皮细胞通过 Nrf2 途径合成和分泌 IL-8，刺激平滑肌细胞入

侵内膜，从而增加细胞外基质的合成，构成动脉粥样硬化的基础。

（七）细胞凋亡

含半胱氨酸的天冬氨酸蛋白水解酶（cysteinyl aspartate specific proteinase，caspase）是一组存在于胞质溶胶中的结构上相关的半胱氨酸蛋白酶，其激活的途径有 2 条：一条是各种死亡信号使 caspase-8 自我水解活化产生活性，从而激活 caspase-3 导致细胞凋亡；另一条由细胞色素 C 介导，先激活 caspase-9，再依次激活其他 caspase。caspase-3 是目前公认的凋亡关键性蛋白，caspase-3 的激活是细胞凋亡不可逆转的标志。

贾庆华等（2010 年）以 10、20 μmol/L 醋酸铅处理人股动脉内皮细胞（Human femoral artery endothelial cells，HFAECs）24 小时，另设无醋酸铅的对照组。用透射电镜观察细胞超微结构的变化；流式细胞仪检测细胞凋亡率；细胞免疫化学法、Western blot 法检测 caspase-3 的表达。光学显微镜下观察可见，低、高剂量处理组 HFAECs 变小、变圆，细胞间隙变大，细胞部分脱落；对照组 HFAECs 形态呈不规则形，体积较大，各细胞紧密相靠，互相衔接，可见融合成片及复层生长。透射电镜发现，低、高剂量处理组 HFAECs 胞质浓缩，大量细胞核质固缩、边移，核仁裂解，核质间隙增大，高剂量染毒组凋亡小体形成。流式细胞仪检测表明，低、高剂量处理组凋亡细胞比例分别为（14.69 ± 2.49）%、（23.53 ± 2.72）%，与对照组（5.31 ± 2.10）% 比较增加，差异有统计学意义（$P < 0.05$）。细胞免疫化学结果显示，对照组 caspase-3 蛋白表达很少，低、高剂量处理组 caspase-3 蛋白表达与对照组比较增加。Western blot 结果显示，低、高剂量处理组 caspase-3 蛋白表达量较对照组增加，并且 caspase-3 蛋白表达量随着剂量的增加而增加。研究结果证明，低浓度铅具有促 HFAECs 凋亡的作用，醋酸铅通过调节 caspase-3 的活性介导 HFAECs 的凋亡，提示细胞凋亡有可能是铅致心血管毒性的机制之一。

（八）基因改变

研究发现，给大鼠长期染 Pb^{2+} 可以使大鼠主动脉结构和功能明显异常，机体结构和功能的异常常伴有相关基因表达的异常。

张乐丰等（2006年）选用体重为（160±20）g的SPF级雄性Wistar大鼠20只，随机分为2组，每组10只，以含0.48 mmol/L的醋酸铅（100 ppmPb^{2+}）水喂饲染毒，对照组喂饲蒸馏水，10个月后处死大鼠。采用基因芯片技术研究大鼠主动脉的基因表达谱。结果显示，染毒组与对照组相比，在3463个已知基因和表达序列标签（expressed sequence tag，EST）中，有24个基因和1个EST表达上调幅度≥2倍，有2个基因和1个EST表达下调幅度≥2倍。提示铅暴露可导致大鼠动脉组织基因发生改变。

（九）信号通路异常

1．激活ERK1/2信号通路　前列腺素（prostaglandin，PG）是花生四烯酸的炎症的产物之一，在许多炎症反应中发挥着重要的作用。花生四烯酸是通过磷脂酶A2（phospholipase A2，PLA2）从膜磷脂释放，并且由环氧合酶（cyclooxygenase，COX）转化为PGs，从而介导炎症反应。

Chang WC等（2011年）选用人主动脉血管平滑肌细胞（CRL1999细胞），以1μmol/L硝酸铅在37℃，5%CO_2的条件下进行培养。结果发现，硝酸铅处理的CRL1999细胞培养上清液中PGE2含量随着处理时间的延长而增加，且CRL1999细胞PLA2和COX-2的基因表达水平上调，并发现细胞外信号调节激酶1/2（extracellular signal-regulated kinase1/2，ERK1/2）的磷酸化水平显著升高。用ERK抑制剂PD98059与硝酸铅联合染毒细胞能够降低PGE2的含量和PLA2、COX-2的基因表达水平。提示短期的铅暴露可以通过激活ERK1/2信号通路，引起表皮生长因子受体（epidermal growth factor receptor，EGFR）的磷酸化从而导致cPLA2和COX-2的表达以及PGE2的分泌增加，引起炎症反应，可能是铅致心血管毒性的机制之一。

2．激活MAPK信号通路　Simoes MR等（2015年）在第一部分实验中选用体重为250～300 g的雄性Wistar大鼠，随机分为2组，染毒组肌内注射醋酸铅，第一天的剂量为10 μg/100 g，随后每天的剂量为0.125 μg/100 g，对照组肌内注射生理盐水，共30天。结果发现，染毒组大鼠SBP为（144±1.67）mmHg，与对照组（127±0.57）mmHg比较升高，差异有统计学意义（$P<0.05$）。染毒组动脉组

织 NO 和还原型辅酶Ⅱ（nicotinamide adenine dinucleotide phosphate，NADPH）的含量与对照组比较均减少，差异有统计学意义（$P < 0.05$）。大鼠主动脉血管二氢乙锭（dihydroethidium，DHE）荧光染色通过 568nm 的长通滤波器检测，进行定量分析，结果显示，染毒组大鼠主动脉荧光强度与对照组比较增加，差异有统计学意义（$P < 0.05$）。Western blot 结果显示，铅染毒组大鼠主动脉血管组织匀浆中 gp91phox、铜 / 锌超氧化物歧化酶（Cu/Zn-superoxide dismutase，Cu/Zn-SOD）、锰超氧化物歧化酶（Mn-superoxide dismutase，Mn-SOD）和 COX-2 的蛋白表达量与对照组比较均增加，差异均有统计学意义（$P < 0.05$）。

第二部分实验选用 4 月龄的雄性 SD 大鼠，提取 SD 大鼠胸主动脉的 VSMCs，以 200 μg/L 醋酸铅在 37℃、5%CO_2 的条件下进行培养 48 小时，并设立无铅对照组。结果显示，处理组 VSMCs 的 NADPH 氧化酶（nadph oxidase，NOX）的活力与对照组比较增加，差异有统计学意义（$P < 0.05$）。DHE 荧光染色进行定量分析，结果显示，处理组 VSMCs 的荧光强度与对照组比较增加，差异有统计学意义（$P < 0.05$）。Western blot 结果显示，处理组 VSMCs 的 SOD、Mn-SOD、细胞外超氧化物歧化酶（Extracellular superoxide dismutase，EC-SOD）和 COX-2 蛋白表达量与对照组比较均增加，差异均有统计学意义（$P < 0.05$）；处理组 VSMCs 的 Cu/Zn-SOD 蛋白表达量与对照组比较，差异无统计学意义（$P > 0.05$）；处理组 VSMCs 的 COX-1 蛋白表达量与对照组比较，差异无统计学意义（$P > 0.05$）。RT-PCR 结果显示，处理组 VSMCs 的 NOX-1、NOX-4 和 COX-2 的 mRNA 表达水平与对照组比较均增加，差异均有统计学意义（$P < 0.05$）；处理组 VSMCs 的 COX-2 的 mRNA 表达水平与对照组比较增加，差异有统计学意义（$P < 0.05$）。VSMCs 以 200 μg/L 醋酸铅、200 μg/L 醋酸铅 +10 μmol/L 四甲基哌啶（活性氧清除剂）、200 μg/L 醋酸铅 +5 μmol/L mito-TEMPO（线粒体超氧化物特异的清除剂）、200 μg/L 醋酸铅 +0.5 μmol/L ML171（NOX-1 抑制剂）、200 μg/L 醋酸铅 +10 μmol/L 塞来昔布（COX-2 抑制剂）和 200 μg/L 醋酸铅 +10 μmol/L 罗非昔布（COX-2 抑

制剂）在 37 ℃、5%CO_2 条件培养 48 小时。结果显示，200 μg/L 醋酸铅 +10 μmol/L 四甲基哌啶处理组、200 μg/L 醋酸铅 +0.5 μmol/L ML171 处理组、200 μg/L 醋酸铅 +10 μmol/L 塞来昔布处理组和 200 μg/L 醋酸铅 +10 μmol/L 罗非昔布处理组 VSMCs 的 NOX 的活力与 200 μg/L 醋酸铅处理组比较均降低，差异均有统计学意义（$P < 0.05$）。DHE 荧光染色进行定量分析，结果显示，200 μg/L 醋酸铅 +10 μmol/L 四甲基哌啶处理组和 200 μg/L 醋酸铅 +5 μmol/L mito-TEMPO 处理组 VSMCs 的荧光强度与 200 μg/L 醋酸铅处理组比较均降低，差异均有统计学意义（$P < 0.05$）。RT-PCR 结果显示，200 μg/L 醋酸铅 +10 μmol/L 塞来昔布处理组和 200 μg/L 醋酸铅 +10 μmol/L 罗非昔布处理组 VSMCs 的 NOX-1 和 NOX-4 的 mRNA 表达水平与 200 μg/L 醋酸铅处理组比较均降低，差异均有统计学意义（$P < 0.05$）；200 μg/L 醋酸铅 +10 μmol/L 四甲基哌啶处理组 VSMCs 的 COX-2 的 mRNA 表达水平与 200 μg/L 醋酸铅处理组比较降低，差异有统计学意义（$P < 0.05$）。VSMCs 以 200 μg/L 醋酸铅在 37℃、5%CO_2 条件下分别培养 5 分钟、30 分钟、1 小时、3 小时和 24 小时，Western blot 结果显示，在培养 30 分钟和 1 小时时，处理组 VSMCs 的细胞外信号调节激酶 1/2（extracellular signal-regulated kinase1/2，ERK1/2）蛋白表达量与对照组比较增加，差异有统计学意义（$P < 0.05$）；在培养 24 小时时，处理组 VSMCs 的 p38 分裂原激活蛋白激酶（p38 mitogen activated protein kinases，p38 MAPK）蛋白表达量与对照组比较增加，差异有统计学意义（$P < 0.05$）；处理组 VSMCs 的氨基末端激酶（Jun N-terminal kinase，JNK）、苏氨酸激酶（serine-threonine kinase，Akt）蛋白表达量与对照组比较，差异无统计学意义（$P > 0.05$）。VSMCs 以 200 μg/L 醋酸铅、200 μg/L 醋酸铅 +10 μmol/L U0126（ERK1/2 抑制剂）和 200 μg/L 醋酸铅 +10 μmol/L SB203580（p38 MAPK 抑制剂）在 37℃、5%CO_2 条件培养 48 小时，实时定量聚合酶链反应（quantitative real time polymerase chain reaction，qRT-PCR）结果显示，200 μg/L 醋酸铅 +10 μmol/L SB203580 处理组 VSMCs 的 NOX-1 的 mRNA 表达水平与 200 μg/L 醋酸铅处理组比较降低，差异有统计学意义（$P < 0.05$）；200 μg/L 醋酸铅 +10 μmol/L

U0126 处理组和 200 μg/L 醋酸铅 +10 μmol/L SB203580 处理组 VSMCs 的 NOX-4 的 mRNA 表达水平与 200 μg/L 醋酸铅处理组比较降低，差异有统计学意义（$P < 0.05$）；200 μg/L 醋酸铅 +10 μmol/L U0126 处理组和 200 μg/L 醋酸铅 +10 μmol/L SB203580 处理组 VSMCs 的 COX-2 的 mRNA 表达水平与 200 μg/L 醋酸铅处理组比较降低，差异有统计学意义（$P < 0.05$）。结果提示，低剂量铅暴露可活化炎性相关蛋白质如 NADPH 氧化酶和 COX-2，激活 MAPK 信号通路。

3．激活 AhR/CYP 1A1 信号通路　Ansari 等（2013 年）第一部分实验选用 3 月龄体重为 200 ～ 230 g 的雄性 Wistar 大鼠共 24 只，随机分为 4 组，每组 6 只，以 25、50 和 100 mg/kg 硝酸铅腹腔注射染毒，1 次 / 天，共 3 天；对照组腹腔注射生理盐水，染毒结束后将大鼠进行安乐死。结果显示，高剂量染毒组 LDH、AST 活性与对照组比较均增加，差异均有统计学意义（$P < 0.05$）。心脏组织 RT-PCR 结果显示，中、高剂量染毒组 β- 主要组织相容性复合体（β-major histocompatibility complex，β-MHC）的 mRNA 表达水平与对照组比较均增加，差异均有统计学意义（$P < 0.05$）。低、高剂量染毒组脑利钠肽（brain natriuretic peptide，BNP）的 mRNA 表达水平与对照组比较均增加，差异均有统计学意义（$P < 0.05$）。低、中、高剂量染毒组 α- 主要组织相容性复合体（α-major histocompatibility complex，α-MHC）的 mRNA 表达水平与对照组比较均减少，差异均有统计学意义（$P < 0.05$），且随着染毒剂量的增加而减少；低、中、高剂量染毒组细胞色素 P450（cytochrome P450，CYP）1A1、CYP 1B1、CYP 2C11、CYP 2J3、CYP 4F4 和血红素氧合酶 -1（heme oxygenase-1，HO-1）的 mRNA 表达水平与对照组比较均增加，差异均有统计学意义（$P < 0.05$），且随着染毒剂量的增加而增加；中、高剂量染毒组 CYP 4A1、环氧化物酶 2（epoxide hydrolase 2，EPHX2）和 NADPH 醌氧化还原酶 1（NADPH quinone oxidoreductase 1，NQO1）的 mRNA 表达水平与对照组比较均增加，差异均有统计学意义（$P < 0.05$）。Western blot 结果显示，低、中和高剂量染毒组 β-MHC 蛋白表达水平与对照组比较均增加，差异均有统计学意义（$P < 0.05$）；高剂量染毒

组 α-MHC 和 CYP 1A1 蛋白表达水平与对照组比较减少，差异有统计学意义（$P < 0.05$）。

第二部分实验选择大鼠心肌 H9c2 细胞以 DMEM、10% 胎牛血清和 100 IU/ml 青霉素 +10 μg/ml 链霉素在 37℃、5%CO_2 的条件下培养。以 20 μmol/L 白藜芦醇（resveratrol，RES）、100 μmol/L Pb^{2+} 和 20 μmol/L RES+100 μmol/L Pb^{2+} 处理 H9c2 细胞 12 小时，并设立无铅处理对照组，RT-PCR 结果显示，100 μmol/L Pb^{2+} 处理组 α-MHC、β-MHC 和 CYP1A1 的 mRNA 表达水平与对照组比较均增加，差异均有统计学意义（$P < 0.05$）；20 μmol/L RES+100 μmol/L Pb^{2+} 处理组 α-MHC、β-MHC 和 CYP1A1 的 mRNA 表达水平与 100 μmol/L Pb^{2+} 处理组比较均降低，差异均有统计学意义（$P < 0.05$）。结果提示，急性铅暴露可能是通过激活 AhR/CYP 1A1 信号通路而导致心脏毒性和心肌组织肥大。

（十）其他因素变化

1．内皮素　闫立成等（2014 年）选用成年雄性 SD 大鼠 20 只，随机分为 2 组，每组 10 只，以含 1g/L 醋酸铅溶液喂饲染毒，对照组喂饲蒸馏水，连续染毒 8 周后处死大鼠。结果显示，染毒组大鼠血清内皮素 -1（endothelin-1，ET-1）水平为（61.02 ± 6.58）pg/ml，与对照组（43.73 ± 5.53）pg/ml 比较增加，差异有统计学意义（$P < 0.05$）。提示铅染毒所致心血管功能紊乱与 ET-1 水平升高有一定关系。

2．蛋白聚糖　蛋白聚糖是软骨素：硫酸软骨素（Chondroitin：dermatansulfateproteoglycans，CS：DSPGs）家族的一员，包括蛋白聚糖、神经聚糖和短蛋白聚糖。蛋白聚糖通过细胞表面和细胞外基质分子相互作用在细胞连接、迁移、增殖和合成中发挥重要作用。

Fujiwara 等（2000 年）研究发现，铅可选择性的抑制血管内皮细胞的蛋白聚糖的合成，而不影响硫酸软骨素链的长度变化，这可能是铅致血管动脉粥样硬化的机制之一。

（樊俏荣　李芝兰）

主要参考文献

1．Skoczynska A，Skorka T，Wojakowska A，et al．Heart function in magnetic resonance imaging and the mesenteric artery reactivity in rats receiving lead-contaminated drinking water. Hum Exp Toxicol，2014，33（5）：455-465.

2. 张乐丰，王生，彭双清等. 铅（Pb^{2+}）致高血压大鼠胸主动脉病变的相关基因及信号转导途径. 生态毒理学报，2006，1（4）：310-315.

3. Simoes MR，Ribeiro Junior RF，Vescovi MV，et al. Acute lead exposure increases arterial pressure：role of the renin-angiotensin system. PloS one，2011，6（4）：e18730.

4. Zhang LF，Peng SQ，Wang S. Decreased aortic contractile reaction to 5-hydroxytryptamine in rats with long-term hypertension induced by lead（Pb^{2+}）exposure. Toxicol Lett，2009，186（2）：78-83.

5. Marques M，Millas I，Jimenez A，et al. Alteration of the soluble guanylate cyclase system in the vascular wall of lead-induced hypertension in rats. J Am Soc Nephrol，2001，12（12）：2594-2600.

6. 李金有，刘世杰. 铅对心肌细胞培养上清液中酶活性影响的研究. 卫生毒理学杂志，1998，12（4）：30-32.

7. 韩小铮. 镉、铅、铜对长江华溪蟹（Sinopotamon yangtsekiense）细胞超微结构与酯酶同工酶的影响. 太原：山西大学，2004.

8. 李金有，刘世杰. 铅致心肌细胞死亡率、自发收缩的改变与硒对其改变影响的研究. 山西医学院学报，1996，27（3）：4-6.

9. 李珍，高喻宏，赖燕，等. 职业性慢性铅中毒对心血管功能的影响. 实用预防医学，2011，18（7）：1260-1262.

10. 邹和建，丁钺，徐麦玲，等. 铅对心肌酶、钠钾泵、钙镁泵活性以及肾素、血管紧张素Ⅱ活性影响探讨. 中国工业医学杂志，1994，7（1）：7-9；63.

11. 沈涵，窦建瑞，张恒东，等. 体内不同铅负荷对心血管相关功能影响的研究. 江苏预防医学，2011，22（2）：4-7.

12. 饶子龙，李德新，马学驯，等. 铅对作业工人心血管系统的影响. 职业卫生与应急救援，2014，32（3）：151-152.

13. Chen CC，Yen HW，Lo YH，et al. The association of prolonged QT interval on electrocardiography and chronic lead exposure. J Occup Environ Med，2013，55（6）：614-619.

14. 孙道远，郭佩白，栾怡平. 职业性铅接触对工人左心室收缩功能影响的探讨. 劳动医学，1998，15（2）：44-45.

15. 邹和建，丁钺，黄开莲，等. 铅对心功能影响的研究. 中华劳动卫生职业病杂志，1994，12（2）：72-75；127.

16. Kasperczyk S，Przywara-Chowaniec B，Kasperczyk A，et al. Function of heart muscle in people chronically exposed to lead. Ann Agric Environ Med，2005，12（2）：207-210.

17. Poreba R，Poreba M，Gac P，et al. Ambulatory blood pressure monitoring and structural changes in carotid arteries in normotensive workers occupationally exposed to lead. Hum Exp Toxicol，2011，30（9）：1174-1180.

18. 吴钧芳. 铅作业工人血铅、锌卟啉水平与心电、血压变化的研究. 南昌：南昌大学，2009.

19. 邹和建，丁钺，朱会耕，等. 铅对心脏自主神经功能影响的研究. 劳动医学，1993，10（4）：8-11.

20. Barbosa F，Jr Sertorio JT，Gerlach RF，et al. Clinical evidence for lead-induced inhibition of nitric oxide formation. Arch Toxicol，2006，80（12）：811-816.

21. Zhang LF，Peng SQ，Wang S，et al. Direct effects of lead（Pb^{2+}）on the relaxation of in vitro cultured rat aorta to acetylcholine. Toxicol Let，2007，170（2）：104-110.

22. Fiorim J，Ribeiro Junior RF，Silveira EA，et al. Low-level lead exposure increases systolic arterial pressure and endothelium-derived vasodilator factors in rat aortas. PloS one，2011，6（2）：e17117.

23. Tsao DA，Yu HS，Cheng JT，et al. The change of beta-adrenergic system in lead-induced hypertension. Toxicol Appl Pharmacol，2000，164（2）：127-133.

24. Rizzi E，Castro MM，Fernandes K，et al. Evidence of early involvement of matrix metalloproteinase-2 in lead-induced hypertension. Arch Toxicol，2009，83（5）：439-449.

25. Sharifi AM，Darabi R，Akbarloo N，et al. Investigation of circulatory and tissue ACE activity during development of lead-induced hypertension. Toxicol Lett，2004，153（2）：233-238.

26. 闫立成，刘茜，徐厚君等. 铅暴露对大鼠血管功能的影响及槲皮素保护作用的研究. 现代预防医学，2014，41（18）：3307-3309.

27. Ding Y，Gonick HC，Vaziri ND. Lead promotes hydroxyl radical generation and lipid peroxidation in cultured aortic endothelial cells. Am J Hypertens，2000，13（5 Pt 1）：552-555.

28. Vassallo DV，Lebarch EC，Moreira CM，et al. Lead reduces tension development and the myosin ATPase activity of the rat right ventricular myocardium. Braz J Med Biol Res，2008，41（9）：789-795.

29. 田振永，钱春燕，李丽，等. 硫酸铅对大鼠心肌Th1/Th2细胞相关细胞因子的影响. 环境与职业医学，2013，30（1）：21-25.

30. 贾庆华，蒋军军，哈小琴. 醋酸铅对人股动脉内皮细胞超微结构及凋亡相关蛋白Caspase-3表达的影响. 中国预防医学杂志，2010，11（8）：801-804.

31. Chang WC，Chang CC，Wang YS，et al. Involvement of the epidermal growth factor receptor in Pb^{2+}-induced activation of cPLA2/COX-2 genes and PGE2production in vascular smooth muscle cells. Toxicology，2011，279（1-3）：45-53.

32. Simoes MR，Aguado A，Fiorim J，et al. MAPK pathway activation by chronic lead-exposure increases vascular reactivity through oxidative stress/cyclooxygenase-2-dependent pathways. Toxicol Appl Pharmacol，2015，283（2）：127-138.

33. Ansari MA，Maayah ZH，Bakheet SA，et al. The role of aryl hydrocarbon receptor signaling pathway in cardiotoxicity of acute lead intoxication in vivo and in vitro rat model. Toxicology，2013，306（2013）：40-49.

34. Zeller I，Knoflach M，Seubert A，et al. Lead contributes to arterial intimal hyperplasia through nuclear factor erythroid 2-related factor-mediated endothelial interleukin 8 synthesis and subsequent invasion of smooth muscle cells. ArteriosclerThrombVasc Biol，2010，30（9）：1733-1740.

35. Fujiwara Y，Yamamoto C，Kaji T. Proteoglycans synthesized by cultured bovine aortic smooth muscle cells after exposure to lead：lead selectively inhibits the synthesis of versican，a large chondroitin sulfate proteoglycan. Toxicology，2000，154（1-3）：9-19.

36. Silbergeld EK，Waalkes M，Rice JM. Lead as a carcinogen：experimental evidence and mechanisms of action. Am J Ind Med，2000，38（3）：316-323.

第三节　钴及其化合物

钴（cobalt，Co），银白色金属，表面呈银白略带淡粉色。Co 是具有光泽的钢灰色金属，比较硬而脆，有铁磁性，加热到 1150℃时磁性消失。Co 的化合价为 2^+ 和 3^+。在常温下不和水作用，在潮湿的空气中也很稳定。在空气中加热至 300℃以上时氧化生成 CoO，在白热时燃烧成 Co_3O_4，金属钴与氯气直接化合成无水氯化钴（$CoCl_2$）。也可由氢氧化钴、氧化钴（Ⅱ）与盐酸作用制得六水合二氯化钴（$CoCl_2 \cdot 6H_2O$）。

单质钴是制造超硬耐热合金和磁性合金的重要原料，钴的放射性同位素 ^{60}钴（^{60}Co）在机械、化工、冶金等方面应用广泛，在医疗上可替代镭治疗癌症。钴化物主要用于陶瓷、玻璃、颜料、搪瓷、电镀等行业；氧化钴在油漆业中作为其排出气体迟燃的催化剂，对保护环境有积极作用。正由于钴及钴化物的应用在不断扩大，Co 污染也与日俱增，威胁着人类身体健康。

经常注射钴制剂或暴露于过量的原始 Co 环境中，可引起 Co 中毒。儿童对 Co 的毒性敏感，应避免使用每千克体重超过 1 mg 的剂量。在缺乏维生素 B_{12} 和蛋白质以及摄入乙醇时，毒性会增加，这在酗酒者中常见。Co 可经消化道和呼吸道进入机体，一般成年人体内含 Co 量为 1.1 ~ 1.5 mg。在血浆中无机钴附着在白蛋白上，它最初贮存于肝和肾，然后贮存于骨、脾、胰、小肠以及其他组织。体内钴 14% 分布于骨骼，43% 分布于肌肉组织，43% 分布于其他软组织中。

食物中 Co 含量较高者有甜菜、卷心菜、洋葱、萝卜、菠菜、西红柿、无花果、荞麦和谷类等，蘑菇含量可达 61 μg/100 g。经口摄入的 Co 在小肠上部被吸收，并部分与铁共用一个运载通道，在血浆中附着在白蛋白上。吸收率可达 63% ~ 93%，铁缺乏时可促进钴的吸收。Co 主要通过肾由尿液排出，少部分由肠道、汗、头发等途径排出，一般不在体内蓄积。

一、毒性表现

（一）动物实验资料

1．心肌损伤

刘雅克等（2010 年）将断乳 1 周的 40 只雄性 ICR 小鼠随机分成 4 组，每组 10 只。染毒组小鼠每天腹腔注射 0.82、1.64 和 3.28 mg/kg 氯化钴溶液（$CoCl_2$）；对照组腹腔注射灭菌双蒸水。分别于注射后第 4 天和 1、2、3 周从每组小鼠眼球采血测定血清中钴离子含量，第 1、2、3 周测定血液生化指标 [天冬氨酸氨基转移酶（AST）、丙氨酸氨基转移酶（ALT）、血尿素氮（blood urea nitrogen，BUN）、肌酐（creatinine, Cr）、肌酸激酶（creatinekinase, CK）] 并作各组间的比较。第 3 周采用摘眼球放血方式将小鼠全部处死，取心脏做病理切片及电镜观察。染毒后第 4 天及 1、2、3 周分别测量血清中钴离子含量。结果显示，随着注射剂量的增加，小鼠血清中钴离子含量相应增加，染毒组之间（高、中、低剂量组小鼠血清中钴离子浓度分别为 51.21 μg/L、23.28 μg/L、17.22 μg/L），两两比较差异有统计学意义（$P < 0.01$）。染毒后第 1、2、3 周分别测量血液生化指标，结果显示，与对照组比较，低、中剂量组 AST、ALT、BUN、Cr、CK 活性正常，高剂量组 AST、ALT、CK 活性与对照组比较，随时间的延长，氯化钴对心脏的毒性影响有加重趋势：染毒 1 周高剂量组 AST、ALT、CK 含量分别为 168.78 U/L、81.4 U/L、1.54 U/ml，与对照组（117.04 U/L、37.51 U/L、0.79 U/ml）比较，差异均有统计学意义（$P < 0.01$）；染毒 2 周高剂量组 AST、ALT、CK 含量分别为 234.57 U/L、93.31 U/L、1.87 U/ml，与对照组（129.84 U/L、37.98 U/L、0.84 U/ml）比较，差异均有统计学意义（$P < 0.01$）；染毒 3 周高剂量组 AST、ALT、CK 含量分别为 368.78 U/L、131.4 U/L、2.17 U/ml，与对照组（127.75 U/L、39.12 U/L、0.71 U/ml）比较，差异均有统计学意义（$P < 0.01$）。病理切片显示，高剂量染毒组小鼠心脏略肿胀、伴有轻度充血，可见点状变性坏死灶。对照组及低、中剂量染毒组无明显改变。各染毒组小鼠的心脏出现坏死、凋亡等病理性改变。光镜下观察显示，低、中剂量染毒组

小鼠心肌组织未见明显异常，而高剂量染毒组与对照组相比心肌组织水肿，肌纤维肿胀，横纹模糊；心肌细胞肿胀，胞质呈颗粒状，红染，胞核变浅，呈玻璃样变性，间质水肿；受累较重的心肌细胞呈小灶状坏死，炎性细胞浸润。透视电镜超微观察：高剂量染毒组与对照组相比，细胞内水肿明显，胞质中有空泡出现，线粒体肿胀伴嵴减少，空泡形成，心肌细胞肌原纤维丢失、萎缩，线粒体和肌原纤维比例失衡，肌小节有一定程度的断裂，肌原纤维模糊。表明高剂量的钴离子具有心脏毒性。

肖海鹃（2013 年）选用 40 只健康雄性 SD 大鼠，随机将大鼠分为正常对照组、氯化钴（$CoCl_2$）染毒组、糖尿病（diabetes mellitus，DM）对照组，DM-$CoCl_2$ 染毒组。其中，$CoCl_2$ 染毒组、DM-$CoCl_2$ 染毒组腹腔注射 30 mg/kg $CoCl_2$ 溶液（第 3 周）；第 4 周至第 10 周以 15 mg/kg 腹腔注射，每周注射一次；共注射 $CoCl_2$ 8 次。第 11 周腹腔注射 4% 水合氯醛 1 ml/100g 麻醉大鼠，活体剪取大鼠心脏，制备石蜡切片 HE 染色观察心肌组织一般情况，Masson 染色观察心肌纤维化情况。大鼠心肌 HE 染色显示，$CoCl_2$ 染毒组大鼠心肌组织出现炎症反应、空泡变性。Masson 染色可见，与对照组比较，$CoCl_2$ 染毒组和 DM-$CoCl_2$ 染毒组大鼠心肌纤维化程度严重。

2．血管损伤

郑伟红等（2010 年）选择肝癌患者 11 例，甲状腺癌患者 4 例，乳腺癌患者 9 例，合并糖尿病 4 例，既往心肌梗死病史 1 例，平均年龄 46 岁。采集患者外周血，分离及培养内皮祖细胞（endothelial progenitor cell，EPC），经 50、100、200、400、800 μmol/L $CoCl_2$ 预缺氧共同孵育 6 小时。用 MTT 和 ELISA 检测细胞增殖及血管内皮生长因子（vascular endothelial growth factor，VEGF）活性，细胞迁移和基质胶管型实验检测细胞趋化和体外血管形成的功能，Western blotting 法检测预处理后 EPC 相关蛋白对抗凋亡蛋白 B 淋巴细胞瘤 -2 基因（B-cell lymphoma-2，BCL-2）和促凋亡蛋白 BAX（BCL2-associated X protein）。MTT 分析表明，$CoCl_2 < 200$ μmol/L 时对细胞增殖影响不大。$CoCl_2 > 400$ μmol/L 时 EPC 增殖率（0.18）低于对照组（0.30），差异具有统计学意义（$P < 0.01$）。可见高浓度 $CoCl_2$ 预处理可降低细胞增殖能力。ELISA 结果显示，相比对照组 VEGF=300 pg/ml，EPC 经 800 μmol/L $CoCl_2$ 处理时 VEGF =150 pg/ml 显著降低，差异具有统计学意义（$P < 0.01$）。$CoCl_2$ 对 EPC 相关蛋白表达的影响：$CoCl_2$ 作用 6 小时后，高浓度 $CoCl_2$ 显著上调促凋亡蛋白 BAX 的表达。而对抗凋亡蛋白 BCL-2 的影响相对较小。随着 $CoCl_2$ 浓度的增高，BCL-2/BAX 比值迅速降低，对照组、50、100、200、400、800 μmol/L 组 BCL-2/BAX 比值分别为 1.9、1.3、1.0、0.7、0.6、0.5，差异具有统计学意义（$P < 0.01$），说明高浓度 $CoCl_2$ 对 EPC 具有促凋亡作用。高浓度 $CoCl_2$ 降低 EPC 的增殖及分泌能力，可能与 EPC 促凋亡蛋白上调有关。

3．红细胞增多

毛长琪等（1990 年）选取 Wistar 大鼠 49 只，性别不限，随机分为对照组、$CoCl_2$ 染毒组（每天腹腔注射 $CoCl_2$，剂量为 5.5 mg/kg）、慢性缺氧组（于减压舱内模拟海拔 4000 m 高度每天减压 8 小时，每周 6 天，持续 47 天）、慢性缺氧 +$CoCl_2$ 染毒组（即同慢性缺氧组处理 +$CoCl_2$ 腹腔注射）。对照组和 $CoCl_2$ 染毒组大鼠在 3% 戊巴比妥钠腹腔注射麻醉下，静脉注射肝素 0.5 mg/100 g，在平原实验室进行右心室导管插管，测定右心室压力。慢性缺氧组和慢性缺氧 +$CoCl_2$ 染毒组在减压舱模拟海拔 4000 m 地区进行右心导管插管测定右心室压力。待压力测定完成后取动脉血，测定红细胞（RBC）、血红蛋白（Hb）、血细胞比容（Ht）和平均红细胞体积（MVC）。测定右心室指数（右心室重量 /100 g 体重），左心室 + 室间隔重量 / 右心室重量比值。结果，对照组、$CoCl_2$ 染毒组、慢性缺氧组、慢性缺氧 +$CoCl_2$ 染毒组大鼠血中 RBC 分别为 7.26×10^{12}/L、8.851×10^{12}/L、8.317×10^{12}/L、9.997×10^{12}/L；Hb 含量分别为 129g/L、176g/L、155g/L、195g/L；Ht 分别为 0.409、0.526、0.528、0.672；MCV 分 别 为 56.6fl、61.7fl、62.7fl、67.2fl；$CoCl_2$ 染毒组、慢性缺氧组、慢性缺氧 +$CoCl_2$ 染毒组大鼠血中 RBC、Hb、Ht、MCV 均高于对照组，差异均有统计学意义（$P < 0.05$）。对照组、$CoCl_2$ 染毒组、慢性缺氧组、慢性缺氧 +$CoCl_2$ 染毒组大鼠右心室收缩压分别为 4.5 kPa、6.0 kPa、8.3 kPa、10.4 kPa；右心室指数

分别为 61.5 mg/100 g 体重、77.6 mg/100 g 体重、86.4 mg/100 g 体重、104.5 mg/100 g 体重；左心室 + 室间隔重量 / 右心室重量比值分别为 3.55、2.86、2.80、2.58。与对照组比较，$CoCl_2$ 染毒组、慢性缺氧组、慢性缺氧 +$CoCl_2$ 均引起右心室收缩压增加，右心室指数增加，差异均有统计学意义（$P < 0.05$）；左心室 + 室间隔重量 / 右心室重量比值减少，差异具有统计学意义（$P < 0.05$）。说明 $CoCl_2$ 染毒可导致红细胞增多，并且在高原慢性缺氧条件下能加重该反应。

4．对外周血影响

王俊玲等（2001 年）将昆明种小鼠 60 只，体重 19 ~ 21 g，雌雄各半，随机分 6 组：生理盐水 0.50 毫升 / 只（NS 组）、硫酸镍 2.50 mg/kg（$NiSO_4$ 组）、重铬酸钾 0.14 mg/kg（$K_2Cr_2O_7$ 组）、氯化钴 0.41 mg/kg（$CoCl_2$ 组）、混合物（镍、铬、钴平均含量百分比为 0.26 ∶ 0.30 ∶ 0.02）大剂量组 0.17 mg/kg（Ⅱ）和小剂量 0.09 mg/kg（Ⅰ）组；动物腹腔注射，每天一次，连续 10 日，于染毒第 11 天，眼眶静脉采血，常规制血片计数白细胞（WBC）、点彩红细胞、碱性粒细胞数，血红蛋白（Hb）量。处死小鼠取出脾，去血污置于苦味酸、甲醛固定液中固定，1 天后，在解剖显微镜下计数每个脾上生成的脾结节数，同时摘取小鼠股骨，用小牛血清冲洗骨髓腔，制备骨髓片两张，分别用骨髓铁染色法及姬姆萨染色法于油镜下计数骨髓内铁含量和微核率、造血岛百分率。进行两样本均数 t 检验及相关性检验。结果发现，$CoCl_2$ 组小鼠 Hb 含量为 124.34 g/L，WBC 为 1.94×10^9/L，碱性粒细胞 0.0534%，点彩红细胞 0.0189%；NS 组小鼠 Hb 含量为 122.26 g/L，WBC 为 6.46×10^9/L，碱性粒细胞 0.0114%，点彩红细胞 0.0098%。结果表明，与对照组比较，$CoCl_2$ 可使 Hb 含量及碱性粒细胞、点彩红细胞增加，差异具有统计学意义（$P < 0.05$），WBC 降低，差异具有统计学意义（$P < 0.05$）。$CoCl_2$ 组小鼠脾结节数为 4.40，造血岛为 23.82%，微核率为 21.15%，骨髓内铁为 9.63%；NS 组小鼠脾结节数为 1.11，造血岛为 5.09%，微核率为 10.93%，骨髓内铁为 66.33%。结果表明，与对照组比较，$CoCl_2$ 组脾结节数明显增多，造血岛增多，微核率升高，骨髓内铁减少，差异有统计学意义（$P < 0.05$）。

（二）流行病学资料

职业性钴源性心肌病

Vermel 等（1992 年）报告了 42 例职业性钴源性心肌病，均为男性冶炼工人，平均年龄 38 岁，接触钴的工龄 5 ~ 21 年。本病的临床表现特点是：面容苍老，但无水肿，呼吸困难，短暂性心前区疼痛，有时左侧胸痛；心功能不全，心脏扩大，但无瓣膜病变，无局部心脏肥厚。X 线计波摄影显示：心脏面积扩大，各部分心肌收缩不一致。2/3 患者心脏超声检查发现后壁渗出物，肌力减弱，提示后壁心包炎。心电图显示，7.4% 患者有室性期前收缩。实验室检查：红细胞沉降率减慢（2 ~ 4 mm/h）。死亡 3 例，年龄分别为 30、35、39 岁，均为重症钴源性心肌病。对 3 例死亡患者进行了尸体解剖，发现心脏重量增加，平均 600 g 以上，心脏面积增大，但无器质性瓣膜病变和主动脉硬化。病理组织学检查证实：患者心肌纤维肥厚、心肌细胞空泡变性及弥漫性纤维化。

Jarvis 等（1992 年）报道 2 例职业性接触钴尘引起的钴源性心肌病。2 例均系男性，年龄分别为 27、19 岁，从事实验室钴矿物分析 2 个月和 16 个月。矿样粉碎成直径＜ 74 μm 微粒的粉尘，粉尘含钴量为（5 ~ 65）ppm、（50 ~ 80）ppm。2 例患者均无心脏病史。27 岁患者胸部 X 线检查可见心脏扩大，肺血管阴影增加；超声心动图显示左右侧压力均增高，左右房室均扩大，心排血量 26.5%，冠状动脉造影；二尖瓣回流，三尖瓣轻度回流；但无冠状动脉病变。右心活体组织检查可见心肌细胞肥大、细胞核变形；部分心肌细胞直径 20 μm，可见不规则纤维变性，细胞空泡形成、肌丝丧失。其发钴含量 1.5 μg/g。19 岁患者入院后，安置主动脉内球泵，继施行心脏移植手术。对切除的患者心脏进行病理分析，发现该患者心脏重 450 g，光滑、闪光、呈松弛状，外表有出血点，瓣膜正常；冠状动脉切面 2 mm，腔内无狭窄；右室心肌 1 cm，左室心肌 1.9 cm，左右心室多个切面显示扩张型心脏病；光镜检查可见灶性急性肌细胞坏死，周围组织细胞集聚，某些部位球形肥大，伴不规则间质纤维性变；电镜检查结果显示，心肌细胞丝极明显丧失，溶解体聚积、肌细胞肥大，线粒体大小各异，有些线粒体基质和嵴溶解、小血管间隙轻度内皮细胞肿胀，间质有大量胶原；心脏含钴量为 1.09±0.15 μg/g。

二、毒性机制

（一）心肌线粒体酶活性

孙应彪等（2002 年）模拟金川矿区含镍、铬、钴（平均含量百分比为 0.26 ∶ 0.30 ∶ 0.02）矿石给予体重 18 ~ 22 g 昆明种小鼠染毒，观察其对心肌的毒性。该混合物 LD_{50} 为 1.36±0.03 mg/kg，选择 1/8 LD_{50}、1/16 LD_{50} 剂量为混合物染毒剂量。选择健康昆明种小鼠 40 只，雌雄各半，随机分为 4 组：生理盐水（NS）组（0.50 毫升 / 只）、混合物高剂量组（1/8 LD_{50}）、低剂量组（1/16 LD_{50}）；氯化钴（$CoCl_2$）组（0.41 mg/kg）。分别每日一次腹腔注射，连续 10 日。于染毒第 11 日处死小鼠，迅速摘取心脏，去除大血管、心房和结缔组织，剪碎，制备心肌匀浆；密度梯度离心法制备心肌线粒体。以 Lowry 法定量线粒体蛋白，Finler 法测琥珀酸脱氢酶（succinate dehydrogenase，SDH）活性，Mason 法测细胞色素氧化酶（cytochrome oxidase，CCO）的活性，光谱差法计算细胞色素 C、细胞色素 aa3 的含量。结果发现，NS 组、混合物高剂量组、混合物低剂量组、$CoCl_2$ 组小鼠心肌线粒体 SDH 活性分别为 1.24、0.36、0.72、0.75 μmol/mg · prot；CCO 活性分别为 7.58、3.21、4.62、5.58 $Kmin^{-1}$/mg · prot，可见镍、铬、钴混合物组、$CoCl_2$ 组 SDH、CCO 活性均低于 NS 组，差异均有统计学意义（$P < 0.01$）。NS 组、混合物高剂量组、混合物低剂量组、$CoCl_2$ 组细胞色素 C 活性分别为 0.55、0.21、0.32、0.38 nmol/mg · prot；细胞色素 aa_3 活性分别为 0.70、0.34、0.45、0.50 nmol/mg · prot，表明镍、铬、钴混合物组、$CoCl_2$ 组细胞色素 C、aa3 活性均低于 NS 组，差异均有统计学意义（$P < 0.01$）。本实验结果说明，$CoCl_2$ 可抑制心肌线粒体酶 SDH、CCO、细胞色素 C 和 aa_3 活性。

石毅等（2001 年）取新生 1 ~ 3 天 Wistar 大鼠心室肌组织，按照常规方法，进行细胞培养，接种密度为 3.5×10^8/L。待细胞达到亚融合状态时向细胞培养液中加入不同剂量 Co（10、20、40、80 mg/

L)，检测心肌细胞培养液中天冬氨酸氨基转氨酶（AST)、肌酸激酶（CK)、乳酸脱氢酶（LDH)、羟丁酸脱氢酶（HBDH）活性。结果发现，与对照组［AST=8 λ_B/（U · L)，CK=2 λ_B/（U · L)，LDH=40 λ_B/（U · L)，HBDH=27 λ_B/（U · L)］相比，10 mg/L Co 处理 24 小时培养液 AST=7 λ_B/（U · L)，CK=3 λ_B/（U · L)，LDH=40 λ_B/（U · L)，HBDH=40 λ_B/（U · L)；20 mg/L Co 处理 24 小时培养液 AST=7 λ_B/（U · L),CK=4 λ_B/（U · L),LDH=46 λ_B/（U · L),HBDH=45 λ_B/（U · L)，差异均无统计学意义（$P > 0.05$)。当钴浓度增至 40 ml/L 时，培养液 AST=13 λ_B/（U · L),CK=11 λ_B/（U · L),LDH=117 λ_B/（U · L)，HBDH=93 λ_B/（U · L)；AST 和 CK 活性比对照组高约 1 ~ 5 倍，差异均有统计学意义（$P < 0.01$)，LDH 和 HBDH 活性比对照组高 3 ~ 4 倍，差异均有统计学意义（$P < 0.01$)；再加大钴浓度至 80 ml/L 时，培养液 AST=26 λ_B/（U · L),CK=14 λ_B/（U · L),LDH=231 λ_B/（U · L)，HBDH=137 λ_B/（U · L)；心肌酶的活性比对照组高 2 ~ 10 倍，差异均有统计学意义（$P < 0.01$)。该研究表明，Co 浓度越高，心肌酶活性改变越大。

（二）心肌细胞膜电位变化、离子运动异常

孙应彪等（2000 年）模拟金川矿区矿石混合物（镍、铬、钴平均含量百分比为 0.26 ∶ 0.30 ∶ 0.02）给予昆明种小鼠染毒，观察其对心肌细胞的毒性。该混合物 LD_{50} 为 1.36 ± 0.03 mg/kg，选择 1/8 LD_{50}、1/16 LD_{50} 为混合物染毒剂量。研究选择健康昆明种小鼠 40 只，雌雄各半，随机分为 4 组：生理盐水（NS）组、混合物高剂量组（1/8 LD_{50})、低剂量组（1/16 LD_{50})、氯化钴（$CoCl_2$）组（0.41 mg/kg)。每日腹腔注射一次，连续注射 10 日。于染毒第 11 日处死小鼠，迅速摘取心脏，制备心肌细胞膜，定磷比色法检测各处理组 Na^+ · K^+-ATP 酶（Na^+ · K^+-ATPase)、Ca^{2+}-ATP 酶（Ca^{2+}-ATPase）活性。结果发现，混合物高剂量组、混合物低剂量组、$CoCl_2$ 组小鼠心肌细胞膜 Na^+ · K^+-ATPase 活性分别为 12.30 ± 1.40、2.05 ± 0.27、7.04 ± 1.35 μmol/（mg · h)；Ca^{2+}-ATPase 活性分别为 13.81 ± 2.54、3.12 ± 0.36、7.18 ± 1.06 μmol/（mg · h)。$CoCl_2$ 组 Na^+ · K^+-ATP 酶、Ca^{2+}-ATP 酶活性相比对照组明显降低，差

异均有统计学意义（$P < 0.01$）。本研究提示，$CoCl_2$ 在体内可引起心肌细胞膜电位变化，$CoCl_2$ 可抑制心肌细胞膜 $Na^+ \cdot K^+$-ATP 酶、Ca^{2+}-ATP 酶活性，使离子运动异常，从而导致心肌损伤。

（三）诱导细胞凋亡

周艳芳等（2008 年）选取出生 1 ～ 2 天的 Wistar 大鼠（雌雄不限）心脏，采用胰蛋白酶分次消化法分离心肌细胞，采用（DMEM）/F12 培养基原代培养出生 1 ～ 2 大鼠心肌细胞，3 天后分别给予浓度 0、200、400、600 μmol/L 的 $CoCl_2$ 分组培养 24 小时。锥虫蓝染色检测细胞存活力，Hochest33258 荧光染色检测细胞凋亡，用 Western Blotting 检测缺氧诱导因子 -1α（HIF-1α）蛋白水平。结果发现，与对照组细胞存活率（95%）相比，200、400、600 μmol/L 浓度 $CoCl_2$ 培养组细胞存活率（73%、62%、39%）明显下降，差异均有统计学意义（$P < 0.01$）；与对照组比较，200、400、600 μmol/L 浓度 $CoCl_2$ 处理组细胞凋亡率（30%、42%、62%）明显增加，差异均有统计学意义（$P < 0.01$），且心肌细胞存活率下降程度及细胞凋亡率增加程度均随着 $CoCl_2$ 浓度增加而升高。HIF-lα 蛋白水平亦随 $CoCl_2$ 浓度升高而增加，差异具有统计学意义（$P < 0.01$）。

（卓滋泽　马文军）

主要参考文献

1. 刘雅克，徐华，刘璠，等. 血清钴离子浓度升高对小鼠肝、肾、心脏功能与形态的影响. 中华骨科杂志，2010，30（7）：691-695.
2. 肖海鹃. 氯化钴对糖尿病心肌表达缺氧诱导因子 1α 及组织病理的影响. 杭州：浙江大学，2013.
3. 郑伟红，杨志芳，吕清，等. 氯化钴预处理对内皮祖细胞成血管功能的影响. 实用医学杂志，2010，26（14）：2482-2484.
4. 毛长琪，黄永萍，刘福玉. 慢性缺氧和氯化钴引起红细胞增多时血液流变学变化. 第三军医大学学报，1990，12（4）：309-315.
5. 王俊玲，朱玉真. 镍铬钴混合物对骨髓造血系统的影响. 中国职业医学，

2001，28（2）：57-58.
6. Vermel AE，Nikitina LS，Barabanov AA，et al. Cobalt-induced cardiomyopathy in workers engaged in the manufacture of hard alloys. Ter Arkh，1991，63（4）：101-104.
7. Jarvis JQ，Hammond E，Meier R，et al. Cobalt cardiomyopathy. A report of two cases from mineral assay laboratories and a review of the literature. J Occup Med，1992，34（6）：620-626.
8. 孙应彪，朱玉真. 镍铬钴混合物对心肌线粒体酶毒性的研究. 中国公共卫生，2002，18（5）：608-609.
9. 石毅，刘忠英，谭雅琴，等. 不同剂量钴对大鼠心肌细胞培养液中心肌酶活性的影响. 白求恩医科大学学报，2001，27（1）：31-32.
10. 孙应彪，朱玉真. 硫酸镍、重铬酸钾和氯化钴混合物对小鼠心肌钠钾泵、钙泵活性的影响. 中国公共卫生，2000，16（2）：105.
11. 周艳芳，郑晓伟，齐国先. 氯化钴对乳鼠心肌细胞凋亡的影响. 山西医药杂志，2008，37（4）：291-292.

第四节　锰及其化合物

锰（manganese，Mn）是一种浅灰色、质脆的金属，含杂质时较活泼，可在氧气中燃烧，在空气中发生表面氧化，与水反应，溶于稀酸。在锰矿开采、运输和加工、制造锰合金过程中，可以接触到金属锰。锰的化合物超过60余种，常见的锰化合物有二氧化锰、四氧化三锰、氯化锰、硫酸锰、铬酸锰、高锰酸钾等，其中以二氧化锰最稳定。锰多用于制造干电池、焊料、氧化剂和催化剂等。用锰焊条进行电焊作业时，可以接触到锰烟尘。

锰是生物体必需的一种微量元素，对维持人体生命活动具有重要作用。锰主要以烟尘形式通过呼吸系统吸入和胃肠道吸收进入机体内，有机锰也可经由皮肤吸收，还可以通过鼻腔经嗅丝转运到达中枢神经系统。锰被人体吸收后，主要通过β-球蛋白和专门的锰传递蛋白输送到各个组织器官，以Mn^{2+}、Mn^{3+}和Mn^{4+}形式存在。正常人体内一般含锰12～20 mg，约占人体重量0.00002%。锰主要集中在脑、骨、肾、胰腺、垂体和肝中。人体全血中锰的浓度为 4 ~ 15 μg/L，有调查表明，中国普通人群中女性血锰水平比男性高约 28.6%。锰主要通过胆汁、肠道、尿及汗腺排泄。

锰具有以下生理功能：参与多种酶的合成与激活，可激活多糖聚合酶，加快蛋白质、B 族维生素、维生素 C 合成，促进造血功能；参与中枢神经激素的传递，也是一些金属酶的组成部分；具有驱脂作用，可加速细胞内脂肪氧化，能有效改善动脉粥样硬化患者的脂质代谢，并减少肝内脂肪堆积，有利于保护心脑血管；对生物免疫功能的维持有重要的促进作用；与维持体内其他金属元素平衡有关。人体缺锰可引起侏儒症、贫血、支气管哮喘、帕金森病、婴幼儿智力低下与肿瘤等的发生。

生产中过量吸入锰烟及锰尘可引起中毒，急性锰中毒十分少见。慢性锰中毒表现为锥体外系神经障碍，早期主要表现为类神经征，继而出现椎体外系神经受损症状，肌张力增高，手指明显震颤，腱反射亢进，并有神经情绪改变。严重患者锥体外系神经障碍恒定而突出，表现为帕金森病样症状；还可出现中毒性精神病的表现，如感情淡漠、不自主苦笑等。

我国在 2000 年颁布新的汽油标准，停止生产车用含铅汽油，改用有机锰（三羰基甲基环戊二烯锰，MMT）作为防爆剂来生产汽油。随着汽车尾气的大量排放进入空气当中，使锰成为一种重要的环境污染物，同时导致人们长期接触锰的机会日益增多。此外，在锰矿的开采过程、锰和钢铁的加工制造，以及其他的来源（主要包括锰合金的生产过程，比如青铜、镍、铜、干电池加工和化工行业中锰盐的使用）也加重了锰对自然界的污染。因此锰的潜在危害逐渐为人们所关注。

一、毒性表现

（一）动物实验资料

1．脏器系数、血清及心肌锰水平改变

王绍军等（1986 年）选取体重为 160 ~ 200 g 的 Wistar 大鼠 34 只，雌雄各半。随机分为 3 组，A 组 10 只大鼠经腹腔注射生理盐水；

B组12只大鼠经腹腔注射多柔比星（阿霉素），隔日1次，共注射3次；C组12只大鼠除与B组做同样处理外，经腹腔注射40 mg/kg 0.25% $MnCl_2 \cdot 4H_2O$。每周3次，连续注射6周。自由摄食饮水。实验观察到C组大鼠在注锰后倒卧，一般在30分钟后恢复正常活动。染毒结束后，B、C组大鼠终体重与初体重比较均减少，A组大鼠终体重（285.6±29.9）g，与其初体重（190.5±19.7）g比较增加；C组大鼠终体重（238.3±26.6）g，与A组大鼠终体重比较降低，差异均有统计学意义（$P < 0.05$）。此外，B、C组大鼠心脏脏器系数分别为（0.335±0.027）%、（0.358±0.0357）%，与A组大鼠（0.291±0.01）%比较均升高，且C组大鼠心脏脏器系数与B组大鼠比较升高，差异有统计学意义（$P < 0.05$）。对血浆、红细胞锰含量进行测定，发现C组血浆、红细胞锰含量分别比B组高165.18%、255.42%，差异均有统计学意义（$P < 0.05$）。

Huang D等（2015年）选取40只雄性SPF级SD大鼠腹腔注射硫酸锰，随机分为4组，分别为对照组（0 mg/kg）、低剂量组（5 mg/kg）、中剂量组（15 mg/kg）、高剂量组（25 mg/kg），每组10只。每周注射5次，共染毒6个月。监测大鼠心脏脏器系数，并评估硫酸锰注射剂量与大鼠心脏脏器系数之间的基准剂量值（benchmark dose, BMD）和基准剂量下限值（benchmark dose lower confidence limit, BMDL）。结果发现，低、中、高剂量染毒组大鼠心脏脏器系数分别为（0.25±0.02）%、（0.26±0.02）%、（0.24±0.02）%，对照组为（0.24±0.10）%。其中中剂量染毒组大鼠心脏脏器系数与对照组比较升高，差异有统计学意义（$P < 0.05$）。硫酸锰染毒与心脏脏器系数之间的BMD为9.33 mg/kg，BMDL为4.28 mg/kg。

孟宪忠等（1985年）选取体重80～110 g雄性Wistar大鼠47只。将大鼠随机分成3组，A组13只大鼠不做处理；B组17只大鼠腹腔注射40 mg/kg生理盐水；C组17只大鼠腹腔注射0.25% $MnCl_2$溶液，40 mg/kg，每日1次，共5周。自由摄食饮水。处死大鼠，右心房采血，分离血清，并制备心肌组织匀浆。结果发现，C组大鼠于每次注射后卧倒，一般在注射后30分钟恢复正常活性。A、B、C组大鼠分别增重（172.2±17.77）、（161.8±40.78）、（106.8±27.77）g，C组大鼠的增重值比A、B组大鼠增重值分别少37.98%、33.99%，差异均有统计学意义（$P < 0.001$）。染毒结束后，A、B、C组大鼠血清锰含量分别为（0.169±0.034）、（0.160±0.036）、（0.215±0.049）μg/ml，心肌锰含量分别为（2.778±0.227）、（2.641±0.449）、（5.740±1.086）μg/g干重，C组大鼠血清及心肌锰含量分别比B组高34.38%、117.3%，差异均具有统计学意义（$P < 0.001$）。心肌锰含量增加的水平明显高于血清，表明锰主要蓄积在富含线粒体的器官。

2．对心率、心电图的影响

Shao JJ等（2014年）选取50日龄健康海兰褐公鸡360只，在饲料中添加$MnCl_2$进行饲喂染毒。随机分为4组，正常、低、中、高剂量组饲料中锰含量分别为100、600、900、1800 mg/kg，每组90只，自由摄食饮水。在染毒后的第30、60、90天。对海兰褐公鸡进行心电图检测，发现染毒30天时，低、中、高剂量染毒组海兰褐公鸡心率与正常剂量组比较均降低，差异有统计学意义（$P < 0.05$）；染毒60天时，中剂量染毒组海兰褐公鸡心率与正常剂量组比较加快，且高剂量组染毒与低剂量染毒组比较亦加快，差异均有统计学意义（$P < 0.05$）；染毒90天时，低、中、高剂量染毒组海兰褐公鸡心率与正常剂量组比较均加快，差异有统计学意义（$P < 0.05$）。染毒30、60、90天时，低、中、高剂量染毒组海兰褐公鸡心电图电轴偏度与正常剂量组比较，差异均无统计学意义（$P > 0.05$）。染毒30、90天时，低、中、高剂量染毒组海兰褐公鸡心电图R-R间期与正常剂量组比较，差异均无统计学意义（$P > 0.05$）；染毒60天时，低剂量染毒组海兰褐公鸡心电图R-R间期与正常剂量组比较延长，差异有统计学意义（$P < 0.05$）。随着染毒剂量升高，海兰褐公鸡心电图P-S间期缩短，呈剂量依赖关系。染毒30、60、90天时，高剂量染毒组海兰褐公鸡心电图P、R、S波波幅与正常剂量组比较均降低，差异有统计学意义（$P < 0.05$）；染毒90天时，高剂量染毒组海兰褐公鸡心电图T波波幅与正常剂量组比较降低，差异有统计学意义（$P < 0.05$），且高剂量染毒组P波波幅呈逐渐降低的趋势。

3．对心脏形态及病理组织的影响

邵静君（2008年）选取50日龄健康海兰褐公鸡360只，在饲料中添加$MnCl_2$进行饲喂染毒。随机分为4组，正常、低、中、高剂量组饲料中锰含量分别为100、600、900、1800 mg/kg，每组90只，自由摄食饮水。在染毒后的第30、60、90天每组随机选取30只剖杀。观察心脏组织病理变化。结果发现，染毒30天时，各剂量染毒组公鸡心脏组织与正常剂量组相比病理变化不明显；染毒60天时，中、高剂量染毒组部分公鸡心冠脂肪呈轻微蜡黄色；染毒90天时，高剂量染毒组公鸡心壁肌层明显变薄，心冠脂肪减少，心脏整体呈空袋状，部分心肌泛白，心包膜增厚。观察染毒90天时各组公鸡心脏显微结构的病理变化，发现正常剂量组公鸡心肌纤维排列整齐、结构清晰，间质血管无改变，心肌纤维细胞间隙均匀，未见心肌细胞变性、坏死；高剂量染毒组公鸡心肌纤维排列紊乱、断裂，可见多灶性心肌纤维肌浆模糊。其中部分肌纤维肌浆溶解，并出现不同程度的心肌细胞肥大，偶见空泡变性，间质疏松，少量炎性细胞浸润。观察染毒90天时各组公鸡心脏超微结构的病理变化，发现正常剂量组公鸡心肌肌节排列整齐，明暗带清楚，核膜完整，核周围有大量线粒体，线粒体膜结构完整、无肿胀，线粒体内嵴排列紧密、整齐，结构清晰可辨，肌浆内糖原颗粒丰富；高剂量染毒组公鸡可见心肌间质水肿，心肌细胞呈轻度水肿或萎缩，出现局灶性或点灶性肌丝溶解破坏，明暗带界限模糊不清，肌小节粗细不均。肌细胞水肿，细胞膜褶皱、凹陷或呈锯齿样突起，细胞核固缩，表现出凋亡心肌细胞的形态学特点：双层膜结构不完整，细胞体积缩小，结构紧密，胞质网扩张。部分线粒体肿胀、变圆、空泡变性，部分线粒体嵴排列紊乱、断裂甚至溶解，部分线粒体增生。

陈晓微等（1987年）选取25只断乳雄性大白鼠，分为3个染毒组和1个对照组，染毒组大鼠饲料中分别加0.1%（低）、0.3%（中）、0.5%（高）$MnCl_2$，对照组大鼠饲喂常规饲料。观察15、30、65、90天时大鼠心肌形态和功能的变化。电镜观察发现，各剂量染毒组大鼠心肌超微结构均发生改变，但在同一时间内各组间有轻度差别，随着时间延长心肌结构改变加重。主要表现有：

（1）线粒体的变化：染毒 15 天时，各剂量染毒组大鼠心肌线粒体都出现明显变化。主要有线粒体的轻度肿胀和增生，排列紊乱，形态和大小也不一致，线粒体的嵴部分溶解形成空泡，线粒体外膜完整；染毒 30 天时，各剂量染毒组大鼠心肌线粒体变化基本与 15 天的一致，除了嵴有部分溶解外，还出现了呈同心圆排列的现象，基质呈凝聚状态，以及嵴结构不清的线粒体；染毒 65 天时，除上述变化外，各剂量染毒组还可见到大鼠心肌线粒体内髓磷体和钙盐沉着，以及破裂的线粒体；染毒 90 天时，各剂量染毒组大鼠心肌线粒体破坏更多，同时还有嵴致密的小线粒体。

（2）核的变化：染毒 15、30 天时，各剂量染毒组大鼠心肌细胞核结构均无异常；染毒 65、90 天时，各剂量染毒组大鼠心肌细胞核出现了染色质分布不均及趋边现象，核膜结构基本正常。

（3）肌原纤维：低、中剂量染毒组大鼠肌原纤维均未见到异常改变；高剂量染毒组大鼠肌原纤维在染毒 65 天时出现了轻微变化，表现为个别肌原纤维的溶解和断裂。染毒 90 天时高剂量染毒组大鼠肌原纤维破坏更加明显，有的形成了小灶性的破坏。

曾宪惠等（1991 年）选取雄性 Wistar 大鼠 61 只，随机分为染毒组和对照组，染毒组大鼠饲喂常硒（0.25 ppm）高锰（1000 ppm）饲料，对照组大鼠饲喂常硒（0.25 ppm）常锰（50 ppm）饲料，自由摄取合成饲料和饮水。实验分三批，前两批大鼠饲养 8 周后处死，后一批饲养 12 周后处死。每组各取 15 只大鼠心脏组织制作心肌标本，观察大鼠心肌组织学改变，发现染毒组大鼠检出不同程度的心肌坏死，多数病灶较小，仅累及 5 ~ 10 条心肌纤维，以心肌纤维凝固性坏死为主，伴有少量尖细胞浸润，病灶界限清楚，多分布在心尖部或内膜下；对照组大鼠心肌组织无异常所见。在电镜下观察发现，染毒组大鼠心肌线粒体局灶性增多、肿胀，大小不等，嵴断裂，呈空泡变。偶见肌节过度收缩，并断裂凝集成致密的肌丝团块，肌膜的基膜与浆膜的间隙扩大，间隙含有大量大小不等的囊泡和肿胀的线粒体，浆膜呈局部性破坏；对照组未见异常改变。对大鼠心肌进行硝酸镧电子示踪，结果发现，染毒组镧粒子已穿过肌膜进入细胞内，多在线粒体间和肌丝间沉着；对照组大鼠心肌未见异常，镧粒子沉着于心肌细胞外膜间隙。

4．对心肌酶活性的影响

邵静君（2008 年）选取 50 日龄健康海兰褐公鸡 360 只，在饲料中添加 $MnCl_2$ 进行饲喂染毒。随机分为 4 组，正常、低、中、高剂量组饲料中锰含量分别为 100、600、900、1800 mg/kg，每组 90 只，自由摄食饮水。在染毒后的第 30、60、90 天每组随机选取 30 只剖杀。心肌酶学检查结果发现，染毒 30 天时，低、中、高剂量染毒组公鸡心肌肌酸激酶（creatine kinase，CK）活性分别为（3608±480.80）、（3418±628.56）、（3544±1142.03）IU/L，正常对照组为（2490±505.95）IU/L；染毒 60 天时，低、中、高剂量染毒组公鸡 CK 活性分别为（3515±798.812）、（3748±1043.89）、（3792±840.37）IU/L，正常对照组为（2247±470.91）IU/L；染毒 90 天时，低、中、高剂量染毒组公鸡 CK 活性分别为（3700±388.54）、（3701±922.86）、（3940±1429.67）IU/L，正常对照组为（2904±958.07）IU/L。表明同一时间点不同剂量染毒组间，随着染毒剂量的增加，公鸡 CK 活性基本呈上升趋势，且各剂量染毒组与正常对照组相比上升趋势明显，而各剂量染毒组之间变化不明显；不同时间点同一剂量染毒组间，心肌 CK 活性变化无规律。染毒 30 天时，低、中、高剂量染毒组公鸡心肌肌钙蛋白 T 活性分别为 0.049、0.12、1.79 IU/L，正常对照组为 0.043 IU/L；染毒 60 天时，低、中、高剂量染毒组公鸡心肌肌钙蛋白 T 活性分别为 0.669、0.289、0.292 IU/L，正常对照组为 0.03 IU/L；染毒 90 天时，低、中、高剂量染毒组公鸡心肌肌钙蛋白 T 活性分别为 0.001、0.01、0.01 IU/L，正常对照组为 0.012 IU/L。可以看出同一时间点不同剂量染毒组间，随着染毒剂量的增加，30 天时心肌肌钙蛋白 T 活性呈增高趋势；60 天时心肌肌钙蛋白 T 活性呈先增高后回落趋势，低剂量染毒组活性最高；90 天时心肌肌钙蛋白 T 活性各组基本保持不变；不同时间点同一剂量染毒组间，正常对照组心肌肌钙蛋白 T 活性基本无变化，低、中剂量染毒组均先升后降，高剂量染毒组随着时间的延长，心肌肌钙蛋白 T 活性呈逐步下降趋势。

（二）流行病学资料

1．对心肌疾病的影响

元滨雪等（1989 年）将观察对象分为 3 组，其中正常对照组 24 例（男性 10 例，女性 14 例），平均（36.1±13）岁，无心、脑、肝、肾器质性病变；心肌疾病组 24 例（男性 10 例，女性 14 例），年龄（27.4±12）岁，确诊为心肌疾病，病史 1 个月至 7 年；冠心病组 22 例（男性 13 例，女性 9 例），平均（50.9±9.4）岁，确诊为冠心病。采集 3 组观察对象的血液，结果发现，心肌疾病组患者血清锰浓度为（0.08±0.07）ppm，与对照组（0.02±0.006）ppm 比较升高，差异具有统计学意义（$P < 0.05$）；冠心病组患者血清锰浓度为（0.04±0.03）ppm，与对照组比较升高，差异具有统计学意义（$P < 0.05$）。提示心血管疾病的发生与血锰含量增高密切相关。

叶芬等（1992 年）选取确诊为冠心病、急性心肌梗死、扩张型心肌病、高血压、风湿性心脏病的 244 名住院患者为观察组，年龄 14 ～ 85 岁；摘取除病史及体检外，无各系统器质性病变的 46 人为对照组，年龄 31 ～ 65 岁。空腹采血，检测血液中微量元素锰的含量。结果发现，观察组的各类疾病患者血清锰含量与对照组比较均明显增高。

2．对心功能的影响

陆建芬（1989 年）选取 167 名锰作业的男性工人为接触组，以 96 名健康人作为对照组，对其心脏收缩时间间期（STI）功能进行测定。结果发现，接触组工人心室射血前期（PEP）、等容收缩时间（ICT）与对照组比较延长，且接触组工人 PEP/ 左心室射血时间（LVET）、ICT/LVET 比值与对照组比较增高，差异均有统计学意义（$P < 0.01$）。说明锰对心脏收缩功能具有一定影响。

3．心率、血压、心电图改变

Lee BK 等（2011 年）选取 2005 名参加 2007—2009 年韩国国民健康和营养调查项目的 20 岁以上成年朝鲜族人口，排除 14 名孕妇，最终有 1991 人参与调查。调查发现，女性血锰含量的几何均数高于男性。在不同年龄组、居住地、教育水平、吸烟或饮酒水平组之间，血锰含量几何均数无显著性差异（$P > 0.05$）。控制性别、年龄、地区、教育程度、吸烟、饮酒状况、血红蛋白、血清肌酐变量影响后，发现血压正常受试者的血锰含量显著低于处于高血压前期和已患高血压的调查对象；在多重回归模型中，男性、女性和所有调查对象舒张压对应的血锰β系数值分别为3.514（95%CI：1.865 ~ 5.163）、1.878（95%CI：0.223 ~ 3.534）、2.517（95%CI：1.283 ~ 3.750），其收缩压对应的血锰β系数值为3.593（95%CI：0.921 ~ 6.265）、2.449（95%CI：0.305 ~ 4.593）、2.440（95%CI：0.698 ~ 4.182）；女性、男性和所有调查对象的血锰水平增加患高血压的危险性比值比（OR）值分别为1.828（95%CI：1.096 ~ 3.048）、1.573（95%CI：1.083 ~ 2.284）、1.567（95%CI：1.167 ~ 2.103）。

张静等（2012年）选择3个企业135名男性电焊工人为锰接触组，138名无锰职业接触的管理岗位人员为对照组。研究对象年龄均在19 ~ 60岁，一般情况、身高、体重等情况均相似，无显著性差异，具有可比性。接触组舒张压（65.93 ± 10.12）mmHg与对照组（72.32 ± 14.8）mmHg比较升高，差异有统计学意义（$P < 0.05$）；接触组收缩压（113.1 ± 12.7）mmHg与对照组（110.5 ± 12.5）mmHg比较升高，差异无统计学意义（$P > 0.05$）。接触组高血压患病率（4.44%）与对照组（3.62%）比较升高，差异无统计学意义（$P > 0.05$）。

吕志光等（1996年）选取某厂锰作业工人656人（男547人，女109人）为接触组，以同单位不接触锰及其他有害物质的工人154人（男128人，女26人）为对照组。两组工人的基本情况相似。按职业病常规询问病史和进行心电图、血压检查。作业场所空气中二氧化锰（MnO_2）浓度的几何均数为0.13 mg/m^3，低于最高容许浓度（0.2 mg/m^3），样品超标率38.7%。结果发现，接触组不同锰作业工龄的工人舒张压偏低检出率的组间差异具有统计学意义（$P < 0.01$），以低工龄组（0 ~年）最高。且接触组舒张压偏低检出率随工龄增长而下降，但从（20年~）工龄组开始略有回升的倾向。接触组和对照组不同年龄亚组间的舒张压偏低检出率的差异具有统计学意义（$P < 0.01$），均以（20 ~岁）年龄组最高；接触组舒张压偏低检出率有随年龄增长而下降的趋势，且接触组各年龄亚组的舒张压偏低检出率均比相应的对照

组高，但差异均无统计学意义（$P > 0.05$）。此外，接触组女工舒张压偏低检出率显著高于男工，差异具有统计学意义（$P < 0.05$）。提示锰对舒张压的作用随年龄的增长而逐渐减弱。

毛叶挺（2013 年）选择 2011 年某集装箱企业锰电焊作业工人 90 人作为接触组，男女人数各半，平均年龄（38.2±9.8）岁，平均工龄（12.5±5.4）年。选某厂后勤人员 88 人作为对照组，男女人数各半，平均年龄（36.2±10.1）岁，平均工龄（13.0±5.6）年。所有调查对象均无心血管病病史。对两组进行心率、血压检查。结果发现，接触组心率与对照组比较加快，差异有统计学意义（$P < 0.05$），其中接触组女工心率与对照组比较，差异具有统计学意义（$P < 0.05$）。接触组 20 ~ 30 岁年龄段工人的低舒张压检出率（13.3%）与对照组（0%）比较升高，差异有统计学意义（$P < 0.05$）。20 ~ 60 岁年龄段，接触组女工的低舒张压检出率（15.6%）与对照组（2.3%）比较升高，差异有统计学意义（$P < 0.05$）；接触组女工低舒张压检出率与接触组男工（2.2%）比较升高，差异有统计学意义（$P < 0.05$）。提示相同条件下，锰对女性心血管功能影响更明显。

黄意府等（2008 年）选取某大型铝业公司检修厂男性电焊工人 216 人为接触组，平均年龄（28.8±5.8）岁，平均工龄（7.8±1.7）年。选取从事无电焊作业史的男性行政人员 110 人为对照组，平均年龄（27.2±5.6）岁，平均工龄（8.1±1.6）年。两组工人的年龄、工龄的差异无统计学意义（$P > 0.05$）。结果发现，接触组工人心电图异常率为 26.39%，与对照组（14.55%）比较升高，差异有统计学意义（χ^2=5.89，$P < 0.05$）。心电图异常主要是窦性心动过缓、窦性心律不齐、左室高电压，其中接触组窦性心动过缓异常率高于对照组，差异有统计学意义（$P < 0.05$）；接触组窦性心律不齐、左室高电压异常率与对照组比较，差异均无统计学意义（$P > 0.05$）。接触组工龄小于 5 年的工人的心电图异常率为 15.00%，工龄 5 ~ 9 年的为 23.94%，工龄 10 年以上的为 35.29%，可看出心电图异常率随着工龄的增加而增加，差异有统计学意义（$P < 0.05$）。

高永红等（2013 年）选取 421 例男性电焊作业人员为锰接触组，

工龄 10 ~ 30 年；非电焊作业人员 373 例男性为对照组。电焊作业场所空气中锰尘浓度时间加权平均容许浓度为 0.24 mg/m^3，高于国家规定的时间加权平均容许浓度限值（0.15 mg/m^3）。对工人进行职业健康体检，结果发现，锰接触组心电图异常率（42.28%）与对照组（16.89%）比较升高，差异有统计学意义（$P < 0.05$）。其中窦性心律失常、各类传导阻滞、ST-T 改变、窦性心律不齐、窦性心动过速、P-R 间期延长、左室高电压、各类传导阻滞与对照组比较，差异均有统计学意义（$P < 0.001$）。

植建等（2004 年）选取某锰矿 126 名职工，其中接触锰工人 93 名，包括配电工 32 名（男 14 名，女 18 名，为低锰组）、冶炼工 39 名（均为男工，为高锰组）和其他锰接触工人 22 名（为低锰组）；以不接触锰的 33 名工人为对照组（男 15 名，女 18 名），年龄均在 26 ~ 47 岁，排除与心血管方面有关的疾病。低锰组工人作业环境中二氧化锰（MnO_2）平均浓度为 0.063 mg/L，低于国家规定的最高容许浓度（0.2 mg/L）；高锰组工人作业环境中 MnO_2 平均浓度 0.451 mg/L，高于最高容许浓度。按职业病体检对职工进行检查，发现低锰组心率为（78.1 ± 10.1）次 / 分，与对照组（73.1 ± 9.5）次 / 分比较明显加快，差异有统计学意义（$P < 0.05$）。低锰组 P-R 间期为（0.138 ± 0.050）s，与对照组（0.152 ± 0.024）s 比较明显缩短，差异有统计学意义（$P < 0.05$）。其中低锰组女工心率与对照组比较加快，女工 P-R 间期与对照组比较缩短，差异均有统计学意义（$P < 0.05$）；低锰组男工心率、P-R 间期与对照组比较，差异均无统计学意义（$P > 0.05$）；高锰组心率（76.1 ± 10.6）次 / 分与低锰组男工（77.6 ± 11.5）次 / 分比较减慢，差异无统计学意义（$P > 0.05$）。高锰组 T 波显著高于低锰组，QRS 波显著宽于低锰组，差异均有统计学意义（$P < 0.05$）。对高锰组 1996 年与 1999 年的自身检查结果进行对比，发现 1999 年高锰组 QRS 波与 1996 年相比显著增宽，且 T 波显著升高，差异均有统计学意义（$P < 0.05$）；1999 年高锰组血压、心率与 P-R 间期与 1996 年比较，差异均无统计学意义（$P > 0.05$）。

Magari 等（2002 年）选取 39 名男性锅炉工人，平均年龄

（38.3±12.8）岁，工龄 0 ～ 40 年。每个研究对象携带一个动态心电图检测仪和个人 PM2.5 监测仪。研究发现，锅炉工人中有 7 名高血压者。工作时，工人 5 分钟的平均心率为 94.0 次 / 分，全部正常窦性心搏 R-R 间期的标准差（standard deviation of the normal-to-normal intervals，SDNN，简称 NN 间期）的平均值为 54.0ms。20 名吸烟锅炉工人的 SDNN 值和平均心率与 19 名不吸烟锅炉工人比较，差异均无统计学意义（$P > 0.05$）。空气中 PM2.5 的平均浓度为 1.16mg/m^3，其中锰浓度为（22.17±52.68）mg/m^3。Spearman 秩相关分析显示，PM2.5 浓度与锰修正浓度之间存在相关性（$P < 0.001$）。PM2.5 浓度与升高的 SDNN 之间有显著相关性（$P < 0.05$），但升高的 SDNN 与锰浓度之间无相关性（$P > 0.05$）。

张思泉等（2003 年）选取接触锰烟尘工龄 1 年以上，以往无心血管系统疾病、糖尿病、神经系统疾病史的 186 名工人为锰接触组，选择同厂不接触锰烟尘的 182 名工人为对照组。两组在年龄、性别、吸烟、饮食等方面均衡，具有可比性。对两组对象进行体检，结果发现，锰接触组工人收缩压和舒张压与对照组比较无明显差异（$P > 0.05$）。对影响血压的因素进行多元回归分析，发现两者均与年龄、性别有关，与锰接触无关。锰接触组工人心电图的异常（心动过缓、传导阻滞、低电压较多见）率为 19.89%，与对照组（7.69%）比较升高，差异具有统计学意义（$P < 0.05$）。锰接触组工人血脂水平（胆固醇、三酰甘油、高密度脂蛋白、低密度脂蛋白）与对照组比较无明显差别（$P > 0.05$）。

何淑嫦等（2002 年）选取某机器厂 56 名电焊工作为锰接触组，以同一地区某面粉厂 34 名扛包工人为对照组，两组工人的年龄、性别、受教育年限、家庭收入、吸烟和饮酒情况具有可比性（$P > 0.05$）。取工人的耳垂血，发现接触组工人血锰值（0.088±0.058）μmol/L 与对照组（0.027±0.022）μmol/L 比较升高，差异具有统计学意义（$P < 0.05$）。对两组进行心血管自主神经功能测试，结果发现，接触组心率反应（1.43±0.23）与对照组（1.44±0.27）比较降低；接触组深呼吸时的心率变化（15.98±6.06）次 / 分与对照组（17.36±7.20）次 / 分比较降低，差异有统计学意义（$P < 0.05$）；

接触组心电图 30 s 内最大与最小 R-R 间隔（即 R_{max} ：R_{min}）比值（1.24±0.14）与对照组（1.33±0.17）比较降低，差异有统计学意义（$P < 0.05$）；接触组心电图第 30 个 R-R 间隔与第 15 个 R-R 间隔的比值（R_{30} ：R_{15}=1.11±0.12）与对照组（1.12±0.11）比较降低，差异无统计学意义（$P > 0.05$）；接触组静卧时与站立时的收缩压差值为（5.61±2.31）mmHg，与对照组（8.03±4.41）mmHg 比较降低，差异无统计学意义（$P > 0.05$）。

谢佩意等（1999 年）选取两个锰矿及其加工厂：一矿井下采掘 125 人，二矿地面采矿共 474 人，洗矿 58 人，锰粉加工 322 人，锰矿冶炼工 153 人，烧结 152 人，锰铁原料加工 76 人，共 1360 人为总接锰组（男 914 人，67.21%；女 446 人，32.79%），平均年龄（37.10±9.58）岁，平均工龄（11.11±8.22）年；以不接触毒物的同厂矿的干部、教师及财会人员 363 人为对照组（男 248 人，68.32%；女 115 人，31.68%），平均年龄（36.60±9.40）岁，平均工龄（11.31±8.63）年。总接锰组工人年龄、性别与对照组人员比较具有可比性。对所有人员进行健康检查，结果发现，总接锰组心电图异常率为 19.85%（270/1360），与对照组 11.29%（41/363）比较增加，差异有统计学意义（$P < 0.001$）。其中总接锰组窦性心动过缓、窦性心动过速、左室肥大异常率分别为 5.29%、1.69%、1.76%，与对照组（1.38%、0.28%、0.28%）比较增加，差异均有统计学意义（$P < 0.05$）。总接锰组心电图异常率以井下采掘最高 52.00%，地面采矿最低 11.60%。井下采掘、烧结工种与对照组心电图异常率的相对危险度（*RR*）分别为 4.61、2.56，且差异具有统计学意义（$P < 0.05$）。总接锰组锰粉加工工人心电图异常率 20.19%，与对照组（11.29%）比较增加，差异有统计学意义（$P < 0.05$）。生产环境中 MnO_2 浓度与各岗位工种工人心电图异常率之间呈正相关（r=0.6109，$P < 0.05$），即心电图异常率随空气中 MnO_2 浓度增加而升高，其中 MnO_2 浓度最高的为一矿锰粉厂（2.15 mg/m^3），最低为湿洗矿处（0.05 mg/m^3）。按工龄分组比较，发现在同一年龄组中，接锰工人心电图异常检出率随着工龄增加而增高；同一工龄组中，接锰工人心电图异常率随着年龄的

增长亦有所增加。血压增高（150/95 mmHg）单项增高即为升高计算，总接锰组有 83 人（6.10%）血压升高，与对照组（9 人，2.48%）比较升高，差异有统计学意义（$P < 0.05$）。低血压（以 90/60 mmHg）单项降低即为降低计算，发现总接锰组有 138 人（10.15%）为低血压，与对照组（24 人，6.61%）比较升高，差异有统计学意义（$P < 0.05$）。总接锰组总血压改变（包括高血压及低血压）有 221 人（16.25%），与对照组（33 人，9.09%）比较升高，差异有统计学意义（$P < 0.001$）。经配对资料的卡方检验，发现心电图异常阳性率比血压异常阳性率高，差异有统计学意义（χ^2=42.24，$P < 0.001$）；一矿血压异常及心电图异常共 140 人，做配对资料相关分析，其诊断符合率为 17.14%（χ^2=50.95，$P < 0.001$）。说明血压改变与心电图改变有关。

6．对心肌酶活性的影响

张静等（2012 年）选择 3 个企业 135 名男性电焊工人为锰接触组，138 名无锰职业接触的管理岗位人员为对照组。研究对象年龄均在 19 ~ 60 岁，一般情况、身高、体重等情况均相似，无显著性差异，具有可比性（$P > 0.05$）。结果发现，锰接触组工人血清中肌酸激酶（83.2 ± 26.5 U/L）、α- 羟丁酸脱氢酶（124.9 ± 14.6 U/L）、乳酸脱氢酶（180.1 ± 23.4 U/L）含量与对照组（71.3 ± 31.3、103.4 ± 12.1、131.1 ± 18.1 U/L）比较均升高，差异均有统计学意义（$P < 0.05$）；锰接触组工人血清中天冬氨酸转氨酶（31.9 ± 19.1 U/L）与对照组（29.9 ± 11.3 U/L）比较升高，差异无统计学意义（$P > 0.05$）。

二、毒性机制

国内有研究报道，接锰工人心收缩功能下降可能与锰损害自主神经功能和引起内分泌紊乱有关。此外，还有研究报道，接锰工人心脏节律的改变及血压改变与锰引起多巴胺和 5- 羟色胺含量减少，以及影响胆碱酯酶合成，使乙酰胆碱蓄积，出现临床症状及自主神经功能紊乱有关。但锰对心血管系统的作用机制至今尚未清楚。目前研究认为，锰对心血管功能影响的机制主要有以下几方面。

（一）诱导细胞凋亡

邵静君（2008 年）选取 50 日龄健康海兰褐公鸡 360 只，在饲料中添加 $MnCl_2$ 进行饲喂染毒。随机分为 4 组，正常、低、中、高剂量组饲料中锰含量分别为 100、600、900、1800 mg/kg，每组 90 只，自由摄食饮水。在染毒后的第 30、60、90 天每组随机选取 30 只剖杀。结果显示，染毒 90 天时，高剂量染毒组公鸡大量心肌细胞发生凋亡，正常剂量组仅见个别少数细胞凋亡。正常剂量组和低、中剂量染毒组心肌细胞的凋亡指数分别为（1.02 ± 0.24）%、（5.75 ± 2.41）%、（10.37 ± 1.72）%，与高剂量染毒组（18.65 ± 5.54）% 比较均降低，差异均有统计学意义（$P < 0.05$）。整体表现为染锰剂量越大，心肌细胞凋亡指数越高。

杨惠娟（2007 年）分离 1 ～ 2 日龄 SD 大鼠的心肌细胞（NRVM），分别用 0、50、100、500、1000、1500 μmol/L 氯化锰（$MnCl_2$）对心肌细胞进行处理。检测心肌细胞活性，发现染锰 24 小时后，50、100 μmol/L $MnCl_2$ 处理组心肌细胞活力变化与其他剂量处理组比较较小，500、1000、1500 μmol/L $MnCl_2$ 处理组心肌细胞活力分别下降到（82 ± 6.13）%、（78 ± 5.28）%、（66 ± 4.22）%，与其对照组比较，差异均有统计学意义（$P < 0.05$）。处理 48 小时后，各剂量处理组心肌细胞活性均发生变化，尤其是 1000、1500 μmol/L $MnCl_2$ 处理组，且其与 48 小时后对照组细胞活性比较，差异均有统计学意义（$P < 0.05$）。与处理 24 小时后比较，处理 48 小时后心肌细胞活性从（84 ± 3.86）% 下降到（37 ± 3.25）%，差异具有统计学意义（$P < 0.05$）。观察 500 μmol/L $MnCl_2$ 对心肌细胞处理 24、48 小时后心肌细胞的凋亡情况，并对其进行定量分析。结果发现，处理 24 小时后，处理组心肌细胞凋亡百分数从（4 ± 0.84）% 增加到（7 ± 1.16）%，差异有统计学意义（$P < 0.05$）；处理 48 小时后，处理组心肌细胞凋亡百分数增加到（11 ± 0.91）%，与对照组比较，差异有统计学意义（$P < 0.05$）。并发现处理组心肌细胞出现了明显的核碎裂、缩合的特征。处理 48 小时后，提取心肌细胞 RNA，进行反转录聚合酶链反应（reverse transcription-polymerase chain reaction，RT-PCR）。发现 500 μmol/L

$MnCl_2$ 处理组 β-actin 蛋白 mRNA 表达水平与对照组比较，差异无统计学意义（$P > 0.05$）；bcl-2 蛋白 mRNA 表达水平与对照组比较降低，bax 和 p53 蛋白 mRNA 表达水平与对照组比较均增加，差异有均统计学意义（$P < 0.05$）。

（二）能量代谢障碍

曾宪惠等（1990 年）选取雄性 Wistar 大白鼠 26 只，随机分为 2 组，A 组饲喂非克山病病区饲料，B 组饲喂非克山病病区饲料 +1000 ppm 锰，饲养 8 周。取心肌标本，观察心肌细胞色素氧化酶和琥珀酸脱氢酶活性，发现 A 组大鼠心肌细胞色素氧化酶活性产物和琥珀酸脱氢酶活性产物多在线粒体嵴膜间和内膜呈均匀一致的分布。B 组多数线粒体嵴膜间和内膜上的酶活性产物有不同程度脱失，酶活性降低，少数琥珀酸脱氢酶活性产物消失呈大空泡状，且有的线粒体膜也因无酶活性产物而显示膜缺如。

陈晓微等（1987 年）选用 60 只断乳雄性大白鼠，随机分为两组，染毒组饲喂含 0.5% $MnCl_2$ 饲料，对照组饲喂常规饲料。分别在染毒第 30、65、90 天从各组取出 10 只大鼠处死，取心脏组织制成匀浆。检测心肌呼吸酶活性的改变。结果发现，染毒 30、65 天时，染毒组大鼠心肌组织琥珀酸脱氢酶（succinate dehydrogenase，SDH）活性与对照组比较均降低，但差异均无统计学意义（$P > 0.05$）；染毒 90 天时，染毒组大鼠心肌组织 SDH 活性与对照组比较降低，差异有统计学意义（$P < 0.05$）。染毒 30 天时，染毒组细胞色素氧化酶活性与对照组比较降低，差异无统计学意义（$P > 0.05$）；染毒 65、90 天时，染毒组细胞色素氧化酶活性与染毒组比较均降低，差异均有统计学意义（$P < 0.05$）。表明过量锰对心肌呼吸酶活性的抑制随时间增长而增强，且其作用部位在线粒体，可引起线粒体结构和功能的损伤。

赵峰等（2006 年）选取 4 月龄 SPF 级雄性 Wistar 大鼠，提取心肌细胞线粒体，制备心肌细胞线粒体悬液。分别以 50、100、200、400 μmol/L 二价锰（氯化锰，$MnCl_2$）和三价锰（乙酸锰，$C_6H_9O_6Mn$）溶液分别对心肌线粒体悬液进行处理。以等量蒸馏水作为对照，测定心肌细胞线粒体酶复合体活力。结果发现，二价锰不同剂量处理组心肌细胞线粒体酶复合体Ⅰ+Ⅲ活力与对照组相比，差异均有统计学意义（$P < 0.05$）；二价锰剂量处理组之间心肌细胞线粒体酶复合体Ⅰ+Ⅲ活力差异无统计学意义（$P > 0.05$）；除 50 μmol/L 处理组外，其余各剂量处理组心肌细胞线粒体酶复合体Ⅱ活力与对照组相比，差异均有统计学意义（$P < 0.05$），且各剂量处理组之间心肌细胞线粒体酶复合体Ⅱ活力差异均有统计学意义（$P < 0.05$）。心肌细胞线粒体酶复合体Ⅰ+Ⅲ活力大小与二价锰的染毒剂量之间呈负相关（r=–0.490，$P < 0.05$），回归模型为 Y=1.409–0.0922X，斜率 b=–0.0922；线粒体酶复合体Ⅱ活力与二价锰的处理剂量之间也呈负相关（r=–0.603，$P < 0.05$），回归模型为 Y=0.313–0.000736X，斜率 b=–0.000736。三价锰不同剂量处理组线粒体酶复合体Ⅰ+Ⅲ活力与对照组相比，差异均有统计学意义（$P < 0.05$），且各剂量处理组之间酶复合体Ⅰ+Ⅲ活力相比，差异均有统计学意义（$P < 0.05$）；除 50μmol/L 组外，其余各剂量处理组线粒体酶复合体Ⅱ活力与对照组比较，差异均有统计学意义（$P < 0.05$）。50、400μmol/L 剂量处理组线粒体酶复合体Ⅱ活力与其他剂量处理组比较，差异有统计学意义（$P < 0.05$）。心肌细胞线粒体酶复合体Ⅰ+Ⅲ活力大小与三价锰的处理剂量呈负相关（r=–0.751，$P < 0.05$），且二者之间存在剂量 - 反应关系，回归模型为 Y=1.375 – 0.182X，斜率 b=–0.182；线粒体酶复合体Ⅱ活力与三价锰的处理剂量之间也呈负相关（r=–0.486，$P < 0.05$），且二者之间存在剂量 - 反应关系，回归模型为 Y=0.3387–0.000727X，斜率 b=–0.000727。在回归模型中，二价锰对心肌细胞线粒体酶复合体Ⅰ+Ⅲ活力影响的斜率 b 的绝对值（0.0922）低于三价锰的斜率 b 的绝对值（0.751），差异有统计学意义（$P < 0.05$），且两者 95%CI 无交替。表明三价锰对线粒体酶复合体Ⅰ+Ⅲ的毒性大于二价锰；三价锰对线粒体酶复合体Ⅱ活力影响的斜率 b 的绝对值为 0.000727，与二价锰的斜率 b 的绝对值（0.000736）比较减小，差异无显著性（$P > 0.05$），且两组 95%CI 有部分重合。表明，三价锰对线粒体酶复合体Ⅱ的毒性与二价锰接近。研究结果表明，二、三价锰可直接对线粒体呼吸链酶的活力产生抑制，并且随剂量的增加酶活力降低，呈明显的负相关。线粒体酶复合物的功能异常可引起心肌细胞线粒体的氧化磷酸化功能障碍，从而影响ATP的产生，导致细胞供能不足。

赵峰等（2003年）用激光共聚焦显微镜检测50、100、200、400 μmol/L氯化锰处理后大鼠心肌细胞线粒体膜的荧光强度（反应线粒体的膜电位）变化。结果发现，0分钟时，200、400 μmol/L处理组心肌细胞线粒体膜荧光强度与对照组比较均降低，差异均有统计学意义（$P < 0.05$）；50、100 μmol/L处理组心肌细胞线粒体膜荧光强度与对照组比较均降低，差异均无统计学意义（$P > 0.05$）。5分钟时，各剂量处理组心肌细胞线粒体膜荧光强度与0分钟时相比呈下降趋势，差异均有统计学意义（$P < 0.05$）；各剂量处理组线粒体膜荧光强度与对照组比较均降低，差异均有统计学意义（$P < 0.05$）；5分钟时对照组心肌细胞线粒体膜荧光强度与0分钟时对照组比较下降，差异无统计学意义（$P > 0.05$）；200 μmol/L处理组线粒体膜荧光强度与400 μmol/L处理组比较升高，差异无统计学意义（$P > 0.05$）；50 μmol/L处理组荧光强度与100 μmol/L处理组之间比较，差异无统计学意义（$P > 0.05$），与其他处理组之间比较，差异有统计学意义（$P < 0.05$）。以等量的蒸馏水为对照，37℃水浴10分钟，测定并观察心肌细胞线粒体外锰处理后心肌线粒体酶复合体活性的变化情况。结果发现，锰处理后大鼠心肌细胞线粒体酶复合体（Ⅰ+Ⅲ）、Ⅱ的活性明显受抑制，且其受抑制的程度随着处理剂量的增加而增加。对于酶复合体（Ⅰ+Ⅲ）的活性，各剂量处理组之间进行两两比较，200 μmol/L处理组活性与400 μmol/L处理组比较升高，差异有统计学意义（$P < 0.05$）；各剂量处理组与对照组比较均降低，差异均有统计学意义（$P < 0.05$）。对于酶复合体Ⅱ的活性，各剂量处理组与对照组比较均降低，差异均有统计学意义（$P < 0.05$）；各剂量处理组之间进行两两比较，差异均有统计学意义（$P < 0.05$）。锰处理后，发现氯化锰浓度与酶复合体（Ⅰ+Ⅲ）、Ⅱ的活性之间均呈负相关（r=–0.649，$P < 0.05$；r=–0.609，$P < 0.05$）。以上结果表明，过量的摄入锰会对大鼠的心肌造成损伤，可能是由于其对心肌线粒体呼吸链中各种酶复合体的活性产生抑制，进而引起心肌膜电位下降，ATP合成障碍，引

发一系列的损伤机制造成的。

Shao JJ 等（2012 年）选取 360 只 450 日龄海兰褐公鸡。随机分为 4 组，每组 90 只。分别用 600（低）、900（中）、1800（高）mg/kg 氯化锰（$MnCl_2$）进行饲喂染毒，对照组饲喂含 100 mg/kg 锰（正常水平）饲料，自由摄食饮水。在染毒第 30、60 和 90 天，每组随机选择 30 只海兰褐公鸡，用戊巴比妥钠实施安乐死，迅速取出心脏组织，观察不同时间点心脏组织 ATP 酶活性变化情况。结果发现，30、60、90 天时，中、高剂量染毒组 Na^+–K^+–ATP 酶活性与对照组比较均降低，差异均无统计学意义（$P > 0.05$）。30、60、90 天时，中剂量染毒组 Ca^{2+}–ATP 酶活性与低剂量染毒组比较降低，差异有统计学意义（$P < 0.05$），且中、高剂量染毒组 Ca^{2+}–ATP 酶活性与对照组比较均降低，差异无统计学意义（$P > 0.05$）。30、60 天时，低剂量染毒组 Ca^{2+}–ATP 酶活性与其他各剂量染毒组和对照组比较最高；90 天时，Ca^{2+}–ATP 活性降低，呈剂量依赖关系。30、60 天时，低剂量染毒组 Mg^{2+}–ATP 酶活性与中、高剂量染毒组比较均升高，差异均无统计学意义（$P > 0.05$）；90 天时，各剂量染毒组 Mg^{2+}–ATP 酶活性与对照组比较均降低，差异均无统计学意义（$P > 0.05$）；30、60、90 天时，中、高剂量染毒组 Mg^{2+}–ATP 酶活性与对照组比较均降低，差异均无统计学意义（$P > 0.05$）。此外随着染毒时间延长，各剂量染毒组线粒体通透性转换孔（mitochondrial permeability transition pore，mPTP）开放逐渐增加，呈剂量依赖关系。30、60、90 天时，高剂量染毒组 mPTP 开放与对照组比较显著增加，差异有统计学意义（$P < 0.05$）。mPTP 持续开放使氧化磷酸化过程解耦联，ATP 水解大于合成，导致细胞内 ATP 浓度迅速下降，可激活磷脂酶、核酸酶等降解酶，导致线粒体水解，而不能合成 ATP。提示锰可诱导鸡心肌细胞细胞毒性的一个可能机制是线粒体代谢被破坏。

隋吉明等（1990 年）选取 19 只体重为 180 ~ 240 g 的雄性 Wistar 大鼠，随机分为锰染毒组和对照组。锰染毒组大鼠腹腔注射 40 mg/kg 氯化锰（$MnCl_2$），染毒 5 周；对照组腹腔注射生理盐水。自由摄取饲料和自来水，饲料含硒和锰。断头处死大鼠后迅速取出心脏，制备心肌线粒体，并对其进行标记。用荧光分光光度计对心肌线粒体膜荧光偏振度、微黏度和各向异性进行测定。荧光偏振度越大，微黏度越大，膜流动性越小；反之，膜流动性越大。结果发现，锰染毒组大鼠心肌线粒体荧光偏振度、微黏度及各向异性分别为（0.366±0.020）、（8.12±1.913）、（0.278±0.018），与对照组（0.274±0.013、2.94±0.012、0.201±0.016）比较均升高，差异均有统计学意义（$P < 0.05$）。表明锰染毒组大鼠心肌线粒体膜的流动性明显降低。

（三）氧化损伤

周葆初等（1996 年）采用纯系 Wistar 大鼠 40 只，雌雄各半。体重（71.5±13）g，分为低硒组（饲喂基础饲料）和低硒富锰组（在基础饲料中补充 1000 mg/kg 锰），每组 20 只，自由摄取饲料及水，喂养 8 周。8 周后，两组大鼠均经腹腔注射亚硝酸钠（1.8%）水溶液，按 60 mg/kg 给药，每天 2 次，连续 2 天，于末次给药 18 小时后处死。在注射亚硝酸钠溶液前后分别取大鼠的心肌、血液测定谷胱甘肽过氧化物酶（glutathione peroxidase，GSH-Px）活性、心肌钙含量及组织丙二醛（malonaldehyde，MDA）含量。结果发现，低硒富锰组大鼠心肌坏死率为 57%，与低硒组（24%）比较升高，差异有统计学意义（$P < 0.05$）。低硒富锰组大鼠心肌细胞色素氧化酶及琥珀酸脱氢酶（succinatedehydrogenase，SDH）活性与低硒组比较稍有下降，改变不明显。硝酸镧电子示踪显示，低硒富锰组大鼠有大量硝酸镧颗粒沉着于线粒体间或肌丝间。在未用亚硝酸钠处理时，低硒富锰组大鼠心肌钙含量与低硒组比较，差异无统计学意义（$P > 0.05$）；用亚硝酸钠处理后，低硒富锰组大鼠心肌钙含量与对照组比较增加，差异有统计学意义（$P < 0.05$）。亚硝酸钠处理前，低硒富锰组大鼠血及心肌中 GSH-Px 活性与低硒组比较显著升高，差异有统计学意义（$P < 0.05$）；使用亚硝酸钠处理后，低硒富锰组大鼠血及心肌中 GSH-Px 活性与低硒组比较降低，差异均有统计学意义（$P < 0.05$）。此外，使用亚硝酸钠处理前后，低硒富锰组大鼠血液及心肌中 MDA 含量与低硒组比较均增加，差异均有统计学意义（$P < 0.05$）。本研究结果表明，在低硒环境，如有外界诱发因素（如亚硝酸钠引起缺氧），则饲料富锰能使大

鼠体内 GSH-Px 下降，血中脂质过氧化物含量升高。虽然心肌细胞色素氧化酶及 SDH 活性未见明显下降，但电镜下可见有大量硝酸镧颗粒沉着于线粒体或肌丝间，说明心肌细胞膜通透性增强，在此情况下会出现钙过多的内流，造成细胞钙超负荷现象，致使心肌组织钙含量显著升高，线粒体能量代谢障碍，细胞坏死。提示低硒富锰环境比单纯低硒环境对脂质过氧化的耐受性降低，直接影响了体内 MDA 的清除，使心肌组织中 MDA 积蓄，破坏了心肌组织中氧化 - 抗氧化平衡，造成心肌细胞损伤。

杨惠娟（2007 年）将分离好的心肌细胞置于含有 50、100、500 μmol/L Mn^{2+} 的 3- 吗啉丙磺酸（3-morpholinopropanesulfonic acid，MOPS）缓冲液里。经过一系列处理，检测心肌细胞活性氧（reactive oxygen species，ROS）、过氧化氢（H_2O_2）、超氧阴离子（O_2^-）、谷胱甘肽（glutathione，GSH）水平及线粒体膜电位的变化。结果发现，锰可以诱导心肌细胞内总 ROS 升高，且随着染锰浓度的升高而增加。但其中 O_2^- 含量几乎没有变化，H_2O_2 含量随着 Mn^{2+} 浓度的升高而增加。50、100、500 μmol/L Mn^{2+} 组心肌细胞 ROS、H_2O_2 平均荧光强度与对照组比较均升高，差异均有统计学意义（$P < 0.05$）。50、100、500 μmol/L Mn^{2+} 组 O_2^-含量与对照组比较均升高，差异无统计学意义（$P > 0.05$）。表明 H_2O_2 为锰离子作用下主要受影响的活性氧种类。在对心肌线粒体体外实验中也发现 Mn^{2+} 导致线粒体产生大量的 H_2O_2，提示在 Mn^{2+} 作用下，心肌内 H_2O_2 的生成可能是来自线粒体功能的损伤，也可能是由于破坏细胞内抗氧化系统所致。在不同浓度 Mn^{2+} 作用下，心肌细胞内 GSH 含量与对照组比较均降低，差异有统计学意义（$P < 0.05$）。说明在锰离子作用下，细胞内抗氧化环境发生了变化。为了研究 H_2O_2 含量升高是否与细胞内的 GSH 降低有关，检测还原型谷胱甘肽乙酯（glutathione ethyl ester，GSH-EE）来增加细胞内 GSH 含量，以研究 GSH 和 H_2O_2 的关系。结果发现，Mn^{2+} 可以明显导致心肌细胞内 H_2O_2 的升高。而在同时加入 GSH-EE 孵育组 H_2O_2 含量与未加入 GSH-EE 孵育组之前比较明显下降，差异有统计学意义（$P <$ 0.05）。提示锰离子诱导 H_2O_2 升高的主要原因是 GSH 含量减少，GSH-

EE 可以有效的清除细胞内过量的 H_2O_2。

康艳萍等（2007 年）选用清洁级雄性 SD 大鼠 60 只，体重 200 ~ 250 g，对照组 10 只饲喂常规饲料，其余 50 只饲喂高糖高脂饲料 4 周，制造糖尿病大鼠模型。选取其中 40 只确定为实验性糖尿病大鼠，随机分为糖尿病组、补锰实验 1 组（60 mg/kg）、补锰实验 2 组（120 mg/kg）、补锰实验 3 组（250 mg/kg），每组 10 只，将氯化锰加入饲料中，共饲喂 8 周。8 周后，取出心脏，制备心脏组织匀浆。测定心肌组织丙二醛（malondialdehyde，MDA）、锰 - 超氧化物歧化酶（manganese superoxide dismutase，Mn-SOD）活性。结果发现，糖尿病组大鼠心肌 MDA 含量（443.44 ± 128.93）nmol/100 mgprot，与对照组（144.76 ± 43.92）nmol/100 mgprot 比较升高，差异有统计学意义（$P < 0.05$）；补锰实验 1、2、3 组大鼠 MDA 含量（267.18 ± 91.23）、（243.35 ± 85.13）、（281.46 ± 83.51）nmol/100 mgprot，与糖尿病组大鼠比较均降低，差异均具有统计学意义（$P < 0.05$）。糖尿病组大鼠 Mn-SOD 活性为（224.33 ± 65.12）NU/mgprot，与对照组（389.59 ± 113.25）NU/mgprot 比较降低，差异有统计学意义（$P < 0.05$）；补锰实验 1、2、3 组 Mn-SOD 活性分别为（364.06 ± 107.94）、（407.67 ± 105.93）、（334.32 ± 103.27）NU/mgprot，与糖尿病组比较均升高，差异有统计学意义（$P < 0.05$）。补锰 1、2 组与糖尿病组比较 Mn-SOD 显著升高，同时 MDA 含量降低，且有一定量效关系。而 Mn-SOD 活性降低会加重心肌细胞膜脂质过氧化，形成恶性循环。

王洪占等（1990 年）选取生后 24 ~ 48 小时的 SD 大鼠心尖部的心肌，用胰蛋白酶消化分离细胞。将获得的心室肌细胞进行培养。根据培养基的成分分为三组，对照组培养基为 80% 最低基本培养基（minimum essential medium，MEM）+20% 小牛血清；加酶组培养基为 80% MEM+20% 小牛血清 +0.42 mmol/L 黄嘌呤 +5.3 nmol/L 黄嘌呤氧化酶（X-XOD）；酶锰组培养基为 80% MEM+20% 小牛血清 +X-XOD+0.1 ppm $MnCl_2$。记录心肌细胞动作电位和心肌细胞群落搏动。在培养 4 ~ 8 天过程中，加酶组心肌细胞动作电位的动作电位幅度（action potential amplitude，APA）、超射（overshoot，OS）、最大舒张电位（maximum diastolic potential，MDP）、阈电位（threshold potential，TP）、最大除极速度（maximum upstroke velocity，V_{max}）、动作电位复极50%的时程（50 percent of action potential duration，APD_{50}）与对照组比较均显著减小，差异均有统计学意义（$P < 0.05$），呈典型膜损伤性电位表现。酶锰组除 V_{max} 外，其他各电参数均恢复至对照水平。三组动作电位的发放频率无明显差别，证明电参数的变化不是动作电位频率不同所致。表明 X-XOD 系统显著的损伤心肌细胞膜，而锰可有效地对抗 X-XOD 所致的膜损伤。4 ~ 8 天时，从三个实验组抽取 16 个呈现自发性搏动的心肌细胞群落，分次加入 $BaCl_2$，使培养基中钡浓度自 0.1 mmol/L 起依次倍增。当搏动频率随钡浓度增高至一定程度时，群落的自发性搏动突然停止。钡使搏动停止的最低有效浓度即钡的停搏阈，此阈值降低表示心肌细胞膜的完整性差。结果发现，加酶组钡停搏阈值与对照组比较显著降低，而酶锰组与加酶组比较则显著增高，与心肌细胞的跨膜电活动一致地表明 X-XOD 系统使心肌细胞膜受损，而锰可对抗这一损伤。这可能是锰通过含锰超氧化物歧化酶（Mn-SOD）清除 X-XOD 诱发的超氧阴离子自由基所致。

喻伦银等（1991 年）选用60只C57BL近交系小鼠，体重30 ~ 40g。腹主动脉放血处死，取其心肌组织，放入含培养液的细胞培养瓶内进行培养。将心肌组织随机分为 4 组，分别为锰Ⅰ、Ⅱ、Ⅲ组，即培养液中含氯化锰浓度依次为 0.05、0.1、0.2 μg/ml，对照组培养液内不含氯化锰。培养 24 小时后，分别测定各组心肌组织超氧化物歧化酶（superoxide dismutase，SOD）活性。结果发现，锰Ⅰ、Ⅱ、Ⅲ组心肌组织SOD活性分别为（121±6）、（125±4）、（119±5）U/mg，与对照组（100±3）U/mg 比较均升高，差异均具有统计学意义（$P < 0.05$）。锰提高心肌组织 SOD 活性与染毒剂量不成正比，且锰Ⅰ、Ⅱ、Ⅲ组间心肌组织 SOD 活性差异无统计学意义（$P > 0.05$）。

喻伦银等（1990 年）在培养液内加 $MnCl_2$ 对老年人血红细胞进行培养，发现含血红细胞 SOD 活性值为（171±18）U/ml，与对照组（141±21）U/ml 比较升高，差异有统计学意义（$P < 0.01$）。提示锰可以提高老年人血红细胞 SOD 活性的作用。

邵静君（2008 年）选取 50 日龄健康海兰褐公鸡 360 只，在饲料中添加 $MnCl_2$ 进行饲喂染毒。随机分为 4 组，正常、低、中、高剂量组饲料中锰含量分别为 100、600、900、1800 mg/kg，每组 90 只，自由摄食饮水。在染毒后的第 30、60、90 天每组随机选取 30 只剖杀。检测心肌组织抗氧化功能，发现同一时间点不同剂量组间，30 天和 60 天组公鸡心肌组织 SOD 活性呈先上升后下降再上升的趋势，变化幅度较大；90 天组公鸡心肌组织 SOD 活性呈先下降后缓慢上升趋势。不同时间点同一剂量组间，随着时间的延长，各剂量染毒组公鸡心肌组织 SOD 活性均呈先升后降的趋势。30 天时，低剂量染毒组公鸡心肌组织 SOD 活性与中剂量染毒组比较升高，差异有统计学意义（$P < 0.05$）。同一时间点不同剂量组间，随着染毒剂量的增加，公鸡心肌组织总抗氧化能力（total antioxidant capacity，T-AOC）呈上升趋势；在不同时间点，随着时间的延长，各剂量染毒组公鸡心肌组织 T-AOC 均呈先升后降的趋势；30、60 天时，低、中、高剂量染毒组公鸡心肌组织 T-AOC 与正常剂量组比较均降低，差异有统计学意义（$P < 0.05$）；90 天时，高剂量染毒组公鸡心肌组织 T-AOC 与正常剂量组比较降低，差异有统计学意义（$P < 0.05$）。

宣登峰等（2004 年）分别选取 4、18 个月龄的雄性 Wistar 大鼠各 36 只。随机分为二价锰组、三价锰组和对照组，二价锰组给予 $MnCl_2$ 溶液；三价锰组给予乙酸锰（$C_6H_9O_6Mn$）溶液；对照组给予生理盐水。腹腔注射染毒 1 个月，末次染毒 24 小时后断头处死，取心脏组织称重并制备组织匀浆。检测 18 个月龄大鼠 SOD 活力变化，发现二价锰组大鼠 SOD 活力（179.65 ± 36.70）U/mgpro 与三价锰组（189.75 ± 26.12）U/mgpro 比较降低，差异无统计学意义（$P > 0.05$）；二、三价锰组大鼠 SOD 活力与对照组（257.68 ± 23.28）U/mgpro 比较均降低，差异均无统计学意义（$P > 0.05$）。发现二价锰组 4 个月龄大鼠心脏组织 SOD 活力（19.65 ± 3.53）U/mgpro 与三价锰组（23.14 ± 5.01）U/mgpro 比较降低，差异无统计学意义（$P > 0.05$）；二、三价锰组 SOD 活力与对照组（22.69 ± 6.85）U/mgpro 比较，差异均无统计学意义（$P > 0.05$）。二、三价锰组 SOD 活力与对照组相比，差异无统计学意义（$P > 0.05$）。

王洪占等（1991 年）选取生后 24 ~ 48 小时乳鼠心尖部组织，用蛋白酶消化分离后，在二氧化碳孵箱内对心肌细胞进行培养。其中处理组用低血清培养基（含 90%199 培养液和 10% 牛血清），对照组用正常血清培养基（含 90%199 培养液和 20% 牛血清），并用 0.1 ppm Mn^{2+} 处理两组心肌细胞。培养 72 小时后，观察 Mn^{2+} 对不同血清含量培养的乳鼠心肌细胞电生理的影响。结果发现，与对照组比较，处理组心肌细胞动作电位波幅 action potential amplitude，APA）增加 16%，超射（overshoot，OS）增加 16%，最大舒张电位（maximum diastolic potential，MDP）增加 18%，最大除极速度（maximum upstroke velocity，V_{max}）增加 22%，阈电位（threshold potential，TP）增加 48%，动作电位复极 10%、50%、90% 的时程（APD_{10}、APD_{50}、APD_{90}）分别延长 36%、43%、60%，动作电位发放频率（F）降低 54%，差异均有统计学意义（$P < 0.05$）。加 Mn^{2+} 后处理组心肌细胞动作电位的各个电参数均显著增大，说明 Mn^{2+} 对低血清培养的心肌细胞膜有显著保护作用。其机制可能有两方面：①增强心肌细胞内 Mn^{2+} 介导的各种酶活性，促进细胞的能量代谢，改善细胞功能；②增强 MnSOD 活性，提高其清除自由基的能力，减轻自由基对细胞膜的损伤。

（四）阻塞钙通道，干扰心肌兴奋 - 收缩耦联

赵录英等（2002 年）选取雌雄混合健康蟾蜍 8 只，制备蟾蜍心脏标本。用任氏液灌流离体心脏。当心脏收缩和舒张稳定后，分别观察终浓度为 0.125、0.5、2、8、32 mmol/L 氯化锰（$MnCl_2$，Mn^{2+}）溶液对蟾蜍心脏收缩和舒张的影响。结果发现，各剂量染毒对蟾蜍心脏舒张无影响，而对收缩有明显的抑制作用，各剂量染锰组对蟾蜍心脏收缩力的抑制率分别为 4.4%、18.6%、46.5%、85.4%、90.5%，且在大剂量时发生了不可逆的心脏停搏，并且呈现出浓度依赖性（r=0.982）。用终浓度为 2 mmol/L $MnCl_2$ 溶液对蟾蜍离体心脏进行灌流时，收缩力减弱到正常收缩力的（46.5 ± 7.6）%，且用任氏液灌洗 2 ~ 3 次后，可恢复到正常水平，并发现 $MnCl_2$ 溶液对蟾蜍心脏收缩力的最大抑制率 E_{max} 为 98.6%。少量 Mn^{2+} 可减少动作电位 2 期流入细胞膜内的 Ca^{2+}

量，胞质内 Ca^{2+} 浓度减少，从而使心肌收缩力减弱；大剂量 Mn^{2+} 溶液灌流时，进入胞质内的 Ca^{2+} 减少到一定程度时，会发生心脏停止搏动。但这时的心肌仍能产生动作电位。心肌停搏是由于心肌细胞内缺少 Ca^{2+}，从而发生兴奋 - 收缩脱耦联。

李哲泓等（1985 年）选取体重为（120±20）g 的蟾蜍 10 只，去髓后制备离体心脏。用 0.625 mol/L 氯化锰（$MnCl_2$，Mn^{2+}）灌流心脏。采用自身前后对照，每只蟾蜍分别在灌流前后标记其心室肌细胞的电位变化和心肌的机械收缩波。结果发现，Mn^{2+} 灌流后心肌细胞动作电位波幅（action potential amplitude，APA）与灌流前比较降低 9.53%，差异有统计学意义（$P < 0.05$）；Mn^{2+} 灌流后心肌细胞动作电位复极 50%（50 percent ofaction potential duration，APD_{50}）、90%（APD_{90}）的时程与灌流前比较分别缩短 36.68%、30.24%，差异均有统计学意义（$P < 0.05$）。换用正常溶液灌流后，心肌细胞动作电位变化仍不恢复。观察心肌细胞机械收缩波变化，发现在潜伏期，Mn^{2+} 灌流后心室肌细胞收缩峰与灌流前比较延迟 41%，差异有统计学意义（$P < 0.05$）。Mn^{2+} 灌流后心室肌细胞收缩振幅峰值与灌流前比较下降 67.54%，差异有统计学意义（$P < 0.05$）。同时观察心肌细胞电位和机械波的变化，发现 Mn^{2+} 灌流 6 分钟后，动作电位波幅 APA 短暂升高；Mn^{2+} 灌流后 10 分钟后，APA 显著降低，APD 明显缩短，机械收缩波峰值明显降低。平台期是心肌细胞电位的重要特征之一，是造成复极化缓慢、APD 和不应期延长保证心肌有节律舒缩活动的关键，是由通过慢通道的内向离子电流和外向离子电流的精细平衡来维持的。Mn^{2+} 灌流后，在去极化接近顶峰时，产生一缓慢的内向电流，一方面它能干扰以阻断缓慢钙钠内向电流（不同于快钠内向电流），使动作电位超射短暂升高，APD 稍延长，随即 APA 下降，动作电位平台缩短并降低，APD 缩短。另一方面心肌细胞张力收缩是持续去极化时产生，是由不断提高细胞内钙的浓度来维持的，是 Ca^{2+} 通过细胞内流和排出相平衡的结果。在去极化时，Mn^{2+} 通过细胞膜抑制 Ca^{2+} 的进入，降低引起收缩的细胞内钙的增加，并且 Mn^{2+} 在肌质网内可以部分取代 Ca^{2+} 与肌钙蛋白结合，从而影响心肌兴奋 - 收缩耦联，使肌肉收缩的潜伏期延迟，

峰值下降。因此，Mn^{2+} 作用于心肌细胞膜慢通道，改变平台期的离子电流，干扰兴奋收缩耦联的结果，影响心肌细胞的电活动和机械活动。

杨高扬（1984 年）选取 24 只体重为（100 ± 30）g 的雌雄蟾蜍，随机分为甲、乙、丙 3 组，经手术制备灌流蟾蜍心脏。甲、乙、丙组分别用含 Mn^{2+} 2.5、1.25、0.625 mmol/L 的任氏液灌流心脏。结果发现，灌流 Mn^{2+} 后甲、乙、丙 3 组蟾蜍心脏的动作电位幅度（action potential amplitude，APA）与灌流前比较，差异均有统计学意义（$P < 0.05$）；甲、乙组蟾蜍心脏的零位相最大除极速度（maximum upstroke velocity，V_{max}）与灌流前比较，差异均无统计学意义（$P > 0.05$），丙组蟾蜍心脏的零位相 V_{max} 与灌流前比较，差异有统计学意义（$P < 0.05$）；甲、乙组蟾蜍心脏动作电位复极 50% 的时程（50 percent of action potential duration，APD_{50}）与灌流前比较，差异均无统计学意义（$P > 0.05$），丙组蟾蜍心脏 APD_{50} 与灌流前比较，差异有统计学意义（$P < 0.05$）；甲、乙两组蟾蜍心脏的 APD_{90} 与灌流前比较，差异均有统计学意义（$P < 0.05$），丙组蟾蜍心脏 APD_{90} 与灌流前比较，差异无统计学意义（$P > 0.05$）；甲、乙、丙组蟾蜍心脏的动作电位总时程与灌流前比较，差异均有统计学意义（$P < 0.05$），且心率随灌锰浓度的增大而减慢。Mn^{2+} 灌流前后甲、乙、丙组蟾蜍心脏的最大舒张电位的变化无统计学意义（$P > 0.05$）。在灌锰初期，动作电位幅度呈一过性增大，平台期延长，出现“类钙作用”。随着时间的延长，Mn^{2+} 在细胞体内，甚至在线粒体内蓄积，进一步阻碍了钙的内流和在细胞内的贮量，以致造成钙由贮存部位释放和吸聚过程的障碍，进而发挥了心肌细胞兴奋 - 收缩解耦联的负性变力作用。

Yang H 等（2006 年）选取体重 150 ～ 180 g 的雄雌 SD 大鼠，断头处死，迅速取出心脏，制备心肌细胞组织悬液并获得单个心肌细胞，将心肌细胞置于含有 Mn^{2+}50、100 μmol/L 的 3- 吗啉丙磺酸缓冲液，检测 Mn^{2+} 对心肌细胞 L- 型钙通道电流的影响。结果发现，50、100 μmol/L Mn^{2+} 均可以有效地抑制 L- 型钙通道电流。在两个浓度的 Mn^{2+} 作用下，跨膜的电流密度降低，电流的衰减百分比分别为 35.7%、68.2%。且 Mn^{2+} 对 L- 型钙通道电流的抑制作用随着染毒时间的延长而明显增强。对 L- 型钙通道失活特性的分析表明，50、100 μmol/L Mn^{2+} 均改变了 L- 型钙通道的半数失活电压、半数激活电压、失活曲线斜率和激活曲线斜率；50、100 μmol/L Mn^{2+} 组 L- 型钙通道半数失活电压、半数激活电压与对照组比较均降低，L- 型钙通道激活曲线斜率与对照组比较均升高，差异均有统计学意义（$P < 0.05$）；50 μmol/L Mn^{2+} 组 L- 型钙通道激活曲线斜率与对照组比较降低，差异无统计学意义（$P > 0.05$）；100 μmol/L Mn^{2+} 组 L- 型钙通道激活曲线斜率与对照组比较降低，差异有统计学意义（$P < 0.05$）。对心肌细胞上两类 α1C/Cav1.2 和 α1D/Cav1.3 mRNA 在 Mn^{2+} 作用下的表达情况进行检测。结果显示，作为对照量的 β-actin mRNA 表达量无明显差别，α1C/Cav1.2 mRNA 表达量随着锰离子浓度的升高而降低，在 500 μmol/L 浓度的锰离子作用下，几乎没有表达。而 α1D/Cav1.3 mRNA 表达量受锰离子的影响较小。检测心肌细胞内 Ca^{2+} 浓度，结果发现，Mn^{2+} 可以使细胞内钙荧光发生一个缓慢的、连续的升高，并且随着 Mn^{2+} 浓度的升高，趋势也愈加强烈。1 小时后，Ca^{2+} 相对荧光强度在 50、100、500 μmol/L Mn^{2+} 作用下分别达到 2.70 ± 0.71、2.64 ± 0.76、3.42 ± 0.41，与对照组的细胞内 Ca^{2+} 荧光强度（1.50 ± 0.29）比较均升高，差异均有统计学意义（$P < 0.05$）。结果提示，锰离子抑制心肌细胞 L- 型钙通道，并且这种效应具有浓度和时间依赖性。由于 L- 型钙通道介导了 Ca^{2+} 的内流，引起心肌的兴奋 - 收缩耦联，对心脏收缩和搏动起了尤为重要的作用。所以 Mn^{2+} 对 L- 型钙通道的阻断作用将会破坏心肌细胞的钙循环过程，从而影响心肌的兴奋过程，反应在心脏上就表现为心率的降低和心肌收缩力的减弱。此外锰下调 α1C /Cav1.2 mRNA 的表达水平同时导致心肌内钙的升高，说明 L- 型钙通道功能受到影响会破坏心肌细胞内的钙稳态，从而影响 L- 型钙通道功能蛋白的基因表达。

邵静君（2008 年）以不同剂量氯化锰对 50 日龄健康海兰褐公鸡 360 只进行饲喂染毒。随机分为 4 组，每组 90 只，正常、低、中、高剂量组饲料中锰含量分别为 100、600、900、1800 mg/kg，自由摄食饮水。在染毒后的第 30、60、90 天每组随机选取 30 只剖杀。发现随着染毒时间和染毒剂量的增加，心肌 SERCA2a 基因的 RNA 表达水平呈先下降后回升的趋势。30 天时，低、中、高剂量染毒组心肌 SERCA2a 基因的 RNA 表达水平分别为 0.269、0.196、0.406，均低于正常剂量组的表达量；60 天时，低、中、高剂量染毒组心肌 SERCA2a 基因的 RNA 表达水平分别为 0.350、0.810、1.170，其中高剂量染毒组表达水平高于正常剂量组；90 天时，低、中、高剂量染毒组心肌 SERCA2a 基因的 RNA 表达水平分别为 0.830、1.117、2.916，其中高剂量染毒组 SERCA2a 基因的 RNA 表达量约为正常剂量组表达量的 3 倍。肌浆网 T 管上的心肌钙调蛋白肌质网 Ca^{2+}-ATPase（SERCA）负责 Ca^{2+} 从细胞内至肌浆网的重吸收。SERCA2a 是 SERCA 的亚型之一，SERCA2a 基因的 mRNA 表达量变化，提示锰中毒确实能影响心肌中 Ca^{2+} 的转运。

李孝光等（1987 年）选取体重 200 ~ 350g 的雌雄豚鼠，处死后迅速取出心脏，制作心肌标本。用 3 个浓度为低（0.02 ~ 0.05 mmol/L）、中（0.2 ~ 0.5 mmol/L）、高（1 ~ 8 mmol/L）的 Mn^{2+} 对心肌细胞进行处理。用累积给药的方法，观察 Mn^{2+} 对心肌细胞动作电位（action potential，AP）和乳头肌收缩力的影响，发现低浓度给药 20 分钟后，Mn^{2+} 可使动作电位复极 50%（50 percent of action potential duration，APD_{50}）及 90%（90 percent of action potential duration，APD_{90}）的时程、有效不应期（effective refractive period，ERP）明显延长，但 ERP/APD 比值减小；高浓度给药 10 分钟后，Mn^{2+} 可使 APD_{50}、APD_{90}、ERP 缩短，ERP/APD 比值仍减小，且高浓度 Mn^{2+} 可使 AP 零相最大上升速率减小，而对动作电位的振幅（action potential amplitude，APA）改变不明显。低、中浓度 Mn^{2+} 对乳头肌收缩力的影响的百分数与对照组比较均降低，但差异无统计学意义（$P > 0.05$）；高浓度 Mn^{2+} 对乳头肌收缩力的影响的百分数与对照组比较降低，差异有统计学意义（$P < 0.001$）。表明低浓度 Mn^{2+} 对心肌收缩力只有轻度的抑制作用，而高浓度 Mn^{2+} 有强烈的抑制作用。Mn^{2+} 为 Ca^{2+} 通道阻断剂，抑制慢内向电流。高浓度 Mn^{2+} 使 APD_{50}、APD_{90}、ERP 均缩短，心肌收缩力缩小，且 APD_{50} 缩短尤为明显，平台降低甚至消失，这是 Mn^{2+} 抑制了 Ca^{2+} 通道使 Ca^{2+} 内流减少所致。

低钾时，加入 0.5 mmol/L Mn^{2+} 后心肌细胞 APD_{50}、APD_{90} 时程与低钾时比较延长，且低钾时心肌细胞 APD_{50}、APD_{90} 时程与对照组比较也延长，差异有均统计学意义（$P < 0.05$）。高 Ca^{2+} 时，加入 0.05 mmol/L Mn^{2+} 后，心肌细胞 APD_{50}、APD_{90} 时程与正常 Ca^{2+} 时加入 0.05 mmol/L Mn^{2+} 心肌细胞时程比较缩短，差异有统计学意义（$P < 0.05$）。低钾时，APD 延长是因为低 K^+ 可使细胞膜 G_k 降低。Mn^{2+} 在此基础上使 APD 进一步延长，可能是 G_k 进一步降低的结果。增加细胞外 Ca^{2+} 浓度可以提高细胞内 Ca^{2+} 浓度，从而提高 G_k，能使 Mn^{2+} 延长 APD 的作用削弱。因此可以认为，低浓度 Mn^{2+} 使 APD 延长可能是由于降低膜 G_k，抑制 K^+ 外流的结果。0.2 mM $BaCl_2$ 可使心肌细胞 APA、零相最大上升速率减小，APD 延长。0.5 ~ 1.0 mmol/L $BaCl_2$ 可诱发出 4 相自动除极并表现出自律性。在此基础上加入 2 ~ 4 mmol/L Mn^{2+} 可使其自律性消失。与 Ba^{2+} 同时加入等浓度的 Mn^{2+} 则不能诱发出自律性。Mn^{2+} 除能抑制窦房结的自发电活动外，还能抑制 Ba^{2+} 所诱发的心室肌自发电活动，其机制可能是由于 Mn^{2+} 抑制 Ca^{2+} 和（或）Na^+ 内流使其不能产生自发电活动。

另选取体重 2 ~ 3 kg 的雌雄家兔，处死后迅速取出心脏，制作窦房结标本。观察到低浓度 Mn^{2+} 对窦房结电活动影响不显著；中浓度 Mn^{2+} 能明显抑制窦房结细胞电活动，表现为 APA、零相最大上升速率、动作电位 4 相斜率（slope of the action potential，SP_4）减小，自律性降低，窦搏率减慢；2 mmol/L 以上的 Mn^{2+} 可使窦房结 AP 消失。其机制可能与 Mn^{2+} 阻断慢通道，抑制 Ca^{2+} 内流有关。其中 APA、零相最大上升速率减小还可能与慢 Na^+ 内流有关。

王洪占等（1991 年）选取生后 24 ~ 48 小时乳鼠心尖部组织，用蛋白酶消化分离后，在二氧化碳孵箱内对心肌细胞进行培养（培养基为 80% 199 培养液和 20% 牛血清）。处理组采用两种处理方式：①向生长培养基中加 Mn^{2+}，即在培养的全过程中均向培养基中加 Mn^{2+}，以观察其慢性作用，采用空白对照；②向实验培养基中加 Mn^{2+}，即在电位记录时加 Mn^{2+}，以观察其急性作用，采用自身前后对照。培养 72 小时后开始进行电生理实验，观察 Mn^{2+} 对心肌细胞动作电位的慢性作用。结果发现，0.05 ppm Mn^{2+} 处理组，动作电位波幅（action potential amplitude，APA）与对照组比较降低 7%，差异有统计学意义（$P < 0.05$）；最大舒张电位（maximum diastolic potential，MDP）与对照组比较降低 6%，差异有统计学意义（$P < 0.05$）；阈电位（threshold potential，TP）与对照组比较降低 18%，差异有统计学意义（$P < 0.05$）；最大除极速度（maximum upstroke velocity，V_{max}）与对照组比较降低 19%，差异有统计学意义（$P < 0.05$）；动作电位复极 50%、90% 的时程（50 percent of action potential duration，APD_{50}；90 percent of action potential duration，APD_{90}）与对照组比较均缩短 10%，差异有统计学意义（$P < 0.05$）；动作电位发放频率（F）与对照组比较下降 27%，差异有统计学意义（$P < 0.05$）。0.1 ppm Mn^{2+} 处理组，APA 与对照组比较下降 9%，差异有统计学意义（$P < 0.05$）；超射（overshoot，OS）与对照组比较降低 49%，差异有统计学意义（$P < 0.05$）；TP 与对照组比较下降 49%，差异有统计学意义（$P < 0.05$）；V_{max} 与对照组比较降低 51%，差异有统计学意义（$P < 0.05$）；APD_{10}、APD_{50}、APD_{90} 与对照组比较分别缩短 23%、28%、12%，差异均有统计学意义（$P < 0.05$）；F 与对照组比较下降 25%，差异有统计学意义（$P < 0.05$）。观察 Mn^{2+} 对心肌细胞动作电位的急性作用，结果发现，加入 15 ppm Mn^{2+} 后，与未加入 Mn^{2+} 前比较，APA 降低 22%，OS 降低 51%，MDP 降低 11%，TP 降低 23%，V_{max} 下降 52%，APD_{10} 缩短 16%，APD_{50} 缩短 25%，APD_{90} 缩短 17%，F 降低 34%，差异均有统计学意义（$P < 0.05$）。表明 Mn^{2+} 急、慢性处理均可使大鼠心肌细胞 APA、OS、F、V_{max} 降低，APD 缩短，TP 上移。这些变化可能是由于 Mn^{2+} 阻断了慢通道，导致由 Na^{+}、Ca^{2+} 携带的缓慢内向电流减小。

Tanaka 等（2002 年）选取 12 只体重为 250 ~ 300 g 的豚鼠，处死取出心脏，分离右心室乳头肌，用 2 mmol/L Mn^{2+} 对其进行处理，分为正常组和处理组。检测 Mn^{2+} 对离体豚鼠右心室乳头肌的影响。结果发现，Mn^{2+} 产生了一个初始负性肌力作用，即 Mn^{2+} 处理 5 分钟后，心肌收缩力达到最低，为（34.1 ± 4.2）%，与染锰前 90 分钟时心肌收缩力（99±11.7）% 比较降低。处理 10 ~ 20 分钟后，心肌收缩力就开始恢复，但仍低于染毒前心肌的收缩力。处理 30 分钟后，心肌收缩力开始恢复，比初始值还要高。为了阐明肌浆网在 Mn^{2+} 作用在晚期正性肌力中所起的作用，观察 Mn^{2+} 作用休息后的收缩影响，将其作为肌浆网 Ca^{2+} 负荷的一个指标。结果发现，20 秒休息间隔后，Mn^{2+} 处理后的心肌首次收缩的收缩力恢复明显增强。与正常心肌收缩比较，Mn^{2+} 处理后心肌收缩逐渐增强；10 分钟后，Mn^{2+} 处理后心肌收缩与正常心肌收缩相同，表明 Mn^{2+} 处理后所引起的心肌正性肌力作用很可能与肌浆网功能增强有关。为了确认是否与肌浆网功能增强有关，检测 Mn^{2+} 对快速冷挛缩作用（迅速将缓冲液的温度从 36.5℃降低到 1℃，其可作为 Ca^{2+} 从肌浆网释放出来的一个标志）的影响。发现 Mn^{2+} 处理后心肌快速冷挛缩幅度与正常组比较增强，表明 Mn^{2+} 处理使 Ca^{2+} 从肌浆网释放增加。观察 Mn^{2+} 在正常情况下和自由 Ca^{2+} 条件下动作电位的改变。发现正常情况下，Mn^{2+} 处理后心肌细胞动作电位与对照组比较缩短；处理 30 分钟后，Mn^{2+} 处理的心肌细胞动作电位达到最大，没有进一步观察到动作电位缩短。在自由 Ca^{2+} 条件下，Mn^{2+} 处理可使心肌细胞动作电位延长，表明 Mn^{2+} 可作为电荷载体通过电压依赖性 Ca^{2+} 通道进入细胞膜。此外，发现用 2 mmol/L Mn^{2+} 作用 5 分钟后心肌细胞细胞核和细胞质中荧光强度分别为处理前的（32.3±0.28）%、（27.6±0.21）%，而正常组的荧光强度减少低于 10%。提示 Mn^{2+} 可通过肌浆网 Ca^{2+} 通道影响心肌收缩力的改变。

（五）诱导血管内皮损伤

林哲绚等（2012 年）用含 10% 新生牛血清的 M199 培养基对人脐静脉血管内皮细胞株（CRL-2480）进行培养。将细胞接种于 96 孔板，加入浓度为 0.05、0.1、0.5、1.5、10、20 μmol/L 氯化锰（$MnCl_2$），并设空白对照。分别处理 12、24、48、72 小时，观察细胞活性。结果发现，低浓度（0.05 ~ 0.5 μmol/L）$MnCl_2$ 作用 12 ~ 72 小时后，静脉血管内皮细胞株细胞活性与对照组比较，差异无显著影响（$P > 0.05$）；1 μmol/L $MnCl_2$ 作用 24、48、72 小时后，静脉血管内皮细胞活性分别为（73.8±8.4）%、（66.2±9.5）%、（69.5±23.7）%，与对照组（100.0±12.7）%、（100.0±9.2）%、（100.0±10.2）%比较均降低，差异均有统计学意义（$P < 0.05$）；5 μmol/L $MnCl_2$ 作用12、24、48、72小时后，静脉血管内皮细胞活性分别为（74.7±9.2）%、（68.7±7.0）%、（71.6±12.8）%、（68.6±11.6）%，与对照组比较均降低，差异均有统计学意义（$P < 0.05$）；10 μmol/L $MnCl_2$ 作用12、24、48、72小时后，静脉血管内皮细胞活性分别为（69.3±9.9）%、（71.1±3.9）%、（71.2±9.1）%、（58.9±11.9）%，与对照组比较均降低，差异均有统计学意义（$P < 0.05$）；20 μmol/L $MnCl_2$ 作用12、24、48、72小时后，静脉血管内皮细胞活性分别为（72.2±4.2）%、（79.2±5.5）%、（72.7±10.7）%、（67.5±13.1）%，与对照组比较均降低，差异均有统计学意义（$P < 0.05$）。由于内皮细胞损伤是许多心血管疾病的启动因素，提示锰对血管内皮细胞具有毒性作用，长期摄入含锰污染的水产品可能与心血管疾病的发生、发展有关。

（六）改变离子平衡

Shao JJ等（2012年）选取50日龄健康海兰褐公鸡360只，在饲料中添加 $MnCl_2$ 进行饲喂染毒。随机分为4组，每组90只，正常、低、中、高剂量组饲料中锰含量分别为100、600、900、1800 mg/kg，自由摄食饮水。在染毒后的第30、60、90天每组随机选取30只剖杀。结果发现，随着染毒时间延长，各剂量染毒组公鸡心脏组织中锰含量与正常剂量组比较均增加，差异均有统计学意义（$P < 0.05$），且呈剂量依赖和时间依赖关系。30、90天时，各剂量染毒组公鸡心脏组织中Ca含量与正常剂量组比较均降低，差异均无统计学意义（$P > 0.05$）；60天时，低、中剂量染毒组Ca含量与正常剂量组比较升高，且高剂量染毒组Ca含量与正常剂量组比较降低，差异均无统计学意义（$P > 0.05$）。60、90天时，各剂量染毒组Fe含量与正常剂量组比较均降低，呈剂量依赖关系。相反，随着染毒时间延长，各剂量染毒组公鸡心脏组织中Cu含量增加，呈剂量依赖和时间依赖关系；中、高剂量染毒组公鸡心脏组织中Cu含量与正常剂量组比较增加，差异有统计学意义（$P < 0.05$）。随着染毒时间延长，高剂量染毒组公鸡心脏组织中Zn含量与正常剂量组比较升高，差异有统计学意义（$P < 0.05$）。各

剂量染毒组公鸡组织中 Ca、Fe、Cu、Zn 含量水平变化，表明锰暴露会影响金属离子稳态。由于这些金属作为辅助因子可作用于众多具有重要作用的酶，金属离子的不平衡可能会影响正常心肌细胞生物学功能，并导致心脏受损。

段耀奎等（1999 年）取 Wistar 乳鼠心尖部肌肉组织，剪碎制备细胞悬浮液，并进行培养。处理组分别加入浓度为 0.2（低）、0.4（中）、0.8（高）mg/ml 氯化锰，设空白对照。37℃恒温培养。测定不同锰浓度下心肌细胞膜电位，发现高浓度组心肌细胞静息电位（RP）、动作电位幅度（APA）与对照组比较降低，且高浓度组动作电位复极 50% 时程（APD_{50}）与对照组比较延长，差异均有统计学意义（$P < 0.05$）。这可能是高锰导致培养的心肌细胞受损造成的。在高锰状态下，心肌细胞培养液中分别加入 0.1（低）、0.2（中）、0.4（高）mg/ml 亚硒酸钠，以观察 Se、Mn 对心肌细胞生物电活动的协同影响。结果发现，低 Se 时，心肌细胞只有 APD_{50} 较对照组延长，差异具有统计学意义（$P < 0.05$），而 RP、APA 与对照组相比无显著性差异（$P > 0.05$）；中、高 Se 组培养的心肌细胞与对照组相比，各项电生理指标均无显著性差异（$P > 0.05$）。这说明培养液中加 Se 所形成的高 Se 状态能够对抗高 Mn 引起的心肌损伤，进而纠正高 Mn 所致心肌细胞生物电活动的改变。由此推断这种心肌细胞的损伤是由于 Mn 加速了体内 Se 的排泄，从而形成低 Se 状态造成的。

（七）调控转录因子的 DNA 结合活性

郝守峰等（2010 年）选取 144 只 1 日龄公鸡，随机分为 3 组，染毒组公鸡分别喂含 100、200 mg/kg 硫酸锰饲粮，对照组饲喂不添加锰的基础饲粮，且每组分 6 个重复，每个重复 8 只鸡，喂食 21 天。21 天后，每个重复组选取 3 只体重相近的公鸡，取心肌组织液氮保存。结果发现，添加硫酸锰的水平对公鸡生长性能（日增重、日食量）无影响。染毒组公鸡心肌锰含量与对照组比较均升高，差异均具有统计学意义（$P < 0.05$）。进行组间比较，发现 200 mg/kg 硫酸锰染毒组公鸡心肌锰含量与 100 mg/kg 硫酸锰组比较升高，差异具有统计学意义（$P < 0.05$）。100、200 mg/kg 硫酸锰染毒组公鸡心肌细胞 Mn-SOD mRNA 水平与对照组比较升高，差异具有统计学意义（$P < 0.05$）。且 200 mg/kg 硫酸锰染毒组公鸡 Mn-SOD mRNA 水平与 100 mg/kg 硫酸锰染毒组比较升高，差异具有统计学意义（$P < 0.05$）。100、200 mg/kg 硫酸锰染毒组心肌细胞转录因子 Sp-1 的 DNA 结合活性与对照组比较均升高，差异具有统计学意义（$P < 0.05$）；且 200 mg/kg 硫酸锰染毒组 Sp-1 的 DNA 结合活性与 100 mg/kg 硫酸锰染毒组比较升高，差异具有统计学意义（$P < 0.05$）。表明锰可通过调节公鸡心肌细胞转录因子 Sp-1 的 DNA 结合活性而上调其 Mn-SOD 基因的转录。100、200 mg/kg 硫酸锰染毒组心肌细胞 AP-2 的 DNA 结合活性与对照组比较均降低，差异具有统计学意义（$P < 0.05$）；200 mg/kg 硫酸锰组心肌细胞 AP-2 的 DNA 与 100 mg/kg 硫酸锰组比较降低，差异具有统计学意义（$P < 0.05$）。表明 AP-2 在公鸡 Mn-SOD 基因转录中起负调节作用。提示锰通过影响心肌细胞转录因子 Sp-1 和（或）AP-2 的 DNA 结合活性而调控公鸡心肌细胞 Mn-SOD 基因的转录。

（罗波艳　李芝兰）

主要参考文献

1. 王绍军，于维汉，曾绍娟，等. 锰对阿霉素实验性心肌病的影响. 哈尔滨医科大学学报，1986，(2)：7-10.
2. Huang D，Chen K，Lyu Y，et al. Effects of chronic manganese sulfate toxicity test on myocardial ultrastructure and heart organ index of rats. Zhonghua Lao Dong Wei Sheng Zhi Ye Bing Za Zhi，2015，33（5）：327-331.
3. 孟宪忠，于维汉，曾绍娟，等. 锰对大鼠血、心肌硒含量和各硒酶活性的影响. 中国地方病学杂志，1985，4（2）：215-218.
4. Shao JJ，Yao HD，Zhang ZW，et al. The disruption of mitochondrial metabolism and ion homeostasis in chicken hearts exposed to manganese. Toxicol Lett，2012，214（2）：99-108.
5. 邵静君. 锰中毒对鸡心脏损伤机制的研究. 哈尔滨：东北农业大学，2008.
6. 陈晓微，王凡，李广生. 过量锰对大白鼠心脏的毒性作用. 微量元素，1987，(3)：17-24.

7．曾宪惠，万汇娟，敖丽华，等．饮食中硒、锰含量与心肌损伤关系的实验研究．哈尔滨医科大学学报，1991，25（4）：255-257．
8．元滨雪，赵学义．心血管病康复患者血锌、铜、锰、镁测定的临床意义．中国康复医学杂志，1989，4（3）：34-35．
9．叶芬，韩学斌，张虹，等．微量元素与心血管疾病．微量元素与健康研究，1992，（4）：14-16．
10．陆建芬．心脏收缩时间间期（STI）在铅、锰作业工人体检中应用价值初探．工业卫生与职业病，1989，15（6）：383．
11．Lee BK，Kim Y．Relationship between blood manganese and blood pressure in the Korean general population according to KNHANES 2008，Environ Res，2011，111（6）：797-803.
12．张静，班永宏，仲立新．电焊作业对工人心血管功能的影响．职业与健康，2012，28（4）：426-427+429．
13．吕志光，姜岳明，黄锦利，等．锰作业工人心电图、血压变化的调查研究．广西预防医学，1996，2（1）：15-17．
14．毛叶挺．锰对接触工人神经和心血管系统的影响．中国工业医学杂志，2013，26（2）：120-121．
15．黄意府，王清海，黄鲜华．锰对电焊作业工人心血管功能的影响调查．预防医学论坛，2008，14（8）：729-730．
16．高永红，许新春，马自钦，等．长期暴露电焊作业对工人神经系统及心电图的影响．临床研究，2013，3（4）：201-202．
17．植建，苏世珍，林坚，等．锰对作业工人心血管功能影响的调查．广西预防医学，2004，10（5）：276-278．
18．Magari SR，Schwartz J，Williams PL，et al．The association of particulate air metal concentrations with heart rate variability．Environ Health Perspect，2002，110（9）：875-880．
19．张思泉，孟宪明，邢召峰．长期接触低浓度锰烟尘对工人心血管系统影响的调查．实用心电学杂志，2003，12（3）：204-205．
20．何淑嫦，牛侨，王生，等．电焊作业工人心血管系统自主神经功能的改变．环境与职业医学，2002，19（6）：371-373．
21．谢佩意，姜岳明，李伟频，等．锰作业工人心电图和血压改变的研究．中国职业医学，1999，26（6）：21-23．

22．杨惠娟．锰对心肌细胞钙稳态、活性氧以及细胞凋亡的作用机制研究．杭州：浙江大学，2007．
23．曾宪惠，迟月明，董国淑，等．过量锰对病区粮饲养大鼠心肌损伤作用的实验研究．中国地方病学杂志，1990，9（5）：281-284．
24．陈晓微，王凡，李广生．过量锰对大白鼠心脏的毒性作用．微量元素，1987，（3）：17-24．
25．赵峰，李国君，吴萍，等．不同价态锰对大鼠心肌线粒体酶活力的影响．毒理学杂志，2006，20（2）：94-96．
26．赵峰，李国君，褚金花，等．锰染毒对老年大鼠心肌细胞线粒体功能的影响．环境与职业医学，2003，20（3）：151-153+158．
27．Yang H，Wang T，Li J，et al．Decreasing expression of α1c calcium L-type channel subunit mRNA in rat ventricular myocytes upon manganese exposure．J Biochem Mol Toxicol，2006，20（4）：159-166．
28．隋吉明，周葆初，曾宪惠，等．锰对大鼠心肌线粒体膜流动性的影响．中国地方病学杂志，1990，9（5）：277-280．
29．周葆初，许立庆，邹宁，等．硒锌的协同作用对心肌保护的实验研究．哈尔滨医科大学学报，1996，30（1）：1-3．
30．康艳萍，王国秋，齐志敏，等．锰对糖尿病大鼠心肌 SOD 活性与 MDA 含量的影响．数理医药杂志，2006，19（6）：589-591．
31．王洪占，江岩，苗智慧，等．锰在培养大鼠心肌细胞抗氧化损伤作用．细胞生物学杂志，1990，12（3）：126-128．
32．喻伦银，刘汉桥．锰对培养的小鼠心肌超氧化物歧化酶活性的影响．基础医学与临床，1991，11（4）：51-52．
33．喻伦银，刘汉桥．锰和硒对体外培养的老年人的血红细胞超氧化物歧化酶活性的影响．微量元素，1990，（3）：28-29．
34．宣登峰，褚金花，李国君，等．不同价态锰对大鼠脑和肝及心 SOD 活力的影响．工业卫生与职业病，2004，30（2）：83-86．
35．王洪占，苗智慧，江岩，等．Mn^{2+} 对常规培养及低血清培养的乳鼠心肌细胞电生理的影响．河北医学院学报，1991，12（4）：193-196．
36．赵录英，陈建鸣，支建明．Mn^{2+} 对离体蛙心收缩功能的影响．山西医科大学学报，2002，33（1）：81．
37．李哲泓，杨高扬，张杰，等．锰对蛙心室肌细胞电活动和机械活动的影响．

中国地方病学杂志，1985，4（1）：4-6.
38. 杨高扬，李哲泓，张杰，等. 不同浓度锰离子对灌流蛙心室细胞电活动的影响. 哈尔滨医科大学学报，1984，(4)：22-24+27.
39. 李孝光，周小波. 锰对心室肌电机械活动及窦房结细胞电活动的影响. 中国地方病学杂志，1987，6（2）：67-70.
40. Tanaka H，Ishii T，Fujisaki R，et al. Effect of manganese on guinea pig ventricle：initial depression and late augmentation of contractile force. Biol Pharm Bull，2002，25（3）：323-326.
41. 林哲绚，罗红军，李慧，等. 几种重要金属化合物对血管内皮细胞的毒性研究. 广东医学，2012，33（5）：579-582.
42. 段耀奎，曹文华，王福顺，等. 硒锰对培养心肌细胞生物电活动的影响. 实用医学杂志，1999，15（5）：399-400.
43. 郝守峰，吕林，李素芬，等. 锰对肉鸡心肌细胞 MnSOD 基因转录调控机制的研究. 营养学报，2010，32（1）：47-51.

第五节　砷及其化合物

砷（arsenic，As），俗称砒，外观为银灰色晶体，属类金属，有灰、黄、黑色 3 种同素异形体，质脆而硬，具有两性金属元素的性质。砷不溶于水和有机溶剂，但黄砷溶于二硫化碳，在常温下可缓慢地氧化，加热时迅速燃烧成三氧化二砷（As_2O_3），又名亚砷酐，俗称砒霜、砒石、信石、白砒。砷的化学性质与磷、锑、铜相似，在高温下可与硫结合，可直接与卤素化合，也可与多种金属结合成砷化物。在自然界砷以无机砷和有机胂两种形式存在，无机砷的毒性较有机胂强，而不同价态的砷也有不同的生物毒性，As^{3+} 的毒性高于 As^{5+} 的毒性。

砷在自然界广泛分布，它的元素丰度在地壳中居第 52 位（1.8 mg/kg），在海洋中居第 28 位（2.6 μg/L），与不同环境介质的作用复杂，主要以金属砷化合物和硫砷化合物的形式广泛存在于各种黑色或有色金属矿中，数量超过 150 种。环境中的砷大部分蓄积于水中底泥与土壤，细菌和真菌可以将含砷化合物甲基化，这个过程有助于含砷化合物从沉积物到水体、大气的迁移。砷应用于合金、农药、染料制造、木材保存及医药制品中，目前砷化合物类杀虫剂的使用量已经大幅减少，但早期的大量使用仍造成目前许多地区土壤中含大量的砷。职业接触的砷主要是通过吸入含砷的颗粒物质，目前，我国砷作业的职业接触人群有 200 万左右，砷除职业接触外，主要来源为食物和饮水，人们通常通过砷污染的井水、敞灶燃烧含砷煤（如我国贵州、湖南等地区）以及砷污染的食品接触砷元素。据不完全统计，全世界有 2 亿人生活在高砷环境中，而我国饮水型高砷接触的人群超过 300 万，已确诊慢性砷中毒患者近 3 万。

砷及其化合物可由呼吸道、消化道、皮肤或黏膜进入体内。职业中毒主要通过呼吸道吸入，非职业中毒主要是经口摄入，经口摄入肠道吸收可达 80%。进入体内的砷，95% ~ 97% 迅速与红细胞内血红蛋白珠蛋白结合，于 24 小时内随血液分布到全身各组织器官，并蓄积于肝、肾、肌肉、骨、皮肤、指甲和毛发。砷大部分由尿排出，尚有小量进入胆汁通过粪便排出。进入体内的 As^{5+} 多数被还原成 As^{3+}，As^{3+} 极易与巯基结合，故砷可在毛发、指甲、皮肤中与巯基结合而长期蓄积，发砷含量可作为砷接触指标。As^{5+} 则主要蓄积在骨中。砷对血脑屏障的通透力不强，但可透过胎盘屏障进入胎儿体内。

砷化合物的毒性与其化合价和形态有关，实验动物急性中毒后常表现为兴奋、黏膜充血、流涎、呕吐、呼吸变慢、侧卧，一般在震颤、痉挛中死亡。急性中毒死亡的动物，其脏器长时间不腐败，病理检查可见消化道黏膜充血、水肿、出血和溃疡，肝呈黄色，肝、胃、肾脂肪组织变性，以及肝细胞坏死等。

长期暴露于无机砷化物可导致机体多器官系统发生病变，如引起不同程度的肝损伤、肝纤维化、肝硬化及肝癌。用 3.2 mg/L As_2O_3 经口染毒 BALB/c 小鼠 15 个月，检测到肝中谷胱甘肽含量及脂质过氧化相关的抗氧化酶活性下降。病理组织学显示，染毒 12 个月后肝细胞发生脂肪变性，15 个月后出现肝细胞纤维化。As_2O_3 染毒 Wistar 大鼠，在染毒 210 天时，150 mg/kg 染毒组发现肝、肾砷含量增高，并对其生长发育产生影响。60 mg/kg 染毒组肝、肾呈不同程度的病理改变；

30 mg/kg 染毒组脏器无改变。此外，砷还可以通过血脑屏障进入脑实质，慢性砷暴露的豚鼠和大鼠脑中砷浓度与暴露剂量呈正相关。

用 0.50 mg/kg As_2O_3 染毒黄鳝，可诱发黄鳝红细胞微核率升高。以 0.625 μmol/L As_2O_3 处理人胃癌 MGC803 细胞 4 周后，染色体分析显示，畸变率明显高于对照组，畸变类型以融合染色体（即双或多着丝粒、环形染色体）为主。用 10 μmol/L 亚砷酸钠溶液处理 V79-C13 中国仓鼠细胞，24 小时后染色体出现浓缩重排、细胞凋亡，当细胞凋亡趋于停止时，将亚砷酸钠从培养液中去除停止处理，但砷所引起的遗传不稳定性仍然继续影响子代细胞。砷可以在实验动物体内诱导 p53 点突变，突变位置在其外显子 5 的 148 密码子和外显子 7 的第 233 密码子。当 p53 基因发生突变时，其编码的产物 p53 蛋白过度表达，同时 BCL-2 基因表达明显增强，该基因编码的蛋白质能延长细胞寿命，抑制凋亡，这一过程在地方性砷中毒患者中也得到证实。

砷在胚胎生长发育过程中有致畸作用，以 25 mg/kg 砷酸钠给受孕 8 天的仓鼠染毒，可诱发胎鼠露脑畸形，唇腭裂，泌尿生殖系统畸形，同时注射硒可防止畸形的发生。孕鼠慢性砷暴露可引起子代小鼠神经组织 DNA 的氧化损伤，并且影响子代小鼠的记忆功能。

砷的致癌性很难通过实验动物证实。有研究用 As_2O_3 通过气管内滴入 8 周龄的叙利亚金黄仓鼠，每周 1 次，连续 15 周，砷染毒总量为 5.25 mg。结果发现，10 只中有 3 只发生肺腺癌，而对照组中无一例发生。

低浓度长期砷接触引起的慢性地方性砷中毒（简称地砷病）在许多国家都有发生。我国是世界上的砷病大国，除著名的中国台湾地区西南乌脚病流行区外，新疆、贵州、内蒙古及山西等地也相继出现世界上罕见的病区。地砷病突出的临床表现是多样性的皮肤损害，常同时存在皮肤色素沉着、角化过度或疣状增生 3 种改变，全身症状常表现为体弱、疲乏、记忆力下降等，有调查显示，高砷地区的儿童智商平均水平低于对照组，差异显著。

长期吸入较高浓度含砷化合物的粉尘和气体，可发生慢性职业性砷中毒，除一般的神经衰弱症候群外，主要表现为皮肤黏膜病变及多发性神经炎，胃肠道症状较轻。砷诱导的末梢神经改变主要表现为感觉异常和麻木，严重者可累及运动神经，伴有运动和反射减弱。此外，呼吸道黏膜受砷化物刺激可引起鼻出血、嗅觉减退、喉痛、咳嗽、喉炎及支气管炎等。

国际癌症研究所（IARC）将砷及其化合物归入1类，人类致癌物，可致肺癌和皮肤癌。我国也已将砷所致的肺癌、皮肤癌列入职业肿瘤名单。据统计，空气中砷浓度约为50 μg/m^3（主要是As^{3+}）且接触25年以上时，会使年龄在65岁以上死于肺癌的死亡率增加近3倍。一项在中国台湾地区经饮水接触砷的调查研究表明，一生中摄入砷总量约为20 g时，所引起皮肤癌的患病率为6%。此外，也有研究表明，砷暴露与肾癌、膀胱癌、白血病、淋巴瘤及肝癌等有关。

一、毒性表现

（一）动物实验资料

亚砷酸钠饮水染毒SD大鼠90天，雌雄各半，体重（100±20）g，10 mg/kg剂量染毒组与对照组比较，心脏脏器系数明显升高，差异具有统计学意义（$P < 0.05$），光镜病理检查可见部分心肌灶性变性，间质出血。

As_2O_3（1、2和4 mg/kg）染毒大耳白家兔4个月，雌雄各半，体重（1.5 ~ 2.0）kg，对其心肌结构变化进行光镜和电镜观察结果表明：各剂量染毒组可引起心肌纤维肿大、颗粒变性和水泡变性，线粒体肿胀，细胞膜性结构破坏，心肌蛋白变性，肌丝溶解，肌间毛细血管扩张，内皮细胞肿胀，间质水肿、出血和炎细胞浸润。上述病理改变有随As_2O_3剂量加大而加重的趋势。

As_2O_3（15 mg/L）饮水染毒昆明种小鼠3个月，雌雄各半，体重（20±2）g，光镜下可见心肌细胞肿胀，形态不规则，排列紊乱，心肌细胞间隙有大量纤维组织填充，横纹模糊。透射电镜超微结构观察心肌细胞可见肌原纤维排列紊乱，结构不清，线粒体嵴断裂，空泡严重。

成年SD大鼠尾静脉注射As_2O_3（0.4、0.8和1.6 mg/kg）2周，雌雄各半，超声心动图结果表明，射血分数（EF）、左心室短轴缩短率（FS）值显著降低，明显低于正常对照组，差异具有统计学意义（$P < 0.05$）。透射电镜及 MASSON 检测心脏结构变化及胶原水平，结果显示，大鼠心肌组织血管周围有大量胶原蓄积，胶原含量增加。

马栓柱等（2008 年）通过饮水给予 Wistar 大鼠砷 0.0012、0.012、0.12 mg/L 6 个月，雌雄各半，体重（140±35）g，戊巴比妥麻醉后，应用动物人工呼吸机、多道生理记录仪、心电图机，分离大鼠左颈总动脉记录收缩压和舒张压，四肢电极记录Ⅱ导心电图并测量心率，结果显示，各染毒组大鼠心电图、心率和血压均在正常范围内，未发现异常改变。

Cifuentes 等（2009 年）对雌性 SD 大鼠通过饮用含砷自来水 20 μg/L，7 个月。结果表明，与对照组比较，染毒组大鼠舒张压显著上升，外周血管阻力上升，血中活性氧（ROS）水平显著上升，红细胞 δ - 氨基乙酰丙酸脱水酶活力显著下降。

鞠谨等通过给豚鼠静脉注射 As_2O_3 0.4、0.8、1.6 mg/kg，7 天，雌雄各半，体重 300 ~ 350 g。结果显示，豚鼠心电图 QT 间期延长、QRS 波延长、动作电位时程（APD）延长，心肌特异的 miR-133 及血清应答因子上调；豚鼠心肌注射 miR-133 能够促进 As_2O_3 引起的 QT 间期及 QRS 波延长，增加死亡率。

（二）流行病学资料

1992 年，郑州发生了三氧化二砷急性中毒，郑州某医院对收治的 108 例患者（男 57 例，女 51 例，年龄 18 ~ 54 岁），于中毒初期全部描记了 ECG 并作动态观察。其中 71 例（65.7%）出现 ST 段和 T 波改变，主要是 T 波异常，呈倒置、双峰、平顶和低平及 QT 间期延长，严重者有 ST 段压低（0.05 ~ 0.20 mV）。27 例（25.0%）诊断心肌受损。ECG 异常改变程度与同期尿砷含量测量结果呈线性相关（r=0.617，$P <$ 0.01），T 波改变没有区域性特征。

有研究对 58 例 As_2O_3 食物中毒患者（男 30 例，女 28 例，年龄 1 ~ 62 岁，平均 22.1 岁，多为青壮年，As_2O_3 浓度为 5 g/L，砷摄入量为 75 ~ 5000 mg，平均砷摄入量为 521.86 mg）进行心肌酶谱检查。于砷中毒后第 1、3、7、14 天空腹采血检查天门冬氨酸氨基转移酶

(AST)、肌酸激酶（CK)、肌酸激酶同工酶（CK-MB)，乳酸脱氢酶(LDH）及同工酶（LDH-1)、α-羟丁酸脱氢酶（α-HBDH)。结果显示，与健康人比较，砷中毒患者AST、CK、CK-MB、LDH、LDH-1、α-HBDH均明显升高；其中砷中毒后第1天即有AST、CK的升高，差异均有统计学意义（$P < 0.05$)；砷中毒后第3～7天所有检测项目达到高峰，差异均有统计学意义（$P < 0.01$)。

砷剂（As_2O_3）治疗急性早幼粒细胞白血病（APL）28例：初治18例，男11例，女7例；复发4例，男2例，女2例；巩固用药6例，男4例，女2例，平均年龄（25.98±6.3）岁，As_2O_3给药量0.15 mg/(kg·d)，加入5%葡萄糖静脉点滴。主要临床表现为心悸、乏力、心前区憋闷、钝痛；心电图ST-T改变，Q-T间期延长；冠状血管供血障碍，心脏扩大，心脏杂音等。治疗后1周有症状20例，占71.4%；治疗后2周有症状者15例，占53.6%；治疗后3周有症状者9例，占32.1%。

砷剂（As_2O_3）治疗急性髓系白血病（AML）19例，每天10～20 mg砷剂加入5%葡萄糖生理盐水静脉点滴，其中3例（为29岁男性、43岁男性、79岁女性）出现完全性房室传导阻滞，尖端扭转型室性心动过速。

一项在孟加拉国进行的队列研究根据砷暴露水平将男女共计11746人（18～75岁，生活在Araihazar地区5年以上）分为暴露组（饮用水砷浓度≥12.0 μg/L）和对照组，随访了6.6年，最终198人死于缺血性心脏病及其他心脏疾病，结果显示，摄入过量砷和吸烟都可促进心脏病的发生，而它们的联合效应强于它们各自效应的总和。

有研究调查了暴露于砷浓度＜100 μg/L（以尿中无机砷和甲基化砷总和作为长期砷暴露的生物标志物）的人群（3575名年龄45～74岁的美国男性和女性，生活在亚利桑那州、俄克拉何马州、北境和南达科他州），其心血管疾病的发病风险——共有1184人发生了心血管疾病、冠心病、脑卒中等。处于砷浓度最高四分位数的人群与最低四分位数的人群相比，其心血管疾病、冠心病、脑卒中死亡率的风险比分别为1.65（95%CI：1.20～2.27；$P < 0.001$)、1.71（95%CI：

1.19 ～ 2.44；$P < 0.001$）、3.03（95%CI：1.08 ～ 8.50；$P = 0.061$）。结果提示，长期砷暴露与心血管疾病的发病率和死亡率有很大的关系。

二、毒性机制

亚砷酸钠（以 As^{3+} 浓度计）0.05、0.5、5.0、10.0 mg /L 对乳鼠心肌细胞处理 4 小时后，随着处理剂量增加，乳鼠心肌细胞存活率下降。乳鼠心肌细胞悬液中谷胱甘肽（GSH）含量、谷胱甘肽过氧化物酶（GSH-Px）活性、超氧化物歧化酶（SOD）活性降低，丙二醛（MDA）水平增高，差异具有显著性（$P < 0.05$）。

SD 大鼠雌雄各半，尾静脉注射 As_2O_3（0.4、0.8 和 1.6 mg/kg）2 周。RT-PCR 结果表明，各染毒组大鼠心肌组织中 COL1、COL2、MMP2、MMP9 等纤维化相关基因表达增加，心肌纤维化加重。Western Blot 检测结果显示，心脏血管中内皮特异性蛋白：血管内皮细胞钙黏蛋白（VE-cadherin）和血小板 - 内皮细胞黏附分子（CD31）减少，而间质特异性蛋白：成纤维细胞特异蛋白（FSP1）、α- 平滑肌肌动蛋白（α-SMA）表达增多，表明 As_2O_3 可以促进心脏血管中内皮向间质的转化，因此推断 As_2O_3 诱导心肌纤维化可能是由于其促进了心脏血管中内皮向间质转化所导致的。

选用 H9c2 心肌细胞系，应用浓度为 1 ～ 10 μmol/L As_2O_3 血浆孵育 H9c2 细胞，通过电镜检测发现心肌细胞的体积明显缩小、细胞核发生固缩等一系列典型的细胞凋亡的形态改变，且 TUNEL 阳性细胞数随 As_2O_3 剂量依赖性递增，AO/EB 荧光染色后出现凋亡细胞特征性的改变，证实 As_2O_3 能诱导心肌细胞凋亡。

用不同浓度的 $NaAsO_2$ 处理人脐静脉内皮细胞（HUVEC），通过对细胞周期的测定，结果发现，当浓度为 5 μmol /L 时，处于 S 期（DNA 合成期）的细胞明显增多；浓度为 10 μmol/L 时发现，HUVEC 增殖受到明显抑制，随着 $NaAsO_2$ 浓度增加，处于 S 期的细胞明显减少，绝大多数细胞被阻滞在 G0 /G1 期（静止期），当剂量为 20 μmol / L 时，处于 S 期的细胞为 0。

亚砷酸钠（以 As^{3+} 浓度计）0.43、1.73 和 6.92 mg/kg 染毒体重

（18±1）g 雄性昆明种小鼠 24 小时，心肌匀浆中，6.92 mg/kg 剂量染毒组 GSH 含量下降，1.73 和 6.92 mg/kg 剂量染毒组 SOD 活性降低，0.43、1.73 和 6.92 mg/kg 剂量染毒组 GSH-Px 活性降低，1.73 和 6.92 mg/kg 剂量染毒组 MDA 水平升高，差异具有统计学意义（$P < 0.05$），提示砷可诱发心肌氧化性损伤。

心肌细胞膜上的快速型延迟整流钾电流（I_{Kr}/HERG）被抑制可导致动作电位时程延长，可诱发心电图 QT 间期延长。采用双微电极电压钳技术和基因钳放大器，在室温 19 ~ 22℃下进行全蛙卵细胞电流记录，采样频率为 5kHz，滤波 1kHz。灌注 As_2O_3 浓度为 50 和 100 μmol /L 可引起 I_{Kr} /HERG 电流明显减少，呈浓度依赖性。当控制电位在 0 mV 时，给予 50 μmol /L As_2O_3，I_{Kr}/HERG 电流值由对照组的（2.4±0.6）μA 减少为（1.4±0.2）μA（抑制率为 41.7%，$P < 0.01$），给予 100 μmol /L As_2O_3 时减少为（1.0±0.4）μA（抑制率为 58.3%，$P < 0.01$）。

（聂燕敏）

主要参考文献

1. Hughes MF. Arsenic toxicity and potential mechanisms of action. Toxicol Lett, 2002, 133（1）: 1-16.
2. 黄吉武，周宗灿 . 毒理学：毒物的基础科学 . 北京：人民卫生出版社，2005.
3. 江泉观，纪云晶，常元勋 . 环境化学毒物防治手册 . 北京：化学工业出版社 .2004.
4. Agency for Toxic Substances and Disease Registry（ATSDR）. Case Studies in Environmental Medicine：Arsenic Toxicity. October 2006.
5. 陈保卫，那仁满都拉，吕美玲，等 . 砷的代谢机制、毒性和生物监测 . 化学进展，2009，21（2/3）：474-482.
6. Wade TJ，Xia Y，Mumford J，et al. Cardiovascular disease and arsenic exposure in Inner Mongolia，China：a case control study. Environ Health，2015，14：35.
7. Naujokas MF，Anderson B，Ahsan H，et al. The broad scope of health effects from chronic arsenic exposure：update on a worldwide public health problem.

Environ Health Perspect，2013，121（3）：295-302.
8. Mathews VV，Paul MV，Abhilash M，et al. Myocardial toxicity of acute promyelocytic leukaemia drug-arsenic trioxide. Eur Rev Med Pharmacol Sci，2013，17（Suppl 1）：34-38.
9. 张静宜，孙桂波，王敏，等. 三氧化二砷心脏毒性研究进展. 中国药理学通报，2016，32（9）：1194-1198.
10. Cifuentes F，Bravo J，Norambuena M，et al. Chronic exposure to arsenic in tap water reduces acetylcholine-induced relaxation in the aorta and increases oxidative stress in female rats.Int J Toxicol，2009，28（6）：534-541.
11. 马栓柱，许秀举，罗绥兰，等. 饮水型砷中毒大鼠中毒模型及剂量 - 反应关系. 现代预防医学，2008，35（2）：243-248.
12. Chen Y，Graziano JH，Parvez F，et al. Arsenic exposure from drinking water and mortality from cardiovascular disease in Bangladesh：prospective cohort study. BMJ，2011，342：d2431.
13. Moon KA，Guallar E，Umans JG，et al. Association between exposure to low to moderate arsenic levels and incident cardiovascular disease. A prospective cohort study. Ann Intern Med，2013，159（10）：649-659.
14. Vineetha VP，Prathapan A，Soumya RS，et al. Arsenic trioxide toxicity in H9c2 myoblasts--damage to cell organelles and possible amelioration with Boerhavia diffusa. Cardiovasc Toxicol，2013，13（2）：123-137.
15. 孙宏丽，王赫，孟然，等. 三氧化二砷诱导 QT 间期延长及其离子靶点的实验研究. 中国地方病学杂志，2005，24（5）：488-490.
16. Zhao X，Shi YQ，Yan CC，et al. Up-regulation of miR-21 and miR-23a Contributes to As_2O_3 -induced hERG Channel Deficiency.Basic Clin Pharmacol Toxicol，2015，116（6）：516-523.

第六节　镍及其化合物

镍（nickel，Ni）是一种银白色金属。常见镍化合物包括氧化镍、硫化镍、硫酸镍、醋酸镍、氢氧化镍、氯化镍和羰基镍等。职业接触发生于镍的开采、精炼、生产合金、电镀、焊接等过程中。一般人群主要通过饮水、空气暴露于镍及其化合物。经呼吸道吸入的镍选择性地聚集在肺，其次是心、横隔膜、大脑、脊髓组织。血镍水平主要反映可溶性镍化合物的暴露情况，而不能反映不溶性镍化合物或沉积在肺中未被吸收的金属镍的暴露水平。人体内的镍含量不足 10 mg，部分镍在骨及其他造血组织被利用，肺、脑、脊髓、心脏都是贮存镍的主要器官。经肾由尿是镍在体内主要的排出途径。

兔在金属镍粉尘 0.5 ～ 2 mg/m^3 浓度下吸入染毒 4 周后，发现肺和淋巴结内有大量镍沉积。小鼠经口喂饲含 0.2% 硫酸镍饮水（平均日摄入量 0.55 mg/kg），持续 80 天，光镜检查发现心肌局部纤维、肾小管上皮细胞及肝细胞有轻度肿胀，肝明显萎缩。大鼠腹腔注射氯化镍（$NiCl_2$）2 ～ 5 mg/kg，第 1 和 2 天尿内排出 α- 氨基酸及蛋白质明显增加。注射 $NiCl_2$ 后 48 小时处死大鼠，电镜检查显示，肾小管上皮细胞足突融合。

曾有报道，有人食入 325 mg 硫酸镍（73 mg 元素 Ni）后出现恶心、眩晕、脉搏降低等中毒表现。有人对某镍矿的 1230 名镍冶炼工人检查，心电图改变者占 30.7%，明显高于对照组 19.4%。据报道，作业工人接触高浓度镍 0.04 ～ 2.86 mg Ni/m^3（平均为 0.75 mg Ni/m^3）时，发现作业工人尿液中 $β_2$- 微球蛋白和 N- 乙酰 -β-D- 氨基葡萄糖苷酶水平升高。

观察镍对哺乳动物细胞染色体的作用，发现硫化镍和硫酸镍对动物细胞的姐妹染色单体交换（sister chromatial exchange，SCE）试验结果呈阳性。硫化镍和四氰镍酸钾可诱发动物细胞染色体畸变。微核试验发现 $NiCl_2$ 在 10^{-6} ～ 10^{-3} mol/L 浓度范围可使微核细胞率明显增加。镍的致癌性主要取决于镍化合物的溶解性。通常情况下，不溶性镍化合物包括 NiS、NiO 及 Ni_3S_2 更容易引发癌症。可溶性镍化合物如 $NiCl_2$、硫酸镍（$NiSO_4$）、碳酸镍、醋酸镍等致癌性相对较小，但近年来流行病学资料显示，镍电解精炼车间产生的可溶性镍化合物气溶胶（$NiSO_4$）也同样导致人类呼吸道癌症，并且存在明显的剂量 - 反应关系。

国际癌症研究所（IARC，1990 年）将金属镍和镍合金归入 2B 类，人类可能致癌物。将镍化合物归入 1 类，人类致癌物，可致肺癌。

一、毒性表现

（一）动物实验资料

马国云等（1995 年）给成年雄性昆明种小鼠每天分别喂饲 0.4% 和 0.8% 硫酸镍水溶液，连续 80 天。结果显示，小鼠心脏脏器系数染毒组与对照组比较，差异无统计学意义（$P > 0.05$）。光镜可见，高剂量染毒组小鼠出现局部心肌纤维轻度浑浊肿胀，偶见局灶性脂肪变性。电镜显示，高剂量染毒组小鼠可见局部心肌细胞核溶解、变性，局灶性肌节损坏，肌节模糊，线粒体肿胀、嵴断裂。酶组织化学染色结果显示，两个染毒组小鼠心肌 ATP 酶活性呈弱阳性。

尚慧等（2011 年）给成年 SD 大鼠（雌雄各半）1 次性经呼吸道吸入 20、135 和 250 mg/m^3 羰基镍 30 分钟，分别于染毒后第 1、2、3 和 7 天观察大鼠心脏病理学和心肌酶活力的变化。病理组织学结果显示，羰基镍染毒 1 天大鼠心脏病理学改变最显著，而 2 天后病理改变明显减轻。20 mg/m^3 羰基镍染毒组主要表现为心肌间质轻度充血，135 mg/m^3 羰基镍染毒组心肌可见间质轻度充血和个别肌纤维嗜酸性变，250 mg/m^3 羰基镍染毒组可见心肌灶状出血和少量心肌纤维嗜酸性变。各染毒组大鼠血清镍含量均在染毒后第 1 天达高峰，2 天后逐渐降低。20 mg/m^3 羰基镍染毒组大鼠心脏中镍含量高峰见于染毒后第 2 天（27.15 ± 11.95 μg/g），135 mg/m^3 羰基镍染毒组大鼠心脏中镍含量高峰见于染毒后第 3 天（33.91 ± 11.29 μg/g），而 250 mg/m^3 羰基镍染毒组大鼠心脏中镍含量高峰见于染毒后第 1 天（16.91 ± 4.53 μg/g）。

朱玉真等（1996 年）给成年 Wistar 大鼠（雌雄各半）腹腔注射 $NiSO_4$ 1.6、3.2 和 6.4 mg/kg，每天 1 次，连续 7 天。光镜下可见大鼠心室肌细胞节模糊、边缘溶解，胞核有空洞，且随 $NiSO_4$ 染毒剂量增加病理学改变越明显。酶活性测定结果显示，随 $NiSO_4$ 染毒剂量增加大鼠心肌细胞琥珀酸脱氢酶、细胞色素氧化酶、细胞色素 C 和细胞色素 aa_3 活力逐渐降低，3.2 和 6.4 mg/kg $NiSO_4$ 染毒组上述酶活力与对照组比较，差异均具有统计学意义（$P < 0.05$）。

Lippmann 等（2006 年）对 6 周龄 ApoE 基因敲除小鼠以 Hayek（TD88137）西方饮食模型饲料喂饲 2 周，然后分别暴露于平均浓度为 85 μg/m^3 的环境空气细颗粒物，每天 6 小时，每周 5 天，连续 6 个月。结果发现，细颗粒物中镍与大鼠的心率（heart rate，HR）和心率变异性（heart rate variability，HRV）具有相关关系（HR：$\beta=3.321\pm1.628$，$P=0.041$；HVR：$\beta=0.044\pm0.016$，$P=0.005$）。当 PM2.5 中镍含量升高时，小鼠心率也随之增高，而降低 PM2.5 中镍含量则造成相反的结果。提示当地居民吸入环境空气细颗粒物中镍是造成心脏疾病恶化的主要原因之一。

Chang CC 等（2007 年）给 11 周龄雄性自发高血压大鼠植入遥测发射器，10 天后给大鼠 1 次性气管内滴注 263 和 526 μg 硫酸镍染毒。结果发现，263 μg 硫酸镍染毒组大鼠心电图平均 RR 间期（average normal-to-normal intervals，ANN）、自然对数转换的 RR 间期标准差（natural logarithm-transformed standard deviation of the normal-to-normal intervals，LnSDNN）和自然对数转换的相邻 RR 间期之差的均方根值（natural logarithm-transformed root mean square of successive differences of adjacent normal-to-normal intervals，LnRMSSD）均无明显变化，差异无统计学意义（$P > 0.05$）。526 μg 硫酸镍染毒组大鼠 ANN、LnSDNN 和 LnRMSSD 在染毒后 24 小时内明显升高，至 12 小时达高峰，但于染毒 24 小时后逐渐降低。结果提示，硫酸镍可引起自发高血压大鼠心脏心率变异性改变。

张晓云等（2001 年）采用含 180 μmol/L 氯化镍的 Locke 液恒温（36℃ ±0.5）、恒速（窦房结 5 ml/min，主动脉前庭 10 ml/min）灌流健康成年杂种家兔窦房结和左心室主动脉前庭 1、3 和 6 分钟，用细胞内微电极技术记录兔窦房结和主动脉前庭自律细胞动作电位的特征。结果发现，与对照组比较，氯化镍染毒组兔窦房结和左心室主动脉前庭自律细胞自发慢反应电位的舒张期除极速率（VDD）、动作电位幅值（APA）、最大除极速率（V_{max}）和自发放电频率（RPF）均明显下降，而且窦房结细胞动作电位时程（APD）和动作电位复极 90% 时程

（APD90）显著延长，差异具有统计学意义（$P < 0.05$），但最大舒张电位（MDP）和动作电位复极 50% 时程（APD50）无明显变化，差异无统计学意义（$P > 0.05$）。结果提示，氯化镍对窦房结起搏细胞和主动脉前庭自律细胞动作电位 0 相和 4 相去极离子流有明显抑制作用。

刘北英等（2001 年）采用含累计剂量为 0.05、0.1、0.5 和 1.0 mmol/L 氯化镍的台氏液恒温（37 ℃）、恒速（2 ml/min）灌流豚鼠（体重 200 ~ 250 g，雌雄不限）心室内直径在 0.2 ~ 0.5 mm 的游离小梁，应用微张力换能及微电极方法观察镍离子对豚鼠心室肌收缩活动及慢反应电位的影响。结果显示，0.05 mmol/L 氯化镍有增加豚鼠心室肌收缩活动的倾向，而氯化镍处理浓度大于 0.5 mmol/L 时，心肌收缩活动呈剂量依赖性下降趋势。镍可明显抑制正阶梯现象及静息后增强效应，但未能使正阶梯现象翻转。镍可降低心肌细胞慢反应电位的幅度及 0 期最大上升速率，同时高浓度 Ni^{2+} 对收缩活动的抑制作用强而持久，且对活动心肌的影响更加明显。结果表明，Ni^{2+} 通过多种途径拮抗心肌 Ca^{2+} 而影响心肌的收缩活动，它是一种非特异性的 Ca^{2+} 拮抗剂；而低浓度 Ni^{2+} 增加收缩活动的现象，提示 Ni^{2+} 对心肌收缩活动的影响可能存在不同的机制。

（二）流行病学资料

McNeely 等（1971 年）采用原子吸收光谱法测定了 47 名健康成人和 33 例心肌梗死患者血清中 Ni^{2+} 的含量。结果显示，心肌梗死患者血清中 Ni^{2+} 的含量（5.2 ± 2.8 μg/L）显著高于健康成人（2.6 ± 0.8 μg/L），两者比较差异具有统计学意义（$P < 0.01$）。

孔庆国等（1994 年）对某医院收治的 12 例急性羰基镍中毒患者进行分析，发现中毒原因为在甲烷生产过程中 CO 与活性镍接触产生 $Ni(CO)_4$ 所致。作业岗位空气中 $Ni(CO)_4$ 浓度为 5.7 mg/m^3，是国家容许标准 0.001 mg/m^3 的 5700 倍，作业工人接触时间为 40 ~ 150 分钟不等，平均 90 分钟。于接触第 4 天测定尿镍显示有 10 人增高。心电图检查发现，出现窦性心律不齐者 6 人，窦性心动过缓者 3 人，窦性心动过速者 1 人，房性期前收缩者 1 人，ST 段和 T 波有动态改变者 3 人。

史志澄等（1994 年）对 1961—1983 年国内 179 例急性羰基镍中

毒患者进行分析，其中男性122人、女性57人，年龄18～53岁。148例轻度中毒患者中，部分患者有心悸，少数病例有一过性血压增高和心动过速。25例中度中毒患者中，1/3出现心率加快。6例重度中毒患者中，3例出现心肌损害。心电图检查显示，179例急性羰基镍中毒患者心电图异常率为14.0%，其中窦性心动过速7例（3.91%），窦性心动过缓3例（1.68%），窦性心律不齐伴或不伴传导阻滞5例（2.79%），房性期前收缩2例（1.12%），心肌损伤8例（4.47%）。

二、毒性机制

吴红梅等（2004年）给成年健康雄性Wistar大鼠腹腔注射2.5 mg/kg $NiSO_4$，每日1次，连续7天，于1周后改为间日注射1次，连续4周，用激光扫描共聚焦显微镜检测心肌细胞内Ca^{2+}、Mg^{2+}、Ni^{2+}、Na^{+}、H^{+}及线粒体含量。结果显示，硫酸镍染毒后心肌细胞内Ca^{2+}、Ni^{2+}、Na^{+}及H^{+}浓度均显著高于对照组，Mg^{2+}及线粒体含量明显低于对照组，差异均有统计学意义（$P < 0.05$）。结果表明，过量的Ni^{2+}作用于心肌细胞膜，与钙、镁等竞争，从而影响心肌细胞功能。

孙应彪等（2001年）给成年Wistar大鼠（雌雄各半）分别腹腔注射2.5、5.0和10 mg/kg $NiSO_4$染毒，每日1次，连续10天。结果发现，2.5、5.0和10 mg/kg $NiSO_4$均明显抑制心肌细胞膜Na^{+}-K^{+}-ATP酶和Ca^{2+}-ATP酶活性，与对照组比较，差异均具有统计学意义（$P < 0.05$），且随染毒剂量增加，酶活性逐渐下降。

罗斌等（2009年）将成年雄性Wistar大鼠随机分为生理盐水对照组，镍污染区PM2.5低（1.6mg/kg）、中（8.0 mg/kg）和高（40 mg/kg）剂量组，以及对照区PM2.5低（1.6mg/kg）、中（8.0 mg/kg）和高（40 mg/kg）剂量组。每组大鼠经气管分别一次性滴注PM2.5悬液染毒，24小时后处死大鼠，测定大鼠血清中可溶性血管细胞黏附分子（sVCAM-1）和心肌组织匀浆单核细胞趋化因子（MCP-1）的含量。经环境空气监测分析，镍污染区大气PM2.5的平均浓度为0.067 mg/m^3，非污染对照区大气PM2.5平均浓度为0.091 mg/m^3，两者比较差异无统计学意义（$P > 0.05$）。镍污染区大气PM2.5中镍含量为0.195 μg/

m^3，非污染对照区大气 PM2.5 中镍含量为 0.004 μg/m^3，镍污染区大气 PM2.5 中镍含量约为对照区的 48 倍。镍污染区 PM2.5 低、中和高剂量组大鼠心脏组织匀浆中 MCP-1 含量分别高于对照区相应剂量组和生理盐水对照组，差异具有统计学意义（$P < 0.05$）。镍污染区和对照区 PM2.5 各染毒组大鼠血清中 sVCAM-1 含量均有所升高，镍污染区 PM2.5 中、高剂量组与对照区相应剂量组比较，差异均有统计学意义（$P < 0.05$）。提示镍污染区大气 PM2.5 对大鼠血清 sVCAM-1 和心肌 MCP-1 影响较对照区大，其中镍可能发挥关键性作用。

Chuang HC 等（2013 年）给 8 周龄 Wistar Kyoto（WKY）大鼠和自发性高血压（SH）大鼠分别植入 PhysioTel 遥测发射器，第 2 周给 WKY 和 SH 大鼠分别 1 次性气管滴注 526 μg 硫酸镍染毒，同时 WKY 和 SH 大鼠对照组气管滴注磷酸盐缓冲液（PBS），观察硫酸镍对大鼠心率变异性（heart rate variability，HRV）的影响。此外，作者又给 SH 大鼠于硫酸镍染毒（同前述）前 1 小时分别每天腹腔注射 50 mg/kg 抗氧化剂 N- 乙酰基 -L- 半胱氨酸（NAC）和 5 mg/kg 非甾体类抗炎剂塞来昔布（celecoxib），连续 1 天或 4 天。同时氧化应激和炎症反应对照组为 SH 大鼠于 PBS 滴注前 1 小时分别每天腹腔注射相同剂量的 NAC 和塞来昔布，观察镍诱导的氧化应激和炎症反应在调节心率变异性中的作用。结果发现，硫酸镍染毒 12 小时后 WKY 大鼠心电图平均 RR 间期（ANN）和自然对数转换的相邻 RR 间期之差的均方根值（LnRMSSD）与 WKY 大鼠对照组比较，差异均无统计学意义（$P > 0.05$），而 SH 大鼠心电图 ANN 和 LnRMSSD 均高于 SH 大鼠对照组和 WKY 大鼠硫酸镍染毒组，差异具有统计学意义（$P < 0.05$），但抗氧化剂 NAC 和抗炎剂塞来昔布均可逆转硫酸镍引起的 SH 大鼠 ANN 和 LnRMSSD 的升高。硫酸镍染毒组 SH 大鼠心率变异性（HRV）明显大于 WKY 大鼠，差异具有统计学意义（$P < 0.05$），同时抗氧化剂 NAC 和抗炎剂塞来昔布均可不同程度的逆转硫酸镍所致的 SH 大鼠 HRV 的改变。结果表明，镍诱导的氧化应激和炎症反应在调节心率变异性中发挥重要作用。

Lou S 等（2013 年）给体重 150g 左右的雄性 SD 大鼠 1 次性静脉

注射 2 和 3 mg/kg 氯化镍（$NiCl_2$）。心电图监测显示，2 mg/kg $NiCl_2$ 染毒大鼠出现异常的 QRS 波，3 mg/kg $NiCl_2$ 染毒大鼠出现致命性窦性心律不齐。该作者又采用 0.1、0.2 和 0.3 mmol/L $NiCl_2$ 处理原代培养的新生 1 ~ 3 天 SD 大鼠心肌细胞 72 小时。结果发现，0.1 mmol/L $NiCl_2$ 可引起乳鼠心肌细胞呈现轻微的染色质凝聚，0.2 和 0.3 mmol/L $NiCl_2$ 以剂量依赖的方式促使乳鼠心肌细胞核碎裂和核浓缩的细胞比例，以及影响细胞的自发性收缩，与对照组比较，差异均具有统计学意义（$P < 0.05$）。该作者又采用 0.1、0.2、0.3、0.4 和 0.5 mmol/L $NiCl_2$ 处理大鼠心肌细胞系 H9c2 细胞 72 小时。结果发现，$NiCl_2$ 可浓度依赖性的抑制 H9c2 细胞的生存能力和升高 H9c2 细胞的死亡率。光镜下可见，0.2 和 0.4 mmol/L $NiCl_2$ 可致 H9c2 细胞由成纤维细胞样变为圆形，并出现细胞质的浓缩。提示 $NiCl_2$ 对 H9c2 细胞具有潜在的细胞毒性。吖啶橙（AO）/ 溴乙啶（EB）双荧光染色显示，0.4 mmol/L $NiCl_2$ 可致 H9c2 细胞核浓缩和酸性空泡形成，而流式细胞术分析发现，0.4 mmol/L $NiCl_2$ 可引起 60.13% 的 H9c2 细胞发生凋亡。0.2 和 0.4 mmol/L $NiCl_2$ 处理 H9c2 细胞 72 小时后细胞 cleaved caspase-3 蛋白表达上调、而聚腺苷酸二磷酸核糖转移酶（PARP）蛋白表达下调，而 0.4 mmol/L $NiCl_2$ 处理 H9c2 细胞 3 和 6 小时后，细胞内 ROS 水平分别为对照组的 1.98 和 2.18 倍。0.2 和 0.4 mmol/L $NiCl_2$ 处理 H9c2 细胞 72 小时后，细胞丝裂原活化蛋白激酶（mitogen activatedproteinkinase，MAPK）信号通路中丝裂原活化蛋白激酶激酶（mitogen-activated protein kinase kinase，MEK）、细胞外信号调节激酶（ERK）和 p38 蛋白磷酸化水平均明显高于对照组，差异均具有统计学意义（$P < 0.05$）。结果提示，p38 和 ERK 活化可能介导 $NiCl_2$ 诱导的 H9c2 细胞 ROS 依赖的凋亡。

（孙应彪　李芝兰）

主要参考文献

1. 尚慧，马国煜，王秋英，等. 羰基镍急性吸入性致毒的研究. 甘肃医药，

2011，30（9）：513-517.

2. Lippmann M，Ito K，Hwang JS，et al. Cardiovascular effects of nickel in ambient air. Environ Health Perspect，2006，114（11）：1662-1669.
3. 吴红梅，赵健雄，白德成，等. 中药防治镍心肌细胞毒性的作用机制. 中国公共卫生，2004，20（8）：964-965.
4. Lou S，Zhong L，Yang X，et al. Efficacy of all-trans retinoid acid in preventing nickel induced cardiotoxicity in myocardial cells of rats. Food Chem Toxicol，2013，51：251-258.
5. Chang CC，Hwang JS，Chan CC，et al. Interaction effects of ultrafine carbon black with iron and nickel on heart rate variability in spontaneously hypertensive rats.Environ Health Perspect，2007，115（7）：1012-1017.
6. 罗斌，牛静萍，阮晔，等. 镍污染区大气 PM2.5 对大鼠心血管系统损伤生物标志物的影响. 环境与健康杂志，2009，26（3）：209-211.
7. Chuang HC，Hsueh TW，Chang CC，et al. Nickel-regulated heart rate variability：the roles of oxidative stress and infammation.Toxicol Appl Pharmacol，2013，266（2）：298-306.

第九章

芳香族烃类

第一节　苯

苯（benzene）是组成结构最简单的芳香烃。常温常压下是一种无色透明的芳香油状液体，易挥发，微溶于水，易溶于乙醇、乙醚、丙酮、氯仿等。苯主要由煤焦油分馏或石油裂解而来，主要用作化工原料，如用于生产香料、塑料、农药、合成纤维、合成橡胶、炸药等。作为有机溶剂、萃取剂、稀释剂可用于油漆、油墨、树脂、喷漆等。生产及使用中均有大量机会接触苯。另外，人们可在苯的制造、工业汽油的燃烧、建筑材料、装饰物、烟叶和燃料的不完全燃烧中接触苯。

苯主要以蒸气的形式经呼吸道吸入机体，在血液与肺泡之间的分配系数为 6.58 ～ 9.3。皮肤仅可吸收少量，消化道则吸收完全。苯主要分布在肾上腺，其次为骨髓、肝和脑。进入体内的苯，40% ～ 60% 以原形由呼吸道排出，10% 以原形贮存于体内各个组织，约 30% 在肝代谢。

苯在体内的生物转化主要有 3 条途径：一是形成苯硫醇尿酸；二是形成 t,t- 黏糠酸；三是形成苯环羟化物。其中以第 3 种方式为主要代谢途径。首先，苯在肝中被细胞色素 P450 2EI（cytochormeP450 2EI，CYP 2EI）氧化生成苯的环氧化合物，环氧化合物与谷胱甘肽 -S- 转移酶（glutathione-s-transefrase，GST）结合生成苯硫醇尿酸，后者经肾随尿排出体外。苯的另一条生物转化途径是苯的环氧化物在 CYP 的作用下转化为 t,t- 黏糠醛。苯的主要代谢产物为苯环羟化物，苯的氧化物通过非酶性自发重排形成苯酚，部分苯酚与硫酸盐和葡萄糖醛酸结合，经肾随尿排出体外。其余苯酚则在 CYP2EI 的作用下生成氢醌、邻苯二酚、1,2,4- 苯三酚。此外，苯的环氧化物在环氧化物水解酶的作用下生成苯二氢二醇，后者在二氢二醇脱氢酶的作用下最终生成儿茶酚。另外，氢醌和儿茶酚在髓性过氧化物酶（myeloperoxidase，MPO）的作用下分别形成1,4-苯醌和1,2-苯醌，而后者则可以在还原型辅酶Ⅰ醌类氧化还原酶[NAD（H）P：苯醌氧化还原酶Ⅰ（quinone oxidoreduetase 1，NQO1）]的作用下还原为氢醌和儿茶酚。

苯吸收后50%以原形由呼吸道排出，40%在体内氧化。氧化所形成的苯酚、邻苯二酚和氢醌可与硫酸根和葡萄糖醛酸结合（30%）随胆汁或尿液排出。此外，邻苯二酚被进一步氧化为黏糠酸，黏糠酸分解为CO_2和H_2O排出体外。部分中间代谢产物1,2,4-苯三酚与硫酸根和葡萄糖醛酸结合经肾随尿排出。小部分苯与谷胱甘肽结合形成2-苯硫醇尿酸经肾随尿排出。

苯属高毒性物质，毒性作用广泛，可致神经系统、生殖系统、免疫系统、造血系统、内分泌系统等损伤。神经系统症状主要表现为疲劳、困惑、好动等情感状态的降低；苯对生殖系统的损伤主要表现为接触组女工月经周期紊乱、自然流产、死胎、死产、出生畸形及子代智力低下等；苯对免疫系统尤其是对非特异性免疫、体液免疫、细胞免疫均有明显的抑制作用，也能抑制机体的免疫监视功能。此外，苯还可致遗传物质DNA的损伤。

国际癌症研究所（IARC，1982年）已将苯归入1类，人类致癌物，可引起白血病。我国已将苯致白血病列入职业肿瘤名单。

一、毒性表现

（一）动物实验资料

1．血常规改变

李锐等（2010年）将清洁级Balb/c小鼠40只，随机分为正常对照组及染毒组，正常对照组皮下注射玉米油4 ml/kg；染毒组皮下注射苯油混合液（给苯剂量1 ml/kg），每天1次，连续染毒14天。眼眶静脉采血检测外周血象，处死小鼠，取股骨骨髓，光学显微镜下观察形态结构。结果显示，染毒组小鼠外周血红细胞（red blood cell，RBC）、血红蛋白（hemoglobin，Hb）、白细胞（white blood cell，WBC）、血小板（platelet，PLT）计数分别为（8.68±1.95）$\times 10^{12}$/L、

124.00 ± 20.37g/L、（0.82 ± 0.53）$\times 10^9$/L、（679.90 ± 107.36）$\times 10^9$/L，对照组小鼠外周血 RBC、Hb、WBC、PLT 计数分别为（10.61 ± 1.56）$\times 10^{12}$/L、154.60 ± 15.47g/L、（5.86 ± 1.25）$\times 10^9$/L、（1200.20 ± 134.38）$\times 10^9$/L，染毒组小鼠外周血 RBC、Hb、WBC、PLT 计数均低于对照组，差异均有统计学意义（$P < 0.01$）。染毒组小鼠外周血骨髓有核细胞计数为（2.04 ± 1.02）$\times 10^{12}$/ 根股骨，与对照组［（9.27 ± 3.45）$\times 10^{12}$/ 根股骨］相比降低，差异有统计学意义（$P < 0.01$）。

Sun R 等（2014 年）给 4 周龄、体重为（17.11 ± 1.03）克的雄性 C3H/He 小鼠以 300、600 mg/kg 的苯腹腔注射，每天 1 次，连续 7 天，对照组相同方式给予同等剂量的玉米油。处死小鼠，收集外周血和骨髓细胞，检测血液参数，骨髓涂片观察成核细胞的增殖情况和细胞形态学。结果显示，低、高剂量染毒组 RBC 数分别为（7.30 ± 0.14）$\times 10^{12}$/L、（7.32 ± 0.42）$\times 10^{12}$/L，与对照组（7.98 ± 0.39）$\times 10^{12}$/L 相比均显著降低，差异有统计学意义（$P < 0.05$）；低、高剂量染毒组 Hb 浓度分别为（126.67 ± 3.50）g/L、（127.60 ± 7.50）g/L，与对照组（137.20 ± 5.76）g/L 相比均显著降低，差异有统计学意义（$P < 0.05$）；低、高剂量染毒组血小板数分别为（322.00 ± 107.53）$\times 10^9$/L、（282.2 ± 50.01）$\times 10^9$/L，与对照组（364.25 ± 60.50）$\times 10^9$/L 相比均降低，但差异无统计学意义（$P > 0.05$）；低、高剂量染毒组 WBC 数分别为（3.87 ± 1.06）$\times 10^9$/L、（4.48 ± 0.96）$\times 10^9$/L，与对照组（4.05 ± 0.65）$\times 10^9$/L 相比，差异有统计学意义（$P < 0.05$）。骨髓涂片结果显示，染毒组可见明显的骨髓增生和红系细胞的减少，与对照组相比，差异有统计学意义（$P < 0.05$），而未成熟细胞与对照组相比，差异无统计学意义（$P > 0.05$）。

2．诱发再生障碍性贫血

贺今等（2015 年）将 SPF 级 8 周龄健康雄性 CD1 小鼠分为对照组和染毒组。对照组于小鼠背侧每周 3 次（周一、三、五）皮下注射玉米油 4 ml/kg；染毒组每周 3 次（周一、三、五）于小鼠背侧皮下注射苯油混合液，给苯剂量为 2 ml/kg，注射总量均以玉米油补足至 4 ml/kg。两组小鼠共注射 25 次。处死小鼠，检测外周血血象，并进行骨髓病理学观察。结果显示，与正常对照组比较，染毒组小鼠的RBC、Hb、WBC、PLT计数明显下降，差异有统计学意义（$P < 0.05$ 或 $P < 0.01$）。骨髓组织病理学观察显示，染毒组造血组织面积显著减少，脂肪细胞增多，骨髓间质血窦充血出血伴水肿。即染毒组表现为再生障碍性贫血。

（二）流行病学资料

1．血常规改变

刘莲翠等（2008年）选择车间苯浓度测定在3 mg/m^{3}以上的用人单位作为队列工厂；选择1980年1月1日至2004年12月31日在队列工厂内接苯车间工作过的所有工人作为观察组，非接苯作业工人作为对照组，各组性别比例相同，并且在年龄、工龄上相差不超过5年。28家工厂全部在1979年以后有不定期的苯浓度测定值，获得测定数据677点次，其中有218个点次超过国家最高容许浓度，超标率达32%；在1500名苯作业工人中，患白血病5例（死亡3例），占0.3%；再障3例，占0.2%；苯中毒30例（死亡4例），占2%。在1300名非苯作业工人中，患白血病1例（死亡1例），占0.08%，均未发现再障和苯中毒者。由此可见，在接苯队列中苯中毒、再障、白血病高于非苯作业工人，差异均有统计学意义（$P < 0.01$）。

D' Andrea等（2014年）选择157名石油泄漏而至少接触苯40天的美国得克萨斯州17岁以下儿童作为苯接触组，平均年龄15.4岁，男性91名（占58%），女性66名（占42%）；选择距离得克萨斯州30公里以外的某医院儿科病例155名作为非苯接触组，平均年龄11.8岁，男性91名（占59%），女性64名（占41%）。检测其血液学参数。结果显示，接触组白细胞数量为（6.8±2.1）×10^9/L，与非接触组（7.3±1.7）×10^9/L相比降低，差异有统计学意义（P=0.022）；接触组血小板数量为（278.4±59.9）×10^9/L，与非接触组（261.6±51.7）×10^9/L相比增加，差异有统计学意义（P=0.005）；接触组血红蛋白浓度为（136±14）g/L，与非接触组（139±15）g/L相比有所降低，但差异无统计学意义（P=0.324）；接触组血细胞比容为（39.9±3.4）%，与非接触组（39.4±3.9）%相比，差异无统计学意义（P=0.1034）。

按性别进行分析，男性接触组WBC数量为（6.3±1.8）×10^9/L，与男性非接触组（7.3±1.5）×10^9/L相比降低，差异有统计学意义（P=0.0002）；男性接触组血小板数量为（261.7±57.4）×10^9/L，与男性非接触组（253.5±49.1）×10^9/L相比有所增加，但差异无统计学意义（P=0.1558）；男性接触组血红蛋白浓度为（142±11）g/L，与男性非接触组（137±16）g/L相比升高，差异有统计学意义（P=0.0050）；男性接触组血细胞比容为（42.4±3.1）%，与男性非接触组（40.5±5.0）%相比升高，差异有统计学意义（P=0.0010）。女性接触组白细胞数量为（7.4±2.2）×10^9/L，与女性非接触组（7.2±2.0）×10^9/L相比，差异无统计学意义（P=0.2964）；女性接触组血小板数量为（302.0±55.6）×10^9/L，与女性非接触组（273.9±53.5）×10^9/L相比增加，差异有统计学意义（P=0.0031）；女性接触组血红蛋白浓度为（127±13）g/L，与非接触组（142±16）g/L相比，差异无统计学意义（P=0.1604）；女性接触组血细胞比容为（38.4±3.5）%，与女性非接触组（37.5±3.2）%相比，差异无统计学意义（P=0.0659）。

2．对血压的影响

移钱华等（2007年）根据作业场所空气苯监测浓度（时间加权平均容许浓度为6 mg/m^3）将被调查的7家企业，按其车间空气中平均苯浓度大于6 mg/m^{3}的2家主要从事浸胶、刷胶接触苯的作业工人作为高浓度组，共93人（男47人，女46人），平均年龄（31.3±8.2）（21～51岁）；车间空气中平均苯浓度低于6 mg/m^{3}的5家主要从事油漆接触苯作业工人作为低浓度组，共157人（男97人，女60人），平均年龄（30.6±6.8）（19～54.6）岁；选择同一时间体检，不接触苯的其他行业工人作为对照组，共250人（男160人，女90人），平均年龄（33.2±8.2）（21～56）岁。现场职业卫生学调查结果显示，短时间接触空气中苯高浓度、低浓度组分别为4.2～159.2 mg/m^3、3.0～29.2 mg/m^3，时间加权平均浓度分别为8.8～36.7 mg/m^3、3.9～5.5 mg/m^3。按收缩压≥140 mmHg或舒张压≥90 mmHg作为高血压（high blood pressure，HBP），高、低浓度组间HBP检出率分别为16.1%（15/93）、13.4%（21/157），与对照组（12.8%，32/250）相比，差异无统计学意义（$P > 0.05$）。

3．心电图改变

于新文等（2001 年）对 39 例急性苯中毒患者（女性 25 例，男性 14 例，年龄 17 ～ 30 岁）进行心电图分析。结果显示，心电图正常者 14 例，异常者 25 例，异常检出率为 64%。其中窦性心动过缓 11 例，T 波倒置及正负双相 4 例，T 波直立宽大、Q-T 间期延长 4 例，窦性心动过速 6 例，ST 段广泛抬高 3 例，右束支传导阻滞 2 例（完全和不完全各 1 例），频发室性期前收缩 2 例，频发房性期前收缩 11 例，1 度房室传导阻滞 1 例。

4．心肌疾病

吴燕燕等（2011 年）报道因急性苯中毒并发中毒性心肌炎患者 20 例，其中男 14 例，女 6 例，年龄 18 ～ 50 岁（平均 36.1 岁）。心电图检查结果显示，窦性心动过速 6 例，窦性心动过缓 2 例，窦性心律不齐 3 例，异位搏动或异位心律 3 例，房室传导阻滞 1 例，ST-T 改变 4 例，Q-T 间期延长 1 例。超声心动图检查未见心内结构异常 6 例，左室轻度扩大 2 例，心室活动度减弱 10 例，左室节段性活动异常 2 例。所有患者心肌酶谱持续增高 3 ～ 5 天后下降，7 ～ 15 天恢复正常。心肌酶谱的异常程度与病情严重程度呈正相关，病情越重，心肌酶升高越明显，病情恢复越慢。

5．白血病

Freedman 等（2001 年）对 1280 名 14 岁以下美国儿童进行的一项配对病例对照研究结果显示，出生后居室进行过喷涂装修的儿童急性淋巴细胞白血病发病率显著升高（OR=1.3，95%CI：1.0 ～ 1.6），尤其是住房的多个居室喷涂装修（4 间居室以上 OR=1.6，95%CI：1.2 ～ 2.2）或多次喷涂装修（5 次以上 OR=1.8，95%CI：1.1 ～ 2.8）的儿童急性淋巴细胞白血病发病率升高更为明显；而儿童出生前居室进行喷涂装修的两组儿童急性淋巴细胞白血病发病率差异无统计学意义（OR=1.2，95%CI：0.9 ～ 1.5）。

Bailey 等（2011 年）对 1265 名儿童进行的一项配对病例对照研究结果显示，母亲怀孕时有 ≥ 3 间居室进行过喷涂装修的儿童急性淋巴细胞白血病发病率升高（OR=1.68，95%CI：1.01 ~ 2.80），而当母亲怀孕时房屋里除父母外其他人的居室也经过喷涂装修时，儿童急性淋巴细胞白血病发病率升高更为明显（OR=2.37，95%CI：1.30 ~ 4.30）。

郑倩玲等（2011 年）对 52 例职业性苯所致白血病的分型分布临床和实验室特征进行回顾性分析。结果显示，52 例职业性苯所致白血病患者平均发病年龄为（31.65 ± 8.22）岁，平均接苯工龄（4.66 ± 3.92）年，平均潜隐期为（5.09 ± 4.30）年。71.15% 为急性白血病，急性髓系白血病多见。实验室检查结果：贫血 47 例，外周血出现幼稚细胞者 50 例，血小板偏低 36 例，血小板数量与出血之间呈负相关关系，骨髓增生活跃 51 例，骨髓粒、红、巨核三系均有不同程度的病态造血表现。

6．再生障碍性贫血

刘秋英等（2009 年）以 25 例住院苯中毒致再生障碍性贫血患者（男 15 例、年龄 18 ~ 48 岁，女 10 例、年龄 16 ~ 45 岁，均为苯作业工人）作为病例组，同时选取年龄、性别相当的均无苯接触史的原发性再生障碍性贫血患者 25 例作为对照组。采用髂前或髂后部位抽取患者骨髓，分析周围血及骨髓细胞形态学特征。结果显示，病例组有 4 例全血细胞减少，血象呈贫血状。白细胞、血小板及血红蛋白减少发生率分别为 92.0%、80.0%、68.0%，以白细胞减少为主；白细胞数 $< 2.0 \times 10^9$/L 者 8 例，（2.0 ~ 4.0）$\times 10^9$/L 者 15 例，$> 4.0 \times 10^9$/L 者 2 例；血小板 $< 30 \times 10^9$/L 者 4 例，（30 ~ 100）$\times 10^9$/L 者 16 例，$> 100 \times 10^9$/L 者 5 例；血红蛋白浓度 < 60g/L 者 1 例，60 ~ 90g/L 者 8 例，91 ~ 110g/L 者 8 例，> 110g/L 者 8 例。病例组增生程度以骨髓增生活跃为主，占 60.3%；25 例患者至少有 1 细胞系以上骨髓细胞发育异常。病理形态变化：粒细胞系主要表现为中性粒细胞出现中毒颗粒、空泡变性、核分叶过多或过少、核质发育不平衡及派胡（Pelger-Huet）样畸形等；大多数患者红细胞系增生相对活跃，可见双核、多核及花簇状早、中、晚幼红细胞，部分幼红细胞可见巨幼及巨幼红细胞样变，豪乔（Howell-Jolly）小体和嗜碱性点彩，成熟红细胞大小不一、形态异常；大部分病例巨核细胞减少及左移，偶见小巨核。而对照组全细胞系均为增生减低或重度减低。

7．骨髓异常增生综合征

吴进等（1999 年）报道一女性患者，58 岁，某电机厂绝缘实验室技术员，工作中接触苯、香蕉水、二甲苯等化学物质 30 年。实验室空气中苯浓度为 6.78 ~ 14.4mg/m^3。患者 5 年来 Hb 变化不大，WBC 逐渐升高，凝血酶原时间（prothrombintime，PT）则在略为上升后明显降低，细胞形态初无改变，后逐渐出现部分中性粒细胞颗粒增粗，可见变异淋巴细胞、晚幼粒细胞。骨髓涂片检查均为有核细胞增生活跃，其中粒细胞系统第一次检查中性粒细胞明显增生。但自发病 2 年后巨核细胞少见，难见 PLT 形成。骨髓组织切片提示为髓性增生性疾病。

8．对心脏病理损伤

冯相平等（2004 年）报道 1 例因急性苯中毒致死病例病理报告，男性，38 岁。尸检显示，心重 350 克，心外膜见少数出血点，血液呈暗红色，左心室壁厚 1.5 cm，心瓣膜及冠状动脉主要分支未见异常；镜检见心肌间质血管轻度淤血，未见心肌坏死及炎性细胞浸润。

二、毒性机制

国内外对苯对血液系统损伤的研究取得了许多成果，但其致血液系统毒性的机制尚未完全阐明，普遍认为是环境、基因及暴露因素等多因素、多水平综合作用的结果。目前认为苯及其代谢产物引起血液系统损伤的机制主要有以下几方面。

（一）相关酶活性的改变

1．Ⅱ型拓扑酶

许多苯的代谢产物如苯醌（benzoquinone，BQ）、氢醌（hydroquinone，HQ）、儿茶酚（catechol，CAT）都能潜在的干扰Ⅱ型拓扑酶的活性，而Ⅱ型拓扑酶的其他抑制剂都已表现出可诱导人类白血病的特性。Frantz CE 等（1996 年）据此推测苯的代谢产物对 top Ⅱ的抑制也可能是苯致白血病的机制之一。

2．蛋白激酶 C（Protein Kinase C，PKC）和 5- 脂氧和酶

Hazel 等（1996 年）将 HL-60 成髓细胞经染苯处理后发现，苯可激活 PKC 使花生四烯酸（LTD_4）从磷脂膜上被释放出来，并高度调整 5- 脂氧和酶以产生粒细胞分化所需的白细胞三烯（leukotriene D4，LTD_4），而 LTD_4 正是粒细胞分化重要的影响因子。但 HQ 与 LTD_4 只能在 IL-3 协同作用下诱导不完全分化过程。这种分化不受 5- 脂氧和酶抑制剂影响，却能被 LTD_4 的受体拮抗剂抑制，表明氢醌（HQ）是通过直接激活 LTD_4 受体发挥作用。

3．谷胱甘肽 S 转移酶（glutathione S-transferase，GST）

李昌吉等（2001 年）选择有确切诊断的苯白血病组患者 34 例，其中男性 21 例，女性 13 例；年龄为 18 ～ 47 岁，平均年龄为 32.97 岁；接苯工龄为 2 ～ 19 年，平均接苯工龄为 10.59 年。白血病组患者 27 例，其中男性 15 例，女性 12 例；年龄为 13 ～ 51 岁，平均年龄为 29.37 岁；对照组无职业性有害因素接触史及其他毒物接触史。选择不接触职业性有害因素，且既往无血液病史的健康者 96 人，其中男性 51 例，女性 45 例；年龄为 20 ～ 50 岁，平均年龄为 37.60 岁。抽取被检者外周血 2ml 供检测 GST 酶活性。结果显示，外周血 GST 总酶活性在苯白血病组和白血病组分别为［(0.0559 ± 0.0314）nmol/（min · mg pro)］、［(0.0821 ± 0.0229）nmol/（min · mg pro)］，与对照组［(0.1029 ± 0.0376）nmol/（min · mg pro)］相比均降低，但只有苯白血病组与对照组比较，差异有统计学意义（$P < 0.05$）；在 GSTμ 基因（谷胱甘肽巯基转移酶 μ 基因）缺失的情况下，苯白血病、白血病组和对照组 GST 总酶活性分别为［(0.0337 ± 0.0196）nmol/（min · mg pro)］、［(0.0705 ± 0.0230) nmol/ (min · mg pro)］、［(0.0943 ± 0.0325) nmol/（min · mg pro)］，与对照组相比，苯白血病组和白血病组均降低，差异均有统计学意义（$P < 0.01$ 或 $P < 0.05$）；在 GSTμ 基因携带的情况下，苯白血病组、白血病组和对照组 GST 总酶活性分别为［(0.0796 ± 0.0320）nmol/（min · mg pro)］、［(0.0906 ± 0.0343）nmol/ (min.mg pro)］、［(0.1099 ± 0.0379）nmol/（min · mg pro)］，与对照组相比，苯白血病组和白血病组 GST 总酶活性的变化，差异均无统计

学意义（$P > 0.05$）。提示，由于GST总酶活性降低，从而影响了机体对苯及其衍生物的解毒作用，GST总酶活性的改变可能是苯致白血病的主要因素之一。GSTμ基因缺失、GST总酶活性的降低与苯白血病的发生有一定的关系。

4．超氧化物歧化酶（superoxide dismutase，SOD）

岳亚妮等（2000年）根据作业环境苯浓度选择某橡胶厂、船厂工人作为接触组，又分为高浓度接触组（苯浓度＞300 mg/m^3）、低浓度接触组（苯浓度＜300 mg/m^3）各50名，选择上述二厂管理、机加工等非接苯作业工人26名为对照组。3组工人年龄在25～50岁之间，工龄均在5年以上。3组工人性别、工龄、年龄间差别无统计学意义。检测外周血白细胞和血红蛋白含量、红细胞SOD活性。结果显示，高、低浓度接触组白细胞数分别为（6.41±1.57）$\times 10^9$/L、（7.24±1.95）$\times 10^9$/L，与对照组（8.20±1.55）$\times 10^9$/L相比均降低，差异有统计学意义（$P < 0.05$）；高、低浓度接触组血红蛋白含量分别为（136.0±16.1）g/L、（141.3±19.6）g/L，其中高浓度接触组血红蛋白含量与对照组（146.9±14.2）g/L相比降低，差异有统计学意义（$P < 0.05$）。高、低浓度组SOD活性分别为（18495.3±3833.6）UN/L、（16143.3±4983.3）UN/L，其中高浓度接触组与对照组（14655.7±5411.4）UN/L相比增强，差异有统计学意义（$P < 0.05$）。体内苯代谢时，不断进行氧化还原反应产生大量的活性氧自由基，机体同时存在灭活自由基的抗氧化体系，其中具有主要作用的是SOD，它能清除超氧阴离子，保护细胞免受损伤。SOD活力的增强可能是脂质过氧化增强和自由基增多以后的应激性反应，但其机制尚有待进一步研究。

（二）苯及其代谢物引起氧化损伤

胡秀学等（2012年）将人外周血单核细胞（peripheral blood mononuclear cells，PBMCs）离体培养24小时后加S9液，设置苯低、中、高浓度组（0.5、5、50μmol/L）和乙醇溶剂对照组，处理24小时后，采用DCFH-DA荧光探针检测活性氧（reactive oxygen species，ROS）含量、黄嘌呤氧化酶法测定超氧化物歧化酶（superoxide dismutase，SOD）活力；硫代巴比妥酸（thiobarbituric acid，TBA）比色法测定丙二醛（malonaldehyde，MDA）含量；酶联免疫吸附法（enzyme-linked immuno sorbent assay，ELISA）测定细胞中谷胱甘肽（glutathione，GSH）含量。结果显示，低、中、高剂量处理组ROS荧光强度分别为44.23±8.06、82.57±11.91、126.31±18.68，与对照组（12.64±5.23）相比均增强，差异有统计学意义（$P < 0.01$）；低、中、高剂量处理组MDA含量分别为（5.73±0.87）nmol/ml、（7.14±1.54）nmol/ml、（11.25±0.61）nmol/ml，与对照组（4.26±0.52）nmol/ml相比均升高，差异有统计学意义（$P < 0.01$或$P < 0.05$）；低、中、高剂量处理组SOD活力分别为（27.43±7.48）U/ml、（18.59±6.25）U/ml、（9.91±14.62）U/ml，与对照组（38.74±3.05）U/ml相比均降低，差异有统计学意义（$P < 0.01$或$P < 0.05$）；低、中、高剂量处理组GSH含量分别为（67.81±11.70）mg/L、（53.67±6.39）mg/L、（42.34±13.41）mg/L，与对照组（91.84±8.62）mg/L相比均降低，差异有统计学意义（$P < 0.01$或$P < 0.05$）。结果表明，随着苯处理剂量的增大，ROS及其氧化产物MDA含量大幅度的增加，提示低剂量的苯可增加细胞脂质过氧化作用，能造成细胞氧化损伤；SOD和GSH是机体内广泛存在的重要的自由基清除物质，对抗与阻断自由基对细胞造成的损害，保护细胞结构及功能的完整。实验结果显示，PBMCs内SOD活性和GSH含量有不同程度显著的降低，表明抗氧化防御功能的下降，提示抗氧化防御系统受损，细胞内氧化还原状态发生改变，造成ROS的蓄积，导致氧化应激，可引起大分子（脂质、蛋白质和DNA）氧化损伤，进而产生细胞毒性和导致细胞死亡。

（三）苯及其代谢物对细胞周期的影响

薛明等（2009年）用0.2 mmol/L苯代谢物1,2,4-苯三醇处理人髓系白血病细胞株（K562细胞）24小时后分析细胞周期分布情况。结果显示，对照组K562细胞的G_0/G_1期细胞比例为（61.65±4.14）%，S期细胞比例为（35.68±2.17）%，G_2/M期细胞比例为（2.67±2.05）%；而处理组K562细胞的G_0/G_1期细胞比例为（47.59±5.50）%，S期细胞比例为（43.09±4.82）%，G_2/M期细胞比例为（9.32±1.33）%。结果表明，与对照组相比，处理组 K562 细胞 G_0/G_1 期细胞比例显著下降，S 期和 G_2/M 期细胞比例显著升高。

Zhang L 等（1994 年）用 20、50、100 μmol/L 1,2,4 - 苯三醇处理 HL60 细胞 1 小时，结果发现 1,2,4- 苯三醇可以干扰微管组装，微管在有丝分裂期纺锤体组装方面有重要作用。提示，1,2,4- 苯三醇对微管的影响可能是其引起 K562 细胞 G_2/M 期细胞比例升高的重要原因。

（四）苯及其代谢物诱导细胞凋亡

李玉红（2010 年）以 15、25、35、50 μmol/L 苯代谢物氢醌（hydroquinone，HQ）和 100 μmol/L、1、10 mmol/L 苯酚（PhOH）处理人急性早幼粒细胞株（HL-60）96 小时，检测细胞凋亡情况。结果显示，随着 HQ 和 PhOH 处理剂量的增加，细胞凋亡也随着增加，呈明显的剂量 - 效应关系。和对照组相比，不同剂量的 HQ 和 PhOH 处理 HL-60 细胞均导致细胞凋亡增加，但只在 HQ 35、50 μmol/L 和 PhOH 10 mmol/L 所导致的 HL-60 细胞凋亡与对照组相比，差异有统计学意义（$P < 0.05$），而低剂量 HQ（15、25 μmol/L）和 PhOH（100 μmol/L、1 mmol/L）虽然也引起 HL-60 细胞凋亡，但与对照组相比，差异无统计学意义（$P > 0.05$）。

Zhu J 等（2013 年）以 1.25、2.5、5、10 μmol/L 氢醌对雄性昆明种小鼠卵黄囊干细胞（yolk sac hematopoieticstem cells，YS-HSCs）和骨髓造血干细胞（bone marrow hematopoietic stem cells，BM-HSCs）处理 24 小时，Annexin V/PI 凋亡试剂盒检测细胞凋亡情况。结果显示，在 1.25、2.5 μmol/L 剂量处理组 BM-HSC 细胞与对照组相比出现轻微凋亡；在 2.5、5、10 μmol/L 剂量处理组 YS-HSCs 细胞的凋亡与对照组相比显著增加，且在上述 3 组剂量组中 YS-HSCs 细胞的凋亡与同剂量组 BM-HSC 细胞的凋亡更加明显。以上结果提示，苯及其代谢物诱导细胞凋亡可能是其血液毒性的重要机制之一。

自杀相关因子（factor associated suicide，fas）为 Ⅰ 型细胞表面的糖蛋白，属于肿瘤坏死因子家族成员，fas 作为受体在其配体 fas-L 的作用下介导细胞凋亡，是重要的细胞凋亡途径之一。

叶玲丽（2004 年）等研究发现，作业场所中苯浓度增高，作业人员骨髓单核细胞 fas 阳性表达率增高，表明苯所致的 $CD34^+$ 细胞凋亡异常与 fas /fas-L 介导的细胞凋亡的死亡受体途径有关。

caspase 是指一族具有促进细胞凋亡作用的含有半胱氨酸的蛋白酶，可以转导凋亡信号或直接作为凋亡的效应分子，促进细胞骨架降解和 DNA 片断化。在 bcl 家族中，有两类作用相反的蛋白质参与凋亡的调控，即促凋亡和凋亡抑制蛋白，其中 bcl-2 是重要的凋亡抑制蛋白，降低 bcl-2 mRNA 表达水平可以促进药物等诱导的细胞程序性死亡。

刘军等（2010 年）将苯中毒患者按照《职业性苯中毒诊断标准》（GBZ 68-2002）分为轻、中、重度中毒组，以健康体检者作为对照组，检测骨髓单个核细胞 caspase-8、9，bcl-2 mRNA 水平。结果显示，促凋亡基因 caspase-8、9 的表达水平，中、重度苯中毒组明显高于健康对照组和轻度中毒组；相反，凋亡抑制基因 bcl-2 的表达水平在中、重度中毒组均明显低于健康对照组和轻度中毒组。提示促凋亡基因 caspase-8、9 的表达水平上调以及凋亡抑制基因 bcl-2 的表达水平下调，可能参与了慢性苯中毒对血液系统疾病的损害。苯中毒诱发血液系统疾病的详细机制尚有待进一步阐明。

（五）苯及其代谢物对细胞信号转导的影响

苯及其代谢物对细胞信号转导的影响的研究主要包括异常激活的细胞信号转导通路、受抑制的细胞信号转导通路、多种与细胞信号转导有关的基因表达改变等三方面。

1．异常激活的主要细胞信号转导通路

（1）ERK/MAPK 通路：苯醌是苯在骨髓中的主要代谢毒性终产物之一，Ruiz-Ramos R 等（2005 年）用苯醌处理人白血病细胞（HL-60）研究细胞外调节蛋白激酶 / 丝裂素活化蛋白激酶（extracellular signal-regulated kinsaes/mitogen-activated protein kinase，ERK/MAPK）信号转导通路在苯中毒中的作用。结果发现，低于 10μmol/L 的苯醌并不引起细胞存活率明显下降，而用 3μmol/L 苯醌处理 HL-60 细胞后，ROS 增加了 3 倍，且苯醌处理细胞后，S 期细胞所占比例增加，并发现 DNA 合成率升高，同时苯醌能够促进 ERK1/2 表达水平升高。而用过氧化氢酶与苯醌联合处理 HL-60 细胞，ROS 的量下降到基线水平。用 ERK 抑制剂 PD98059 或 H_2O_2 清除剂过氧化氢酶与苯醌联合处理细胞能够降低进入 S 期细胞的比例，并都能抑制 ERK1/2 的表达，提示 MEK/ERK 信号转导通路在苯醌诱导 ROS 致细胞增殖中起重要作用。苯醌诱导产生的 ROS 可以通过刺激 ERK/MAPK 通路来促进 HL-60 细胞的增殖。

（2）c-Myb 通路：Wan J 等（2004 年）用苯和其代谢物儿茶酚、苯醌对鸡成红细胞（HD3 cell）处理，研究转录因子（c-Myb）信号转导通路在苯毒性中的作用。首先将对 c-Myb 敏感的荧光指示质粒转染入 HD3 细胞中，然后用苯、儿茶酚、苯酚对该细胞处理 1 ～ 24 小时。结果发现，100 μmol/L 和 300 μmol/L 儿茶酚处理 HD3 细胞 24 小时后，导致 c-Myb 活性增加，且 c-Myb 活性与儿茶酚的处理时间和处理浓度呈正相关，但不引起 Pim-1 表达水平的升高；而用苯或苯酚处理 HD3 细胞导致 c-Myb 活性轻微的升高，且 c-Myb 活性与苯或苯酚的处理时间及处理浓度不成正相关，也不引起 Pim-1 表达水平的升高。表明苯及苯代谢产物在苯毒性中的作用不同，苯或其代谢产物对 c-Myb 细胞信号转导通路的激活可能是苯毒性的机制之一。

（3）AhR 通路：Yoon BI 等（2002 年）观察了芳香烃受体（AhR）在苯中毒中的作用，用苯染毒 AhR 野生型［AhR（+/+）］、杂合型［AhR（+/–）］与纯合型［AhR（–/–）］雄性小鼠，剂量为能够引起白血病的剂量 300ppm，2 周后处死小鼠。结果发现，AhR（–/–）小鼠没有出现明显血液细胞变化，而且外周血与骨髓的细胞构成也没有受到任何影响，骨髓中的粒 - 巨噬细胞集落形成单位 GM-（FU）也没有受到任何影响，这种现象与纯合型小鼠中 p21 表达下调有关。相反，在 AhR（+/–）型小鼠中 p21 表达是上调的。用苯的两个代谢产物苯酚与氢醌联合处理 AhR（–/–）型小鼠则可致造血系统毒性，这是由于 AhR 敲除后 CYP 2E1 表达降低引起，还是由于其他 AhR 调控的 CYP 如 CYP 1A1 表达降低引起，还并不清楚。对于前一种可能性，该研究并没有发现 AhR 与 CYP 2E1 表达之间的关系。并且与对照组相比，处理组经苯处理后，AhR 表达升高的并不明显。尽管该研究结果并没有对以上两种假设进行确证，但是至少说明了苯可以通过 AhR 调节相关的信号通路，从而引起血液系统的变化。

2．受抑制的主要细胞信号转导通路——CJIC 通路

细胞间隙连接（gap junction intercellular communication，GJIC）广泛分布于各种动物组织细胞间，是细胞间的一种连接通道，除使细胞间相互连接外，主要功能是耦联细胞间通信，包括代谢耦联和电耦联，当细胞分化时，细胞与其周围组织解除耦联，但每个细胞群中仍互相耦联，以保持发育行为一致。

Rivedal 等（2005 年）用苯及其代谢产物处理兔肝上皮细胞株 IAR6.1 和 IAR20，了解反 - 反式黏糠醛（trans，trans-muconaldehyde，MUC）、氢醌（hydroquinone，HQ）与 4 种 MUC 代谢产物对 GJIC 的作用。其中，MUC 是兔肝上皮细胞株 IAR20 中 GJIC 最有效的抑制剂（EC_{50} =12μmol/L），HQ 抑制 GJIC 的强度次之（EC_{50} = 25μmol/L），MUC 代谢产物 OH/CHO 抑制 GJIC 的强度较以上两者要低（EC_{50} = 58μmol/L），MUC 代谢产物 CHO/COOH 与 OH/COOH 抑制 GJIC 的强度更低，而 MUC 代谢产物 COOH/COOH 和苯则对 GJIC 没有任何抑制作用，这些苯代谢产物抑制 GJIC 的强度与它们导致血液毒性的强度是一致的，而 MUC 对 GJIC 的抑制作用与细胞内 Cx43 的缺失有关，即苯的代谢产物通过与细胞内 Cx43 缺失有关的抑制 GJIC 的作用，干扰造血系统的功能，这可能是苯毒性的机制之一。

3．与细胞信号转导有关的基因表达的改变

Wang H 等（2005 年）利用 cDNA 芯片方法检测 7 例苯中毒患者（其中包括 1 例再生障碍性贫血患者）外周血白细胞基因表达图谱，并对基因表达图谱进行聚类分析。结果显示，在 4265 条靶基因中，176 条与细胞信号转导有关的基因表达出现改变，至少 6 个微点阵中出现了 35 条表达上调的基因（包括 PTPRC、STAT4 和 IFIM1 等基因），至少 5 个微点阵出现了 45 条表达下调的基因（包括 ARHB、PPP3CB 和 CDC37 等）。提示细胞信号转导的紊乱可能在苯毒性机制中起重要作用。

（六）部分细胞因子的参与

1．核转录因子 -κB（nuclear factor-kappa b，NF-κB）

NF-κB 与造血功能异常关系密切。首先，NF-κB 是造血相关的某些基因产物表达所必需的，包括 IL-1β、TNF-α、IL-6、IFN-γ 等，同时，NF-κB 又可以被调控造血的细胞因子（TNF-α、IL-1β、IFN-γ 等）激活。

赵职卫等（2005 年）通过微阵列基因芯片对不同程度苯中毒工人外周血白细胞凋亡相关基因的表达谱进行检测，结果显示，TTRAP（TRAF 及 TNF 受体相关蛋白质）的基因的表达在所有苯中毒工人中均上调，该基因通过抑制 NF-κB 的激活，促进细胞的凋亡，故其表达上调提示苯中毒引起的血细胞生成减少可能与 NF-κB 诱导的细胞凋亡增强有关。由于 NF-κB 在骨髓 $CD34^+$ 细胞信号转导、基因表达和转录发挥非常重要的作用。

叶玲丽等（2004 年）研究表明，当苯浓度较低时（8 ~ 32 mg/m^3），苯作业工人骨髓 $CD34^+$ 细胞数量增加，而苯浓度较高时（34 ~ 582 mg/m^3），$CD34^+$ 细胞数量有减少趋势，因此 NF-κB 与苯早期对造血细胞的毒性作用密切相关。

杨海玉等（2006 年）为了研究氢醌对细胞激活剂佛波酯导致的骨髓基质细胞核转录因子表达的影响，并探讨其与苯血液学毒性的关系，发现用佛波酯作为激活剂，通过磷酸化途径激活 NF-κB 在无氢醌作用的情况下免疫组织化学测定显示，NF-κB 被激活，大量进入核内，染色呈强阳性，而与之相比较，当有氢醌作用时，这种激活作用被抑制，免疫组织化学测定呈弱阳性。这一结果证实了氢醌对引起的 NF-κB 激活有抑制作用，并且抑制具有明显的剂量 - 效应和时间 - 效应关系，说明氢醌对 NF-κB 活性抑制可能是苯对造血微环境损伤的一种可能机制。

2．白细胞介素 -1（interleukin-1，IL-1）

IL-1 是一类造血刺激因子，在小鼠骨髓细胞长周期培养中，IL-1 能刺激造血祖细胞的增殖，可通过和其诱导产生的细胞因子协同作用刺激多系造血细胞的生长，并能通过促进细胞循环以增加骨髓造血干细胞的生存。

Renz 等（1991 年）的研究中发现，HQ 对 IL-1 有时间及浓度依赖的抑制作用，即抑制 34-KD IL-1a 前体向 17-KD 成熟细胞因子转化的过程。在染高浓度苯前给重组小鼠使用 IL-1，可有效防止骨髓细胞的衰退。因此，IL-1 的减少阻碍造血的正常进程可能也是苯毒性作用的一个重要因素之一。

3．肿瘤坏死因子（tumor necrosis factor，TNF）

TNF 是影响造血功能的主要因子之一，对造血生长具有抑制作用。徐海燕等（1998 年）以 38 名（男 21 名、女 17 名）苯作业工人，平均年龄为 32.8 岁，平均工龄为 7.3 年，作为苯接触组；以平均年龄 33.2 岁的接触苯后 3 次复查白细胞均低于 4×10^9/L 的接苯工人 9 名（男 3 名、女 6 名）作为苯中毒组；以平均年龄 31.9 岁的非苯作业工人 12 名（男 7 名、女 5 名）作对照组。分别检测血清 TNF 活性和白细胞数水平。结果显示，苯中毒组 TNF 活性较对照组显著升高，差异有统计学意义（$P < 0.05$）；苯接触组、苯中毒组血清 TNF 活性与白细胞水平呈负相关（$r=-0.4189$，$P=0.006$）。提示慢性接触苯后，刺激了 TNF 的释放，而 TNF 与细胞表面的肿瘤坏死因子受体（tumor necrosis factor receptor，TNFR）结合后启动了死亡受体途径，导致细胞发生凋亡和坏死。因而，TNF 活性增高可能是导致白细胞减少的因素之一。

（七）苯及其代谢物对蛋白质结构和功能的影响

微管蛋白是构成细胞骨架的主要成分之一，它除了参与维持细胞形态、细胞器位置及细胞运动之外，还有一个重要的功能是参与细胞的有丝分裂。近年来研究发现，微管的减少是恶性转化细胞的重要特征之一。

Irons 等（1981 年）研究发现，苯醌可以与微管蛋白结合，从而抑制有丝分裂。同时，Rivedal E 等（2005 年）研究发现，反 - 反式黏糠醛（trans，trans-muconaldehyde，MUC）可引起 connexin 43 的大量丢失，进而打断了正常血液细胞的发育进程，这也可能是苯致血液系统毒性的机制之一。Rappaport 等（2005 年）研究发现，苯作业人群与对照组人群相比较，前者体内苯环氧化物 - 血清白蛋白加合物及

1,4- 苯醌 - 血清白蛋白加合物平均值是后者的 2.4 倍，而血清白蛋白是血清中含量最丰富的蛋白质，主要参与维持血液正常渗透压，并作为脂肪酸的载体参与运送脂肪酸，当其与毒物交互作用而改变构型时，蛋白质的功能即受到损害。因此，苯及其代谢物对蛋白质结构和功能的影响可能是苯致血液毒性机制之一。

（八）苯及其代谢物引起的基因损伤

1．染色体畸变效应

Siena 等（1999 年）观察到一名长期从事加油工作的 49 岁男子的细胞染色体交互易位 t（5；10））q33；q22），对这一易位断裂点的分子分析表明，位于这个区域的基因可能导致了非典型的骨髓增生异常的病理变化。Zhang L 等（1998 年）研究显示，苯的代谢产物还可导致 5 号和 7 号染色体长臂的缺失，从而将 5、7 号染色体单体性发生率增加了 3 ~ 5 倍。邵建华等（1998 年）也证实，氢醌（hydroquinone，HQ）和苯三酚对 7 和 9 号染色体都有显著的致非整倍体作用，其中单倍体的增加明显多于多倍体，原因可能主要由于少数杂交位点的重叠在较小的细胞核内更容易发生，同时还可见部分姐妹染色单体交换。HQ、儿茶酚（catechol，CAT）、1,4- 苯醌（1,4-benzoquinone）、苯酚都能导致外周血淋巴细胞染色体靠棱结构明显增加，并且 HQ、CAT 所致的正极着丝粒小核细胞的增加存在明显的量效 - 反应关系，持久性染色体结构和数量上的异常经常可在白血病患者中观察到，而苯的代谢产物诱导人类细胞染色体破坏的能力也提示其是致白血病的机制之一。

2．DNA 的损伤

众多的研究显示，苯及其代谢产物可诱导基因突变、染色体畸变和染色体数目改变等损伤。Abernethy 等（2004 年）用 10 μmol/L BQ 处理人骨髓造血干细胞 72 小时后，细胞的微核率明显增加，这些损伤多因 DNA 受损所致。DNA 损伤后可形成 8- 羟基脱氧尿苷（8-hydroxy deoxyuridine，OH-8-dG）等碱基修饰产物，OH-8-dG 可以与 C 以外的其他碱基配对形成点突变，其中 GC → TA 的突变已为大量研究所证实。

胡秀学等（2012 年）对离体培养 24 小时后加 S9 液的人外周血核细胞以 0.5、5、50 μmol/L 苯处理 24 小时，对照组给予乙醇溶剂，单细胞凝胶电泳（single cell gel electrophoresis，SCGE）检测 DNA 断裂情况。研究显示，各剂量染毒组彗星率和彗星尾长呈剂量依赖性增加，与对照组比较，差异均具有统计学意义（$P < 0.05$）。提示，苯可以造成多种细胞 DNA 损伤，苯引起 DNA 损伤的机制主要有二：一是苯的活性代谢物与 DNA 共价结合。在毒物代谢酶的作用下，进入体内的苯代谢成与苯毒性密切相关的环氧化物、酚类和醌类化合物，可直接氧化 DNA 形成加合物；二是在骨髓产生氧化基团，对 DNA 造成氧化性损伤。

3．表观遗传改变

表观遗传学是指在不改变 DNA 序列的条件下所发生的可遗传基因表达的变化。表观遗传学包括 DNA 甲基化、组蛋白乙酰化、蛋白质磷酸化及泛素化、染色质重塑和非编码 RNA 调控等，是基因表达转录调控研究的另一个层面。

（1）DNA 甲基化：DNA 甲基化（DNA methylation）是指在 DNA 甲基转移酶的催化下，以 S- 腺苷甲硫氨酸（S-adenosyl methionine，SAM）为甲基供体，将甲基转移到 DNA 分子中特定碱基上的过程。DNA 甲基化在癌症中发生作用主要是癌细胞基因组局部区域的超甲基化和整体的欠甲基化。

胡俊杰等（2010 年）以 500 mg/kg 苯对雄性 SD 大鼠灌胃染毒，在染毒 6、12、24、30 小时后采集血液，分析全基因组 DNA 甲基化水平。结果显示，血液 DNA 甲基化水平在染毒 12 小时后下降为空白对照组的 82.4%，而在染毒 30 小时后血液中 DNA 甲基化水平下降到空白对照组的 56.6%，与空白对照组相比，差异均有统计学意义（$P < 0.05$）。提示苯及其代谢物可以改变大鼠血液全基因组 DNA 甲基化水平，但苯染毒导致 DNA 甲基化水平异常的机制尚不完全清楚。

Bollati 等（2007 年）提出了 3 种可能的机制：一是氮氧化合物，作为苯代谢的副产物诱导转录后的 DNA 甲基化酶活性的增加；二是苯染毒引起活性氧自由基，和 DNA 的氧化损伤，可以降低甲基 CpG

结合蛋白 2 的结合能力，导致表观遗传特性的改变；三是 DNA 链断裂导致 DNA 甲基化酶与 CpG 岛结合能力。此外，Gaskell M 等（2005 年）研究认为，在 CpG 岛附近形成的 DNA 加合物会抑制 DNA 甲基化酶与 DNA 的结合。而苯的代谢物，如氢醌和 1,4- 苯醌均可以与 DNA 形成一系列的加合物，这些加合物很可能会阻碍 DNA 甲基化酶与 CpG 的结合。

Maltseva 等（2009 年）研究证明，苯可导致 DNA 氧化损伤并形成 DNA 氧化损伤标志物：8- 羟基脱氧鸟苷，而在 DNA 甲基化酶识别域附近的 8- 羟基脱氧鸟苷会降低 DNA 甲基化酶与 CpG 岛的亲和力，从而抑制 DNA 甲基化。

（2）组蛋白乙酰化：目前认为，苯的代谢产物可导致拓扑异构酶功能失常，继而导致 DNA 损伤、诱导细胞凋亡或畸变，最终导致白血病的生成。

施益芬等（2010 年）以 50 μmol/L HQ 培养 10 小时的正常人骨髓单个核细胞设为处理组，等体积灭菌蒸馏水培养 10 小时为对照组。ChIP 技术观察 HQ 对骨髓单个核细胞 TOPO Ⅱ α 启动子组蛋白乙酰化水平的影响。结果显示，TOPO Ⅱ α 含量降低伴随着 TOPO Ⅱ α 启动子组蛋白 H4 乙酰化水平的明显降低，与对照组相比，差异有统计学意义（$P < 0.01$），不伴有组蛋白 H3 乙酰化水平的改变，与对照组相比，差异无统计学意义（$P > 0.05$）。提示，苯代谢物 HQ 接触后人骨髓单个核细胞 TOPO Ⅱ α 表达降低伴随着 TOPO Ⅱ α 启动子组蛋白 H4 乙酰化水平的降低。而组蛋白乙酰化与基因转录激活有关，去乙酰化常见基因转录沉默。因此，TOPO IIα 启动子组蛋白 H4 乙酰化水平降低是 TOPO Ⅱ α 表达降低的机制之一。

4．基因组不稳定性

苯所致白血病最初可能起始于一个干细胞的突变或早期造血祖细胞的基因组不稳定，使其在较短时间内积累了足够的突变。

Gowans 等（2005 年）研究发现，氢醌能引起小鼠骨髓细胞基因组不稳定。提示，苯及其代谢物引起基因组不稳定可能是其血液毒性机制之一。

5．DNA 加合物

苯与大多数致癌物一样，可以与 DNA 共价结合，形成 DNA 加合物，加合物的形成改变了染色体的结构，导致染色体畸变。

王春光等（1994 年）用苯的代谢产物：苯酚（10 mg/ml）、氢醌（10 mg/ml）、苯醌（0.5 mg/ml）、邻苯二酚（10 mg/ml）及黏糠酸（0.4 mg/ml）处理雌性昆明种小鼠。结果发现，除对照组及黏糠酸组外，苯酚、氢醌、苯醌及邻苯二酚均可与 DNA 作用形成至少 1 种加合物，并且其能力依次为苯醌＞氢醌＞邻苯二酚＞苯酚。

Lévay G 等（1993 年）研究发现，苯 DNA 加合物至少有鸟嘌呤加合物、胞嘧啶加合物及腺嘌呤加合物等 3 类，但哪一种苯的代谢物与 DNA 分子中的哪一种碱基形成加合物，到目前为止仍未完全清楚。

（九）造血干细胞巢失调引起增生

造血干细胞在骨髓有序排列，与干细胞巢内的支持性基质细胞、内皮细胞以及成熟的淋巴细胞相互作用。血液毒性会破坏这种有序的干细胞微环境，引起异常的造血过程，允许白血病干细胞（leukemic stem cells，LSCs）的克隆扩增。

Rivedal 等（2005 年）研究发现，几种苯代谢物在体外实验中会干扰这种细胞间的缝隙连接，最明显的是 t,t- 黏糠酸。

Zhou H 等（2010 年）利用转化的人骨髓内皮细胞株进行苯处理研究，这种转化细胞的 NQO1 表达水平低于正常细胞，结果发现，$CD34^+$ 造血细胞黏合过程明显下降，对苯的血液毒性更加敏感。黏合分子参与了造血细胞的移动和复位，所以内皮或血管干细胞巢的损伤会导致 NQO1 缺陷个体对苯毒性敏感性增加。人类骨髓内皮细胞的另一重要功能是形成微管、血管，是造血干细胞血管微环境的关键构成部分。

Zhou H 等（2009 年）用氢醌处理人骨髓内皮细胞会抑制微管形成，其原因是增加了软骨调节素 1（chondromodulin 1）的表达，软骨调节素 1 在内皮细胞中表达，具有对抗血管形成的作用，所以抑制微管形成是骨髓内皮微环境苯所致毒性作用的重要机制，对于造血干细胞的分化有重要作用。以上研究结果均提示，苯及其代谢物能通过多种途径干扰干细胞巢中的造血信号功能。

（十）免疫监视下降导致克隆增生

依据机体的免疫功能，白血病干细胞的克隆扩增会被免疫监视发现并阻止。但是人群研究发现，苯暴露会引起免疫功能缺陷，损害机体的免疫监视功能。

Lan Q 等（2004 年）对 250 名职业性苯接触者的研究显示，职业性苯接触不仅引起血液毒性，还会改变免疫细胞的亚群构成比例，这类情形在低浓度苯接触中也存在。苯接触对于 CD4 T 淋巴细胞的选择性作用会引起白血病干细胞（leukemic stem cells，LSCs）逃脱免疫监视，从而继续存活。但是目前还不清楚这种数量上的减少是否与功能下降有关。

Li B 等（2009 年）研究发现，胸腺输出功能和 T 细胞免疫功能在苯接触工人中明显受到损害。Gale R 等（2012 年）研究显示，苯接触工人的外周血基因表达改变揭示了免疫应答过程的变化。这些研究均提示苯能通过减少免疫监视来诱导免疫抑制。

（十一）热休克蛋白（heat shock protein，HSPs）

HSPs 在正常细胞中参与蛋白质合成的不同过程，起分子伴侣的作用，在细胞的增殖、分化等生理过程中发挥作用。陈胜等（1999 年）选择接触苯浓度 $\geq 40\ mg/m^3$ 工人 42 名为高接触组，接触苯浓度 $< 40\ mg/m^3$ 工人 50 名为低接触组，不接触苯等职业有害因素工人 42 名为对照组。测定其血浆 HSP27、HSP60、HSP70 及 HSP90 水平。结果显示，高接触组血浆 HSP70 水平明显高于对照组，差异有统计学意义（$P < 0.05$），而 HSP27、HSP60 和 HSP90 水平高、低接触组与对照组相比，差异均无统计学意义（$P > 0.05$）。提示可能是苯及其代谢产物直接诱导热应激蛋白的表达，或者是苯在体内代谢产生的各种活性氧物质使机体处于过氧化应激之中。

（十二）癌基因的激活

夏俊杰等（1994 年）检测了 103 名接触苯工人和 70 名对照组工人的外周血细胞 c-Ki-ras 基因和 C-myc 基因。结果显示，103 名接触苯者中有 4 例外周血细胞检出 c-Ki-ras 基因 12 位点 G → T 突变，其接触苯工龄在 6 ~ 10 年，而对照组未检出该突变；c-Ki-ras 基因 12 位点 G → A 以及 C-myc 基因在两组工人均未检出阳性。提示 c-Ki-ras 基因 12 位点 G → T 突变与慢性接触苯有关。

王春华等（1998 年）通过研究苯对小鼠骨髓细胞 p53 表达的影响后推测，苯及其代谢产物在骨髓细胞中代谢而影响到骨髓细胞 DNA，当与 DNA 结合并达到一定剂量时，可能作用于 DNA p53 基因而使 p53 基因发生突变，而丧失抑制原癌基因的功能，同时可能引起其他等位基因的突变，从而引起骨髓细胞发生突变导致白血病。由此可见，一些致癌基因与抑癌基因参与了苯的毒性作用过程，可能是其血液毒性的机制之一，但其具体机制有待进一步阐明。

第二节　甲　苯

甲苯（toluene），常温下为无色、透明、有芳香气味的液体。易挥发，不溶于水，易溶于苯、乙醇、乙醚、丙酮等。易发生氧化、硝化、磺化、卤代等反应。甲苯多由石油和石油产品生产过程中衍生而成。工业用途广泛，主要用作油漆、涂料等的有机溶剂和有机合成的中间体，用作异氰酸甲苯酯、苯甲酸染料、合成树脂等的原料。人们可在制造、贮存和运输过程中，发生意外事故如火灾，通风不良的密闭环境中使用而接触甲苯。室内甲苯污染主要来源于一些溶剂、香水、洗涤剂、墙纸、黏合剂、油漆等，吸烟产生的甲苯量也是十分可观的。

甲苯以蒸气形式由呼吸道进入人体，经皮肤吸收量很少，经消化道吸收完全。进入机体的甲苯在血液中主要吸附于红细胞膜及血浆脂蛋白上，以后蓄积于脂肪组织、肾上腺、骨髓、脑和肝等含脂丰富的组织和器官，以肝、脑和骨髓中最多。

呼吸道吸入的甲苯有 80% ~ 90% 在肝内 $NADP^+$（氧化型辅酶Ⅱ）的作用下被氧化为苯甲醇，再被 NAD^+（氧化型辅酶Ⅰ）氧化为苯甲醛，再经氧化生成苯甲酸，然后于辅酶 A 及三磷腺苷（ATP）的存在下，与甘氨酸结合，形成马尿酸。少量甲苯（10% ~ 20%）经羟基化作用形成苯甲酚，可与葡萄糖醛酸结合，均易经肾随尿排出。甲苯代谢产物马尿酸的排泄量，在接触甲苯后2小时内迅速升高，之后缓慢上升，在吸入即将结束时达最高水平。停止吸入后急剧减少，16～18小时后恢复到正常水平。高浓度的甲苯在短时间内吸入时，少量则在苯环上氧化成甲酚，后者与硫酸盐和葡萄糖醛酸结合，经肾从尿液中排出。

甲苯的毒性作用广泛，主要表现在神经系统毒性、生殖系统毒性等。急性甲苯中毒引起中枢神经系统功能障碍，表现为头痛、头晕等症状。慢性中毒表现为神经衰弱综合征。

国际癌症研究所（IARC，2012年）将甲苯归入3类。现有的证据不能对人类致癌性进行分类。

一、毒性表现

（一）动物实验资料

1．心律失常

（1）心动过速与心动过缓：Gordon等（2007年）以0.4、0.8、1.2 g/kg甲苯给雄性Long-Evans大鼠灌胃染毒，对照组灌胃玉米油，检测其血压和心率变化。结果显示，中、高剂量组的心率与对照组相比明显加快，血压随甲苯剂量的增加而增高。为避免研究中麻醉对动物中枢神经系统及心血管的抑制作用，作者通过植入传感器无线电遥测技术对非麻醉、自由活动状态下甲苯染毒大鼠的心血管效应进一步进行了检测，发现灌胃甲苯时起初心率明显增加，随后进入较低心率的稳定的心动过速阶段并维持数小时，同时证明心动过速与血压升高相关。

Ikeda等（1990年）报道，暴露于甲苯的犬出现窦性心动过缓，心电图低R波、ST段压低。

（2）传导阻滞：关于甲苯致心脏传导阻滞的实验研究报道较少。Taylor GJ等（1970年）报道，甲苯可引起大鼠窦性PR间期延长、房室传导阻滞。

2．对心肌酶活性的影响

韩冬（2009 年）以 400、800、1200 mg/kg 甲苯对 Bal b/c 小鼠一次性腹腔注射，对照组相同方式给予相同体积生理盐水，染毒后 30 分钟，各剂量染毒组抽取 6 只小鼠进行心电图测定，分别于染毒后 3、6、12、24 小时和 2、3、4、5 天时间点处死小鼠，测定脏器系数，测定肌酸激酶同工酶（creatine kinase-MB，CK-MB）、肌酸激酶（creatine kinase，CK）、天门冬氨酸转移酶（aspartate aminotransferase，AST）、乳酸脱氢酶（lactic dehydrogenase，LDH）等心肌酶活性。结果显示，心脏系数高剂量染毒组小鼠 24 小时，2、3、4、5 天时间点与对照组比较降低，差异有统计学意义（$P < 0.05$）；低剂量染毒组小鼠 24 小时、2、4 天及中剂量染毒组小鼠 24 小时、2 天时间点与对照组比较降低，差异均有统计学意义（$P < 0.05$）。CK-MB 活性低、中、高剂量染毒组小鼠在 3、6、12、24 小时时间点与对照组比较均升高，差异有统计学意义（$P < 0.01$）；2、3 天时间点只有高剂量染毒组小鼠与对照组比较 CK-MB 活性升高，差异有统计学意义（$P < 0.05$）。CK 活性低、中、高剂量染毒组小鼠在 3、6、12、24 小时，2、3 天时间点与对照比较均升高，差异有统计学意义（$P < 0.05$）。AST 活性高剂量染毒组小鼠 3、6、12、24 小时、2、3 天时间点与对照组比较均升高，差异有统计学意义（$P < 0.01$）；中剂量染毒组小鼠 3、6、12、24 小时，2 天时间点与对照组比较均升高，差异有统计学意义（$P < 0.05$）；低剂量染毒组小鼠 3、6、12、24 小时时间点与对照组比较均升高，差异有统计学意义（$P < 0.05$）。LDH 活性各剂量染毒组在各时间点均显著升高，差异有统计学意义（$P < 0.01$），且到观察终点各剂量组上述各项观察指标均未降至正常水平。

3．心脏的病理变化

韩冬（2009 年）以 400、800、1200 mg/kg 甲苯对 Balb/c 小鼠一次性腹腔注射，对照组相同方式给予 800 mg/kg 生理盐水，染毒后 3、6、12 和 24 小时，以及 2、3、4 和 5 天，每组各抽取 6 只小鼠处死，取部分心脏组织做石蜡包埋和切片，进行常规 HE 染色观察组织病理学改变。结果显示，对照组心肌组织清晰，细胞无形态改变；低、中剂量染毒组可见部分心肌细胞变性、肥大；高剂量染毒组部分心肌可见纤维化，整个实验观察期内，这种病理学损伤持续存在。

徐蓉（2006 年）以 500、1000、2000 mg/kg 甲苯对成年昆明种小鼠腹腔注射，对照组相同方式给予相同体积的生理盐水。于染毒后 1、7、14 天时分别处死小鼠，摘取心脏，HE 染色，光镜下观察心脏组织病理学改变。结果显示，与对照组相比，各剂量染毒组心脏直观有轻度红肿。染毒后 1 天时高剂量染毒组小鼠心肌结构紊乱，部分心肌细胞肌纤维溶解，心肌细胞肿胀；中、低剂量染毒组小鼠心脏组织无明显异常改变。染毒后 7 天时高剂量染毒组小鼠心脏结构恢复清晰，部分心肌细胞坏死，心肌细胞肿胀消失，接近对照组，中、低剂量染毒组小鼠心脏组织无明显异常。

（二）流行病学资料

1．血常规改变

周华（2002 年）选择某制鞋厂从事刷胶、烘干、定型、整理等工种作业工人 126 名（其中女性 55 名，占 43．65%）为接触组，年龄 23 ～ 45 岁（平均 32.1 岁）；工龄 4 ～ 25 年（平均 12.3 年）。另选择某水泵厂金工车间作业工人 124 名（其中女性 50 名，占 40．32%）为对照组，年龄 24 ～ 46 岁（平均 32.3 岁）；工龄 3 ～ 26 年（平均 12.5 年）。对接触甲苯作业工段进行检测（上、下午各 1 次），测定作业点 15 个，样品 30 份。甲苯浓度 41.3 ～ 590.5 mg/ m^3（最高容许浓度为 100 mg/m^3），平均 208 mg/m^3，对照组作业环境未检出甲苯。检测两组人群血液红细胞、血红蛋白含量、白细胞和血小板数量。结果显示，接触组工人红细胞数和血红蛋白含量低于正常参数值的检出率分别为 11.11%、12.70%，均高于对照组的检出率（分别为 2.42%、3.23%），差异有统计学意义（$P < 0.01$）；接触组工人白细胞和血小板数低于正常参数值的检出率分别为 3.97%、4.76%，均高于对照组的检出率（分别为 1.61%、3.23%），但差异无统计学意义（$P > 0.05$）。

2．对心电图的影响

（1）窦性心律不齐：Türkoğlu 等（2010 年）报道 1 例 27 岁女性，发病前 2 天在一家小鞋厂从事黏合工作，发病后心电图显示，随呼吸周期变化的窦性心律不齐、心动过缓及PR间期延长、频发的室性心律。

周华（2002年）选择某制鞋厂从事刷胶、烘干、定型、整理等工种作业工人126名（其中女性55名，占43.65%）为接触组，年龄23～45岁（平均32.1岁）；工龄4～25年（平均12.3年）。另选择某水泵厂金工车间作业工人124名（其中女性50名，占40.32%）为对照组，年龄24～46岁（平均32.3岁）；工龄3～26年（平均12.5年）。对接触甲苯作业工段进行检测（上、下午各1次），测定作业点15个，样品30份。甲苯浓度41.3～590.5 mg/m^3（平均208 mg/m^3）（最高容许浓度为100 mg/m^3），对照组未检出甲苯浓度。心电图分析结果显示，接触组检出窦性心动过缓4例，占3.17%，窦性心律不齐3例，占2.38%；对照组检出窦性心动过缓3例，占2.42%，窦性心律不齐1例，占0.80%，两组比较差异无统计学意义（$P > 0.05$）。

（2）心动过速与心动过缓：Meulenbelt J等（1990年）报道在游泳池底施工的2名工人接触高浓度甲苯后，其中1人出现窦性心动过速，而另1人则表现为心动过缓，并见后者的血甲苯浓度较前者高。王修德等（2001年）对29例急性甲苯中毒者的心电图进行分析，见中毒初期的心电图改变为窦性心动过速、房性早搏、室性早搏，1周后发生窦性心动过缓的比例明显增加。ST段下移、T波低为普遍的心电图改变，这些变化出现早、持续时间长、恢复慢。心电图改变随病程进展呈现先兴奋、再抑制，最后恢复正常的规律。

（3）传导阻滞：关于甲苯致心脏传导阻滞的流行病学资料较少。Tsao等（2011年）报道1例38岁男性职业性甲苯中毒者引起房室传导阻滞。

3．心肌疾病

（1）心肌炎、心肌病：Knight等（1991年）报道1例20岁男性从事室内装潢3年，接触含甲苯的胶水，常在通风较差空间超时工作。1周前约15升胶水外溢，该男子试图用手将其收回，造成其除呼吸道吸入外，同时有皮肤接触。既往否认有胶水接触史。因恶心、呕吐、头痛、昏睡就诊后先后出现严重的心肌炎、急性重型肝炎及急性肾衰竭。心电图检查见心动过缓、T 波倒置、房室传导阻滞、左后束支传导阻滞、室性心动过速、心室纤颤。入院 12 小时后心肌内膜活检显示严重心肌炎，有广泛的中性粒细胞及单核细胞浸润、心肌坏死，其组织学改变为非特异性的。2 周后心内膜活检复查仅有轻度残留的心肌炎表现及一些间质水肿。

（2）心肌梗死：Carder 等（1997 年）报道，1 例 22 岁男性使用含甲苯清漆清除剂剥除渔船内壁的清漆，局部通风差，也未进行任何防护，工作 1 天后出现头晕、呕吐、胸闷、呼吸困难，心电图（ECG）显示窦性心动过速、低电压、急性侧壁心肌梗死。

4．猝死

吸入甲苯等溶剂导致猝死偶见报道。Kirk 等（1984 年）等报道，甲苯等溶剂中毒可导致猝死的病例。Anderson 等（1990 年）等报道，1983—1988 年间英国因吸入含甲苯等溶剂的胶水发生死亡的报道。

二、毒性机制

（一）引起心肌缺血缺氧

孟昭伟等（2010 年）以 400、800、1200 mg/kg 甲苯对 BALB/c 小鼠一次性腹腔注射，对照组腹腔注射相同体积生理盐水，染毒后 3、6、12、24 小时和 2、3、4、5 天时间点摘除眼球取血测定 CK-MB、CK、AST 等心肌酶活性，注射 30 分钟后各剂量组抽取 6 只小鼠进行心电图测定。结果显示，染毒后 CK-MB 活性，低、中、高剂量染毒组在 3、6、12、24 小时时间点与对照组比较均活性升高，差异均有统计学意义（$P < 0.01$）。CK 活性，低、中、高剂量组在 3、6、12、24 小时和 2、3 天时间点与对照组比较活性均升高，差异均有统计学意义（$P < 0.05$）。AST 活性，高剂量染毒组在染毒后 3、6、12、24 小时和 2、3 天时间点与对照组比较活性均升高，差异均有统计学意义（$P < 0.05$）；低剂量染毒组在染毒后 3、6、12、24 小时时间点与对照组比较活性升高，差异有统计学意义（$P < 0.05$）；中剂量染毒组在染毒后 3、6、12、24 小时和 2 天时间点与对照组比较活性升高，差异有统计学意

义（$P < 0.05$）。各剂量染毒组小鼠心电图在染毒30分钟后均出现了异常，主要表现为J点明显上移，且与对照组比较，差异均有统计学意义（$P < 0.05$）；低剂量染毒组与高剂量染毒组、中剂量染毒组与高剂量染毒组相互比较，差异均有统计学意义（$P < 0.05$）。实验结果显示，小鼠腹腔注射甲苯后可引起血清CK-MB、CK、AST活性增高，且上述心肌酶活性总体变化随着染毒剂量的增大，同一时间点的酶活性升高会越明显，并且CK-MB、CK、AST活性升高在3小时时间点最为明显；而在同一剂量组中，随着观察时间的延长，酶活性逐渐降低，至观察终点已基本恢复至正常水平，这种酶学变化符合心肌急性缺血缺氧损伤的表现。在心电图方面，甲苯急性染毒30分钟后各剂量染毒组小鼠心电图已发生了明显的变化，主要表现为J点上移。所谓J点是指QRS波群的终点与ST段交界处，当J点上升超过0.1 mV可以视为心肌缺血缺氧的心电图表现。提示腹腔注射甲苯可引起小鼠心肌缺血缺氧，进而造成心肌损伤，染毒剂量越大，对心肌的损害就越明显。因此，甲苯急性染毒引起的心肌缺血缺氧可能是导致其心脏损伤的主要原因之一。

（二）抑制离子通道

Cruz等（2003年）通过给非洲爪蟾蜍卵母细胞转移Nav1.5 cDNA及采用离体鼠心肌细胞两种方法，检验甲苯抑制心肌钠通道的假说，证明较低浓度的甲苯可抑制心脏钠通道。钙内流阻滞可影响心脏的自律性及传导性。Tillar R等（2002年）研究表明，甲苯能抑制嗜铬细胞瘤细胞株钙离子通道的表达，因此，甲苯抑制钙离子通道可能是其血液毒性的机制之一。

（三）血常规指标变化

宋辉等（1997年）选择某鞋厂纯甲苯作业工人25名（男3名，女22名）作为接触组，年龄19 ~ 35岁（平均24.9岁），工龄0.5 ~ 10年（平均3.8年）。选择邻厂不接触任何毒物并排除患有血液病、遗传病、急慢性感染及近期服用过对造血系统有影响药物的健康工人25名作为对照组，年龄、工龄及性别比例与接触组相同。车间空气中甲苯的日平均浓度为348.9 mg/m^3（176.55 ~ 670.76 mg/m^3），超过国家最高容许浓度 3.49 倍。未检出苯及二甲苯。两组工人均采集静脉血，检测血常规和外周血淋巴细胞微核数。结果显示，两组工人各项血象结果均在正常范围内，但接触组血红蛋白、白细胞和血小板数均明显低于对照组，差异有统计学意义（$P < 0.05$ 或 $P < 0.01$）；红细胞数略低于对照组，但差异无统计学意义（$P > 0.05$）。接触组外周血淋巴细胞微核率为 1.60‰，明显高于对照组的 0.84‰，差异有统计学意义（$P < 0.01$）。提示甲苯进入机体后，可致血液常规指标改变和遗传毒性，并可诱发外周血淋巴细胞微核发生。

第三节　二甲苯

二甲苯（xylene），为无色透明的具有芳香气味的液体，易挥发，不溶于水，可溶于乙醇、丙酮和氯仿等，有邻、间、对三种同分异构体，其毒性略有差异，但均属低毒类。二甲苯主要用作溶剂及稀释剂用以替代苯，用于油漆、喷漆、橡胶、皮革及印刷业等行业中，也可用于航空燃料的高效抗暴剂，某些染料的合成及邻苯二甲酸的生产。同时又是石蜡的良好溶剂而用于组织学研究。在二甲苯的生产、使用和运输及贮存过程中，工人均可能接触到二甲苯蒸气或液体。二甲苯主要经呼吸道吸收进入机体，皮肤及消化道也可有少量吸收。二甲苯蒸气经呼吸道进入人体，有部分经呼吸道排出，进入血液循环的二甲苯主要吸附于红细胞膜及血浆脂蛋白上，以后蓄积于富含脂肪的组织和器官中，其中以脂肪组织和肾上腺中最多，后依次为骨髓、脑、血液、肾和肝。

进入体内的二甲苯在肝内大部分被氧化成水溶性的甲基苯甲酸和二甲基苯酚等，再与甘氨酸结合生成甲基马尿酸（methylhippuric acid，MHA），仅有少量与硫酸或葡萄糖醛酸结合，经肾由尿排出体外。极少量的甲基苯甲酸或二甲基苯酚也可以游离状态经肾由尿排出。

二甲苯属低毒性物质。有研究将斑马鱼胚胎暴露于 2.5、5、10、20、40 mg/L 的二甲苯溶液中 120 小时，测定斑马鱼胚胎的死亡情况、孵化情况和畸形情况。结果可见，当二甲苯浓度达到 5 mg/L 时，会对胚胎造成致死作用。随着二甲苯浓度的升高，斑马鱼胚胎的孵化率呈下降趋势，死亡率和畸形率均呈升高趋势。急性毒性表现为中枢神经系统功能障碍和对皮肤黏膜刺激性，慢性中毒可导致神经系统紊乱、记忆力减退及睡眠障碍等症状。

国际癌症研究所（IARC，2012 年）将二甲苯归入 3 类。现有证据不能对人类致癌性进行分类。

一、毒性表现

（一）动物实验资料

万永霞等（2011 年）将出生 56 天左右的昆明种小鼠 30 只随机分为 5 组，以 10、20、40 mg/kg 二甲苯腹腔注射，盐酸苯肼腹腔注射第 1 天 10 mg/kg，之后每天 5 mg/kg 作为盐酸苯肼注射组，另设空白对照组。注射第 2 天起每日检测红细胞数量、白细胞数量、血红蛋白含量，以及网织红细胞比例（网织红细胞比值的测定用 10 g/L 煌焦油蓝乙醇溶液为染料，制成血涂片后在低倍镜下选择红细胞分布均匀的部位于油镜下计数 1000 个红细胞中的网织红细胞并换算为百分比）。结果显示，二甲苯能促进红细胞溶解，循环血中网织红细胞明显增多；使用二甲苯后随注射剂量的增加和时间的增加，网织红细胞的比例逐渐升高，至第 5 天，网织红细胞比例升高达 21% 左右。与空白对照组相比，二甲苯各染毒组小鼠红细胞数量随之下降，至第 5 天红细胞数量最高可降低 56% 左右，且随剂量的增加有增加趋势，至第 7 天趋于稳定。血红蛋白含量与循环血中红细胞数量呈正相关，与空白对照组相比，二甲苯各染毒组小鼠血红蛋白含量开始下降，至第 5 天血红蛋白含量最高可降低 65% 左右，且随剂量的增加有增加趋势，至第 7 天趋于稳定。

Wrońska-Nofer 等（1991 年）以 12 g/m^3 二甲苯对大鼠吸入染毒，9 h/d，共 9 天，检测各项血液学参数。结果显示，红细胞比容、血红蛋白浓度、平均细胞体积、平均细胞血红蛋白浓度及溶血，红细胞沉降率 $T_{1/2}$ 和反映红细胞变形性指标 EPD（erythrocyte packing difference）等与对照组相比，差异均无统计学意义（$P > 0.05$）。

（二）流行病学资料

王建民（1999 年）报道，1 例诊断为二甲苯中毒的 28 岁男性工人，血压 90/30 mmHg，血白细胞总数为 18.8×10^9/L，中性粒细胞为 0.92，血红蛋白为 151g/L，血小板为 189×10^9/L。心电图报告正常。

二、毒性机制

李继红等（2006 年）以二甲苯接触者 38 人，年龄 23 ~ 55 岁作为接触组，工龄最短者 2 年，最长者 36 年；正常对照组 20 人，年龄 23 ~ 48 岁；两组的男女比例及年龄没有显著差异。正常对照组无血液病临床表现，无癌症史，无诱变剂接触史。分别检测两组人群外周血淋巴细胞染色体畸变情况。结果显示，接触组和对照组染色体数目畸变率分别为 11.3%、6.8%，染色体结构畸变率分别为 3.57%、2.60%，接触组均高于对照组，差异均有统计学意义（$P < 0.05$）。二甲苯接触史越长，引起细胞畸变率越高，说明二甲苯累积剂量与效应呈正相关性。提示，二甲苯引起外周血淋巴细胞染色体畸变可能与其对血液系统的影响有关。

第四节　苯系混合物

一、毒性表现

（一）动物实验资料

血常规改变

王取南等（2000 年）将雄性 SD 大鼠随机分为 5 组：对照组（玉米油）、B 组（5 mg/kg 苯 + 44 mg/kg 甲苯 +500 mg/kg 二甲苯）、A1 组（440mg/kg 苯 + 88 mg/kg 甲苯 +22 mg/kg 二甲苯）、A2 组（1/4 A1）和 A3 组（1/4 A2），经腹腔注射，隔日 1 次，共 18 次。观察大鼠血液学指标的变化。结果显示，混苯 A 组系列（苯为主，包括 A1、A2 和 A3 组）中淋巴细胞百分比（LY%）随染毒剂量的升高而降低，高剂量染毒组（A1 组）LY% 显著低于对照组，差异有统计学意义

（$P < 0.05$）；单核细胞百分比（MO%）和中性粒细胞百分比（GR%）及绝对数随染毒剂量的升高而增加，在A1组与对照组之间的差异有统计学意义（$P < 0.05$）。A1组WBC计数及GR绝对数也显著高于对照组，差异有统计学意义（$P < 0.05$）。混苯B组（二甲苯为主），除WBC计数的改变与对照组比较，差异无统计学意义（$P > 0.05$）外，其余各项指标的改变与A1组相近。

（二）流行病学资料

1．血常规改变

刘楠等（2010年）选择某制鞋厂接触苯作业工人265名为苯接触组，其中男性121人、女性144人，平均年龄19.5岁（17 ~ 29岁），从事苯作业平均工龄为1.8年，按接苯工龄分为≤ 1年、1 ~ 2年和> 2年3组。每日平均工作时间约为8小时。选择同一地区不接触苯和其他有毒有害物质的健康工人178名为对照组，其中男性75人、女性103人，平均年龄19.3岁（18 ~ 21岁）。两组在年龄、性别构成上差异无统计学意义（$P > 0.05$）。以上各组人员无免疫相关疾病，受检前1个月无感染史、无心血管系统疾病。使用调查表收集研究对象的职业史、吸烟饮酒史、既往病史等信息。车间空气中的苯、甲苯、二甲苯的8小时时间加权阈限值分别为6、50、50 mg/m^3；检测两组人群外周血指标。结果显示，接触组外周血血液指标异常率，RBC为25.7%（对照组为6.7%）、血细胞比容（haematocrit，HCT）为81.5%（对照组为23.0%）、平均红细胞血红蛋白含量（mean corpuscular hemoglobin，MCH）为26.0%（对照组为7.9%）、平均红细胞体积（mean corpuscular volume，MCV）为6.0%（对照组为4.5%）、PLT为17.4%（对照组为5.1%）、平均红细胞血红蛋白浓度（mean corpuscular-hemoglobin concentration，MCHC）为30.2%（对照组为4.5%）均高于对照组，差异均有统计学意义（$P < 0.01$）；WBC、Hb的异常率与对照组相比，差异无统计学意义（$P > 0.05$）。接触组MCV、Hb异常率随着工龄的增长有增高的趋势，差异有统计学意义（$P < 0.05$），而MCH、MCHC异常率也随工龄的增长而有增高的趋势，但差异无统计学意义（$P > 0.05$）。

李敏（2013 年）以某工厂接触低浓度混苯工人 458 人为接触组，接触工龄为 2 ～ 5 年，每天工作 8 小时，男性 162 人，女性 296 人，年龄 19 ～ 49 岁，平均年龄 31.53±5.82 岁。以该厂后勤和行政人员 227 人为对照组，男性 78 人，女性 149 人，年龄 20 ～ 50 岁，平均年龄 33.83±7.62 岁。接触组与对照组之间性别、年龄、工龄、工作时间差异无统计学意义。工作车间苯的平均浓度为 0.15 mg/m^3，甲苯平均浓度为 0.38 mg/m^3，二甲苯浓度＜ 0.07 mg/m^3。外周血检测结果显示，与对照组比较，接触组 WBC 异常率、中性粒细胞绝对值异常率差异有统计学意义（$P < 0.05$），RBC、Hb、PLT 差异无统计学意义（$P > 0.05$）。WBC 异常的年龄分组差异有统计学意义（$P < 0.05$），＜ 30 岁组 WBC 异常率较高；WBC 异常的性别分组差异无统计学意义（$P > 0.05$）。中性粒细胞异常的年龄分组差异有统计学意义（$P < 0.05$），＜ 30 岁组中性粒细胞异常率较高；中性粒细胞异常性别分组差异无统计学意义（$P > 0.05$）。

2．对血压的影响

查建溪等（2010 年）以某光电厂的喷涂与印刷车间作业人员 186 人（男 80 人，女 106 人）作为接触组，平均年龄 22.5 岁，平均工龄 1.5 年。选择该地餐饮行业服务人员 106 人（男 38 人，女 68 人）作为对照组，平均年龄 19.6 岁。两组人员的年龄、性别构成差异无统计学意义（$P > 0.05$）。生产高峰时，喷涂车间空气中的苯、甲苯和二甲苯浓度分别为 2.1、8.9、2.6 mg/m^3；印刷车间空气中的苯、甲苯、二甲苯浓度分别为 2.2、7.3、1.8 mg/m^3。两个车间的苯、甲苯和二甲苯浓度均低于国家最高容许浓度。检测两组人员血压情况。结果显示，接触组高血压检出率为 15.1%（28/186），对照组为 7.5%（8/106），接触组高血压检出率明显高于对照组，差异有统计学意义（$P < 0.05$）。

3．心律失常

姜民生（2012 年）选择接触苯作业工人 425 名为接触组，其中女性 321 人，男性 104 人，年龄 18 ～ 48 岁（平均 31 岁）；工龄 1 ～ 15 年（平均 5 年）；吸烟指数（每日吸烟支数 × 吸烟年数）为 1.10。选择性别、年龄、工龄相近不接触苯及其他职业有害因素的一线工人

350 名为对照组，年龄 19 ~ 55 岁（平均 34 岁）；工龄 3 ~ 30 年（平均 11 年）；吸烟指数为 1.12。接触组和对照组年龄、性别、吸烟指数的差异均无统计学意义（$P > 0.05$）。苯短时接触浓度（short-term exposure limit，STEL）为 6.22 ~ 56.46 mg/m^3，作业工人时间加权平均接触浓度（time weighted average，TWA）为 12.33 mg/m^3；甲苯 STEL 为 10.47 ~ 47.64 mg/m^3，作业工人 TWA 为 27.66 mg/m^3；二甲苯 STEL 为 13.88 ~ 42.12 mg/m^3，作业工人 TWA 为 31.11 mg/m^3。作业工人苯的时间加权平均接触浓度超过国家最高容许浓度（PC-TWA 6 mg/m^3），甲苯、二甲苯时间加权平均接触浓度符合国家最高容许浓度。检测两组人群血压和心电图。结果显示，接触组检出高血压 18 例，检出率为 4.42%；对照组检出高血压 14 人，检出率为 4.00%，两组比较差异无统计学意义（$P > 0.05$）；接触组心电图异常 70 例，心电图异常率为 16.47%；对照组心电图异常 34 例，心电图异常率为 9.71%，两组间的差异有统计学意义（$P < 0.01$）。接触组窦性心律不齐检出率为 5.65%，窦性心动过速检出率为 3.75%，传导阻滞检出率为 1.88%，均明显高于对照组（检出率分别为 2.57%、1.14%、0.29%），差异均有统计学意义（$P < 0.05$），而两组窦性心动过缓、左室高电压、ST 段和 T 波改变、期前收缩检出率的差异均无统计学意义（$P > 0.05$）。

二、毒性机制

（一）组织缺氧

张俊平（2014 年）选取某机床厂接触苯及苯系物的喷漆车间喷漆作业工人 212 名，其中男职工 102 名，女职工 110 名，年龄 18 ~ 59 岁（平均 36 岁），工龄 1 ~ 42 年（平均工龄 13 年）；选择不接触毒物的教师 241 名为对照组，年龄 18 ~ 57 岁（平均 35 岁），工龄 1 ~ 37 年（平均工龄 11 年），两组均无心血管病史，在年龄、性别、工龄、吸烟指数、饮酒指数等方面，差异无统计学意义（$P > 0.05$）。现场卫生学检测结果显示，苯时间加权平均浓度范围为 1.2 ~ 4.6 mg/m^3，短时间接触浓度范围为 1.7 ~ 8.8 mg/m^3；甲苯时间加权平均浓度范围为 0.3 ~ 5.9 mg/m^3，短时间接触浓度范围为 3.6 ~ 15.9 mg/m^3；二甲苯时间加权平均浓度范围为 1.5 ~ 7.4 mg/m³，短时间接触浓度范围为 2.9 ~ 19.5 mg/m³；作业工人接触苯、甲苯、二甲苯浓度均低于最高容许浓度。检测两组人群心电图情况。结果显示，接触组心电图异常改变 68 例，异常率为 32.0%；对照组异常改变 30 例，异常率为 12.4%；接触组心电图异常率高于对照组，差异有统计学意义（$P < 0.01$）；接触组的心电图各异常项次中，T 波改变、ST 段压低异常率为 11.3%，束支传导阻滞、房室传导阻滞异常率为 6.6%，左心室高电压异常率为 6.6%，分别高于对照组，差异均有统计学意义（$P < 0.01$），其他各异常项次如窦性心律不齐、窦性心动过速、窦性心动过缓、低电压、心电轴左偏或右偏、偶发房性期前收缩、偶发室性期前收缩的异常率与对照组比较，差异无统计学意义（$P > 0.05$）。异常心电图以 T 波改变、ST 段压低、束支或房室传导阻滞、左心室高电压为主。提示苯及苯系物的联合毒性作用于血液，影响血液的携氧能力，造成组织缺氧，间接损害心肌，引起心肌细胞的电生理特性改变，从而导致 ST 段和 T 波改变以及传导阻滞。

（二）影响造血干细胞的分裂增殖

夏昭林等（2000 年）以 40 mg/m³ 苯合并 180 mg/m³ 甲苯对体重为 15 ~ 20 g 的健康雌性 Balb/c 小鼠吸入染毒，一天 6 小时，一周 6 天，连续染毒 27 周。通过脾集落测定技术测定骨髓多向造血干细胞。结果显示，染毒 1 个月时，染毒组脾集落数与对照组相比，差异无统计学意义（$P > 0.05$）；染毒 6 个月时，染毒组脾集落数与对照组相比显著升高，差异有统计学意义（$P < 0.05$）。透射电镜观察骨髓造血微环境超微结构形态学变化，结果显示，染毒 2、6 个月时染毒组小鼠骨髓造血细胞细胞器未见明显异常，造血细胞比例亦无明显改变。染毒 6 个月时，染毒组造血功能增强，中性粒细胞簇丰富，有核红细胞造血岛多见，红细胞造血岛中的巨噬细胞核周隙增宽，与周围有核红细胞接触不紧密，但血窦窦壁较完整。脾集落即脾结节是一个多向造血干细胞分裂增殖的细胞集落。提示，苯和甲苯联合染毒可在骨髓多向造血干细胞水平上影响造血干细胞的分裂增殖，加之对造血微环境的影响可能是其血液毒性的机制之一。

（三）氧化应激

赵力等（2008 年）选择 47 名接触低浓度苯系混合物的作业女工为接触组，现场检测显示，苯、甲苯和二甲苯平均浓度分别为 533、22.48、66.22 mg/m^3，均低于最高容许浓度。另选择 65 名从未接触苯系物及其他职业性有毒物质的女工为对照组。分别测定两组人员血红蛋白含量和白细胞数，测定血清总抗氧化能力（total antioxidant capacity，T-AOC）和超氧化物歧化酶（superoxide dismutase，SOD）活力。结果显示，接触组 Hb 含量为（130.85 ± 12.89）g/L，WBC 数为（7.25 ± 1.88）× 10^9/L，血清 SOD 活力为（99.31 ± 39.97）NU/ml，T-AOC 为（15.91 ± 5.42）U/L；对照组 Hb 含量为（134.97 ± 15.63）g/L，WBC 数为（7.69 ± 1.94）× 10^9/L，血清 SOD 活力为（82.96 ± 34.88）NU/ml，T-AOC 为（18.75 ± 5.33）U/L。与对照组比较，接触组 WBC 计数和 Hb 含量等指标差异均无统计学意义（$P > 0.05$）；接触组血清 SOD 活力增高，而 T-AOC 降低，差异均有统计学意义（$P < 0.05$）。提示接触苯系混合物可以使机体脂质过氧化反应增强，打破体内氧化 / 抗氧化平衡，可能是其血液毒性的机制之一。

（四）对外周血淋巴细胞的影响

叶云杰等（2013 年）以在某工厂工作时间超过 1 年，近 2 周无 X 射线照射史，既往无肿瘤等重大病史的 461 人为接触组，平均年龄为（25.30 ± 6.45）岁。对照组为 88 名当地相近规模的一家机械加工公司的工人，其生产工艺不涉及化学有害因素，平均年龄为（27.08 ± 5.45）岁。检测两组工人血常规，采用胞质分裂阻滞微核实验评价两组工人外周血淋巴细胞染色体损伤水平。结果显示，接触组 WBC、RBC 计数和 Hb 含量均低于对照组，差异有统计学意义（$P < 0.05$）。接触组和对照组外周血淋巴细胞微核率分别为（2.12 ± 1.87）‰和（1.19 ± 1.68）‰，差异有统计学意义（$P < 0.01$）。提示接触苯系混合物可以对血液系统造成损伤，其对外周血淋巴细胞损伤是其可能的机制之一。

（陈军义　李芝兰）

主要参考文献

1. 李锐，陈文娜. 苯诱发再生障碍性贫血小鼠骨髓病理改变及血液细胞的变化. 中国医药导报，2010，7（12）：34-35.
2. Sun R，Zhang J，Yin L，et al. Investigation into variation of endogenous metabolites in bone marrow cells and plasma in C3H/He mice exposedto benzene. Int J Mol Sci，2014，15（3）：4994-5010.
3. 贺今，郭春，黄涛，等. 苯诱发再生障碍性贫血的动物模型研究. 中国临床研究，2015，28（1）：102-103.
4. 刘莲翠，赵芳，王娜. 开封市苯作业工人流行病学调查. 河南预防医学杂志，2008，19（3）：185-186.
5. D'Andrea MA，Reddy GK. Health Effects of Benzene Exposure among Children Following a Flaring Incident at the British Petroleum Refinery in Texas City. Pediatr Hematol Oncol，2014，31（1）：1-10.
6. 移钱华，何晓庆，杨建国，等. 不同浓度苯接触对作业工人健康的影响. 职业与健康，2007，23（1）：1-3.
7. 于新文，李风翔，江梅. 急性苯中毒39例心电图分析. 中国乡村医药，2001，8（2）：37.
8. 吴燕燕，郭勇，邹好婕. 急性苯中毒致中毒性心肌炎20例疗效观察. 重庆医学，2011，40（25）：2545，2551.
9. Freedman DM，Stewart P，Kleinerman RA，et al. Household solvent exposures and childhood acute lymphoblastic leukemia. Am J Public Health，2001，91（4）：564-567.
10. Bailey HD，Milne E，de Klerk NH，et al. Exposure to house painting and the use of floor treatments and the risk of childhood acute lymphoblastic leukemia. Int J Cancer，2011，128（10）：2405-2414.
11. 郑倩玲，梁伟辉，李斌，等. 职业性苯所致白血病52例临床分析. 中国热带医学，2011，11（2）：237-238.
12. 刘秋英，闵玲，李森华，等. 苯中毒致再生障碍性贫血患者周围血象及骨髓象特点分析. 中国职业医学，2009，36（2）：119-121.
13. 吴进，杨松涛，刘建华，等. 苯中毒致骨髓异常增生综合征1例报告. 职业卫生与病伤，1999，14（1）：31.
14. 冯相平，吴薇，陈新山，等. 急性苯中毒意外致死1例病理分析. 中国职业医学，2004，31（6）：47.

15. Frantz CE，Chen H，Eastmond DA. Inhibition of human topoisomerase II in vitro by bioactive benzene metabolites.Environ Health Perspect，1996，104（Suppl 6）：1319-1323.

16. Hazel BA，O'Connor A，Niculescu R，et al. Induction of granulocytic differentiation in a mouse model by benzene and hydroquinone. Environ Health Perspect，1996，104（Suppl 6）：1257-1264.

17. 李昌吉，王文静，龙云芳，等. 苯白血病患者血清GST总酶活性研究. 工业卫生与职业病，2001，27（2）：75-77.

18. 岳亚妮，杨春秀，汪群，等. 苯对作业工人红细胞超氧化物歧化酶活力的影响. 劳动医学，2000，17（4）：216-217.

19. 胡秀学，陈晋，杨益萍，等. 苯对人外周血单个核细胞S+G2/M期阻滞、细胞凋亡和DNA氧化损伤的影响. 细胞与分子免疫学杂志，2012，28（9）：940-943.

20. 薛明，张光，吴小荣，等. 苯代谢物1,2,4-苯三醇对K562细胞的凋亡诱导和分化抑制作用. 毒理学杂志，2009，23（6）：425-428.

21. Zhang L，Venkatesh P，Creek ML，et al. Detection of 1,2,4-benzenetriol induced aneuploidy and microtubule disruption by fluorescence in situ hybridization and immunocytochemistry. Mutat Res，1994，320（4）：315-327.

22. 李玉红. 低浓度苯代谢物对HL-60细胞凋亡、增殖、分化的作用及可能机制. 武汉：武汉大学，2010.

23. Zhu J，Wang H，Yang S，et al. Comparison of toxicity of benzene metabolite hydroquinone in hematopoietic stem cells derived from murine embryonic yolk sac and adult bone marrow. PLoS One，2013，8（8）：e71153.

24. 叶玲丽，林增，吴建波，等. 苯对骨髓$CD34^+$细胞及单个核细胞凋亡的影响. 中国公共卫生，2004，20（6）：706-707.

25. 刘军，王秀英，武献峰. 苯中毒患者骨髓单个核细胞凋亡调节基因的表达及其意义. 新医学，2010，41（11）：745-746，764.

26. Ruiz-Ramos R，Cebrian ME，Garrido E. Benzoquinone activates the ERK/MAPK signaling pathway via ROS production in HL-60 cells. Toxicology，2005，209（3）：279-287.

27. Wan J，Winn LM. The effects of benzene and the metabolites phenol and

catechol on c-Myb and Pim-1 signaling in HD3 cells. Toxicol Appl Pharmacol, 2004, 201 (2): 194-201.

28. Yoon BI, Hirabayashi Y, Kawasaki Y, et al. Aryl hydrocarbon receptor mediates benzene-induced hematotoxicity. Toxicol Sci, 2002, 70 (1): 150-156.

29. Rivedal E, Witz G. Metabolites of benzene are potent inhibitors of gap-junction intercellular communication. Arch Toxicol, 2005, 79 (6): 303-311.

30. Wang H, Bi Y, Tao N, et al. Differentially expressed genes of cell signal transduction associated with benzene poisoning by cDNA microarray. Zhonghua Lao Dong Wei Sheng Zhi Ye Bing Za Zhi, 2005, 23 (4): 252-255.

31. 赵职卫，毕勇毅，张合喜，等. 用基因芯片检测不同程度苯中毒细胞凋亡相关基因的差异表达. 中华劳动卫生职业病杂志，2005，23（4）：245-247.

32. 杨海玉，杨建国，王光汉，等. 氢醌对体外培养骨髓基质细胞核转录因子表达的影响. 中国实验血液学杂志，2006，14（4）：804-807.

33. Renz JF, Kalf GF. Role for interleukin-1 (IL-1) in benzene-induced hematotoxicity: inhibition of conversion of pre-IL-1 alpha to mature cytokine in murine macrophages by hydroquinone and prevention of benzene-induced hematotoxicity in mice by IL-1 alpha. Blood, 1991, 78 (4): 938-944.

34. 徐海燕，胡迪生，潘建平. 苯接触对肿瘤坏死因子活性的影响. 中国工业医学杂志，1998，11（4）：10-12，36.

35. Irons RD, Neptun DA, Pfeifer RW. Inhibition of lymphocyte transformation and microtubule assembly by quinone metabolites of benzene: evidence for a common mechanism. J Reticuloendothel Soc, 1981, 30 (5): 359-372.

36. Rivedal E, Witz G. Benzene metabolites block gap junction intercellular communication. Role in hematotoxicity and leukemia? Chem Biol Interact, 2005, 153-154: 257-260.

37. Rappaport SM, Waidyanatha S, Yeowell-O'Connell K, et al. Protein adducts as biomarkers of human benzene metabolism. Chem Biol Interact, 2005, 153-154: 103-109.

38. Siena S, Sammarelli G, Grimoldi MG, et al. New reciprocal translocation t (5; 10) (q33; q22) associated with atypical chronic myeloid leukemia. Haematologica, 1999, 84 (4): 369-372.

39. Zhang L, Wang Y, Shang N, et al. Benzene metabolites induce the loss and

long arm deletion of chromosomes 5 and 7 in human lymphocytes. Leuk Res, 1998, 22 (2): 105-113.

40. 邵建华，张罗平．应用荧光原位杂交技术探测苯代谢产物的遗传毒性．中国工业医学杂志，1998，11（2）：11-14.

41. Abernethy DJ, Kleymenova EV, Rose J, et al. Human CD34+ hematopoietic progenitor cells are sensitive targets for toxicity induced by 1,4-benzoquinone. Toxicol Sci, 2004, 79 (1): 82-89.

42. 胡俊杰，马慧敏，张文兵，等．苯急性暴露对 Sprague-Dawley 大鼠全基因组 DNA 甲基化的影响．生态环境学报，2010，19（12）：2902-2905.

43. Bollati V, Baccarelli A, Hou L, et al. Changes in DNA methylation patterns in subjects exposed to low-dose benzene. Cancer Res, 2007, 67 (3): 876-880.

44. Gaskell M, McLuckie KI, Farmer PB. Genotoxicity of the benzene metabolites para-benzoquinone and hydroquinone. Chem Biol Interact, 2005, 153-154: 267-270.

45. Maltseva DV, Baykov AA, Jeltsch A, et al. Impact of 7, 8-dihydro-8-oxoguanine on ethylation of the CpG site by Dnmt3a. Biochemistry, 2009, 48 (6): 1361-1368.

46. 施益芬，俞康，陈怡，等．氢醌对人骨髓单个核细胞 TOPO Ⅱ α 表达的影响及其可能机制．温州医学院学报，2010，40（2）：164-167.

47. Gowans ID, Lorimore SA, McIlrath JM, et al. Genotype-dependent induction of transmissible chromosomal instability by gamma-radiation and the benzene metabolite hydroquinone. Cancer Res, 2005, 65 (9): 3527-3530.

48. 王春光，李桂兰，尹松年．苯代谢产物 DNA 加合物形成特性研究．中华预防医学杂志，1994，28（5）：297-298.

49. Lévay G1, Ross D, Bodell WJ. Peroxidase activation of hydroquinone results in the formation of DNA adducts in HL-60 cells, mouse bone marrow macrophages and human bone arrow. Carcinogenesis, 1993, 14 (11): 2329-2334.

50. Rivedal E, Witz G. Metabolites of benzene are potent inhibitors of gap-junction intercellular communication. Arch Toxicol, 2005, 79 (6): 303-311.

51. Zhou H, Dehn D, Kepa JK, et al. NAD (P) H: quinone oxidoreductase 1-compromised human bone marrow endothelial cells exhibit decreasedadhesion molecule expression and CD34+ hematopoietic cell adhesion. J Pharmacol Exp Ther, 2010, 334 (1): 260-268.

52．Zhou H，Kepa JK，Siegel D，et al．Benzene metabolite hydroquinone up-regulates chondromodulin-I and inhibits tube formation in human bonemarrow endothelial cells．Mol Pharmacol，2009，76（3）：579-587．
53．Lan Q，Zhang L，Li G，et al．Hematotoxicity in workers exposed to low levels of benzene．Science，2004，306（5702）：1774-1776．
54．Li B，Li YQ，Yang LJ，et al．Decreased T-cell receptor excision DNA circles in peripheral blood mononuclear cells among benzene-exposed workers. Int J Immunogenet，2009，36（2）：107-111．
55．Gale RP，Opelz G．Commentary：does immune suppression increaserisk of developing acute myeloid leukemia? Leukemia，2012，26（3）：422-423．
56．陈胜，徐耘，肖成峰，等．苯作业工人血浆热应激蛋白水平研究．中国工业医学杂志，1999，12（5）：260-262．
57．夏俊杰，张国高，毕勇毅，等．接触苯工人白细胞癌基因激活的研究．中华劳动卫生职业病杂志，1994，12（2）：79-82；128．
58．王春华，周其宏，承泽农，等．苯对小鼠骨髓细胞 p53 表达的影响．蚌埠医学院学报，1998，23（3）：7-8．
59．Gordon CJ，Samsam TE，Oshiro WM，et al．Cardiovascular effects of oral toluene exposure in the rat monitored by radiotelemetry．Neurotoxicol Teratol，2007，29（2）：228-235．
60．Ikeda N，Takahashi H，Umetsu K，et al．The course of respiration and circulation in 'toluene-sniffing'．Forensic Sci Int，1990，44（2-3）：151-158．
61．Taylor GJ，Harris WS．Glue sniffing causes heart block in mice. Science，1970，170（3960）：866-868．
62．韩冬．甲苯急性染毒对小鼠心脏、肝脏影响的初步研究．太原：山西医科大学，2009．
63．徐蓉．小鼠甲苯急性毒性实验研究．合肥：安徽医科大学，2006．
64．周华．甲苯对作业工人健康的影响．职业卫生与应急救援，2002，20（2）：104-105．
65．Türkoĝlu C，Aliyev F，Celiker C，et al．Slow heart-slow brain：consequence of short-term occupational exposure to toluene in a young woman：what is the real mechanism? Clin Cardiol，2010，33（2）：E68-71．
66．Meulenbelt J，de Groot G，Savelkoul TJ．Two cases of acute toluene

intoxication. Br J Ind Med，1990，47（6）：417-420.
67. 王修德，褚桂娥. 29例急性甲苯中毒临床心电图分析. 实用心电学杂志，2001，10（3）：228.
68. Tsao JH，Hu YH，How CK，et al. Atrioventricular conduction abnormality and hyperchloremic metabolic acidosis in toluene sniffing. J Formos Med Assoc，2011，110（10）：652-654.
69. Knight AT，Pawsey CG，Aroney RS，et al. Upholsterers' glue associated with myocarditis，hepatitis，acute renal failure and lymphoma. Med J Aus，1991，154（5）：360-362.
70. Carder JR，Fuerst RS. Myocardial infarction after toluene inhalation. Pediatr Emerg Care，1997，13（2）：117-119.
71. Kirk LM，Anderson RJ，Martin K. Sudden death from toluene abuse. Ann Emerg Med，1984，13（1）：68-69.
72. Anderson HR. Increase in deaths from deliberate inhalation of fuel gases and pressurised aerosols. BMJ，1990，301（6742）：41.
73. 孟昭伟，韩冬，穆进军，等. 甲苯急性染毒对小鼠心脏的影响. 中国工业医学杂志，2010，23（1）：46-48.
74. Cruz SL，Orta-Salazar G，Gauthereau MY，et al. Inhibition of cardiac sodium currents by toluene exposure. Br J Pharmacol，2003，140（4）：653-660.
75. Tillar R，Shafer TJ，Woodward JJ. Toluene inhibits voltage-sensitive calcium channels expressed in pheochromocytoma cells. Neurochem Int，2002，41（6）：391-397.
76. 宋辉，刘志宏，刘贺荣，等. 甲苯对血液及遗传的毒性研究. 宁夏医学院学报，1997，19（4）：29-31.
77. 万永霞，王传财. 二甲苯对小鼠造血功能的影响. 安徽农业科学，2011，39（8）：4639-4641.
78. Wro ń ska-Nofer T，Rosin J，Bartosz G. Interaction of ethanol and xylene in their effects on erythrocytes and other haematological parameters in the rat. J Appl Toxicol，1991，11（4）：289-292.
79. 王建民. 急性二甲苯中毒一例. 中华预防医学杂志，1999，33（2）：43.
80. 李继红，魏会平，刘继云，等. 接触二甲苯实验人员淋巴细胞染色体畸变分析. 河北北方学院学报（自然科学版），2006，22（6）：13-15.

81. 王取南，孙栩．混苯对大鼠血液系统、血脂、脂质过氧化水平的影响．中国工业医学杂志，2000，13（2）：65-69.
82. 刘楠，关维俊，庞淑兰，等．苯作业工人外周血象与染色体损伤的观察．中国工业医学杂志，2010，23（4）：262-265.
83. 李敏．低浓度混苯暴露对作业工人外周血象影响的调查．公共卫生与预防医学，2013，24（3）：92-93.
84. 查建溪，林惠芳，张巧红，等．低浓度苯系物对作业工人的健康影响．职业与健康，2010，26（16）：1828-1829.
85. 姜民生．苯对作业工人血压及心电图的影响．中国慢性病预防与控制，2012，20（3）：353.
86. 张俊平．某机床厂212名喷漆作业人员心电图分析．河南预防医学杂志，2014，25（1）：13-15.
87. 夏昭林，金锡鹏，凌诒萍，等．乙醇、甲苯、苯对骨髓造血的联合毒作用．职业卫生与应急救援，2000，18（2）：59-61.
88. 赵力，李玲，李永勇，等．低浓度混合苯作业女工血清总抗氧化能力及超氧化物歧化酶的变化．中国卫生工程学，2008，7（2）：74-75.
89. 叶云杰，吕建萍，周莉芳，等．混苯接触工人遗传损伤和代谢酶基因多态性的关系．环境与职业医学，2013，30（2）：81-87.

第五节 多环芳烃

多环芳烃（polycyclic aromatic hydrocarbons，PAHs）是含有两个或两个以上苯环的芳香族化合物，它是煤、石油、木材和烟草，以及有机高分子化合物等有机物不完全燃烧时产生的挥发性碳氢化合物，是重要的环境和食品污染物。早在1976年，国际癌症研究所就将PAHs列为“1类致癌物”，其中苯并[a]芘（benzo[a]pyrene，B[a]P）致癌性最强，许多研究常以其作为PAHs的代表。迄今已发现有200多种PAHs。PAHs广泛分布于环境中，任何有机物加工、废弃物燃烧或使用的地方都有可能产生多环芳烃。

多环芳烃大都是无色或淡黄色的结晶，个别颜色较深，具有蒸气压低，疏水性强，辛醇-水分配系数高，易溶于苯类芳香性溶剂中，稳定而不易降解等特点。大量流行病学研究发现，职业接触多环芳烃可增加肺癌、皮肤癌、慢性阻塞性肺疾病、动脉硬化、冠心病以及不育症的发病风险。苯并 [a] 芘为环境人类致癌物，进入机体后，少量以原型排出体外，大部分经肝代谢为 1,2- 二羟基 -1,2- 二氢苯并芘，苯并芘 - 醌类和二氢环氧苯并芘（BPDE），BPDE 与 DNA 共价结合，形成 BPDE-DNA 加合物，导致 DNA 损伤，诱发癌变。

一、毒性表现

（一）动物实验资料

1．影响血栓形成

唐倩等（2011 年）将经腹腔注射给予 C57BL/6 小鼠（雌雄不限）B[a]P 10 mg/kg，15 分钟后，按 45 mg/kg 戊巴比妥钠腹腔注射麻醉小鼠。待小鼠无痛觉反应时固定，剃毛，颈部做切口，钝性分离左颈动脉，分离长度为 1 cm，其下置小片塑料薄膜，用于保护血管周围组织。手术完成后 1 分钟，用多普勒血流仪测定血流基础值。小鼠血流稳定后，将塑料纸放置于动脉下方保护血管周围组织。用滤纸（1 × 2 mm）包裹血管 3 分钟。除去滤纸，PBS 冲洗动脉，测定血流值，此后每隔 5 分钟测一次血流值，监测 20 分钟。以无血流作为动脉闭合的标志。结果显示，注射 B[a]P 的小鼠血栓形成时间短于未注射 B[a]P 的小鼠，表明 B[a]P 对血栓形成有促进作用。在实验中还观察到未经 B[a]P 注射的小鼠在血栓形成之后血流速度在 5 分钟时突增至 0.9 ml/min，而注射过 B[a]P 的小鼠血流速度则为 0.3 ml/min。提示 B[a]P 能使血栓形成更为牢固。

2．损伤主动脉收缩能力

干铁儿等（2011 年）将 26 只雄性 SD 大鼠随机分成两组，一组为溶剂对照组，一组为 B[a]P 染毒组，每组 13 只。染毒组腹腔注射 10 mg/kg B[a]P，每周一次，共 4 周。对照组腹腔注射相同单位体重体积的玉米油。分别在染毒后第 2 周和第 4 周测定大鼠血压、心率，及外周血细胞计数。分别在 B[a]P 染毒 2 周和 4 周后，用 BP98A 大鼠无创血压仪套尾法测量 SD 大鼠的收缩压、舒张压、平均压和心率变化。测完血压后，断尾取血约 1 ml 于事先放有抗凝剂枸橼酸钾的 1.5 ml 离心管中，用 ADVIA2120 血液分析仪测量白细胞和红细胞等细胞数量，并在 4 周后将大鼠全部处死，取胸主动脉测定胸主动脉环张力。结果显示，染毒 2 周时，两组大鼠的血压差异无统计学意义（$P > 0.05$）。4 周后，B[a]P 染毒组大鼠血压明显高于对照组，其中收缩压升高 12.0%，舒张压升高 13.5%，平均压升高 12.9%，差异均有统计学意义（$P < 0.05$）。提示 B[a]P 可损伤血管收缩能力。

3．动脉粥样硬化

Albert 等（1977 年）将 4 周龄 SC 鸡分为对照组和染毒组，染毒组每周在胸部肌内注射二甲基苯并蒽（DMBA）25 mg/kg 和 B[a]P 50 mg/kg，注射至 22 周。实验结束后，发现注射 DMBA 和 B[a]P 的鸡的腹主动脉动脉粥样硬化病变比对照组的更明显，但相比对照组，染毒组鸡血清胆固醇和对照组的差异无统计学意义。

Penn 等（1988 年）选取健康 4 周龄雄性白来航鸡（White Leghorn chickens），分为对照组和染毒组，染毒组从 4 ~ 20 周每周腹腔注射 B[a]P，实验结束后，染毒组公鸡腹主动脉斑块量是对照组的 8 ~ 14 倍，具有统计学意义（$P < 0.05$）。

Hough JL 等（1993 年）将 WC 和 SR 雌性鸽子随机分成 B[a]P 染毒组、苯并 [e] 芘（B[e]P）染毒组和对照组三组，B[a]P 和 B[e]P 染毒组每周分别腹腔注射 10 mg/kg B[a]P 和 10 mg/kg B[e]P，对照组注射少量玉米油。5 个月后发现，B[a]P 和 B[e]P 染毒组鸽子血中胆固醇含量均高于对照组，差异具有统计学意义（$P < 0.05$），也同样证实了 B[a]P 能诱发动脉粥样硬化。

Curfs 等（2004 年）对 12 周龄 ApoE 基因缺失小鼠每周经口服 B[a]P 5 mg/kg，连续口服 12 周，结果发现，B[a]P 能加速小鼠动脉粥样硬化形成。表明 B[a]P 可诱发动脉粥样硬化形成。

（二）流行病学资料

1．缺血性心脏病

Igor 等（2005 年）等通过追踪 1953—2000 年来自丹麦、芬兰、法国、德国、爱尔兰、荷兰和挪威共12367名男性沥青接触工人的队列，研究接触PAHs和缺血性心脏病死亡率的关系。接触B[a]P的工人通过定量测定模型评价，接触煤焦油的工人则通过基于公司官方提供数据半定量的方式进行评价，通过灵敏度分析评价吸烟潜在混杂因素。结果发现，B[a]P平均接触水平≥273 ng/m^{3}的工人缺血性心脏病死亡率的相对危险度（relative risk，RR）为1.64（95%CI：1.13～2.38，$P<0.01$）。灵敏度分析结果表明，即便实际情况中存在吸烟混杂因素，接触多环芳烃也能使缺血性心脏病发病的额外风险增加20%～40%，差异具有统计学意义（$P<0.05$）。该研究证明了职业性接触多环芳烃可导致致死性缺血性心脏病。

张敏（2009年）收集了29年铸造作业环境中多种职业性有害因素的监测数据，并补充检测部分有害因素指标，估算铸造作业工人硅尘累积接触量，阐明铸造作业职业性有害因素特点，观察并收集作业工人多个健康终点结局，探索影响铸造作业工人的主要疾病及死因，采用logistic回归模型拟合方法，分析与工人不良健康结局相关的因素，并建立铸造作业工人尘肺病发病率与硅尘累积接触量关系模型，预测尘肺病发病率与日粉尘接触水平和接触工龄的关系。采用队列研究设计，以湖北省十堰市某国有大型汽车公司铸造厂为研究现场，在原有17年队列研究基础上，继续观察12年。选择1980年1月1日至1996年12月31日在册一年以上的所有铸造工人为队列成员，观察终止日期为2008年12月厂内配砂、清理、熔化、造型、制芯、天车、浇注等工种的工人为接触组，同期在册一年以上的电工、检查工、钳工等辅助工为对照组。共观察2009人，其中接触组1300人、对照组709人，男性1405人，女性603人。通过检测发现，清理工岗位主要存在苯及其同系化合物，浇铸工主要存在多环芳烃、铅尘及铅烟等化学性职业有害因素。结果发现，清理工（RR=2.12，95%CI：1.07～4.21，$P<0.05$）和浇铸工（RR=2.78，95%CI：1.13～6.87，$P<0.05$）发生缺血性心脏病显著高于对照组，男性接触组缺血性心脏病发病风险显著高于对照组，男性的发病风险显著高于女性（RR=1.71，95%CI：1.00～2.91，$P<0.05$）。工龄21～30年的接触组缺血性心脏

病发病风险是对照组的 3.08 倍，差异具有统计学意义（$P < 0.05$）。

2．心率变异

冯莹莹（2013 年）在大样本的社区居民研究中从武汉两个社区共选取了 1978 名年龄 20 ~ 74 岁、居住年限超过 5 年的社区居民作为研究对象，其中男性 702 人，女性 1276 人。采用 Holter 测定短时心率变异性（heart rate variability，HRV）时域指标：正常窦性 R-R 间期标准差（standard deviation of R-R intervals，SDNN）和频域指标：低频带（low frequency，LF）、总功率（total power，TP），Framingham 风险评分（Framingham score，FRS）的计算基于年龄、性别、低密度脂蛋白或总胆固醇、高密度脂蛋白、血压、吸烟和糖尿病 7 个心血管危险因素，气相色谱 - 质谱联用仪检测尿中单羟基多环芳烃（monohydroxy polycyclic aromatic hydrocarbons，OH-PAHs）的水平。结果显示，大样本社区居民研究中，尿中四类 OH-PAHs 和尿中总羟基多环芳烃（ΣOH-PAHs）之间的相关具有显著性，相关系数为 0.41 ~ 0.84。随着 ΣOH-PAHs 的增加，LF 显著降低（$P_{trend} < 0.01$）。萘代谢产物（ΣOHNa）与 SDNN 存在负向的剂量 - 反应关系（$P_{trend} < 0.05$）。增加的芴代谢产物（ΣOHFlu）与降低的 SDNN 和 LF 均存在显著的剂量 - 反应关系（$P_{trend} < 0.05$ 和 $P_{trend} < 0.01$）。同时，随着 FRS 的增加，HRV 各指标均显著降低（$P_{trend} < 0.01$），而且 ΣOHNa 和 ΣOHFlu 分别与 FRS 对 SDNN 具有联合作用（$P_{trend} < 0.05$ 和 $P_{trend} < 0.05$），ΣOH-PAHs 和 ΣOHFlu 分别与 FRS 对 LF 存在联合作用（$P_{trend} < 0.01$ 和 $P_{trend} < 0.01$）。结果表明，尿中 OH-PAHs 和 FRS 均可独立地引起 HRV 的改变，而且 OH-PAHs 和 FRS 对 HRV 的降低有联合作用。

黄素丽（2013 年）选取了 365 名在目前的岗位上至少工作了一年的健康男性焦炉工人作为研究对象。采用气相色谱 - 质谱联用仪检测焦炉工人尿中各羟基多环芳烃代谢产物的浓度，采用 Holter 测量工人的心率变异性。进行了尿羟基多环芳烃与心率变异性之间的关联性分析。结果显示，相邻 R-R 间期差值的均方根值（root mean square of successive differences in adjacent R-R intervals，rMSSD）和高频带（High Frequency，HF）指标与尿 2- 羟基萘浓度呈显著负相关（rMSSD 的

标化回归系数 β_{std}=–0.045，$P < 0.05$；HF 的 β_{std}=–0.139，$P < 0.01$）。rMSSD 和 HF 指标也与尿 1- 羟基菲浓度成显著负相关（rMSSD 的 β_{std}=–0.036，$P < 0.05$；HF 的 β_{std}=–0.116，$P < 0.05$）。校正了年龄、工龄、吸烟状态、饮酒状态、吸烟包年、体质指数和锻炼状态。HF 同时也与 1- 羟基萘浓度呈显著负相关（β_{std}=–0.106，$P < 0.05$）。SDNN 与 9- 羟基菲浓度呈显著正相关关系（β_{std}=0.031，$P \leqslant 0.05$）。

二、毒性机制

（一）DNA 损伤

人类雌激素受体（estrogen receptor，ER）基因有 2 个亚型：ER α 和 ER β。ER α 和 ERβ 同属于类固醇激素受体超家族。吸烟产生的 PAHs 等物质可显著激活 ER α。

Han 等（2005 年）将转染了野生型 ER α 基因的正常人支气管上皮细胞用烟草提取物处理，发现 ER α 蛋白显著增加 CYP 1B1 蛋白及 mRNA 水平；ER α 蛋白不改变 CYP 1A1 的 mRNA 水平，却显著升高 CYP 1A1 蛋白水平，提示 ER α 蛋白在转录水平调节 CYP 1B1，在翻译水平调节 CYP 1A1。虽然没有研究动脉内膜的情况，但为进一步探究动脉粥样硬化的发生以及动脉粥样硬化与吸烟之间的关系提供了好的研究方向。

Iwano 等（2006 年）发现 PAHs 结合芳香烃受体（aryl hydrocarbon receptor，ARH）后，引起细胞色素 P450，特别是 CYP 1A1 表达。PAHs 被 CYP 1A1 代谢后生成活化的中间产物，并导致 DNA 受损伤。p53 被激活或磷酸化，抑制肝 X 受体介导的信号转导途径，进而导致发生动脉粥样硬化。该研究为吸烟与动脉粥样硬化之间的关系提供了可能的通路，但具体关系及机制仍不清楚，需要进一步研究。

（二）血小板损伤

吴一华（2012 年）首先选取 18 ～ 29 岁健康男性和女性志愿者，肘静脉穿刺采血，血小板聚集仪检测 B[a]P 对不同刺激剂诱导的血小板聚集的影响。利用流动小室试验检测不同剪切率下 B[a]P 对血小板黏附的影响，Western Blotting 检测 B[a]P 对血小板活化信号通路靶点蛋白的作用，并通过相应的抑制剂进行验证；流式细胞仪检测 B[a]P 对不同刺激剂诱导的血小板活化因子（P 选择素，fibrinogenbinding 等）表达的检测。再利用野生型 C57BL/6J 小鼠构造急性血栓模型，验证 B[a]P 对急性心血管血栓形成的作用。结果发现，B[a]P 对二磷腺苷（adenosine diphosphate，ADP）介导的血小板聚集有显著的促进作用，但对凝血酶，胶原诱导的血小板聚集无明显的协同作用；B[a]P 在 1000S^{-1} 的剪切率诱导下（模拟动脉血流剪切率），可显著增强血小板的黏附；Western blotting 筛选 B[a]P 作用于 ADP 诱导的血小板聚集的信号通路靶点蛋白，发现 p38MAPK 蛋白的磷酸化显著上调，同时 B[a]P 的促进作用可以被 p38MAPK 抑制剂 SB203580 所阻断，但对其他 ADP 下游的信号蛋白 ERK、AKT、Src 等蛋白质的活化无显著影响；流式细胞仪检测显示，B[a]P 对血小板 P 选择素、fibrinogenbinding 的表达有显著的促进作用；B[a]P 在氯化铁诱导的急性血栓模型（野生型 C57BL/6J 小鼠）中，能显著缩短血栓形成时间，差异具有统计学意义（$P < 0.01$），并且形成稳定的血栓无复流状态。该研究表明，B[a]P 对体外 ADP 诱导的血小板聚集、活化、黏附均有显著的促进作用，该作用可能部分通过影响 ADP 通路下游的 p38MAPK 磷酸化上调来实现；B[a]P 对急性血栓模型有明显的促进作用，使血栓形成时间缩短且稳固。

Knaapen 等（2007 年）将 5 周龄 ApoE 基因缺失模型小鼠分成 B[a]P 染毒组和对照组，从 17 周龄开始，每周对染毒组经口灌胃 0.5 mg/kg B[a]P，对照组则用三辛酸甘油酯灌胃，灌胃后禁食一晚，共处理 2 次。结果发现，B[a]P 诱发了实验组小鼠血管内皮细胞炎症反应。内皮细胞损伤和炎症反应都与血栓形成密切相关，可导致血小板聚集在受损的血管部位，易于形成血栓。炎症反应和血栓形成有着密切关系。B[a]P 通过影响内皮或诱发炎症反应间接激活血小板，而 B[a]P 在血小板刺激剂的作用下诱导血小板活化，证明了 B[a]P 对血小板的活化有直接作用。

（三）血管内皮损伤

杨进波等（2003 年）探讨 B[a]P 对猪主动脉内皮细胞增殖活性的

影响，以及与热应激蛋白 70（heat street proteins,HSP70）表达的关系。采用离体培养猪主动脉内皮细胞，不同浓度 B[a]P（0、0.5、1、10、20 μmol/L）处理 24 小时，以 MTT 法分析不同浓度 B[a]P 对内皮细胞增殖活性的影响，并以 Western blotting 法检测内皮细胞 HSP70 表达的改变。结果发现，B[a]P 处理 24 小时后，主动脉内皮细胞增殖活性随处理剂量的增加而逐渐降低；低剂量（0.5μmol/L）处理组 HSP70 的表达与对照组相比无明显差异，而中、高剂量（1、10、20 μmol/L）抑制 HSP70 的表达。提示 B[a]P 抑制主动脉内皮细胞增殖生长活性；一定浓度的 B[a]P 能抑制主动脉内皮细胞 HSP70 的表达。

贾国力等（2013 年）使用密度梯度离心法分离获取人脐血单个核细胞，采用贴壁培养法培养脐血单核细胞（mononuclear Cells，MNC）中的内皮祖细胞（endothelial progenitor cells，EPC），通过 Dil 标记的乙酰化低密度脂蛋白（Dil-ac-LDL）摄取实验和 FITC 标记的植物凝集素（FITC-UEA-I lectin）结合实验鉴定细胞。消化收集第 3 代细胞，分别采用细胞计数试剂盒（CCK-8）、黏附能力测定实验、Transwell 小室法及 Matrigel 体外成血管试验观察 B[a]P 对 EPC 增殖能力、黏附能力、迁移能力及成血管能力的影响，并检测各组细胞培养上清液 SOD 含量。采用单因素方差分析及 LSD-t 检验进行统计学分析。结果采用贴壁培养法能成功培养出 EPC；与正常对照组相比，B[a]P 呈浓度依赖性降低 EPC 的增殖能力{正常对照组 OD（1.02±0.04）显著高于 B[a]P 各组 [B[a]P ① 组 OD（0.66±0.04），B[a]P ② 组 OD（0.55±0.04），B[a]P ③ 组 OD（0.35±0.05），$P < 0.01$]，B[a]P 处理组间增殖能力差异亦有统计学意义（两两比较，$P < 0.01$）}；与正常对照组比较，B[a]P 呈浓度依赖性降低 EPC 的黏附能力{正常对照组 [（117.50±17.16）个 /200 倍镜] 显著高于 B[a]P 各组 [B[a]P ①组（80.00±14.46）个 /200 倍镜，B[a]P ② 组（66.00±9.06）个 /200 倍镜，B[a]P ③组（49.80±10.72）个 /200 倍镜，$P < 0.01$]，B[a]P 处理组间黏附能力差异亦有统计学意义（两两比较，均 $P < 0.05$）}；与正常对照组相比，EPC 的迁移能力亦呈 B[a]P 浓度依赖性降低{正常对照组 [（46.10±4.51）个 /400 倍镜] 显著高于 B[a]P 各组 [B[a]P

①组（35.50±4.95）个/400倍镜，B[a]P②组（26.80±4.08）个/400倍镜，B[a]P③组（19.50±2.84）个/400倍镜，$P < 0.01$]，B[a]P处理组间迁移能力差异亦有统计学意义（两两比较，$P < 0.01$）}；与正常对照组比较，EPC的成血管能力亦呈B[a]P浓度依赖性降低{正常对照组[（33.20±3.70）个/100倍镜]显著高于B[a]P各组[B[a]P①组（22.00±3.39）个/100倍镜，B[a]P②组（16.20±2.59）个/100倍镜，B[a]P③组（10.80±2.39）个/100倍镜，均$P < 0.01$]，B[a]P处理组间成血管能力差异亦有统计学意义（两两比较，$P < 0.05$）}。同时细胞培养上清液中SOD的活力也呈B[a]P浓度依赖性降低{正常对照组[（22.6±2.19）U/ml]高于B[a]P各组[B[a]P①组（15.94±1.68）U/ml，B[a]P②组（12.5±1.58）U/ml，B[a]P③组（6.9±1.55）U/ml，$P < 0.01$]，B[a]P处理组间SOD活力差异亦有统计学意义（两两比较，$P < 0.01$）}。B[a]P体外诱导显著影响EPC的多种生物学功能，其机制可能与氧化损伤有关。

（四）血管收缩

B[a]P在血管壁中形成DNA加合物，导致DNA损伤，从而影响了血管收缩功能。Muthuswamy R等（2004年）首先通过Western blotting和定量RT-PCR方法测定吸烟提取物（cigarette smoke extracts，CSE），主要包含B[a]P，对人主动脉内皮细胞（human aortic endothelial cells，HAECs）及冠状动脉平滑肌细胞（human coronary artery smooth muscle cells，HCSMCs）中脯氨酰-4-羟化酶（prolyl-4-hydroxylase，P4H）表达和胶原生成的影响作用。在0.01（香烟当量单位/毫升）CSE处理24小时后，P4Hα表达明显抑制，（HAEC，$P < 0.01$；HCSMC，$P < 0.001$），该研究还选取吸烟人群，测定P4H表达和腹主动脉斑块，发现吸烟人群有一定厚度的动脉粥样硬化帽，P4Hα的表达和胶原合成水平更低。P4Hα是一种能催化促进血管中胶原形成的酶，P4Hα表达量的减少降低了血管管壁重塑和张力调节的能力，最终导致血管收缩功能的异常。

（卓滋泽　马文军）

主要参考文献

1. Bostrom CE, Gerde P, Hanberg A, et al. Cancer risk assessment, indicators, and guidelines for polycyclic aromatic hydrocarbons in the ambient air. Environ Health Perspe, 2002, 110 (2): 451-488.

2. Burstyn I, Kromhout H, Partanen T, et al. Polycyclic aromatic hydrocarbons and fatal ischemic heart disease. Epidemiology, 2005, 16 (6): 744-750.

3. 唐倩. 苯并芘对血小板功能和血栓形成的影响. 杭州: 浙江大学, 2011.

4. 干铁儿. 三种不同 DNA 损伤剂对 SD 大鼠胸主动脉收缩功能影响的研究 . 杭州: 浙江大学, 2011.

5. Albert RE, Vanderlaan M, Burns FJ, et al. Effect of carcinogens on chicken atherosclerosis. Cancer Res, 1977, 37 (7 Pt 1): 2232-2235.

6. Penn A, Snyder C. Arteriosclerotic plaque development is "promoted" by polynuclear aromatic hydrocarbons. Carcinogenesis, 1988, 9 (12): 2185-2189.

7. Hough JL, Baird MB, Sfeir GT, et al. Benzo (a) pyrene enhances atherosclerosis in White Carneau and Show Racer pigeons. ArterioscIThrom Vas, 1993, 13 (12): 1721-1727.

8. Curfs DMJ, Lutgens E, Gijbels MJJ, et al. Chronic exposure to the carcinogenic compound benzo (a). pyrene induces larger and phenotypically different atherosclerotic plaques in ApoE-knockout mice. Am J Pathol, 2004, 164 (1): 101-108.

9. Igor B, Hans K, Timo P, et al. Polycyclic aromatic hydrocarbons and fatal ischemic heart disease. Epidemiology Official Journal of the International Society for Environmental Epidemiology, 2005, 16 (6): 744-750.

10. 张敏 . 汽车铸造作业工人职业接触与健康损害研究 . 北京: 北京协和医学院, 2009.

11. 冯莹莹 . 颗粒物和多环芳烃的暴露在不同 Framingham 风险评分人群中对心率变异性的影响 . 武汉: 华中科技大学, 2013.

12. 黄素丽 . 血浆 microRNA 与急性心梗发病风险和焦炉工心率变异性改变的关联性研究. 武汉: 华中科技大学, 2013.

13. Han W, Pentecost BT, Pietropaolo RL, et al. Estrogen receptor alpha increases basal and cigarette smoke extract-induced expression of CYP1A1 and

CYP1B1, but not GSTP1, in normal human bronchial epithelial cells. Mol Carcinog, 2005, 44 (3): 202-211.

14. Iwano S, Shibahara N, Saito T, et al. Activation of p53 as a causal step for atherosclerosis induced by polycyclic aromatic hydrocarbons. Febs Lett, 2006, 580 (3): 890-893.

15. 吴一华 . 血小板相关因素在心血管系统疾病中的作用研究 . 杭州：浙江大学，2012.

16. Knaapen AM, Curfs DM, Pachen DM, et al. The environmental carcinogen benzo (a). pyrene induces expression of monocyte-chemoattractant protein-1 in vascular tissue: a possible role in atherogenesis. Mutat Res-Fund Mol M, 2007, 621 (1-2): 31–41.

17. 杨进波，肖成峰，杨晓波，等 . 苯并 [a] 芘对内皮细胞增殖活性的影响及与热应激蛋白 70 表达关系的研究 . 卫生研究，2003，32 (2)：92-94.

18. 贾国力，冉华中，季亢挺，等. 3,4 苯并芘对内皮祖细胞生物学功能的影响 . 中华细胞与干细胞杂志，2013，3 (3)：17-22.

19. Muthuswamy R, Duraisamy S, Budi U, et al. Cigarette suppresses the expression of P4H alpha and vascular collagen production. Biochem Biophys Res Commun, 2004, 323 (2): 592-598.

第十章

烷类、醇类与脂类

第一节 正己烷

正己烷（n-hexane）属于直链饱和脂肪烃，是己烷（C_6H_{14}）的主要异构体之一。为无色、高脂溶性、易燃液体。常温下微有异臭，易挥发。几乎不溶于水，易溶于氯仿、乙醚、乙醇。正己烷主要用作提取植物油与合成橡胶的溶剂、试剂和低温温度计的溶液，还用于制造胶水、清漆、白电油、开胶水、黏合剂和其他相关产品，尤其在鞋用黏合剂中使用较多。

正己烷在作业环境中主要以蒸气形式存在，空气中其半减期为 2 天，主要经呼吸道吸收进入机体，也可经皮肤和胃肠道吸收。正己烷进入机体后分布广泛，主要分布于脂肪含量高的器官组织，如血液、神经系统、肾、肝、脾等。除血液外，正己烷的组织蓄积量与组织的脂肪含量直接相关，血液中正己烷的含量受血浆蛋白量影响。正己烷主要在肝代谢，在微粒体混合功能氧化酶系的参与下，通过（ω-1）氧化，代谢为 2- 己醇，2- 己酮、2,5- 己二醇、5- 羟基 -2- 己酮、2,5- 己二酮（2,5-hexanedione，2,5-HD）等产物，其中 2,5-HD 是正己烷的最终代谢产物，是一种 γ- 二酮类化合物，与正己烷的毒性有关。肝微粒体细胞色素 P450 和细胞色素 C 参与正己烷的氧化代谢：正己烷染毒细胞色素 P450 2E1 基因敲除小鼠，尿中没有发现代谢产物 2,5- 己二酮，说明细胞色素 P450 2E1 参与了正己烷的代谢。此外，正己烷通过其他途径，还可代谢为 1- 己醇、3- 己醇、γ- 戊内酯和 2,5- 去甲基呋喃。

正己烷及其代谢产物可经肾由尿排出，也可经肺呼出。上述代谢产物主要与葡萄糖醛酸结合，结合产物随尿排出。大鼠染毒正己烷后，在肾半减期为 5 ～ 6 小时。人肺可排除 50% ～ 60% 的正己烷及其代谢产物。Hamelin 等观察到志愿者吸入正己烷后约 73% 以原形从肺中呼出。

正己烷属急性低毒性化合物，但由于其具有高挥发性和高脂溶性，可在体内蓄积并具有神经毒性，是高危害性毒物。人摄入约 20 g 可致死。大鼠经口 LD_{50} 为 24 ～ 29 ml/kg（15.8 ～ 19.1 g/kg），经呼吸道 LC_{50} 为 271g/m^3，小鼠吸入 LC_{50} 为 120 ～ 150 g/m^3，兔皮肤接触 2 ～ 5 ml/kg 4 小时可引起共济失调与躁动。动物急性中毒首先出现呼吸道刺激症状，续之麻痹，最终呼吸麻痹而死亡。正己烷对人的急性毒性表现为：正己烷浓度在 2816 mg/m^3 时，有眼及上呼吸道刺激症状；4928 ～ 7040 mg/m^3 时，有恶心、头痛、眼及咽部刺激症状；17600 mg/m^3 时，可引起头晕及轻度麻痹。正己烷的慢性毒性主要影响神经系统，临床表现为周围神经病，多属于感觉 - 运动障碍型。除神经系统外，正己烷还可致生殖系统、免疫系统、血液系统及肝、肾、肺、眼、皮肤等器官的损伤。正己烷对生殖系统的影响表现为男性性功能障碍、精子数目减少、精子活动能力下降，职业女工接触正己烷后可出现停经、月经失调、生育率下降等情况；正己烷对免疫系统的影响表现为血清免疫球蛋白 IgG、IgA、IgM 水平的下降；正己烷对血液系统的影响表现为外周血红细胞（red blood cell，RBC）数、平均红细胞血红蛋白量（mean corpuscular hemoglobin，MCH）、红细胞体积分布宽度（red blood cell volume distribution width，RDW）下降，血小板比容（platelet hematocrit，PLT）、平均红细胞容积（mean corpuscular volume，MCV）上升等。正己烷对肝的损伤表现为正己烷中毒工人球蛋白增高，正己烷接触和中毒工人 B 超显示肝纤维化率较高；正己烷对眼的损伤表现为正己烷中毒患者出现眼部干涩、视物模糊、流泪等临床症状，并可发生蓝 - 黄色谱的辨色力障碍和黄斑病变。

一、毒性表现

（一）动物实验资料

1．心脏病理组织结构改变

Maharaj 等（1993 年）将 20 只年龄、体重相近的雄性 Wistar 大鼠随机分为对照组和染毒组，每组 10 只，对照组每天皮下注射 0.1 ml

橄榄油，染毒组每天皮下注射正己烷橄榄油混合液 0.2 ml（体积比为 1 ∶ 1），连续染毒 30 天。染毒结束后，离体大鼠心脏，光学显微镜下观察心肌形态结构，测量心肌纤维直径和核直径。取心包下区域，使用透射电子显微镜观察心肌超微结构。结果显示，染毒组大鼠心肌纤维直径为（14.0±0.6）μm，小于对照组的（15.4±1.0）μm，差异具有统计学意义（$P < 0.05$）；核直径为（5.05±0.40）μm，小于对照组的（5.25±0.20）μm，但差异无统计学意义（$P > 0.05$）。电镜观察结果显示，染毒组大鼠心肌细胞多数线粒体超微结构异常，出现线粒体水肿和坏死。一些心肌纤维 Z 带附近肌丝呈现断裂和紊乱，许多心肌纤维 Z 带溶解，与对照组相比，肌纤维间糖原颗粒较少，心肌纤维轻度水肿，少数闰盘出现异常。心肌线粒体和肌原纤维超微结构的改变表明心脏局部缺血。心肌纤维蛋白溶解和线粒体变化会导致心肌收缩力降低，进而导致心肌细胞死亡。

2．心肌酶活性的改变

董华等（2011 年）将 48 只雄性 Wistar 大鼠随机分为对照组和低、高剂量染毒组，每组 16 只。低剂量染毒组腹腔注射 200 mg/kg 2,5- 己二酮，高剂量染毒组腹腔注射 400 mg/kg 2,5- 己二酮，对照组腹腔注射等量生理盐水，每周 5 次，连续 6 周。染毒结束后，断头取血，离心取血清，测定血清中血清肌酸激酶（creatine kinase，CK）含量。结果显示，低剂量染毒组大鼠血清 CK 为（689.4±224.6）U/L，与对照组（858.7±222.2）U/L 比较降低，差异具有统计学意义（$P < 0.05$）；高剂量染毒组大鼠血清 CK（392.0±65.3）U/L 与对照组比较降低，差异具有统计学意义（$P < 0.01$）。提示 2,5-HD 染毒可引起大鼠血清 CK 活性下降，导致动物能量代谢发生障碍。

（二）流行病学资料

1．心电图改变

许雪春（2004 年）以 11 例正己烷职业中毒女性患者为研究对象，平均年龄 18.8 岁（17 ~ 22 岁），平均作业工龄 8 个月（3 ~ 14 个月），每日工作 12 ~ 17 小时。心电图检查结果显示，正常者 3 例，异常者 8 例，异常检出率为 72.73%。其中心动过速 7 例，不完全性房室传导阻滞 1 例。

邝守仁等（2001 年）以 102 例正己烷中毒患者为研究对象，其中女性 72 例（占 70.59%），男性 30 例（占 29.41%），平均年龄（21±3）岁，工龄 3 ～ 39 个月，平均（10.6±6.0）个月，全部病例均有确切的过量正己烷接触史。心电图检查结果显示，心电图异常检出率为 40.20%。心电图改变多为窦性心动过速、过缓和心律不齐，个别出现期前收缩、T 波低平、电轴逆转及肢导联低电压。

2．血清离子浓度改变

邝守仁等（2005 年）选择未接触过任何毒物的工人 77 名为对照组，年龄 18 ～ 35 岁；选择某制球厂、某纸品厂和某印刷厂有正己烷接触史的工人 110 名为接触组；选择慢性正己烷中毒患者 99 名为中毒组。测定各组工人血清钾离子浓度。结果显示，对照组出现低血钾 6 例，异常率为 7.79%；接触组出现低血钾 35 例，异常率为 31.82%；中毒组出现低血钾 12 例，异常率为 12.12%。接触组和对照组间，以及接触组和中毒组间，低血钾发生率差异均有统计学意义（$P < 0.001$），且接触组低血钾发生率明显高于对照组和中毒组。

二、毒性机制

目前关于正己烷的中毒机制还不清楚，它可影响全身多个系统，且主要与其代谢产物 2,5- 己二酮有关。目前认为正己烷及其主要代谢产物 2,5- 己二酮引起心血管系统损伤的机制主要有以下几个方面。

（一）改变心肌电解质水平

Mg^{2+} 对于维持正常心脏节律有重要作用，细胞内 Mg^{2+} 的丢失会导致 Mg^{2+}-ATP 酶减少，进而影响 Na^{+}-K^{+} 泵的功能，使细胞膜电位和心脏节律发生改变。细胞内 K^{+} 缺失会导致静息膜电位降低，进而使心肌兴奋性降低。Zn^{2+} 通常是体内许多酶反应的必须辅助因子。

Khedun SM 等（1992 年）将体重 200 ～ 250 g 的 40 只雄性 Wistar 大鼠随机分为对照组和染毒组，每组 20 只，对照组大鼠每天皮下注射橄榄油 0.2 ml，染毒组大鼠每天皮下注射橄榄油正己烷混合液 0.2 ml（体积比为 1 ∶ 1），连续染毒 90 天。染毒结束后，测定大鼠心率、心室纤维性颤动阈值（ventricular fibrillation threshold，VFT）及心肌电解质水平。结果显示，染毒组大鼠 VFT 为（4.72±1.87），与对照组（9.48±2.98）比较降低，差异具有统计学意义（$P < 0.001$）；心肌 K^+、Mg^{2+}、Zn^{2+} 浓度分别为（2586±162）mg/g、（164±28）mg/g、（19.6±4.0）mg/g，与对照组（2968±218）mg/g、（208±18）mg/g、（33.8±6.8）mg/g 相比均降低，差异均有统计学意义（$P < 0.001$）；心率（192±18）次 / 分，低于对照组（205±14）次 / 分，但差异无统计学意义（$P > 0.05$）。提示正己烷可能通过引起交感神经病变和降低细胞内离子浓度而对心脏产生毒性作用。

（二）心肌收缩力的改变

Raje RR（1983 年）将 20 只体重为 1.5 ~ 2.0 kg 的新西兰白化兔随机分为 4 组，每组 5 只，离体兔心脏，以 Chenoweth 葡萄糖溶液灌注各组兔心脏 20 分钟后，分别以 9.6 mg/L 正己烷、0.2% 2,5- 己二酮（V/V）、0.35% 2,5- 己二酮（V/V）灌注各组兔心脏，对照组以 Chenoweth 葡萄糖溶液灌注兔心脏，各组均灌注 60 分钟。测定心肌收缩力、冠状动脉血流量的变化。结果显示，对照组心肌收缩力变化不明显，9.6 mg/L 正己烷灌注组兔心肌收缩力随时间逐渐降低，60 分钟末下降（56.6±7.6）%；2,5- 己二酮灌注组兔心肌收缩力的变化呈剂量依赖性，60 分钟末，0.2% 2,5- 己二酮灌注组兔心肌收缩力下降（29.6±13.2）%，0.35% 2,5- 己二酮灌注组兔心肌收缩力下降（73.4±4.5）%。对照组冠状动脉血流量不断减少，0.2% 和 0.35% 2,5- 己二酮灌注组冠状动脉血流量在灌注前 20 分钟内均明显增加，最后降低至略高于对照组水平。对灌注后的兔心脏进行组织病理学检查，结果显示，各处理组兔心脏心室心内膜和心外膜均有心肌纤维收缩，右心室多于左心室，0.35% 2,5- 己二酮灌注组变化最为明显。

（三）氧化损伤

齐宝宁等（2007 年）将体重为 180 ~ 220 g 的雄性 SD 大鼠随机分为 5 组，每组 8 只。阴性对照组仅用注射针穿刺腹腔，不注射任何试剂，低、中、高剂量染毒组分别用 75、150、300 mg/kg 正己烷腹腔注射染毒，阳性对照组腹腔注射 50 mg/kg 环磷酰胺，每天1次，每周5天，连续4周。染毒结束后，心尖采血5 ml，检测血清丙二醛（malondialdehyde，MDA）和血清还原型谷胱甘肽（glutathione，GSH）含量。结果显示，中、高剂量染毒组MDA含量分别为（7.0697±0.37626）nmol/mg Hb、（10.4508±0.73183）nmol/mg Hb，与对照组（5.2664±0.62846）nmol/mg Hb比较均升高，差异均有统计学意义（$P < 0.05$）；低剂量染毒组MDA含量为（5.6557±0.36129）nmol/mg Hb，与高剂量染毒组相比降低，差异具有统计学意义（$P < 0.05$）。中、高剂量染毒组GSH含量分别为（462.2269±21.09361）mg/g Hb、（429.9207±29.35684）mg/g Hb，与对照组（572.9264±15.72637）mg/g Hb比较均降低，差异均有统计学意义（$P < 0.05$）；低剂量染毒组GSH含量为（549.8828±21.42287）mg/g Hb，与高剂量染毒组比较升高，差异具有统计学意义（$P < 0.05$）。该实验提示接触正己烷可以引起或增强机体氧自由基反应，导致脂质过氧化损伤。

沈齐英等（2001年）取SD大鼠24只，雌雄各半，随机分为正己烷染毒组、空白对照组、阳性对照组，每组8只。采用静式吸入染毒法（碱石灰吸入二氧化碳），正己烷染毒组连续8小时吸入正己烷15 g/m^3；空白对照组吸入空气8小时；阳性对照组，在取材前3小时经胃管给予四氯化碳-液状石蜡混合液（体积比为1∶1）25 mg/kg，其余均同空白对照组。染毒结束后，乙醚麻醉下心脏取血，检测大鼠血清中GSH和MDA含量。结果显示，正己烷染毒组大鼠血清GSH含量为（5.9808±0.2657）mg/g Hb，与空白对照组（14.8168±0.4121）mg/g Hb比较显著降低，差异具有统计学意义（$P < 0.01$）。正己烷染毒组大鼠血清MDA含量为（6.2450±0.9731）nmol/ml，与空白对照组（5.4031±0.6951）nmol/ml比较有增加趋势，但差异无统计学意义（$P > 0.05$）。提示正己烷的急性吸入可导致机体氧化还原系统的变化。

（魏　倩　李芝兰）

主要参考文献

1. Maharaj B，Khedun SM，Gregory MA，et al. The effects of hexane on rat myocardium：a morphometric and morphological study. Int J Exp Pathol，1993，74（2）：145-150.
2. 董华，朱明星，谢克勤，等. 2,5- 已二酮染毒大鼠血清肌酸激酶、乳酸脱氢酶活性及髓鞘碱性蛋白含量的变化. 毒理学杂志，2011，25（6）：410-413.
3. 许雪春. 慢性正已烷中毒临床观察分析. 工业卫生与职业病，2004，30（3）：175-177.
4. 邝守仁，黄汉林，刘惠芳，等. 慢性正已烷中毒 102 例临床分析. 中华内科杂志，2001，40（5）：329-331.
5. 邝守仁，梁伟辉，刘惠芳，等. 正已烷接触和慢性正已烷中毒对心脏影响的临床观察. 中国职业医学，2005，32（1）：37-38.
6. Khedun SM，Maharaj B，Leary WP，et al. The effect of hexane on the ventricular fibrillation threshold of isolated perfused rat heart. Toxicology，1992，71（1-2）：145-150.
7. Raje RR. In vitro toxicity of n-hexane and 2,5-hexanedione using isolated perfused rabbit heart. J Toxicol Environ Health，1983，11（4-6）：879-884.
8. 齐宝宁，易建华，唐国慧，等. 正已烷致大鼠脂质过氧化及肝细胞 DNA 损伤的实验研究. 西安交通大学学报（医学版），2007，28（2）：145-148.
9. 沈齐英，刘录. 正已烷致大鼠脂质过氧化损伤的研究. 环境与健康杂志，2001，18（2）：86-88.

第二节 乙 醇

一、理化性质

乙醇（ethanol，CH_3CH_2OH）在常温、常压下是一种易燃、易挥发的无色透明液体；乙醇具有特殊香味，并略带刺激；味微甘，并伴有刺激的辛辣滋味。体积分数 99.5% 以上的乙醇称为无水乙醇。乙醇能与水以任意比例互溶，与三氯甲烷、乙醚、甲醇、丙酮和其他多数有机溶剂混溶；乙醇由于存在氢键，所以具有较强的潮解性，可以很快从空气中吸收水分。乙醇是非电解质，在溶液中不电离，可发生分子间和分子内的脱水反应生成乙醚和乙烯，可与活泼金属发生置换反应放出氢气，乙醇除了燃烧时能生成二氧化碳和水之外，在加热和有催化剂（Cu 或 Ag）存在的条件下，与氧气发生氧化反应，生成乙醛。

二、来源、存在与接触机会

乙醇的用途很广，在国防化工、医疗卫生、食品工业、工农业生产中都有应用，其来源广泛，工业上主要是用淀粉发酵法或乙烯直接水化法制取乙醇。环境中的乙醇来源主要是动植物、微生物、森林火灾和火山喷发排放的乙醇，以及自然界糖类发酵产生的乙醇；人为来源主要是酒精性饮料、药物制剂、香水等生产过程以及使用乙醇作为溶剂、燃料添加剂、消毒剂等的过程中排放到环境中；生活性接触主要指饮用含乙醇饮料，是人类接触乙醇最主要的途径；职业性接触指劳动者在生产或使用乙醇的工作场所中经肺吸入或经皮肤接触而吸收乙醇。

三、吸收、分布、代谢与排泄

乙醇可经呼吸道、消化道、皮肤吸收进入机体。经呼吸道吸入的乙醇随空气直接进入血液；经消化道摄入的乙醇约 20% 经胃吸收，80% 经十二指肠和小肠吸收，空腹饮酒吸收很快，90 分钟可吸收 90%，乙醇浓度高吸收亦快。健康成人饮酒后 5 分钟血中出现乙醇，60 ~ 120 分钟血中乙醇浓度达到最大值，10 小时后降为零。无论以何种途径进入机体的乙醇均可随血循环分布于机体各器官，其分布量依次为肝、脑、脾、肺、肾、心与肌肉。此外，乙醇还能通过胎盘屏障进入胎盘循环。进入机体的乙醇，90% 在肝进行氧化代谢，10% 以原形从尿液、汗液、唾液以及随呼出气排出。乙醇在肝主要通过 3 个酶系被氧化：①细胞质中的乙醇脱氢酶（alcohol dehydrogenase，ADH）系；②内质网中的微粒体细胞色素氧化酶 P450 2E1（cytochrome，CYP 2E1）系；③过氧化物酶体系中的过氧化物酶。当血液和组织中的乙醇浓度较低时，ADH 是参与代谢的主要酶系。ADH 和 CYP 2El

均具有遗传多态性。研究表明，不同种族ADH等位基因率存在差异，在亚洲人和白种人中，ADH2*2等位基因频率分别60%～80%和0～10%，ADH3*1等位基因频率分别大于90%和50%～60%。这种基因差异为不同种族之间乙醇代谢速率的不同提供了依据。非乙醇中毒人群ADH2*2频率明显高于乙醇中毒人群，而与ADPl3*1等位基因频率比较，则差异无显著性。

四、毒性概述

（一）动物实验资料

1．急性毒性

黄晓波等采用一次最大限度试验法测试75%乙醇的急性毒性。选体重180～220 g的SPF级Wistar大鼠20只和体重18～22g的SP级昆明种小鼠20只，雌雄各半。设一个剂量组5000 mg/kg（体重），以75%乙醇为原形计算，小鼠按0.1ml/10g（体重），大鼠按1.0 ml/100 g（体重）一次灌胃给药，连续观察14天，记录死亡动物数及计算LD_{50}。结果发现，所有动物均未出现明显毒性症状，观察期间无动物死亡；对观察期满动物处死后剖检，肉眼未见异常组织或脏器；大、小鼠急性经口LD_{50}均大于5000 mg/kg。

袁志明等（2003年）选取健康杂种犬10只，雌雄各半，体重18.6±3.2kg，用3%戊巴比妥钠30 mg/kg静脉注射麻醉后仰卧固定于手术台上，行气管插管，保持呼吸道畅通，并下胃管。分离右侧股动脉、股静脉和左颈总动脉，经股动脉穿刺插入动脉导管，测外周动脉压，经股静脉穿刺插入6F Swan-Ganz导管送至肺动脉，经左颈总动脉穿刺插入6F猪尾导管送至左心室，将上述导管连接多联三通后通过压力换能器接8道多导生理记录仪，针形电极刺入皮下记录Ⅱ导心电图。待犬稳定15分钟后通过胃管按2 g/kg注入53%乙醇，10分钟内注完。在染毒前、染毒后0.5小时、1小时、1.5小时和2.5小时检测心率（HR）、心排血量、外周动脉收缩压（SBP）、外周动脉舒张压（DBP）、左心室收缩压（LVSP）、左心室舒张末压（LVEDP）、平均肺动脉压（mPAP）；左心室压力最大上升速率（+dp/dt）、心肌收缩因子缩短最大速度（Vmax）、左心室压力最大下降速率（–dp/dt）、等容舒张期左心室压力下降时间常数（T）；测定血浆乙醇浓度（ALC）及血肾上腺素（AD）、去甲肾上腺素（NE）、肾素（RNA）活性、血管紧张素Ⅱ（AT- Ⅱ）水平和动脉血气分析 [氧分压（PaO_2）和二氧化碳分压（$PaCO_2$）]。乙醇染毒后与染毒前比较，动物 SBP、LVSP 和心排出量下降，DBP、LVDP 和 mPAP 升高，HR 增快；SBP 在 0.5 小时时最低，差异具有统计学意义（$P < 0.01$）；LVSP 和心排出量在 1 小时时最低，差异具有统计学意义（$P < 0.01$）；DBP 在 0.5 小时时最高，差异具有统计学意义（$P < 0.01$）；LVDP 和 mPAP 在 1 小时时最高，差异具有统计学意义（$P < 0.01$），之后逐渐恢复。与乙醇染毒前比较，SBP、LVSP、mPAP、DBP 和 LVDP 在 2.5 小时时已无统计学意义，HR 在 1.5 小时时就已无统计学意义。乙醇染毒后 +dp/dt、–dp/dt 和 Vmax 均下降，T 值延长，+dp/dt 和 Vmax 于 1 小时时最低，差异具有统计学意义（$P < 0.01$），–dp/dt 于 0.5 小时时最低，差异具有统计学意义（$P < 0.01$），T 值 1 小时时最长，差异具有统计学意义（$P < 0.01$），之后逐渐恢复，2.5 小时时与乙醇染毒前比较均无统计学意义。血浆 ALC 在乙醇染毒后明显升高，1 小时时最高；AD、N E、RNA 和 AT- Ⅱ于乙醇染毒后也均升高，AD 和 NE 在 0.5 小时时最高，RNA 和 AT- Ⅱ在 1 小时时最高，差异具有统计学意义（$P < 0.01$），之后逐渐恢复，2.5 小时时 ALC 与乙醇染毒前比较仍有显著性差异。乙醇染毒后，动脉血 pH 和 PaO_2 均下降，$PaCO_2$ 升高，都在 1 小时时达极值，差异具有统计学意义（$P < 0.01$），之后逐渐恢复。结果提示，急性大剂量乙醇染毒后，随着血中乙醇浓度的升高，心搏出量和心脏整体泵血功能均下降，左心室收缩与舒张功能也下降，并引起交感 - 肾上腺髓质系统活动增强以及机体代谢性酸中毒。

曾涛等（2009 年）将健康雄性 SPF 级昆明种小鼠 24 只随机分为对照组（蒸馏水）和乙醇（50%，V/V）组，每组 12 只。采用一次性灌胃方式进行染毒，染毒剂量为 12 ml/kg。染毒 16 小时后，称重，观察并记录各组小鼠的一般情况。迅速取出肝，称重，计算肝脏器系数。测定血清丙氨酸氨基转移酶（ALT）、天门冬氨酸氨基转移酶（AST）

活性和血糖（Glu）、总蛋白（TP）含量，检测肝中三酰甘油（TG）、游离脂肪酸（FFA）的含量和病理学观察了解肝中脂肪的蓄积，测定肝组织和肝细胞线粒体内丙二醛（MDA）和还原性谷胱甘肽（GSH）的含量反映肝脂质过氧化水平。结果显示，一次大剂量乙醇摄入后，小鼠逐渐出现反应迟钝、步态不稳、翻正反射消失等醉酒症状，约3小时后，翻正反射恢复。与对照组相比，乙醇组小鼠肝脏器系数较高，血清ALT、AST活力较高，Glu和TP含量较低，肝TG和FFA含量较高，肝组织匀浆和肝细胞线粒体MDA的含量较高，肝组织匀浆中GSH含量较低，差异均有统计学意义（$P < 0.05$ 或 $P < 0.01$），同时乙醇组小鼠肝可见大量的肝细胞发生脂肪变性。表明一次性大剂量乙醇摄入可导致小鼠肝代谢异常。

2．亚急性毒性

郑雪梅（2012年）选取体重370±30g的成年雄性Wister大鼠40只，随机分成对照组，6%乙醇组，8%乙醇组，12%乙醇组，每组各10只。各乙醇组每天自由饮用各自对应乙醇浓度的水溶液100 ml，对照组每天给予自来水100 ml，共染毒4个月。期间观察大鼠的毛发、精神状态、睡眠、运动等日常表现的变化情况，染毒4个月后进行水迷宫试验，以此来判断长期慢性乙醇染毒对大鼠学习能力、记忆能力的影响。处死并分离大鼠小脑和肝，进行病理观察。结果显示：

（1）3个乙醇组的大鼠在实验期间均出现了行动迟缓、睡眠多、情绪不稳定、进食较对照组少等状态，以12%乙醇组的变化情况最为明显。而对照组大鼠则毛皮光滑，行动敏捷，食量和大便正常。

（2）水迷宫试验结果表明，3个乙醇组大鼠均出现了不同程度的学习和记忆障碍。海马HE染色结果显示，3个乙醇组大鼠海马的神经细胞排列均不规则、神经细胞数量减少、细胞体积增大、细胞核轻度固缩、部分呈空泡变性，特别是12%乙醇组较对照组的变化较为明显。小脑HE染色结果显示，3个乙醇组大鼠小脑的浦肯野细胞外形均不规则、胞体缩小变形、突起不明显、细胞核固缩深染、结构不清晰、颗粒细胞层神经细胞减少，分子细胞层和颗粒细胞层体积轻度减少，部分大鼠小脑皮质的浦肯野细胞明显减少，逐渐溶解及消失，12%乙醇组上述变化明显，6% 和 8% 乙醇组则无明显变化。提示长期喂饲含乙醇饮料可引起脑神经和小脑的损害。

(3) 肝大体观察结果显示，对照组大鼠肝表面光滑、呈红褐色，12% 乙醇组大鼠肝色泽暗淡，而 6% 和 8% 乙醇组的变化不明显。肝组织 HE 染色结果显示，对照组大鼠肝小叶结构清晰，肝细胞索由中央静脉向四周放射性排列，中央静脉周围未见肝细胞胞质疏松化、炎细胞浸润及大小泡性脂滴空泡，而 3 个乙醇组大鼠的肝细胞索紊乱，肝细胞肿胀呈气球样变，胞质疏松、胞质内可见大小不等、数量不一的脂肪空泡和水样变性，随着时间的延长，大鼠肝小叶中心带肝细胞中出现大小不等的脂肪滴，一些肝细胞核则被脂肪滴挤得明显偏位，肝细胞明显水肿，部分区域气球样变，上述变化在 12% 乙醇组变化明显，8% 乙醇组次之，6% 乙醇组则较对照组无明显变化。肝组织超微结构变化结果显示，正常肝组织细胞质内线粒体、粗面内质网、滑面内质网、高尔基复合体和糖原均较丰富，可见溶酶体，线粒体双层膜和嵴清晰可见。6% 乙醇组线粒体双层膜结构不清，嵴断裂、变短、减少，线粒体基质轻度肿胀，粗面内质网脱颗粒，肥大，滑面内质网扩张，肥大；8% 乙醇组内质网扩张、肥大，线粒体明显断裂、减少，双层膜结构破坏；12% 乙醇组内质网明显肥大，增生，高尔基复合体形成囊泡状扩张，线粒体峭断裂、减少，双层膜结构不清。实验结果提示，长期喂饲含乙醇的饮料可以引起肝损害。

许亚军等（2008 年）将 60 只成年雄性 SD 大鼠随机分为对照组、低浓度染毒组（LAA）、中浓度染毒组（MAA）和高浓度染毒者（HAA），每组 15 只大鼠。对照组大鼠以 5 ml 生理盐水灌胃，LAA、MAA 和 HAA 组大鼠则分别给予每天 5 ml/kg、10 ml/kg 和 15 ml/kg 55% 乙醇。2 周后观察大鼠一般情况，3 周后运用 Morris 水迷宫检测大鼠学习、记忆功能。结果显示，MAA 和 HAA 组多数大鼠出现精神萎靡、觅食活动减少、营养不良、毛发无光泽、体重增长缓慢等情况。实验 3 周后对照组、LAA 组、MAA 组和 HAA 组大鼠分别存活 14、15、13、8 只，实验 7 周后对照组、LAA 组、MAA 组和 HAA 组大鼠分别存活 14、15、13、6 只。水迷宫试验结果显示，染毒组大鼠的学习获得和短时程记忆，以及长时程记忆功能发生了损伤。

赵丽等选取 38 只雄性 Wistar 大鼠，随机分为乙醇组 22 只与对照组 16 只，乙醇组用 50% 乙醇连续灌胃 4 周，在第 1、2、4 周分别按 8 ml/（kg · d）、10 ml/（kg · d）、12 ml/（kg · d）分两次灌胃，其间隔 6 小时；对照组同时用等量的生理盐水进行灌胃。实验期间观察两组大鼠的一般情况，定期测量体重，两组大鼠均灌胃 4 周后用中性甲醛溶液（福尔马林）经升主动脉灌注固定后取出脑组织，进一步固定后脱水、包埋、切片、染色，进行光学显微镜观察。实验结果的一般情况显示，乙醇组大鼠相继出现毛发干枯、杂乱无光、脱落，倦怠，进食量减少，营养不良，消瘦，大便稀溏等情况；灌胃 2 周后乙醇组约 1/4 大鼠出现神经系统损伤的表现：偏侧肢体瘫痪及病变侧的霍纳征；3 周后乙醇组大鼠的体重相较于对照组，差异有统计学意义（$P < 0.05$），4 周后乙醇组大鼠的体重相较于对照组，差异有显著的统计学意义（$P < 0.005$）。病理切片结果显示：

（1）对照组大鼠额叶大脑皮质小动脉未见异常改变；乙醇组大鼠额叶小动脉管壁轻度增厚，管腔轻度狭窄；内皮细胞部分脱落，内弹力膜出现皱褶，厚薄不一；血管平滑肌细胞部分增生，胞质轻度浓染，外膜胶原纤维生；血管周围间质轻度水肿。

（2）对照组大鼠额叶大脑皮质神经细胞未见异常改变；乙醇组大鼠额叶大脑皮质各层神经细胞的数目均有所减少，细胞核轻度固缩，外锥体层神经细胞排列不规则，皮质有轻度水肿。

（3）对照组大鼠海马结构未见异常改变；乙醇组大鼠海马内神经细胞排列不规则，神经细胞数目缺失，细胞体略增大，细胞核轻度固缩，部分呈空泡变性。

（4）对照组大鼠小脑皮质浦肯野细胞胞体呈梨形突起明显，细胞核规则，颗粒细胞层神经细胞密集；乙醇组大鼠小脑皮质浦肯野细胞外形不规则，胞体缩小、变形，呈明显的三角形改变，突起不明显，细胞核固缩深染，结构不清晰，颗粒细胞层神经细胞减少，部分乙醇组大鼠小脑皮质浦肯野细胞明显减少，逐渐溶解及消失，隐约可见变性坏死的死亡细胞轮廓，颗粒细胞层神经细胞也明显减少。本实验结果证实，亚急性乙醇染毒后可以引起脑血管自身结构的改变并影响脑血流，造成缺血缺氧性改变，并可使脑细胞出现不同程度的损伤。

徐燕等（2016 年）探讨了成年小鼠连续 3 个月自由饮用 10% 乙醇后对肝、部分肝功能及血脂的影响。将 20 只 SPF 级昆明种小鼠均分为乙醇组和对照组，雌雄各半。乙醇组自由饮 10% 乙醇 3 个月，对照组自由饮自来水。各组小鼠自由进食，3 个月后空腹摘除眼球采血，测定血清丙氨酸氨基转移酶（ALT）、天冬氨酸氨基转移酶（AST）活性及三酰甘油（TG）、总胆固醇（TC）含量；取小鼠肝称重，计算肝脏器指数，并取肝左叶用 10% 中性甲醛溶液（福尔马林）固定，常规脱水，石蜡包埋，HE 染色，光镜下检查。结果显示：与对照组相比，乙醇组小鼠血清 AST 活性明显升高，差异具有统计学意义（$P < 0.01$），血清 TG 含量也有一定程度的升高，但差异无统计学意义（$P = 0.076$）；乙醇组小鼠肝脏器指数明显增加，差异具有统计学意义（$P < 0.01$），肝出现明显脂肪变及坏死。实验结果表明，长期大量乙醇摄入会造成肝损伤。

3．致突变性

Badr 等选取了 45 只雄性 CBA 小鼠，随机分为低剂量乙醇组 6 只，每天给予小鼠 0.1 ml（1.24 g/g）40% 乙醇灌胃一次；高剂量组 19 只，每天给予小鼠 0.1 ml（1.88 g/g）60% 乙醇灌胃一次；对照组 20 只，每天灌胃 0.1 ml 蒸馏水。使每组雄鼠各自和 2 只从未交配过的雌鼠同笼 3 天，以后每隔 4 天再交配，重复 7 次，雌鼠孕 13 ～ 15 天后处死，观察孕鼠黄体数、死胎数、早期胚胎吸收数，以及总着床数的变化，计算显性致死突变指数［显性致死突变指数 =（胚胎死亡数 + 早期胚胎吸收数）/（总着床数）×100］。结果显示，与对照组交配的孕鼠黄体总数和总着床数并没有受到影响，而与两个乙醇组交配的孕鼠死胎数明显增加（40% 乙醇组增加 2 倍左右，60% 乙醇组增加 4 倍左右）。低剂量乙醇组在染毒 4 ～ 13 天与雌鼠交配时以及高剂量乙醇组在染毒 4 ～ 8 天和 9 ～ 13 天交配时，显性致死突变指数最大，分别为 30.6、46.3 和 67.3。该实验结果表明，乙醇具有致突变性，且乙醇浓度越高，致突变性越强。

Manna 报道，给予雄性 Phloeobaantennata 种蚂蚱腹部注射 0.5 mol/L 乙醇 0.025 ml，96 小时后对睾丸精子细胞进行分析，实验结果显示，乙醇诱导了 X- 染色体的畸变。在双线期 X- 染色体的畸变率为 4.3%，主要是染色单体断裂，并局限于染色体远侧的四分之一。

4．生殖与发育毒性

杨郑州（2011 年）选用 24 只 21 日龄断奶未成熟雌性昆明种小鼠，随机均分为染毒组Ⅰ、染毒组Ⅱ和对照组，每组 8 只。染毒组Ⅰ自由喂饲 2.8% 乙醇，染毒组Ⅱ喂饲 5% 乙醇，对照组喂饲自来水，饲养 5 周。期间观察小鼠阴道开张日龄，并通过阴道黏液涂片的方法检查小鼠的发情状况。试验 5 周时将对照组、染毒组Ⅰ和染毒组Ⅱ的小鼠各自均分为 2 组，其中一组腹腔注射孕马血清促性腺激素（Pregnant Mare Serum Gonadotropin，PMSG）染毒，48 小时后染毒组Ⅰ和染毒组Ⅱ一并乙醚麻醉断颈处死，观察卵巢和子宫的组织学形态改变。实验结果显示：

（1）染毒组Ⅰ和Ⅱ小鼠阴道开张日龄与对照组相比分别推迟了 7.5 天（$P < 0.05$）和 9 天（$P < 0.05$）。说明长期乙醇暴露可以推迟哺乳动物的发情期，抑制卵巢功能。

（2）对照组和染毒组Ⅰ的卵巢重量在 PMSG 处理后增加显著，而染毒组Ⅱ没有显著变化。说明对照组和染毒组Ⅰ小鼠卵巢对 PMSG 反应性较好，卵巢有大量大卵泡，而染毒组Ⅱ卵巢对 PMSG 反应性显著降低。可见乙醇可直接损伤卵巢，对生殖细胞有不良作用。

赵松等（2005 年）将 40 只健康成年雄性 SD 大鼠随机均分为 4 组：对照组，2.7、4.5、7.5 g/（kg · d）乙醇染毒组，各乙醇染毒组均用无水乙醇加入不同量蒸馏水灌胃，灌胃量为 15 ml/kg，对照组给予等量蒸馏水，1 次 / 天，连续 13 周。测定各染毒组大鼠血清睾酮（testosterone，T）、间质细胞刺激素（interstitial cell stimulating hormone，ICSH）、卵泡刺激素（follicle stimulating hormone，FSH）含量，光镜、电镜下观察睾丸组织的形态学改变，同时测定睾丸细胞线粒体中丙二醛（malonaldehyde，MDA）的产生量。结果显示，各乙醇染毒组大鼠血清 T 和 ICSH 水平较对照组明显降低，差异具有统计学意义（$P < 0.01$），仅高剂量染毒组 FSH 水平较对照组明显降低，差异具有统计学意义（$P < 0.05$）；光镜下各乙醇染毒组大鼠睾丸生精细胞出现细胞变性，核固缩，生精小管管腔中脱落细胞增多，超微结构显示，各乙醇染毒组睾丸生精上皮结构破坏，支持细胞和各级生精细胞均有退化变性，且损伤程度与乙醇剂量明显相关。乙醇 4.5、7.5 g/kg 染毒组小鼠睾丸细胞线粒体中 MDA 含量明显高于对照组，差异具有统计学意义（$P < 0.05$）。实验结果表明，乙醇既可以直接作用于睾丸，引起生精细胞损伤和睾丸类固醇合成抑制，还可使下丘脑 - 垂体轴生殖内分泌功能受损。

张高振等（2008 年）将 24 只 21 天龄断奶未成熟雄性昆明种小鼠随机分为 3 组：喂饲啤酒组、喂饲白酒组和对照组。啤酒组自由喂饲啤酒，白酒组喂饲稀释的白酒（乙醇含量 5%），对照组喂饲自来水。实验 5 周后检测小鼠附睾精子密度、精子畸形率等，观察睾丸的组织形态学改变。结果显示，喂饲白酒组小鼠精子密度（0.776 ± 0.353）$\times 10^7$/ml，显著低于对照组（2.313 ± 0.237）$\times 10^7$/ml，差异具有统计学意义（$P < 0.05$），喂饲啤酒组小鼠精子密度（1.650 ± 0.444）$\times 10^7$/ml 与对照组和喂饲白酒组之间比较，差异无显著性意义（$P > 0.05$）；喂饲白酒组小鼠精子畸形率（15.500 ± 2.231）%，明显高于对照组（12.708 ± 1.244）% 和喂饲啤酒组（11.605 ± 1.618）%；睾丸形态发生了不同程度的病理变化，喂饲啤酒组睾丸间质间隙增宽，间质细胞增生；喂饲白酒组睾丸间质间隙进一步增宽，生精小管内生精细胞排列紊乱疏松，生精细胞间出现空隙，有的甚至变性、坏死、脱落，部分生精小管生精细胞全部脱落或退化消失，生精小管管壁萎缩变薄。可见喂饲乙醇可影响小鼠生殖功能。

Pomeroy 等报道，将成熟小鼠卵子与精子体外孵育 15 分钟，立即移入含 10% 乙醇的培养液中处理 5 分钟，结果仅有 11% 的卵子受精，有 9% 的卵子发育到桑葚胚，显著低于正常体外受精卵（正常体外受精率为 71%，桑葚胚率 54%）。说明乙醇可直接抑制受精而影响机体的生殖功能。

许雅君等（2005 年）探讨了宫内乙醇染毒对胎鼠大脑线粒体蛋白

质组的影响。选取健康CD-1孕鼠20只，随机均分成对照组和乙醇染毒组（5.0 g/kg），染毒期为孕6～15天，孕18天剖腹取胎，选取没有明显外观畸形的胎鼠进行实验。提取胎鼠大脑线粒体进行全蛋白双向凝胶电泳分析，并用质谱鉴定差异表达的蛋白点，同时进行线粒体呼吸酶活性和大脑细胞ATP含量检测。实验结果显示，对照组每窝活产胎鼠13～20只，活胎率为96.93%（221/228），乙醇染毒组每窝活产胎鼠6～18只，活胎率为79.04%(181/229)，较对照组有明显下降，差异具有统计学意义（$P < 0.01$）；与对照组比较，宫内乙醇染毒组胎鼠大脑线粒体有10个蛋白点的表达量有差异，且差异有统计学意义（$P < 0.01$）；呼吸酶复合物（相当于对照组的72.3%±4.6%）和三磷腺苷（ATP）合成酶活性（相当于对照组的80.3%±5.1%）均较对照组降低，大脑细胞内ATP含量下降（相当于对照组的67.9%±3.9%），差异有统计学意义（$P < 0.05$）。该实验提示宫内乙醇暴露影响胚胎大脑线粒体蛋白表达，造成组织细胞的能量状态降低，进而造成胚胎大脑发育障碍。提示孕期饮酒将导致后代神经行为异常。

5．致癌性

IARC实验室把8周龄雌雄小鼠分成3组：A组给予含0.03 mg N-二乙基亚硝胺（NDEA）的40%乙醇水溶液；B组给予含0.03 mg NDEA的自来水溶液；C组给予40%乙醇水溶液，每周灌胃2次，共50周。对死亡及78周后处死的小鼠进行尸检，并取肺、食管、胃、脾、肝、肾、肾上腺、脑等器官做病理组织学检查。结果显示，A组和B组小鼠肿瘤发生率分别为98%和97%，两组每只小鼠平均肿瘤数和患多发性肿瘤的小鼠数也几乎相同。最常见的肿瘤是前胃肿瘤、淋巴肉瘤和肺腺瘤。C组小鼠肿瘤发生率低，且未见食管/前胃恶性肿瘤。A、B两组小鼠最明显的差别是前胃癌发生率不同：A组雄性小鼠前胃癌的发病率为34%，雌性为61%，而B组雄性和雌性小鼠分别10%和9%，A组小鼠的前胃癌全部为有角化或无角化的棘细胞癌，且有40%转移到肺、肝和其他器官，而B组小鼠的前胃癌则无转移。A组小鼠在第39周检出第一只前胃癌，而B组小鼠为第46周。此外，A、B两组小鼠肺腺瘤发生率无显著差异，但B组小鼠淋巴肉瘤及肝细胞癌较常见。A 组小鼠还见到一些其他器官的恶性肿瘤，而 B 组小鼠只有几个良性肿瘤。根据实验结果得出，乙醇促进了前胃癌和其他恶性肿瘤的发生，增加了 NDEA 对所致食管癌和胃癌的发病率。提示乙醇在肿瘤发生过程中有着重要的促进作用。

Woutersen RA 等（1984 年）进行 Wistar 大鼠乙醛吸入致癌实验，将大鼠分成 4 组（每组 10 只，雌雄各半），分为空气对照组，乙醛浓度分别为 1.323、2.541 和 5.993 ~ 1.758 g/ m^3 染毒组，由于高浓度组大鼠严重生长迟缓、体重减低和早死，所以至染毒 360 天，浓度逐渐减到 1.758 g / m^3。每天染毒 6 小时，每周 5 天，染毒 28 个月。结果表明，在各不同浓度染毒组，乙醛均可诱发大鼠鼻癌，并伴有鼻上皮细胞变性增生和化生改变。进一步研究结果表明，尽管染毒结束后大鼠已不再染毒乙醛，但鼻上皮细胞非瘤性增生仍可进一步恶变。

Maier H 等连续 25 个月给予雄性 ICA 小鼠 15% 乙醇，结果发现，超过 25% 的小鼠被检测出乳头状腺癌和乳腺髓样癌。

Pochl G 等（2004 年）给予雄性 C57/B6 APC 小鼠 20% 乙醇，自由喂饲 10 周，结果发现，肠肿瘤以及远端小肠肿瘤的发生数远高于对照组，值得一提的是，该种系小鼠的遗传模式与人类基因的 FAP 十分相似。这些实验都证明饮用大量乙醇可以致癌。

（二）流行病学资料

1．横断面研究

沈珊弘（2012 年）对 83 名 17 ~ 69 岁男性慢性酒精中毒患者进行常规脑电图检查。结果发现，83 名患者有不同程度的睡眠障碍和记忆力减退，睡眠障碍主要表现为入睡困难和早醒；35 名患者肢体麻木、感觉障碍；25 名患者智力减退，表现为注意力不集中，计算力、定向力障碍；37 名患者有精神症状，表现为幻听、幻觉、焦虑、抑郁、妄想、人格障碍；6 名患者四肢肌肉萎缩；同期头颅 CT 扫描 83 名患者中，正常 56 名（67%），异常 27 名（33%），异常表现为不同程度的脑萎缩，脑室扩大；脑电图（EEG）检查，正常 32 名（39%），异常 51 名（61%），异常表现为非特异性的弥漫性改变。该横断面研究提示，长期饮酒对脑的伤害是全面性的。

Paolo Boffetta 等在 2002 年根据 Meta 和数据汇总分析获得的数据，以及从 WHO 全球疾病负担项目获得的饮酒率，在患口腔癌、咽癌、食管癌、肝癌、结肠癌、直肠癌和乳腺癌相对危险度的基础上，估计了归因于饮酒的癌症患病率及其死亡人数。研究结果显示，全世界共有 389 100 例癌症的发生归因于饮酒，占所有癌症的 1.7%（其中男性为 5.2%，女性为 3.6%），其相应的死亡人数是 232 900 人（占所有癌症死亡的 3.5%），在欧洲中部和东部的男性中，这一比例尤高。在女性乳腺癌患者中，大约有 60% 均归因于饮酒。虽然该研究是基于简化的假设，但是我们还是可以看出，相当数量的癌症病例是与大量饮酒相关。

美国癌症学会（ACS）一项样本量超过 750 000 例的流行病学研究发现，每天摄入 12g 乙醇发生食管癌的相对危险度（RR）为 1.37，而每天摄入 72 g 乙醇，则 RR 上升至 5.8。证据显示，长期饮酒增加了食管癌的发生率，并且加速了乙型肝炎和丙型肝炎的发病过程。

金宝灿（2006 年）对其所在医院从 2001 年 1 月至 2005 年 1 月收治的 125 例肝硬化患者的病因进行了回顾性分析。发现其中 39 例有大量饮酒史，无病毒性肝炎史、药物中毒史等。其中 22 例 AST/ ALT ＞ 2，个别病例有较明确酒精性肝硬化的肝病理改变。说明该地区酒精性肝硬化的发病率很高，提示大量饮酒是肝硬化的发病因素之一。

2．队列研究　未见相关报道。

3．病例对照研究

鲍建军等（2007 年）对病例组 53 例男性酒精依赖患者和对照组 34 例不饮酒者进行智能和记忆功能的评定。结果发现，慢性酒精依赖患者总智商、总记忆商数、言语智商、操作智商，以及知识、领悟、算术、相似、词汇、木块图、图形排列、拼图得分均低于对照组。说明慢性酒精依赖患者的智力结构受到全面损害；并发现韦氏记忆量表因子得分低于对照组，说明慢性酒精依赖患者即刻记忆和短时记忆受损明显。

五、毒性表现

（一）动物实验资料

1．急性毒性

何显教等（2008 年）选取了 16 只健康家兔，雌雄各半，随机分为乙醇组和生理盐水组，每组 8 只。乙醇组从静脉注射 500 ml/L 乙醇溶液（按 0.5 g/kg），生理盐水组注射等体积的生理盐水作为对照，各组于注射结束后 15 分钟，颈总动脉取血，测定血常规和红细胞膜 Na^+-K^+-ATP 酶活力。结果显示，与对照组比较，乙醇组急性静脉注射可引起家兔外周血的红细胞计数、血小板计数明显减少，差异具有统计学意义（$P < 0.05$，$P < 0.01$），而红细胞平均容积、红细胞平均血红蛋白含量明显增加，差异具有统计学意义（$P < 0.01$）。该研究表明，乙醇急性摄入会引起红细胞形态变化，使红细胞体积增大，出现溶解、破裂等；还可引起血小板数量减少，抑制血小板凝集。

赵善民等（2000 年）将 18 只家兔随机分为 3 组，雌雄不限，分别为高浓度静脉注射组（A 组，950 ml/ L 乙醇）、低浓度静脉注射组（B 组，450 ml/ L 乙醇）、灌胃组（C 组，500 ml/ L 乙醇）。各组分别按每公斤体重累加 0.5、1.0、1.5、2.0g 依次给药。A 组和 B 组从耳缘静脉给药后即刻观测血压、心率、眼结膜微血管直径及其血流速度，C 组经胃管给药，每次给药后 20 分钟进行同上观察。各组每次给药后待被测指标基本恢复正常后再进行下次给药。A 组随乙醇量增加而血压降低，心率减慢，眼结膜微血管直径变大，血流速度变慢；B 组随乙醇量增加血压先稍升高后降低，心率减慢，眼结膜微血管口径变大和血流速度减慢；C 组随乙醇量增加血压先升高，达 2.0 g/kg 时血压降低，心率加快，眼结膜微血管口径变大和血流变慢。该研究提示，不管以何种方式、何种浓度注入，当乙醇量达到一定程度时对心血管系统都有明显的损伤，都会导致微血管口径增大及血流变慢。

贺巧等（2012 年）将 20 只雄性家兔随机分为乙醇组和对照组，乙醇组经耳缘静脉注射 50% 乙醇（1.0 ml/kg），每隔 20 分钟注射 1 次，直至家兔死亡；对照组以同样的方式注射等量的生理盐水。经心脏采集第1次染毒20分钟后两组家兔的血清，ELISA法测定抗利尿激素（antidiuretic hormone，ADH）的含量，记录随乙醇累积浓度增加时的尿量变化，并计算静脉注射乙醇对家兔的致死剂量。乙醇组的实验结果与对照组相比，1.0 m1/kg乙醇可明显减少血清ADH含量并增加尿量，差异具有统计学意义（$P < 0.05$）；当乙醇累积浓度为3.0 ml/kg时，尿量明显减少，甚至无尿，差异具有统计学意义（$P < 0.05$）；经静脉注射乙醇对家兔的致死剂量为（8.77 ± 1.02）ml/kg。抗利尿激素又名血管升压素，主要是通过作用于肾远端小管的血管加压素V_2受体来维持体内血压水平的平衡，也可通过血管平滑肌的血管加压素V_1受体而发挥缩血管等作用。该研究提示，乙醇浓度为1.0 ml/kg时可抑制家兔ADH的分泌，使尿量增加；但随乙醇累积浓度增加后尿量减少甚至无尿。

2．亚急性毒性

何显教等（2007年）选取体重190～250 g的健康SD大鼠18只，雌雄各半，随机分为染毒组和对照组。染毒组按0.5 g/（kg·d）乙醇量连续灌胃15天，对照组给予同等量的生理盐水。两组灌胃结束后，大鼠内眦静脉取血，用于血浆一氧化氮、内皮素含量，以及血常规和红细胞膜Na^+-K^+-ATP酶活力测定。结果显示，相较于对照组，染毒组大鼠血浆一氧化氮含量明显增加，差异具有统计学意义（$P < 0.01$），而血浆内皮素含量明显下降，差异具有统计学意义（$P < 0.01$）；血常规检查发现，染毒组大鼠白细胞（WBC）计数、红细胞数（RBC）、血红蛋白含量（HGB）、血细胞比容（HCT）、红细胞平均血红蛋白浓度（MCHC）均明显增高，差异具有统计学意义（$P < 0.05$，$P < 0.01$），而血小板数（PLT）明显减少，差异具有统计学意义（$P < 0.01$），红细胞平均容积（MCV）、红细胞平均血红蛋白含量（MCH）无显著性改变（$P > 0.05$）。该实验结果提示，亚慢性乙醇染毒会导致机体免疫功能低下，白细胞减少，还会引起血小板数量减少，抑制血小板凝集。

霍记平等（2009年）将健康成年雄性SD大鼠50只随机分为5组：空白对照组，蔗糖对照组，乙醇低、中、高剂量染毒组［分别给予50%乙醇2.5、5.0、10.0 ml/（kg·d）］，每组10只，灌胃12周后，检测大鼠血糖、血脂水平，计算心脏质量指数、左心室质量指数、动脉单位长度质量，进行心脏、肝、胸主动脉病理观察。结果显示，蔗糖对照组及乙醇各剂量染毒组大鼠胆固醇水平较空白对照组高，差异均有统计学意义（$P < 0.05$ 或 $P < 0.01$），乙醇中、高剂量染毒组三酰甘油（甘油三酯）水平较空白对照组和蔗糖对照组均升高，差异均有统计学意义（$P < 0.05$ 或 $P < 0.01$）；乙醇中、高剂量染毒组大鼠收缩压较空白对照组和蔗糖对照组均升高，差异均有统计学意义（$P < 0.05$），乙醇中、高剂量染毒组大鼠舒张压较空白对照组升高，差异均有统计学意义（$P < 0.05$）。各组大鼠心脏质量指数、左心室质量指数、左心室占全心质量百分比、胸主动脉及颈动脉单位长度质量差异无统计学意义（$P > 0.05$）；蔗糖对照组与乙醇各剂量染毒组大鼠血管内皮均不光滑，肝轻微脂肪变性。乙醇中剂量染毒组大鼠肝索排列紊乱，乙醇高剂量染毒组大鼠门管区结缔组织增生，肝实质区可见点状坏死，乙醇各剂量染毒组大鼠心肌纤维排列紊乱。该研究提示，长期少量摄入乙醇会引起血浆胆固醇、三酰甘油升高，带来不同程度的肝、心脏及血管损伤。

（二）流行病学资料

1．横断面研究

刘子永等（2006 年）总结了 103 例急性酒精中毒患者中 75 例有心脏损害者的心电图表现和心肌酶改变。75 例中有 50 例患者诉既往大量饮酒后有胸痛史（不饮酒时不发生），既往均无心脏病史，既往饮酒史 4 ~ 11 年。除去急性酒精中毒一般表现外，该 75 例患者多有胸痛、胸闷、心前区不适、心悸症状，查体可有心音低钝，心律不齐，严重者可发生急性肺水肿。75 例心脏损害患者中有 24 例发生急性肺水肿（占心脏损害患者的 32%）。急性酒精中毒时间大多为 1 ~ 12 小时，中毒时间少于 3 小时者心电图正常，中毒时间在 3 小时以上者心电图有不同程度的改变，中毒时间越长心脏损害的发生率越高，并可同时出现缺血性 ST 段和 T 波改变、心律失常等。心脏损害与急性酒精中毒程度成正比，轻度急性酒精中毒有 3 例发生了心脏损害（占 4%）；中度急性酒精中毒者有 24 例发生了心脏损害（占 32%）；重度急性酒精中毒者有48例发生心脏损害（占64%）。75例心脏损害患者中有70例心电图发生了改变，其中以ST段和T波下降最多见，共47例。房室Ⅰ～Ⅱ度及左右束支传导阻滞共12例，心房纤颤9例，各种期前收缩22例。急性酒精中毒患者恢复后，心电图恢复正常者44例（占62.86%）。75例心脏损害者的心肌酶异常，其中有69例肌酸磷酸激酶（CPK）及肌酸磷酸激酶同工酶（CPK-MB）同步增高，天冬氨酸氨基转移酶（AST）增高的有44例，乳酸脱氢酶（LDH）增高的有6例，4项均增高者有44例。该横断面分析显示，急性酒精中毒可使心肌因急性缺氧和乙醇直接毒性作用造成不同程度的损害。

孟胜君等（2009年）对其所在医院2004年4月到2008年10月收治的368例急性酒精中毒患者（既往身体健康，无心脏病既往史）进行了相关临床分析。在患者入院第0、1、2、3、4天常规监测心电图变化、进行心肌酶谱[以肌酸磷酸激酶同工酶（CK-MB）为主要监测指标，以5天中最高值为准]检查，以判断心肌损伤情况。结果显示，368例患者中，心脏损害者180人，占急性酒精中毒人数的48.9%，主要表现有：①心律失常67人（37.2%），其中心房纤颤11例，室上性心动过速6例，室性心动过速2例，窦性心动过速26例，期前收缩18例，房室传导阻滞4例；② CK-MB增高者65人，平均增高（125.51 ± 36.31）IU/ L，占心肌损伤总人数的36.1%；③ ST-T改变80人（44.4%）；④急性心肌梗死11例（6.1%）。该分析结果表明，急性酒精中毒会损害心脏功能。

陈国柱等（2009年）分析了2007年7月到2008年5月在其科室就诊的113例急性酒精中毒患者。分析发现，113例中有43例患有心脏损害，既往均无心脏病史。43例患者中，发生窦性心动过速22例（51.16%），窦性心动过缓3例（6.98%），房性期前收缩4例（9.30%），频发室性期前收缩8例（18.60%），阵发性室上性心动过速1例（2.33%），心房纤颤2例（4.65%），Ⅱ度1型房室传导阻滞1例（2.33%），心室颤动2例（4.65%）。查肌钙蛋白I（TnI）阳性12例（27.91%），可疑阳性5例（11.62%），阴性26例（60.47%）；1例患者合并左心功能不全。该研究表明，急性酒精中毒可以损害心脏，使心肌细胞间质纤维化、心室肥大、心肌病和自主神经功能紊乱，发生心律失常。

2．队列研究 未见相关报道。

3．病例对照研究

血管内皮素 -1（endofinelin-1，ET-1）主要由内皮细胞分泌，血管平滑肌细胞、巨噬细胞、白细胞、心肌细胞、成纤维细胞等也可以分泌 ET-1，血管内皮损伤或受刺激后 ET-1 产生及释放增加，故 ET-1 可作为判断血管内皮损伤的一个重要指标。

于洋等（2012 年）选择了 28 ～ 68 岁的 40 例慢性酒精中毒患者作为病例组，病例组饮酒年限为 5 ～ 35 年，所有患者的每日饮酒量均超过 40g，把酒精中毒患者按饮酒年限分为饮酒 20 年以下组（包括 20 年）和饮酒 20 年以上组，按有无高血压分为高血压组、无高血压组，所有酒精中毒患者均无急性心肌梗死、心力衰竭、缺血性卒中、出血性卒中等病史。对照组为 20 名健康人，年龄 26 ～ 60 岁，为同一时期体检者，平时不饮酒或偶尔饮少量酒，无任何器质性疾病。取病例组及对照组静脉血，测定血清内皮素 -1（ET-1）水平。结果显示：病例组血清 ET-1（pg /ml）水平明显高于正常对照组（19.43 ± 5.22 *vs* 8.97 ± 2.98），差异有统计学意义（$P < 0.01$）；病例组合并高血压组高于病例组无高血压组（22.43 ± 4.28 *vs* 16.43 ± 4.32），差异有统计学意义（$P < 0.01$）；病例组合并高血压组与病例组无高血压组 ET-1 水平均明显高于正常对照组；病例组饮酒 20 年以下者与饮酒 20 年以上者 ET-1（pg/ml）水平无明显差异（19.95 ± 4.08 *vs* 18.71 ± 6.24）（$P > 0.05$）。该研究表明，长期大量饮酒后可损伤内皮细胞，引起 ET-1 升高，ET-1 可引起高血压，而酒精中毒患者长期处于这种高血压状态时进一步的损伤血管内皮，因此可增加心脑血管疾病发生的危险。

陈永连（2015 年）选取了 2012 年 6 月到 2013 年 12 月广西某钢铁集团公司职工医院收治的急性酒精中毒患者 150 例作为病例组，其中Ⅰ度酒精中毒 45 例，Ⅱ度酒精中毒 49 例，Ⅲ度酒精中毒 56 例；另选取同期在广西某钢铁集团公司职工医院进行体检健康者 60 人作为对照组。两组均在静息状态下使用心电图仪常规描记十二导联心电图，观察病例组与对照组心电图异常情况及不同程度酒精中毒心电图异常情况。研究结果显示，病例组窦性心动过速、ST 段和 T 波变化、期前收缩及心房纤颤发生率高于对照组，差异具有统计学意义（$P < 0.01$）；Ⅰ度酒精中毒患者窦性心动过速发生率高于Ⅱ度、Ⅲ度酒精中毒患者，差异具有统计学意义（$P < 0.05$），Ⅲ度酒精中毒患者 ST 段和 T 波变化、期前收缩、心房纤颤、室上性心动过速发生率高于Ⅰ度、Ⅱ度酒精中毒患者，差异具有统计学意义（$P < 0.05$）。

（三）中毒临床表现与防治原则

刘小刚（2014 年）对 2010 年 1 月到 2013 年 1 月安徽黄山某医院收治的 260 例急性酒精中毒患者的临床资料进行了回顾性分析，这 260 例患者的症状均符合临床急性酒精中毒的诊断和分期。轻度急性酒精中毒：患者表现为兴奋状态，欣快，多语，颜面潮红，吐词不清；中度急性酒精中毒：患者表现为共济失调，动作笨拙，步态不稳，语无伦次等；重度急性酒精中毒：患者表现为意识不清，昏睡或昏迷，抽搐，面色苍白，皮肤湿冷，口唇青紫，心动过速，呼吸缓慢，血压下降，二便失禁等。

近年来，我国饮酒人数逐年增加，嗜酒者日益增多，急、慢性酒精中毒的发病率也随之增加。研究表明，适度的饮酒可以减轻疲劳、增加愉快的感觉、有助于改善心血管功能、尤其是降低心肌梗死、脑卒中、动脉粥样硬化及冠心病等心血管疾病发病率。但是过量饮酒则会对身体造成很大伤害，造成高血压、出血性脑卒中、酒精性心肌病、多种类型癌症、肝硬化、胰腺炎等疾病。乙醇对心血管系统的作用取决于饮酒量，大量研究证明，饮酒量与心血管疾病发病率之间呈“U 型曲线”关系。研究发现，葡萄酒对冠心病的保护作用最强，饮葡萄酒、啤酒、烈性酒者患冠心病的相对危险度（RR）分别为 0.5、0.8、0.9。在全球 4 种营养模式中，地中海式饮食主张每日饮用少量葡萄酒，其原理是葡萄酒中的多酚有抗氧化作用，可改善血管内皮功能，对心血管系统有保护作用。饮酒方式不同对心血管的保护作用也不同，每天规律性饮酒（相当于 15 ~ 30g 乙醇含量），患冠心病的危险性降低 40%，在饮酒量相同的情况下，多次少量饮酒较少次较大量饮酒更能降低患病的危险性。但即使是在适量饮酒者中，偶尔的暴饮也会增加心血管事件及死亡率。每天饮酒超过 120 ~ 150 g 明显增加冠心病、脑卒中的病死率。社交性饮酒或不规则性饮酒，即使每周摄入乙醇量相似，但同样对心血管有危害。切忌空腹饮、混合饮、痛快饮。空腹饮酒易使人醉，刺激消化系统；混合饮加速乙醇渗透，对消化系统、心脑血管系统的危害大；饮酒过猛使大脑处于兴奋或麻痹状态，此时患有动脉硬化者易发生脑血管意外。

六、毒性机制

（一）血管毒性

1．血管内皮功能

血管内皮在维持血管功能中发挥着重要作用，其能够合成和分泌多种血管活性物质，促进血管健康。一氧化氮（nitric oxide，NO）是内皮功能中重要的一种介质，具有扩张微血管、抗氧化、清除氧自由基以及抗凝集作用。它是在一氧化氮合酶（nitric oxide synthase，NOS）的作用下，由 L- 精氨酸转化而来。NO 可通过对鸟苷酸环化酶中的铁原子作用，激活鸟苷酸环化酶，升高细胞内 cGMP 水平，使平滑肌细胞内钙减少，引起平滑肌松弛，而且在人体的生理和病理过程都具有作用。内皮素（endothelin，ET）、血管紧张素Ⅱ（angiotensin Ⅱ，Ang Ⅱ）是广泛存在于各类组织细胞的血管活性多肽，具有引起血管强烈收缩的作用，可强烈刺激多种心血管细胞增殖 / 肥大，致炎症效应等功能，并在生理状态下与 NO 等舒张因子保持动态平衡，共同维系着正常的血管舒缩功能。

郑曼等（2011 年）将 60 只 6 ~ 8 周龄健康雄性 SD 大鼠随机分成大剂量染毒组（A 组）、中剂量染毒组（B 组）、小剂量染毒组（C 组）和对照组（D 组）各 15 只，A、B、C 组分别将白酒以蒸馏水按 1 ∶ 1、1 ∶ 3、1 ∶ 5 的比例稀释（约相当于男性适量饮酒的 6、3、2 倍）后，按 10 ml/kg 灌胃；对照组（D 组）给予生理盐水 10 ml/kg 灌胃。各组大鼠每天按照要求灌胃一次，一周灌胃 6 次，共灌胃 8 周（约相当于 60 岁的人饮白酒 4 年）。灌胃 8 周结束后，大鼠禁食 24 小时，水合氯醛使其麻醉，颈动脉取血，测定血糖、LDL-C、TG、TC、HDL-C、NO、血管紧张素Ⅱ（AngⅡ）含量以及一氧化氮合酶（NOS）、诱生型一氧化氮合酶（iNOS）、内皮型一氧化氮合酶（eNOS）活性。实验结果显示，小剂量染毒组（C组）较对照组（D组）NO、NOS、AngⅡ含量无统计学差异（$P > 0.05$），证实低剂量染毒对大鼠血管内皮功能没有显著影响，但NO、NOS有升高趋势，AngⅡ有降低趋势，提示在某种程度上有保护作用。该实验小剂量的保护作用尚未显现出来，与实验时间不够长有关。随着染毒剂量的增大，血清AngⅡ和iNOS含量升高，NO、NOS和eNOS减少，表明大量摄入乙醇可导致血管内皮功能紊乱，收缩血管的内皮物质占优势，导致血管张力增高，血管外周阻力增高，加重心脑血管负荷，引起动脉粥样硬化，导致多种心脑血管疾病。慢性饮酒可通过激活肾素-血管紧张素（renin angiotensin，RAS）系统，增加血液中AngⅡ，影响内皮功能导致动脉粥样硬化，进一步影响心功能；同时AngⅡ激活ROS，后者可以降低内皮细胞NOS活性，清除内皮细胞NO，降低NO利用率，从而抑制内皮细胞活力，与心血管疾病的发生有密切关系。本研究结果证实，小剂量白酒可使大鼠血清HDL-C增高，可以改善血管内皮依赖性血管舒张功能；中、大剂量乙醇使大鼠内皮功能损害，TC、血糖增高，造成内皮细胞功能障碍，从而引起血管内皮渗透性增加和平滑肌增生，使单核细胞易于迁移，并伴有脂质的沉积和炎性因子激活，形成不可逆的粥样斑块，进一步引起心血管疾病。

Kazim Husain等研究了慢性酒精中毒引起的炎症反应与血管内皮功能损伤以及血压升高的关系。选取12只雄性Fisher大鼠，随机均分为两组，每组6只。对照组经口给予4 g/kg 5%蔗糖溶液，乙醇组经口给予4 g/kg 20%乙醇溶液，饲养12周，每周记录大鼠的平均动脉血压。12周后，用戊巴比妥钠麻醉处死实验大鼠，分离出胸主动脉，并对其反应性、炎症介质、氧化/抗氧化酶蛋白的表达及一氧化氮生成系统进行分析。实验结果显示，12周后乙醇组大鼠的血压呈显著性升高，与对照组相比，乙醇组主动脉炎症介质［肿瘤坏死因子-α（TNF-α）、一氧化氮合酶（iNOS）、环氧合酶-2（COX-2）和单核细胞趋化蛋白-1（MCP-1）蛋白表达］以及 Ang Ⅱ水平显著增加；与对照组相比，乙醇组主动脉烟酰胺腺嘌呤二核苷酸磷酸（NADPH）氧化酶的活性降低，一氧化氮（NO）、内皮型一氧化氮合酶（eNOS）、血管内皮生长因子-A（VEGF）、铜锌超氧化物歧化酶（Cu-Zn-SOD）活性和蛋白质的表达显著降低，乙酰胆碱介导的血管舒张反应也明显降低。因此，Kazim Husain 认为，慢性乙醇中毒诱导的血压升高与主动脉炎性反应增加、Ang Ⅱ升高、NADPH 氧化酶引起的内皮损伤、Cu-Zn-SOD 的耗竭、内皮 NO 生成系统以及血管舒张功能受损有关。

2．肾素-血管紧张素系统（RAS）

张永生等（2004 年）将雄性 Wistar 大鼠 40 只随机分为 4 组：对照组、乙醇 1 组［给予乙醇 0.7 g/（kg · d）］、乙醇 2 组［给予乙醇 1.4 g/（kg · d）］、乙醇 3 组［给予乙醇 2.1 g/（kg · d）］。饲养 3 个月，观察血压及血浆皮质醇水平变化、肠系膜动脉对去甲肾上腺素的加压反应、肠系膜血管网离体灌注液中皮质醇及醛固酮的含量，以及通过 RT-PCR 观察主动脉 11β 羟化固醇脱氢酶Ⅱ型及醛固酮合成酶 mRNA 表达的变化。结果显示，3 个乙醇组大鼠与对照组大鼠相比，均出现动脉血压升高，差异具有统计学意义（$P < 0.01$）；血浆皮质醇水平升高，乙醇 1 组 151.0 ± 48.2 ng/L、2 组 214.8 ± 91.0 ng/L、3 组 357.1 ± 113.3 ng/L，而对照组 86.1 ± 36.1 ng/L，差异具有统计学意义（$P < 0.01$）；3 个乙醇组大鼠的肠系膜动脉均对去甲肾上腺素的加压反应增强，差异具有统计学意义（$P < 0.01$）；肠系膜血管网离体灌注液中皮质醇含量增高，乙醇 1 组 113.8 ± 14.6 ng/L、2 组 122.3 ± 15.9 ng/L、3 组 131.5 ± 18.8 ng/L，而对照组 70.7 ± 6.0 ng/L，差异具有统计学意义（$P < 0.01$）。灌注液中醛固酮含量减低，乙醇 1 组 530.6 ± 104.2 pg/L、2 组 508.7 ± 112.3 pg/L、3 组 510.4 ± 106.7 pg/L，而对照组 1290.6 ± 162.6 pg/L，差异具有统计学意义（$P < 0.01$）。3 个乙醇组大鼠主动脉 11β 羟化固醇脱氢酶Ⅱ型及醛固酮合成酶 mRNA 表达降低。该实验结果提示：乙醇抑制血管 11β 羟化固醇脱氢酶Ⅱ型及醛固酮合成酶 mRNA 表达，血管合成皮质醇增加、血管合成醛固酮减少，增加血管对去甲肾上腺素的反应，诱发心血管疾病。

Passaglia P 等（2015 年）推测慢性乙醇摄入通过激活肾素 - 血管紧张素系统（RAS）诱导血管氧化应激以及高血压的发生。他们将雄性 Wistar 大鼠随机均分为 4 组：对照组（自由喂饲与乙醇组等量的水），乙醇组（喂饲 20%v/v 的乙醇），氯沙坦 [灌胃 10 mg/（kg · d）] 组，乙醇（喂饲 20%v/v 的乙醇）+ 氯沙坦 [灌胃 10 mg/（kg · d）] 组，各组喂饲 2 周。氯沙坦为血管紧张素Ⅱ受体拮抗剂，能与血管紧张素Ⅱ竞争性结合血管紧张素Ⅰ受体（AT1）。实验结果显示，与其他三组相比，乙醇组大鼠血浆肾素（PRA）、血管紧张素转化酶（ACE）的活性升高，差异具有统计学意义（$P < 0.05$）；乙醇组血浆血管紧张素Ⅰ（Ang Ⅰ）、血管紧张素Ⅱ（Ang Ⅱ）和血清醛固酮水平升高，差异具有统计学意义（$P < 0.05$）；乙醇组大鼠各系统以及主动脉和肠系膜动脉血管床（mesenteric arterial bed，MAB）的氧化应激水平升高，血浆和血管硝酸盐、亚硝酸盐减少，差异有统计学意义（$P < 0.05$）；乙醇组主动脉和 MAB 中 ACE、AT1、AT2 蛋白的表达均没有明显变化，但其主动脉 ERK1/2 磷酸化水平降低、JNK 激酶蛋白表达活性升高，差异具有统计学意义（$P < 0.05$），且氯沙坦能够拮抗这些效应；而其 MAB 中 ERK1/2 和 p38MAPK 磷酸化水平降低，差异具有统计学意义（$P < 0.05$），但氯沙坦不能对此效应产生拮抗作用。氯沙坦组以及乙醇染毒 + 氯沙坦组的实验结果表明，氯沙坦可拮抗乙醇产生的血管毒性作用。可见，慢性乙醇摄入主要是通过 AT1 受体依赖性机制使血压升高、诱导血管的氧化应激，降低 NO 生物利用度，促使机体发生心血管损伤。

（二）心脏毒性

1．直接毒性作用

孙雪莲等（2007 年）将 28 只成年雄性 SD 大鼠随机分为乙醇染毒组和对照组，乙醇染毒组按 5.357 ml/kg（即纯乙醇 2.4 g/kg 体重）灌胃 56% 乙醇，对照组给予同等剂量生理盐水。两组大鼠均在灌胃后 45 分钟和 120 分钟后，通过颈总动脉插管观察左心室内压力、血压、心率和心肌力学指标的变化，同时测定血中乙醇含量及血浆肾上腺素（AD）和去甲肾上腺素（NE）水平。实验结束后取心脏做病理切片，HE 染色，光镜下观察大鼠心脏病理变化。结果显示，乙醇染毒组心肌细胞明显肿胀，出现嗜酸性变性；与对照组比较，乙醇组染毒 45 分钟左心室压力下降，血压下降，心率减慢，压力上升最大速率（+dp/dtmax）、压力下降最大速率（–dp/dtmax）、心肌收缩因子最大缩短速率实测值（Vpm）这 3 个心肌力学指标下降，差异具有统计学意义（$P < 0.05$），血浆 AD 和 NE 水平显著升高；乙醇染毒 120 分钟，心脏病理改变减轻，左心室压力、血压和心率指标恢复，血浆 AD 和 NE 水平下降，差异具有统计学意义（$P < 0.05$）。提示乙醇可直接损害大鼠心肌细胞，影响心肌收缩和舒张功能；急性乙醇中毒可使交感-肾上腺髓质系统活性增强，而交感神经兴奋效应不足以代偿乙醇及其代谢产物对心肌毒性作用，从而引起心脏收缩和舒张功能的下降，但急性乙醇中毒对心脏的影响是可逆的。

2．通过其代谢产物损伤心脏

王国峰等通过实验探讨了乙醛对大鼠心肌细胞的氧化损伤作用以及线粒体功能的影响。将健康雄性 Wistar 大鼠 65 只按体重随机分为 4 组：正常对照组（生理盐水）、乙醛低剂量组（110 mg/kg）、乙醛高剂量组（220 mg/kg）及联合组（220 mg/kg 乙醛 +100 mg/kg 左卡尼汀），对照组 20 只，其余每组 15 只。左卡尼汀又名左旋肉碱，其基本生理功能是转运脂肪酸进入细胞线粒体，通过 β- 氧化进入三羧酸循环，为细胞提供能量。腹腔注射给药 4 周时透射电镜下观察心肌线粒体形态，生化反应方法检测线粒体山梨醇脱氢酶（SDH）活性、血浆超氧化物歧化酶（SOD）活性及血浆丙二醛（MDA）的含量。结果可见，心肌细胞线粒体出现水肿，线粒体嵴紊乱、消失，以及线粒体膜缺失等改变，提示乙醛可损害心肌细胞线粒体；乙醛高、低剂量组大鼠的血浆 SOD 水平较对照组明显降低，乙醛高剂量组大鼠的 MDA 水平较对照组明显增高，而联合组的心肌细胞线粒体 SDH 活性及血浆 SOD 活性较乙醛高剂量组升高，差异具有统计学意义（$P < 0.05$），MDA 含量较乙醛高剂量组降低，差异具有统计学意义（$P < 0.05$），提示乙醛注射后机体的氧化应激水平明显增高，而左卡尼汀可以减轻这种氧化应激导致的不良后果。该实验结果表明，乙醛腹腔注射可损伤大鼠心肌细胞，心肌细胞线粒体损伤明显，氧化应激参与了乙醛的心肌损害过程。

王旭等选取了 12 只健康 Wistar 大鼠，雌雄不限，随机均分为 2 组：乙醛染毒组（腹腔注射 120 mg/kg 乙醛溶液）和对照组。采用改进 Langendorff 法分离大鼠心肌细胞后，于高钾溶液中培养，将培养心肌细胞随机均分为 5 组：对照组、乙醛 0.3、1、3、10 mmol/L 处理组。观测乙醛对大鼠心电图，以及对整体和体外的心肌力学指标的影响，测定对照组及乙醛染毒组大鼠血液和心肌生化指标，应用膜片钳和离子成像技术观察乙醛对心肌细胞内 Ca^{2+} 离子浓度和细胞膜 L- 型 Ca^{2+} 离子通道电流的作用，并运用 RT-PCR 和 Western-Blotting 等分子生物学技术观察乙醛引起的几种主要心肌细胞钙调蛋白表达量的改变。整体动物实验结果显示，乙醛染毒组大鼠心肌力学指标和心电图指标发生了明显改变：左心室舒张末期压由正常对照组的 0.088 ± 0.0472 kPa 升高到 0.479 ± 0.216 kPa，同时心电图的 ST 段也由正常对照组的 0.020 ± 0.005 mV 升高到 0.077 ± 0.025 mV；与对照组相比，乙醛染毒组大鼠血清 SOD 水平降低 16.06%，而 MDA 水平升高 70.76%，差异有统计学意义（$P < 0.01$）；乙醛染毒组大鼠心肌组织 SOD 水平降低不明显，而 MDA 含量增加 147.72%，差异有统计学意义（$P < 0.01$）。体外实验结果显示，与对照组相比，乙醛 1 mmol/L 处理组心肌细胞内钙离子浓度升高，差异具有统计学意义（$P < 0.05$），当乙醛浓度达到 3 mmol/L 和 10 mmol/L 时，心肌细胞内钙离子浓度升高更明显，差异具有统计学意义（分别为 $P < 0.01$，$P < 0.001$），将细胞外液换成无钙液后，乙醛处理还可引起 Ca^{2+} 的一过性升高，说明急性加入乙醛引起的 Ca^{2+} 的升高与细胞外钙的内流无关，而是通过诱导肌浆网内钙释放所造成一种类似于钙瞬变的过程。为了探究乙醛引起的心肌细胞内 Ca^{2+} 离子浓度升高具体是由那条通路介导的，研究者在细胞培养液中加入蛋白激酶 A（protein kinase A，PKA）阻断剂 H-89（5 μmol/L）和蛋白激酶 C（protein kinase C，PKC）阻断剂（5 μmol/L）。结果发现，这两种阻断剂都能够阻断乙醛处理导致心肌细胞内 Ca^{2+} 离子浓度升高，说明乙醛引起的心肌细胞 Ca^{2+} 的升高是由上述两条通路共同介导完成的。同时检测乙醛染毒大鼠心肌细胞的 Ca^{2+} 浓度，发现染毒组大鼠心肌细胞 Ca^{2+} 浓度明显低于对照组，差异有统计

学意义（$P < 0.05$）。RT-PCR 和 Western-Blotting 结果显示，钠钙交换体蛋白和 L- 钙通道蛋白亚基 CaV1.2 蛋白以其相应 mRNA 的表达量均显著升高，差异具有统计学意义（$P < 0.05$），而肌浆网钙泵蛋白 α 亚基 SERCA2α 蛋白及其 mRNA 表达量未见明显改变。心肌 L- 型 Ca^{2+} 通道电流检测结果显示，乙醛染毒组大鼠心肌 L- 型钙通道电流显著降低，说明乙醛对大鼠的 L- 型钙通道有抑制作用，抑制了细胞外钙通过 L- 型钙通道的内流。

钟立霖（2010 年）探讨了乙醇及其代谢产物对心肌祖细胞的毒性作用及 H3K9 表观突变作用。以心肌祖细胞株为研究对象，分别用不同剂量乙醇（200、100、50 mmol/L）、乙醛（16、12.8、4 mmol/L）、醋酸（16、12.8、4 mmol/L）处理。应用 MTT 实验筛选出乙醇及其代谢产物的干预浓度，探讨乙醇对心肌祖细胞的增殖毒性。应用 Western blotting 检测组蛋白 H3K9 乙酰化作用，实时定量 PCR 检测心脏发育相关基因 mRNA 表达量的变化，探究乙醇导致的先天性心脏病是否与其引起的 H3K9 乙酰化修饰失衡，进而影响心脏发育相关基因的表达。MTT 结果显示，低浓度乙醇、乙醛和醋酸处理组的细胞活力与对照组比较，差异无统计学意义（$P > 0.05$），不影响心肌祖细胞增殖；高浓度乙醇、乙醛、醋酸处理组对心肌祖细胞抑制率分别为 31.5%、36.0%、32.1%，抑制细胞增殖，差异具有统计学意义（$P < 0.05$）。低浓度乙醇、醋酸处理组分别使组蛋白 H3K9 乙酰化水平升高 2.4、2.2 倍，差异具有统计学意义（$P < 0.05$），心脏发育相关基因表达无明显变化（$P > 0.05$）；高浓度组乙醇、醋酸处理组分别使组蛋白 H3K9 乙酰化水平升高 5.3、5.6 倍，同时心脏发育相关基因的表达均增加，与对照组及相应低浓度组比较，差异均有统计学意义（$P < 0.05$）；乙醛则无论低浓度还是高浓度对组蛋白 H3K9 乙酰化水平及基因表达均无明显影响。实验结果提示，高浓度的乙醇及其代谢产物对心肌祖细胞均有毒性作用，而乙醇及醋酸具有组蛋白 H3K9 表观突变作用，可能为乙醇致先天性心脏病发病机制之一。

3．氧化应激

胡军霞等（2012 年）将成年雄性 SD 大鼠随机分成对照组和染毒

组，每组 10 只。对照组大鼠灌胃给予纯净水；染毒组大鼠按 7.6 ml/kg 灌胃给予 50% 乙醇，每天两次，连续 3 天染毒。染毒结束后测定大鼠血液中丙二醛（MDA）的含量、总抗氧化力（T-AOC）的改变和超氧化物歧化酶（T-SOD）、过氧化氢酶（CAT）、谷胱甘肽 -S- 转移酶（GST）活性的变化。实验结果显示，与对照组相比，染毒组大鼠血清中 MDA 含量明显升高，差异具有统计学意义（$P < 0.05$），而 T-SOD 水平无明显变化（$P > 0.05$），但 CAT、GST 活性和 T-AOC 水平均明显升高，差异具有统计学意义（$P < 0.05$）。该实验结果说明，大剂量乙醇可致机体氧化应激状态改变。

Jing L 等（2012 年）将 16 只雌雄不限的杂种犬随机均分为 2 组：对照组和乙醇染毒组（每天喂饲 400 ml 22% 乙醇），染毒 6 个月。染毒 6 个月后处死杂种犬并取血，检测丙二醛（MDA）、谷胱甘肽过氧化物酶（GSH-Px）和超氧化物歧化酶（SOD）的活性。实验结果显示，乙醇染毒组 GSH-Px 和 SOD 的活性与对照组相比降低了 48.12%，差异具有统计学意义（$P < 0.05$）；而与对照组相比，乙醇染毒组 MDA 水平增加，差异具有统计学意义（$P < 0.05$）。

4．对 ATP 酶活性影响

高波等（2009 年）研究了乙醇对小鼠全血 ATP 酶活性的影响。将 60 只雌雄不限的健康昆明种小鼠随机分成高、中、低 3 个剂量染毒组和 1 个对照组。染毒组小鼠经口灌胃给予 95% 乙醇，分别以其经口 LD_{50}（3000 mg/kg）的 1/5、1/ 10、1/20 作为高、中、低剂量染毒组，染毒剂量为每只小鼠每次 0.1 ml，每日染毒 1 次，连续染毒 3 天，对照组小鼠以同样的方式灌胃生理盐水。末次染毒后 24 小时取血清，测定全血 ATP 酶活性。结果显示，与对照组相比，高、中剂量染毒组 Na^+-K^+-ATP 酶活性及高、中、低剂量染毒组 Ca^{2+}-Mg^{2+}-ATP 酶活性均下降，差异均有统计学意义（$P < 0.05$）。该实验结果提示，乙醇摄入会导致 ATP 酶活性下降，使红细胞功能不足，影响能量的转换。

5．基因多态性

Jo SA 等（2007 年）在韩国延世大学医学中心随机选择了 122 名 60 ~ 81 岁患有心肌梗死的男性患者作为病例组，在老年病研究组的队列中选择了 439 名 60 ~ 84 岁的健康男性作为对照组。收集病例组与对照组的血样，用 TaqMan 荧光 5’核酸聚合酶链式反应法检测病例组与对照组人群的 ALDH2 基因型。结果显示，对照组中 ALDH2 的基因突变型及野生型分别占对照人群的 30.5% 和 69.5%，而病例组中 ALDH2 的基因突变型及野生型分别占病例组人群的 42.6% 和 57.4%，病例组中基因突变型所占比例较对照组高，差异具有统计学意义（P=0.0163）。提示携带 ALDH2 等位基因 A 的基因型（AA 和 GA 型）较携带 ALDH2 野生型患者心肌梗死发病率显著升高（P=0.0163）。

Chen CH 等（2008 年）将体重为 250 ~ 300 g 的雄性 Wistar 大鼠心脏取出，利用 Langendorff 系统建立大鼠离体工作心脏再灌注模型。将模型大鼠随机分为 4 组：对照组（n=3，正常心脏）、缺血模型组（n=5）、缺血 +ψεRACK（特异性 εPKC 激活剂）组（n=5，灌注 ψεRACK 1 μmol/L）、缺血 +εV1-2（特异性 εPKC 抑制剂）（n=5，灌注 εV1-2 1 μmol/L,）、缺血 + 氰胺组（n=5，灌注氰胺 5 mmol/L）。除对照组外，所有离体工作心脏先停止灌流缺血 35 分钟后再复灌 60 分钟。灌流结束后，用分光光度法检测细胞匀浆中 ALDH2 基因活性，用 2,3,5- 氯化三苯基四唑染色法鉴定心肌梗死面积。结果显示，与对照组相比，缺血组心肌梗死面积增加了约 28%，差异具有统计学意义（$P < 0.05$），但其细胞匀浆中 ALDH2 基因活性变化不明显，差异无统计学意义（$P > 0.05$）；缺血 +ψεRACK 组细胞匀浆中 ALDH2 基因活性相对增加了 33%，且心肌梗死面积减少了约 50%，差异具有统计学意义（$P < 0.05$）；缺血 +εV1-2 组细胞匀浆中 ALDH2 基因活性下降，心肌梗死面积增加；缺血 + 氰胺组细胞匀浆中 ALDH2 基因活性相对下降了 63%，且心肌梗死面积增加了约 50%，差异具有统计学意义（$P < 0.05$）。ALDH2 是 εPKC 的下游基因，提示 PKC 介导的通路可影响 ALDH2 活性，且心肌梗死患者血浆中 ALDH2 活性水平越高，心肌梗死的面积越小；ALDH2 活性水平越低，心肌梗死的面积越大。

（陈 娟 马文军）

参考文献

1. 袁志明，蒋汉涛，周芃，等．急性大量饮酒对犬血流动力学和心肌力学的影响．中国心血管杂志，2003，8（3）：153-158．
2. 许亚军，吴鉴明．慢性酒精中毒对大鼠学习记忆功能和脑组织内 CaN 和 Tau-Thr231 的影响．神经解剖学杂志，2008，24（1）：37-42．
3. 许雅君，张国庆，李勇．宫内乙醇暴露对胎鼠大脑线粒体蛋白质组的影响．北京大学学报（医学版），2005，37（4）：346-350．
4. 徐燕，曾勇，陈育尧．小鼠自由饮 10% 酒精 3 个月对肝脏的影响．赣南医学院学报，2016，36（3）：362-364．
5. 杨郑州．长期饮酒对小鼠性腺及免疫器官的影响．南京：南京农业大学，2011．
6. 张高振，吴红照，方唯威，等．长期饮酒对小鼠生长发育及其睾丸功能的影响．中国男科学杂志，2008，22（1）：3-6．
7. Able El，Sokol RJ．Incidence of fetal alcohol syndrome and economic impact of FAS-related anomalies．Drug AlcohoL Depend，1987，19（1）：51-70．
8. Chung KW．Effect of alcohol feeding on androgen receptors in the rat pituitary gland．Life Sci，1987，41（17）：2077-2082．
9. Paolo Boffettal，Mia Hashibe，Carlo La Vecchia．The burden of cancer attributable to alcohol drinking．Int J Cancer，2006，119（4）：884–887．
10. Woutersen RA，Appelman LM，Feron VJ，et al．Inhalation toxicity of acetaldehyde in rats．II．Carcinogenicity study：interim results after 15 months．Toxicology，1984，31（2）：123-133．
11. Appelman LM，Woutersen RA，Feron VJ，et al．Effect of variable versus fixed exposure levels on the toxicity of acetaldehyde in rats．Toxicology，1986，6（5）：331-336．
12. 沈珊弘 .83 例慢性酒精中毒患者的脑电图分析．临床研究，2012，50（2）：37-39．
13. 金宝灿．肝硬化 125 例临床分析．贵州医药，2006，30（4）：354．
14. 陈国柱，史忠，高全杰．急性酒精中毒致心脏损害 43 例临床分析．西部医学，2009，21（2）：218-219．
15. Pochl G，Seitz HK．Alcohol and cancer．Alcohol，2004，39：1-11．
16. 曾涛，张翠丽，宋福永，等．一次性大剂量乙醇摄入对小鼠肝脏损伤作用的研究．环境与健康杂志，2009，26（7）：579-582．

17. 樊秉义. 120 例急性酒精中毒心电图改变分析. 中国药物滥用防治杂志，2010，16（5）：265-267.

18. 刘红燕，刘英华 . 急性酒精中毒致心电图改变临床分析 . 宁夏医科大学学报，2012，34（7）：739-740.

19. 张永生，楚立云，庞继恩，等 . 乙醇对血管 11β 羟化固醇脱氢酶Ⅱ型及血压的影响 . 心脏杂志 2004，16（5）：440-443.

20. 刘艳，马明月，张玉敏，等 . 乙醇对雄性生殖内分泌系统的损害及其机制 . 中国工业医学杂志，2000，13（4）：206-209.

21. Griciute L，Castegnaro M，Bereziat JC.Influence of ethyl alcohol on carcinogenesis induced with N-nitrosodiethylamine. IARC Sic Publ. 1984，56：413-417.

22. Yamamoto CM，SinhaHikim AP，Huynh PN，et al. Redistribution of Bax is an early step in an apoptotic pathway leading to germ cell death in rats，triggered by mild testicular hyperthermia. Biol Reprod，2000，63（6）：1683-1690.

23. 孟胜君，孙连生，卢清龙 . 急性酒精中毒合并心脏损害 180 例临床分析 . 河北北方学院学报，2009，26（6）：57-58.

24. 王蓓蓓，沙卫红 . 饮酒和消化道肿瘤 . 实用肝脏病杂志，2012，15（3）：194-196.

25. 鲍建军，何丽劳，武文煜，等. 酒依赖患者认知功能障碍临床研究. 临床心身疾病杂志，2007，13（3）：15-17.

26. 仇宝华. 急性饮酒对健康男性 HRV，Pd 和 QTd 影响的研究 . 天津：天津医科大学，2007.

27. Zhang ZH，Jin X，Zhang XS，et al. Bcl-2 and Bax are involved in experimental cryptorchidism induced testicular germ cell apoptosis in rhesus monkey. Contraception，2003，68（4）：297-301.

28. 贺巧，王静，刘畅，等 . 乙醇对家兔抗利尿激素分泌的影响 . 现代医药卫生，2012，28（4），486-487.

29. Antonsson B，Montessuit S，Sanchez B，et al. Bax is present as a high molecular weight oligomer/complex in the mito-chondrial membrane ofapoptotic cells. J Biol Chem，2001，276（15）：11615-11623.

30. 霍记平，汤强，胡本容，等 . 长期摄入乙醇对大鼠心血管系统与肝脏的影响 . 医药导报，2009，28（11）：1420-1423.

31. 赵善民，晋玲 . 乙醇对家兔血压、心率和微血管的影响 . 心脏杂志，2000，12（4），295-297.
32. Baer DJ，Judd JT，Clevidenee BA，et al. Moderate alcohol consumption lowers risk factors for cardiovascular disease in postemenopausal women fed a controlled diet. Am J Clin Nutr，2002，75（3）：593-599.
33. 谭斌，黄煌，胡长平，等. 低浓度乙醇对大鼠血管内皮损伤的保护作用. 中国心血管病研究杂志，2006，4（12）：926-928.
34. 董波，张月辉，董立秋，等 . 血管紧张素转化酶 2 基因转染对实验性动脉硬化兔斑块炎症的影响 . 中华心血管病杂志，2009，37（7）：622-625.
35. 郑曼，蔡久英 . 不同剂量白酒对大鼠血管内皮功能、血脂和血糖的影响 . 山东医药，2011，51（29）：19-21.
36. 陈永连. 不同程度急性酒精中毒患者心电图变化情况分析 . 实用心脑肺血管病杂志，2015，23（1）：66-68.
37. 刘玉江 . 不同浓度乙醇对家兔血压的影响 . 微量元素与健康研究，2011，28（5）：10-12.
38. 朱妙章. 大学生理学. 血管系统的血流动力学 . 北京：高等教育出版社，2009：230 -238.
39. 胡军霞，刘江正，梁欣，等 . 急性酒精过量对 SD 大鼠氧化应激的影响 . 癌变 · 畸变 · 突变，2012，24（5）：362-363.
40. 何显教，赵善民，黄利娟，等 . 乙醇摄入途径与血浆一氧化氮和内皮素含量变化的关系 . 中国组织工程研究，2007，11（8）：1493-1496.
41. 何显教，赵善民 . 乙醇急、慢性摄入对外周血及红细胞膜钠泵活性的影响 . 现代预防医学，2008，35（8）：1528-1530.
42. Koivisto H，Hietala J，Anttila P，et al. Long-term ethanol consumption and macrocytosis：dignostic and pathogenic implications. J Lab Clini Med，2006，147（4）：191-196.
43. 赵善民，黄丽娟 . 乙醇对兔心脏活动与氧自由基的影响 . 心脏杂志，2003，15（1）：7-9.
44. 郑雪梅 . 慢性酒精中毒大鼠自由饮模型的建立 . 延边：延边大学，2012.
45. 于洋，姜涛，姜立刚，等 . 慢性酒精中毒患者血清内皮素 -1 含量检测的意义 . 中国老年学杂志，2012，3（32）：945-947.
46. 刘子永，罗小英，吕慧荣 . 急性酒精中毒对心脏损害 75 例临床分析 . 临床和实验医学杂志，2006，5（6）：747.

47. Billman GE. The LF/HF ratio does not accurately measure cardiac sympatho-vagal balance. Front Physiol，2013，4（26）：1-5.

48. 刘小刚 . 急性酒精中毒急诊抢救 260 例临床分析 . 内科，2014，9（1）：47-48.

49. Cooper HA，Erner DV，Domanaki MJ. Light-to-moderate alcohol comumption and prognosis in patients with left ventricular systolic dysfunction. J Am Coll Cardiol，2000，35：1753-1759.

50. Di Castelnuovo A，Costanzo S，Bagnardi V. Alcohol dosing and total mortality in men and women：an updated meta-analysis of 34 prospective studies.Arch Intern Med，2006，166（22）：2437-2445.

51. 李云霞 . 饮酒与心血管疾病 . 心血管病学进展，2008，29（3），462-465.

52. 蔡林，陈源源 . 饮酒对心血管病的作用 . 中国医药导刊，2004，6（3）：228-229.

53. 金绿英 . 适量饮酒与心血管疾病的关系 . 心脏杂志，2010，22（1），143-145.

54. Aberle Ⅱ NS，Ren J. Experimental assessment of the role of acetaldehyde in alcoholic cardiomyopathy. Biol Proceed Online，2003，5（1）：1-12.

55. Passaglia P，Ceron CS，Mecawi AS.Angiotensin type 1 receptor mediates chronic ethanol consumption-induced hypertension and vascular oxidative stress. Vascul Pharmacol，2015，74：49-59.

56. Matsumoto C，Miedema MD，Ofman P，et al. An expanding knowledge of the mechanisms and effects of alcohol consumption on cardiovascular disease. J Cardiopulm Rehabil Prev，2014，34（3）：159-171.

57. Altura BM，Zou LY，Altura BT，et al. Beneficial vs. Detrimental Actions of Ethanol on Heart and Coronary Vascular Muscle：Roles of Mg^{2+} and Ca^{2+}. Alcohol，1996，13（5）：499.

58. Latchoumycandane C，Nagy LE，McIntyre TM. Chronic ethanol ingestion induces oxidative kidney injury through taurine-inhibitable inflammation. Free Radic Biol Med，2014，69（1）：403-416.

59. Rocchiccioli JP，McMurray JJ. Biomarkers in heart failure：a clinical review. Heart Fail Rev，2010，15（4）：251-273.

60. Jing L，Jin CM，Li SS，et al. Chronic alcohol intake-induced oxidative stress

and apoptosis：role of CYP 2E1 and calpain-1 in alcoholic cardiomyopathy. Mol Cell Biochem，2012，359（1-2）：283-292.

61. Husain K，Ferder L，A Ansari R. Chronic ethanol ingestion induces aortic inflammation/oxidative endothelial injury and hypertension in rats. Hum Exp Toxicol，2011，30（8）：930-939.

62. 钟立霖.乙醇及其代谢产物对心肌祖细胞的毒性及H3K9表突变作用.重庆：重庆医科大学，2010.

63. Bing RJ. Cardiac metabolism：its contributions to alcoholic heart disease and myocardial failure .Circulation，1978，58（6）：965-970.

64. 高波，刘霞，林立.乙醇对小鼠血管内皮功能及全血ATP酶活力的影响.济宁医学院学报，2009，32（3）：167-169.

65. Jo SA，Kim EK，Park MH，et al. A Glu487Lys polymorphism in the gene for mitochondrial aldehyde dehydrogenase 2 is associated with myocardial infarction in elderly Korean men. Clin Chim Acta，2007，382（1-2）：43-47.

66. 孙雪莲，沈潞华，0谢苗荣.急性酒精中毒大鼠心脏功能和交感-肾上腺髓质系统变化研究.中国全科医学，2007，10（14）：1160-1162.

67. 赵松，解丽君，胡克媛.乙醇对雄性大鼠生殖毒性的研究.河北医科大学学报，2005，26（3）：164-167.

68. Chen CH，Budas GR，Churchill EN，et a1.Activation of aldehyde dehydrogenase-2 reduces ischemic damage to the hear. Science，2008，321（5895）：1493-1495.

第三节 硝酸甘油

一、概述

硝酸甘油（nitroglycerine，glyceryl trinitrate），又名硝化甘油、三硝酸甘油酯。1847年，意大利化学家索布雷罗首先合成了硝酸甘油；1867年，诺贝尔改良了硝酸甘油的生产工艺，使其成为19世纪末20世纪初世界上最有威力、应用最广泛的“炸药”。1878年，英国医生穆雷尔首次使用硝酸甘油治疗心绞痛。此后，硝酸甘油作为治疗心脏疾病的常用药物已有百余年之久。目前在临床上硝酸甘油仍被广泛应用于治疗慢性心功能不全、室性心肌梗死、心绞痛及高血压等多种疾病。但使用硝酸甘油治疗时产生的不良反应时有报道，且长期反复使用易引起耐受，甚至加重患者病情，从而限制了其临床应用。

（一）理化性质及来源

硝酸甘油为无色或黄色澄清油状液体，微溶于水，易溶于乙醇、乙醚、丙酮。硝酸甘油液体可因震动而爆炸，属化学危险品，是工业上生产炸药的主要原料。硝酸甘油的职业性接触主要发生在硝酸甘油的生产和配制过程中，可通过呼吸道吸入和皮肤吸收进入机体；生活性接触主要指使用其制剂（包括片剂、注射剂、软膏剂、气雾剂等）进行治疗而产生的硝酸甘油摄入。

（二）吸收、分布、代谢与排泄

硝酸甘油可经胃肠道、皮肤、黏膜迅速吸收，口服硝酸甘油有较强的肝首过效应，生物利用度仅为 8%；舌下含服经口腔黏膜吸收后 2 ～ 5 分钟出现作用，生物利用度可达 80%；皮肤贴敷制剂经皮吸收后 10 ～ 15 分钟出现作用，分布容积为 0.35 L/kg；静脉给药后 1 分钟即可出现药效，停药后作用维持约 30 分钟。硝酸甘油经呼吸道吸入后少部分分布于肝、肺、肌肉等组织，大部分直接经肺排出。

硝酸甘油主要在肝代谢，代谢途径包括生物活化途径和降解途径两种。生物活化途径主要产生 1,2- 二硝基甘油（1,2-glyceryldinitrite，1,2-GDN）、亚硝酸盐、一氧化氮（NO）或类似的活性物质，分为酶途径和非酶途径：

（1）酶途径：参与高剂量硝酸甘油生物转化的酶有内质网细胞色素 P450 系统、谷胱甘肽 -S- 转移酶、黄嘌呤氧化酶；参与低剂量（临床治疗剂量）硝酸甘油生物转化的主要为线粒体乙醛脱氢酶（mitochondrial aldehyde dehydrogenase，ALDH2），ALDH2 具有酯酶的活性，可以催化硝酸甘油水解生成 1,2- 二硝基甘油和 NO_2^-，继而转化为 NO。

（2）非酶途径：低分子量的巯基化合物直接与硝酸酯类的相互作用也是硝酸甘油生物转化的重要途径，如 N- 乙酰半胱氨酸、高浓度

L- 半胱氨酸及抗坏血酸盐等均可参与生物活化过程。

降解途径主要通过谷胱甘肽还原酶和谷胱甘肽 -S- 转移酶代谢完成，产生 1,3- 二硝酸甘油（1,3-glyceryldinitrite，1,3-GDN）、无机硝酸盐和少量亚硝酸盐，最后与葡萄糖醛酸结合经肾由尿液排出体外。

（三）毒副作用

1．对实验动物的毒副作用

硝酸甘油的大鼠经口急性毒性实验 LD_{50} 为 105 mg/kg，小鼠经口急性毒性实验的 LD_{50} 为 115 mg/kg。

刘芸等（1999 年）将雌性妊娠 SD 大鼠随机分为 4 组，每组 15 只，于孕第 7 ～ 17 天经口腔滴注硝酸甘油悬液，各组剂量分别为 0.025、0.85 和 8.5 mg/kg，对照组滴注生理盐水，每日 1 次。于孕第 22 天剖宫取胎，观察各剂量染毒组仔鼠淋巴细胞微核率、染色体畸变率及生长发育情况。结果显示，各剂量染毒组微核率均低于 3‰的对照值，染色体断裂见于 0.85 mg/kg 及 8.5 mg/kg 染毒组。实验还观察到除 8.5 mg/kg 染毒组仔鼠身长较对照组显著下降（$P < 0.05$）外，其余各组仔鼠身长、体重、囟门宽度均无显著性差异。且各剂量染毒组妊娠黄体数、活胎数、死胎数、着床数、吸收胎数均无显著性差异。

2．对人的毒副作用

身体健康者接触硝酸甘油可引起搏动性头痛，常伴有心悸、恶心、呕吐、腹痛、面部发热、潮红等症状；接触较大剂量硝酸甘油易引起低血压、高铁血红蛋白血症和发绀，可发生抑郁、精神错乱、谵妄等症状。饮酒具有协同作用，可加剧上述症状。

心血管疾病患者使用硝酸甘油进行治疗时也可发生不良反应，主要表现为心血管系统的不良反应，其次为过敏反应，长期用药者还可能出现停药综合征。硝酸甘油用药后除心血管系统以外的不良反应还有：

（1）全身系统反应：偶见过敏性休克、全身严重过敏、药疹。

（2）泌尿系统损害：偶见尿潴留病例。

（3）神经系统损害：可引起脑梗死、癫痫、精神失常等，较少见。

（4）感官系统损害：可导致视物模糊、急性青光眼、听力障碍等症状，较少见。

（5）其他：还可引起胃轻瘫、局部静脉炎、下肢水肿等不良反应，较为罕见。

二、用途与药理作用

（一）用途

硝酸甘油在临床上广泛用于治疗心绞痛，是改善冠心病患者生存质量的一线药物。由于其扩张血管的作用，也常被应用于治疗其他疾病。目前硝酸甘油已有片剂（口颊片、舌下片）、注射剂、软膏剂、透皮贴剂、口腔喷雾剂和气雾剂等多种剂型。

1．在心血管方面的治疗作用

主要用于治疗心绞痛、高血压急症、急性心肌梗死、充血性心力衰竭及心源性休克、降低肝硬化门脉高压等疾病。

2．其他治疗作用

还可用于治疗难治性哮喘、化学性肺水肿、食管静脉出血、胆绞痛、肾绞痛、带状疱疹后遗神经痛、输尿管结石等疾病。

（二）药理作用

硝酸甘油已有140多年的应用历史，但直至1977年，人们才认识到其舒张血管作用是通过释放一氧化氮（NO）所介导的。硝酸甘油作为NO的供体，在血管平滑肌细胞与细胞内巯基（-SH）结合，产生内皮细胞依赖性舒张因子即NO，并从内皮细胞弥散到血管平滑肌细胞，或产生类似的活性物质（S-亚硝基硫醇）。NO的受体是可溶性鸟苷酸环化酶（soluble guanylate cyclase，sGC）活性中心的Fe^{2+}，二者结合后可激活鸟苷酸环化酶（guanylate cyclase，GC），使组织中第二信使环磷酸鸟苷（cyclic guanosine monophosphate，cGMP）生成增加，进而激活cGMP依赖性蛋白激酶（cGMP- dependent protein kinase，cGPK），减少细胞内Ca^{2+}的释放和外Ca^{2+}的内流，细胞内Ca^{2+}浓度的减少可使肌球蛋白轻链去磷酸化而松弛血管平滑肌。体外实验表明，硝酸甘油并不能单独激活sGC，因此硝酸甘油是通过体内生物转化为NO或类似的活性物质从而发挥作用。

硝酸甘油在体内生成NO等活性物质的活化途径主要涉及细胞线

粒体内的醛脱氢酶 2（aldehyde dehydrogenase 2，ALDH2）以及细胞色素 P450（cytochrome P450，CYP 450）。

Chen Z 等（2002 年）在小鼠 RAW264.7 巨噬细胞中发现了一种蛋白质可以催化硝酸甘油产生 1,2-GDN 和亚硝酸盐（1,3-GDN 和硝酸盐产生很少），并证实这种蛋白质是 ALDH2。在兔体外 ALDH2 特异性抑制剂实验中发现：将兔离体胸主动脉随机分为空白组、对照组、硝酸甘油耐受组（使用 0.3 mmol/L 硝酸甘油处理 30 分钟）、ALDH2 抑制剂组（分别使用 1 mmol/L 水合氯醛、氨腈和乙醛处理 20 分钟），除空白组外其余各组使用 1 μmol/L 硝酸甘油处理 1 分钟。结果发现，与对照组相比，空白组、硝酸甘油耐受组、水合氯醛组、氨腈组和乙醛组 cGMP 含量降低，差异均有统计学意义（$P < 0.01$）。水合氯醛组、氨腈组和乙醛组 1,2-GDN 产生量与对照组相比分别减少了 27.6%、56.9% 和 52.5%；硝酸甘油耐受组 1,2-GDN 产生量和 ALDH2 活性与对照组相比明显降低，差异均有统计学意义（$P < 0.01$），硝酸甘油的扩血管和降压作用减弱甚至消失。随后对 ALDH2 基因敲除小鼠的研究发现，与野生型小鼠相比，ALDH2 基因敲除小鼠主动脉硝酸甘油产生的 1,2-GDN、cGMP 很少，并且硝酸甘油的扩血管和降压作用几乎消失。临床研究发现：在携带 ALDH2 突变型基因（纯合子和杂合子）的人群组，硝酸甘油的扩血管、降压效应均显著下降，需要更大剂量的硝酸甘油来维持有效的作用；给予正常基因型的人群组 ALDH2 抑制药物戒酒硫（二硫化四乙基秋兰姆）后，硝酸甘油的扩血管、降压作用减弱。以上研究说明，ALDH2 在硝酸甘油转化为 NO 等活性物质的过程中发挥重要作用。

三、毒性表现与机制

（一）动物实验资料

1．对心脏的影响

冯养正等（1991 年）将雌雄健康 SD 大鼠分为 3 组：第一组大鼠 14 只，经颈动脉将导管注入左心室，观察一次性静脉注射硝酸甘油 1.25、2.5 及 25 mg/kg 时心率（heart rate，HR）、动脉收缩压

(systolic arterial pressure，SAP)、左室收缩压 (left ventricular systolic pressure，LVSP)、左室舒张末压 (left ventricular end diastolic pressure，LVEDP)、左室最大收缩和舒张速率（±dp/dtmax）和心肌耗氧指数（MVO_2I）等指标的变化；第二组大鼠19只，开胸后心尖插管，主动脉弓套入电磁流量计记录一次性静脉注射硝酸甘油5 ~ 10 mg/kg时大鼠HR、SAP、LVSP、LVEDP、±dp/dtmax、MVO_2I等指标的变化；第三组大鼠80只，随机分为5小组，分别以80、40、20、13.3 mg/kg硝酸甘油植物油溶液灌胃；对照组为等容量植物油灌胃，每天1次，每周6次，100天后经颈动脉将导管送入左心室，观察大鼠HR、SAP、LVSP、LVEDP、±dp/dtmax、MVO_2I等指标变化。结果显示，第二组大鼠静脉注射硝酸甘油5 ~ 10 mg/kg后与对照组比较HR明显减慢，差异具有统计学意义（$P < 0.05$），SAP、LVSP、±dp/dtmax和MVO_2I显著降低，差异具有统计学意义（$P < 0.01$），LVEDP显著升高，差异具有统计学意义（$P < 0.05$）。提示心脏的舒缩功能和心肌耗氧均受到抑制，而反映心脏泵功能的指标虽有降低，但无统计学意义（$P > 0.05$），说明硝酸甘油对心血管系统的急性损害主要影响心脏舒缩性能及血流动力学，且上述变化可呈剂量 - 反应关系。第一组大鼠静脉注射硝酸甘油1.25 ~ 2.5 mg/kg时，上述指标发生与第二组染毒大鼠各项指标类似变化，但与对照组比较差异无统计学意义（$P > 0.05$）；静脉注射硝酸甘油25 mg/kg时，大鼠出现频发性室性期前收缩。对第三组大鼠硝酸甘油植物油溶液灌胃染毒100天后，80 mg/kg剂量染毒组大鼠心脏舒缩功能受到一定抑制，而小剂量特别是13.3 mg/kg染毒组大鼠心脏的舒缩性能有明显改善作用。由此可见，较大剂量硝酸甘油对麻醉大鼠心脏舒缩性能及血流动力学有明显抑制，以及产生室性心律失常作用，较小剂量的硝酸甘油灌胃染毒则可以改善心脏舒缩功能。

姜翠荣等（2011年）将48只雄性SD大鼠随机分为4组（单纯缺血 - 再灌注组和硝酸甘油2×10^{-6} mol/L、1×10^{-7} mol/L、1×10^{-8} mol/L再灌注组），每组12只，采用离体大鼠心脏Langendorff灌流方法，结扎冠状动脉左前降支30分钟和再灌注120分钟复制局部缺血 - 再灌注损伤模型。硝酸甘油再灌注组在缺血末5分钟，再灌注初期10分钟，分别以含有硝酸甘油2×10^{-6} mol/L、1×10^{-7} mol/L、1×10^{-8} mol/L的K-H液灌流15分钟，单纯缺血-再灌注组不做其他处理。结果显示，与单纯缺血-再灌注组相比，高浓度硝酸甘油（2×10^{-6}mol/L）加重了心肌的损伤作用，表现为心肌梗死面积增大，差异具有统计学意义（$P < 0.01$），再灌注时冠状动脉流出液中乳酸脱氢酶（lactate dehydrogenase，LDH）释放增多，差异具有统计学意义（$P < 0.05$）。

（1）抑制心室力学指标：在再灌注期明显降低了左室发展压（left ventricular developed pressure，LVDP），差异具有统计学意义（$P < 0.01$）、增大了LVEDP的抬高，差异具有统计学意义（$P < 0.01$）并抑制了心率与发展压乘积（rate pressure product，RPP=LVDP×HR）的恢复，差异具有统计学意义（$P < 0.01$）；中浓度硝酸甘油（1×10^{-7} mol/L）对心肌的心室力学指标、心肌梗死面积和LDH释放改变不明显；低浓度硝酸甘油（1×10^{-8}mol/L）对心肌具有明显的保护作用，表现为心肌梗死面积减小（$P < 0.01$）及LDH释放减少（$P < 0.01$）。

（2）促进心室力学指标恢复：在再灌注期抬高了LVEDP，差异具有统计学意义（$P < 0.01$），抑制了LVDP和RPP的降低，差异具有统计学意义（$P < 0.01$）。提示低浓度硝酸甘油对单纯缺血-再灌注心肌可能起保护作用，高浓度硝酸甘油则对单纯缺血-再灌注心肌可能具有损伤作用。

2．对血管的影响

范瑾等（2003年）将24只雄性Wistar大鼠随机分为对照组（n=11）、分流组（n=6）和硝酸甘油吸入组（n=7），对分流组和硝酸甘油吸入组大鼠开腹行腹主动脉-下腔静脉分流术，12周后分流组大鼠雾化吸入生理盐水，硝酸甘油吸入组大鼠雾化吸入10 mg/L硝酸甘油，两组大鼠均连续吸入3周，每日1次，每次10分钟。分流术后12周大鼠肺动脉压力明显升高，右心室/体重（RV/BW）和右心室/左心室+室间隔[RV/（LV+S）]比值明显增加，肺小血管肌化程度明显增强，即肺小血管肌型动脉和部分肌型动脉百分比明显增多，差异具有统计学意义（$P < 0.01$），非肌型动脉血管百分比减少，差异具有统计

学意义（$P < 0.01$），提示右心室肥厚，肺动脉高压形成。吸入组高肺血流量大鼠雾化吸入硝酸甘油 3 周后，动脉收缩压（systolic arterial pressure，SAP）未受影响，肺动脉收缩压（pulmonary artery systolic pressure，PASP）和肺动脉平均压（pulmonary artery mean pressure，PAMP）明显降低，分别由 32.83±1.17 mmHg（4.38±0.16 kPa）降至 22.13±8.43 mmHg（2.95±1.12 kPa）（$P < 0.01$） 和 21.67±1.60 mmHg（2.89±0.21 kPa）降至 14.28±2.67 mmHg（1.90±0.36 kPa）（$P < 0.01$），肺血管结构与分流组比较有所改善，即肺小血管肌型动脉明显减少，差异具有统计学意义（$P < 0.01$）、肺小血管非肌型动脉血管百分比增多，差异具有统计学意义（$P < 0.05$），肌化程度降低，平滑肌细胞增殖肥大程度缓解，说明长期雾化吸入硝酸甘油有选择性降低肺动脉压，缓解高肺血流所致肺血管结构重建的作用。

范谦等（2005 年）采用尾静脉注射给予硝酸甘油 60 μg/（kg · h）12 小时诱导硝酸甘油耐受的雄性 SD 大鼠模型，分离耐受大鼠的胸主动脉，随机分为空白对照组、单纯缺血 - 再灌注组、单纯硝酸甘油耐受组、硝酸甘油耐受 + 缺血 - 再灌注组，每组 16 ~ 18 只。结果发现，与其他各组相比，硝酸甘油耐受 + 缺血 - 再灌注处理组乙酰胆碱舒张反应和合成一氧化氮（NO）能力显著下降，差异具有统计学意义（$P < 0.01$），提示血管内皮功能显著下降；肌酸激酶（creatine kinase，CK）和乳酸脱氢酶（lactate dehydrogenase，LDH）活性显著增加，差异具有统计学意义（$P < 0.01$），血管收缩功能降低，但差异无统计学意义（$P > 0.05$），提示血管平滑肌和血管整体损伤程度增加。单纯缺血 - 再灌注或单纯硝酸甘油耐受均可引起硝基化酪氨酸含量的明显增加，硝基化酪氨酸是过氧亚硝基阴离子（$ONOO^-$）的反应产物，可作为 $ONOO^-$ 标志物。与其他组相比，硝酸甘油耐受 + 缺血 - 再灌注组硝基化酪氨酸增加最为显著，差异具有统计学意义（$P < 0.01$）。实验结果提示，硝酸甘油耐受显著增加了单纯缺血 - 再灌注诱导的血管损伤，这种作用可能是由 $ONOO^-$ 介导的。

（二）流行病学资料

硝酸甘油是硝酸酯类扩血管药物的基础药物，可扩张容量血管及阻力血管，改善心肌的供血、供氧及降低心肌负荷和耗氧量，正确使用时对心血管具有保护作用。

方传奇等（2006年）将60例行上腹部手术的冠心病患者随机分为对照组和硝酸甘油组，常规建立必要监测手段后行麻醉诱导，硝酸甘油组以微量泵持续泵注硝酸甘油，剂量范围在0.25 ~ 1 μg/（kg · min），对照组按常规麻醉处理。分别测定患者诱导前（T_0）、诱导后6 h（T_1）、诱导后16h（T_2）的心肌肌钙蛋白I（cardiac troponin I，cTnI）浓度。cTnI是反映心肌损伤的敏感特异性指标。结果发现，两组患者在T_1、T_2时的cTnI浓度与T_0时相比均明显升高，差异均有统计学意义（$P < 0.05$，$P < 0.01$）。两组间T_0时cTnI阳性率无明显差异，但在在T_1、T_2时对照组cTnI浓度及阳性率均明显高于硝酸甘油组，差异均有统计学意义（$P < 0.05$）。对照组有22例患者发生心电图ST段和T波改变，硝酸甘油组有12例患者发生心电图ST段和T波改变，发生率分别为73.3%、40%，提示对照组心肌缺血性改变发生率高于硝酸甘油组。对照组发生2例急性心肌梗死、1例心源性猝死，而硝酸甘油组无患者发生心脏事件。说明硝酸甘油可明显缓解冠心病患者围术期cTnI上升程度，减少心电学变化及心脏事件发生率，保护心肌。

但长期反复使用硝酸甘油易引起耐受，可能导致血管内皮细胞功能失调，也不能延长患者寿命，故限制了硝酸甘油的临床应用。Yasuyuki Nakamura等对1042名心肌缺血患者进行了研究，发现长期使用硝酸盐类药物明显增加了患者的死亡风险，并且长期使用硝酸盐类药物与因心脏疾患死亡的相关性增加；研究还发现，长期使用硝酸盐类药物的患者与未使用患者相比结果更趋恶化，提示长期使用硝酸酯类药物可能对人体有害。

Forys J等采取双盲随机化的临床实验性研究，将200名患者分为硝酸甘油治疗经皮冠状动脉干预（percutaneous coronary intervention，PCI）组（100人，年龄58±6岁，输注量100 μg/L）、安慰剂治疗PCI组（100人，年龄57±5岁，0.9% NaCl）。随访1年后显示，住院期间硝酸甘油组与对照组相比，病死率和心肌梗死、胸痛、不稳定性心绞痛发生率及 PCI 次数均无显著性差异，提示经皮冠状动脉干预后硝酸甘油灌注并不影响短期及长期治疗效果。

从事炸药生产制造的工人由于长期慢性接触硝酸甘油，可以出现头痛、血压变化、动脉硬化和心绞痛等疾病，对健康产生一定的危害。赵茜等（1998 年）选择直接从事硝酸甘油作业的工人 34 名，按其工作车间硝酸甘油浓度分为高浓度接触组与低浓度接触组，选择未接触过硝酸甘油的工人 32 名作为对照组，对受检者进行 MV1 和 MV5 两个通道的 24 小时动态心电图跟踪检查。结果显示，高浓度接触组发生室上性期前收缩的人数显著高于对照组，差异具有统计学意义（$P < 0.01$）；高浓度接触组每 5 万次心搏中的期前收缩数显著高于低浓度接触组和对照组，差异具有统计学意义（$P < 0.01$），而低浓度接触组与对照组间，差异无统计学意义（$P > 0.05$）。接触工龄 10 年以上组每人每 5 万次心搏中室上性期前收缩及室性期前收缩与对照组比较，差异均有统计学意义（$P < 0.01$），而接触工龄 10 年以下组与对照组比较，该指标差异无明显变化。提示长期接触高浓度的硝酸甘油对作业工人的心电有一定的影响，而短时间接触低浓度的硝酸甘油对作业工人心电的影响不大。此外，每人每 5 万次心搏中的室上性期前收缩数，接触组在班外明显高于班中，差异具有统计学意义（$P < 0.01$），对照组班外明显低于班中，差异具有统计学意义（$P < 0.01$），且两组班中比较，差异无统计学意义（$P > 0.05$），班外接触组明显高于对照组，差异具有统计学意义（$P < 0.01$）。该现象可能与硝酸甘油的扩血管作用后出现的继发性血管痉挛，从而引起心肌电生理不良结果有关。

冯养正等（1993 年）选择某工厂 81 名硝酸甘油接触工人作为接触组，选择该厂 67 名不接触硝酸甘油及其他毒物的工人为对照组，进行血压、眼科、心电图、脑血流及血液循环功能等项目的检查。结果发现，接触组在星期一、节假日后上班时颞动脉搏动感的发生率显著高于对照组，差异具有统计学意义（$P < 0.01$）；接触组班后收缩压为 14.2 ± 1.4 kPa（106.5 ± 10.5 mmHg），舒张压为 10.0 ± 0.9 kPa（75.0 ± 6.8 mmHg），低于班前 15.4 ± 1.4 kPa（115.5 ± 10.5 mmHg）和 10.5 ± 1.0 kPa（78.8 ± 7.5 mmHg），差异具有统计学意义（$P < 0.01$），也低于对照组 15.0 ± 1.6

kPa（112.5±12.0 mmHg）和 10.3±1.2 kPa（77.3±9.0 mmHg），差异具有统计学意义（$P<0.01$ 或 <0.05）；接触组眼底血管扩张的检出率（48.7%）显著高于对照组（13.4%），差异具有统计学意义（$P<0.01$），眼底动脉硬化的检出率（21.8%）也高于对照组（11.9%），差异具有统计学意义（$P<0.05$）；心电图检查各指标均值及异常检出率两组间差异均无统计学意义；接触组班后反映脑血管扩张、血管阻力降低的指标较班前及对照组明显增高，而反映脑血管弹性减退、周围阻力增高的一些指标接触组班前比对照组增高；反应心脏功能的主要指标如心搏出量、心输出量及左心有效泵力等，接触组班后明显低于对照组，差异具有统计学意义（$P<0.01$）。对于 20 年以上工龄组，接触组眼底血管扩张、眼底动脉硬化及心电图异常的检出率显著高于同工龄对照组，差异具有统计学意义（$P<0.05$ 或 $P<0.01$），脑血管弹性减退的检出率较对照组有增高趋势。以上结果提示，长期接触较高浓度硝酸甘油对工人的心血管健康有一定危害。

（三）毒性机制

1．不良反应产生机制

硝酸甘油所致低血压、低血压休克等可能是由于硝酸甘油为血管扩张剂，应用后使回心血量减少、有效循环血量减少，产生低血压、脑供血不足，进而产生晕厥。硝酸甘油所致窦性心动过缓、窦性停搏等不良反应的可能机制为硝酸甘油作用于血管壁上的硝酸酯受体后，通过传入神经刺激下丘脑、延髓等具有肾上腺受体的神经元，兴奋迷走神经，同时抑制交感神经功能，从而出现过缓性心律失常。硝酸甘油所致心源性猝死的可能机制为由于硝酸甘油的血管扩张作用导致血压过度下降，导致冠脉灌流不足，或由于个体差异使冠脉扩张程度显著低于周围血管，而致冠脉灌流不足。长期使用硝酸甘油患者发生停药综合征则可能与产生耐药性有关。

2．耐药机制

（1）神经激素激活和血容量扩张学说：长期使用硝酸甘油可以反射性激活交感神经、肾素 - 血管紧张素系统（renin-angiotensin-system，RAS）和血管升压素的分泌。血浆内儿茶酚胺、血管紧张素Ⅱ、血管加压素水平上升增强了血管收缩，醛固酮和血管升压素引起体内水钠潴留，增加了血容量，从而对抗硝酸甘油的扩张血管和减少回心血量作用。但是神经激素激活和血容量增加的时间和耐药发生的时间并不完全一致，β 受体阻滞剂、血管紧张素转化酶抑制剂、利尿剂并不总是改善硝酸甘油耐药，而且离体血管也可以出现耐药现象，因此这个学说并不能完全解释硝酸甘油耐药现象。

（2）氧化应激学说：Munzel 等（1995 年）提出：硝酸甘油诱导的血管氧化应激可能是重要的耐药原因。研究使用硝酸甘油贴剂连续 3 天给药（2 h/d，0.4 mg/h）诱导兔硝酸甘油耐受模型，第 3 天给药后分离兔胸主动脉并使用去氧肾上腺素处理，使血管收缩达最大程度的 30% ~ 50%，随后用 1 nmol/L 到 30 μmol/L 硝酸甘油处理血管，记录血管扩张程度；对照组兔不进行硝酸甘油耐受诱导，其余操作相同。结果显示，硝酸甘油处理对耐药兔血管扩张作用与对照组相比明显降低（45 ± 6% *vs* 90 ± 2%，$P < 0.05$），耐药兔主动脉过氧化物水平则显著高于对照组［超氧阴离子 O_2^-：0.61 ± 0.01 nmol/（mg · min）*vs* 0.31 ± 0.01 nmol/（mg · min），$P < 0.001$］，且 Cu-Zn 超氧化物歧化酶（可增加细胞内超氧化物歧化酶水平）可以显著改善硝酸甘油对离体耐药兔主动脉的扩张作用，差异具有统计学意义（$P < 0.05$）。

Schulz 等（2002 年）亦发现在耐药人乳房内动脉（来自冠状动脉搭桥手术患者），整个血管壁活性氧（reactive oxgen species，ROS）类物质同样大幅度增加。

Sydow 等（2004 年）研究发现，耐药大鼠的心肌、主动脉线粒体 ROS 均明显高于对照组，提示硝酸甘油可以诱导离体正常大鼠心肌线粒体 ROS 浓度的增加。研究还发现，特异性线粒体抗氧化剂可以完全逆转硝酸甘油引起的小鼠内皮细胞氧化应激和主动脉耐药。许多研究发现耐药大鼠主动脉和心肌 ROS 增加的同时 ALDH2 活性降低，ALDH2 活性和 ROS 的产生呈负相关。目前认为氧化活性物质可以氧化修饰 ALDH2 活性中心 302 位的半胱氨酸，形成二硫键，从而导致 ALDH2 功能障碍，减少了硝酸甘油的生物转化。ROS 可以和 NO 快速反应产生一种氧化性更强的活性物质——过氧亚硝酸盐。NO 的直接减少影响 NO/cGMP 信号通路的激活。研究发现，耐药大鼠主动脉硝基化酪氨酸蛋白（过量过氧亚硝酸盐的标志物）水平上升，体外硝酸甘油诱导正常大鼠主动脉出现 3- 硝基化酪氨酸水平依赖浓度的增加，肼屈嗪（强效的过氧亚硝酸盐清除剂）可以有效改善大鼠耐药。

Weber 等研究发现，过氧亚硝酸盐可能通过氧化修饰 sGC 中的巯基（NO 激活途径的必需基团）从而抑制 NO 对大鼠主动脉 sGC 激活，减少 cGMP 的产生，减弱硝酸甘油对主动脉的扩张作用。

（3）其他的耐药机制：还包括磷酸二酯酶 1A1（phosphodiesterase 1A1，PDE1A1）活性和表达增加、sGC 对 NO 敏感性下降、内皮型一氧化氮合酶（endothelial nitric oxide synthase，eNOS）解耦联等，但仍然存在许多疑问和争议，有待进一步的研究探索。

（谷一硕　马文军）

参考文献

1. 杨清霞，王伶，刘富强 . 硝酸甘油的药理作用及临床应用．药品评价，2006，3（3）：214-216.
2. 高艳霞，王沄．硝化甘油对作业工人健康的影响．山西医学院学报，1989，20（4）：249-252.
3. 赵吉．ALDH2 基因多态性与稳定型心绞痛患者硝酸甘油有效性关联的实验研究．上海：复旦大学，2008.
4. 高凤彤，孙湛博，张晓雯．硝酸甘油作用机制及耐药机制的研究进展．中国医疗前沿，2010，5（8）：7-8.
5. 刘芸，姜洪，张宝珍，等 . 硝酸甘油致突变及致畸胎实验研究．福建医药杂志，1999，21（6）：77-78.
6. 王丽，徐珽，唐尧．硝酸甘油致不良反应文献分析．预防医学情报杂志，2008，24（5）：372-374.
7. 冯养正，张慧敏，于佑民，等 . 硝化甘油对大鼠心功能及血流动力学影响的实验研究．工业卫生与职业病，1991，17（4）：211-214.
8. 姜翠荣，高琴，王晓梅，等 . 不同浓度硝酸甘油对大鼠离体心脏缺血 / 再灌注损伤的作用．蚌埠医学院学报，2011，36（1）：7-10.

9. 范瑾，丛柏林，杜军保，等.长期雾化吸入硝酸甘油对高肺血流量大鼠肺动脉压力影响的研究.中国药理学通报，2003，19（11）：1311-1314.
10. 范谦，王文勇，高峰，等.大剂量硝酸甘油加重大鼠离体心脏缺血/再灌注损伤.心脏杂志，2005，17（3）：204-206.
11. 方传奇，王存真，李建中，等.硝酸甘油对冠心病病人围术期心肌肌钙蛋白Ⅰ的影响.中原医刊，2006，33（24）：25-26.
12. 赵茜，许长安.硝化甘油作业人员动态心电的研究.中华劳动卫生职业病杂志，1998，16（4）：31-32.
13. 冯养正，鲁明华，张慧敏，等.硝化甘油对工人健康危害的调查.中国工业医学杂志，1993，6（4）：229-231.
14. 荆程桥，彭辉.硝酸甘油的生物转化和耐药机制研究进展.心血管病学进展，2014，35（5）：565-569.
15. Chen Z，Zhang J，Stamler JS. Identification of the enzymatic mechanism of nitroglycerin bioactivation. Proc Natl Acad Sci USA，2002，99（12）：8306-8311.
16. Chen Z，Foster MW，Zhang J，et al. An essential role for mitochondrial aldehyde dehydrogenase in nitroglycerin bioactivation. Proc Natl Acad Sci USA，2005，102（34）：12159-12164.
17. Beretta M，Gorren AC，Wenzl MV，et al. Characterization of the East Asian variant of aldehyde dehydrogenase-2：bioactivation of nitroglycerin and effects of Alda-1. J Biol Chem，2010，285（2）：943-952.
18. Mackenzie IS，Maki-Petaja KM，McEniery CM，et al. Aldehyde dehydrogenase 2 plays a role in the bioactivation of nitroglycerin in humans. Arterioscler Thromb Vasc Biol，2005，25（9）：1891-1895.
19. Munzel T，Daiber A，Gori T. Nitrate therapy：new aspects concerning molecular action and tolerance. Circulation，2011，123（19）：2132-2144.
20. Munzel T，Sayegh H，Freeman BA，et al. Evidence for enhanced vascular superoxide anion production in nitrate tolerance. A novel mechanism underlying tolerance and cross-tolerance. J Clin Invest，1995，95（1）：187-194.
21. Schulz E，Tsilimingas N，Rinze R，et al. Functional and biochemical analysis of endothelial（dys）function and NO/cGMP signaling in human blood vessels with and without nitroglycerin pretreatment. Circulation，2002，105（10）：

1170-1175.

22. Sydow K，Daiber A，Oelze M，et al. Central role of mitochondrial aldehyde dehydrogenase and reactive oxygen species in nitroglycerin tolerance and cross-tolerance. J Clin Invest，2004，113（3）：482-489.
23. Daiber A，Oelze M，Coldewey M，et al. Oxidative stress and mitochondrial aldehyde dehydrogenase activity：a comparison of pentaerythritol tetranitrate with other organic nitrates. Mol Pharmacol，2004，66（6）：1372-1382.
24. Knorr M，Hausding M，Kroller-Schuhmacher S，et al. Nitroglycerin-induced endothelial dysfunction and tolerance involve adverse phosphorylation and S-Glutathionylation of endothelial nitric oxide synthase：beneficial effects of therapy with the AT1 receptor blocker telmisartan. Arterioscler Thromb Vasc Biol，2011，31（10）：2223-2231.
25. Esplugues JV，Rocha M，Nunez C，et al. Complex I dysfunction and tolerance to nitroglycerin：an approach based on mitochondrial-targeted antioxidants. Circ Res，2006，99（10）：1067-1075.
26. Wenzel P，Hink U，Oelze M，et al. Role of reduced lipoic acid in the redox regulation of mitochondrial aldehyde dehydrogenase（ALDH-2）activity. Implications for mitochondrial oxidative stress and nitrate tolerance. J Biol Chem，2007，282（1）：792-799.
27. Daiber A，Oelze M，Wenzel P，et al. Nitrate tolerance as a model of vascular dysfunction：roles for mitochondrial aldehyde dehydrogenase and mitochondrial oxidative stress. Pharmacol Rep，2009，61（1）：33-48.

第十一章

碳化物

第一节　一氧化碳

一氧化碳（carbon monoxide，CO）纯品为无色、无臭、无刺激性的气体，相对分子质量为28.01，密度1.25 g/L，冰点为–205.1℃，沸点–191.5℃。在水中的溶解度甚低，极难溶于水。与空气混合爆炸极限为12.5%～74.2%。凡含碳的物质燃烧不完全时，都可产生一氧化碳，因此一氧化碳的来源广泛。一般认为一氧化碳为非蓄积性毒物，在脱离接触后，碳氧血红蛋白（HbCO）即逐渐解离，一氧化碳的作用也就随之消失。但近年来，通过动物实验和对人的观察，均发现CO长期作用对心血管系统有一定的损害。可用于制造甲酸钠，在冶金工业中用作还原剂。在冶金、化学、石墨电极制造以及家用煤气或煤炉、汽车尾气中均有CO存在。

CO极易与血红蛋白结合，形成HbCO，使血红蛋白丧失携氧的能力和作用，造成组织窒息，严重时引起死亡。CO对全身的组织细胞均有毒性作用，尤其对大脑皮质的影响最为严重。CO随空气吸入后，通过肺泡进入血液循环，与血液中的血红蛋白（Hb）和血液外的其他某些含铁蛋白质（如肌红蛋白、二价铁的细胞色素等）形成可逆性的结合。其中90%以上CO与Hb结合成HbCO，约7%的CO与肌红蛋白结合成碳氧肌红蛋白，仅少量与细胞色素结合。CO吸收与排出，取决于空气中CO分压和血液中HbCO的饱和度（即Hb总量中被CO结合的百分比）。次要的因素为接触时间和肺通气量，后者与劳动强度直接有关。

一、毒性表现

（一）动物实验资料

1．心脏重量增加及心肌损伤

Stupfel 等（1979 年）选取健康雌性 SD 大鼠和雌性 C57BL/6 小鼠静式吸入 100、200、500 ppm CO 可使动物心脏重量增加、红细胞容积增大，差异具有统计学意义（$P < 0.05$），且心输出量与搏出体积暴露初期骤升并持续增高，差异具有统计学意义（$P < 0.05$）。

Aronow（1983 年）选取健康雄性 Beagle 犬，静式染毒法吸入 1500ppm CO 30 分钟，与对照组比较，发现染毒组犬冠状动脉血流、心率及每搏输出量显著增加，差异具有统计学意义（$P < 0.05$）。心脏增重肥大的原因可能是 CO 直接作用于心肌，红细胞容积和心输出量增加，加重心脏负荷。

Sorhaug 等（2006 年）的研究将雌性 Wistar 大鼠静式染毒吸入 200 ppm CO，每天 20 小时，每周染毒 5 天，共 72 周，与对照组比较，发现染毒组大鼠右心室重量增加 20%，差异具有统计学意义（P=0.001）和左心室及室间隔重量增加 14%，差异具有统计学意义（$P < 0.001$），却未发现主动脉和股动脉出现动脉粥样硬化斑块。

Lin H 等（1988 年）报道，CO 对血管平滑肌有直接松弛效应而扩张血管，属非特异效应。该研究选用健康雄性 SD 大鼠，分离胸主动脉，用 K^+ 或去甲肾上腺素使之收缩，然后分别用 5% CO、5% 氧气（O_2）和 5% 氮气（N_2）孵育 60 分钟，结果发现，5%O_2 和 5%N_2 处理组大鼠的胸主动脉 Ca^{2+} 浓度分别为 488±35 mmol/g 和 515±26 mmol/g，与氧气和氮气组比较，5% CO 处理组大鼠的胸主动脉 Ca^{2+} 浓度（369±18 mmol/g）降低了 29%，差异有统计学意义（$P < 0.01$）。实验研究表明，CO 降低了血管平滑肌中 Ca^{2+} 的浓度而引起血管平滑肌松弛和扩血管作用。

Penney 等（1988 年）给予健康新生雌雄性 SD 大鼠，静式吸入染毒 350、500、700 ppm CO 32 天。发现与对照组比较，350、700 ppm 染毒组大鼠心肌 DNA 含量明显增加，差异具有统计学意义（$P < 0.05$）；350 ppm 染毒组雌性大鼠右心室心肌 DNA 含量明显升高，差异具有统计学意义（$P < 0.05$）；左右心室心肌 DNA 含量随 CO 浓度增高而增加，差异具有统计学意义（$P < 0.05$）。说明 CO 染毒后心肌存在着持续性的分子水平的变化。

Somogyie 等（1978 年）选用健康雄性 Beagle 犬，给染毒组犬冠状动脉灌流 10.1% 体积分数 CO（HbCO 增至 40.1%），10 分钟后通过扫描电镜观察心肌结构变化发现：线粒体变性，毛细血管周围及纤维肿胀，小范围全部或部分心肌坏死等。

Thomsen（1974 年）给予猕猴吸入 250 ppm CO，连续染毒 2 周，通过扫描电镜观察发现，冠状动脉内发生内皮水肿，偶见内皮细胞间裂隙及含小脂滴的类单核细胞浸润。

2．心电图异常和心律失常

Mohamadpour 等（2012 年）研究发现，给予雄性 Wistar 大鼠 1500 或 3000 ppm CO 吸入染毒 60 分钟。与对照组比较，发现 3000 ppm 染毒组大鼠心电图（ECG）结果异常（ST 段抬高和 T 波倒置），以及心律失常发生率的差异有统计学意义（$P < 0.05$），光镜下还发现大鼠心肌缺血的组织学表现，如心肌肥大。

Asgharian 等（2012 年）选取成年健康雄性 Wistar 大鼠，染毒前用氯胺酮（100mg/kg）麻醉，在染毒期间维持一半剂量，并在 CO 染毒前记录心电图，用 0.5 升 / 分钟 3000 ppm CO 直接吸入染毒 40 分钟、0.3 升 / 分钟 250 ppm、1000 ppm CO 吸入染毒 20 分钟，染毒后对大鼠腹腔内注射 5000 IU/kg 红细胞生成素（Erythropoietin，EPO）。结果发现，与染毒前比较，3000 ppm 染毒组大鼠在染毒期间心电图 ST 段抬高（异常比例为 100%，$P < 0.01$）；在染毒后 1 小时心电图 ST 段压低和 T 波倒置（异常比例为 100%，$P < 0.05$）；染毒后呼吸正常空气时心电图显示 I 度房室传导阻滞（异常比例为 100%，$P < 0.01$）。1000 ppm 染毒组大鼠心电图异常率无统计学意义。250 ppm 染毒组大鼠在染毒后 2 小时发现 ST 段降低（异常比例为 60%，$P < 0.05$）。

（二）流行病学资料

1．冠状动脉疾病

CO中毒可诱发冠状动脉疾患，也可使原有的冠状动脉疾患加重。Kleinman等（1989年）指出，职业性接触CO与心绞痛发生呈剂量-反应关系。24名男性心绞痛患者，吸入CO后，碳氧血红蛋白（HbCO）由1.5%上升至3.0%，诱发心绞痛发作的平均运动时间缩短6%，差异具有统计学意义（$P < 0.05$），如患者心电图显示有ST段下降，引发心绞痛的时间也可缩短12%；引起0.1 mV ST段下降的时间也相应减少，与对照组相比，差异均有统计学意义（$P < 0.05$）。

Allred等（1989年）也认为，当HbCO为2%时，引起有意义的ST段下降的时间减少5.1%，差异具有统计学意义（$P < 0.05$），运动至激发心绞痛的时间缩短4.2%（P=0.054）。当HbCO为3.9%时，引起有意义的ST段下降的时间减少12.1%，差异具有统计学意义（$P < 0.001$），运动至激发心绞痛的时间缩短7.1%，差异具有统计学意义（P=0.004）。由此说明，较低浓度的CO（HbCO低于5%），对心绞痛患者也是有害的。

Sheps等（1987年）认为，当HbCO低于4%，对已有心绞痛患者，可不引起临床症状，而根据某些职业性接触CO和动物长期吸入CO的研究资料表明，当CO为5 ppm（5.7 mg/m^3），HbCO 1.0% ~ 1.5%时，CO对冠心病的加剧和进展影响不明显。而较高浓度的CO即可诱发冠心病，并可加速冠心病的进程。

2．心肌梗死

CO可导致心肌梗死及死亡率增加。Stern等（1988年）指出，职业性接触CO者，心血管疾病死亡率明显增加，对5529名纽约市桥梁与隧道工人进行回顾性调查，隧道工人心肌梗死的标化死亡比（SMR）为1.35（90%CI：1.09 ~ 1.68，$P < 0.05$）。与桥梁工人相比，职业性接触CO隧道工人患心肌梗死的超额风险（excess risk=35%，$P < 0.01$），一旦停止接触CO，心肌梗死的死亡率下降。

Hansen（1989年）对接触CO的汽车修理工进行的10年前瞻性调查也得到同样结果，发现死于缺血性心脏病的人数增加，SMR为1.21（$P < 0.05$）。长期接触CO诱发心肌梗死及其死亡率增加，这可能与CO加速动脉粥样硬化进程有关。

3．对血脂影响

CO 对作业人员的血脂水平具有一定影响。许志红等（1999 年）调查某煤气厂职工在岗职工，接触组工作车间的 CO 浓度为 31.66 mg/m^3，发现接触组血 TG、TC 和 LDL-c 水平升高，HDL-c 水平降低，差异具有统计学意义（$P < 0.05$）。

徐信文等（2002 年）以 168 名 CO 作业人员为观察组，及 97 名非接触工人为对照组，分别检测血脂水平。结果发现，与对照组比较，CO 接触组工人血 TG 1.37 mmol/L，差异具有统计学意义（$P < 0.05$），LDL-c 2.28 mmol/L，均显著高于对照组，差异有统计学意义（$P < 0.01$）。长期接触 CO 的作业工人患动脉粥样硬化的可能性增高。

许志红等（2000 年）对 96 名煤气车间作业工人和 96 名非 CO 作业工人进行血脂水平调查。结果发现，低浓度 CO 作业工人血中碳氧血红蛋白（HBCO%）增高；CO 作业工人在未出现心血管系统疾病临床表现时，TG、TC、LDL-c 等致动脉粥样硬化因素的水平高于对照组，差异具有统计学意义（$P < 0.05$），而 HDL-c 及 HDL-c/TC 等保护性因素减弱。

蒋守芳等（2005 年）选择唐山市交通警察中 169 名外勤交警为 CO 接触组，112 名内勤交警为对照组。结果发现，外勤交警血胆固醇（5.43 mmol/L）高于内勤交警（4.90 mmol/L），差异具有统计学意义（$P < 0.01$）；外勤交警血三酰甘油（甘油三酯）2.57 mmol/L 高于内勤交警 2.42 mmol/L，但差异无统计学意义。两组中血 HbCO% 高的人群，其血脂均高于 HbCO% 低的人群。在 HbCO% > 1% 的交警中，外勤交警的血胆固醇（5.48 mmol/L）明显高于内勤交警（4.96 mmol/L），差异有统计学意义（$P < 0.01$）。

王晓征等（2008 年）选择湖北省十堰市某燃气公司作业人员中长期慢性接触 CO 者 427 名为接触组，不接触 CO 人员 560 名为对照组。接触组每天接触 CO 平均浓度为 21.73 mg/m^3。两组人员体检结果进行比较。接触组的 SBP（106.88 ± 13.60 mmHg）和 DBP（69.96 ± 10.35 mmHg）水平明显高于对照组的 SBP（103.33 ± 14.77 mmHg）和 DBP（68.10 ± 10.59 mmHg）水平，差异具有统计学意义（$P < 0.01$）。接

触组的血清高密度脂蛋白（HDL-c）（1.21±0.30 mmol/L）水平低于对照组（1.39±0.33 mmol/L），差异具有统计学意义（$P < 0.05$）。接触组心电图异常的患病率为 18.74%，高于对照组，差异具有统计学意义（$P < 0.05$）。

4．心律失常

Lee 等（2015 年）进行了一项基于中国台湾地区人群的纵向队列研究来判断 CO 中毒患者是否与中毒后的进行性心血管疾病（包括心律失常、冠状动脉疾病及充血性心力衰竭）相关。这项回顾性队列研究基于中国台湾地区全民健康保险数据库。接触组包括所有 20 岁以上在 2000—2011 年因 CO 中毒诊断住院的患者（n=8381），对照组包含随机选取的非 CO 中毒患者（n=33524），并且与接触组年龄、性别和索引年份相互匹配。每个患者在研究期间都通过个体追踪来确定是否发生心血管疾病。运用 Cox 比例风险回归模型计算混杂因素调整后的心血管疾病危险比。结果发现，接触组心律失常、冠状动脉疾病及充血性心力衰竭总发病率均高于对照组（发病率分别为 2.57 *vs* 1.25/1000 人年，3.28 *vs* 2.25/1000 人年，1.32 *vs* 1.05/1000 人年，$P < 0.05$）。对年龄、性别和合并症校正后，CO 中毒患者的心律失常发病风险是对照组的 1.83 倍，差异具有统计学意义（$P < 0.05$），而两组的冠状动脉疾病和充血性心力衰竭发病率，差异无统计学意义。更严重或伴有合并症的 CO 中毒患者，这三种心血管疾病发病率显著升高，差异具有统计学意义（$P < 0.05$）。

二、毒性机制

（一）血管内皮细胞功能损伤

王耀宏等（2003 年）给予体重为 240 ~ 280 g 的雄性 SD 大鼠腹腔间断注射 CO 染毒，首次注射剂量 120 ml/kg，维持剂量 60 ml/kg，以 4 分钟为间隔，3 次重复注射。分别于染毒后 1、3、7、14、21 天颈静脉取血监测血液流变学特性，同时检测血浆纤维蛋白原浓度（plasma fibrinogen，Fib）、内皮素 -1（endothelin-1，ET-1）、丙二醛（Malondialdehyde，MDA）、一氧化氮（Nitric Monoxide，NO）及环磷酸鸟苷（cyclic guanosine monophosphate，cGMP）含量。结果发现，染毒后大鼠脑循环血液流变学特性发生明显改变，染毒前血浆黏度为 1.233 MPa・s，染毒后 1、3、7、14 天血浆黏度增加（1.338 MPa・s、1.296 MPa・s、1.368 MPa・s、1.308 MPa・s，$P < 0.05$）。且见血管内皮严重受损，ET-1 增加，NO-cGMP 系统受到抑制。染毒前血浆 NO 和 cGMP 含量为 49.16 μmol/L、69.86 pmol/ml，染毒后 1、3、7、14、21 天血浆 NO 含量降低（32.04μmol/L、35.69 μmol/L、36.56 μmol/L、37.78 μmol/L、40.80 μmol/L，$P < 0.01$ 或 $P < 0.05$），血浆 cGMP 含量也降低（44.91 pmol/ml、50.67 pmol/ml、52.35 pmol/ml、58.73 pmol/ml、68.63 pmol/ml，$P < 0.01$ 或 $P < 0.05$）。血管内皮细胞是形成血管封闭管道的形态基础。当血管壁受损、细胞毒素等因素存在时，血管内皮细胞的抗凝和调节血管舒缩的功能均会明显减弱，严重时可导致血栓的形成。

Huan 等（2005 年）选择健康成年 Wistar 大鼠 128 只，雌雄不限。随机分为 4 组，正常对照组 8 只，CO 染毒组、高压氧对照组及高压氧治疗组各 40 只。其中后 3 组又分别分为 CO 染毒后、高压氧对照处理后及高压氧处理后第 1 天（当日）、5、10、15、20 天 5 个时相组，即染毒后 5 个时相组，高压氧对照处理后 5 个时相组，高压氧治疗后 5 个组，每组 8 只。将 CO 染毒组、高压氧对照组和高压氧治疗组大鼠分别暴露于体积分数为 2.995×10^{-3} CO 下 60 分钟，高压氧对照组给予 0.2 兆帕（MPa）高压空气处理，高压氧治疗组给予 0.2 MPa 高压氧治疗 1 小时，1 次 / 天。血液标本采集分别在 CO 染毒后第 1、5、10、15、20 天早晨进行。麻醉大鼠后用心内注射的方式采血。应用流式细胞仪测定 CO 染毒大鼠在不同时间段外周血血小板 CD61 及多形核白细胞黏附分子 CD11b/CD18 的表达。CD61 及 CD11b/CD18 表达均以平均荧光强度为单位定量测定。观察指标为各组大鼠外周血血小板 CD61 相对表达量（荧光指数）的变化及外周血多形核白细胞黏附分子 CD11b/CD18 相对表达量（荧光指数）的变化。结果发现，CO 染毒组大鼠在 CO 染毒后第 1、5、10 天外周血血小板 CD61 相对表达量明显高于对照组（t=2.625 ~ 4.428，$P < 0.05$ 或 $P < 0.01$）；CO 染毒

组大鼠外周血 CD11b/CD18 相对表达量在 CO 染毒后第 1、5、10、15 和 20 天均显著高于对照组（t=2.665 ~ 4.452，$P < 0.05$ 或 $P < 0.01$）。表明 CO 染毒后大鼠外周血血小板 CD61 及多形核白细胞黏附分子 CD11b/CD18 的表达增高并持续一段时间。

吕晓宁等（2007 年）观察急性 CO 染毒大鼠脑内血管内皮细胞黏附分子 -1（VCAM-1）表达、$CD4^{+}$T 淋巴细胞浸润情况。将 30 只雄性 SD 大鼠随机分为对照组，染毒后 1、3、7 天组和高压氧（hyperbaric oxygen，HBO）治疗 7 天组，每组 6 只。采用 HE 和免疫组织化学染色方法，观察染毒后各时间点大鼠脑内病理形态学变化，以及 VCAM-1 表达、$CD4^{+}$T 淋巴细胞浸润情况。结果发现，对照组无 VCAM-1 表达、无 $CD4^{+}$T 淋巴细胞浸润；各染毒组大鼠脑内微血管内皮细胞和变性坏死的神经元均有 VCAM-1 不同程度的表达。染毒后 1 天组为表达高峰（VCAM-1=34.30 ± 11.56，$P < 0.01$），3 天组 VCAM-1（17.15 ± 5.81）的表达数量有所减少。此时，局部大脑皮质开始有 $CD4^{+}$T 淋巴细胞浸润；至染毒后 7 天，在部分变性坏死的神经元上仍有 VCAM-1 的持续表达，而 $CD4^{+}$T 淋巴细胞浸润达高峰（$CD4^{+}$T=18.08 ± 5.77，$P < 0.01$）。染毒后立即进行 HBO 治疗 7 天，其 VCAM-1、$CD4^{+}$T 淋巴细胞均显著减少，与染毒后 7 天组相比，差异有统计学意义（VCAM-1=12.25 ± 5.02，$CD4^{+}$T=14.28 ± 5.26，$P < 0.05$）。由此可见，血管内皮细胞损伤参与了 CO 毒性损伤的整个病理过程。

（二）血管结构损害

王苏平等（2012 年）选用健康成年雄性 SD 大鼠，分别单次腹腔注射 99.9% CO 气体（相当于 120 ml/kg），对照组腹腔注射等量空气，染毒组大鼠 HbCO 维持在 50% 以上达 16 小时，使用免疫组织化学方法系统观察大鼠染毒后 1、3、7、14、21 和 28 天脑组织血管壁结构，α- 肌动蛋白、Ⅳ型胶原、弹性蛋白和淀粉样蛋白的表达变化。结果发现，CO 染毒大鼠脑内小动脉壁发生玻璃样变性、管腔狭窄、基底膜增厚、微血管闭塞、退化。α- 肌动蛋白和Ⅳ型胶原的表达在染毒后 3 天下降，其阳性单位（PU 值）分别为 19.74 ± 3.05 和 2.03 ± 0.78，与对照组比较，差异具有统计学意义（$P < 0.05$）；染毒后 21 天 α- 肌动蛋白和Ⅳ

型胶原的表达开始升高，其阳性单位（PU 值）分别为 35.19 ± 3.08 和 9.78 ± 3.45，与对照组比较，差异具有统计学意义（$P < 0.05$）；染毒组和对照组弹性蛋白的表达无明显差异；染毒后血管壁未发现淀粉样蛋白的沉积。表明 CO 染毒后脑内小动脉壁发生了玻璃样变性血管结构受损，这与缺血性脑血管病变类似。

（三）血液流变学异常

王喜福等（2008 年）选用普通健康雄性新西兰大耳白兔，通过腹腔间隔注射 CO 急性染毒，首次剂量 200 ml/kg，以后按 6 小时间隔共追加注射 5 次，剂量改为 100 ml/kg，使血 HbCO 浓度达 50% 以上持续 30 ~ 36 小时，对照组按同样方法注射空气。动态检测初次染毒后 30 分钟、6 小时及末次染毒后 10 分钟、6 小时、12 小时、18 小时、24 小时、3 天、7 天、14 天颈静脉血的全血黏度（不同切变率 200^{s-}、100^{s-}、50^{s-}、3^{s-}）、血浆黏度、血浆纤维蛋白原（Fib）、血浆钙离子浓度（Ca^{2+}）、部分活化凝血酶原时间（APTT）、活化部分凝血酶时间（PT）的变化，并进行全血细胞分析。结果发现，家兔末次染毒后 10 分钟，切变率在 200^{s-}、100^{s-}、50^{s-}、3^{s-} 时全血黏度别为 3.03 MPa · s、3.23 MPa · s、3.54 MPa · s、8.19MPa · s，在相应切变率下对照组全血黏度则为 3.98 MPa · s、4.41 MPa · s、5.13 MPa · s、13.92 MPa · s，差异有统计学意义（$P < 0.01$），24 小时后切变率在 200^{s-}、100^{s-}、50^{s-}、3^{s-} 时全血黏度别为 3.25MPa · s、3.67 MPa · s、3.97 MPa · s、10.97MPa · s 逐渐升高，差异具有统计学意义（$P < 0.05$），14 天时仍高于正常；末次染毒后 10 分钟至 14 天血浆纤维蛋白原（4.27 g/L、4.18 g/L）及血浆黏度（1.29MPa · s、1.27MPa · s）亦均高于对照组血浆纤维蛋白原（3.90g/L）及血浆黏度（1.18MPa · s），差异具有统计学意义（$P < 0.05$）；部分活化凝血酶原时间、活化部分凝血酶时间于末次染毒后 10 分钟明显延长，差异具有统计学意义（$P < 0.05$），3 天后大致恢复正常；血浆 Ca^{2+} 水平于末次染毒后 10 分钟明显下降，差异具有统计学意义（$P < 0.01$），24 小时后恢复正常；红细胞（RBC）计数和血细胞比容（Hct）于末次染毒后 18 小时升高，差异具有统计学意义（$P < 0.05$），14 天仍高于对照组，差异具有统计学意义（$P < 0.05$）。表明

急性CO染毒早期，脑循环即出现血液浓缩和凝血功能异常，表现为RBC和Hct升高，血Ca^{2+}水平下降、凝血时间延长等；3天后凝血功能虽见恢复，但血液浓缩未见改善，RBC、Hct、全血黏度和血浆黏度持续升高。

（四）凝血功能异常

血小板活化是血小板聚集形成血栓的必经途径，CD61、CD63、PAC-I和CD62p是血小板活化过程中重要的膜糖蛋白。侯晓敏等（2005年）研究急性一氧化碳中毒（ACOP）患者血小板膜糖蛋白的变化，以指导临床抗血小板活化药物治疗。分组方法包括ACOP组、ACOP高压氧（ACOP+HBO）组、正常对照组。ACOP+HBO组由ACOP组中接受HBO综合治疗达10天以上的患者组成。ACOP组在来院后即刻采血，ACOP+HBO组在治疗第3天、第7天、第10天3次晨8时空腹采血2 ml，对照组晨8时分别空腹采血2 ml，迅速送检。用流式细胞仪检测血小板膜糖蛋白CD63、PAC-I和CD62p的表达。结果显示，ACOP组来院后即刻血小板膜糖蛋白CD63、PAC-I和CD62p的表达水平均高于正常对照组，差异具有统计学意义（$P < 0.01$）。ACOP+HBO组CD63和CD62p表达减少，PAC-I有下降趋势。结论：ACOP可显著增加CD63、PAC-I和CD62p在血小板膜上的表达，且CD63和PAC-I在一段时间内将维持较高水平。提示ACOP后抗血小板活化治疗在临床症状缓解后应继续进行一段时间。说明在ACOP急性期患者体内血小板处于高度活化状态，至ACOP恢复期血小板活化仍维持在较高水平。这为脑内微血栓形成和脑循环障碍创造了条件。

（卓滋泽　马文军）

主要参考文献

1. Stupfel M, Mordelet-Dambrine M, Vauzelle A, et al. Animal models and acute and long-term carbon monoxide intoxication. Prev Med, 1979, 8 (3): 333-343.
2. Aronow WS. Carbon monoxide and cardiovascular disease. Compr Ther, 1983,

9 (10): 21-26.

3. Sorhaug S, Steinshamn S, Nilsen OG, et al. Chronic inhalation of carbon monoxide effects on the respiratory and cardiovascular system at doses corresponding tobacco smoking. Toxicology, 2006, 228 (2-3): 280-290.
4. Lin H, McGrath JJ. Carbon monoxide effects on calcium levels in vascular smooth muscle. Life Sci, 1988, 43 (22): 1813-1816.
5. Penney DG, Gargulinski RB, Hawkins BJ, et al. The effects of carbon monoxide on persistent changes in young rat heart: cardiomegaly, tachycardia and altered DNA content. J Appl Toxicol, 1988, 8 (4): 275-283.
6. Somogyi E, Sotonyi P, Nemes A. Ultrastructural examination of blood dialysate effect in experimental carbon monoxide poisoning of the heart muscle. Arzneimittel-forschung, 1978, 28 (11): 2070-2075.
7. Thomsen HK. Carbon monoxide-induced atherosclerosis in primates. Atherosclerosis, 1974, 20 (2): 233-240.
8. Mohamadpour AH, Moallem SA, Hashemzaei M, et al. Effects of granulocyte colony-stimulating factor on electrocardiogram changes after carbon monoxide poisoningin rats. Drug Chem Toxicol, 2012, 35 (4): 353-360.
9. Asgharian RM, Moallem SA, Imenshahidi M, et al. Effects of erythropoietin on electrocardiogram changes in carbon monoxide poisoning: an experimental study in rats. Iran J Pharm Res, 2012, 11 (4): 1191-1199.
10. Kleinman MT, Davidson DM, Vandagriff RB, et al. Effects of short-term exposure to CO in subjects with coronary artery disease. Arch Environ Health, 1989, 44 (6): 361-369.
11. Allred EN, Bleecker ER, Chaitman BR, et al. Short-term effects of carbon monoxide exposure on the exercise performance of subjects with coronary artery disease. N Engl J Med, 1989, 321 (21): 1426-1432.
12. Sheps DS, Adams KF JR, Bromberg PA, et al. Lack of effect of low levels of carboxyhemoglobin on cardiovascular function in patients with ischemic heart disease. Arch Environ Health, 1987, 42 (2): 108-116.
13. Stern FB, Halperin WE, Hornung RW, et al. Heart disease mortality among bridge and tunnel officers exposed to carbon monoxide. Am J Epidemiol, 1988, 128 (6): 1276-1288.

14. Hansen ES. Mortality of auto mechanics：A ten-year follow-up. Scand J Work Environ Health，1989，15（1）：43-46.
15. 许志红，周侃，张利霞. 低浓度一氧化碳对工人血脂水平的影响. 中华预防医学杂志，1999，33（4）：252.
16. 徐信文. 一氧化碳作业人员血脂水平的调查. 工业卫生与职业病，2002，2（4）：16-17.
17. 许志红，李俊兰. 对煤气车间作业工人血脂水平的测定. 山西临床医药，2000，9（3）：216-217.
18. 蒋守芳，王彩杰，李君，等. 唐山市交通废气污染与交通警察血脂水平关系的研究. 工业卫生与职业病，2005，31（6）：387-389.
19. 王晓征，张丰，朱江，等. 低浓度一氧化碳作业对工人血脂和血糖代谢的影响. 中国临床保健杂志，2008，11（5）：493-494.
20. Feng-You L，Wei-Kung C，Cheng-Li L，et al. Carbon Monoxide Poisoning and Subsequent Cardiovascular Disease Risk：A Nationwide Population-based Cohort Study. Medicine，2015，94（10）：1-8.
21. 王耀宏，赵金垣，崔书杰，等. 急性一氧化碳中毒对大鼠脑循环的影响. 中国工业医学杂志，2003，16（5）：257-260.
22. Huan GE，Gao C，Zhao L. Effect of hyperbaric oxygen on the expression of platelet CD_（61）and polymorphonuclear leukocyte adhesion molecules CD_（11b）/CD_（18）of peripheral blood in carbon monoxide poisoning rats. Chin J of Clin Rehabi，2005，9（35）：156-158.
23. 吕晓宁，李金声，常耀明，等. 急性CO中毒大鼠脑内VCAM-1表达$CD4^+T$淋巴细胞浸润规律的研究及高压氧干预后的变化. 中国急救医学，2007，27（3）：225-228.
24. 王苏平，田占坤，王晓虹，等. 急性一氧化碳中毒大鼠脑内小血管壁结构的变化. 中风与神经疾病杂志，2012，29（4）：343-345.
25. 王喜福，王现伟，关里，等. 急性一氧化碳中毒家兔脑血流变学和凝血功能的变化. 中国工业医学杂志，2008，21（6）：347-350.
26. 侯晓敏，高春锦，葛环，等. 急性一氧化碳中毒患者血小板膜糖蛋白CD63、PAC-I和CD62p的变化. 中华航海医学与高气压医学杂志，2005，12（2）：72-74.

第二节　二氧化碳

一、理化性质

二氧化碳（carbon dioxide，CO_2）常温下是一种无色、无味的气体，密度比空气大，略溶于水，20℃时，每 100 体积水可溶 88 体积 CO_2，一部分与水反应生成碳酸。CO_2 沸点为 –78.5℃，液体 CO_2 密度为 1.1 g/cm^3，蒸发时或在加压冷却时可凝成固体 CO_2，俗称干冰，是一种低温致冷剂，密度为 1.56 g/cm^3。

二、来源、存在与接触机会

在自然界中 CO_2 含量丰富，为大气组成的一部分，CO_2 在大气中占总体积的 0.03% ~ 0.04%，人呼出的气体中 CO_2 约占 4%。CO_2 主要由含碳物质燃烧和动物的新陈代谢产生，是绿色植物光合作用不可缺少的原料，温室中常用 CO_2 作肥料。实验室中常用盐酸与大理石反应制取 CO_2，工业上用煅烧石灰石或酿酒的发酵气中来获得 CO_2。气体 CO_2 用于制碱工业、制糖工业，并用于钢铸件的淬火和铅白的制造等。干冰的使用范围广泛，在食品、卫生、工业、餐饮中有大量应用。

三、吸收、分布、代谢与排泄

CO_2 通过肺被动吸收，正常人体血液中 CO_2 分压高于肺泡中 CO_2 分压，因此血液中 CO_2 能弥散进入肺泡。当大气中 CO_2 分压超过血液中 CO_2 分压时，由于 CO_2 通过肺泡的速度比氧气快，CO_2 通过肺泡迅速进入从而造成体内 CO_2 潴留。

血液中物理溶解的 CO_2 只占 CO_2 总运输量的 5%，其余均以与其他化合物结合的形式被运输，其中 88% 为碳酸氢盐，7% 为氨基甲酸血红蛋白。从组织扩散入血的 CO_2 首先溶解于血浆，大部分经单纯扩散进入红细胞。溶解的 CO_2 可与水在碳酸酐酶的作用下生成碳酸，后者再解离成 HCO_3^- 和 H^+。红细胞内的碳酸酐酶含量远远高于血浆，在红细胞内生成碳酸的速度比血浆中快 13 000 倍。由于红细胞内 HCO_3^- 浓度不断增加，HCO_3^- 顺浓度差经红细胞膜扩散进入血浆。

机体代谢产生的 CO_2 主要通过呼吸作用由肺排出，一小部分由肾经尿排出。据估计，一个健康的成年人在平静状态下每分钟呼出的 CO_2 约为 220 ml，中等运动量时约为 1650 ml。

四、毒性概述

（一）动物实验资料

1．急性毒性

雄性昆明种小鼠饲养于高浓度二氧化碳动物染毒箱中，CO_2 浓度为（0.1 ~ 0.161）$\times 10^6$ ppm，根据预实验各组小鼠死亡率从 0 到 100% 及浓度梯度将小鼠分为 6 组，每组 6 只，染毒 24 小时，染毒期间正常饲喂，染毒后观察各组动物死亡情况。观察结果发现，随着 CO_2 浓度的增加，小鼠死亡率不断上升，利用改良寇氏公式计算得到 CO_2 的半数致死浓度（LC_{50}）为 0.133×10^6 ppm[95%CI：（0.13 ~ 0.14）$\times 10^6$ ppm]。采用相同方法对雌性 SD 大鼠进行染毒，算得 CO_2 对 SD 大鼠的半数致死浓度（LC_{50}）为 0.157×10^6 ppm[95%CI：（0.15 ~ 0.16）$\times 10^6$ ppm]。

雄性 SD 大鼠饲养于体积分数为 20% 的 CO_2 和空气混合气体的染毒柜中，染毒 1 小时，对照组饲养于相同条件正常空气的染毒柜中。染毒过程中大鼠先后出现呼吸急促、四肢瘫软、行动迟缓、昏迷。染毒结束后，麻醉大鼠，取静脉血测定血清酶和电解质水平。血清酶测定结果显示，与对照组相比，染毒组大鼠血清心肌肌钙蛋白 I（cTnI）、肌酸激酶（CK）和天冬氨酸氨基转氨酶（AST）活力均显著升高，差异有统计学意义（$P < 0.05$）。血清电解质测定结果显示，染毒组大鼠血钾水平显著高于对照组，血钠和血氯水平显著低于对照组，差异均有统计学意义（$P < 0.05$）。

2．亚急性毒性

雄性 Wistar 大鼠饲养于 CO_2 浓度为 8% 的染毒柜中，每天染毒 7 小时，持续 28 天。对照组饲养于相同条件正常空气的染毒柜中。染毒结束后，麻醉大鼠，测定动脉血 pH 和二氧化碳分压（$PaCO_2$），结果显示，动脉血 pH 明显降低，$PaCO_2$ 显著升高，呈失代偿性呼吸性酸中毒。处死大鼠，取肺组织，光镜下观察结果显示，染毒组大鼠肺泡壁广泛增厚，炎细胞浸润及小灶性肺不张；微血管内皮细胞受损、管腔扩张、充血、微血栓形成；部分小动脉痉挛、管壁增厚，血管周围形成袖套状水肿区；部分肺泡腔有渗出性水肿液，并可见小灶性肺实质出血。对照组无明显受损表现。肺组织氧化损伤指标测定结果显示，染毒组大鼠肺组织过氧化脂质（LPO）含量显著高于对照组，超氧化物歧化酶（SOD）活力显著低于对照组，差异均有统计学意义（$P < 0.05$）。肺毛细血管通透指数测定结果显示，染毒组大鼠显著高于对照组，差异有统计学意义（$P < 0.05$）。

雄性 Wistar 大鼠饲养于高 CO_2 特制染毒舱中，向舱中匀速通入 6% CO_2 混合气体，调整通气流量，使舱内 CO_2 浓度维持在 7% ~ 8%，每天 7 小时，持续 4 周，对照组饲养于相同条件正常空气的染毒舱中。染毒结束后，麻醉大鼠，经左侧颈总动脉采集动脉血行血气分析。结果显示，染毒组大鼠动脉血气 pH 明显低于对照组，$PaCO_2$ 明显高于对照组，差异均有统计学意义（$P < 0.05$）。处死大鼠，取血清，用 ELISA 法测定血清基质金属蛋白酶 -2（MMP-2）、基质金属蛋白酶 -9（MMP-9）、金属蛋白酶组织抑制剂（TIMP-1）及中性粒细胞蛋白酶（NE）的活性。结果显示，染毒组大鼠 NE 活性显著高于对照组，差异有统计学意义（$P < 0.05$）；MMP-2、MMP-9 及 TIMP-1 活性与对照组比较无明显差异。光镜下肺组织病理学观察结果显示，染毒组大鼠支气管黏膜可见杯状细胞增多，肺泡壁明显增厚，周围大量中性粒细胞及淋巴细胞浸润；肺微血管内皮细胞损伤，管壁充血、水肿；小静脉扩张，血栓形成；小动脉内皮细胞肿胀，管腔狭窄，血管周围有袖套状水肿区；肺泡腔内可见红染的水肿液，并可见小灶性肺实质出血。而对照组无明显肺组织受损表现。肺组织弹力纤维染色结果显示，染毒组大鼠弹力纤维断裂降解，且肺组织中弹力纤维的含量较对照组明显减少，差异有统计学意义（$P < 0.05$）。对照组大鼠弹力纤维呈束状，连续无断裂。肺组织 MMP-2、MMP-9 及 TIMP-1 免疫组织

化学染色结果显示，染毒组大鼠中 MMP-2 的表达明显少于对照组，而 MMP- 9 和 TIMP-1 的表达明显高于对照组，差异均有统计学意义（$P < 0.05$）。

雄性 SD 大鼠饲养于低氧高二氧化碳特制染毒舱中，舱内充入 N_2，使 O_2 浓度维持在 9.0% ~ 11.0%，CO_2 浓度维持在 5.0% ~ 6.5%。舱内置无水 $CaCl_2$ 吸收水蒸气，每天染毒 8 小时，每周 6 天，持续 4 周。对照组饲养于相同条件正常空气的染毒舱中。染毒结束后，处死大鼠，取肝组织，HE 染色镜下观察发现，对照组大鼠肝小叶结构正常，肝细胞核圆形，细胞排列整齐。染毒组大鼠肝小叶结构存在，肝细胞索排列紊乱，肝细胞胞质内有大小不等的圆形空泡，胞核被挤向一侧，肝细胞脂肪变性明显。采用分光光度法测定大鼠肝组织 SOD 活力和 MDA 含量。结果显示，与对照组相比，染毒组大鼠 SOD 活性明显下降，MDA 含量显著增加，差异均有统计学意义（$P < 0.01$）。采用半定量 RT-PCR 检测肝组织血红素加氧酶 1（HO-1）mRNA 表达情况，结果显示，染毒组大鼠肝组织 HO-1 mRNA 表达水平较对照组显著上调，差异有统计学意义（$P < 0.01$），进一步进行免疫组织化学检验，发现染毒组大鼠肝组织内出现大量弥散分布的 HO-1 免疫阳性细胞。大鼠肝细胞 TGF-β1 表达情况结果显示，对照组大鼠肝 TGF-β1 基本不表达，染毒组大鼠 TGF-β1 表达明显增加，胞质表达为主，TGF-β1 mRNA 含量显著高于对照组，差异有统计学意义（$P < 0.05$）。

雄性 SD 大鼠饲养于低氧高二氧化碳特制染毒舱中，使 O_2 浓度维持在 8.5% ~ 11.0%，CO_2 浓度维持在 5.5% ~ 6.5%。每天染毒 8 小时，持续 4 周。对照组饲养于相同条件正常空气的染毒舱中。染毒结束后，处死大鼠，取脑组织。电镜下观察大鼠大脑超微结构发现，对照组大鼠神经元细胞核膜界线清晰光滑，染色质呈细颗粒状，胞质内线粒体嵴平行排列，粗面内质网、游离核糖体、高尔基复合体等细胞器丰富，结构完整；星形胶质细胞结构清晰，核染色深，胞质线粒体结构完整，内嵴清晰，粗面内质网、高尔基复合体等细胞器丰富。染毒组大鼠神经元细胞胞质水肿明显，细胞核变淡，胞质密度降低，细胞器减少，线粒体肿胀，嵴断裂，空泡明显，尼氏体溶解，粗面内质网囊泡状扩张，表面核糖体脱落。少突胶质细胞核膜破裂，核染色质密度降低，细胞质水肿明显，线粒体水肿，嵴断裂，空泡形成，细胞器减少。大鼠脑组织 MDA 含量、SOD 和黄嘌呤氧化酶（XOD）活性测定结果显示，与对照组相比，染毒组大鼠脑组织 SOD 活性显著降低，MDA 含量和 XOD 活性显著升高，差异均有统计学意义（$P < 0.01$）。

3．致突变　未见相关报道。

4．生殖与发育毒性

雄性 Wistar 大鼠暴露于 CO_2 浓度为 15% 的动态染毒柜中，染毒 48 小时后，取睾丸组织，光镜下观察发现，大鼠睾丸成熟精子数量显著减少，染毒 3 ~ 7 天后，睾丸组织中可见多核巨细胞。

孕 5 ~ 21 天 SD 大鼠饲养于 CO_2 浓度为 6% 的动态染毒柜中，对照组饲养于相同条件正常空气的染毒柜中，暴露持续至子鼠出生，处死子鼠。观察发现，染毒组子鼠心脏畸形率为 24%，骨骼畸形率为 11%，均显著高于对照组（7% 和 0.6%），差异有统计学意义（$P < 0.05$）。

C57BL/6J 小鼠在孕 10 天暴露于 CO_2 浓度为 20% 的动态染毒柜中，持续 8 小时，对照组饲养于相同条件正常空气的染毒柜中。检测结果显示，染毒组孕鼠血浆二氧化碳含量明显升高，血液 pH 明显降低，提示出现代谢性酸中毒。新生子鼠右侧先天性缺趾畸形率为 23%，与相同染毒条件下 NH_4Cl 染毒导致的代谢性酸中毒比较，CO_2 染毒导致的代谢性酸中毒引起的缺趾畸形率明显更高，提示血液二氧化碳分压升高可能是先天性缺趾畸形的诱发因素。

将已孕的新西兰白兔饲养于 CO_2 浓度为 8% 的动态染毒柜中，从孕 21 天开始，持续 7 天，每天 8 小时，对照组饲养于相同条件正常空气的染毒柜中。光镜观察结果发现，染毒组新生白兔扩张肺容量显著增加，肺泡腔内气体空间的体积比上升，气道壁变薄，实质性肺组织减少，气体交换表面积增加，可见较多肺嵴。电镜观察结果发现，染毒组新生白兔肺组织Ⅱ型肺泡上皮细胞表面糖原减少，板层小体体积比增加。

5．致癌

林飞等（2012 年）对二氧化碳气腹对腹腔肿瘤转移的影响进行实验研究，将人宫颈癌 Hela 细胞用压力为 8、16 mmHg 的 CO_2 处理 4 小时，适时 - 荧光定量 -PCR 分别检测 CO_2 未处理组及 CO_2 处理后 1、3、5 天组 caveolin-1 基因 mRNA 的表达量（caveolin-1 基因是微囊蛋白的重要结构蛋白，是一种转移相关基因，与恶性肿瘤的发生、发展、浸润、转移密切相关）。结果显示，与未处理组相比，CO_2 处理后宫颈癌 Hela 细胞中 caveolin-1 基因 mRNA 表达明显降低，差异有统计学意义（$P < 0.05$），且 caveolin-1 基因 mRNA 的表达随 CO_2 处理后时间的延长而降低。提示 CO_2 对腹腔肿瘤转移可能有一定促进作用。

（二）流行病学资料

1．横断面研究

张咏琴等（2015 年）对腹腔镜手术室内 CO_2 浓度对医护人员健康的影响进行调查，选取 24 名手术室护士随机分为开腹手术组和腹腔镜手术组，2 组护士的年龄、体重和手术持续时间无统计学差异。分别于术前及术后对 2 组人员测量生命体征、检测动脉血气、评价疲倦程度，并采用便携式红外线 CO_2 分析仪检测手术室内不同时刻 CO_2 浓度。手术室内 CO_2 浓度测定结果显示，2 组手术室术前室内 CO_2 浓度差异无统计学意义，腹腔镜手术组室内 CO_2 浓度于手术 30 分钟时升高，术中维持较高水平，于手术结束时达最高值（0.183 ± 0.042）%，且均显著高于开腹手术组（0.055 ± 0.016）%，差异有统计学意义（$P < 0.01$）。护理人员生理指征检测结果显示，2 组人员术前平均动脉压（MAP）、心率（HR）、呼吸频率（RR）和脉搏血氧饱和度（SpO_2）差异无统计学意义，腹腔镜手术组术后 HR 和 RR 较本组术前水平和开腹手术组术后水平均明显增快，差异有统计学意义（$P < 0.05$），术后 MAP 和 SpO_2 变化无统计学差异。开腹手术组术后上述生理指征变化与术前比较无统计学差异（$P > 0.05$）。护理人员动脉血气分析结果显示，2 组人员术前动脉血 pH、PCO_2、PO_2、HCO_3^-、血细胞比容（HCT）和血红蛋白（HB）含量均无统计学差异（$P > 0.05$）；腹腔镜手术组术后 pH 较术前降低，而 PCO_2 较术前升高，差异均有统计学意义

（$P < 0.05$）；开腹手术组术后上述指标与术前比较，差异无统计学意义（$P > 0.05$）。护理人员疲劳严重度评价结果显示，术前开腹手术组和腹腔镜手术组疲劳严重度评分差异无统计学意义，术后 2 组疲劳严重度评分，显著高于同组术前水平，且腹腔镜手术组人员术后疲劳严重度评分明显高于开腹手术组，差异均有统计学意义（$P < 0.01$）。

Usha Satish 等对 CO_2 浓度对管理者决策表现的影响进行调查研究，将 24 名受试者分为 6 组，在一间类似办公室的房间内暴露于体积比为 0.6×10^{-4}、1×10^{-4}、2.5×10^{-4} 的 CO_2 环境中。各组分 3 个 2.5 小时的阶段接受暴露，均在 1 天内进行，各组暴露顺序均衡。体积比为 0.6×10^{-4} 时，CO_2 来自室外空气和受试者的呼吸。通过注入超纯 CO_2 获得较高浓度的 CO_2。通风率和温度恒定。在每种条件下，受试者完成对于决策表现的电脑测试，以及关于躯体症状和所感知空气质量的问卷调查。受试者及决策测试的管理人员均不知道 CO_2 浓度。数据分析采用方差模型。相对于体积比为 0.6×10^{-4}，当 CO_2 体积比为 1×10^{-4} 时，9 个决策表现量表中有 6 个指标显著性下降，差异均有统计学意义（$P < 0.05$）。当 CO_2 体积比为 2.5×10^{-4} 时，有 7 个决策表现量表呈现更大的显著性下降，差异均有统计学意义（$P < 0.05$）。提示 CO_2 浓度能显著影响管理者的决策水平。

2．队列研究　未见相关报道。

3．病例对照研究　未见相关报道。

五、毒性表现

（一）动物实验资料

1．急性毒性

雌雄不限的新西兰白兔通过呼吸机吸入浓度为 8% 的 CO_2 混合气体，调节气体流量使动脉血气 $PaCO_2$ 在 10 ~ 20 分钟内使迅速上升，目标 $PaCO_2$ 值分别为 45 ~ 80 mmHg 和 > 80 mmHg，即为中度和重度高碳酸血症酸中毒组，对照组目标 $PaCO_2$ 值为 35 ~ 45 mmHg。心电图检测结果显示，重度酸中毒组中有 2 只兔发生严重心律失常，发生率为 33.3%，显著高于对照组和中度酸中毒组，差异有统计学意义（$P < 0.05$）。主要表现为严重心动过缓（心率下降大于基础值50%），发生时间多集中在 $PaCO_2$ 达到目标值后 10 分钟到 1 小时之内。与对照组和基础值相比，中度和重度高碳酸血症酸中毒组在 $PaCO_2$ 达到目标值后心率均显著降低，差异有统计学意义（$P < 0.05$）。心率从 $PaCO_2$ 达到目标值 10 分钟后迅速下降，在 30 ~ 60 分钟达到低谷。颈迷走神经传出放电测定结果显示，中度和重度高碳酸血症酸中毒组在 $PaCO_2$ 达到目标值前后不同时间之间放电波形面积绝对值有显著性差异（$P < 0.05$）；与对照组和基础值相比，中度和重度高碳酸血症酸中毒组在 $PaCO_2$ 达到目标值后迷走神经放电波形面积明显增大，差异有统计学意义（$P < 0.05$）。迷走神经放电波形面积从 $PaCO_2$ 达到目标值 10 分钟开始增大，随着高碳酸血症时间的延长而逐渐增加，在 1 ~ 2 小时之间达到高峰。心率变异性测定结果显示，中度和重度高碳酸血症酸中毒组在 $PaCO_2$ 达到目标值后低频（LF）和高频（HF）功率均升高，HF 升高的幅度大于 LF，LF/HF 值显著下降，差异有统计学意义（$P < 0.05$）。

2．亚急性毒性

雄性 Wistar 大鼠饲养于特制的密封舱中，舱壁留有一排气小孔，使舱内气体保持流动，向舱中匀速通入浓度为 8% 的 CO_2 混合气体，每天 7 小时，连续 4 周。对照组饲养于相同条件正常空气的染毒舱中。暴露结束后，麻醉大鼠，测定平均右心房压、平均右心室压、平均肺动脉压和右心室重量。结果显示，染毒组大鼠右心室重量和右心室与体重比值均显著高于对照组，差异有统计学意义（$P < 0.05$），平均右心房压、平均右心室压和平均肺动脉压均高于对照组，但差异无统计学意义（$P > 0.05$）。处死大鼠，取右心室组织光镜下观察发现，染毒组大鼠心内膜内皮细胞受损，附壁血栓形成，心肌细胞水肿、肌红蛋白减少，呈两状变性；小动脉内皮细胞受损、突起、空泡变性；营养心肌小动脉平滑肌痉挛，管腔狭窄。对照组无明显心脏组织受损表现。右心室氧化损伤指标测定结果显示，染毒组大鼠右心室过氧化脂质（LPO）含量显著高于对照组，超氧化物歧化酶（SOD）活力显著低于对照组，差异均有统计学意义（$P < 0.05$）。

雄性SD大鼠饲养于常压低氧高二氧化碳舱内，控制舱内氧气浓度为9%～11%，CO_2浓度为5%～6%，每天8小时，每周6天，持续4周。对照组饲养于相同条件正常空气的染毒舱中。染毒结束后，麻醉大鼠，自颈外静脉插管至肺动脉，并行颈总动脉插管，输入生理记录仪测量平均肺动脉压（mean pulmonary arterial pressure，mPAP）。放血处死大鼠，迅速剪开胸腔取出心脏，沿室间隔边缘剪下右心室，分别称取右心室游离壁（RV）和左心室加室间隔（LV+S）的重量，计算出RV/（LV+S）的重量比，作为右心室肥大的指标。结果显示，染毒组大鼠mPAP、RV/（LV+S）比对照组大鼠分别高15.3%与12.6%，差异均有统计学意义（$P < 0.05$）。

雄性C57BL/6J小鼠置于常压低氧高二氧化碳动物饲养舱中，控制舱内氧气浓度为9%～11%，CO_2浓度为5%～6%，每天8小时，每周6天，分为染毒2周组和染毒4周组。对照组小鼠吸入正常空气，其他饲养条件与染毒组相同。染毒结束后，麻醉小鼠，测小鼠右心室收缩压（RVSP）；处死小鼠，取心脏，测右心室游离壁（RV）和左心室加室间隔（LV+S）的重量，计算出RV/（LV+S）的重量比。结果显示，二氧化碳染毒2周组和染毒4周组小鼠RVSP和RV/（LV+S）比值均明显高于对照组，差异均有统计学意义（$P < 0.05$）。心肌细胞光镜下观察显示，染毒2周组和染毒4周组小鼠均出现心肌细胞明显肥大。取右心室和右肺下叶近肺门处组织，HE染色后镜下观察，并对直径在100μm以内的肺小动脉进行图像分析，测其肺小动脉管壁厚度与血管外径比（MT%）、血管壁面积与血管总面积比（MA%）。HE染色镜检结果发现，二氧化碳染毒2周组和染毒4周组小鼠均呈现出肺小动脉血管壁增厚、管腔缩小等肺小动脉结构重建改变，且与对照组相比，MT%和MA%均显著升高，差异均有统计学意义（$P < 0.05$）。

（二）流行病学资料

1．横断面研究

杨美玲等（2011年）对腹腔镜CO_2气腹对洁净手术室空气质量及医护人员健康的影响进行调查，选取64名手术室护士作为观察对象，其中，腹腔镜手术护士33名，开放手术护士31名，中位年龄35.9

岁，平均工龄 14.5 年。调查内容包括空气中 CO_2 浓度，以及被调查者心率、血压、血氧饱和度（SpO_2）等项指标。腹腔镜手术的手术室室内 CO_2 平均含量为（0.132±0.068）%，手术中期 CO_2 浓度最高，超过国家卫生标准（0.10%）的 2 倍以上，而开放手术室内 CO_2 浓度符合国家卫生标准。与开放手术比较，手术中期和手术后期腹腔镜手术的室内 CO_2 浓度均显著高于开放手术的室内 CO_2 平均含量，差异有统计学意义（$P < 0.01$）。腹腔镜手术的医护人员手术期间平均心率、血压、SpO_2 等指标均在正常值范围中，但高于开放手术的医护人员，两者差异有统计学意义（$P < 0.05$）。

张玉梅（2003 年）对腹腔镜胆囊切除术中二氧化碳气腹对患者循环系统的影响进行研究，选择既往 450 例进行腹腔镜胆囊切除术 CO_2 气腹患者进行分析，其中男性 145 例，女性 305 例，年龄 21 ~ 75 岁，平均 48.5 岁，均无特殊病史，肝肾功能、心肺功能、胸部 X 线、心电图检查均无明显异常。麻醉患者后通过气腹机观察并记录充气前、充气 5 分钟、充气后 20 分钟，以及放出腹腔 CO_2（放气）后 5 分钟各参数的变化（一般腹腔注入 CO_2 2.5 ~ 3.5L，充气压 10 ~ 15 mmHg），对患者收缩压、舒张压、平均动脉压、血氧饱和度和心率进行观察。结果显示，与充气前相比，患者收缩压和舒张压在充气后 5 分钟和 20 分钟时均显著升高，放气后 5 分钟时显著下降，差异均有统计学意义（$P < 0.05$）；平均动脉压在放气后 5 分钟时显著高于充气前和充气期，差异具有统计学意义（$P < 0.05$）；血氧饱和度在充气后 5 分钟和 20 分钟时均显著下降，差异具有统计学意义（$P < 0.05$）；心律变化不明显，5 例患者在充气期间心电图有轻度 ST 段下移。

2．队列研究　未见相关报道。

3．病例对照研究　未见相关报道。

（三）中毒临床表现与防治原则

宁宗等（2013 年）对一起办公楼内 CO_2 中毒事件的报告，调查发现中毒者共 15 人，其中男性 12 人，女性 3 人，年龄 21 ~ 56 岁。临床表现：昏迷 7 例，休克 1 例，心房纤颤 1 例，窦性心动过速 5 例，头痛 10 例，呕吐 3 例，心悸 6 例。全部中毒者被转运到当地医院急诊科抢救，并在30分钟内做血气分析、生化检查、心电图等。血气分析及生化检查结果显示，血液pH异常率为33.3%，其中发生代谢性酸中毒3例，发生呼吸性碱中毒合并代谢性酸中毒2例。血液二氧化碳分压异常率为33.3%。

CO_2中毒死亡者尸检报告结果显示，死亡者肺部病理变化为气管黏膜下血管明显充血，黏膜下层以及黏膜上皮之间有中性粒细胞浸润、肺充血和水肿，肺间质肺泡腔内散在性出血，广泛性肺气肿，心肌间质水肿，少量出血，心脏体积增大；肾间质水肿，肾小球囊内出血。

我国目前环境二氧化碳限值中规定，空气中CO_2的含量最高允许值为0.1%，当空气中CO_2含量超过0.1%时人就会感到疲倦、不适；达到0.2%时就会感到呼吸困难，超过0.4%时，人会感到头晕、头痛，还可能有呕吐现象发生，浓度达1%时，人就会感到窒息，严重的会发生休克甚至死亡。

六、毒性机制

雄性SD大鼠饲养于常压低氧高二氧化碳特制染毒舱中，控制舱内吸入氧气浓度为9%～11%，CO_2浓度为5.0%～6.5%，舱内置无水氯化钙和钠石灰吸收大鼠代谢产生的过多水蒸气和二氧化碳，每天8小时，每周6天，持续4周。对照组除吸入空气外，其他饲养条件均与染毒组相同。采用硝酸还原酶法测定血浆NO的代谢产物，测定结果显示，染毒组大鼠血浆中NO含量显著降低，仅为对照组大鼠血浆NO含量的34.8%，与对照组相比，差异有统计学意义（$P < 0.05$）。光镜下观察大鼠肺细小动脉纤维结构的变化，结果发现，肺细小动脉管壁面积/管总面积比值（WA/TA）与中膜厚度（PAMT）两项指标，染毒组大鼠组均显著高于对照组，差异具有统计学意义（$P < 0.05$）。采用免疫组织化学和原位杂交法检测大鼠肺细小动脉低氧诱导因子（HIF-1α）及其mRNA、内皮结构型一氧化氮合酶（ecNOS）及其mRNA的表达。测定结果显示，与对照组相比，染毒组大鼠肺细小动脉HIF-1α及其mRNA的表达均显著升高，ecNOS mRNA的表达显著降低，差异有统计学意义（$P < 0.05$）。染毒组大鼠

ecNOS 的水平与对照组比较，差异无统计学意义。

雄性 C57BL/6J 小鼠置于常压低氧高二氧化碳动物饲养舱控制舱内，吸入氧气浓度为 9% ~ 11%，CO_2 浓度为 5% ~ 6%，每天 8 小时，每周 6 天，持续 4 周。对照组小鼠吸入常压空气，其他饲养条件与染毒组相同。染毒结束后，麻醉小鼠，测小鼠右心室收缩压（RVSP）；处死小鼠，取心脏，测右心室游离壁（RV）和左心室加室间隔（LV+S）的重量，计算出 RV/（LV+S）的重量比。结果显示，染毒组小鼠右心室收缩压明显高于对照组，且右心室重量比 RV/（LV+S）显著升高，差异有统计学意义（$P < 0.05$），提示二氧化碳暴露可引起右心室肥厚。取大鼠右心室和肺组织，光镜下观察结果显示，染毒组小鼠肺血管壁明显增厚，肌性动脉比例增高，肺细小动脉中膜平滑肌（SMC）肥大增生，中膜（PAMT）增厚，管腔变窄。免疫组织化学结果发现，染毒组小鼠肺细小动脉低氧诱导因子（HIF-1α）蛋白阳性表达主要位于肺细小动脉内膜和中膜，肺泡上皮细胞及细支气管上皮细胞，胞质均呈阳性表达；血管内皮生长因子（VEGF）蛋白阳性表达主要位于肺细小动脉平滑肌细胞，血管内皮和细支气管上皮，胞质呈阳性表达。对照组小鼠多数阴性表达或弱阳性表达。染毒组小鼠 HIF-1α 蛋白和 VEGF 蛋白免疫组织化学吸光度均显著高于对照组，差异有统计学意义（$P < 0.05$），HIF-1α 蛋白和 VEGF 蛋白表达呈正相关（r=0.742，$P < 0.01$）。提示 HIF-1α 蛋白可能以转录激活的形式上调 VEGF 基因，使 VEGF 蛋白表达增加，从而导致肺动脉高压发生和发展。

雄性 SD 大鼠饲养于常压低氧高二氧化碳特制染毒舱中，吸入氧气浓度为 9% ~ 11%，CO_2 浓度为 5% ~ 6%，每天 8 小时，每周 6 天，分为染毒 1 周组、2 周组和 4 周组。对照组大鼠吸入常压空气，其他饲养条件与染毒组相同。麻醉大鼠，测肺动脉平均压（mPAP）。结果显示，与对照组相比，染毒 1 周组、2 周组和 4 周组大鼠 mPAP 均显著升高，差异有统计学意义（$P < 0.05$）。处死大鼠，取大鼠肺动脉，测定肺动脉质膜尾加压素Ⅱ（UⅡ）受体的最大结合位点（Bmax）。结果显示，染毒 1 周组大鼠 Bmax 比对照组高 38.8%，染毒 2 周组

Bmax 比染毒 1 周组高 23.2%，染毒 4 周组 Bmax 比染毒 2 周组高 7.3%，差异均有统计学意义（$P < 0.05$）。肺细小动脉 U Ⅱ mRNA 测定结果显示，3 组染毒大鼠的三级肺细小动脉 U Ⅱ mRNA 的平均吸光度均显著高于对照组，差异均有统计学意义（$P < 0.01$）；U Ⅱ特异性受体（UT）mRNA 的平均吸光度均显著高于对照组，差异具有统计学意义（$P < 0.01$），且以染毒 1 周组后两级肺细小动脉（与呼吸性细支气管伴行的肺内肌型动脉，以及肺泡管和肺泡水平的肺内肌型动脉）的 UT mRNA 表达最强。

雄性 SD 大鼠饲养于常压低氧高二氧化碳特制染毒舱中，控制舱内吸入氧气浓度为 9% ~ 11%，CO_2 浓度小于 3%，舱内置无水氯化钙和碱石灰吸收大鼠代谢产生的过多水蒸气和二氧化碳，每天 8 小时，每周 6 天，分为染毒 1 周组、2 周组和 4 周组。对照组大鼠吸入常压空气，其他饲养条件与染毒组相同。取大鼠肺组织，测定肺细小动脉中孤儿蛋白耦联受体 - 血管紧张素 1 体相关蛋白（APJ）及其内源性配体 apelin-36 蛋白表达情况。测定结果显示，对照组大鼠肺内肌型动脉 APJ 蛋白和 apelin-36 蛋白在内膜上表达均强于外膜，差异均有统计学意义（$P < 0.05$）；染毒 1 周组、2 周组和 4 周组大鼠肺内肌型动脉内膜与外膜 APJ 蛋白表达均较弱，且各组内膜与外膜的 APJ 蛋白表达无统计学意义；染毒 1 周组和 2 周组大鼠肺内肌型动脉内膜与外膜 apelin 蛋白的表达无统计学意义，染毒 4 周组大鼠肺细小动脉外膜表达明显强于内膜，差异具有统计学意义（$P < 0.05$）。

（明迪尧　马文军）

主要参考文献

1. 杜旭芹，郝凤桐. 二氧化碳中毒研究进展. 中国工业医学杂志，2010，23（4）：273-276.
2. Prockop LD，Chichkova RI. Carbon monoxide intoxication：an updated review. J Neurol Sci，2007，262（1）：122-130.
3. 李晓春. 高浓度二氧化碳对鼠类的影响实验研究. 西安：西北大学，2015.

4．牛颖梅，郝凤桐，薛长江，等．不同方式氧疗对急性二氧化碳中毒大鼠血清酶和电解质影响．中国职业医学，2011，38（5）：384-386．

5．汪建新，王辰，庞宝森，等．大鼠高碳酸血症模型的复制及其病理生理变化的实验研究．中国病理生理杂志，2001，17（7）：635-638．

6．汪建新，王辰，庞宝森，等．高浓度二氧化碳致大鼠肺脏和右心室损伤的病理组织学观察．中华结核和呼吸杂志，2001，24（7）：410-413．

7．何耀红，王辰，庞宝森，等．基质金属蛋白酶及其抑制物在高碳酸血症大鼠肺组织中的表达．中国病理生理杂志，2010（1）：116-121．

8．边绿斐，陈少贤，王良兴，等．低氧高二氧化碳大鼠肝脏 HO-1 表达及红花注射液干预作用．中国应用生理学杂志，2009（2）：251-254．

9．陈茜，陈少贤，王良兴，等．慢性低氧高二氧化碳大鼠大脑超微结构改变和 SOD，MDA，XOD 变化及红花的保护作用．实用医学杂志，2008，24（12）：2051-2053．

10．Krohn TC，Hansen AK，Dragsted N．The impact of low levels of carbon dioxide on rats．Lab Anim，2003，37（2）：94-99．

11．Schaefer KE，Niemoeller H，Messier A，et al．Chronic CO_2 toxicity：species difference in physiological and histopathological effects.Burea of Medicine W ~ h Surgrry，Navy Department research Work Thilt MF12．524．0069028BA9K，Il．1971．

12．Vandemark NL，Schanbacher BD，Gomes WR．Alterations in testes of rats exposed to elevated atmospheric carbon dioxide．J Repro Ferti，1972，28（3）：457-459．

13．Holmes JM，Duffner LA，Kappil JC．The effect of raised inspired carbon dioxide on developing rat retinal vasculature exposed to elevated oxygen．Curr Eye Res，1994，13（10）：779-782．

14．Weaver TE，Scott WJ．Acetazolamide teratogenesis：Interation of maternal metabolic and respiratory acidosis in the induction of ectrodactyly in C57BL/6J mice．Teratology，1984，30（2）：195-202．

15．Guais A，Brand G，Jacquot L，et al．Toxicity of carbon dioxide：a review．Che Res Toxicol，2011，24（12）：2061-2070．

16．林飞，潘灵辉，徐铧铧，等．CO_2 对宫颈癌细胞 caveolin-1 基因表达的影响及意义．重庆医学，2012，41（2）：155-157．

17. 张咏琴，彭蕾，马莉，等．腹腔镜手术室 CO_2 浓度对医护人员健康的影响．昆明医科大学学报，2015，36（2）：167-170.
18. Satish U，Mendell MJ，Shekhar K，et al．Is CO_2 an indoor pollutant? Direct effects of low-to-moderate CO_2 concentrations on human decision-making performance．Environ Health Persp，2012，120（12）：1671.
19. 叶健鸿．高碳酸血症对兔迷走神经张力及心率变异性的影响．广州：中山大学，2007.
20. 徐漫欢，范小芳，王小同，等．吸入低氧高二氧化碳对小鼠右心室收缩压及肺小动脉重建的影响．浙江医学，2008，30（1）：41-43.
21. 骆健峰，吴小脉，范小芳，等．NO 和 HIF-1α 在大鼠低氧性肺动脉高压中的作用及相互关系．中国应用生理学杂志，2006，22（4）：488-491.
22. 唐巧玲，商萍，朱美丽，等．慢性低氧高二氧化碳诱导肺动脉高压小鼠肺组织白细胞介素 6 的表达．中国病理生理杂志，2012（1）：100-104.
23. 杨美玲，王琰，王巧桂，等．腹腔镜 CO_2 气腹对洁净手术室空气质量及医护人员健康的影响．江苏医药，2011，37（21）：2590-2591.
24. 张玉梅．腹腔镜胆囊切除术二氧化碳气腹对呼吸和循环的影响．中国微创外科杂志，2003，3（6）：496-497.
25. 宁宗，李奎开，莫康林，等．一起罕见的办公楼内二氧化碳中毒事件的报告．现代预防医学，2013，10：73.
26. Cox PM，Betts RA，Jones CD，et al．Acceleration of global warming due to carbon-cycle feedbacks in a coupled climate model．Nature，2000，408（6809）：184-187.
27. 梁宝生，刘建国．我国二氧化碳室内空气质量标准建议值的探讨．重庆环境科学，2003，25（12）：198-200.
28. 黄虹，龚永生，范小芳，等．L- 精氨酸脂质体对慢性低氧高二氧化碳大鼠一氧化氮及其合酶基因表达的影响．中国应用生理学杂志，2004，20（2）：121-124.
29. Abolhassani M，Guais A，Chaumet-Riffaud P，et al．Carbon dioxide inhalation causes pulmonary inflammation．Am J Physiol-Lung C，2009，296（4）：L657-L665.
30. 郑云鹤，王小同，徐漫欢，等．HIF 和 VEGF 在低氧性肺动脉高压中的调控作用．温州医学院学报，2007，5：45-48.

31．吴东红，王心珉，范小芳，等．慢性低氧高二氧化碳性肺动脉高压大鼠肺小血管尾加压素Ⅱ表达的动态变化．中国微循环，2005，9（3）：154-156．
32．王旭玲，白子良．Apelin及其受体在大鼠慢性低氧性肺动脉高压发生发展中的作用．中西医结合心脑血管病杂志，2009，7（9）：1060-1062．

第十二章

硫化物

第一节 二硫化碳

二硫化碳（carbon disulfide，CS_2），无色或淡黄色透明液体，有刺激性气味，不溶于水，溶于乙醇、乙醚等多数有机溶剂。实验室用的纯 CS_2 有类似三氯甲烷（氯仿）的芳香甜味，但是通常不纯的工业品因为混有其他硫化物（如羰基硫等）而变为微黄色，并且有令人不愉快的烂萝卜味。CS_2 是一种有机溶剂和化工原料，主要作为制造黏胶纤维、玻璃的原材料。用 CS_2 生产的黄原酸盐作为冶金工业的矿石浮选剂，用于生产农用杀虫剂。橡胶工业硫化时，可作为氯化硫的溶剂，用于制造氨处理系统中设备和管路的防腐蚀剂，也是检验伯胺、仲胺及 α- 氨基酸、测折射率、色谱分析用的溶剂。也用于从亚麻仁、橄榄果实、兽骨、皮革和羊毛中提取油脂，用作航空的润滑剂。CS_2 是杀菌剂稻瘟灵、克菌丹、代森锰锌、代森锌、代森铵、福美双、福美锌、福美甲胂等的中间体，也是人造纤维的原料、橡胶硫化促进剂。CS_2 是生产人造丝、赛璐玢、四氯化碳、农药杀菌剂、橡胶助剂的原料。在生产油脂、蜡、树脂、橡胶和硫黄等产品时，CS_2 是优良的溶剂，可用作羊毛去脂剂、衣服去渍剂、金属浮选剂、油漆和清漆的脱膜剂、航空煤油添加剂等。

工业品的 CS_2 是一种有刺激性气味的液体，由于具有高挥发性，易造成环境污染。生产环境中的 CS_2 被人体吸收主要途径是经呼吸道吸入，也可经被污染的皮肤吸收，偶尔也会有意外口服而经消化道吸收。被吸收的 CS_2 以原形由呼气中排出 10% ~ 30%，由尿中排泄约 1%。体内 70% ~ 90% 的 CS_2 被生物转化为代谢物经肾由尿中排出，其中以 2- 硫代噻唑烷 -4- 羧酸（TTCA）为主要代谢物。小鼠吸入 LC_{50} 为 28.379 mg/m^3，大鼠经口 LD_{50} 为 3188 mg/kg，兔经静脉注射 0.15 mg/kg 可致死亡，狗经静脉注射 0.1 mg/kg，即刻痉挛、喘息，转入浅麻醉。

CS_2 是损害神经和血管的毒物。急性中毒时，轻度中毒有头晕、头痛、眼及鼻黏膜刺激症状，中度中毒尚有酒醉表现，重度中毒可呈短时间的兴奋状态，继之出现谵妄、昏迷、意识丧失，伴有强直性及阵挛性抽搐。可因呼吸中枢麻痹而死亡。严重中毒后可遗留神经衰弱综合征，中枢和周围神经永久性损害。慢性中毒表现有神经衰弱综合征，自主神经功能紊乱，多发性周围神经病，中毒性脑病。眼底检查显示，视网膜微动脉瘤，动脉硬化，视神经萎缩。CS_2 对心血管系统的毒性作用早在 20 世纪 60 ～ 70 年代大量的研究中得到证实，然而国内外不同学者间的研究结果存在较大的差异。CS_2 能损害视觉、听觉功能。大量的研究发现，CS_2 对女性及雌性动物性腺具有损害作用，CS_2 对下丘脑 - 垂体 - 卵巢轴平衡功能的影响是其性腺毒性的重要机制。接触 CS_2 女工的血清中 LH 水平明显降低可能是由于 CS_2 对垂体造成损伤所致，经腹腔注射 CS_2 的大鼠垂体促性腺细胞结构 - 机能发生改变。暴露 CS_2 可导致男工性功能下降，睾丸萎缩，精子数目减少、活动力下降和畸形精子率增加。此外，还有大脑及类似高血压的视网膜动脉硬化，眼底血管异常，视网膜微动脉瘤在日本黏胶工人中的发生率较高，我国某些地区在很少数接触工人中亦有发现。

一、毒性表现

（一）动物实验资料

Morvai 等（2005 年）选择成年雄性 Wistar 大鼠随机分为对照组和 CS_2 700 mg/m^3 染毒组，静式呼吸道吸入染毒，每天 6 小时，连续 14 周，观察 CS_2 对大鼠血压、心率和射血分数的影响。结果发现，染毒组大鼠血压和心脏指数升高，心输出量和心脏射血分数降低，与对照组比较，差异均有统计学意义（$P < 0.05$）。

白云峰等（2001 年）选择清洁级雄性 SD 大鼠，随机分为对照组、CS_2 126 和 189 mg/kg 染毒组，皮下注射染毒，对照组注射等体积生理盐水，每天 1 次，连续 7 天。染毒结束，光镜观察心肌纤维结构。

结果发现，189 mg/kg CS_2 染毒组大鼠心肌细胞显示不同程度损伤，肌纤维松弛、肿胀或变细，少量纤维断裂、横纹消失。

刘冰等（2006 年）用健康雄性 SD 大鼠 10 只，体重范围不详，用等容量法腹腔注射 CS_2 染毒，剂量为 320 mg/kg，每天 1 次，每周 5 天，每周称体重 1 次，根据体重变化调整下周腹腔注射体积，连续 7 周。染毒结束后，观察染毒大鼠主动脉内皮细胞和平滑肌细胞的超微结构变化。结果显示，染毒组大鼠主动脉内皮细胞肿胀、细胞核变形、部分染色质溶解；主动脉平滑肌细胞染色质边聚、细胞核变形并出现向内膜迁移现象。

高向华（2002 年）选择成年雄性 SD 大鼠随机分为橄榄油对照组、CS_2 160 和 320 mg/kg 染毒组，腹腔注射染毒，每周 6 次，连续 7 周。染毒结束后，光镜观察主动脉的组织学改变，透射电镜下观察其超微结构变化。结果发现，CS_2 160 和 320 mg/kg 染毒组大鼠主动脉石蜡切片与对照组比较，均未发现明显的动脉粥样硬化等心血管疾病的组织学改变。CS_2 320 mg/kg 染毒组大鼠主动脉弓内皮细胞出现肿胀、细胞核变形、部分核染色质溶解、染色质边聚现象，主动脉弓血管平滑肌细胞出现细胞染色质边聚，细胞核变形和向内膜迁移现象。心肌细胞核变形，线粒体体积增大，出现空泡样淡染区。

（二）流行病学资料（案例）

徐普琴等（2007 年）报道了 2006 年 4 月 11 日 4 例 CS_2 急性中毒致心肌损害患者情况，经过积极抢救和系统治疗，54 天逐渐恢复健康，具体情况如下：事故发生后 1 小时现场 CS_2 浓度超过国家标准 10 倍（国家最高容许浓度＜ 10 mg/m^3）。患者 1，男，27 岁，在事故现场停留约 5 分钟，15 分钟后头痛剧烈、恶心、呕吐、周身乏力、胸闷、心悸、四肢麻木、走路不稳和双眼视物模糊，但意识清，无抽搐。查体：一般状态尚可，体温、脉率、呼吸、血压正常，咽部充血，双肺听诊呼吸音清，未闻及干湿啰音，心率 60 次 / 分，节律整，肝、脾肋下未触及，肌张力、肌力正常，双侧肱二、三头肌反射正常，双膝腱反射活跃，跟腱反射正常，病理反射未引出。心电图：窦性心动过缓，不正常心电图；脑电图：轻度异常脑电图；肌电图：上下肢周围神经源性损害（轴索、髓鞘均受累）；头颅 CT 未见异常；胸部 X 线：双肺纹理增强、紊乱；脑彩超：血流速增加；肝、胆、脾超声未见异常。入院后第二天，患者觉胸闷明显，复查心电图：窦性心律，心率 60 次 / 分，P-R 间期 0.16 s，Q-T 间期 0.38 s，各导联 QRS 时间 0.08 s，肢体导联Ⅱ、Ⅲ、aVF ST 段低垂下移 0.05 ～ 0.15 mV，T 波低平，心电图诊断窦性心律，ST 段和 T 波改变。复查心肌酶肌酸激酶 249.7 U/L（正常参考值为 $<$ 190 U/L）。依据《职业性急性化学物中毒性心脏病诊断标准》（GBZ 74-2002），诊断为职业性急性化学物中毒（中度中毒心脏病），给予吸氧，营养心肌，改善心肌缺血，营养神经，支持、对症治疗，2 天后复查心电图在原来基础上出现胸导联 Vt ～ V。导联 T 波低平，加用糖皮质激素治疗，1 周后，患者胸导联 T 波逐渐恢复，心肌酶正常，15 天后，胸导联 T 波由低平转为直立，Ⅱ、Ⅲ、aVF ST 段恢复，T 波转为直立，患者自觉症状较前明显减轻，54 天后，心电图：窦性心律，正常心电图，神经系统未留下后遗症。其余 3 例患者事故发生后在现场停留 2 ～ 3 分钟，症状与例 1 相似，但较轻，心电图Ⅱ、Ⅲ、aVF ST 段下移 0.10 ～ 0.15 mV，化验心肌酶均正常，依据《职业性急性化学物中毒性心脏病诊断标准》（GBZ 74-2002），诊断为职业性急性化学物中毒（轻度中毒心脏病）。治疗同例 1，20 天后复查心电图：窦性心律，正常心电图。

庄清学等（2001 年）对某企业作业场所进行监测，CS_2 浓度：沉硫车间 14.27 mg/m^3、精馏工段 10.36 mg/m^3、加碳工段 16.90 mg/m^3、储存库 9.89 mg/m^3、泡花碱车间 6.87 mg/m^3、洗衣粉车间 4.98 mg/m^3 和行政区 3.47 mg/m^3。根据车间岗位 CS_2 浓度测定，对不同 CS_2 浓度接触者连续两年进行心电图检查。结果发现，暴露于 CS_2 浓度 4.98 mg/m^3 以上者心电图改变与 CS_2 浓度及暴露时间相关，其改变以窦性心律失常为主。心电图改变与 CS_2 浓度呈正相关（$P < 0.01$），从事 CS_2 生产的工人随暴露时间延长窦性心律失常患病率增高，差异具有统计学意义（$P < 0.01$），CS_2 浓度 3.47 mg/m^3 以下者无明显改变。

宋海燕等（2012 年）选择某企业 881 名进行职业健康体检的 CS_2 作业人员为研究对象，其中男性 703 名，女性 178 名，年龄 19 ～ 56

岁，CS_2 接触时间 1 ~ 38 年。该企业短丝车间 CS_2 时间加权平均浓度为 55.3 mg/m^3，长丝车间为 22.5 mg/m^3，其他车间检测值均小于接触限值。将长丝车间和短丝车间的 563 名工人归为 CS_2 高接触组，其中 CS_2 接触时间 < 16 年的工人 313 名，≥ 16 年的工人 250 名。其余车间的 318 名工人归为 CS_2 低接触组，其中 CS_2 接触时间 < 16 年的工人 117 名，≥ 16 年的工人 201 名。进行血压、心电图和血生化检查。结果发现，高接触组工龄 ≥ 16 年的工人心电图 ST 段改变发生率（5.2%）高于接触工龄 < 16 年的工人组（1.3%），心动过缓的发生率（3.2%）低于接触工龄 < 16 年的工人组（8.0%），差异均有统计学意义（$P < 0.05$）。高接触组接触 CS_2 时间 ≥ 16 年的工人的总胆固醇、三酰甘油、低密度脂蛋白增高检出率高于接触时间 < 16 年的工人，差异有统计学意义（$P < 0.05$）。高接触组 CS_2 接触时间 < 16 年的工人高血压患病率低于低接触组，高接触组男性工人的高血压患病率（34.1%）低于低接触组（44.6%），差异均有统计学意义（$P < 0.05$）。

徐毅等（2006 年）对某企业接触 CS_2 的生产工人及相关人员进行了血脂和心血管系统影响的调查，其中接触 CS_2 5 年以上的作业工人共 80 人，其中男 69 人，女 11 人，平均年龄（40.48 ± 7.01）岁。对照组为同一地区某泵厂不接触化学毒物的工人及管理人员，共 78 人，其中男 67 人，女 11 人，平均年龄（38.35 ± 8.06）岁。结果显示，接触组的收缩压、舒张压、心电图异常和高血压发生率均增高，与对照组比较，差异有统计学意义（$P < 0.05$），两组血脂水平差别无统计学意义（$P > 0.05$）。研究表明，较长时间接触 CS_2 对心血管系统可产生影响，表现为血压升高和心电功能异常。

张萍（2008 年）对 120 名已被确诊为“职业性慢性轻度二硫化碳中毒”的患者作为病例组进行了血压、血脂、心血管系统的调查，其中男性 102 例，女性 18 例，年龄 32 ~ 75 岁，工龄 6 ~ 43 年。随机选择年龄、工龄、饮食生活习惯与病例组相近的同厂未接触 CS_2 的职工 60 例为对照组，其中男性 48 例，女性 12 例，年龄 36 ~ 74 岁。结果显示：病例组高血压患病率高于对照组，差异有统计学意义（$P < 0.05$）。病例组与对照组三酰甘油（甘油三酯）异常发生

率分别为 31.7% 和 13.3%；高密度脂蛋白异常发生率分别为 25.0% 和 10.0%；载脂蛋白 A-1 异常发生率分别为 20.0% 和 6.7%；载脂蛋白 B 异常发生率分别为 30.8% 和 10.0%；心电图异常发生率分别为 44.2% 和 23.3%；差异均具有统计学意义（$P < 0.01$）。

易继湖等（2006 年）选择某企业 80 名接触二硫化碳的生产工人为接触组，选择基本情况相近的 78 名工人为对照组，对血压、职业史、受教育背景、吸烟状态、饮酒状况、遗传背景、工作及生活中情感状态和饮食习惯等进行调查，并分析高血压患病相关因素。结果显示，接触组高血压患病率高于对照组，差异均具有统计学意义（$P < 0.05$）。较长时间接触 CS_2 是导致血压升高的独立危险因素，工作及生活中情感状态、饮食习惯等是 CS_2 导致高血压的重要影响因素。

李奎荣等（2012 年）选择某化纤厂 CS_2 接触作业工人 633 名为研究对象，男性 488 人，女性 145 人，年龄 19 ~ 55 岁，工龄 1 ~ 37 年。将 CS_2 接触浓度 $\leqslant 5\ mg/m^3$ 工种的 389 名工人作为低接触组，接触 CS_2 浓度 $> 5\ mg/m^3$ 工种的 244 名工人作为高接触组，对工人进行血压、心电图、血常规、胆固醇（TCHO）、三酰甘油（TG）和血红蛋白测定。结果发现，低接触组工人血红蛋白异常检出率高于高接触组，差异有统计学意义（$P < 0.05$），其他心血管系统指标异常检出率两组之间的差异均无统计学意义（$P > 0.05$）。

Kotseva 等（2001 年）选择某企业黏胶人造丝工人 141 名作为 CS_2 接触组，男性 64 人，女性 77 人。从该企业未接触 CS_2 工人中根据性别匹配 141 名作为对照组。采用横断面研究方法，检测工人血清胆固醇水平，测量血压并计算不同组别工人冠心病的发病率。结果发现，接触组工人血清胆固醇水平升高，与对照组比较，差异有统计学意义（$P < 0.05$）。接触组工人冠心病的发病率（42.6%）高于对照组（26.2%），差异有统计学意义（$P < 0.05$）。接触组工人血压未见变化，与对照组比较，差异无统计学意义（$P > 0.05$）。

Swaen 等（1994 年）选择荷兰某纤维胶厂 CS_2 接触作业的职工 1434 名作为接触组，CS_2 未接触作业的职工 1888 名作为对照组，性别、年龄不详，采用回顾性队列研究方法，探讨 CS_2 对工人心血管疾病死亡率的影响。结果发现，接触组工人心血管疾病死亡率升高，与对照组比较，差异具有统计学意义（$P < 0.05$）。

Drexler 等（1995 年）选择某企业纤维厂工人 247 名作为 CS_2 接触组，年龄 21 ~ 56 岁，根据接触组工人年龄、社会地位和身体状况，从该企业其他部门匹配 CS_2 未接触者男性 222 名作为对照组。采用横断面研究方法，检测工人血液高密度脂蛋白、血糖、肌酸激酶和载脂蛋白水平并测量血压。结果发现，接触组血压，血液高密度脂蛋白、血糖、肌酸激酶和载脂蛋白水平未见改变，与对照组比较，差异均无统计学意义（$P > 0.05$）。

Peplonska 等收集波兰 1970—1990 年诊断的 2291 例慢性 CS_2 中毒患者进行队列研究，其中男性 2122 例，女性 169 名，年龄 23 ~ 61 岁，以波兰总人群为对照组。结果发现，男性中毒者循环系统疾病死亡率高于对照组，其中缺血性心脏病、脑血管疾病的患病率升高，与对照人群比较，差异有统计学意义（$P < 0.05$）。女性人群中动脉粥样硬化的死亡率升高，与对照人群比较，差异有统计学意义（$P < 0.05$）。

二、毒性机制

Tan XD 等（2002 年）提取出生 1 ~ 2 天 Wistar 大鼠（雌雄不限）心肌细胞，用含 20、40 和 80 μmol/L CS_2 的培养液处理，对照组为无 CS_2 的培养液，处理 24 小时后检测培养液中琥珀酸脱氢酶的活力并观察细胞形态变化。结果发现，20、40 和 80 μmol/L CS_2 处理组，培养液中琥珀酸脱氢酶活力均降低，与对照组比较，差异均有统计学意义（$P < 0.05$）；并且 CS_2 引起心肌细胞结构发生异常改变，如细胞肿胀和细胞核变形。结果表明，CS_2 对心肌细胞损害与琥珀酸脱氢酶的活力降低有关。

Luo JC 等（2001 年）选择黏胶人造丝企业 CS_2 接触工人 89 名作为接触组，另选择非 CS_2 接触工人 111 名作为对照组，检测血液中胆固醇、三酰甘油（甘油三酯）、丙二醛和过氧化氢含量，谷胱甘肽过氧化物酶和超氧化物歧化酶活力以及总抗氧化能力。结果显示，与对照组比较，接触组血液胆固醇、三酰甘油（甘油三酯）、丙二醛含量升高，超氧化物歧化酶活力降低，差异均有统计学意义（$P < 0.05$），其他指标未见明显改变。

Teresa 等（2002 年）选择某企业 CS_2 接触工人 29 名作为接触组，另选择非 CS_2 接触职工 30 名作为对照组，测量工人收缩压和舒张压，检测血液中胆固醇、三酰甘油、低密度脂蛋白、高密度脂蛋白和维生素 E 含量，超氧化物歧化酶、谷胱甘肽过氧化物酶和过氧化氢酶活力。结果发现，接触组血液胆固醇和低密度脂蛋白含量升高，血液超氧化物歧化酶、谷胱甘肽过氧化物酶和过氧化氢酶活力以及维生素 E 含量降低，舒张压升高，与对照组比较，差异均有统计学意义（$P < 0.05$）；其他指标未见明显改变。结果表明，CS_2 致心血管毒性与血液中氧化应激增强及胆固醇和脂蛋白含量改变有关。

罗兰等（2006 年）选择 SPF 级雄性昆明种小鼠，随机分为对照组和 CS_2 200、400、800 mg/m^3 染毒组，染毒组每天吸入 2 小时，每周 5 天，连续 5 周。染毒结束检测心肌中 Ca^{2+}-ATP 酶 mRNA 表达。结果显示，在 CS_2 200、400 和 800 mg/m^3 染毒组，心肌中 Ca^{2+}-ATP 酶 mRNA 表达下调，与对照组比较，差异均有统计学意义（$P < 0.05$）。

白云峰等（2001 年）选择清洁级雄性 SD 大鼠，随机分为对照组、CS_2 126 和 189 mg/kg 染毒组，皮下注射染毒，对照组注射等体积生理盐水，每天 1 次，连续 7 天。染毒结束，取左心室心肌制备心肌匀浆，试剂盒检测心肌匀浆超氧化物歧化酶活力和丙二醛含量。结果发现，189 mg/kg 染毒组心肌匀浆中，超氧化物歧化酶活力下降，丙二醛含量升高，与对照组比较，差异有统计学意义（$P < 0.05$）。

高向华（2002 年）选择成年雄性 SD 大鼠随机分为橄榄油对照组、CS_2 160 和 320 mg/kg 染毒组，腹腔注射染毒，每周 6 次，连续 7 周。染毒结束后，采血测定血浆丙二醛和一氧化氮水平，及其超氧化物歧化酶活力。结果发现，160 和 320 mg/kg 染毒组大鼠血浆丙二醛和一氧化氮水平升高，血浆 SOD 活力降低，与对照组比较，差异均有统计学意义（$P < 0.05$）。血浆丙二醛水平与 CS_2 染毒剂量之间呈正相关（r=0.882，$P < 0.05$）。结果表明，CS_2 心血管毒性与脂质过氧

化有关。

陈绍兰等（2006 年）体外培养人脐静脉内皮细胞，用浓度 0（溶剂对照）、10、100、1000 和 10000 μmol/L CS_2 处理 24 小时。倒置显微镜观察内皮细胞损伤，鲁米诺依赖的化学发光法测定培养液过氧亚硝基阴离子（$ONOO^-$）水平。结果发现，CS_2 处理 24 小时后内皮细胞有不同程度的损伤，其中以 CS_2 10000 μmol/L 处理组内皮细胞损伤最为严重，并有明显细胞脱壁现象。24 小时处理培养液化学发光强度有随着 CS_2 浓度增高而增强的趋势，其中 CS_2 10000 μmol/L 处理组化学发光强度高于其他各组，差异有统计学意义（$P < 0.05$），表明其中 $ONOO^-$ 水平升高，CS_2 处理浓度与内皮细胞培养液 $ONOO^-$ 水平呈正相关（r=0.998，$P < 0.05$）。结果表明，CS_2 可促使内皮细胞产生大量自由基，导致氧化抗氧化失衡，从而导致血管内皮细胞的氧化损伤而致动脉粥样硬化。

（刘建中　常旭红　常元勋）

主要参考文献

1. 白云峰，刘赟，翁恩琪．二硫化碳及其与噪声联合作用对大鼠心肌组织的损害．中华劳动卫生职业病杂志，2001，19（2）：95-97．
2. 高向华．二硫化碳诱发大鼠脂质过氧化损伤及超微结构改变的研究．杭州，浙江大学，2002．
3. 陈绍兰，简乐，王菁，等．二硫化碳对血管内皮细胞的氧化损伤作用．浙江预防医学，2006，18（12）：8-10．
4. 李奎荣，王思华，王晶，等．二硫化碳对接触工人心血管系统的影响．中华劳动卫生职业病杂志，2012，30（6）：403-407．
5. 罗兰，吴磊，陕光，等．二硫化碳对小鼠心肌细胞肌浆网 Ca^{2+}-ATP 酶基因表达的影响．中国职业医学，2006，33（1）：27-29．
6. 宋海燕，魏春龙，董秋，等．二硫化碳作业人员健康状况分析．中华劳动卫生职业病杂志，2012，30（6）：443-447．
7. 徐普琴，李花莲，仉中举，等．急性二硫化碳中毒致心肌损害 4 例．中国煤炭工业医学杂志，2007，10（2）：229-230．

8. 徐毅，张兆志，吴希祥. 二硫化碳对作业工人心血管系统的影响. 安全、健康和环境，2006，6（1）：40-42.
9. 易继湖，徐毅，张兆志. 二硫化碳作业工人高血压影响因素的研究. 安全、健康和环境，2006，6（8）：41-43.
10. 张萍. 二硫化碳职业接触对心血管系统的影响. 中国职业医学，2008，35：437-439.
11. 庄清学，李文秀，吴广田. 二硫化碳暴露者的心电图改变. 中国工业医学杂志，2001，14（5）：310-311.
12. Drexler H，Ulm K，Hubman M，et al. Carbon disulfide risk factors for coronary heart diseasea in workers in the viscose Industry. Int Arch Occup Health，1995，67（4）：243-252.
13. Franco G，Malamant T，Germani L. Assessmant of coronary heart disease risk among viscose rayon workers exposedto carbon disulfide at concentrations of about 30 mg/m^3. Scand Work Environ Health，1982，8（2）：113-120.
14. Kotseva K. Occupational exposure to low concentrations of carbon disulfide as a risk factor for hypercholesterolaemia. Inter Arch Occu Envir Heal，2001. 74(1)：38-42.
15. Luo JC，Shih TS，Chang CP，et al. Blood Oxidative Stress in Taiwan Workers Exposed to Carbon Disulfide. Americ J Indus Med，2011，54（8）：637-645.
16. Morvai V，Szakmary E，Ungvary G. The effects of carbon disulfide and ethanol on the circulatory system of rats. J Toxicol Environ Health，2005，68(10)：797-809.
17. Swaen G，Braun C，Slangen J.mortality of Dutch workers exposed to carbon-disulfide. Inter Arch Occu Envir Heal，1994. 66（2）：103-110.
18. Sugimoto K，SekiY，Goto S. An epidemiological study on carbon disulfide angiopathy in a Chinese viscos rayonfactory.Int Arch Occup Health，1984，54(2)：127-134.
19. Tan XD，Peng XX，Wang YD，et al. Carbon disulfide cytotoxicity on cultured cardiac myocytes of rats. Environ Toxicol，2002，17（4）：324-328.
20. Teresa WN，Chojnowska J，Nofer JR，et al. Increased oxidative stress in subjects exposed to carbon disulfide an occupational coronary risk factor. Arch Toxic，2002，76（3）：152-157.

第二节 硫化氢

硫化氢（hydrogen sulfide，H_2S）是一种无色、易燃、并具有强烈腐败臭鸡蛋气味的气体，易溶于水生成氢硫酸，也易溶于乙醇、汽油、煤油等石油溶剂，能与大多数金属反应生成黑色硫酸盐。H_2S 在化工、食品、冶金、环卫等行业中广泛存在，较常见的 H_2S 作业有采矿、硫化染料的制造、含硫橡胶的加热、荧光粉和一些有机磷农药的生产过程等，此外 H_2S 还存在于通风不良的场所，如沉箱、纸浆发酵池、蓄水池、酒窖、隧道、矿内水坑等。

H_2S 由于具有脂溶性，易穿透生物膜，主要经呼吸道进入机体，亦可经消化道吸收。虽可经皮肤吸收，但吸收甚慢。吸收进入体内的 H_2S，大部分解离成 HS^-，少量解离成 S^{2-} 形式，少部分仍以 H_2S 原形存在。H_2S 在体内代谢的主要途径有：

（1）在血红素类化合物氧化下变为多硫化合物，再经肝中硫化物氧化酶的氧化生成硫代硫酸盐，最后在肝、肾中被亚硫酸盐氧化酶催化或谷胱甘肽激发下氧化生成硫酸盐。

（2）少部分 H_2S 在硫醇 -S- 转甲基酶作用下甲基化生成低毒甲硫醇和甲硫醚。H_2S 一部分以原形从呼吸道排出，大部分在体内转化后以硫酸盐或硫酸乙酯形式在 24 小时内经尿排出，进入体内的 H_2S 无蓄积作用。

H_2S 的毒作用广泛，中毒死亡率在职业急性中毒事故中居第一位。H_2S 急性中毒的主要靶器官是中枢神经系统，引起的症状有疲劳、四肢紧张、头痛、头晕、睡眠障碍、痉挛、惊厥等，甚至出现不同程度的脑电图异常和后遗症，对眼和呼吸道黏膜具有强烈的刺激作用和腐蚀作用。H_2S 慢性中毒可引起眼及呼吸道慢性炎症，甚至可致角膜糜烂或点状角膜炎，全身可出现类神经症、中枢性自主神经功能紊乱，也可损害周围神经。

一、毒性表现

（一）动物实验资料

1．血流动力学改变

刘勇等（1993年）将11只体重为（9±2）kg的家犬分别以（120±20）ppm、（200±20）ppm、500 ppm的H_2S吸入染毒。低、中浓度染毒组家犬染毒60分钟，分别记录两组家犬于染毒开始第0、10、20、30、60、90、120和150分钟的左心室心率（left ventricular rate，LVR）、心输出量（cardiac output，CO）、左室舒张末压力（left ventricular end diastolic pressure，LVEDP）、肺动脉血压（pulmonary arterial pressure，PAP）、平均动脉血压（mean arterial pressure，MAP）、左心室内压（left ventricular pressure，LVP）及其最大变化速率（±dp/dt_{max}），高浓度染毒组家犬从染毒开始每5分钟观察记录上述指标，直至动物死亡。结果显示，低浓度染毒组家犬染毒10分钟后，LVR明显下降，其余各项指标均有不同程度升高，随后下降；染毒结束后，PAP显著升高，其余各项指标趋于平缓，但仍显著高于染毒前水平。中浓度染毒组家犬染毒后各时间段各项指标均下降，明显低于染毒前和低浓度染毒组指标水平。高浓度组家犬染毒第5、10、15、20、25、30分钟，LVR分别为（147±16）、（92±13）、（63±15）、（33±10）、（17±6）、（3±3）次/分，均低于染毒前的（191±21）次/分，差异均有统计学意义（$P < 0.01$）；CO分别为（0.82±0.10）、（0.61±0.09）、（0.35±0.08）、（0.13±0.02）、（0.04±0.03）、（0.02±0.03）升/分，均低于染毒前的（1.13±0.13）升/分，差异均有统计学意义（$P < 0.01$）；MAP分别为（11.2±1.9）、（9.3±1.6）、（6.5±2.2）、（4.1±1.3）、（1.7±0.8）、（0.4±0.6）kPa，均低于染毒前的（16.1±0.8）kPa，差异均有统计学意义（$P < 0.01$）；PAP分别为（1.69±0.32）、（1.21±0.07）、（1.08±0.29）、（0.76±0.16）、（0.29±0.33）、0kPa，均低于染毒前的（2.78±0.13）kPa，差异均有统计学意义（$P < 0.01$）；LVP分别为（16.7±1.7）、（12.3±1.5）、（7.8±1.6）、（4.8±1.7）、（3.0±1.0）、（1.2±0.5）kPa，均低于染毒前的（20.9±1.8）kPa，差异均有统计学意义（$P < 0.01$）；$+dp/dt_{max}$分别为（230.2±73.3）、（179.0±78.7）、（129.8±80.6）、（87.3±54.5）、（51.9±44.0）、（15.1±2.8）kPa/s，与对照组（374.6±85.7）kPa/s比较均下降，差异均有统计学意义（$P < 0.01$）；$-dp/dt_{max}$分别为（151.3±51.5）、（109.4±53.6）、（76.4±44.9）、（48.8±34.0）、

（23.6±18.5）、（11.6±2.4）kPa/s，均低于染毒前的（289.8±96.5）kPa/s，差异均有统计学意义（$P < 0.01$）；LVEDP 分别为（1.97±4.0）、（1.68±3.7）、（1.34±0.03）、（0.88±0.29）、（0.44±0.23）、（0.05±0.11）kPa，均低于染毒前的（2.58±0.49）kPa，差异均有统计学意义（$P < 0.05$）。

Sonobe 等（2015 年）将 14 只成年雄性 SD 大鼠随机分为对照组和染毒组，每组 7 只。稳定记录血流动力学参数 10 分钟后，染毒组以 0.05 毫升 / 分的速率输注 NaHS 溶液（0.8 mg/ml），输注率每 2 分钟增加 0.05 毫升 / 分，直至 0.60 毫升 / 分，对照组以相同方式输注等量生理盐水，持续记录两组大鼠血流动力学参数。结果显示，输注速率为 0.05 ~ 0.35 毫升 / 分时，染毒组大鼠平均动脉压（MAP）、股动脉血流量、右心室压、外周血管阻力与对照组相比无统计学意义。输注速率为 0.45 毫升 / 分时，染毒组大鼠总血管阻力与染毒前相比降低，差异具有统计学意义（$P < 0.05$）；MAP 低于对照组，差异具有统计学意义（$P < 0.05$）；心输出量、股动脉血流量与染毒前相比分别增加（20±10）%、（14±25）%，差异具有统计学意义（$P < 0.05$）。输注速率为 0.55 毫升 / 分 ~ 0.60 毫升 / 分时，染毒组大鼠右心室收缩压、每搏输出量、心输出量与对照组相比均减少，差异均有统计学意义（$P < 0.05$）。另取 6 只成年雄性 SD 大鼠，以 0.6 ~ 0.8 毫升 / 分的速率输注 NaHS 溶液，测定血流动力学参数。结果显示，大鼠心输出量为（75±33）ml/（min · kg），低于染毒前的（152±47）ml/（min · kg）；大鼠左心室收缩压（leftventricular systolic pressure，LVSP）为（8.3±1.5）kPa，低于染毒前的（12.5±2.5）kPa，差异有统计学意义（$P < 0.01$）；大鼠心率为（311±100）次 / 分，低于染毒前的（433±78）次 / 分，差异有统计学意义（$P < 0.01$）。另取 5 只成年雄性 SD 大鼠，以 2.0 毫升 / 分的速率输注 NaHS 溶液，测定血流动力学参数。结果显示，染毒组大鼠 LVSP 和心输出量与染毒前比较均降低，差异均有统计学意义（$P < 0.05$）；当 NaHS 输注率大于 2.02 毫升 / 分时，大鼠心脏完全停止收缩。

Ufnal 等（2008 年）将雄性 Wistar 大鼠随机分为低、中、高浓度染毒组和低、中、高浓度对照组，测量各组大鼠平均动脉血压（mean arterial pressure，MAP）和心率 10 分钟后，染毒组大鼠侧脑室分别注射 100、200、400 nmol/L NaHS+Krebs-Henseleit 碳酸氢盐缓冲溶液，对照组给予相同浓度的 Krebs-Henseleit 碳酸氢盐缓冲液，观察染毒后 60 分钟内大鼠 MAP 和心率的变化。结果显示，染毒后 60 分钟内，低、中、高浓度对照组大鼠 MAP 与染毒前［(15.8±0.3)、(15.7±0.3)、(15.3±0.2) kPa］比较均无明显变化，心率与染毒前［(331.1±17.1)、(344.7±7.1)、(359.8±10.9) 次 / 分］比较均无明显变化。染毒后 60 分钟内，低、中浓度染毒组大鼠 MAP 与染毒前［(15.5±0.4) kPa、(15.4±0.3) kPa］比较均无明显变化。染毒 30 分钟后高浓度染毒组大鼠 MAP 与染毒前［(116.4±2.2) kPa］比较升高，差异有统计学意义（$P < 0.05$），与高浓度对照组比较升高，差异有统计学意义（$P < 0.05$）。染毒后 30 ~ 50 分钟内中浓度染毒组大鼠心率与染毒前［(339.8±10.4) 次 / 分］比较升高，差异有统计学意义（$P < 0.05$），与中浓度对照组比较升高，差异有统计学意义（$P < 0.05$）；高浓度染毒组大鼠心率与染毒前［(334.0±9.9) 次 / 分］比较升高，但差异无统计学意义（$P > 0.05$），与高浓度对照组比较升高，差异有统计学意义（$P < 0.05$），提示 H_2S 可以通过触发中枢神经而引起血压和心率的变化，硫化氢对血压有双向调节作用。

高艳等（2013 年）分别以 4、40、400、1000 nmol/100g 的 H_2S 盐溶液对雄性 SD 大鼠侧脑室一次性注射染毒，对照组给予相同浓度生理盐水，染毒后连续观察 20 分钟，并记录大鼠平均动脉血压（mean arterial pressure，MAP）、心率的变化；另取两组大鼠，染毒组以 1 nmol/min 的速度连续对大鼠侧脑室注射 H_2S 盐溶液，对照组以相同速度连续注射生理盐水，观察染毒 120 分钟内大鼠 MAP 和心率的变化。结果显示，一次性注射 H_2S 盐溶液的对照组大鼠 MAP、心率均无明显变化。染毒 20 分钟内，4 nmol/100g 浓度染毒组大鼠 MAP 与对照组比较降低，差异有统计学意义（$P < 0.05$），40、400、1000 nmol/100g 浓度染毒组大鼠 MAP 呈浓度依赖性的急剧下降后又迅速上升，其最大降低幅度分别为（1.0±0.3）、（1.5±0.3）、

(2.1±0.5) kPa，最大上升幅度分别为 (1.2±0.5)、(1.6±0.3)、(2.8±0.3) kPa；染毒 20 分钟内，4、40 nmol/100g 浓度染毒组大鼠心率与对照组比较无明显变化，400、1000 nmol/100g 浓度染毒组大鼠染毒 3 分钟内心率呈浓度依赖性和时间依赖性降低，其中 1000 nmol/100 g 浓度染毒组大鼠心率减慢最为显著，最大值为 (34±6) 次 / 分。连续注射生理盐水后，120 分钟内大鼠 MAP 和心率无显著变化；连续注射 H_2S 后，大鼠 MAP 呈迅速降低后升高最后缓慢增加的现象，110 分钟时达最高值 (5.1±1.1) kPa，与对照组比较，各时间点的变化均有统计学意义 ($P < 0.01$)，而心率无显著变化。

2．对心肌细胞电生理特性的影响

陈立峰等 (2009 年) 以 50、100、200、400、1000 μmol/L NaHS 溶液处理家兔心肌细胞，对照组不做任何处理，通过标准微电极细胞内记录技术观察家兔左心室心肌细胞的变化，测定电生理参数：静息电位 (resting potential，RP)，超射值 (over-shoot，OS)，动作电位幅值 (amplitude of action potential，APA)，0 相最大除极速率 (maximal rate of depolarization，V_{max})，动作电位复极 20%、50%、90% 的时间 (APD_{20}、APD_{50}、APD_{90}) 及复极化平均速度。结果显示，50 μmol/L NaHS 溶液处理组家兔心肌细胞 APD_{50} [(211.73±6.43) ms]、APD_{90} [(240.91±9.88) ms] 与对照组 [(227.58±6.78) ms、(258.69±6.96) ms] 比较均缩短，差异均有统计学意义 ($P < 0.01$)；复极化平均速度 (307.62±16.21) mV/s 与对照组 (294.7±19.13) mV/s 比较提高，差异有统计学意义 ($P < 0.05$)。100μmol/L NaHS 溶液处理组家兔心肌细胞 APD_{50} [(186.84±7.83) ms]、APD_{90} [(217±7.90) ms] 与对照组比较均缩短，差异均有统计意义 ($P < 0.01$)；复极化平均速度 (323.97±11.68) mV/s 与对照组比较提高，差异有统计学意义 ($P < 0.05$)。200 μmol/L NaHS 溶液处理组家兔心肌细胞 APA、RP、OS 分别为 (115.31±3.79) mV、-(86.73±2.66) mV、(28.91±2.51) mV，与对照组 [(123.41±3.59) mV、-(89.62±2.58) mV、(34.29±1.64) mV] 比较均减少，差异均有统计学意义 ($P < 0.01$)。400 μmol/L NaHS 溶液处理组家兔心肌细胞 APA、RP、OS 分别为 (104.23±6.83)

mV、-（83.09±2.21 mV）、（22.18±4.57）mV，与对照组比较均减少，差异均有统计学意义（$P<0.01$）。1000 μmol/L NaHS 溶液处理组家兔心肌细胞 APA、RP、OS 分别为（76.29±7.11）mV、-（70.82±3.53）mV、（6.08±3.61）mV，与对照组比较均减少，差异均有统计学意义（$P<0.05$）。结果提示，HS^- 可浓度依赖性的使家兔心肌细胞 APA、RP、OS 减小，APD_{20}、APD_{50}、APD_{90} 缩短，复极化平均速度增快。

（二）流行病学资料

1. 对心电图的影响

刘文等（2010 年）对 465 例急性 H_2S 中毒患者进行心电图检查，其中男 425 例，女 40 例，年龄 18 ~ 54 岁，轻度中毒 172 例，中度中毒 160 例，重度中毒 133 例。检查结果显示，325 例出现心电图异常，异常率为 69.89%，其中轻、中、重度中毒患者心电图的异常率分别为 31.4%、88.75%、96.99%，中、重度中毒患者心电图异常率和轻度中毒患者比较均升高，差异均有统计学意义（$P<0.01$）。H_2S 轻度中毒患者心电图异常表现为窦性心动过速（18.6%）、窦性心动过缓（6.40%）、ST 段和 T 波异常（5.81%）；H_2S 中度中毒患者心电图表现以 ST 段和 T 波异常（42.50%）为多见，其次为窦性心动过速（22.50%）、窦性心动过缓（20.63%）、房性期前收缩（10.00%）；H_2S 重度中毒患者心电图表现以 ST 段和 T 波异常（占 48.87%）为主，其次为 ST 段抬高（17.29%）、窦性心动过速（16.54%）、心律失常（26.32%），心律失常包括室性期前收缩、房性期前收缩、心房纤颤、室性心动过速、心室纤颤，共 35 例。中、重度中毒患者心电图 ST 段和 T 波异常发生率（42.5%、48.7%）与轻度患者（5.81%）比较均升高，差异均有统计学意义（$P<0.01$），重度中毒患者 ST 段抬高及心律失常发生率与轻、中度中毒患者比较均升高，差异均有统计学差异（$P<0.01$）。

李淑华等（2014 年）选择 269 名低浓度 H_2S 职业接触者，其中男 220 例，女 49 例，平均年龄 40（26 ~ 52）岁，对比分析 2012 年在岗期间与 2009 年岗前心电图检查结果。结果显示，2012 年心电图异常率（39.03%）与 2009 年（26.77%）比较升高，差异有统计学意义（$P<$

0.01）。其中心电轴偏移、肢导低电压、ST 段和 T 波改变与 2009 年比较均升高，差异均有统计学意义（$P < 0.01$）。2012 年 26 ~ 35 岁、36 ~ 45 岁年龄组心电图异常率与 2009 年比较升高，但差异均无统计学意义（$P > 0.05$），46 ~ 52 岁年龄组心电图异常率与 2009 年比较升高，差异有统计学意义（$P < 0.01$）。

张恩森等（2000 年）选择 116 例急性 H_2S 中毒患者进行心电图检查，年龄 18 ~ 50 岁，平均 29.3 岁。结果显示，28 例（24.1%）患者出现窦性心动过缓及不齐，3 例（2.6%）患者出现 Q-T 间期延长，12 例（10.3%）患者出现 ST 段压低，8 例（6.9%）患者出现 $Tv_1 > Tv_5$；11 例（9.5%）患者出现偶发房性期前收缩，其他 54 例患者心电图正常。

2．对心肌酶谱的影响

宋晓漪等（2002 年）对 11 例 H_2S 中毒患者的心肌酶谱进行分析，分别测定天冬氨酸氨基转移酶（aspartate transaminase，AST）、乳酸脱氢酶（lactate dehydrogenase，LDH）、α- 羟丁酸脱氢酶（α-HBDH）、肌酸激酶（creatine kinase，CK）及其同工酶（CK-MB）活性，共有 6 例完整资料。此 6 例均为重度中毒，其中 2 例合并上消化道出血。结果显示，患者 1 血清 AST、LDH、α-HBDH、CK、CK-MB 活性分别为 636.4、1500.0、780.0、2133.6、426.6U/L，患者 2 血清 AST、LDH、α-HBDH、CK、CK-MB 活性分别为 68.9、347.9、240.3、2250.0、75.5U/L，患者 3 血清 AST、LDH、α-HBDH、CK、CK-MB 活性分别为 1463.3、2055.0、933.6、796.3、188.1U/L，患者 4 血清 AST、LDH、α-HBDH、CK、CK-MB 活性分别为 455.3、182.4、273.3、981.5、23.9U/L，患者 5 血清 AST、LDH、α-HBDH、CK、CK-MB 活性分别为 360.0、1488.0、1206.0、24300.0、1420.0U/L，患者 6 血清 AST、LDH、α-HBDH、CK、CK-MB 活性分别为 167.3、689.0、448.9、1421.0、70.3U/L。所有患者心肌酶活性与医院参考值 [AST < 25U/L，LDH（60 ~ 133）U/L，α-HBDH（65 ~ 165）U/L，CK（15 ~ 130）U/L，CK-MB < 10U/L] 比较均升高，差异均有统计学意义（$P < 0.01$）。

张恩森等（2000 年）选择 116 例急性 H_2S 中毒患者，其中轻度中毒 56 例，中度中毒 34 例，重度中毒 26 例，选择 30 名健康者作为对照，年龄 18 ~ 50 岁，平均 29.3 岁。对心肌酶 AST、LDH、CK 活性进行检测分析。结果显示，轻度中毒组患者血清 AST 活性［(0.57±0.07) μmol/（s·L)］与对照组［(0.55±10) μmol/（s·L)］比较升高，但差异无统计学意义（$P > 0.05$）；中、重度中毒组患者血清 AST 活性分别为［(2.04±0.22) μmol/（s·L)］、［(6.61±0.29) μmol/（s·L)］，与对照组比较升高，差异有统计学意义（$P < 0.01$）；重度中毒组患者血清 AST 活性与中度中毒组比较升高，差异有统计学意义（$P < 0.05$）。轻度中毒组患者血清 LDH 活性［(2.63±0.29) μmol/（s·L)］与对照组［(2.5±0.3) μmol/（s·L)］比较升高，但差异无统计学意义（$P > 0.05$）；中、重度中毒组患者 LDH 活性分别为［(2.5±0.3) μmol/（s·L)］、［(4.92±0.61) μmol/（s·L)］，与对照组比较升高，差异有统计学意义（$P < 0.05$）；重度中毒组患者 LDH 活性与中度中毒组比较升高，差异有统计学意义（$P < 0.05$）。轻度中毒组患者血清 CK 活性［(2.17±1.39) μmol/（s·L)］与对照组［(2.16±1.62) μmol/（s·L)］比较升高，但差异无统计学意义（$P > 0.05$）；中、重度中毒组患者血清 CK 活性分别为（16.38±3.76) μmol/（s·L)、(70.52±5.4) μmol/（s·L)，与对照组比较升高，差异有统计学意义（$P < 0.05$）；重度中毒组患者血清 CK 活性与中度中毒组比较升高，差异有统计学意义（$P < 0.01$）。

张志友等（2006 年）将 66 例急性 H_2S 中毒患者分为轻、中、重度中毒 3 组，其中男 50 例，女 16 例，平均年龄 39.5（16 ~ 65）岁，以无 H_2S 接触史的 50 例作为对照组，平均年龄 39.7（17 ~ 66）岁，分别对血清中 CK、AST、LDH 活性进行检测分析。结果显示，H_2S 轻度中毒患者血清中 CK、AST、LDH 最大活性值分别为（233.2±48.7) U/L、(38.4±7.0) U/L、(288.9±54.8) U/L，与对照组［(190.5±23.5) U/L、(26.6±10.9) U/L、(225.6±74.3) U/L］比较均升高，差异均有统计学意义（$P < 0.05$）；H_2S 中度中毒患者血清中 CK、AST、LDH 最大活性值分别为（1568.2±169.8) U/L、(108.6±11.6) U/L、

（1348.8±116.2）U/L，与轻度中毒患者比较升高，差异有统计学意义（$P < 0.01$）；H_2S 重度中毒患者血清中 CK、AST、LDH 最大活性值分别为（3311.8±356.4）U/L、（286.9±27.9）U/L、（3220.2±333.4）U/L，与中度中毒患者比较升高，差异有统计学意义（$P < 0.01$）。

二、毒性机制

（一）抑制 L 型钙离子

心肌细胞复极化平台期内向离子流主要是由 Ca^{2+} 和少量的 Na^+ 负载的，心室肌细胞上存在一种 L（long-lasting）型 Ca^{2+} 通道，当细胞膜去极化达到 –40 mV 时，该通道被激活，Ca^{2+} 顺浓度梯度向膜内缓慢内流，使膜去极化。

孙英刚等（2008 年）以 100 μmol/L NaHS 处理雄性大鼠心室肌细胞，以处理前作为对照，测定大鼠心肌细胞电生理参数。结果显示，处理后大鼠心室肌细胞动作电位时程 APD_{25}、APD_{50}、APD_{100} 与对照比较分别减少了 25%、50%、90%，差异有统计学意义（$P < 0.05$），处理后大鼠钙瞬态幅度降低，心室肌细胞内钙浓度［Ca^{2+}］$_i$ 为［（82.63+4.04）%］，与对照比较减少，差异有统计学意义（$P < 0.05$），ICa-L 峰电流密度值［–（2.72+0.24）pA/pF］与对照［–（3.21+0.13）pA/pF］比较减少，差异有统计学意义（$P < 0.05$）。提示 HS^- 通过抑制 L 型钙离子通道，进一步抑制 L 型钙电流。

（二）抑制血浆左旋精氨酸 / 一氧化氮（L-Arg/NO）转运系统

血小板的 L-Arg/NO 系统可将 L-Arg 转运入血小板后在一氧化氮合酶（NOS）的作用下生成 NO，血小板源性 NO 具有降低血小板活性、聚集性的作用，可以减少动静脉血栓、某些心血管疾病的发生危险。

段文卓等（2010 年）以 50 μmol/L H_2S 生理盐水孵育雄性 SD 大鼠血小板，对照组不做任何处理，检测放射性核素标记的 L-Arg 在血小板转运的情况。结果显示，处理组 L-Arg 转运速率与对照组比较降低，差异有统计学意义（$P < 0.01$），转运动力学显示血小板 L-Arg 转运的最大速率 V_{max}［（33.40±2.548）pmol/（2.0×10^8 pt · min）］与对照组［（61.2±4.454）pmol/（2.0×10^8 pt · min）］比较降低，差异有统

计学意义（$P < 0.05$）。

冯浩楼等（2008 年）分别以 10^{-6}、10^{-5}、5×10^{-5}、10^{-4}、10^{-3} mol/L H_2S 生理盐水孵育雄性 SD 大鼠血小板，对照组不做任何处理，测定血小板孵育液亚硝酸盐（NO_2^-）含量，同位素示踪法检测血小板 NOS 活性及 L-Arg 转运情况。结果显示，10^{-6}、10^{-5} mol/L 处理组大鼠血小板孵育液中 NO_2^- 含量与对照组比较分别降低 6%、11%，但差异均无统计学意义（$P > 0.05$）；5×10^{-5}、10^{-4}、10^{-3} mol/L 处理组大鼠血小板孵育液中 NO_2^- 含量与对照组比较分别降低 24%、36%、52%，差异均有统计学意义（$P < 0.05$）。10^{-6}、10^{-5} mol/L 处理组大鼠血小板 NOS 活性与对照组比较分别降低 1%、14%，但差异均无统计学意义（$P > 0.05$）；5×10^{-5}、10^{-4}、10^{-3} mol/L 处理组大鼠血小板 NOS 活性与对照组比较分别降低 25%、37%、42%，差异均有统计学意义（$P < 0.01$）。10^{-6}、10^{-5} mol/L 处理组大鼠血小板 L-Arg 跨膜转运量与对照组比较降低，但差异均无统计学意义（$P > 0.05$）；5×10^{-5}、10^{-4}、10^{-3} mol/L 处理组大鼠血小板跨膜转运量与对照组比较降低，差异均有统计学意义（$P < 0.01$）。提示 H_2S 可抑制血小板 L-Arg 转运系统，造成血小板内 L-Arg 的储备降低，血小板源性 NO 生成不足。

（张瑞萍　李芝兰）

主要参考文献

1. 王爱娜，胡仁典，万春霞，等 .30 例硫化氢中毒患者的临床与脑电图分析. 临床神经电生理学杂志，2001，10（2）：117.
2. 冯浩楼，崔玉英，魏芳，等. 硫化氢下调大鼠血小板 L- 精氨酸 / 一氧化氮合酶 / 一氧化氮通路. 中国现代医学杂志，2008，18（7）：852-855.
3. 刘勇，欧阳子倩，袁浩，等 . 硫化氢吸入中毒犬血流动力学的变化. 第三军医大学学报，1993，3（28）：272-275.
4. 高艳，宋俊，殷焦，等 . 侧脑室注射硫化氢对大鼠血压和呼吸的调节作用. 中国组织化学与细胞化学杂志，2013，22（6）：518-522.
5. Sun YG，Cao YX，Wang WW，et al. Hydrogen sulphide is an inhibitor of L-type

calcium channels and mechanical contraction in rat cardiomyocytes. Cardiovasc Res, 2008, 79（4）：632–641.
6. Sonobe T, Haouzi P. SulfideIntoxication-Induced Circulatory Failure is Mediated by a Depression in Cardiac Contractility. Cardiovasc Toxicol, 2016, 16（1）：67-78.
7. 张恩森，李晓燕. 116 例急性硫化氢中毒患者心肌酶谱观察. 中国综合临床，2000，16（4）：317-318.
8. 陈立锋，马淑红，范凌，等. H_2S 对兔左心室心肌细胞电生理特性的影响. 河北北方学院学报（医学版），2009，26（2）：7-11.
9. 刘文，周波，李思惠，等. 急性硫化氢中毒 465 例心电图异常表现特点的研究. 职业卫生与应急救援，2010，28（4）：183-185.
10. 孔令敏，周镔，刘健，等. 急性硫化氢中毒致多器官损害临床分析. 中国工业医学杂志，2006，19（5）：282-283.
11. 林海，刘泉利，董颖博，等. 我国硫化氢职业中毒现状、原因与对策. 工业安全与环保，2012，38（7）：45-47.
12. 张懋奎，周晓明，黄蓓兰. 硫化氢中毒的状况与管理对策. 中国厂矿医学，2007，20（4）：423-424.
13. 张志友，赵娜，司红霞，等. 急性硫化氢中毒患者血清酶变化的临床意义. 中国医师杂志，2006，8（8）：1125-1126.
14. Ufnal M, Sikora M, Dudek M. Exogenous hydrogen sulfide produces hemodynamic effects by triggering central neuroregulatory mechanisms. Acta Neurobio Exp, 2008, 28（68）：382-388.
15. 段文卓，王一鹏，宫海民. 硫化氢对大鼠血小板精氨酸转运的影响. 中国现代医学杂志，2010，26（2）：234-236.
16. 李淑华. 低浓度硫化氢对接触工人心脏功能的影响. 职业与健康，2014，30（20）：2872-2874.

第十三章

三氯甲烷（氯仿）

氯仿（chloroform），又称三氯甲烷，在常温常压下为液态具有挥发性的化学物质，无色，有甜味及特殊气味。微溶于水，易溶于脂。在光照下遇空气逐渐被氧化生成剧毒的光气，故需保存在密封的棕色瓶中。

氯仿为有机合成原料，主要用于生产氟利昂（F-21、F-22、F-23）、染料和药物。在医学上，常用作麻醉剂。可用作抗生素、香料、油脂、树脂、橡胶的溶剂和萃取剂。与四氯化碳混合可制成不冻的防火液体。还用于烟雾剂的发射药、谷物的熏蒸剂和校准温度的标准液。也是饮用水氯化消毒主要的副产物。氯仿可经呼吸道吸入、消化道和皮肤吸收进入机体。经消化道吸收速度最快。氯仿在体内发生生物转化，最初产生三氯甲醇，再进一步脱氯形成光气，中间还可能有二氯甲烷、一氯甲烷和甲醛生成。

一、毒性表现

（一）动物实验资料

蔡小军等（2011 年）研究药物对氯仿所致心律失常的影响，选用氯仿染毒组：先将沾有 3 ml 氯仿的棉球放入 50 ml 三角烧瓶中，再将 18 ～ 22 g 雄性昆明种小鼠口鼻伸进瓶口，观察氯仿致小鼠心脏停搏的潜伏期，并统计心室颤动发生率。结果表明，染毒组（n=10）小鼠的心脏停搏潜伏期为（6.2±1.3）分钟，心室颤动发生率为 60%。

姚红伊等（2011 年）将 20 ～ 22 g 昆明种小鼠（n=20，雌雄各半），放入 500 ml 玻璃罩内，罩内预先放入浸有 4 ml 氯仿的棉球，至呼吸停止 5 秒后，立即取出，采用标准肢体Ⅱ导联记录心电图曲线，观察到小鼠心室颤动发生率为 19/20（95%）。

Müller 等（1997 年）对雄性 Wistar 大鼠以 1.25 mmol/（kg · L）氯仿（1 ： 10 溶于橄榄油）单次灌胃作为染毒组，对照组灌胃同等体积橄榄油，分别对清醒大鼠和麻醉大鼠的心血管指标进行观察。染毒后用遥感技术对清醒大鼠（n=6）从染毒前 24 小时一直观察到染毒后 72 小时。结果表明，未观察到心律失常。染毒后，与对照组比，染毒组大鼠心率下降。另外染毒组大鼠心房、心室传导时间和室内延长时间（intraventricular extension time）立即加长，复极化时间缩短，从染毒后 30 分钟后到 18 小时体温降低。从染毒开始到 48 小时大鼠活动减少。心电图、心率、血压、体温和活动等指标均在染毒后 2 天恢复正常。以同样剂量染毒大鼠后，染毒 25 分钟后对尿烷麻醉的大鼠（n=10）观察到，心率减慢，血压升高，心电图 P-R 间期延长，左心室收缩压变化速率峰值 dp/dt_{max} 和 Crayenbuhl 指数降低，心室肌达到最大张力所需时间（$t\text{-}dp/dt_{max}$）延长，以上指标与对照组比较，差异均有统计学意义（$P < 0.05$）。可见氯仿可引起大鼠心脏负性变时作用、负性变力作用、负性变传导作用。

（二）流行病学资料

阳生光等（2007 年）从 1996—2006 年收集了 36 例氯仿中毒住院患者的资料，接触氯仿时间 4 天到 1.5 年。10 例心电图中：心律失常、传导阻滞、多导联 ST 段下移 0.05 mV、T 波低平或倒置、Q-T 间期延长者 5 例。

何书芹（2006 年）报道了 2 例重症氯仿中毒引起多脏器损害。

例 1：男性，36 岁。主因不慎误饮配制的氯仿液约 50 ml，2 小时后神志不清，立即送入院。查体：P 120 次 / 分，R 18 次 / 分（浅），BP 80/60 mmHg。深昏迷状态，呼吸困难，颜面口唇明显发绀，双眼球结膜明显水肿，双侧瞳孔散大，直径 4.0 mm。双肺听诊满肺湿啰音及痰鸣音，心脏听诊心律不齐。入院约 12 小时后神志逐渐转清，出现躁动，20 小时后出现频繁呕吐咖啡样物、黑便，并出现血尿，少尿。心电图：窦性心动过速，频发房性、室性期前收缩，ST 段下移 1.0 mV。

例 2：女性，32 岁。主因生气自服氯仿液 10 ml，服后 10 小时被人发现，昏迷状态，多次排血水样便，腥臭味。查体：P 120 次 / 分，R 20 次 / 分（浅），BP 76/50 mmHg。患者神志恍惚，烦躁，面色苍白，贫血貌，双肺呼吸音清，心音纯，节律整。心电图：窦性心动过速，

ST 段下移 1.0 mV。

Ago 等（2011 年）报道了日本近 90 岁夫妻二人吸入氯仿自杀死亡的案例。妻子和丈夫血中氯仿浓度分别为 41.4 和 29.1 μg/ml，与报道的人致死性案例的氯仿血液值相似（10 ~ 194 μg/ml）；肝中氯仿浓度分别为 26.3 μg/g 和 67.1 μg/g，与报道的人致死性案例的肝中氯仿浓度相似（6 ~ 201 μg/g）；但是脑中氯仿水平分别为 20.8 μg/g 和 32.0 μg/g，比报道的人致死性案例的脑中氯仿浓度低（46 ~ 310 μg/g）；脂肪组织氯仿浓度分别为 128 μg/g 和 131 μg/g，比报道的人致死性案例的脂肪中氯仿浓度高（42.0 μg/g 和 79.4 μg/g）。在两人中，大体解剖和显微观察均显示左右心室广泛的心肌收缩带坏死（contraction band necrosis，CBN），左心室出现心肌细胞缺失的小斑块，不伴中性粒细胞浸润或出血。肺部有肺水肿。结果提示，他们的死因是急性心力衰竭。但没有观察到心源性猝死或心脏缺血，可能致死性心律失常是导致急性心力衰竭的原因。

二、毒性机制

Müller 等（1997 年）报道，雄性 Wistar 大鼠以 1.25 mmol/（kg · L）氯仿（1 ∶ 10 溶于橄榄油）单次灌胃，对照组灌胃同等体积橄榄油。各组注射肾上腺素（1μg/kg）后，对尿烷麻醉的大鼠心血管指标进行观察。结果发现，染毒组大鼠开始出现心律失常（大多数为 2° ~ 3° 房室传导阻滞、室性期前收缩）的时间与对照组比缩短，心律失常的形式从 2° ~ 3° 房室传导阻滞（对照组的 30%）到室性期前收缩（染毒组的 100%）。

此外，氯仿染毒增强了肾上腺素（1 μg/kg）和去甲肾上腺素（2 μg/kg）的短暂升压作用，肾上腺素能升血压作用在反射起始阶段引起负性变时和负性变传导作用。一方面可能是氯仿抑制体内灭活外源性儿茶酚胺的相关机制或增加内源性儿茶酚胺的分泌相关（Nedergaard，1988），另外也可能与氯仿引起肾上腺素受体水平或其细胞内感受器发生改变有关。

儿茶酚胺剂量并未引起对照组明显心率下降，但氯仿处理后注射儿茶酚胺的大鼠心率明显下降，同时儿茶酚胺处理后染毒组负性变传导作用也明显比对照组加强，PR 间期延长，T 波也明显比对照组升高。儿茶酚胺的正性变力作用在氯仿处理后与对照组比减弱，dP/dt_{max} 和 Crayenbuhl 指数的升高减弱，心室肌达到最大张力所需时间（$t\text{-}dP/dt_{max}$）的缩短也减弱，以上指标与对照组比较，差异均有统计学意义（$P < 0.05$）。这些研究表明，氯仿能增强儿茶酚胺致大鼠心律失常的敏感性。心率减慢可能是由于氯仿对心脏功能的直接抑制作用或对中枢神经系统的抑制作用，也可能是由于氯仿引起内源性儿茶酚胺的释放从而导致的反射性迷走神经兴奋而出现的心动过缓（Marzotko 和 Pankow，1987；Pankow 1980；Doherty 和 Aviado，1975）。氯仿处理组动物出现明显的心肌缺血症状，T 波升高推测与心肌缺氧相关。

Zhou Y 等（2011 年）报道，成年雄性 SD 大鼠麻醉后，制备离体心脏，灌注 5 mmol/L 氯仿 5 分钟接着冲洗 10 分钟，测定心电图和左心室发展压（leftventricular development pressure，LVDP），在染毒组 12 只动物中，7 只（58%）表现为心动过缓和（或）房室传导阻滞以及 LVDP 降低，冲洗可逆转这个作用。其他 5 只（42%）开始为心动过缓，接着出现室性心搏过速 / 心室颤动，冲洗不能逆转这个作用。氯仿可以使离体心脏心率降低，PR 间期延长（n=7，与对照组比较 $P < 0.01$）同时 QRS 波群轻微升高。未出现室性心动过速 / 心室颤动的心脏，氯仿染毒可使 LVDP 和收缩 / 舒张速率（± dp/dtmax，mmHg/s）显著降低（与对照组比较 $P < 0.01$）。用 5 mmol/L 氯仿处理分离的大鼠心肌细胞 5 分钟，可缩短动作电位持续时间，提高触发动作电位的阈电流，但对内向整流钾电流 I_{k1} 无影响，但是氯仿可显著抑制 L- 型钙电流 $I_{Ca.L}$ 和瞬时外向电流 I_{to}，且有剂量 - 效应关系（IC_{50}s 各为 1.01 和 2.4 mmol/L）。HEK293 细胞完整表达心脏离子通道基因，氯仿可以降低 Na 离子内向电流 I_{Na}、超极化激活环核苷酸门控通道 2（HCN2）和 hERG（thehumanEther-à-go-go-Related gene）电流，其 IC_{50}s 分别为 8.2、3.3、4.0 mmol/L。这些结果表明，氯仿可以引起心动过缓或室颤，心律失常的原因与多个离子通道的被抑制有关。其中

心脏动作电位的形状改变 - 三角形化与 $I_{Ca.L}$ 的抑制有关，电脉冲的产生与 HCN2 通道抑制有关，传导改变与 I_{Na} 通道抑制有关。

（李　煜　赵超英）

主要参考文献

1. 蔡小军，俞云，陆一，等. 盐酸阿罗洛尔对氯仿及氯化钡致心律失常的影响. 江苏医药，2011，37（17）：2063-2065.
2. 姚红伊，沈礼，林国华，等. 虫草头孢菌粉水提物抗实验性心律失常作用的研究. 中国药理学学报，2011，27（7）：1015-1018.
3. Müller SP，Wolna P，Wünscher U，et al. Cardiotoxicity of chlorodibromomethane and trichloromethane in rats and isolated rat cardiac myocytes. Arch Toxicol，1997，71（12）：766-777.
4. 阳生光，张兴毅，蒋崇慧，等. 氯仿中毒 36 例临床表现与诊断分析. 中国全科医学，2007，10（10）：823-824.
5. 何书芹. 重症氯仿中毒引起多脏器损害 8 例. 疑难病杂志，2006，5（1）：11.
6. Ago M，Hayashi T，Ago K，et al. Two fatalities associated with chloroform inhalation. Variation of toxicological and pathological findings. Leg Med（Tokyo），2011，13（3）：156-160.
7. Zhou Y，Wu HJ，Zhang YH，et al. Ionic mechanisms underlying cardiac toxicity of the organochloride solvent trichloromethane. Toxicology，2011，290（2-3）：295-304.

氯及有机过氧化物

第一节 氯 气

氯（chlorine，Cl_2）在常温常压下为黄绿色有强烈刺激性的气体。易溶于水、碱性溶液以及四氯化碳和二硫化碳等有机溶液。溶于水可生成盐酸和次氯酸，次氯酸又可分解成氯化氢和初生态氧。在高热条件下与一氧化碳作用，生产毒性更强的光气。在日光作用下与易燃气体混合容易发生燃烧爆炸。

在工业上，电解食盐产生氯。用于制造漂白剂、消毒剂、杀虫剂、溶剂、塑料、颜料、合成纤维等。还可用于制造盐酸、光气、氯化苯、氯乙醇、氯乙烯、四氯化碳、含氯石灰、二二三和环氧树脂等含氯化合物。

氯气是一种强烈的刺激性气体，易溶于水。主要作用于气管、支气管和细支气管，也可作用于肺泡。氯气对人体的急性毒性和空气中氯气的浓度有关。氯气的嗅阈和刺激阈在 0.06 ～ 5.8 mg/m^3 范围内。低浓度（如 1.5 ～ 90 mg/m^3）时作用于眼及上呼吸道，对局部黏膜产生烧灼和刺激作用。高浓度或接触时间过长（如 120 ～ 180 mg/m^3 时，接触 30 ～ 60 分钟），可侵入呼吸道深部。氯气吸入后与呼吸道黏膜的水反应生成盐酸和次氯酸。氯化氢能够引起呼吸道黏膜水肿、充血、坏死；在生物体内 pH 7.4，37℃条件下次氯酸不能再分解为氯化氢和新生态氧，而是直接穿透细胞膜，破坏其完整性和通透性及肺泡壁的气 - 血屏障、气 - 液屏障，从而引起眼结膜、呼吸道黏膜充血、炎性水肿和坏死，接触高浓度氯气时造成呼吸道深部病变产生肺水肿。次氯酸还可与半胱氨酸巯基（-SH）起反应，抑制醛缩酶等多种酶的活性。吸入高浓度氯气（如 3000 mg/m^3）时还可引起迷走神经反射性心搏骤停或喉痉挛，出现电击样死亡。

常见的急性氯气中毒表现为：刺激反应：表现为畏光、流泪、咽痛、呛咳等。轻度中毒：表现为急性气管 - 支气管炎或支气管周围炎。中度中毒：表现为支气管肺炎、间质性肺水肿或局限性肺泡性水肿或哮喘样发作。重度中毒：出现弥漫性肺泡性肺水肿或中央型肺水肿；严重者出现急性呼吸窘迫综合征等。慢性氯气中毒可引起上呼吸道、眼结膜及皮肤刺激症状，慢性支气管炎、支气管哮喘、肺气肿等慢性非特异性呼吸系统疾病。可见氯气的主要靶器官是呼吸道和肺部，但一些研究也发现，氯气中毒后也常常累及心血管系统。

一、急性毒性表现

（一）对微循环影响

王宝娃等（2003 年）选用 10.8 ～ 13.5 g 健康昆明种小白鼠 26 只，雌雄不限。称重后腹腔注射 1% 戊巴比妥钠（0.1 ml/10g）麻醉，然后在其耳郭涂少量香柏油，置于显微镜下观察微循环，作为实验前对照。然后将小白鼠置于特制容器中，并向容器内注入预先制备好的氯气（此时容器内氯气浓度为 5%），通氯气 5 分钟后取出小白鼠观察其耳郭微循环，并记录通氯气后 5 分钟、15 分钟的观察结果。结果发现，给小白鼠通氯气后 5 分钟，小白鼠耳郭微循环小动脉（管径 10.3 ± 0.83 μm）、小静脉（管径 25.0 ± 1.32 μm）、细动脉（管径 8.0 ± 1.52 μm）、细静脉（管径 16.5 ± 0.95 μm）及毛细血管痉挛收缩，毛细血管网关闭达 70%，与通氯气前小动脉（管径 21.6 ± 3.96 μm）、小静脉（管径 42.0 ± 3.23 μm）、细动脉（管径 15.6 ± 4.03 μm）、细静脉（管径 25.2 ± 3.30 μm）、毛细血管（管径 5 ～ 8 μm）比较降低，差异均有统计学意义（$P < 0.01$）。血流较快。随着染毒时间延长，小静脉（管径 60.3 ± 2.50 μm）、细静脉（管径 42.3 ± 2.46 μm）开始扩张，15 分钟时扩张最明显，与通氯气前小静脉（管径 42.0 ± 3.23 μm）、细静脉（管径 25.2 ± 3.30 μm）比较，差异均有统计学意义（$P < 0.01$）。动脉系统扩张不明显，毛细血管网逐渐开放，血流逐渐变慢，呈粒缓流、粒摆流、滞流，其间有血细胞聚集，血色暗红，毛细血管周围有渗出和出血。

吴玉东等（1997 年）以 1996 年 5 月河北省迁安市某医院收治的 6 例氯气中毒患者为研究对象，均为工人，男性，年龄 19 ～ 29 岁，平均年龄 26.4 岁。其中轻度中毒 2 例，中度中毒 3 例，重度中毒 1 例。6 例患者的甲襞微循环均有不同程度的改变，特别是在管径、流速、红细胞聚集等项有明显改变。轻度中毒患者甲襞微循环加权积分：管襻形态（0.65 ± 0.21）、流态（0.8 ± 0.09）、管周状态（0）、总积分（1.95 ± 0.14）；中度中毒患者甲襞微循环加权积分：管襻形态（1.96 ± 0.14）、流态（1.26 ± 0.11）、管周状态（0.03 ± 0.01）、总积分（3.27 ± 0.18）；重度中毒患者甲襞微循环加权积分：管襻形态（2.80 ± 0.17）、流态（1.60 ± 0.13）、管周状态（1.00 ± 0.09）、总积分（5.40 ± 0.23）。通过加权积分可见中毒程度与积分成正比，中毒越重微循环改变越重。突出改变为管径明显扩张，中度红细胞聚集，粒缓流，随中毒程度加重而加重。

（二）血流动力学改变

Wang J 等（2002 年）选用（18.9 ± 2.9）kg 母猪 20 头，随机分为仰卧位组和俯卧位组，每组 10 头。以 400 ppm Cl_2 染毒 20 分钟。结果发现，所有动物出现严重的呼吸窘迫，并伴有氧运送障碍，动脉氧张力下降 50% 以上。肺动脉压、气道压力随时间推移显著增加，混合静脉氧饱和度（mixed venous oxygen saturation，SvO_2）随时间推移迅速下降。仰卧位组猪有 3 头在染毒后 1.5 小时出现呼吸衰竭迹象，3.5 小时出现循环衰竭迹象，3 头猪均出现心输出量减少，SvO_2 降低。俯卧位组猪心脏指数［以单位体表面积（平方米）计算心输出量］与仰卧位组比较升高，差异有统计学意义（$P < 0.05$）。俯卧位组猪体循环动脉压、血流阻力指数（指在多普勒声谱图中，最大流速与舒张流速的差值与最大流速之比）与仰卧位组比较升高，差异均有统计学意义（$P < 0.05$）。两组猪染毒后肺血流阻力指数增加 2 倍，但两组之间以及与染毒前比较，差异均无统计学意义（$P > 0.05$）。两组猪中心静脉压、肺毛细血管楔压变化相似，染毒后均有短暂升高，1 小时左右与染毒前比较，差异均无统计学意义（$P > 0.05$）。染毒后两组猪均发生心动过速，但两组猪之间心率比较，差异无统计学意义（$P > 0.05$）。

张洪伟等（2002年）选用（2.61±0.33）kg新西兰家兔35只，雌雄不限。随机分为4组：整体动物对照组（8只）、整体动物氯气染毒组（8只，吸入50×10^{-4} mg/L Cl_2，染毒20分钟）、离体肺对照组（9只）、离体肺氯气处理组（10只，吸入50×10^{-4} mg/L Cl_2，染毒20分钟）。结果显示，氯气染毒后，整体动物氯气染毒组肺动脉压（Pa）在40、60、80、100、120分钟时不断升高，但与整体动物对照组相应时点Pa比较，差异均无统计学意义（$P > 0.05$）。离体肺氯气处理组在80、100、120分钟时的肺动脉灌流压（Ppa）与离体肺对照组相应时点Ppa比较升高，差异均有统计学意义（$P < 0.05$）。整体动物氯气染毒组血液血氧分压60分钟时（6.41±2.13 kPa）、120分钟时（5.89±3.60 kPa）与整体动物对照组60分钟时（10.46±1.55 kPa）、120分钟时（12.22±2.15 kPa）血液血氧分压比较降低，差异均有统计学意义（$P < 0.05$）。离体肺氯气处理组灌流液血细胞比容120分钟时（27.90±2.55%）与离体肺对照组120分钟时（24.12±3.04%）灌流液血细胞比容比较升高，差异有统计学意义（$P < 0.05$）。

Gunnarsson等（1998年）选用（20.3±2.0）kg幼猪13头，第一阶段实验4头，前两头分别吸入110 ppm氯气50、100 L（剂量相当于16、32 g氯气），后两头分别吸入140 ppm氯气50、100 L（剂量相当于20.5、41 g氯气）；第二阶段实验9头，前5头吸入140 ppm 100 L（约41 g）氯气，剩余4头除不吸入含氯气的空气，其余处理同前5头。基线数据的测量是在准备工作完成后1小时进行。第一阶段实验结果显示，这一阶段3只幼猪存活了6小时，第4只幼猪（140 ppm氯气100 L）5小时后死于严重呼吸窘迫。吸入110 ppm氯气50、100 L和吸入140 ppm氯气50 L幼猪在观察期动脉血氧饱和度、肺动脉压和肺顺应性轻微下降。吸入140 ppm氯气100 L幼猪肺功能严重障碍，肺顺应性显著下降，肺血管强烈收缩，严重缺氧，循环衰竭。第二阶段实验结果显示，染毒组幼猪在吸入氯气后1、2、3、4、5小时平均肺动脉压分别为（21.8±2.0）、（25.2±2.7）、（28.2±2.7）、（31.8±4.9）、（31.7±5.9）mmHg，与对照组1、2、3、4、5小时平均肺动脉压（12.5±0.9）（13.3±1.1）（12.8±1.5）（14.4±1.6）（15.8±1.7）mmHg

比较升高，差异均有统计学意义（$P < 0.05$）。另外，染毒组幼猪平均肺动脉压在吸入氯气后1、2、3、4、5小时与基线水平（14.0±1.7）mmHg比较升高，差异均有统计学意义（$P < 0.05$）。染毒组幼猪肺血管阻力（pulmonary vascular resistance，PVR）在吸入氯气后5个小时内与对照组比较升高，差异有统计学意义（$P < 0.01$）。染毒组幼猪吸入氯气后3、4、5小时心输出量（1.7±0.3）、（1.8±0.5）、（2.0±0.5）L/min与对照组3、4、5小时心输出量（3.7±0.3）、（3.7±0.3）、（3.4±0.2）L/min比较降低，差异均有统计学意义（$P < 0.05$）。

（三）血液参数异常

张洪伟等（2002年）选用（2.61±0.33)kg新西兰白色家兔32只，雌雄不限。随机分为4组，每组8只。分为正常对照组、单纯染毒组（吸入氯气20分钟）、封闭对照组（耳缘静脉注射印度墨水1 ml/kg 4小时后手术）、封闭染毒组（封闭4小时后手术，吸入氯气20分钟），所有家兔均在2小时后放血处死。结果显示，正常对照组家兔血浆纤维结合蛋白（plasma fibronectin，Fn）在实验过程中逐渐降低，术后2小时与实验开始时相比,Fn水平降低，差异有统计学意义（$P < 0.05$）；单纯染毒组在吸入氯气后Fn下降较正常对照组明显且迅速，与吸入氯气1小时后有较显著的差异（$P < 0.05$），至吸入氯气100分钟时，则有非常显著的降低（$P < 0.01$）；封闭对照组：在注射印度墨水4小时后，可见Fn水平较正常对照组降低（约为正常对照组的83%），在实验过程中，手术操作以后的2小时试验期内仍不断降低，至吸入氯气120分钟时，与自身前期Fn比较显著降低，差异有统计学意义（$P < 0.05$）；封闭染毒组：Fn水平在染毒后下降明显，染毒后80分钟，与自身染毒前及封闭对照组相同时点相比降低，差异有统计学意义（$P < 0.05$）。60分钟时，单纯染毒组动脉血氧分压（6.41±2.13）kPa与染毒前动脉血氧分压（9.16±0.18）kPa比较降低，差异有统计学意义（$P < 0.01$）；封闭染毒组动脉血氧分压（6.17±2.34）kPa与染毒前动脉血氧分压（8.93±0.80）kPa比较降低，差异有统计学意义（$P < 0.01$）。

唐泽海等（2010年）选用2003年11月—2009年4月武汉某医院收治的临床资料完整的35例急性氯气中毒患者为研究对象（男16例，

女19例)，平均年龄(30.2±19.2)岁。其中轻度中毒患者21例，中度中毒患者12例，重度中毒患者2例。同时选择性别、年龄与中毒组相匹配的门诊健康体检者35例为对照组。对照组与氯气中毒患者发病前均无心血管、呼吸系统及肝病史。中毒患者临床表现为胸闷17例(48%)，胸痛9例(25%)，口唇发绀10例(28%)，眼结膜充血8例(22%)。实验室检查：血清电解质紊乱34例(97.1%)，其中低钠血症29例(82.8%)、低钾血症24例(68.5%)、高钾血症2例(5.7%)、低钙血症23例(65.7%)、高氯血症19例(54.2%)、二氧化碳结合力下降16例(45.7%)、无机磷下降9例(25.7%)，与对照组电解质紊乱5例(14.3%)比较升高，差异有统计学意义($P < 0.01$)。血常规异常27例(77.1%)，主要表现为外周血白细胞及中性粒细胞分类升高，与对照组血常规异常2例(5.7%)比较，差异有统计学意义($P < 0.01$)。动脉血气分析异常12例(34.3%)，主要表现为pH、动脉血氧分压(PaO_2)、动脉血二氧化碳分压($PaCO_2$)下降，与对照组动脉血气分析异常1例(2.9%)比较，差异有统计学意义($P < 0.01$)。心肌肌钙蛋白I检测结果与对照组相比有差异，但差异无统计学意义($P > 0.05$)。

(四)心电图异常

袁正波(1995年)对浙江省新昌县人民医院1993年收治的77例急性氯气中毒患者的完整心电图资料进行分析，其中男26例，女51例，年龄11～59岁，平均年龄28.9岁。轻度中毒30例、中度中毒25例、重度中毒22例。主要临床表现为心悸、胸闷、血压升高。根据首次检查心电图的时间，将中毒患者分为24小时组和48小时组。心电图表现：P波变化：P波测量均经10倍放大，并以第Ⅱ标准导联为准，主要表现为尖峰型P波(P波电压≥1.5 mV，夹角≤70°为尖峰型P波)。其中，24小时组16例(48.5%)，48小时组15例(34.1%)。心律失常：窦性心动过速19例(24.7%)、窦性心动过缓11例(14.3%)、窦性心律不齐14例(18.2%)、完全性及不完全性右束支传导阻滞4例(5.2%)。其他：ST段压低、T波低平、U波倒置共11例(14.3%)，V1胸导联的R波(Rv_1) ≥7 mm 3例(3.9%)，

V5胸导联的R波（Rv_5）≥25 mm 5例（6.5%）。各种异常心电图改变共58例（有2种以上改变的只计1例），阳性率为75.3%，其中轻度中毒15例，阳性率为50%，中重度中毒43例，阳性率91.5%。

张亦工（2003年）对江苏省淮安市某卫生防疫站75例急性氯气中毒患者的心电图资料进行分析，75例患者首次在24小时内检查心电图者30例（下称24小时组），24～48小时检查心电图者45例（下称48小时组）。其中男33例，女42例。年龄最大76岁，最小18岁。统计时剔除氯气中毒前已有的慢性咳嗽及心脏病病例。心电图示：尖峰型P波：P波电压≥1.5 mV、夹角≤70°为尖峰型P波（包括肺型P波在内），24小时组25例（83.3%），48小时组20例（44.4%）。肺型P波：电压≥2.5 mV之肺型P波两组共18例（24%）。QRS波变化：平均QRS电轴：电轴右偏≥+90°，24小时组5例（16.7%），48小时组6例（13.3%）；QRS波电压：两组V1胸导联的R波（Rv_1）>7 mm者6例（8%）；V1胸导联的S波（Sv_1）≥24 mm者3例（4%）；V1胸导联的R/S波（V_1R/S）者6例（8%）；V5胸导联的S波（Sv_5）≥7 mm者10例（13.3%）；V5胸导联的R波（Rv_5）≥25 mm者12例（16%）；aVF单极加压肢体导联的R波（RaVF）≥20 mm者6例（8%）；aVR单极加压肢体导联的QS波（QSaVR）≥13 mm者13例（17.3%）；Rv_1+Sv_5≥10.5 mm者11例（14.7%）；Rv_5+Sv_1≥40 mm者12例（16%）；V5胸导联的R/S波（V_5R/S）≤1 mm者1例（1.3%）。ST段和T波改变：24小时组ST段和T波异常者10例（33.3%），48小时组12例（26.7%）。心律失常：窦性心动过速24小时组22例（83%），其中10例在125次/分以上，个别高达168次/分；不完全右束支传导阻滞两组共13例（17.3%），其中V1或V3胸导联的R波（V_1R或V_3R）终末R′波较起始R波高者9例（R<R′）。其他：非阵发性交界性心动过速、房性前期收缩及左前半支传导阻滞各1例（1.3%）。

胡英华等（1999年）对黑龙江省某医院1978年6月～1998年4月收治的116例急性氯气中毒患者的心电图资料进行分析，116例患者中，男性74例，女性42例，年龄16～52岁，平均年龄28.6岁。

其中急性氯气刺激反应2例、轻度中毒62例、中度中毒46例、重度中毒6例。所有患者平素体健，无心脏病史，并排除温度、电解质紊乱等引起心电图改变的因素。选取200例未接触氯气的正常人为对照组。临床表现：胸闷82例（70.69%）、气促61例（52.59%）、心前区隐痛11例（9.48%）、乏力31例（26.72%）、心悸77例（66.38%）、抽搐42例（36.21%）。心电图示：中毒组（116人）有77例不同程度心电图改变，阳性率66.38%，其中窦性心律不齐11例（9.48%）、窦性心动过速13例（11.21%）、窦性心动过缓9例（7.76%）、房性期前收缩8例（6.90%）、结性期前收缩4例（3.45%）、室性期前收缩10例（8.62%）、左室高电压1例（0.86%）、不完全性右束支传导阻滞3例（2.59%）、左前分支传导阻滞2例（1.72%）、心室终末传导延缓6例（5.17%）、ST段和T波改变10例（8.62%），与对照组窦性心律不齐2例（1.0%）、窦性心动过缓2例（1.0%）、房性期前收缩3例（1.5%）、室性期前收缩1例（0.5%）、不完全性右束支传导阻滞1例（0.5%）比较升高，差异均有统计学意义（$P < 0.01$）。

（五）心肌损伤

Zaky等（2015年）以500 ppm Cl_2给200 ～ 250 g雄性SD大鼠吸入，染毒30分钟，染毒后连续监测20小时。染毒后20小时在氯胺酮麻醉下进行超声心动图测定。结果发现，染毒组20小时心率（322±10 bpm）、氧饱和度（86±2%）低于对照组心率（451±8 bpm）、氧饱和度（96±1%），差异均有统计学意义（$P < 0.05$）。染毒组3小时后动脉血中乳酸盐水平（5.33±1.93 mg/dl）高于对照组（1.38±0.05 mg/dl），差异有统计学意义（$P < 0.05$）。超声心动图检查结果显示，染毒组大鼠左心室收缩功能和舒张功能不全，主动脉舒张压（63±4 mmHg）、收缩压（104.7±4.7 mmHg）低于对照组主动脉舒张压（80.7±22.0 mmHg）、收缩压（135±2 mmHg），差异均有统计学意义（$P < 0.05$）。而舒张末期容积没有改变，导致左心室射血分数显著增加。染毒组大鼠心肌收缩力（4.80±1.80兆牛顿）低于对照组（14.53±4.18兆牛顿），差异有统计学意义（$P < 0.05$）。染毒组大鼠出现严重的双室收缩功能障碍，表现为左心室射血分数下降，急性重

度三尖瓣反流，导致急性右心室环形膨胀。

Van Sickle 等（2009 年）综述了一场事故中氯气中毒人员的医疗记录、解剖报告、临床表现、病例观察等资料。2005 年 1 月，美国南卡罗来纳州一纺织厂附近发生了一起火车脱轨事故，事故导致 42 ~ 60 吨氯气泄露，使得附近 597 人受到影响。其中，8 人当场死亡，71 人住院治疗，1 人死于医院。住院人员平均年龄 40 岁，87% 为男性，住院平均持续时间为 4 天，25 人被送入特护病房，治疗 3 天以上。大多数幸存者都伴有严重的肺部症状和严重的呼吸道炎症。剩余的 63 人中有 27 人（43%）中毒后立即发生心动过速并在住院期间一直持续，10 人（16%）中毒后立即发生心动过速但在住院期间恢复正常，8 人（13%）中毒后没有发生心动过速，但在住院期间发生心动过速。死亡人员平均年龄 42.4 岁，均为男性。死亡的主要原因是窒息。尸检发现，死者肺部充血、水肿，气管、支气管存在红斑；3 例死者支气管内有少量泡沫流体，黏膜发红或紫红；9 例死者中有 8 人（89%）发生心脏肥大。

Kose 等（2009 年）报告了一起病例，一位 74 岁老年妇女在使用次氯酸钠和次氯酸混合洗涤的过程中发生氯气中毒，出现呼吸困难、呕吐，随后出现意识障碍、尿失禁等症状。查体：脉搏 110 次 / 分，血压 170/100 mm/Hg，呼吸 35 次 / 分，体温 37.5℃。血氧饱和度 50%。心血管系统检查发现患者出现心动过速，心电图示左前分支传导阻滞和 R 波递增不良（正常的 R 波振幅随胸导联依次增高的特点消失）。心肌肌酸激酶（CK）781 U/L、肌酸激酶同工酶（CK-MB）108 U/L 和肌钙蛋白 T 1.49 ng/ml 增高，诊断为非 Q 波心肌梗死。

（六）肺动脉栓塞

Suzuki 等（2001 年）报道了一起病例，1998 年 6 月 6 日，一名 21 岁自来水厂男性工人意外吸入高浓度 Cl_2 中毒，患者表现为严重缺氧，呼吸困难，在医院经过 6 天的治疗后呼吸功能稍有改善。住院第 5、6、7、10 天检测到血清凝血酶复合物Ⅲ（thrombinn-antithrombin Ⅲ，TAT）分别为 17.7、22.0、61.3、20.2 ng/ml，纤维蛋白原降解产物（fibrinogen degradation product，FDP） 分 别 为 47.0、68.0、56.0、

50.0 μg/ml，纤维蛋白原降解产物 D- 二聚物（fibrinogen degradation product D-dimer，DD） 分别为 13.3、14.0、21.4、22.0 μg/ml， 血管性血友病因子抗原（von Willebrand factor antigen，vWF）分别为 278.1%、265.7%、244.3%、252.3%，纤溶酶 -α_2- 纤溶酶抑制剂复合体（plasmin-α_2-plasmin inhibitor complex，PIC） 分别为 5.4、6.2、14.0、3.9 μg/ml，纤溶酶原激活物抑制物Ⅰ型抗原（plasminogen activator inhibitor type Ⅰ antigen，PAI-Ⅰ）分别为 15.8、11.9、20.8、3.3 U/ml。1998 年 6 月 15 日，患者在病房突然感到呼吸逐渐困难，抢救无效，最终死于肺动脉栓塞。

二、慢性毒性表现

（一）心电图异常

郑剑朋（2000 年）选择某化工厂氯气岗位上长期在低浓度氯气环境下作业的工人 316 名（男 206 名，女 110 名）为接触组，平均年龄 38.6 岁（26 ~ 60 岁），平均工龄 16 年（2 ~ 39 年）。以不接触氯气及其他有害因素的后勤科室人员 247 名为对照组，其年龄、工龄、生活条件等方面均与接触组接近，两组均排除呼吸道、心血管系统器质性疾病。结果发现，接触组 316 例工人中心电图异常者 98 例（31.0%）与对照组 33 例（13.4%）比较升高，差异有统计学意义（$P < 0.05$）。接触组工人心电图异常以窦性心动过缓（29.6%）、窦性心动过速（7.1%）、窦性心律不齐（24.5%）、传导异常（24.5%）为主，与对照组比较升高，差异均有统计学意义（$P < 0.05$）。工龄 10 年以下工人心电图异常率为 19.9%，以窦性心律不齐、窦性心动过缓、传导异常为主，工龄 10 ~ 20 年工人心电图异常率为 37%，工龄 20 年以上工人心电图异常率为 41.5%，存在一定时间 - 效应关系。工龄 10 年以上工人的心电图异常率高于工龄 10 年以下工人心电图异常率，差异有统计学意义（$P < 0.05$）。

赵德彬等（2000 年）选择某农药化工集团氯气分厂从事氯气作业的工人 186 名为接触组，其中男性 108 名，女性 78 名，年龄 23 ~ 50 岁，平均年龄 38.6 岁，工龄 5 ~ 26 年，平均工龄 13.4 年。以该集团内不从事氯气作业，且环境中不存在影响心血管系统的有害因素的职工 182 名为对照组，其中男性 106 名，女性 76 名，年龄 20 ~ 50 岁，平均年龄 37.8 岁，工龄 4 ~ 30 年，平均工龄 14 年。自 1982 年至 1998 年以来连续对作业场所空气中氯气每季度测定一次，最高浓度 2.68 mg/m^3，最低浓度 0.28 mg/m^3，平均浓度 0.98 mg/m^3。结果发现，接触组工人心电图异常者 35 例（18.82%）与对照组 12 例（6.59%）比较升高，差异有统计学意义（$P < 0.05$）。接触组工人心电图异常以窦性心律失常 14 例（7.53%）、传导阻滞 9 例（4.84%）为主，与对照组工人窦性心律失常 2 例（1.10%）、传导阻滞 2 例（1.10%）比较升高，差异均有统计学意义（$P < 0.05$）。

朱玉华等（2006 年）选择某自来水厂调试氯用量、仪表监视操作工 150 名为接触组，其中男性 110 名，女性 40 名，平均年龄（34.82 ± 7.21）岁，平均作业工龄（15.21 ± 6.25）年。选择同厂不接触氯气和其他有害因素的科室人员 160 名作为对照组，其中男性 105 名，女性 55 名，平均年龄为（35.43 ± 7.12）岁，平均作业工龄（14.42 ± 6.23）年。该车间 1994—2003 年 10 年定点定期采样分析显示，空气中氯气最低浓度 0.01 mg/m^3，最高浓度 0.096 mg/m^3，平均浓度 0.051 mg/m^3。结果发现，接触组 150 例中，心电图异常 52 例，异常率为 34.67%，对照组 160 例中，心电图异常 26 例，异常率为 16.25%，差异有统计学意义（$P < 0.05$）。接触组工人发生窦性心动过速、窦性心动过缓、左室高电压、ST 段和 T 波变化相对危险度（RR）分别是对照组工人的 2.44、2.25、3.87、3.34 倍。

（二）血液参数异常

王茜丽等（2000 年）选择某化工厂氯碱车间接触氯气的工人 157 人为接触组，其中男性 114 人，女性 43 人。选择无任何氯气接触史的邮电工人 102 人为对照组，其中男性 43 人，女性 59 人。两组职工的年龄、身高无差异。结果发现，接触组工人血清血管紧张素转化酶（serum angiotensin converting enzyme，SACE）水平（33.06 ± 2.76 U）低于对照组（38.20 ± 3.82U），差异有统计学意义（$P < 0.05$）。经工龄分组后，接触组工人随着工龄增长，SACE 水平有下降趋势；对照

组工人随着工龄增长，SACE 水平有上升趋势，差异均有统计学意义（$P < 0.05$）。

三、毒性机制

（一）缺氧

Gunnarsson 等（1998 年）选用（20.3±2.0）kg 幼猪 13 头，第一阶段实验 4 头，前两头分别吸入 110 ppm 氯气 50、100 L（剂量相当于 16、32 g 氯气），后两头分别吸入 140 ppm 氯气 50、100 L（剂量相当于 20.5、41 g 氯气）；第二阶段实验 9 头，前 5 头吸入 140 ppm 100 L（大约 41g）氯气，剩余 4 头除不吸入含氯气的空气，其余处理同前 5 头。基线数据的测量是在准备工作完成后 1 小时进行。第二阶段实验结果显示：染毒组幼猪动脉血氧分压在吸入氯气后 1 小时（7.0±0.4 kPa）、2 小时（7.6±0.8 kPa）、3 小时（8.7±1.1 kPa）、4 小时（7.8±1.7 kPa）、5 小时（7.1±0.9 kPa）与对照组 1 小时（12.7±0.3kPa）、2 小时（12.1±0.3 kPa）、3 小时（11.5±0.4 kPa）、4 小时（11.4±0.5kPa）、5 小时（11.0±0.4 kPa）比较降低，差异均有统计学意义（$P < 0.05$）；另外，染毒组幼猪动脉血氧分压在吸入氯气后 1、2、3、5 小时与基线水平（13.9±0.3 kPa）比较降低，差异均有统计学意义。染毒组幼猪肺血管阻力（pulmonary vascular resistance，PVR）在吸入氯气后 5 个小时内与对照组比较升高，差异有统计学意义（$P < 0.01$）；染毒组幼猪心输出量在吸入氯气后 3 小时（1.7±0.3 L/min）、4 小时（1.8±0.5 L/min）、5 小时（2.0±0.5 L/min）与对照组 3 小时（3.7±0.3 L/min）、4 小时（3.7±0.3 L/min）、5 小时（3.4±0.2 L/min）比较降低，差异均有统计学意义（$P < 0.05$）。缺氧后平均肺动脉压升高、心输出量降低、肺血管阻力升高。提示 Cl_2 中毒后引起血流动力学改变可能与缺氧有关。

（二）血管内一氧化氮平衡失调

Honavar J 等（2011 年）选用 200 ~ 300g 雄性 SD 大鼠 24 只，随机分成 4 组，每组 6 只，吸入染毒，高浓度染毒组（400 ppm Cl_2）、中浓度染毒组（250 ppm Cl_2）、低浓度染毒组（100 ppm Cl_2）、对照组

（空气），染毒 30 分钟，分别于染毒后 6、24、48 小时处死动物。结果显示，高浓度染毒组大鼠在氯气暴露后 6、24、48 小时加强了主动脉去氧肾上腺素（phenylephrine，PE）依赖的收缩血管作用（主动脉张力升高），与对照组比较，差异均有统计学意义（$P < 0.05$）。中、高浓度染毒组大鼠在氯气暴露后 24、48 小时显著抑制了主动脉乙酰胆碱（acetylcholine，ACh）依赖的舒张血管作用（主动脉张力降低），与对照组比较，差异均有统计学意义（$P < 0.05$）；免疫荧光和免疫印迹结果显示，高浓度染毒组大鼠主动脉内皮型一氧化氮合酶（endothelial nitric oxide synthase，eNOS）mRNA 表达水平显著升高，但是 eNOS 蛋白质表达水平降低 40% ~ 60%，与对照组比较，差异均有统计学意义（$P < 0.05$）；染毒组大鼠平均动脉压（mean arterial pressure，MAP）与对照组比较，差异无统计学意义。高浓度染毒组大鼠 eNOS 活性的选择性标志物血清亚硝酸盐水平降低，与对照组比较，差异有统计学意义（$P < 0.05$）；高浓度染毒组大鼠在氯气暴露 24 小时主动脉和循环白细胞诱导型一氧化氮合酶（inducible nitric oxide synthase，iNOS）mRNA 表达水平显著升高，与对照组比较，差异有统计学意义（$P < 0.05$）。高浓度染毒组大鼠加入 iNOS 特有的抑制剂（N-3- 氨甲基 - 苄基乙醚）（1400W）后 MAP 显著增高，与加入 1400 W 的对照组比较，差异有统计学意义（$P < 0.05$）。Cl_2 抑制了 eNOS 的信号通路，eNOS 合成的一氧化氮（NO）是平衡血管张力的因素之一，eNOS 蛋白表达降低，而 MAP 没有改变，加入 iNOS 抑制剂 1400 W 高浓度染毒组大鼠 MAP 增高，表明 iNOS 表达增加可能是为了补偿 eNOS 合成 NO 不足来平衡血管张力。提示氯气引起血管内皮功能障碍可能与血管内 NO 平衡失调有关。

（三）氧化应激

Honavar 等（2014 年）以 400 ppm Cl_2 给 200 ~ 300 g 成年雄性 SD 大鼠吸入染毒，染毒 30 分钟，染毒后 24 小时麻醉大鼠，分离肺动脉。结果发现，染毒后 48 小时染毒组大鼠分离的肺动脉，乙酰胆碱（ACh）依赖的血管舒张作用（主动脉张力降低）显著被抑制，与对照组比较，差异有统计学意义（$P < 0.05$）。染毒后 24 小时染毒组

大鼠分离的肺动脉，Mahma/NONOate（MNO）依赖的血管舒张作用显著被抑制，与对照组比较，差异有统计学意义（$P < 0.05$），染毒后48、72小时，对MNO依赖的血管舒张作用的抑制越来越明显。进一步在超氧化物歧化酶（superoxide dismutase，SOD）存在和缺乏条件下处理大鼠分离的肺动脉，检测肺动脉MNO依赖的血管舒张作用，结果发现，在SOD存在的条件下，染毒组分离的肺动脉在Cl_2染毒后24小时MNO依赖的血管舒张作用的半数有效浓度（median effective concentration，EC_{50}）显著降低。Cl_2染毒后产生的超氧阴离子自由基（$O_2^{\cdot -}$）迅速与NO反应，阻遏了NO依赖的可溶性鸟苷酸环化酶的激活，导致MNO、Ach依赖的血管舒张作用受到抑制。提示Cl_2引起肺血管内皮功能紊乱可能与氧化应激有关。

（四）自主神经平衡失调

侯丽君等（2006年）以广州市某职业病防治院近几年收治22例急性氯气中毒工人为研究对象。22例患者中，男性17人，平均年龄（29±8.7）岁，女性5人，平均年龄（25±9.7）岁。对照组选取门诊和体检病例22例，其中男性14人，平均年龄（31±6.3）岁，女性8人，平均年龄（30±7.5）岁。经询问病史、体检及实验室检查排除心血管系统疾病及糖尿病患者。结果显示：急性氯气中毒组工人频发房性期前收缩6例（27.3%）、ST-T电交替10例（45.5%）、短阵房速6例（27.3%）与对照组频发房性期前收缩0例、ST-T电交替0例、短阵房速1例（4.5%）比较升高，差异均有统计学意义（$P < 0.05$）。急性氯气中毒组工人平均正常R-R间期的标准差（SDNN）（119±22 ms）、每5分钟正常R-R间期平均值的标准差（SDANN）（110±12 ms）、正常相邻R-R间期差的均方根（RMSSD）（27±11 ms）、正常相邻R-R间期差值＞50 ms的百分比（PNN50）（11±9.7 ms）与对照组SDNN（124±18 ms）、SDANN（124±18 ms）、RMSSD（33±12 ms）、PNN50（12±9.3 ms）比较降低，差异有统计学意义（$P < 0.05$）。心率变异率（heart rate viability，HRV）可作为反映自主神经功能及其对心血管的调控作用和反映心脏活动正常与否的重要指标。氯气中毒组除每5分钟正常R-R间期标准差的平均指数（SDNN Index）外，其余

时域指标 SDNN、SDANN、RMSSD、PNN50 均降低，说明自主神经对心脏的调节能力降低，导致心肌细胞电不稳定性增强，室颤域降低，引起心肌损伤。提示氯气中毒对心脏的损害可能与心脏自主神经平衡失调有关。

（五）心肌细胞凋亡

Ahmad 等（2014 年）选用 240 ～ 260 g 雄性大鼠心肌细胞进行体外培养。将大鼠麻醉后摘取心脏放入 10 ml 含 1 mmol/L Ca^{2+}、pH 7.4 的 Krebs Ringer 缓冲液中，用缓冲液冲洗 5 ～ 6 次后将心脏移入不含 Ca^{2+} Krebs Ringer 缓冲液（含 0.02% 蛋白酶和 0.06% 胶原酶 A）中，在 37℃条件下培养 10 ～ 15 分钟。用 25 ml 移液管移取心脏组织悬浮液于含 5 ml 60 μg/ml 牛血清白蛋白的离心管里，静置 30 分钟，取下层心肌细胞，置于 ACCT 介质（包含 Dulbecco 改良 Eagle 培养基，含 2 mg/ml 牛血清蛋白的细胞培养基，2 mmol/L 左旋肉碱，5 mmol/L 肌氨酸，100 IU/ml 青霉素，100 μg/ml 链霉素）中，在 100 mm 或 35 mm 层黏连蛋白覆盖的塑料培养皿或 40 × 22 mm 层黏连蛋白覆盖的玻璃培养皿中培养，100 ～ 150 个细胞 / 平方毫米，1 小时后，用 2 ml ACCT 介质冲洗未贴壁生长的心肌细胞，然后加入 10 ml 新鲜介质培养。将心肌细胞暴露于 50、100 ppm Cl_2 中染毒 15 分钟。光镜下可见大鼠心肌细胞呈杆状分布。免疫荧光和免疫印迹示大鼠心肌细胞有横纹肌肌动蛋白表达和大量心肌肌浆网 Ca^{2+}-ATP 酶 2（sarcoendoplasmic reticulum Ca^{2+}-ATPase2，SERCA2）表达。电镜下可见 100 ppm Cl_2 处理 15 分钟后深层培养液中大量心肌细胞死亡，单层细胞生长的结构被破坏。处理后 24 小时培养皿层黏连蛋白涂层上清液中含半胱氨酸天冬氨酸特异蛋白水解酶 -3（cysteinyl aspartate specific proteinase-3，caspase-3）、caspase-7 水平与处理前比较升高，差异均有统计学意义（$P < 0.05$）。提示氯气处理致心肌细胞损伤可能与氯气引起心肌细胞凋亡有关。

（六）肌浆网 Ca^{2+} 泵功能异常

Ahmad S 等（2014 年）以 500 ppm Cl_2 给 250 ～ 300 g 雄性 SD 大鼠吸入，染毒 30 分钟，3 小时后处死大鼠。结果发现，染毒组大鼠心率在染毒后1小时内迅速下降，至2小时时逐渐恢复，与对照组比较仍降低，差异有统计学意义（$P<0.05$）。染毒组大鼠血氧饱和度30分钟内迅速下降，至1小时时逐渐恢复，与对照组比较仍降低，差异有统计学意义（$P<0.05$）。苏木精-伊红染色结果显示，染毒组大鼠心肌细胞受损、肿胀。染毒后3小时染毒组大鼠血清中心肌受损标志物N端前脑钠肽、肌钙蛋白I含量升高。染毒组大鼠心脏总ATP以时间依赖方式下降。染毒组大鼠染毒后SERCA活性降低，心肌缺氧（5%、10%O_2）时并没有影响SERCA活性。染毒后只有5%～10%心肌细胞发生凋亡，这对SERCA活性降低的贡献不足50%。使用微粒体特有的钙联蛋白和钙网蛋白及加载装置观察SERCA表达情况，发现SERCA表达水平没有显著变化，毒胡萝卜素抑制Ca^{2+}泵实验和$^{45}Ca^{2+}$吸收实验结果显示，微粒体存在功能性SERCA。染毒组大鼠氯气暴露导致Ca^{2+}泵活性下降超过50%，Ca^{2+}吸收活性下降超过75%。该作者进一步分离出染毒组、对照组大鼠的心肌细胞。光镜结果显示，染毒组分离的心肌细胞发生肿胀。再将刚分离的心肌细胞制成匀浆，检测Ca^{2+}泵活性，结果发现，染毒组大鼠分离的心肌细胞Ca^{2+}泵活性完全丧失，也进一步证实了刚分离的心肌细胞配位体（ATP）诱导的细胞内Ca^{2+}动员实验结果。ATP刺激对照组大鼠刚分离的心肌细胞导致胞质内Ca^{2+}动员增强，染毒组大鼠刚分离的心肌细胞胞质Ca^{2+}显著增加，但不受ATP刺激进一步增加。染毒组大鼠刚分离的心肌细胞内Ca^{2+}通路与对照组大鼠刚分离的心肌细胞相比显著受损。SERCA在心脏能量机械转运时扮演重要角色，短时、高浓度氯气处理心肌细胞显著降低心肌SERCA活性。提示了急性氯气对心脏损伤可能与SERCA功能异常有关。

（赵乾龙　李芝兰）

主要参考文献

1．金泰廙．职业卫生与职业医学．第6版．北京：人民卫生出版社，2007．
2．王宝娃，陈金荣，王国祥，等．急性氯气染毒对小白鼠耳郭微循环及肺形态学的影响．中国微循环，2003，7（3）：157-159．

3．Wang J，Abu-Zidan FM，Walther SM．Effects of prone and supine posture on cardiopulmonary function after experimental chlorine gas lung injury．Acta Anaesthesiol Scand，2002，46（9）：1094-1102．

4．张洪伟，曾泽戎，宋俊峰，等．急性氯气染毒对家兔肺血流动力学及呼吸功能的影响．中国病理生理杂志，2002，18（5）：510-513．

5．Gunnarsson M，Walther SM，Seidal T，et al．Exposure to chlorine gas：effects on pulmonary function and morphology in anaesthetised and mechanically ventilated pigs．J Appl Toxicol，1998，18（4）：249-255．

6．张洪伟，曾泽戎，凌瑞，等．家兔氯气中毒引起肺水肿和血浆纤维结合蛋白含量下降．第四军医大学学报，2002，23（3）：234-237．

7．唐泽海，曹奎杰，李一荣．35 例急性氯气中毒临床检验分析．临床血液学杂志，2010，23（2）：109-110．

8．张亦工．急性氯气中毒 75 例的心电图变化．职业与健康，2003，19（2）：31-32．

9．胡英华，任颖．急性氯气中毒对心脏的影响．中国职业医学，1999，26（5）：34-35．

10．Zaky A，Bradley WE，Lazrak A，et al．Chlorine inhalation-induced myocardial depression and failure．Physiol Rep，2015，3（6）：e12439 1-9．

11．Van Sickle D，Wenck MA，Belflower A，et al．Acute health effects after exposure to chlorinegas released after a train derailment．Am J Emerg Med，2009，27（1）：1-7．

12．Kose A，Kose B，Acikalin A，et al．Myocardial infarction，acute ischemic stroke，and hyperglycemia triggered by acute chlorine gas inhalation．Am J Emerg Med，2009，27（8）：1022.e1-1022.e4．

13．Suzuki S，Sakamoto S，Maniwa K，et al．Fatal pulmonary arterial thrombosis associated with chlorine gas poisoning．Clin Appl ThrombHemost，2001，7（4）：356-358．

14．郑剑朋．长期接触低浓度氯气工人的心电图改变．中国职业医学，2000，27（6）：62-63．

15．朱玉华，田月秋，娄菊妹．低浓度氯气对作业工人健康慢性影响．中国公共卫生，2006，22（2）：203-204．

16．王茜丽，徐焕清，徐晓怡．氯气作业工人血清血管紧张素转换酶的调查．职业与健康，2000，16（12）：12-13．
17．Honavar J，Samal AA，Bradley KM，et al．Chlorine gas exposure causes systemic endothelial dysfunction by inhibiting endothelial nitric oxide synthase–dependent signaling．Am J Respir Cell Mol Biol，2011，45（2）：419-425．
18．Honavar J，Bradley E，Bradley K，et al．Chlorine gas exposure disrupts nitric oxide homeostasis in the pulmonary vasculature．Toxicology，2014，321：96-102．
19．侯丽君，林洁明，欧健苹．氯气中毒患者24小时动态心电图及心率变异性变化的分析．中国职业医学，2006，33（3）：207-208．
20．Ahmad S，Ahmad A，Neeves KB，et al．In vitro cell culture model for toxic inhaled chemical testing．J Vis Exp，2014，（87）：1-9．
21．Ahmad S，Ahmad A，Hendry-Hofer TB，et al．Sarcoendoplasmic reticulum Ca^{2+}ATPase．A critical target in chlorine inhalation-induced cardiotoxicity．Am J Respir Cell Mol Biol，2015，52（4）：492-502．

第二节　光　气

光气（phosgene，$COCl_2$）即碳酰氯，常温下为无色气体，具有霉变干草或腐烂水果气味。$COCl_2$ 是重要的化工原料，广泛用于橡胶、塑料、染料、农药、医药等生产，在第一次世界大战期间，曾被用作军用毒剂。因此，联合国裁军委员会将光气定为“双用途毒剂”。由于光气用途广泛，接触机会多，经常因防护不当或意外泄漏发生人员急性中毒。

$COCl_2$ 属高毒性窒息性有害气体，毒性比氯气大10倍，能够通过呼吸道或皮肤途径进入体内，主要损害呼吸道，常出现迟发性中毒性肺水肿。急性毒性主要表现为一过性眼及上呼吸道黏膜刺激症状、化学性肺炎、肺水肿等急性肺损伤（acute lung injury，ALI），并最终发展成急性呼吸窘迫综合征（acute respiratory distress syndrome，ARDS），甚至导致死亡。而慢性影响迄今未见报道。$COCl_2$ 急性吸入也可导致一定程度的急性肝损伤和肾损伤。

一、毒性表现

（一）动物实验资料

1．血流动力学改变

王睿等（1987 年）以浓度为（538±62）μg/L 的双光气对健康家兔（性别不限，体重 2 ~ 3 kg）动式吸入染毒 20 分钟，染毒组分为上呼吸道单独受双光气刺激组，（“上组”），下呼吸道单独吸入双光气组，（“下组”），全呼吸道吸入染毒组（“全组”），下呼吸道单独吸入双光气测定脑血流量变化组（“脑组”）。染毒方法：

（1）上呼吸道吸入染毒：切开动物气管的第十二环状软骨，分别向动物气管的头端和尾端做气管插管。将动物置于中毒柜中动力染毒，头端气管连通柜外的抽气泵，以 700 ml/min 的流速将双光气从柜内经上呼吸道抽出；尾端气管插管内装有单向通气的橡胶瓣膜，分别通过吸气橡胶管和呼气橡胶管接到中毒柜外以减少无效腔通气，保证动物将柜外无毒空气吸入肺内。

（2）下呼吸道吸入染毒：动物置于中毒柜外，切开气管后，只向尾端做气管插管，经单向通气瓣膜连接呼气管和吸气管各一根，通到中毒柜内。

（3）全呼吸道吸入染毒：动物置于中毒柜内，不切开气管，吸入染毒时动物处于自然呼吸状态。

分离出肺动脉，使用日本 MF-27 型方波电磁血流量计测量动物的肺血流量 Q_L 和脑血流量 Q_b。结果显示：

（1）肺血流量（Q_L）变化：吸入双光气 2 分钟时，“上组”的 Q_L 减为基础值［（319±61）ml/min］的（81±12）%，至染毒结束为（76±10）%，显著低于对照组的（100±4）%，染毒后有所恢复，但仍低于染毒前。“下组”在染毒 2 分钟时的 Q_L 为基础值［（329±48）ml/min］的（98±4）%，染毒 20 分钟期间平均为（95±4）%，显著低于对照组，差异有统计学意义（$P < 0.05$），染毒结束后持续减少。“全组”的 Q_L 变化规律在染毒期间与“上组”接近，平均为基础值［（333±83）ml/min］的（85±9）%，显著低于“下组”，差异有统计

学意义（$P < 0.05$）。

（2）脑血流量变化（Q_b）：染毒20分钟内，“脑组”的Q_b［（90±12）%］比染毒前对照组发的（100±5）%显著减少，差异有统计学意义（$P < 0.05$或$P < 0.01$），染毒结束后逐渐回升，渐渐与对照组无显著差别。

（3）颈动脉平均血压（Pa）变化：染毒期间，“上组”和“全组”的平均Pa均急剧升高，显著高于对照组，差异有统计学意义（$P < 0.05$），“下组”平均Pa显著低于对照组，差异有统计学意义（$P < 0.05$）。染毒后，“上组”和“全组”的平均Pa与对照组比较，差异均无统计学意义（$P > 0.05$）。“下组”的平均Pa在染毒后前20分钟内与对照组比较，差异有统计学意义（$P < 0.05$），此后则与对照组间的差异无统计学意义（$P > 0.05$）。

（4）心率（HR）和心电图表现：染毒期间“上组”的HR［平均为（169±23）次/分］变化规律与“全组”［平均为（166±34）次/分］一致，均非常显著地低于对照组，差异有统计学意义（$P < 0.05$）；而“下组”的HR未发生变化，平均为（231±30）次/分，是基础值的（99±6）%；染毒后，“全组”HR立即恢复，与对照组相比无显著差异，“上组”的HR只是在染毒后60～90分钟才与对照组无显著差异，而“下组”的HR在染毒后仍与对照组相比无显著差异。除窦性心动过缓外，各组的心电图大致正常。

李志超等（1991年）将53只家兔随机分为二批，第一批用于创伤性测定肺血流动力学指标，设正常对照组（n=10）、双光气染毒组（n=13）和干预组（n=7）。染毒组和干预组置于恒定浓度的动力染毒柜中进行双光气染毒，其中干预组在双光气染毒后0、30分钟、1、2、4小时分别给予山莨菪碱5 mg/kg，正常对照组以染毒组的同样流速给以空气。第二批动物分为正常对照组（n=13）和双光气染毒组（n=10），用于测定心阻抗血流图及获取肺循环中微栓和白细胞。结果显示，家兔双光气染毒后平均肺动脉压（mean pulmonary arterial pressure，MPAP）及肺血管阻力（pulmonary vascular resistance，PVR）明显增加，与对照组比较，差异有统计意义（$P < 0.05$）。肺循环逆

流灌洗液中微栓（21.8×10^9/L）和白细胞（798×10^9/L）与对照组（1×10^9/L 和 430×10^9/L）比较明显增加，差异有统计学意义（$P < 0.05$）；它们在肺循环中滞留，形成机械性阻塞，使平均肺动脉压（pulmonary vascular resistance，PVR）增大和肺血管阻力（mean pulmonary arterial pressure，MPAP）升高，导致通气 / 血流比例失调，使无效腔样通气及静脉血掺杂增加，血氧分压下降，促进肺水肿形成。心阻抗参数，如每搏输出量（stroke volume，SV）、心输出量（cardiac output，CO）、心指数（cardiac index，CI）中毒前后无明显差异，提示双光气中毒后心功能无明显受损。

2．血氧分压改变

Brown RF 等（2002 年）以平均浓积时 Ct=2443 ± 35 mg/（min · m^3）$COCl_2$ 对 10 只成年雌性大白猪（平均体重 50 kg）动式吸入染毒 10 分钟，观察其病理生理改变。结果显示：

（1）血液学：染毒终末，每搏指数（stroke volume index，SVI）出现短暂而显著的减少，20 分钟后又恢复正常；染毒后 30 分钟时动脉氧饱和度显著下降，1 小时后又恢复正常。染毒组动脉血 pH 从染毒 6 小时显著下降，与对照组比较，差异有统计学意义（$P < 0.05$）；动脉氧分压（PaO_2）从染毒 1 小时后逐渐下降，动脉二氧化碳分压（$PaCO_2$）从染毒后 12 小时增加，与对照组比较，差异均有统计学意义（$P < 0.05$）；氧饱和度维持在 > 90% 长达 16 小时，从 18 小时后逐渐下降，21 小时时下降到 67%；混合静脉血 pH 未见显著性变化，然而混合静脉血血氧分压（PvO_2）和氧饱和度从 12 小时后显著性下降，同时伴随混合静脉血二氧化碳分压（$PvCO_2$）增加；其他血流动力学参数未见改变。

（2）循环状态：平均肺动脉压从染毒后 15 小时增加，与对照组比较，差异均有统计学意义（$P < 0.05$）；肺血管阻力指数（pulmonary vascular resistance index，PVRI）在实验整个期间都提高，在染毒后 9、15、21 小时时，与对照组比较，差异有统计学意义（$P < 0.05$）。其他心血管参数，包括心脏指数和全身血管阻力指数（SVI），均未见显著变化。

(3) 氧的运输变化：染毒组氧气输出量和耗氧量在21小时时显著减少，与对照组比较，差异有统计学意义（$P < 0.05$）。动脉和混合静脉血氧含量在染毒后18小时显著减少，与对照组比较，差异有统计学意义（$P < 0.05$）；光气染毒组分流率随时间变化而显著性增加，与对照组比较，差异有统计学意义（$P < 0.05$）。

(4) 组织病理学：染毒组出现中度至重度血管周围水肿、肺泡毛细血管网阻塞。较深处气管和支气管主要表现为管腔内严重的局灶性上皮坏死和蛋白液的广泛积累，其他外周器官呈中度至重度的静脉性充血。

（二）流行病学资料

1．心电图异常

黄顺根等（1988年）对25例急性光气中毒患者进行心电图动态观察，其中男性19例，女性6例；年龄20 ~ 30岁17例，40 ~ 50岁8例；轻度中毒11例，中度中毒6例，重度中毒8例。结果显示，心电图异常者17例（占64%），其中轻、中、重度中毒者心电图异常分别占54.5%、60%、100%。心电图异常以窦性心动过速、窦性心律不齐为主要类型，Q-T间期均无延迟。心电图表现以ST段压低（> 0.05 mV）、T波倒置为特点，而且Ⅱ、Ⅲ、AVF导联最为显著。重度光气中毒心肌损害的发生率相对增高，7例心电图恢复到正常心电图的时间平均为8.83天，除1例右束支传导阻滞既往史中已存在外，全部病例心电图异常均能恢复正常，提示光气中毒患者的心电图异常均为可逆性。

姚福萍等（2010年）将126例急性光气中毒患者作为观察对象，其中男性105例，女性21例，年龄22 ~ 47岁，平均年龄（34.4 ± 6.0）岁，工龄6 ~ 18年，平均工龄（11.8 ± 6.5）年，轻度中毒76例，中度中毒34例，重度中毒16例。采用12导心电图机描记12导心电图进行心电图分析，以患者中毒前最近一次体检的心电图结果作为对照。结果显示，患者中毒前束支传导阻滞、窦性心动过速检出率较高，分别为15.8%、11.1%，中毒后心电图改变以束支传导阻滞、窦性心动过速、ST段和T波改变为主（检出率分别为26.98%、31.7%、31.7%），患者中毒前后心电图改变差异有统计学意义（$P < 0.05$ 或 $P < 0.01$）。且窦性心动过速、束支传导阻滞有随中毒

程度增高检出率显著升高的趋势。

2．心肌损害

王招兄等（2002 年）收集 120 例急性光气中毒住院病例进行心电图分析，其中男性 85 例，女性 35 例，年龄 6 ～ 57 岁，其中 20 ～ 45 岁 105 例（占 84%）。根据国家标准《职业性急性光气中毒诊断标准及处理原则》（GB 8787-1988），确诊刺激反应 58 例，轻度中毒 29 例，中度中毒 13 例，重度中毒 20 例。120 例中毒患者中有 99 例进行了心电图检查，14 例在中毒后 2 天内进行动脉血气分析。结果显示，有 12 例肺泡性肺水肿患者血气分析均存在不同程度的低氧血症和代谢性酸中毒，其中 6 例氧合指数（PaO_2/ FiO_2）≤ 200 mmHg，6 例 PaO_2/ FiO_2 ≤ 300 mmHg。异常心电图表现有窦性心律不齐和窦性心动过速各 15 例（各占 15%），窦性心动过缓 7 例（占 7%）。动脉血氧分压水平降低，继发引起心肌缺氧。心肌损害 12 例（占中毒组 19.35%）均发生在中、重度中毒组，其中广泛性心肌损害 4 例（占 6.45%），心肌损害发生时间在中毒后 1 ～ 7 天。轻、中、重中毒组间心肌损害发生率（分别为 0、15.38%、50.00%）比较，差异有统计学意义（P < 0.01）。提示心肌损害发生率随着中毒程度的加重而增高，中毒程度与心肌损害呈正比，且 12 例患者随着中毒病情的好转，心肌损害也逐渐恢复正常。

张叶等（2013 年）选择 81 名某聚氨酯生产企业从事光气作业的男性员工为接触组［平均年龄（35.8 ± 7.2）岁、平均工龄 11.6 年）］，其中 33 人于 10 余年前曾发生过不同程度的急性光气中毒，56 名不接触任何毒物的男性后勤管理人员作为对照组［平均年龄（36.7 ± 8.3）岁］。两组间年龄、吸烟、饮酒情况差别无统计学意义，既往均无呼吸系统、心血管疾病史。选择肌酸激酶（creatine kinase，CK）、肌酸激酶同工酶（creatine kinase MB，CK-MB）、乳酸脱氢酶（lactate dehydrogenase，LDH）、α- 羟基丁酸脱氢酶（alpha hydroxybutyrate dehydrogenase，HBDH）、心肌肌钙蛋白 I（cardiac troponin I，cTnI）作为心肌受损的生物检测指标。结果显示，接触组与对照组心肌损伤指标（CK、CK-MB、LDH、HBDH、cTnI）异常率比较，差异均无统计学意义（$P > 0.05$）；将接触组按是否发生过急性中毒分为曾中毒组与未中毒组，进行心肌酶的比较，结果曾中毒组与未中毒组心肌酶（CK、CK-MB、LDH、HBDH、cTnI）异常率比较，差异无统计学意义（$P > 0.05$）；将接触组按光气接触工龄分组（> 10 年组与 ≤ 10 年组），两组间心肌酶（CK、CK-MB、LDH、HBDH、cTnI）检测结果比较，差异均无统计学意义（$P > 0.05$）。

3．血压下降

于红艳等（2010 年）收集 12 例（均为男性，平均年龄 23.5 岁）因接触 1 ~ 5 分钟固体光气致急性中毒患者，测量其血压变化。结果显示，2 例重症患者于接触后 48 小时出现血压下降，分别降至 60/40、55/30 mmHg，并有神志恍惚、皮肤湿冷、脉搏细数，伴有动脉血氧分压进行性下降，表现为急性呼吸窘迫综合征。

4．外周血细胞形态学改变

王柏清等（2011 年）对 18 例（男性 10 例，女性 8 例，平均年龄 41 岁）光气中毒人员进行静脉血细胞形态分析，并同时观察血细胞形态。结果显示，18 例患者白细胞总数普遍升高，当日为（12.66 ~ 33.61）$\times 10^9$/L，其后逐渐升高，第 2 天平均增高为 21.32×10^9/L。其中有 4 例中毒严重患者白细胞总数进行性增高，可达 36.40×10^9/L。中性粒细胞数占 89% ~ 96%。细胞形态改变明显，胞体肿大，核断裂，核染质溶解，胞质中可见中毒颗粒 50% ~ 80%，4 ~ 8 叶或 2 叶多见，核内可见核棘突、空泡形成等；淋巴细胞百分率及绝对值均显著降低，平均降至 0.53×10^9/L；有异型淋巴细胞出现，以幼稚型为主；血小板、红细胞无明显改变。

5．酸碱平衡失常

孙帅等（2010 年）对 18 例（男性 10 例，女性 8 例，年龄中位数 41 岁）光气中毒患者进行血气酸碱分析，利用血气分析仪标准常规桡动脉（理想部位）抽取动脉血检测血样中酸碱度（pH）、二氧化碳分压（PCO_2）、动脉血氧分压（PaO_2）、氧饱和度（$SatO_2$）、二氧化碳总量（TCO_2）及血钾、血钠浓度指标变化情况。结果显示，4 例重度中毒患者的血气中 pH、PCO_2、PaO_2、$SatO_2$、TCO_2 及 K^+ 浓度均明显改变，K^+浓度降低，范围为2.2 ~ 3.3 mmol/L（正常值：3.5 ~ 5.5 mmol/L）；PaO_2明显降低，范围为31 ~ 77 mmHg（正常值：80 ~ 100 mmHg）；PCO_2明显升高，范围为46.6 ~ 80.0 mmHg（正常值：35.0 ~ 45.0 mmHg）；$SatO_2$降低，范围为52% ~ 82%（正常值：92% ~ 99%）；血钠pH变化随病情严重程度减轻，呈酸性。其中1例重患者由于中毒重，病情继续恶化加重，各项指标不断随病情加重而恶化，第9天血气分析结果：K^+ 2.2 mmol/L，pH 6.995，PCO_2 80.2 mmHg，PaO_2 31 mmHg，$SatO_2$ 52%，TCO_2 11 mmHg，患者表现为失代偿性呼吸性酸中毒合并代谢性碱中毒。

王招兄等（2002年）收集120例（男性85例，女性35例，年龄6 ~ 57岁，其中20 ~ 45岁占84%）急性光气中毒住院病例，其中刺激反应58例，轻度中毒29例，中度中毒13例，重度中毒20例。在62例中毒患者中有14例在中毒后2天内进行动脉血气分析。结果显示，2例轻度中毒者血气分析未见异常，12例肺泡性肺水肿者血气分析均存在不同程度的低氧血症和代谢性酸中毒，其中6例氧合指数（动脉氧气压力/吸入氧气分率，PaO_2/FiO_2）≤ 200 mmHg，6例氧合指数（PaO_2/FiO_2）≤ 300 mmHg。

6．病理损伤

李功等（2010年）对2例光气中毒致死患者病理解剖学资料进行分析。结果显示，光镜下：2例均显示双肺肺泡壁毛细血管扩张淤血，肺泡腔高度扩张，腔内充满浆液，肺泡上皮细胞明显凋亡脱落，大量吞噬细胞增生，间质广泛性血管内凝血；心肌组织结构存在，间质水肿并散在炎细胞，部分心肌纤维断裂。病例1脑内见较多筛状软化灶，病例2见脑膜及脑实质内广泛性血管内凝血，脾血管内凝血、间质出血。电镜下：心肌肌质网结构不清，明显水肿，线粒体空化。

二、毒性机制

（一）血管通透性改变

Zhang XD等（2008年）以初浓度为500 ppm × 1 min的$COCl_2$对雄性SD大鼠（体重180 ~ 220 g）静式吸入染毒，染毒组分为染毒后 1、3、6、12、24、48 小时组。提取肺组织检测其血管内皮生长因子（vascular endothelial growth factor，VEGF）及其受体 Flt-1（fms-like tyrosine kinase receptor 1，Flt-1） 和 KDR/Flk-1（kinase insert domain containing region，KDR/Flk-1）；收集血液标本检测血浆内皮素 -1（endothelin-1, ET-1）和一氧化氮（nitric oxide, NO）水平。结果显示：

（1）肺内皮通透性的改变：染毒 1 小时后，可见明显的血管收缩；染毒 6 小时后，在血管腔外的组织中可明显观察到 La^{3+} 微粒通过紧密连接的血管内皮细胞，提示毛细血管的基底膜（basement membrane，BM）受损，以致 La^{3+} 微粒渗漏到血管腔；肺渗透指数表明，染毒 6 ~ 48 小时之间肺的渗透性显著增加，从而增加损伤范围。

（2）VEGF 及受体的蛋白质表达：肺组织中 VEGF 及受体的蛋白质表达逐渐减少，在染毒 3 小时后显著减少，在染毒 12 小时后增加，但未达到正常水平。

（3）血浆中 ET-1 及 NO 水平的变化：染毒 3、6、12、24 小时后，其血浆 ET-1 水平显著高于对照组，染毒 48 小时后降低。NO 浓度在染毒 3 小时后增加。

实验结果表明，光气导致的肺微血管内皮通透性的增加主要是由于 VEGF 及受体的不同表达，而且与 ET-1 及 NO 水平有关。提示在光气染毒导致血管通透性的早期阶段中，VEGF 系统、ET-1、NO 起着关键性作用，而且所有这些参数都具有时间依存性。

（二）过度迷走神经反射

Li W 等（2013 年）以 35 $mg/m^3 \times 30$ min 的 $COCl_2$ 对健康成年雄性 Wistar 大鼠静式吸入染毒。大约暴露后 20 小时检测体温、心电图及心率。结果显示：

（1）暴露组大鼠持续低体温。

（2）心电图（electrocardiogram，ECG）显示：Q 波和等电位 ST 段的缺失是大鼠 ECG 的独特电生理学特点之一，QRS 波群和 T 波之间明显的区别消失；染毒后最突出的改变就是出现窦性心动过缓，1 ~ 2 小时后达到稳定水平；出现 Q-T 间期缩短和 Q-P 间期延长；P 波、S 波振幅减小，T 波振幅显著增大；这样的 PQR 间期的改变会导致与肺水肿和（或）循环变化相关的房室传导发生紊乱。

（3）血红蛋白含量：染毒 5 ～ 6 小时后，血红蛋白及肺泡灌洗液中的总蛋白出现一致性的增加，染毒 24 小时后达到最大值。实验表明，光气以一定的浓积时能够伤害性刺激迷走神经的 C- 纤维相关反射，而这种反射的特点主要表现为心动过缓和低体温，可以被视为特殊的增强迷走神经活动。提示，过度刺激和持续的感觉运动迷走神经反射会影响心肺血流动力学。

（三）氧化应激

刘静等（2011 年）报道，以 179 名［男性 163 例，女性 16 例，平均年龄（32.5 ± 7.2）岁，光气作业工龄（4.3 ± 1.3）年）］光气作业人员为接触组，153 名［男性 133 例，女性 20 例，平均年龄（33.4 ± 8.2）岁］不接触任何化学物危害因素的健康人群为对照组，两组在性别、年龄构成方面差异无统计学意义。空腹采取静脉血，用硫代巴比妥酸法测定血清丙二醛（malondialdehyde，MDA）含量，用黄嘌呤氧化酶法测定超氧化物歧化酶（superoxide dismutase，SOD）活力，用二硫代二硝基苯甲酸法测定谷胱甘肽过氧化物酶（glutathione peroxidase，GSH-Px）活力。结果显示，接触组 MDA 含量（5.54 ± 1.37 nmol/ml）及 SOD 活力（79.35 ± 23.98 U/ml）均高于对照组［分别为（4.62 ± 1.34）nmol/ml、（61.26 ± 26.81）U/ml］，差异均有统计学意义（$P < 0.01$）；接触组 GSH-Px 活力（188.62 ± 36.09U/ml）低于对照组（202.91 ± 43.12 U/ml），但仅在 30 岁以下人群中，差异有统计学意义（$P < 0.05$）。提示低浓度的光气接触可对人体产生一定的氧化损伤。

秦绪军等（2004 年）以浓度为 2.38 mg/L $COCl_2$ 对雄性 SD 大鼠动态恒量吸入染毒 5 分钟，取全血、血清分别测定谷胱甘肽 S- 转移酶（glutathione s-transferases，GST）、过氧化氢酶（catalase，CAT）、SOD、GSH-Px、一氧化氮（nitric oxide，NO）、一氧化氮合酶（nitric oxide synthase，NOS）活力和一氧化氮总蛋白含量。结果显示，染毒组血清 GST 活力（10.8 ± 1.2 U/ml）与对照组（9.4 ± 1.2 U/ml）比较明显升高，差异有统计学意义（$P < 0.05$）；血清 SOD（80.93 ± 8.30U/ml）

与对照组（68.51±12.64 U/ml）比较明显升高，差异有统计学意义（$P < 0.05$）；全血 CAT 活力（0.28±0.03 K/ml）与对照组（0.24±0.02 K/ml）比较明显升高，差异有统计学意义（$P < 0.01$）；全血、血清 GSH-Px 活力［分别为（8332.08±263.28）U/L、（2.34±0.17）U/g pro）与对照组［分别为（8056.16±218.57）U/L、（2.19±0.12）U/g pro）］比较明显提高，差异均有统计学意义（$P < 0.05$）；血清 NO 含量（50.5±5.5 μmol/L）与对照组（62.5±10.1 μmol/L）比较明显减少，差异有统计学意义（$P < 0.01$）；血清 NOS 活力（23.8±2.3 U/ml）与对照组（21.1±1.8 U/ml）比较明显提高，差异统计学意义（$P < 0.01$）。提示，大鼠光气急性吸入可以明显改变机体抗氧化酶系的活力，并且存在着一定程度的急性肝损伤，而这种损伤与活性氧密切相关，但多种抗氧化酶活力的升高提示抗氧化治疗非光气急性中毒救治的首选；NO 浓度降低可能引起肺血管收缩，在光气致肺水肿过程中发挥重要作用。

（四）细胞凋亡

李文丽等（2005 年）以 11.9 mg/L 剂量的光气对雄性 Balb/c 小鼠（体重 18.1 ～ 23.6 g）静式吸入染毒 5 分钟，染毒后 4 小时，取小鼠肺进行 DNA 琼脂糖凝胶电泳和 TUNEL 染色检测肺组织凋亡。结果显示，染毒组小鼠肺上皮细胞和血管内皮细胞均呈阳性。灰度分析结果表明，染毒组小鼠肺 TUNEL 染色的灰度值（97.62±7.23）显著低于阴性对照组（181.25±9.79），差异有统计学意义（$P < 0.05$）。提示，光气染毒后小鼠肺上皮细胞和血管内皮细胞均发生凋亡，导致血管通透性发生改变，引起肺水渗出，引发肺水肿。

（常锐霞　李芝兰）

主要参考文献

1. 王睿，温光楠．双光气作用于呼吸系统不同部位引起的血流动力学改变．军事医学科学院院刊，1987，11（1）：50-56．
2. 李志超，原世麟，张福琴．双光气中毒对家兔肺血流动力学的影响．中国药理学与毒理学杂志，1991，5（1）：66-67．

3．Brown RF，Jugg BJ，Harban FM，et al．Pathophysiological responses following phosgene exposure in the anaesthetized pig．J Appl Toxicol，2002，22（4）：263-269．

4．黄顺根，赵善德，颜育成，等．急性光气中毒25例的心电图改变．中华劳动卫生职业病杂志，1988（5）：58．

5．姚福萍，王晓琴，孙善书．急性光气中毒患者心电图分析．职业健康，2010，26（21）：2417-2418．

6．王招兄，李思惠．急性光气中毒的临床特点研究．职业卫生与应急救援，2002，20（2）：63-65．

7．张叶，杨彦俊，刘静，等．低浓度光气接触对作业人员健康影响的观察．中国工业医学杂志，2013，26（2）：131-132．

8．于红艳，魏东敏，刘红．接触固体光气致急性光气中毒12例临床分析．中国职业医学，2010，37（2）：149．

9．王柏清，杨忠臣，孙帅．光气中毒18例外周血细胞形态学的改变分析．中国误诊学杂志，2011，11（1）：218．

10．孙帅，王柏清，杨忠臣．光气中毒对血气酸碱指标的影响18例分析．中国误诊学杂志，2010，10（31）：7764．

11．李功，华灵芝，曲阳，等．光气中毒致死患者病理解剖分析（附2例报告）．解放军医学杂志，2010，35（5）：607．

12．Zhang XD，Hai CX，Cai FL，et al．Time course for expression of VEGF and Its receptorand regulator levels of contraction and relaxation in increased vascular permeability of lung inducedby phosgene．Inhal Toxicol，2008，20（9）：805-812．

13．Li W，Liu F，Wang C，et al．Novel insights into phosgene-induced acute lung injury in rats：role of dysregulated cardiopulmonary reflexes and nitric oxide in lung edema pathogenesis．Toxic Sci，2013，131（2）：612-628．

14．刘静，寿勇明，张叶，等．低浓度光气作业工人的氧化应激反应初探．中国工业医学杂志，2011，24（5）：386-387．

15．秦绪军，海春旭，梁欣，等．急性光气吸入对大鼠抗氧化酶及一氧化氮和一氧化氮合酶的影响．中华劳动卫生职业病杂志，2004，22（3）：44-46．

16．李文丽，海春旭，杨晨，等．光气对小鼠肺上皮细胞和内皮细胞凋亡的诱导作用．第一军医大学学报，2005，25（8）：983-985．

第十五章

大气污染物

第一节　大气颗粒物

一、理化性质

（一）存在状态

颗粒物（particulate matter）和气溶胶（aerosol）是广泛使用的两个紧密关联，但性质不同的概念。气溶胶是指液体或固体微粒均匀地分散在气体中形成的相对稳定的悬浮体系。整个人类赖以生存的环境大气可视为一个宏大的气溶胶体系。大气中的气溶胶以粉尘（dust）、烟（smoke）、雾（fog）、轻雾（mist）、霾（haze）以及烟雾（smog）的形式存在。大气中的颗粒物（固态）是气溶胶的一部分，通常是指动力学直径为 0.003 ~ 100 μm 的颗粒态粒子。由于人们重点关心和研究气溶胶体系中各种粒子的来源、组成、迁移转化及其沉降的影响和危害等。因此，通常将气溶胶体系中分散的各种固态粒子称为大气颗粒物。

（二）组成成分

颗粒物的组成十分复杂，而且变动很大。可分为有机和无机两大类。颗粒物的毒性与其化学成分密切相关。颗粒物上还可以吸附细菌、病毒等病原微生物。

颗粒物的无机成分主要指元素及其他无机化合物，如金属、金属氧化物、无机离子等。颗粒物中的硫酸及硫酸盐主要是由二氧化硫气体转化而来，其粒径很小；颗粒物中的硝酸盐主要是以 NH_4NO_3 的形式存在，由 NH_3 和 HNO_3 转化而来；颗粒物中的氯化物在无污染状态下大部分都存在于粗颗粒物中，但是当从液滴中挥发后，就容易附着于细颗粒物上。

颗粒物的有机成分包括碳氢化合物、羟基化合物，含氮、含氧、含硫有机物，有机金属化合物，有机卤素等。颗粒物还可作为其他污染物如 SO_2、NO_2、酸雾和甲醛等的载体，这些有毒物质都可以吸附在颗粒物上进入肺深部，加重对肺的损害。

（三）按空气动力学分类

在实际工作中常使用空气动力学等效直径来表示大气颗粒物的大小。在气流中，如果所研究的大气颗粒物与一个有单位密度的球形颗粒物的空气动力学效应相同，则这个球形颗粒物的直径就定义为所研究大气颗粒物的直径。几种常用的颗粒物粒径分类：

（1）总悬浮颗粒物（total suspended particles，TSP）：是指悬浮在空气中并停留一定时间的全部颗粒物，其粒径通常在 100 μm 以下。

（2）可吸入颗粒物（inhalable particle or respiratory suspended particle，PM_{10}）：是指空气动力学等效直径≤ 10 μm 的颗粒物。

（3）细颗粒物（fine particle，$PM_{2.5}$）：是指空气动力学等效直径＜ 2.5 μm 的颗粒物，或称可入肺颗粒物。

（4）超细颗粒物（ultrafine particle，$PM_{0.1}$）：是指空气动力学等效直径≤ 0.1 μm 的颗粒物。

二、来源、存在与接触机会

大气中的颗粒物可来自自然界的风沙尘土、火山爆发、森林火灾和海水喷溅等，其中沙尘天气是影响我国北方一些地区大气颗粒物浓度的重要季节性因素。

人类的生产和生活活动中使用的各种燃料如煤炭、液化石油气、煤气、天然气和石油的燃烧构成了大气颗粒物的重要来源。钢铁厂、有色金属冶炼厂、水泥厂和石油化工厂等的工业生产过程也会造成颗粒物的污染。这些来源的颗粒物常含有特殊的有害物质，如铅、氟和砷等。

另外，公路扬尘、建筑扬尘也是我国一些城市大气中颗粒物的重要来源之一。

三、吸收、分布、代谢与排出

颗粒物随气流进入呼吸道后，主要通过撞击、截留、重力沉积、静电沉积、布朗运动而发生沉降。直径＞1 μm 的颗粒物大部分通过撞击和重力沉降而沉积，沉降率与颗粒物的密度和直径的平方成正比；直径＜0.5 μm 的颗粒物主要通过空气分子的布朗运动沉积于小气道和肺泡壁。

人体对吸入的颗粒物具有有效的防御和清除机制。大量颗粒物随气流吸入时通过撞击、截留、重力沉积、静电沉积作用阻留于呼吸道表面。气道平滑肌的异物反应性收缩可使气道截留面积缩小，减少含尘气流的进入，较大粉尘被截留，并可启动咳嗽和喷嚏反射，咳出粉尘。呼吸道上皮细胞表面的纤毛和覆盖其上的黏液组成“黏液纤毛系统”。在正常情况下，阻留在气道内的粉尘黏附在气道表面的黏液层上，纤毛向咽喉方向有规律的摆动，将黏液层中的粉尘移出。进入肺泡的颗粒物黏附在肺泡腔表面，被肺泡巨噬细胞吞噬，形成尘细胞。大部分尘细胞通过自身阿米巴样运动及肺泡的舒张转移至纤毛上皮表面，再通过纤毛运动推向气管而被咳出。小部分尘细胞因颗粒物作用受损、坏死、崩解，颗粒物游离后在被巨噬细胞吞噬，如此循环往复。

呼吸系统通过上述作用可使进入呼吸道的绝大部分粉尘在 24 小时内排出。人体通过各种清除功能，可排出进入呼吸道的 97% ~ 99% 的粉尘，1% ~ 3% 的尘粒沉积在体内。如果长期吸入颗粒物可削弱上述各项清除功能，导致颗粒物过量沉积，致肺组织病变，引起呼吸系统各种疾病。

四、毒性概述

（一）动物实验资料

1．急性毒性

邵国军（2006 年）于 2005 年 1 月 5 日至 2 月 8 日，在兰州地区榆中、西固、生物所、广场、铁路局、秀川等 6 个采样点，采集了 2.5 μm 以下大气颗粒物，每个地点一次采样时间为 2 小时，每点共采样 5 天。用生理盐水配制成 5 mg/ml 的颗粒物悬液。将 40 只清洁雄性 Wistar 大鼠，体重（184±16）g，随机分为生理盐水对照组、低剂量（1.5 mg/kg）染毒组、中剂量（7.5 mg/kg）染毒组和高剂量（37.5 mg/kg）染毒组，每组 10 只。在乙醚麻醉后，颗粒物悬液预温至 37℃，按 3 ml/kg 经气管注入颗粒物悬液，对照组灌注生理盐水，4 组灌注液体容量相等。24 小时后处死大鼠，并对其血液及肺支气管泡灌洗液（BALF）中细胞白介素 -6（IL-6）、细胞白介素 -8（IL-8）、肿瘤坏死因子（TNF）及内源性抗炎因子（ENA）—可溶性肿瘤坏死因子受体Ⅰ、Ⅱ（sTNFRⅠ、Ⅱ）、免疫球蛋白 A（IgA）、免疫球蛋白 G（IgG）、免疫球蛋白 M（IgM）及补体 C_3、C_4、C_5、C_9 的含量进行检测。结果表明，各剂量染毒组大鼠血清及 BALF 中 IL-6、IL-8、TNF、IgG 与 IgM、补体 C_3、C_4、C_5、C_9 的含量均呈现剂量依赖性升高趋势，IL-6/IL-8 的比值呈现剂量依赖性降低趋势，其中高剂量染毒组大鼠血清及 BALF 中 IL-6、IL-8、TNF、IgG 与 IgM、补体 C_3、C_4、C_5、C_9 的含量与对照组比较显著升高、IL-6/IL-8 的比值降低，差异均有统计学意义（$P < 0.01$）；低、中剂量染毒组大鼠血清和 BALF 中上述指标含量与对照组比较，差异均无统计学意义；sTNFRⅠ、Ⅱ含量除对照组和低剂量染毒组外，其余组均因含量较低而未检出，各剂量染毒组 IgA 含量的变化与对照组比较，差异无统计学意义。由此可见大气颗粒物 $PM_{2.5}$ 可引起大鼠呼吸系统显著的免疫损伤。

夏萍萍等（2008 年）于 2006 年 5 ~ 7 月，在北京市某交通干道旁用 TH-1000 型智能大容量颗粒物采样器采集 $PM_{2.5}$ 于玻璃纤维滤膜上，将吸附 $PM_{2.5}$ 的玻璃纤维滤膜剪成 2 cm×3 cm 大小浸入超纯水中，低温超声振荡 20 分钟，纱布过滤洗脱液，收集 $PM_{2.5}$ 溶液，真空冷冻干燥后 –20℃保存。空白膜的提取方法同上。临用前以生理盐水制成实验所需浓度的 $PM_{2.5}$ 悬液，超声振荡 10 分钟，使混匀。选取 28 只健康雄性 SPF 级 Wistar 大鼠，体重 280 ~ 310 g，实验动物随机分为 4 组，即空白对照组、$PM_{2.5}$ 低（7.5 mg/kg）、中（15 mg/kg）、高（30 mg/kg）剂量染毒组。$PM_{2.5}$ 采用气管滴注法一次染毒，滴注体积为 3 ml/kg。24 小时后处死大鼠，进行支气管肺泡灌洗液（BALF）细胞计数，并对BALF中总蛋白（TP）、乳酸脱氢酶（LDH）和炎性因子（IL-6、TNF-α）的水平进行测定。同时观察了不同剂量染毒组大鼠血清中炎性因子（IL-6、TNF-α）和C-反应蛋白（CRP）的水平。结果表明，各剂量染毒组大鼠BALF白细胞总数、中性粒细胞数、TP及TNF-α水平均较对照组高，差异均有统计学意义（$P < 0.05$）；与对照组比较，各剂量染毒组大鼠血清IL-6和CRP水平升高，差异均有统计学意义（$P < 0.05$）；与对照组比较，中、高剂量染毒组TNF-α水平升高，差异均有统计学意义（均$P < 0.05$）。结果表明，大气细颗粒物能引起染毒大鼠肺急性损伤和全身炎症。

2．亚急性毒性

杨果（2014年）采用TH-150C型智能中流量空气总悬浮微粒采样器与$PM_{2.5}$切割器配合在某大学校区采样，将采集的颗粒物用生理盐水配置成不同浓度的颗粒物悬液备用。选取健康成年雄性Wistar大鼠24只，体重166 ~ 205 g，随机分为生理盐水对照组、低剂量（2.5 mg/kg）染毒组、中剂量（5.0 mg/kg）染毒组和高剂量（10.0 mg/kg）染毒组，采用气管滴注染毒法，每天以1 ml/kg的量气管滴注$PM_{2.5}$悬液一次，连续染毒3天，每次间隔24小时。最后一次染毒结束24小时后处死大鼠，收集左肺组织和右肺的支气管肺泡灌洗液（BALF），观察肺组织的病理学改变并对BALF中免疫细胞分类计数，检测BALF中乳酸脱氢酶（LDH），酸性磷酸酶（ACP）、碱性磷酸酶（AKP）、促炎因子TNF-α、IL-8，抗炎因子IL-4、IL-10水平，以及免疫球蛋白IgG、IgA、IgM的含量。肺组织病理学检查结果显示，部分动物肺组织出现炎症反应，肺间质增宽，肺泡腔内分泌物增多，随着染毒剂量的增加，病变程度有加重的趋势；5.0、10.0 mg/kg剂量染毒组大鼠BALF中巨噬细胞百分率显著下降、中性粒细胞百分率显著升高，与对照组比较，差异有统计学意义（$P < 0.05$），BALF中AKP水平显著低于对照组，差异有统计学意义（$P < 0.05$）；各剂量染毒组BALF中TNF-α、IL-4、IL-8、IL-10含量均无显著变化，免疫球蛋白IgA、IgG、IgM含量与对照组比较，差异均无统计学意义。表明$PM_{2.5}$亚急性染毒可引起机体肺实质损伤，导致炎症性病变。

赵晓红等（2003 年）用 MODEL-120A 型大容量采样器采集采暖期北京市海淀区某路旁大气中 PM_{10} 颗粒物，将采集到的颗粒物制成不同浓度的颗粒物悬液备用。选取 48 只雄性 SD 大鼠，体重 220 ~ 250 g，随机分为 4 组，每组 12 只。乙醚麻醉后，按 3 ml/kg 经气管注入颗粒物悬液染毒，染毒剂量分别为 1.5、7.5、37.5 mg/kg，对照组为生理盐水。每 2 天染毒 1 次，共染毒 2 次。末次染毒 24 小时后进行实验。每组取 6 只大鼠，制备支气管肺泡灌洗液（BALF）及肺匀浆上清，测定 LDH、ACP、AKP、SOD 和 GSH-Px 活性，NOS 和 MDA 含量；取每组另外的 6 只大鼠，处死取肺，制成肺病理切片，观察肺组织的病理改变及炎性细胞浸润。结果表明，37.5 mg/kg 剂量染毒组大鼠 BALF 中 ACP、AKP 活性升高，与对照组相比较，差异有统计学意义（$P < 0.05$）；当染毒剂量 > 7.5 mg/kg 时，BALF 中 GSH-Px 活力降低，MDA 含量升高，与对照组相比较，差异有统计学意义（$P < 0.05$ 或 $P < 0.01$），说明 PM_{10} 可诱发肺组织产生脂质过氧化物并消耗抗氧化酶，导致肺损伤；各剂量染毒组大鼠肺匀浆上清液中 MDA 含量与对照组比较，差异无统计学意义，而 GSH-Px 含量在 37.5 mg/kg 剂量组明显下降，与对照组相比较，差异有统计学意义（$P < 0.01$）。光镜下观察各剂量染毒组肺组织病理切片，可见随剂量增加，肺组织中肺泡间隔增厚及纤维增生逐渐加重，肺泡腔逐渐缩小，细支气管管腔内杯状细胞增生程度、肺间质内炎性细胞浸润、尘细胞（巨噬细胞吞噬颗粒物所形成）数量、细支气管及小血管管壁增厚程度、小血管周围嗜酸性粒细胞数目等都有不同程度加重。

3．致突变

白剑英等（2002 年）在研究不同交通路口大气颗粒物有机提取物致突变性时，选取山西省某市有代表性的路口：建设路口、天龙路口、康乐街路口，在下风侧距十字路口 100 米处人行道旁采样；同时设某校操场作为无车辆通行对照点。每天于 8 ∶ 30 ~ 10 ∶ 00，14 ∶ 00 ~ 15 ∶ 30，17 ∶ 30 ~ 19 ∶ 00 进行采样，包括交通高峰期和低谷期，连续采样 3 天，汽车流量用手按计数器法记数。颗粒物中有机物用索氏提取器提取，处理后用二甲基亚砜稀释成 10 g/L、2 g/L、

0.4 g/L 的应用液备用。选 18 ~ 22 g 昆明种小鼠 70 只，随机分成 14 组，每组 5 只，雌鼠 2 只，雄鼠 3 只。阳性对照组给环磷酰胺 50 mg/kg，阴性对照组给二甲基亚砜 0.1ml/10g，4 个采样点分别按 100、20、4 mg/kg 3 个剂量给小鼠染毒，分两次腹腔注射，时间间隔为 24 小时，第二次染毒 6 小时后颈椎脱臼处死小鼠。无菌取脾于小平皿中，制成单细胞悬液。经微核试验每只小鼠记数 1000 个双核细胞。结果可见 3 个交通路口的颗粒物浓度（1.25 mg/m^3、0.99 mg/m^3、0.79 mg/m^3）均高于对照点（0.60 mg/m^3），说明机动车尾气在一定程度上增加了大气颗粒物污染程度，并且其增加程度与车流量成一定关系。4 个采样点的大气颗粒物提取物均有明显的诱导微核作用，3 个交通路口各剂量染毒组的微核率均高于对照点相应剂量组的微核率，差异具有统计学意义（$P < 0.05$），说明汽车尾气颗粒物可以增加大气颗粒物的致突变性。

吕元明等（1997 年）使用大流量空气采样器，以 1 m^3/min 的流量采集国产某中型柴油机在发动、待速和加速状态下排出的尾气。经玻璃纤维滤膜阻留采样 20 分钟后，将滤膜干燥恒重后称量。取载有约 200 mg 颗粒物的滤膜，经溶解提取，分离为有机酸（F1）、有机碱（F2）、脂肪烃（F3）、多环芳烃（F4）和极性化合物（F5）5 种组分。选取 8 周龄 17 ~ 20g 清洁级雄性昆明种小鼠，随机分为低、中、高剂量染毒组和 2 个对照组，每组 5 只，以二甲基亚砜（DMSO）为阴性对照，环磷酰胺（CTX）为阳性对照。每个组分的 3 个染毒组分别腹腔注射受试物 20、100、500 mg/kg，阴性对照组腹腔注射 DMSO，阳性对照组腹腔注射 CTX 80 mg/kg，注射量均为 5 ml/kg，24 小时后再注射一次。第 2 次染毒 6 小时后采用颈椎脱臼法处死小鼠，取股骨骨髓做骨髓涂片并染色，每只小鼠 2 张，油镜下每片计数 500 个嗜多染红细胞（PCE），计算微核率（‰）。结果显示，各染毒组的 PCE 细胞微核率均高于阴性对照组，差异有统计学意义（$P < 0.01$ 或 $P < 0.05$），且在试验剂量范围内，微核率随剂量增加而增加。不同组微核率的发生有明显差别，其中以有机碱、多环芳烃和极性化合物 3 个组致突变性较强。

4．致畸

孙天佑等（1995 年）在山西省某电厂下风侧居民区内，冬季用大流量采样器采集大气颗粒物于滤膜上，用二氯甲烷 40℃提取 24 小时，然后减压浓缩至干，橄榄油溶解，作为大气颗粒物的有机提取物（受试物）。3 月龄昆明种雌性、雄性小鼠，按 2 ∶ 1 比例同笼过夜，次晨发现阴栓为妊娠“0”天，随机分配到各染毒组及对照组。染毒剂量为 1、10、20 和 40 mg/kg，阴性对照为橄榄油，阳性对照为敌枯双（dikushuang，1 mg/kg）。孕鼠于第 6 天开始腹腔注射不同剂量受试物，共 10 天。其间每隔 3 天称体重 1 次，调整给受试物剂量，于妊娠第 19 天处死，剖腹取胎鼠，记录活胎、死胎和吸收胎数。常规外观检查，然后将近 1/2 胎鼠用 Bouin 液固定，做内脏检查；其余胎鼠用乙醇固定，茜素红染色做骨骼检查。结果发现，提取物对胚胎有一定毒性。4 个剂量染毒组活胎率与对照组比，20 和 40 mg/kg 组显著低于对照组，差异有统计学意义（$P < 0.05$），而非存活着床数（死胎 + 吸收胎）显著高于对照组，差异有统计学意义（$P < 0.05$）。胚胎毒作用随剂量增加而增大，剂量越高，对胚胎早期毒作用越大；提取物对胎鼠生长发育有一定抑制作用。4 个染毒剂量组胎鼠体重、身长、尾长均低于对照组，差异有统计学意义（$P < 0.01$），并有随剂量增加逐步下降的效应关系；染毒剂量达到 20 和 40 mg/kg 时，胎鼠畸形率显著高于对照组，差异有统计学意义（$P < 0.01$）。在胎鼠畸形中以骨骼发育异常为主，表现为头部骨骼发育迟缓，致使胎鼠前 / 后囟门或矢状缝显著大于对照组，并出现 14 肋或 13 肋缺失或仅有点状骨化点。外观畸形出现对照组少有的露脑、脚内外翻和卷尾。

5．致癌

余淑懿等（1993 年）用 Ander-sen’s 分级空气采样器收集云南省宣威县肺癌高发区室内空气样品于玻璃纤维滤膜上。采样器将空气颗粒物按粒径大小自动分为 5 层，各层分别浓缩提取溶于丙酮，保存备用。由于致癌试验所需样品较多，故将 5 层提取物样品合并为 2 个样品（即≥ 3.3 μm 和< 3.3 μm）。选取雌性昆明种小鼠 280 只，随机分为 7 组，每组 40 只。以 2 个粒径颗粒萃取物作为启动剂，各设 5 mg

和 10 mg 剂量组，第一周皮肤涂抹（10 mg 分 2 次），第二周开始给予非致癌物氟波醇脂（4-O-methyl-12-O-tetradeca-noylphorbol 13-acetate，TPA）作为促癌剂，每周 2 次，每次 2μg。同时设阳性对照组（三甲基胆蒽，3-MC）、阴性对照组（丙酮）、TPA 组。试验进行 28 周。记录最早出现肿瘤的时间、皮肤肿瘤数和肿瘤发生率。结果发现，不论剂量为 5 mg 或 10 mg 时，大粒径（≥ 3.3 μm）和小粒径（< 3.3 μm）颗粒物的皮肤肿瘤发生率均较高，后者与阳性对照组相差无几。诱发皮肤肿瘤的潜伏期多数为 10 周，与阳性对照组相同，促癌剂 TPA 为 20 周，丙酮组未出现肿瘤。结果说明宣威室内空气大、小粒径颗粒物均有较强致癌性。

（二）流行病学资料

在欧洲 29 个城市和美国 20 个城市进行的多城市研究显示，PM_{10} 的短期暴露浓度每增加 10 μg/m^3（24 小时均值），居民死亡率将分别增加 0.62% 和 0.46%。

Pope 等（1995 年）研究发现，随着空气中 PM_{10} 浓度的升高，居民呼吸道症状时有发生，心肺系统疾病的门诊率、入院率和死亡率亦随之增加，尤其是 PM_{10} 短时间急剧增加的情况下对心肺健康的不利影响更大；空气中 PM_{10} 超过 150 μg/m^3（24 小时均值）时，儿童呼吸系统疾病入院人数增加 3 倍，成人增加 44%。1987—1994 年全美 20 个大城市发病率、死亡率与空气污染关系的研究表明：大气中 PM_{10} 每增加 10 μg/m^3，人群总死亡率、心肺疾病死亡率分别升高 0.51%（95% CI：0.07 ~ 0.93）和 0.68%（95% CI：0.2 ~ 1.16）。

朱中平等（2014 年）于 2013 年 4 ~ 9 月，根据行政区域及地理分布分层，选取深圳市某区 2 个街道 6 个片区的 22 所幼儿园，抽取 37 个中班，确定为研究对象（选入条件：4 ~ 5 岁入园儿童，在深圳居住 2 年以上，有固定居住场所。排除条件：患有严重慢性疾病儿童）。本次调查了 4 ~ 5 岁儿童 1302 名，资料完整记录 1290 名，男 757 人（58.68%），女 533 人（41.32%）。采用 Dustmate 手持式环境粉尘仪检测幼儿园教室、操场、玩具室、起居室 4 类儿童主要活动场所的 $PM_{2.5}$ 水平。结合儿童在幼儿园中各主要活动场所的 $PM_{2.5}$ 监测结

果和儿童时间 - 活动日记，对儿童 $PM_{2.5}$ 暴露平均水平进行计算。采用 Achenbach 儿童行为量表调查幼儿园中班 1290 名学龄前儿童行为问题情况。结果表明，被调查地区学龄前儿童在幼儿园中的 $PM_{2.5}$ 个体暴露均值为 113 g/m³，最高值达 206 g/m³。参照《中华人民共和国国家标准环境空气质量标准》(GB3095-2012)，被调查地区学龄前儿童 $PM_{2.5}$ 暴露处在较高水平。调查的 1290 名 4 ～ 5 岁学龄前儿童中，女童行为问题检出率略低于男童，差异无统计学意义（$P > 0.05$）。男童易发生明显的攻击性、违纪、幼稚行为改变，女童则易发生社交退缩、分裂性、忧郁等行为问题。经多元逐步回归分析，男童攻击性、违纪得分和总分与 $PM_{2.5}$ 水平呈正相关（β 值分别为 0.207、0.161、0.118；$P < 0.05$）；女童抑郁、分裂样、多动得分及总分与 $PM_{2.5}$ 水平呈正相关（β 值分别为 0.126、0.171、0.150、0.143；$P < 0.05$）。揭示环境 $PM_{2.5}$ 暴露对学龄前儿童行为问题有一定影响。

五、毒性表现

（一）动物实验资料

1．急性毒性

邓芙蓉等（2009 年）于 2006 年 5 ～ 7 月，在北京市某交通干道旁用 TH-1000 智能大容量 $PM_{2.5}$ 采样器进行 $PM_{2.5}$ 的采集。将采集到的颗粒物用生理盐水制成所需浓度的 $PM_{2.5}$ 悬液。SPF 级健康雄性 Wistar 大鼠，体重为 280 ～ 310 g，随机分为 4 组，即生理盐水对照组、低（5 mg/kg）、中（15 mg/kg）和高（30 mg/kg）剂量染毒组。对大鼠采用乙醚麻醉后经咽喉部气管滴注法染毒，滴注体积为 3 ml/kg。于染毒前连续测定 3 天基础心电图，并于染毒 30 分钟、1 小时和 2 小时后再次记录心电图。结果发现，$PM_{2.5}$ 染毒 30 分钟后，对照组和各染毒组大鼠心律失常发生数均有所增加。1 小时后对照组大鼠基本恢复正常心律，而 $PM_{2.5}$ 各染毒组仍有多数发生心律失常，与对照组比较，15 mg/kg 和 30 mg/kg 剂量染毒组显著增加大鼠心律失常的发生（$P < 0.05$）。染毒 24 小时后，各组均恢复正常心律。

Dolores 等（2005 年）于 2003 年 9 月在巴西圣保罗市中心某交叉

路口采集 $PM_{2.5}$，以生理盐水配成颗粒物悬液保存备用。另选取成年雄性 Wistar 大鼠（3 月龄），体重 250 g 左右。随机分为 4 组，分别为生理盐水组（n=12）、空白对照组（n=12）、低剂量（50 μg/ml）染毒组（n=12）、高剂量（100 μg/ml）染毒组（n=11）。用 3% 戊巴比妥钠（30 mg/kg）麻醉大鼠后，经气管滴注受试溶液 1 ml。在滴注前及滴注后 30 分钟和 60 分钟，经皮下引导电极连续采集心电信号。结果发现，随时间推移，与对照组相比，各剂量染毒组大鼠心率明显降低，差异有统计学意义（$P < 0.001$）。滴注 60 分钟后，各染毒剂量组大鼠心率变异性差异与对照组相比较，差异均有统计学意义（$P < 0.05$）。此研究表明，可吸入颗粒物能够导致大鼠心率变异性的改变。

2．亚急性毒性

王广鹤（2013 年）于 2011 年 9 ~ 11 月，在上海市某建筑物楼顶使用采集 $PM_{2.5}$ 的采样器，将采集的颗粒物用无菌生理盐水制成相应浓度的悬液备用。选取 7 周龄 SPF 级雄性 Wistar 大鼠 24 只，体重 150 ~ 180 g，随机分为生理盐水对照组、$PM_{2.5}$ 低剂量（0.2 毫克 / 只）染毒组、中剂量（0.8 毫克 / 只）染毒组和高剂量（3.2 毫克 / 只）染毒组，每组 6 只。每周气管滴注 2 次，滴注量为 0.2 毫升 / 只，连续暴露 3 周。末次染毒 24 小时后，用 10% 水合氯醛麻醉大鼠，处死大鼠取心，进行心脏组织 HE 染色病理学观察和透射电镜观察。大鼠心脏 HE 染色的结果表明，在 $PM_{2.5}$ 的中、高剂量染毒组中可见颗粒物的沉积以及心肌炎症，主要是单核细胞聚集。对照组大鼠心肌结构排列整齐，心肌细胞的细胞核和线粒体结构正常，没有心肌纤维化。低、中剂量染毒组大鼠心肌结构正常，高剂量染毒组大鼠心肌结构紊乱、肌丝溶解和出现过度收缩带。实验表明，高剂量的 $PM_{2.5}$ 染毒可引起大鼠心脏组织形态的病理改变。

马建新等（2008 年）采集采暖期北京市某路旁大气中 10 μm 以下颗粒物，用生理盐水制成 25 g/L 的颗粒物悬液备用。选择体重 150 ~ 200 g（平均 171 ± 20 g）雄性 SD 大鼠 24 只，随机分为染毒组和对照组，每组 12 只。染毒组：按 25 mg/kg 剂量，经大鼠气管内缓慢注入颗粒物悬液（注入量相当于 1 ml/kg），注入后立即将大鼠直立并旋转，使颗粒物悬液尽量均匀分布。对照组气管内注入等量生理盐水，每周染毒 2 次，连续染毒 4 周。两组大鼠于末次染毒后次日处死，开胸剪取心脏，留取双侧心耳、双心室侧壁及室间隔中部，通过免疫组织化学方法检测酪氨酸羟化酶（tyrosine hydroxylase，TH）染色阳性的交感神经纤维，其密度等于选区面积的神经纤维数目除以总的测试面积。结果发现，染毒组大鼠心脏室间隔和左室侧壁部位交感神经的分布密度明显高于对照组，差异有统计学意义（$P < 0.05$）。此研究表明，10 μm 以下颗粒物具有影响大鼠心脏交感神经分布的作用，主要表现为室间隔和左室侧壁交感神经分布的增多。

Jia XF 等（2012 年）选取雄性 C57BL/6 小鼠 50 只，按体重随机分为 5 组，每组 10 只。分为空白对照组、生理盐水对照组、超细炭黑颗粒 0.05、0.15、0.6 mg/kg 剂量染毒组。小鼠经 5% 三氯乙醛麻醉后，染毒组经气管插管滴入 0.06 ml 超细炭黑悬液，生理盐水组滴入等量生理盐水。滴注后立刻将小鼠放在 37℃加热的护垫上，使其在 30 分钟内迅速恢复。每 2 天染毒一次，共 3 次。在第一次染毒前及最后一次染毒后的上午 9 ： 00 ～ 12 ： 00 使用 PL3508 生物记录仪连续监测小鼠的心电图。经信号分析及统计推断，0.15 mg/kg 和 0.6 mg/kg 剂量染毒组小鼠自主神经功能明显低于染毒前水平，差异有统计学意义（$P < 0.05$）。说明小鼠气管滴注超细炭黑颗粒可以干扰正常的心脏自主神经功能。

（二）流行病学资料

1．横断面研究

Zanobetti 等（2009 年）通过研究 2000—2003 年美国 26 个社区的居民几种疾病的患病率发现，$PM_{2.5}$ 日平均浓度升高 10 μg/m^3，冠心病的入院率升高 1.89%，心肌梗死入院率升高 2.25%，先天性心脏病发生率升高 1.85%。

Dominici 等（2006 年）通过分析 1999—2002 年的国家医疗保险数据库发现，$PM_{2.5}$ 日平均浓度升高 10 μg/m^3，脑血管及外周血管疾病入院率升高 7.1%，缺血性心脏病发生率升高 8.1%，心肌梗死入院率升高 5.5%，心律不齐发生率升高 3.8%。

Amy 等（2008 年）研究 $PM_{2.5}$ 和血压（Blood pressure，BP）：收缩压（systolic blood pressure，SBP），舒张压（diastolic blood pressure，DBP），平均动脉压（mean arteria pressure，MAP）和脉压（pulse pressure，PP）之间的相关关系。研究样本包括 5112 人，年龄 45 ~ 84 岁，无心血管疾病的动脉粥样硬化基线检查（2000—2002 年）的多种族研究。环境 $PM_{2.5}$ 数据来自于美国环境保护局监测结果，对于每个研究对象建立一套 $PM_{2.5}$ 暴露方案，在临床检查的前 1 天、前 2 天、前 7 天、前 30 天、前 60 天结合居住地最近监测点监测浓度，确定 $PM_{2.5}$ 暴露浓度。结果从线性回归发现，PP 和 SBP 变化与 $PM_{2.5}$ 浓度呈正相关。调整了年龄、性别、种族 / 族裔、收入、教育程度、身体质量指数、糖尿病、吸烟和环境烟草烟雾、乙醇摄取、身体活动、药物治疗、大气压和温度、$PM_{2.5}$ 平均值增加 10 μg/m^3，PP 增高 1.12 mmHg（95%CI：0.28 ~ 1.97），SBP 增高 0.99 mmHg（95%CI：0.15 ~ 2.13）。由此可见，高 SBP 和 PP 分别与 $PM_{2.5}$ 的环境水平有关。

2．病例对照

施森等（2013 年）收集 2007 年 5 月 14 日至 2012 年 4 月 30 日期间在南京军区某医院分娩或终止妊娠的 203 例胎儿畸形孕妇资料，针对胎儿不同畸形类型，在同时期（估计受孕日期相差＜ 30 天）的病例资料中，按照 1 ∶ 2 的比例随机抽取正常活产孕妇作为相应对照组。采用两配对样本 t 检验比较各畸形组与相应对照组妊娠第 1、2、3 个月和 1 ~ 3 个月 PM_{10} 暴露的差异。采用 Logistic 回归分析孕妇年龄、孕次、产次及 PM_{10} 暴露对胎儿心血管畸形的影响。PM_{10} 资料为 2007 年 1 月 1 日至 2012 年 4 月 30 日福州市 4 个监测点 PM_{10} 的日均浓度值和月平均值，由福建省环境监测中心站提供。结果根据病例组的入选和排除标准，纳入分析的畸形病例 178 例、对照组 356 例。其中心血管畸形胎儿 72 例，孕妇妊娠 1 ~ 3 个月 PM_{10} 的暴露浓度高于 144 例对照组孕妇 [（73.80±11.55）μg/m^3 与（70.49±10.83）μg/m^3，t=2.066，P=0.040）]。妊娠 1 ~ 3 个月 PM_{10} 暴露浓度越高，胎儿心血管畸形的危险性越高。暴露浓度每增加 1 个四分位数，胎儿心血管畸形的危险性增加 1.218 倍（OR=2.218，95%CI：1.232 ~ 3.994，

P=0.008）。纳入孕妇年龄和孕产次的多因素配对 Logistic 回归分析显示，妊娠 1 ~ 3 个月 PM_{10} 暴露浓度与胎儿心血管畸形呈显著正相关（OR=1.106，95%CI：1.035 ~ 1.183，P=0.003）。本研究表明，妊娠早期 PM_{10} 暴露对胎儿心血管畸形发生可能存在不良效应。

3．队列研究

Miller 等（2007 年）对美国 36 个大城市地区的 65893 名绝经后妇女平均 6 年的追踪研究表明，大气 $PM_{2.5}$ 浓度每增高 10 μg/m^3，心血管事件的风险增加 24%（95% CI：9% ~ 41%），脑血管事件的风险增加 35%（95% CI：8% ~ 68%），心血管疾病死亡的风险增加 76%（95% CI：25% ~ 147%）。

高知义等（2010 年）选择上海市区男性外勤交通警察 107 名为 $PM_{2.5}$ 高暴露组，年龄 25 ~ 55 岁，平均年龄（39.35 ± 9.31）岁，平均工龄（15.72 ± 9.89）年；另选居住环境较好的男性居民 101 名作为对照组，并且要求无粉尘及污染环境工作史，年龄控制在 25 ~ 55 岁，平均年龄为（38.14 ± 10.42）岁，两组在年龄及年龄构成比上无统计学差异（$P > 0.05$）。所有研究对象均随身携带 $PM_{2.5}$ 个体采样器（GilAir–3USA），采样流量设定为 2 L/min，连续 24 小时监测（即自第一天的上午 8 ：00 到第二天的上午 8 ：00 为采样时间段），采样器进气口高度约 1.5 m。计算采样器 24 小时吸附的大气细颗粒物质量（重量），然后换算成日均 $PM_{2.5}$ 暴露浓度。第二天对研究对象空腹采静脉血。检测免疫学指标：白细胞计数（WBC）、中性粒细胞计数（NE）、中性粒细胞比率（NE%）、淋巴细胞计数（Ly）、淋巴细胞比率（Ly%）、$CD4^+$、$CD8^+$、$CD4^+$/ $CD8^+$ 及免疫球蛋白 IgA、IgM、IgG 和 IgE，比较交警和居民细颗粒物暴露及免疫学指标的差异。结果显示，交通警察由于职业原因，长时间暴露于高浓度机动车尾气环境中，是 $PM_{2.5}$ 暴露的高危人群，$PM_{2.5}$ 日平均暴露浓度交警组为（115.4 ± 46.2）μg/m^3，居民组为（74.9 ± 40.1）μg/m^3，差异有统计学意义（$P < 0.01$）。交警组和居民组血液中 WBC、NE、NE%、Ly、$CD4^+$/ $CD8^+$ 水平差异无统计学意义（$P > 0.05$）；而 Ly%、$CD4^+$ 和 $CD8^+$ 两组比较，差异有统计学意义（$P < 0.01$）。提示长期暴露于高

浓度大气细颗粒物可导致血液中某些免疫指标发生改变。

六、毒性机制

（一）炎症反应及氧化应激

张蕴晖等（2006 年）将在 2005 年 3 ～ 5 月在上海市城区采得的 $PM_{2.5}$ 样品以无血清培养液配制成 0、0.01、0.05、0.20 mg/ml 的 4 种不同浓度的悬液。将大鼠心血管内皮细胞 bEnd3 接种于 6 孔板后，用无血清培养基培养 24 小时后，加不同浓度的 $PM_{2.5}$ 悬液处理 24 小时后收获细胞。提取内皮细胞中的 mRNA，通过反转录多聚酶链式反应技术及电泳的方法，确定 $PM_{2.5}$ 处理前后心血管内皮细胞中白细胞介素 -4（IL-4）mRNA、嗜酸性粒细胞活化趋化因子 mRNA（extaxin mRNA）相对含量的变化。结果发现，随着 $PM_{2.5}$ 浓度的增加，各剂量组内皮细胞的 IL-4 mRNA 和 extaxin mRNA 表达产物相对含量均增加，且与对照组相比较，0.05、0.20 mg/ml 剂量组内皮细胞 IL-4 mRNA 和 extaxin mRNA 相对表达量显著增加，差异有统计学意义（$P < 0.05$）。由此说明，IL-4、extaxin 等 Ⅰ 型变态反应相关炎性因子在 $PM_{2.5}$ 的心血管毒性中可能起一定作用。

董晨等（2005 年）将采集的 $PM_{2.5}$ 样品用 DMEM 细胞培养液配成 0、50、200、400 μg/ml 的悬液，人脐静脉内皮细胞（ECV304）暴露于不同浓度的颗粒物悬液 24 小时后，运用 MTT 法测细胞存活率，测定细胞内 SOD 活性和 GSH 含量，并用流式细胞术分析细胞凋亡情况。结果发现，随着颗粒物浓度的增加，细胞存活率逐渐降低，分别为 100%、95.19%、83.50%、65.92%，其中 200 和 400 μg/ml 剂量组细胞存活率与对照组相比，差异有统计学意义（$P < 0.01$）。细胞内 SOD 活性和 GSH 含量也降低，其中 200 和 400 μg/ml 剂量组细胞内 SOD 活性和 GSH 含量与对照组相比，差异均有统计学意义（$P < 0.05$）。流式细胞仪分析结果显示，细胞的死亡率逐渐上升，分别为 2.95%、3.69%、20.97%、42.01%。由此可见，$PM_{2.5}$ 可通过氧化损伤途径使血管内皮细胞死亡，导致心血管疾病的发生。

（二）自主神经功能紊乱及血管功能失调

甄玲燕等（2013年）在上海市某建筑物楼顶采集2011年11～12月的大气$PM_{2.5}$。以生理盐水制备成颗粒物悬液。将24只雄性SPF大鼠随机分为生理盐水对照组及$PM_{2.5}$染毒低、中、高剂量（分别为1.6、8.0、40.0 mg/kg）组，以气管滴注法染毒，滴注体积为1.5 ml/kg体重，连续染毒3天，每次间隔24小时。最后一次染毒结束24小时后，用水合氯醛（10%，3 ml/kg）麻醉大鼠。采用SMUP-E生物信号处理系统监测大鼠血压和心率，波动趋于平稳时，记录血压和心率30秒。腹主动脉取血后，测定血浆内皮素-1（ET-1）、P-选择素和D-二聚体浓度。经统计分析结果显示，与对照组相比，$PM_{2.5}$各剂量染毒组血压和心率均升高，心率变异性降低，大鼠血浆ET-1水平明显升高，差异均有统计学意义（$P < 0.05$）。与对照组及低剂量染毒组比较，中、高剂量染毒组可引起大鼠血浆P-选择素和D-二聚体水平明显升高，差异均有统计学意义（$P < 0.05$）。实验证实$PM_{2.5}$气管滴注可导致大鼠心脏自主神经功能异常并改变凝血纤溶的平衡。

田振永（2014年）在2012年1月至2013年11月间，以某交通主干道旁的一小区为现场调查地点，以小区内的居民为研究对象，主要为年龄45～75岁的非吸烟人群或戒烟半年以上的人群。此次研究对象共计601人，其中男性227名，女性374名，平均年龄（57.5±12.8）岁，健康状况良好，职业状况大多退休。研究对象随身携带个体$PM_{2.5}$监测仪，检测时间为早8：00至晚6：00点，持续10小时。最后以个体$PM_{2.5}$暴露浓度将调查对象分为低（≤0.075 mg/m^3）、中（0.075～0.15 mg/m^3）、高（≥0.15mg/m^3）3组。由医务人员抽取研究对象10 ml静脉血，采用硝酸还原酶法测定人体血清NO含量。研究对象坐姿静息15分钟后，使用电子血压计测量收缩压（SBP）和舒张压（DBP），使用生物信号处理系统采集研究对象的脉搏波，记录256次脉搏波，选择其中一个脉搏波，根据动脉增强指数（AI）的计算公式计算研究对象的桡动脉增强指数。

AI=［第二峰值收缩压（SBP2）－舒张压（DBP）］/［第一峰值收缩压（SBP1）－舒张压（DBP）］。

结果发现，低、中浓度暴露组研究对象的收缩压明显低于高浓度暴露组，差异有统计学意义（$P < 0.05$），而随着研究对象 $PM_{2.5}$ 暴露浓度的升高，舒张压有升高的趋势，低浓度暴露组的舒张压明显低于其余两组的舒张压，差异均有统计学意义（$P < 0.05$）；中浓度暴露组的舒张压低于高浓度暴露组的舒张压，差异有统计学意义（$P < 0.05$）。低浓度暴露组的 AI 明显低于其余两组的 AI，差异均有统计学意义（$P < 0.05$），随着研究对象 $PM_{2.5}$ 暴露浓度的升高，AI 有升高的趋势。高浓度暴露组研究对象血清 NO 含量明显低于中、低浓度暴露组，且差异有统计学意义（$P < 0.05$）。研究对象 $PM_{2.5}$ 暴露水平与机体血管功能的多元回归分析发现，AI 和 BP 与研究对象暴露水平呈现正相关（Bi=11.48，P=0.00；Bi=20.71，P=0.015），血清 NO 水平与研究对象暴露水平呈现负相关（Bi= –22.01，P=0.00），研究对象暴露水平每改变一个单位，反应血管功能的指标也有相应改变。颗粒物的暴露可能损伤血管内皮舒张功能，导致血管舒张和收缩功能失调，进而引起血管功能障碍。

尽管已有大量流行病学和实验研究表明，颗粒物与心血管疾病发病和死亡有关联，并且提出了各种可能的损伤机制，但目前还没有一个能全面概括空气颗粒物导致心血管损伤机制的学说，还需要对损伤机制进行进一步深入的研究。

（张永明　贾　光）

主要参考文献

1. 杨克敌．环境卫生学．7 版．北京：人民卫生出版社，2012．
2. 曹军骥．$PM_{2.5}$ 与环境．北京：科学出版社，2014．
3. 邵国军．大气颗粒物 $PM_{2.5}$ 对大鼠呼吸系统免疫损伤机制研究．兰州：兰州大学，2006．
4. 夏萍萍，郭新彪，邓芙蓉，等．气管滴注大气细颗粒物对大鼠的急性毒性．环境与健康杂志，2008，25（1）：4-6．
5. 杨果．大气细颗粒物对大鼠呼吸系统急性损伤及生物标志物研究．苏州：苏州大学，2014．

6. 赵晓红，刘红，金昱，等. 大气可吸入颗粒物对大鼠气道的致炎症作用研究. 中国公共卫生，2003，19（1）：17-19.
7. 白剑英，赵五红，杨文敏. 不同交通路口大气颗粒物有机提取物致突变性研究. 山西医科大学学报，2002，33（5）：417-419.
8. 吕元明，训诚，叶舜华. 柴油机排放颗粒物有机组分的致突变试验. 上海实验动物科学，1997，17（4）：210-212.
9. 孙天佑，李亦飞，高华男，等. 某电厂周围大气颗粒物提取物的致畸效应. 癌变·畸变·突变，1995，7（6）：351-354.
10. 余淑懿，关迺源，张冬生，等. 宣威县肺癌高发区室内空气不同粒径颗粒物的致突变性与致癌性. 环境与健康杂志，1993，10（2）：49-52.
11. Katsouyanni K，Touloumi G，Samoli E，et al. Confounding and effect modification in the short-term effects of ambient particles on total mortality：Results from 29 European cities within the APHEA2 project. Epidemiology，2001，12（5）：521-531.
12. Samet JM，Dominici F，Curriero FC，et al. Fine particulate airPollution and mortality in 20 U.S. cities，1987-1994. N Engl J Med，2000，343（24）：1742-1749.
13. Pope CA，Bates DV，Raizenne ME. Health effects of particulate air pollution：time for reassessment？ Environ Health Perspect，1995，103（5）：472-480.
14. Samet JM，Zeger SL，Dom IN，et al. The national morbidity，and air pollution study. Part Ⅱ：morbidity and mortality from air pollution in the United States. Res Rep Health Eff Inst，2009，94（Pt2）：5-70.
15. 朱中平，杜海荣，管新艳，等. 学龄前儿童 $PM_{2.5}$ 暴露与行为问题的关系研究. 环境与健康杂志，2014，31（7）：592-594.
16. 邓芙蓉，郭新彪，胡婧，等. 气管滴注大气细颗粒物对大鼠心脏的急性毒性及其机制研究. 生态毒理学报，2009，4（1）：57-62.
17. Dolores HRFR，Carolina S，Geraldo LF，et al. $PM_{2.5}$ induces acute electrocardiographic alterations in healthy rats.Environ Res，2005，99（2）：262-266.
18. 王广鹤. 臭氧和大气细颗粒物对大鼠心肺系统的影响及其机制研究. 上海：复旦大学，2013.
19. 马建新，李运田，周益锋. 可吸入颗粒物对大鼠心脏交感神经分布的影响. 中国预防医学杂志，2008，9（9）：803-806.

20. Jia XF，Hao Y，Guo XB．Ultrafinecarbon black disturbs heart rate variability in mice.ToxicolLett，2012，211（3）：274-280．
21. Zanobetti A，Franklin M，Koutrakis P，et al．Fine particulate air pollution and its components in association with cause-specific emergency admissions．Environ Health，2009，8（58）：1-12．
22. Dominici F，Peng RD，Michelle L，et al．Fine particulate air pollution and hospital admission for cardiovascular and respiratory diseases．JAMA，2006，295（10）：1127-1134．
23. Amy H，Ana V，Diez R，et al．Associations between recent exposure to ambient fine particulate matterand blood pressure in the multi-ethnic study of atherosclerosis（MESA）．Environ Health Perspect，2008，4（116）：486-491．
24. 施淼，刘超斌，陈晓秋，等．大气可吸入颗粒物暴露致胎儿畸形的病例对照研究．中华围产医学杂志，2013，16（4）：200-205．
25. Miller KA，Siscovick DS，Sheppard L，et al．Long-term exposure to air pollution and incidence of cardiovascular events in women．N Engl J Med，2007，365（5）：447-458．
26. 高知义，李朋昆，赵金镯，等．大气细颗粒物暴露对人体免疫指标的影响．卫生研究，2010，39（1）：50-52．
27. 张蕴晖，曹慎，丁佳玮，等．炎性因子在大气细颗粒物（$PM_{2.5}$）心血管毒性中的作用．中国环境科学，2006，26（1）：16 - 19．
28. 董晨，宋伟民，施烨闻．$PM_{2.5}$ 颗粒物引起血管内皮细胞氧化损伤的研究．卫生研究，2005，34（2）：169-171．
29. 甄玲燕，蒋蓉芳，辛峰，等．大气细颗粒物对自发性高血压大鼠心血管系统的影响．环境与职业医学，2013，30（6）：471-474．
30. 田振永．大气细颗粒物污染对城市居民心血管风险的生物学效应研究．上海，复旦大学，2014．

第二节　臭氧及其与空气污染物

臭氧（ozone，O_3）是氧气的同素异构体，由 3 个氧原子组成，系淡蓝色刺激性气体，在空气中不稳定，常温常压下半衰期约 45 分钟转化成氧气。臭氧可溶于水，5 分钟达到饱和，溶解度随着注入蒸馏水的臭氧浓度的增大而升高，相同条件下溶解度为氧气的10倍，5℃条件下臭氧水半衰期为110小时。

O_3是氮氧化物和挥发性有机物的二次污染物，与光照有关，一般在下午的时候达到最大值。紫外线发生器、空气通过高压交流放电、电焊电弧、大于10亿伏的直线加速器和一般放电周围等均可存在O_3，在通风不良的复印机工作室内也可积聚一定浓度的O_3。地面O_3源于化工厂、汽油泵、油漆、发电站、汽车和工业锅炉等。

O_3是光化学烟雾的主要成分之一，光化学烟雾具有特殊的气味，化学氧化性强，对眼和呼吸道有强烈刺激作用。O_3的水溶性小，易进入呼吸道深部。

秋丽等（2009年）研究O_3对小鼠气道炎症的作用。发现O_3暴露会加重致敏小鼠气道炎症，且O_3暴露还会引起非致敏小鼠气道炎症发生，该炎症反应均是以中性粒细胞增多为主要特征。

李君灵等（2012年）发现，长期接触一定浓度O_3易于激发上呼吸道感染，高浓度短期接触可出现呼吸道刺激症状、咳嗽和头疼。其机制可能是因为O_3可使人的呼吸道上皮细胞脂质过氧化过程中花生四烯酸增多，进而引起上呼吸道的炎症病变，从而削弱上呼吸道的防御功能。

Medina-Ramón等（2006年）发现，室外O_3浓度升高与入院治疗哮喘及慢性阻塞性肺疾病风险增加有关，且与哮喘患者及普通人群的死亡率增加有关。

另外据研究报道，O_3可引起心血管系统亚临床的病理生理反应，包括系统炎症和血栓、氧化应激、血压增加、血管功能紊乱和动脉粥样硬化及心率变异性的降低等。

动物实验研究发现，O_3可能降低动物对感染的抵抗力，损害巨噬细胞的功能；阻碍血液的输氧功能，造成组织缺氧，并使甲状腺功能受损，骨骼早期钙化；损害体内某些酶的活性和产生溶血反应；对微生物、植物、昆虫和哺乳动物细胞具有致突变作用。

目前尚无证据表明O_3有致癌作用。

一、臭氧毒性表现

（一）动物实验资料

1．对血压的影响

王广鹤等（2013 年）以 0、0.8 ppm 臭氧（ozone，O_3）对 7 周龄 SPF 级雄性 Wistar 大鼠吸入暴露 4 小时，24 小时后检测血压。结果发现，暴露组大鼠动脉收缩压与对照组比较升高，但差异无统计学意义（$P > 0.05$）。

Perepu RS 等（2012 年）分别以 0、0.8 ppm O_3 对雄性 SD 大鼠暴露 28 天和 56 天，8 小时 / 天，暴露结束后麻醉大鼠，记录大鼠左室收缩压（left ventricular systolic pressure，LVSP）、左室舒张末压（left ventricular end diastolic pressure，LVEDP）、压力发展变化率（rate of change of pressure development，+dp/dt）和压力衰减变化率（rate of change of pressure decay，–dp/dt）及左室发展压（left ventricular developed pressure，LVDP=LVSP–LVEDP）。结果发现，28 天和 56 天暴露组大鼠 LVDP 与对照组比较降低，LVEDP 与对照组比较升高，差异均有统计学意义（$P < 0.05$）。28 天和 56 天暴露组大鼠 +dp/dt 及 –dp/dt 与对照组比较降低，差异均有统计学意义（$P < 0.05$）。

2．对心电图和心率的影响

王广鹤等（2013 年）以 0、0.8 ppm O_3 对 7 周龄 SPF 级雄性 Wistar 大鼠吸入暴露 4 小时，24 小时后经皮下电极记录心电图和心率的变化。记录 256 个 R-R 间期（RRI）作频谱分析，异常的心电图复合波不被用作分析，只有窦性节律稳定的部分用作心率变异性（HRV）分析。其中频域法 HRV 参数包括：低频成分（LF）0.04 ~ 0.15 Hz；高频成分（HF）0.15 ~ 0.40 Hz；低频 / 高频比值（LF/HF）以及总的变异性（TV，即各个 RRI 值与平均 RRI 值差的平方和）。结果发现，O_3 暴露组大鼠心率（523 ± 10 次 / 分）与对照组（519 ± 7 次 / 分）比较升高，但差异无统计学意义（$P > 0.05$）。O_3 暴露组大鼠 HF、LF/HF 及 TV 与对照组比较，差异均无统计学意义（$P > 0.05$），LF（2.02 ± 0.09 ms^2）与对照组（1.55 ± 0.14 ms^2）比较增加，差异有统计学意义（$P < 0.05$）。

3．对血清某些细胞因子的影响

王广鹤等（2013 年）以 0、0.8 ppm O_3 对 7 周龄 SPF 级雄性 Wistar 大鼠吸入暴露 4 小时，24 小时后检测大鼠血清肿瘤坏死因子 -α（tumor necrosis factor-α，TNF-α）、白细胞介素 -6（interleukin-6，IL-6）及 C- 反应蛋白（c-reactive protein，CRP）含量。结果发现，暴露组大鼠血清 TNF-α、IL-6 及 CRP 含量与对照组比较，差异均无统计学意义（$P > 0.05$）。

（二）流行病学资料

Parodi 等（2005 年）调查自 1993 年 8 月至 1996 年 12 月期间，以地中海气候为特征的意大利热那亚登记的城市居民每日非意外死亡率与气象站监测的当地 O_3 浓度之间的关系。整个研究期间 24 小时平均 O_3 水平为 64.3 μg/m^3，每天平均气温为 15.5℃（4 ~ 30℃）。温暖时期的平均气温为 20.3℃，24 小时 O_3 水平在 69%（443 天 /644 天）的时间内超过国家标准阈值 65 μg/m^3。结果发现，在整个研究期间，总共有 27228 人死亡（除意外死亡），平均死亡人数为 21.8 人 / 日，其中因心血管疾病死亡 10777 例（平均死亡人数：8.6 人 / 日），占总死亡人数的 76.2%；老年人（≥ 75 岁）死亡人数占总死亡人数的 61.6%。另外该研究采用对数线性泊松回归模型评价整个时期和温暖时期的 O_3 浓度与每日死亡率之间的关联性。在当天（lag 0）、滞后 1 天（lag 1）及滞后 2 天（lag 2）检测温度和湿度，只有最佳拟合优度配合的模型被保留。为了减少与 O_3 的共线性，温度在整个时期分为 4 组（< 5℃、5 ~ 15℃、15 ~ 26℃和 > 26℃），温暖时期分为 2 组（< 26℃和 ≥ 26℃），检测当 O_3 浓度每升高 50 μg/m^3 对总疾病（除意外伤害）和心血管疾病每日死亡率的平均变化百分比（mean variation percent，MV）的影响。结果发现，当 O_3 浓度每升高 50 μg/m^3，观察到 lag1 平均 24 小时 O_3 浓度对总死亡率有最显著的影响，可使总疾病每日死亡率 MV 增加 4.0%，差异有统计学意义（$P < 0.05$）。在温暖时期，平均 24 小时 O_3 浓度在 lag 1 后可使总疾病每日死亡率 MV 增加 4.9%，而平均 8 小时 O_3 浓度在 lag 2 后可使总疾病每日死亡率 MV 变化达

到一个高峰值，MV 增加 3.7%，差异有统计学意义（$P < 0.05$）。无论在温暖还是寒冷时期，在 lag 0 与 lag 1 后的平均 24 小时 O_3 浓度升高和心血管死亡率之间存在明显的统计学关联（$P < 0.05$），lag 1 的 O_3 浓度升高使总疾病每日死亡率 MV 及心血管疾病每日死亡率 MV（4.3%、4.4%）的改变与 lag 2（0.5%、3.1%）比较增大，差异有统计学意义（$P < 0.05$）。另外观察到在温暖时期，温度与 lag 1 的 O_3 水平表现为协同效应，温度在 15 ~ 26℃时心血管疾病每日死亡率 MV 增加 6.9%，当温度＞ 26℃时其增加 30.1%。在＞ 75 岁人群中，当温度＜ 26℃时心血管疾病每日死亡率 MV 增加 5.3%，温度＞ 26℃其增加 40.0%。

Pascal 等（2012 年）在 1998—2006 年期间对波尔多、勒阿弗尔、里尔、里昂、马赛、巴黎、鲁昂、斯特拉斯堡和图卢兹 9 个法国的城市地区分析 O_3 和居民死亡率之间的短期关系。结果发现，当每日 O_3 水平升高 10 μg/m^3，居民的非意外疾病、心脏原因疾病及心血管疾病死亡率分别增加 0.3%（95%CI：0.1 ~ 0.5）、0.7%（95%CI：0.2 ~ 1.1）及 0.4%（95%CI：0.0 ~ 0.7），且在夏季其对这 3 类疾病死亡率的影响最明显，可使 3 类疾病的死亡率分别增加 0.8%（95%CI：0.5 ~ 1.2）、1.3%（95%CI：0.6 ~ 1.9）及 1.1%（95%CI：0.3 ~ 1.9）。但缺血性心脏病死亡率的增加与 O_3 浓度之间没有明显的关联（$P > 0.05$）。

Nuvolone 等（2013 年）调查 2002 年 1 月到 2005 年 12 月期间意大利托斯卡纳地区的 5 个城区的短期 O_3 暴露与居民急性冠心病事件的关系。调查显示，在整个研究期间，5 个城区中院内治疗急性心肌梗死死亡的患者 4555 例，医院外冠心病患者死亡 1931 例。平均动态监测每日 8 小时最大 O_3 浓度为 93.6 ~ 106.2 μg/m^3，分别采用单一滞后模型（single-lag model）（指拟合 lag 0、lag 1、lag 2、lag 3、lag 4、lag 5，各滞后项每次只加入一项）和累计滞后模型（cumulative lags model）（分为 3 个不同的滞后结构，分别为① lag 0 ~ 1：0 ~ 1 天动态臭氧浓度平均值；② lag 2 ~ 5：2 ~ 5 天动态臭氧浓度平均值；③ lag 0 ~ 5：0 ~ 5 天动态臭氧浓度平均值）分析 O_3 水平与冠心病发生之间的关系。结果发现，在两者任一模型与院内治疗急性心肌梗死死亡数之间均无明显的关联（$P > 0.05$）。而在累计滞后模型 lag 0 ～ 5 中观察到与院外冠心病死亡数有显著关联，且关联最大的是臭氧水平（$P < 0.05$），即每当臭氧浓度增加 10μg/m^3，院外冠心病死亡数会在原有基础上增加 6.3%（95%CI：1.2 ～ 11.7）。

Moshammer 等（2013 年）调查奥地利统计局 1991—2009 年死亡率数据，提取死亡日期和死者年龄、性别、家庭住址、死亡首要原因等信息，以总死亡数作为端点，选择死亡具体原因为呼吸系统疾病及心血管系统疾病死亡者，进行具体死亡原因的时间序列分析，以及老年人（65 岁及以上）死亡率的时间序列分析，同时通过欧洲环境局主题中心数据库（the database of the Topic Centre of the European Environment Agency）提取自 1991 年 4 月定期监测的每日 SO_2、NO_2 和 O_3 浓度数据。将每日 O_3 浓度指标分为：日平均 O_3 浓度（daily mean，O_3-Mean）、日 8 小时平均最大 O_3 浓度（daily maximum 8 h movingaverage，O_3-8h-max）、日每小时最高 O_3 浓度（daily hourly maximum，O_3-1h-max）及日最大每小时 O_3 浓度与最小每小时 O_3 浓度差（difference between daily hourlymaximum and minimum，O_3-Difference）。结果发现，维也纳每日总死亡数为（48.7±9.8）人，且大多数死亡发生在中老年（65 岁及以上）年龄组，为（37±10.7）人，每日由心血管原因死亡人数范围为（6 ～ 64）人。O_3-Mean 范围（49.9±26.0）μg/m^3，O_3-8h-max 范围（71.48±34.68）μg/m^3，O_3-1h-max 范围（80.35±37.54）μg/m^3，O_3-Difference 范围（60.35±35.86）μg/m^3。采用泊松回归滞后模型分析各个每日 O_3 浓度指标在每升高 10μg/m^3 时对心血管疾病死亡率变化百分比的影响。结果发现，O_3-Mean 对心血管疾病死亡率变化百分比的影响最大（0.62%，95%CI：0.30 ～ 0.93），其次是 O_3-8h-max（0.51%，95%CI：0.26 ～ 0.76）、O_3-1h-max（0.47%，95%CI：0.26 ～ 0.69），最差为 O_3-Difference（0.35%，95%CI：0.18 ～ 0.52）。采用泊松回归滞后模型分析各个每日 O_3 浓度指标对总死亡率变化百分比的影响。结果发现，经检验 O_3-Difference（$Z=7.926$，$P < 0.05$）最适合本模型，其次是 O_3-1h-max（$Z=7.176$，$P < 0.05$），呈现比较好的线性剂量 - 效应关系，O_3-Mean 拟合最差

（Z=4.32，$P<0.05$）。O_3-Difference 每升高 10μg/m^3 总死亡率变化百分比增加 0.49%（95%CI：0.37 ~ 0.61）；O_3-1h-max 每升高 10 μg/m^3 总死亡率变化百分比增加 0.57%（95%CI：0.41 ~ 0.73）。同一天 O_3 水平中 O_3-Difference（Z=8.102，$P<0.05$）与 O_3-1h-max（Z=6.561，$P<0.05$）在滞后 1 天模型拟合程度较好。

二、臭氧和空气污染物毒性表现

（一）动物实验资料

1．对血压的影响

王广鹤等（2013 年）以 0、0.8 ppm O_3、0.8 ppm O_3+0.2 mg/kg $PM_{2.5}$、0.8 ppm O_3+0.8 mg/kg $PM_{2.5}$、0.8 ppm O_3+3.2 mg/kg $PM_{2.5}$ 分别对 7 周龄 SPF 级雄性 Wistar 大鼠暴露，O_3 单独暴露组大鼠吸入暴露 4 小时，联合暴露组大鼠先吸入 O_3 暴露 4 小时，后经气管滴注 $PM_{2.5}$，每周 2 次，共 3 周。末次暴露 24 小时后，测定各组大鼠血压。结果发现，0.8 ppm O_3+0.2 mg/kg $PM_{2.5}$ 和 0.8 ppm O_3+3.2 mg/kg $PM_{2.5}$ 联合组大鼠血压与对照组比较升高，差异均有统计学意义（$P<0.05$），且 0.8 ppm O_3+3.2 mg/kg $PM_{2.5}$ 联合组大鼠血压与 O_3 组比较升高，差异有统计学意义（$P<0.05$）。

2．对心电图和心率的影响

王广鹤等（2013 年）以 0、0.8 ppm O_3、0.8 ppm O_3+0.2 mg/kg $PM_{2.5}$、0.8 ppm O_3+0.8 mg/kg $PM_{2.5}$、0.8 ppm O_3+3.2 mg/kg$PM_{2.5}$ 分别对 7 周龄 SPF 级雄性 Wistar 大鼠暴露，O_3 单独暴露组大鼠吸入暴露 4 小时，联合暴露组大鼠先吸入 O_3 暴露 4 小时，后经气管滴注 $PM_{2.5}$，每周 2 次，共 3 周。末次暴露 24 小时后，经皮下电极记录心电图（ECG）和心率的变化。记录 256 个 R-R 间期（RRI）作频谱分析，异常的 ECG 复合波不被用作分析，只有窦性节律稳定的部分用作心率变异性（HRV）分析。其中频域法 HRV 参数包括：低频成分（LF）0.04 ~ 0.15 Hz；高频成分（HF）0.15 ~ 0.40 Hz；低频 / 高频比值（LF/HF）以及总的变异性（TV，即各个 RRI 值与平均 RRI 值差的平方和）。结果发现，0.8 ppm O_3+0.2 mg/kg $PM_{2.5}$ 组大鼠心率（505±4 次 / 分）与对照组

（519±7 次 / 分）比较降低，但差异无统计学意义（$P > 0.05$），LF 及 LF/HF 与对照组比较减少，HF 与对照组比较升高，差异均无统计学意义（$P > 0.05$）。0.8 ppm O_3+0.8 mg/kg $PM_{2.5}$ 组大鼠心率（466±8 次 / 分）与对照组（519±7 次 / 分）比较降低，差异有统计学意义（$P < 0.05$），LF、LF/HF 及 TV 与对照组和 O_3 组大鼠比较减少，HF 与对照组和 O_3 组大鼠比较增加，差异均有统计学意义（$P < 0.05$）。0.8 ppm O_3+3.2 mg/kg $PM_{2.5}$ 大鼠心率（436±8 次 / 分）与对照组（519±7 次 / 分）比较降低，差异有统计学意义（$P < 0.05$），LF、LF/HF 及 TV 与对照组和 O_3 组大鼠比较减少，HF 与对照组和 O_3 组大鼠比较增加，差异均有统计学意义（$P < 0.05$）。

Farraj 等（2015 年）在 2011 年夏季分别将大鼠置于空气、浓缩大气微粒子（concentrated ambient particles，CAPs）、O_3、浓缩大气微粒子 +O_3 混合暴露（CAPs+O_3），全身吸入暴露 4 小时，每组共 2 天。经检测空气中含 5.8 ppb O_3；CAPs 组中含 4.8 ppb O_3 和 168.7 μg/m^3 微粒子；O_3 组含 197.1 ppb O_3；CAPs+O_3 组中含 203.1 ppb O_3 和 174.9 μg/m^3 微粒子。结束后通过对大鼠植入生物传感器，分别监测暴露期间和暴露结束后大鼠心脏速率（heart rate，HR）、心电图参数及心脏心率变异性（heart rate variability，HRV）。结果发现，暴露期间，O_3 组大鼠 HR 与对照组比较降低，心电图 PR 间期与对照组比较延长，差异有统计学意义（$P < 0.05$），CAPs 组大鼠心电图 PR 间期与对照组比较缩短，差异有统计学意义（$P < 0.05$），CAPs+O_3 组大鼠心电图 QT_C 间期与对照组比较延长，全部 RR 间期标准差（standard deviation of all R-R interva，SDNN）与对照组比较降低，差异均有统计学意义（$P < 0.05$）。暴露结束后，各暴露组大鼠 HR 及心电图与对照组比较，差异均无统计学意义（$P > 0.05$）。该作者又在 2012 年冬季分别将大鼠置于空气、CAPs、O_3、CAPs+O_3 全身吸入暴露 4 小时，每组共 2 天。经检测空气中含 2.5 ppb O_3；CAPs 组含 10.5 ppb O_3 和 78.5 μg/m^3 微粒子；O_3 组含 199.4 ppb O_3；CAPs+O_3 组含 198.3 ppb O_3 和 91.3 μg/m^3 微粒子。同法分别监测暴露期间和暴露结束后大鼠 HR、心电图参数及 HRV。结果发现，暴露期间 CAPs 组大鼠 HR 与对照组比较降低，CAPs+O_3

组大鼠 HR 与对照组比较升高，O_3 组大鼠 LF/HF 与对照组比较升高，差异均有统计学意义（$P < 0.05$），CAPs+O_3 组大鼠心电图 SDNN 与对照组比较降低，差异有统计学意义（$P < 0.05$）。暴露结束后，各暴露组大鼠 HR 及心电图 PR 间期与对照组比较差异均无统计学意义（$P > 0.05$），但 CAPs+O_3 组大鼠心电图 QT_C 间期与对照组比较延长，全部 RR 间期标准差（SDNN）和连续 RR 间期差值的均方根（the square root of the mean of the sum of the squares of differenees between adjaeent RR interval，RMSSD）与对照组比较降低，LF/HF 与对照组比较升高，差异均有统计学意义（$P < 0.05$）。

3．心律失常

Farraj 等（2015 年）在 2011 年夏季分别将大鼠置于空气、浓缩大气微粒子（concentrated ambient particles，CAPs）、臭氧（O_3）、浓缩大气微粒子 +O_3 混合暴露（CAPs/O_3），全身吸入暴露 4 小时，每组共 2 天。经检测空气中含 5.8 ppb O_3，CAPs 组含 4.8 ppb O_3 和 168.7 μg/m^3 微粒子，O_3 组含 197.1 ppb O_3，CAPs+O_3 组含 203.1 ppb O_3 和 174.9 μg/m^3 微粒子。该作者又在 2012 年冬季分别将大鼠置于空气、CAPs、O_3、CAPs+O_3 全身吸入暴露 4 小时，每组共 2 天。经检测空气中含 2.5 ppb O_3，CAPs 组含 10.5 ppb O_3 和 78.5 μg/m^3 微粒子，O_3 组含 199.4 ppb O_3，CAPs+O_3 组含 198.3 ppb O_3 和 91.3 μg/m^3 微粒子。暴露结束后 1 天分别采用静脉注射 50、100、150、200 mg/kg 乌头碱检测引发大鼠心脏心律失常的敏感性，包括室性期前收缩（ventricular premature beat，VPB）、室性心动过速（ventricular tachycardia，VT）、心室颤动（ventricular fibrillation，VF）及心搏骤停（cardiac arrest，CA）。结果发现，夏冬两季，随着乌头碱剂量的增加，大鼠心脏首先出现 VPB，随后依次是 VT、VF 及 CA。在夏季，CAPs 组及 O_3 组大鼠心脏发生心律失常的敏感性随着注射乌头碱的剂量增加而升高（$P < 0.05$），但 CAPs 组及 O_3 组大鼠发生 VPB 与对照组比较减少，差异有统计学意义（$P < 0.05$）。各暴露组大鼠心脏发生 VT 与对照组比较减少，差异有统计学意义（$P < 0.05$）。各暴露组大鼠心脏发生 VF 及 CA 与对照组比较，差异均无统计学意义（$P > 0.05$）。在冬季，各暴露组大鼠引发心律失常与对照组比较，差异均无统计学意义（$P > 0.05$）。

4．对血清某些细胞因子的影响

王广鹤等（2013 年）分别以 0、0.2、0.8、3.2 mg/kg $PM_{2.5}$ 对 7 周龄 SPF 级雄性 Wistar 大鼠气管滴注，每周 2 次，每次 2 ml，共 3 周；分别以 0.8 ppm O_3+0.2、0.8 及 3.2 mg/kg $PM_{2.5}$ 联合暴露组，先吸入 O_3 暴露 4 小时，后经气管滴注 $PM_{2.5}$。末次暴露 24 小时后检测大鼠血清肿瘤坏死因子 -α（tumor necrosis factor-α，TNF-α）、白细胞介素 -6（interleukin-6，IL-6）及 C- 反应蛋白（c-reactive protein，CRP）含量。结果发现，中、高剂量联合暴露组大鼠血清 TNF-α 含量对照组比较增加，且高剂量联合暴露组血清 TNF-α 含量与高剂量 $PM_{2.5}$ 单独暴露组比较增加，差异均有统计学意义（$P < 0.05$）。中、高剂量联合暴露组大鼠血清 IL-6 含量与对照组及中、高剂量 $PM_{2.5}$ 单独暴露组比较增加，差异均有统计学意义（$P < 0.05$）。中、高剂量联合暴露组和中、高剂量 $PM_{2.5}$ 单独暴露组大鼠血清 CRP 含量与对照组比较增加，差异均有统计学意义（$P < 0.05$），且二者呈现明显的剂量 - 效应关系。

5．心脏组织病理学改变

王广鹤等（2013 年）分别以 0、0.2、0.8、3.2 mg/kg $PM_{2.5}$ 对 7 周龄 SPF 级雄性 Wistar 大鼠气管滴注，每周 2 次，每次 2 ml，共 3 周；分别以 0.8 ppm O_3 +0.2、0.8、3.2 mg/kg $PM_{2.5}$ 联合暴露，先吸入 O_3 暴露 4 小时，后经气管滴注 $PM_{2.5}$。末次暴露 24 小时后取大鼠右心室进行心脏组织学检查。结果发现，中、高剂量联合暴露组和中、高剂量 $PM_{2.5}$ 单独暴露组大鼠右心室均可见颗粒物的沉积，以及以单核细胞聚集为主的心肌炎症。

（二）流行病学资料

Cendon 等（2006 年）采用时间序列研究调查从 1998 年 1 月到 1999 年 12 月期间来自圣保罗的 112 家巴西卫生系统（Brazilian Health System，SUS）医院医务室和重症监护病房（intensive care unit，ICU）接诊的心肌梗死（myocardial infarction，MI）患者患病情况，并同时监测当地城市空气污染情况（记录每日空气中 NO_2、SO_2、CO、O_3 及 PM_{10} 浓度），采用广义相加泊松回归分布滞后模型评估心肌梗死与空气污染之间的关系。结果显示，平均每日 NO_2、SO_2、CO、O_3 及 PM_{10} 浓度分别为：100.19 μg/m^3、14.75 μg/m^3、2.93 μg/m^3、72.10 μg/m^3 及 48.34 μg/m^3，近 70% 的每日 MI 患者来自于医务室接诊。Pearson 相关分析显示，除 O_3 外，各污染物浓度的变化与 ICU 和医务室接诊心肌梗死患者数之间均呈正相关（$P < 0.01$），O_3 浓度的变化与医务室接诊心肌梗死患者数之间呈负相关（$P < 0.05$）。每当 SO_2 浓度以百分比升高时，ICU 和医务室接诊分别增加 13%（95% CI：6 ~ 19）和 8%（95%CI：2 ~ 13）。随着 O_3 浓度的升高 ICU 接诊数增加 9.3%（95% CI：1.1 ~ 17.4），而只有 PM_{10} 所致的医务室接诊的增幅大于 ICU。8 天 - 分布滞后模型结果显示：只有 SO_2 和 O_3 从滞后 0 天到滞后 7 天的累积效应对 ICU 及医务室心肌梗死接诊百分比的增加存在促进作用。

殷文军（2009 年）收集 2006 年 1 月 1 日到 12 月 31 日来自深圳市某大学医院和深圳市某医院门诊与住院患者统计资料，同时收集深圳市同期空气污染物（PM_{10}、SO_2、NO_2、O_3）月平均浓度和各气象数据资料，研究空气污染物与医院门诊、住院患者量之间的相关性，探讨多污染物对心血管疾病（包括高血压、冠心病、心绞痛及心肌病等）的联合影响效应。结果发现，心血管疾病住院患者数随着同期各种空气污染物浓度的变化而变化，并呈现正相关趋势（$P < 0.05$），且经对深圳空气污染与医院心血管疾病住院患者数之间进行相关性分析和逐步回归分析后，发现空气污染物 PM_{10}、SO_2 和 O_3 浓度均与心血管疾病住院患者数有明显的相关性，是心血管疾病发病的主要环境病因，对心血管疾病的住院量有一定影响，且以 O_3 对心血管疾病的影响最大。

三、毒性机制

现有的文献资料，仅限于对心血管影响机制的探讨，主要在以下几个方面。

（一）炎症反应

孙环贤（2012 年）将 64 只 8 周龄雄性 SD 大鼠分别分为 4 组给予正常饲料（normal diet，ND）和 4 组给予含 60% 果糖的饲料（high fructose diet，HF），喂养至 8 周后，分别以空气、浓缩大气微粒子

（concentrated ambient particles，CAPs）、臭氧（O_3）以及浓缩大气微粒子 +O_3 混合暴露（CAPs/O_3）在大气污染移动暴露系统箱内对大鼠进行反复吸入暴露（即为 ND-AIR、ND-CAPs、ND-O_3、ND-CAP_S/O_3、HF-AIR、HF-CAPs、HF-O_3 及 HF-CAP_S/O_3 8 组）。每天吸入暴露 8 小时，每周 4 ~ 5 天，共 2 周。最终吸入平均浓度：CAP_S：398.5 μg/m^3，O_3：0.5 ppm。末次暴露后 24 小时内处死大鼠，留取心表面脂肪组织及肾周脂肪组织。通过免疫组织化学方法检测大鼠巨噬细胞标志性单抗 CD68，评价大鼠心表面脂肪组织及肾周脂肪组织巨噬细胞浸润程度。结果发现，光镜下，ND-CAPs、ND-O_3 及 ND-CAP_S/O_3 组大鼠心表面脂肪组织和肾周脂肪组织中巨噬细胞浸润与 ND-AIR 比较增加，但差异均无统计学意义（$P > 0.05$）；HF-CAPs、HF-O_3 及 HF-CAP_S/O_3 组大鼠心表面脂肪组织和肾周脂肪组织中巨噬细胞浸润与 ND-AIR 比较增加，差异有统计学意义（$P < 0.05$）。半定量分析 $CD68^+$ 细胞阈值面积百分比发现，HF-CAPs、HF-O_3 及 HF-CAP_S/O_3 组大鼠与 ND-AIR 组大鼠比较增加，差异均有统计学意义（$P < 0.01$）。两种脂肪组织间比较，心表面脂肪组织中 $CD68^+$ 细胞阈值面积百分比与肾周脂肪组织比较偏高，炎症反应较明显。无论正常饲料或高果糖饲料，CAP_S/O_3 组大鼠巨噬细胞浸润程度与 CAP_S 或 O_3 单独暴露组比较降低，但差异均无统计学意义（$P > 0.05$）。提示心表面脂肪组织和肾周脂肪组织的炎症是冠心病、高血压病等心血管疾病的发病机制之一。该作者又采用酶联免疫吸附实验（enzyme linked immunosorbent assay，ELISA）检测心表面脂肪组织和肾周脂肪组织上清液中脂联素（adiponectin）的浓度。结果发现，经短期大气污染暴露后，各组间脂联素的浓度与对照组比较，差异均无统计学意义（$P > 0.05$）。实时定量聚合酶链反应（real-time quantitative polymerase chain reaction，RQ-PCR）检测白细胞介素 -6（interleukin-6，IL-6）、瘦素（leptin）、肿瘤坏死因子 -α（tumor necrosis factor-α，TNF-α）、单核细胞趋化蛋白 -1（monocyte chemotactic protein-1，MCP-1）、脂联素（adiponectin）、白细胞介素 -10（interleukin-10，IL-10）基因表达情况。结果发现，在大鼠心表面脂肪组织和肾周脂肪组织中，无论正常饲料或高果糖饲料组，各组大鼠

经短期 CAP_S 和（或）O_3 暴露后 IL-6 表达与 ND-AIR 比较，差异均无统计学意义（$P > 0.05$）。ND-CAPs、ND-O_3 及 ND-CAP_S/O_3 组大鼠心表面脂肪组织和肾周脂肪组织中致炎脂肪细胞因子 TNF-α、MCP-1 及 leptin 基因表达与 ND-AIR 比较上调，但差异均无统计学意义（$P > 0.05$），HF-CAPs、HF-O_3 及 HF-CAP_S/O_3 组大鼠心表面脂肪组织和肾周脂肪组织中 TNF-α、MCP-1 及 leptin 基因表达与 ND-AIR 比较上调，差异均有统计学意义（$P < 0.05$）。ND-CAPs、ND-O_3 及 ND-CAP_S/O_3 组大鼠心表面脂肪组织和肾周脂肪组织中抗炎脂肪细胞因子 IL-10 及脂联素基因表达与 ND-AIR 比较下调，但差异均无统计学意义（$P > 0.05$）；HF-CAPs、HF-O_3 及 HF-CAP_S/O_3 组大鼠心表面脂肪组织和肾周脂肪组织中 IL-10 及脂联素基因表达与 ND-AIR 比较上调，差异有统计学意义（$P < 0.05$）。提示，短期吸入性 O_3 和（或）CAPs 暴露可使致炎和抗炎因子平衡破坏，致炎因子基因表达上调而抗炎因子表达下调，是诱导心血管疾病的可能机制之一。

（二）氧化应激

氧化应激通常由炎症诱发，同时也可诱发或加重炎症过程，二者相互影响，形成恶性循环。这两个生物学过程密切相关，能够共同激活机体的神经 - 激素途径，如自主神经系统（autonomic nervous system，ANS），肾素 - 血管紧张素系统（renin-angiotensin system，RAS），并导致上述神经激素系统功能失平衡，从而成为心血管病的重要发生和发展机制。

孙珎贤（2012 年）将 64 只 8 周龄雄性 SD 大鼠分别分为 4 组给予正常饲料（normal diet，ND）和 4 组给予含 60% 果糖的饲料（high fructose diet，HF），喂养至 8 周后，分别以空气、浓缩大气微粒子（concentrated ambient particles，CAPs）、臭氧（O_3）以及浓缩大气微粒子 +O_3 混合暴露（CAPs/O_3）在大气污染移动暴露系统箱内对 SD 大鼠进行反复吸入暴露（即为 ND-AIR、ND-CAPs、ND-O_3、ND-CAP_S/O_3、HF-AIR、HF-CAPs、HF-O_3 及 HF-CAP_S/O_3 8 组）。每天吸入暴露 8 小时，每周 4 ~ 5 天，共 2 周。最终吸入平均浓度：CAP_S：398.5 μg/m^3，O_3：0.5 ppm。末次暴露后 24 小时内处死大鼠，留取

心表面脂肪及肾周脂肪组织。采用免疫荧光技术定量评价心表面脂肪组织和肾周脂肪组织中一氧化氮合成酶（iNOS）信号强度。结果发现，ND-CAPs、ND-O_3 及 ND-CAP_S/O_3 组大鼠心表面脂肪组织和肾周脂肪组织中 iNOS 信号强度与 ND-AIR 比较增加，但差异均无统计学意义（$P > 0.05$），HF-CAPs、HF-O_3 及 HF-CAP_S/O_3 组大鼠心表面脂肪组织和肾周脂肪组织中 iNOS 信号强度与 ND-AIR 比较增加，差异有统计学意义（$P < 0.05$）。免疫印迹检测大鼠心表面脂肪组织和肾周脂肪组织中 iNOS 蛋白表达情况，结果发现，ND-CAPs、ND-O_3 及 ND-CAP_S/O_3 组大鼠心表面脂肪组织中 iNOS 蛋白表达与 ND-AIR 比较增加，但差异均无统计学意义（$P > 0.05$）；HF-CAPs、HF-O_3 及 HF-CAP_S/O_3 组大鼠心表面脂肪组织中 iNOS 蛋白表达与 ND-AIR 比较增加，差异均有统计学意义（$P < 0.05$）。肾周脂肪组织中，无论正常饲料还是高果糖饲料组大鼠，经 CAPs 和（或）O_3 暴露后，iNOS 蛋白脂质过氧化物（lipid peroxide，LPO）表达与 ND-AIR 比较增加，但差异均无统计学意义（$P > 0.05$）。短期吸入性 CAPs 和（或）O_3 暴露导致心表面脂肪组织和肾周脂肪组织的 iNOS 表达增加，间接证实了短期的大气污染物暴露诱导心表面脂肪和肾周脂肪组织氧化应激反应的发生。

Perepu 等（2012 年）分别以 0、0.8ppm O_3 对雄性 SD 大鼠暴露 28 天和 56 天，8 小时 / 天，暴露结束后处死大鼠，取心脏左心室，制备匀浆，检测超氧化物歧化酶（superoxide dismutase，SOD）和脂质过氧化物（lipid peroxide，LPO）水平，并采用酶联免疫吸附实验（enzyme linked immunosorbent assay，ELISA）检测白细胞介素 -10（interleukin-10，IL-10）和肿瘤坏死因子 -α（tumor necrosis factor-α，TNF-α）蛋白水平。结果发现，28 天和 56 天暴露组大鼠左心室 SOD 水平与对照组比较降低，LPO 水平与对照组比较升高，差异均有统计学意义（$P < 0.05$）。28 天和 56 天暴露组大鼠左心室 IL-10 蛋白水平与对照组比较降低，TNF-α 蛋白水平与对照组比较升高，差异均有统计学意义（$P < 0.05$）。LPO 水平是反应机体氧化应激的一个指标，长期 O_3 暴露导致大鼠左心室 LPO 水平升高，提示 O_3 的毒性作用可能与抗氧化剂储备

减少有关。抗氧化酶 SOD 可以通过 TNF-α 的减少而发挥调节作用，而这有可能导致其他炎性介质的减少从而降低炎症的发生，因此，该研究中 O_3 暴露导致的大鼠心肌 SOD 水平降低可能在升高心肌 TNF-α 水平和心肌功能障碍中起到重要作用。有研究提出，IL-10 可以通过减弱 TNF-α 诱导的核因子 -κB（nuclear factor-κB，NF-κB）通路的激活保护心肌细胞，提示，O_3 可能通过降低心肌 IL-10 水平，从而增加 TNF-α 诱导的 NF-κB 活化，进而导致心肌细胞凋亡。

Kodavanti 等（2011 年）分别以 0、0.4 ppm O_3 对 10 ～ 12 周龄雄性 Wistar Kyoto 大鼠进行暴露，5 小时 / 天，1 天 / 周，共 16 周。暴露结束后处死大鼠，取心脏及主动脉制备匀浆，实时定量聚合酶链反应（real-time quantitative polymerase chain reaction，RQ-PCR）检测以反映氧化应激［血红素氧合酶 -1（hemeoxygenase-1，HO-1）］，蛋白水解活性［基质金属蛋白酶（matrix metalloprotease，MMP-2）、MMP-3、MMP-9 和组织抑制剂基质金属蛋白酶 -2（matrix metalloprotease-2，TIMP-2）］，炎症［巨噬细胞炎性蛋白 -2（macrophage inflammatory protein-2，MIP-2）和肿瘤坏死因子 -α（tumor necrosis factor-α，TNF-α）］，促血栓变化［组织因子（tissue factor，TF）、组织纤溶酶原激活剂（tissue plasminogen activator，tPA）、纤溶酶原激活物抑制剂 -1（plasminogen activator inhibitor-1，PAI-1）、血管性血友病因子（von Willebrand factor，vWF）及血栓调节蛋白（thrombomodulin，Thbd）］，血管收缩改变［内皮素 -1（endothelin-1，ET-1）、内皮素受体 A（endothelin receptor-A，ETR-A），内皮素受体 B（endothelin receptor-B，ETR-B）、内皮 NO 合酶（endothelial NO synthase，eNOS）、血管紧张素Ⅱ（angiotensin-Ⅱ）、心房利钠肽（atrial natriuretic peptide，ANP）和脑钠肽（brain natriuretic peptide，BNP）］及信号通路［循环蛋白质的氧化终产物（RAGE）和受体 LOX-1］mRNA 表达情况。结果发现，在大鼠心脏中，暴露组大鼠心脏各生物标志物 mRNA 水平与对照组比较，差异均无统计学意义（$P > 0.05$）。在大鼠主动脉中，O_3 暴露组大鼠主动脉中 HO-1 mRNA 表达与对照组比较升高，tPA、PAI-1、vWF 及 Thbd mRNA 表达与对照组比较升高，ET-1、ETR-A

及 eNOSmRNA 表达与对照组比较升高，MMP-2、MMP-3 及 TIMP-2mRNA 表达与对照组比较升高，LOX-1 mRNA 表达与对照组比较升高，差异均有统计学意义（$P < 0.05$）。作者进而对左心室心肌线粒体进行脂质提取和脂肪酸的分析。结果发现，暴露组大鼠心肌线粒体中饱和脂肪酸、单不饱和脂肪酸及多不饱和脂肪酸含量与对照组比较减少，差异均有统计学意义（$P < 0.05$）。提示，心肌线粒体多不饱和脂肪酸的减少可能涉及磷脂酶介导的或非酶水解（脱酰化）和（或）过氧化。且每周偶发 O_3 暴露诱导主动脉中与氧化应激、蛋白酶 / 抗蛋白酶平衡、微血管血栓形成和血管收缩有关的生物标志物 mRNA 表达上调及受体 LOX-1 mRNA 表达的增加可能是通过脂质和蛋白质产物的循环氧化导致。

（三）内皮功能障碍

Paffett 等（2015 年）以 0、1 ppm 臭氧（O_3）对 8 ~ 12 周龄雄性 SD 大鼠密闭暴露 4 小时，暴露结束后 24 小时心脏取血处死大鼠，分离血清，检测血清髓过氧化物酶水平；取支气管肺泡灌洗液（bronchoalveolar lavage fluid，BALF）分析大鼠肺部炎症，结果发现，暴露组大鼠 BALF 总细胞数、中性粒细胞数与对照组比较增加，总灌洗蛋白质含量与对照组比较增加，差异有统计学意义（$P < 0.05$）。暴露组大鼠全血中性粒细胞数及巨噬细胞数与对照组比较增加，差异均有统计学意义（$P < 0.05$）。暴露组大鼠血清髓过氧化物酶水平与对照组比较升高，但差异无统计学意义（$P > 0.05$）。暴露后 24 小时，分离大鼠室间隔冠状动脉，采用体外肌动描记法检测动脉功能，并分别通过采用 20、40、60、80、100、120 mmHg 渐增压力对冠状动脉施压来评估由肌源性紧张所提高的动脉腔内压。结果发现，暴露组大鼠基线冠状动脉内直径与对照组比较减小，其冠状动脉基础血管张力与对照组比较升高，差异均有统计学意义（$P < 0.05$）。暴露组大鼠冠状动脉经 20 ~ 120 mmHg 施压后其腔内压力与对照组比较，差异无统计学意义（$P > 0.05$）。暴露后 24 小时，分离大鼠室间隔冠状动脉，将每组大鼠冠状动脉均分为保留完整内皮细胞和去内皮细胞两组，灌注 37℃生理盐水平衡 45 分钟后，加入 0.001 ~ 100 μmol/L 5- 羟色胺

（serotonin，5-HT）检测冠状动脉收缩能力。结果发现，随着 5-HT 浓度升高，在保留完整内皮细胞的冠状动脉中，暴露组大鼠冠状动脉收缩能力与对照组比较降低，差异有统计学意义（$P < 0.05$），在去内皮细胞的冠状动脉中，暴露组大鼠冠状动脉收缩能力与对照组比较，差异无统计学意义（$P > 0.05$）。提示，内皮细胞可能是 O_3 诱导血管功能障碍的主要原因。暴露后 24 小时，分离大鼠室间隔冠状动脉，灌注 37℃生理盐水平衡 45 分钟后，加入 0.001 ~ 100 μmol/l 乙酰胆碱（acetylcholine，ACh）检测冠状动脉扩张能力。结果发现，随着 ACh 浓度的升高，暴露组大鼠冠状动脉扩张百分比与对照组比较降低，差异有统计学意义（$P < 0.05$）。作者又分别加入 150 U/ml 聚乙二醇 - 超氧化物歧化酶（polyethylene glycol-superoxide dismutase，PEG-SOD）、PEG-SOD + 过氧化氢酶（catalase，CAT）或 30 μmol/L 及 100 μmol/L NADPH 氧化酶抑制剂夹竹桃麻素（apocynin），检测其对 ACh 导致冠状动脉扩张能力影响的改变。结果发现，加入 PEG-SOD 后，暴露组大鼠与单独加入 ACh 暴露组大鼠比较，其冠状动脉扩张能力部分恢复，但与加入 PEG-SOD 后对照组大鼠冠状动脉扩张能力比较降低，差异有统计学意义（$P < 0.05$）。加入 PEG-SOD/CAT 后，暴露组大鼠冠状动脉扩张能力近似完全恢复，与其对照组比较，差异无统计学意义（$P > 0.05$）。加入 100 μmol/L apocynin 后，暴露组大鼠冠状动脉扩张能力近似完全恢复，与加入 30μmol/L 及 100 μmol/L apocynin 的对照组大鼠比较，差异均无统计学意义（$P > 0.05$），但加入 30 μmol/L apocynin 后，暴露组大鼠冠状动脉扩张能力与对照组比较降低，差异有统计学意义（$P < 0.05$）。加入 PEG-SOD/CAT 后使血管扩张完全恢复正常，这表明内皮功能障碍可能与内皮细胞 ROS 有关，另外 O_3 诱发的冠状动脉扩张障碍通过夹竹桃麻素治疗恢复，提示内皮功能障碍可能部分归因于 NADPH 氧化酶衍生的活性氧。该作者又取未经 O_3 暴露大鼠冠状动脉孵育 30 分钟后，分别取各组大鼠血清并用生理盐水稀释至 10%，灌注入经 ACh 孵育 30 分钟后的未经 O_3 暴露大鼠冠状动脉，检测血清内含物对 ACh 导致冠脉扩张能力影响的改变。结果发现，随着 ACh 浓度的增加，加入 O_3 暴露组大鼠血清的未经 O_3 暴露大

鼠冠状动脉扩张能力与对照组比较降低，且加入 O_3 暴露组大鼠血清诱导未经 O_3 暴露大鼠冠状动脉自发收缩与对照组比较增加，差异均有统计学意义（$P < 0.05$）。O_3 暴露大鼠血清在稀释后也可导致血管扩张障碍，提示循环因素可能直接与血管内皮相互作用进而降低血管对乙酰胆碱的响应，虽然这种反应没有表现出较长时间范围动态性，但提示臭氧可诱导至少一个由内皮功能受损引起主要冠状动脉事件的临时窗口。

（四）一氧化氮平衡失调

Paffett 等（2015 年）以 0、1 ppm 臭氧对 8 ～ 12 周龄雄性 SD 大鼠密闭暴露 4 小时，暴露结束后 24 小时心脏取血处死大鼠，分离血清，检测血清硝酸盐 / 亚硝酸盐水平。结果发现，暴露组大鼠血清硝酸盐 / 亚硝酸盐水平与对照组比较降低，差异有统计学意义（$P < 0.05$）。将大鼠血清和铁与 NO 螯合物、Fe^{2+}- 二（N- 甲基 D- 谷氨酰胺二硫代氨基甲酸）[Fe^{2+}-di（N-methyl-D-glutaminedithiocarbamate），Fe^{2+}（MGD）$_2$]、NO 供体及精胺亲核复合体制备成终浓度为 0、3.33% 及 6.67% 的介质分别置于无铁培养基中，采用电子自旋共振 10 分钟，测定血清清除一氧化氮（NO）能力。结果发现，在终浓度为 3.33% 及 6.67% 的介质中，暴露组大鼠血清 NO 浓度与对照组比较降低，差异均有统计学意义（$P < 0.05$）。进一步采用生物素开关（使用 S- 亚硝基化蛋白质测定试剂盒检测被生物素标记的血清游离蛋白巯基和 S-NOs）检测血清 NO 清除能力，蛋白印迹（western blotting）法检测血清蛋白含量。结果发现，电泳显示用生物素标记亚硝基化位点并伴有定量特定条带，与对照组比较，暴露组大鼠血清中存在更多潜在蛋白。此外，其定量为 75 kDa 和 100 kDa、25 kDa 和 37 kDa 及 25 kDa 条带的相对密度与对照组比较升高，差异有统计学意义（$P < 0.05$）。提示，O_3 暴露后大鼠血清 NO 浓度降低，可能是通过一些潜在硫醇基捕获 NO 增加导致，但这种变化是否为 O_3 引起冠状血管扩张障碍的特殊原因仍未经证实。

（五）下丘脑 - 垂体 - 肾上腺轴

Thomson 等（2013 年）分别以 0、0.4 及 0.8 ppm 臭氧（O_3）对

200 ~ 250 g 雄性 Fischer-344 大鼠暴露 4 小时，暴露结束后 24 小时，腹主动脉取血后处死大鼠，取心脏、大脑半球及垂体制备匀浆，分离 RNA，采用实时定量聚合酶链反应（real-time quantitative polymerase chain reaction，RQ-PCR）检测金属硫蛋白（metallothionein，MT）、细胞色素 P450 家族（cytochrome P450 family，CYP）、内皮素（endothelin，ET）、诱导型一氧化氮合酶（induciblenitric oxide synthase，iNOS）、内皮型一氧化氮合酶（endothelial nitric oxide synthase，eNOS）、缺氧诱导因子（hypoxia inducible factor，HIF）、血红素加氧酶（heme oxygenase，HMOX）、NAD（P）H 脱氢酶醌 1（quinone1，NQO1）、谷胱甘肽还原酶（glutathione reductase，GR）、谷胱甘肽 S- 转移酶 A2（glutathione S-transferase A2，GSTA2）、前列腺素内过氧化物合酶 2（prostaglandin endoperoxide synthase 2，PTGS2）、白细胞介素（interleukin，IL）、肿瘤坏死因子（tumour necrosis factor，TNF）、趋化因子（CC 基序）配体 2 [chemokine（CC motif）ligand 2，CCL2]、组蛋白 H3 赖氨酸 -27 脱甲基 JMJD3 及血管内皮生长因子（vascular endothelial growth factor，VEGF）基因 mRNA 表达情况。结果发现，在心脏中，高剂量暴露组大鼠 HIF-3α、ET-1、CYP1A1 和组蛋白 H3 赖氨酸 -27 脱甲基 JMJD3 基因表达水平与对照组比较升高，但 TNF、（CCL-2）/ 单核细胞趋化蛋白 -1（MCP-1）和 IL-1β 基因表达水平与对照组比较降低，差异均有统计学意义（$P < 0.05$）。在大脑半球中，高剂量暴露组大鼠 HIF-3α 和组蛋白 H3 赖氨酸 -27 脱甲基 JMJD3 基因表达水平与对照组比较升高，（CCL-2）/ 单核细胞趋化蛋白 -1（MCP-1）和 IL-1β 基因表达水平与对照组比较降低，差异均有统计学意义（$P < 0.05$）。在垂体中，高剂量暴露组大鼠 MT、HIF-3α、CYP1A1、PTGS2 及组蛋白 H3 赖氨酸 -27 脱甲基 JMJD3 基因 mRNA 表达水平与对照组比较升高，但 TNF、（CCL-2）/ 单核细胞趋化蛋白 -1（MCP-1）和 IL-1β 基因表达水平与对照组比较降低，差异均有统计学意义（$P < 0.05$）。作者取大鼠血浆，采用基质辅助激光解吸 / 电离飞行时间的质谱法分析血浆肾上腺皮质激素水平，酶联免疫吸附实验（enzyme linked immunosorbent assay，ELISA）检测

血浆皮质酮水平。结果发现，高剂量组大鼠血浆肾上腺皮质激素水平与对照组比较升高，差异有统计学意义（$P < 0.05$）。暴露结束后，高剂量组大鼠血浆皮质酮水平与对照组比较升高，24 小时后其水平下降，但与对照组比较，差异无统计学意义（$P > 0.05$）。为了确定大鼠血浆皮质酮水平的升高是否伴随着糖皮质激素反应基因表达的增加，作者进一步检测大鼠心脏、大脑半球和垂体中糖皮质激素诱导的拉链蛋白（glucocorticoid-inducible leucine zipper，GILZ）和血清和糖皮质激素调节蛋白激酶（serum and glucocorticoid-inducible kinase，SGK）基因的表达水平。结果发现，高剂量暴露组大鼠心脏 GILZ 和 SGK 基因表达水平与对照组比较升高，大鼠大脑半球 SGK 基因表达水平与对照组比较升高，差异均有统计学意义（$P < 0.05$）。O_3 暴露诱导如抗氧化反应、异生代谢、炎症信号及内皮功能障碍等多个途径基因表达差异，增加氧化还原 / 糖皮质激素敏感基因表达及减少炎症基因表达，同时升高血浆肾上腺皮质激素和糖皮质激素皮质酮水平，提示，下丘脑 - 垂体 - 肾上腺轴的激活和调节不当可能与 O_3 诱导的不良心血管反应有关。

（六）DNA 氧化损伤

Palli 等（2009 年）对自愿参加一项前瞻性研究的 71 名居住在意大利佛罗伦萨的健康成年人，彗星实验检测 71 名成年人抽血所得外周血淋巴细胞 DNA 氧化损伤水平，并检测其与抽血前 10 个不同时间窗口（0 ~ 5 天至 0 ~ 90 天）所对应特定平均臭氧（O_3）浓度之间的联系。根据 71 名研究对象是否为职业暴露于车辆交通污染分为两组，即当地居民（27 名）和交通作业工人组（44 名），两组研究对象吸烟史、居住区及采血周期之间，差异有统计学意义（$P < 0.05$）。结果发现，交通作业工人平均外周血淋巴细胞 DNA 氧化水平（$5.0 \pm 3.06\%$）与当地居民（$4.11 \pm 3.96\%$）比较升高，但差异无统计学意义（$P > 0.05$）。71 名研究对象不同时间的个体外周血淋巴细胞 DNA 损伤水平与平均 O_3 浓度之间 *Spearman* 相关结果显示，总体上，所有的时间窗口均发现外周血淋巴细胞 DNA 氧化损伤水平与平均 O_3 浓度之间呈正相关（$P < 0.05$）。从单一因素上：在男性和从未吸烟者中其正相关表现更显著，经常吸烟者外周血淋巴细胞 DNA 氧化损伤水平与平均 O_3 浓度

在0～5天至0～25天呈负相关（$P < 0.05$），当地居民外周血淋巴细胞DNA氧化损伤水平与平均O_3浓度在0～5天至0～25天呈正相关（$P < 0.05$），而交通作业工人则在0～60天至0～90天才表现出正相关关系（$P < 0.05$）。多因素回归分析显示，调整个人特征（年龄、性别、吸烟史、交通污染、居住区和抽血时间）后，在0～60天、0～75天及0～90天的平均O_3浓度将单独调节外周血淋巴细胞DNA氧化损伤水平（$P < 0.05$）。提示，O_3污染与DNA氧化损伤之间存在关联性，但其是否可以预测特殊空气污染有关的疾病（如呼吸系统疾病、心血管疾病等）风险增加的研究有待进行。

（张　洁　李芝兰）

主要参考文献

1．张秋丽，曹亚军，宋宏．低浓度O_3和NO_2对小鼠气道炎症单独及联合作用．环境与健康杂志，2009，26（9）：783-786．

2．李君灵，孟紫强．我国大气环境毒理学研究新进展．生态毒理学，2012，7（2）：133-139．

3．Medina-Ramón M，Zanobetti A，Schwartz J．The effect of ozone and PM_{10} on hospital admissions for pneumonia and chronic obstructive pulmonary disease：A national multicity study．Am J Epidemiol，2006，163（6）：579-588．

4．王广鹤，甄玲燕，吕鹏，等．臭氧和细颗粒物暴露对大鼠心脏自主神经系统和系统炎症的影响．卫生研究，2013，42（4）：554-560．

5．Perepu RS，Dostal DE，Garcia C，et al．Cardiac dysfunction subsequent to chronic ozone exposure in rats．Mol Cell Biochem，2012，360（1-2）：339-345．

6．Parodi S，Vercelli M，Garrone E，et al．Ozone air pollution and daily mortality in Genoa，Italy between 1993 and 1996．Public Health，2005，119（9）：844-850．

7．Pascal M，Wagner V，Chatignoux E，et al．Ozone and short-term mortality in nine French cities：Influence of temperatureand season．Atmospheric Environment，2012，62：566-572．

8．Nuvolone D，Balzi D，Pepe P，et al．Ozone short-term exposure and acute coronary events：a multicities study in Tuscany（Italy）.Environ Res，2013，

126：17-23.

9. Moshammer H，Hutter HP，Kundi M. Which metric of ambient ozone to predict daily mortality? Atmospheric Environment，2013，65（2013）：171-176.

10. Farraj AK，Walsh L，Haykal-Coates N，et al. Cardiac effects of seasonal ambient particulate matter and ozone co-exposure in rats. Part Fibre Toxicol，2015，12：12.

11. Cendon S，Pereira LA，Braga AL，et al. Air pollution effects onmyocardial infarction. Rev Saúde Pública，2006，40（3）：414-419.

12. 殷文军. 珠江三角洲地区空气污染对人群心脑血管疾病影响的研究. 武汉：武汉科技大学，2009.

13. 孙瑮贤. 大气颗粒污染物与臭氧对高果糖饮食大鼠心表面和肾周脂肪致炎和氧化应激作用的研究. 北京：北京协和医学院，2012.

14. Salgado-Somoza A，Teijeira-Fernández E，Fernández AL，et al. Proteomic analysis of epicardial and subcutaneous adipose tissue reveals differences in proteins involved inoxidative stress. Am J Physiol Heart Circ Physiol，2010，299（1）：H202-209.

15. Dhingra S，Sharma AK，Arora RC，et al. IL-10 attenuates TNF-alpha-induced NF kappa B pathway activation and cardiomyocyte apoptosis. Cardiovasc Res，2009，82（1）：59-66.

16. Kodavanti UP，Thomas R，Ledbetter AD，et al. Vascular and cardiac impairments in rats inhaling ozone and diesel exhaust particles. Environ Health Perspect，2011，119（3）：312-318.

17. Paffett ML，Zychowski KE，Sheppard L，et al. Ozone inhalation impairs coronary artery dilation via intracellular oxidative stress：Evidence for serum-borne factors as drivers of systemic toxicity. Toxicol Sci，2015，146（2）：244-253.

18. Thomson EM，Vladisavljevic D，Mohottalage S，et al. Mapping acute systemic effects of inhaled particulate matter and ozone：multiorgan gene expression and glucocorticoid activity. Toxicol Sci，2013，135（1）：169-181.

19. Palli D，Sera F，Giovannelli L，et al. Environmental ozone exposure and oxidative DNA damage in adult of Florence，Italy. Environ Pollut，2009，157（5）：1521-1525.

第三节 烟草烟雾

全世界有超过10亿人吸烟，我国大约有3.5亿烟民。发达国家人群的吸烟率在下降，但是在发展中国家以及女性中，吸烟比例却在上升。在大多数人群中，吸烟比例在1/5～2/3之间，女性吸烟率变化很大，但是很少与男性吸烟率相同。最常使用的烟草是卷烟，是由精细切割的烟草裹上纸或者玉米叶子制成的。雪茄则是由一层内包皮烟叶包裹着切碎的烟叶填料，再在最外面裹上一层螺旋样包裹的烟叶制成。烟草化学成分受到个体吸烟方式的影响，但主要是由烟草的类型所决定的，其他影响因素还有：卷烟的生产及设计，过滤嘴，通风，纸张孔隙和添加剂类型。这些因素导致烟草烟雾中化学物的浓度变化很大。近年来，世界上在售香烟在燃烧时所产生的焦油、尼古丁和一氧化碳总量，已经有所下降，但目前所检测的焦油和尼古丁含量对消费者产生很大的误导，因为这些指标在评价吸烟对人类致癌效应的时候价值很小，而吸烟支数才是决定吸烟健康影响的最首要的因素。世界上不同国家对吸烟管理和烟草产量在管理力度和范围上差别很大。其中一些管理办法，比如增加税收和工作场所禁止吸烟，对降低吸烟率和保护不吸烟者非常有效。

烟草的主要危害是燃烧所产生的烟雾，烟叶和烟草烟雾中共有7000多种化学成分，人体经呼吸道直接或间接吸入烟草烟雾而产生危害。1990年，D. Hoffman和Hecht在《烟草致癌物和致突变物研究进展》一书中归纳了对人体危害较大的烟雾中的物质，列出了12类共计44种有害成分，现在这一说法已被普遍认同，通称Hoffman名单。除焦油、烟碱和一氧化碳这些主要成分外，该名单中的化合物大致可分为以下几类：

（1）醛酮类：甲醛、乙醛、丙烯醛、丙醛、巴豆醛、丁醛、丙酮和甲乙酮；

（2）芳香胺和烟草特有亚硝胺类：1-氨基萘、2-氨基萘、3-氨基联苯、4-氨基联苯、N-亚硝基降烟碱（NNN）、4-（N-亚硝基甲基氨基）-1-（3-吡啶基）-1-丁酮（NNK）、N-亚硝基新烟草碱（NAT）和N-

亚硝基假木贼碱（NAB）；

（3）酚类、无机气体和苯并 [α] 芘：氢醌、间苯二酚、儿茶酚、苯酚、间和对 - 甲酚、邻 - 甲酚、一氧化氮、氨、氰化氢和苯并 [α] 芘；

（4）金属与类金属元素和其他有机化合物类：汞、镍、铅、镉、铬、砷、硒、吡啶、喹啉、苯乙烯、1,3- 丁二烯、异戊间二烯、丙烯腈、苯和甲苯。

在 Hoffmann 名单的 44 种有害成分中，目前医学界关注较多的包括烟碱（尼古丁）、亚硝胺、焦油中苯并 [α] 芘等稠环芳烃、一氧化碳和自由基等一系列有毒物质。当尼古丁进入体内，会经由血液传送，并可通过血脑屏障，吸入后平均只需要 7 秒即可到达脑部。尼古丁在人体内的半衰期约为 2 小时。肝是尼古丁代谢的主要器官，代谢酶为细胞色素 P450（CYP 450）（主要是 CYP450 2A6，CYP450 2B6），代谢产物为可替宁（cotinine）。

吸烟会对人体健康造成严重危害。自 1964 年关于烟草问题的《美国卫生总监报告》首次对吸烟危害健康问题进行系统阐述以来，大量证据表明，吸烟可导致多部位恶性肿瘤及其他重要的心血管损伤，导致生殖与发育异常，还与其他一些疾病及健康问题的发生密切相关。烟草烟雾（tobacco smoke）浓缩物能诱发和促进动物肿瘤发生。国内有研究者采用自制的半封闭式被动吸烟染毒箱，对不同孕期（孕 3 ~ 4 天，6 ~ 8 天，9 ~ 11 天）的金黄地鼠进行不同染毒剂量（4 h/d，6 h/d）的分组，给予烟熏处理后，分别计数各组孕鼠的胚胎植入数、活胎、吸收胎、死胎及致畸率。结果表明，被动吸烟对胚胎有明显的致畸作用（$P < 0.05$），孕 6 ~ 8 天期间，每日 3 次，共 6 小时的烟熏，其致畸率最高，为 41.6%，吸收胎数相对较低，活胎平均体重最低。结论是：孕 6 ~ 8 天的金黄地鼠，每日 3 次，共 6 小时的烟熏，致畸率最高。另外有国内研究者在 14 m^2（容积为 37.8 m^3）的房屋内模拟冬季室内环境条件，以成年雄性昆明种小鼠为实验对象，分别进行中剂量（1 包 / 天）、大剂量（3 包 / 天），每日 6 次燃烟，连续 4 周，同时设对照组进行实验。染毒结束后，分离小鼠附睾，镜下观察 1000 个精子，按 Wyrobek 方法进行分类。结果表明，不同燃烟量引起的精子畸

形率和精子头部异常率均有显著性差异（$P < 0.01$），这提示烟草烟雾对生殖健康也存在危害。

国际癌症研究所（IARC）将烟草烟雾归入1类，人类致癌物。可致全身多系统（器官）肿瘤（癌症），尤其是肺癌。

一、毒性概述

（一）动物实验资料

1．对血压的影响

李莉等（2001年）将2月龄，体重100 ~ 120 g的雄性叙利亚金黄地鼠25只随机分为对照组（10只）和吸烟组（15只），吸烟组放入吸烟箱中，每次燃烧10支香烟，每天2次，每周5天，连续3个月。之后，以2%戊巴比妥钠腹腔麻醉地鼠，暴露右颈外静脉并剪一小口。将经1%肝素预处理过的塑料微导管插入右颈外静脉并达右心室，再入肺动脉，导管的另一端经压力传感器与八导生理记录仪相连，记录平均肺动脉压（MPAP）及右室收缩压（RVSP）。并取新鲜解剖的肺，生理盐水冲洗，轻轻在滤纸上吸干水分，放入一盛有生理盐水的量筒内，记录置入前后的盐水容积变化，二者的差值即肺的置水容积。肺比重 =（肺置水容积 / 肺重量）×100。结果显示，吸烟组MPAP（21.60 ± 0.98 mmHg）和RVSP（15.20 ± 3.00 mmHg）与对照组MPAP（19.00 ± 0.58 mmHg）和RVSP（13.33 ± 0.67 mmHg）相比，差异无显著性（$P > 0.05$）。但吸烟组的肺比重（66.73 ± 5.58）显著性低于对照组（86.46 ± 8.87）。结果说明，3个月烟草烟雾染毒没有影响地鼠的肺动脉压和右室收缩压，但是已经影响了肺比重。

50只雄性SD大鼠在染毒箱内暴露于低尼古丁（1毫克 / 支）的香烟烟雾，每天6小时，每周5天，共染毒4 ~ 6周，对照组用空气代替烟草烟雾来模拟喷雾过程，比较两组大鼠的股动脉平均血压。在麻醉状态下，两组大鼠的股动脉平均血压没有显著性差异；但是在颈动脉夹闭之后，染毒组股动脉血压，显著性高于对照组，差异具有统计学意义（$P < 0.05$）。除此之外，在颈动脉夹闭之后，染毒组大鼠达到最大动脉血压的时间（8.5 ± 0.2秒）明显少于对照组（11.2 ± 0.3秒）。

结果表明，烟草烟雾短期（4 ~ 6 周）染毒大鼠，可以改变其心血管系统的反射调节功能。

2．对动脉粥样硬化的影响

韩婷姣等（2015 年）将清洁级健康雄性 SD 大鼠 48 只，体重（200±20）g；按吸烟与否和不同饲养方式随机均分为：吸烟正常组、吸烟高脂组、吸烟饥饿组、非吸烟正常组、非吸烟高脂组和非吸烟饥饿组。吸烟组大鼠于实验装置内给予烟雾暴露，每周熏烟 6 天，每天上、下午各 1 次，每次 15 支，每支香烟点燃 15 分钟后换烟，每次 1.5 小时。非吸烟组同时放至相同装置内给予空气暴露。正常组给予脂肪能量百分比为 10% 的 D12450B 普通饲料（100 g 体重 10 g/d）；高脂组给予脂肪能量百分比为 45% 的 D12451 高脂饲料（100 g 体重 10 g/d）；饥饿组给予脂肪能量百分比为 10% 的 D12450B 普通饲料（100 g 体重 6g/d）。其余饲养条件相同。每周记录大鼠体重及体长。共实验 24 周。结果显示，镜下观察，非吸烟组无动脉粥样硬化发生，内皮细胞结构完整，无增生，层次较为清楚；吸烟组可见早期动脉粥样硬化改变，内皮细胞水肿，平滑肌细胞迁移和增生。吸烟和不同饲养方式均影响主动脉血管内皮生长因子（VEGF）水平（F 值分别为 55.37、3.95；$P < 0.05$），两者间无交互作用（F=1.26，$P > 0.05$）。吸烟组与非吸烟组比较，主动脉 VEGF 水平增高。吸烟组内高脂组主动脉 VEGF 水平高于正常组和饥饿组，差异均有统计学意义（$P > 0.05$）。吸烟组内正常组和饥饿组主动脉 VEGF 表达水平、非吸烟组内 3 组主动脉 VEGF 表达水平比较，差异均无统计学意义（$P > 0.05$）。

动脉粥样硬化易感的雌性 Apo-E 缺乏小鼠，采用西式饲料喂养，在染毒箱内整体暴露于侧流烟草烟雾中作为染毒组（30 只），每天 6 小时，每周 5 天，共染毒 7 ~ 14 周。对照组小鼠（30 只）暴露于经过滤的环境空气中。结果显示，两组小鼠血清中胆固醇浓度没有显著性差异，暴露组小鼠动脉内膜肉眼可见形态学损伤显著性增加，损伤区域伴有酯化和未酯化的胆固醇聚集。结果表明，烟草烟雾在动脉粥样硬化敏感的 Apo-E 缺乏小鼠中会促进动脉粥样硬化的发展。

3．对心脏的影响

叶力通等（2014 年）将 24 只怀孕 SD 母鼠随机分为 4 组：正常对照组、10 支烟 / 天组、20 支烟 / 天组、40 支烟 / 天组，每组 6 只，孕鼠于妊娠 0.5 天开始至正常分娩被置于自动吸烟仪的腔体内，给予被动吸烟处理。自动吸烟仪的参数设置如下，吸烟量：5 支烟 ×20 分钟 / 次，排烟 30 分钟，10 支烟 / 天、20 支烟 / 天、40 支烟 / 天，点烟次数分别为 2、4 和 8 次，处理直至分娩。采用超声多普勒 Vevo2000 检测出生后 1 天的新生乳鼠的左心结构及其心脏功能；采用 Color-Doppler 检测心室血流方向，以确认室间隔的发育是否异常。心功能检测完毕后，收集各组新生乳鼠心脏组织，采用 Western-blot 检测心肌特异转录因子（GATA4）的表达量。结果表明，各组新生乳鼠心脏重量无明显差异，40 支烟 / 天处理组乳鼠体重显著下降，与对照组相比，差异有统计学意义（$P < 0.001$）。孕期持续给予 40 支烟 / 天被动吸烟处理能显著降低左心室重量、左心室舒张 / 收缩末期前壁厚度和左心室舒张 / 收缩末期后壁厚度，差异均有统计学意义（$P < 0.05$）。孕期给予 10、20 和 40 支烟 / 天处理后，新生乳鼠心肌中特异转录因子（GATA4）蛋白表达呈现剂量下调现象，40 支烟 / 天组与对照组相比（0.455 ± 0.032 *vs* 0.654 ± 0.083），差异有统计学意义（$P < 0.05$）。结果说明，母鼠在怀孕期间接受被动吸烟后，引发后代新生乳鼠的心脏功能受损。

4．对血管的影响

Iida 等（1998 年）将 SD 大鼠分 4 组：吸烟组（持续吸入每支含 0.1 mg 或 1 mg 尼古丁的烟 1 分钟）、尼古丁组（每只大鼠输注 0.05 mg，1 分钟注射完）、吸烟 + 血管活性药物组［静脉注射 5 mg/kg 赛曲司特（seratrodast），或 0.7 mg/kg 美加明（mecamylamine），或 1 mg/kg 普萘洛尔（propranolol）后，进行吸烟组同样的处理］和重复吸烟组（间隔 30 分钟吸入每支含 1 mg 尼古丁的烟 1 分钟，共 4 次）。苯巴比妥钠麻醉后颅骨开窗连续观察、分析大鼠软脑膜的动、静脉血管直径的变化，以及心率、平均动脉血压的变化。结果显示，吸烟组：吸入每支含 0.1 mg 或 1 mg 尼古丁的烟后 30 秒，脑血管均出现收缩，收缩值分别为7.2%和7.3%，随后出现血管扩张，至吸烟后5～10分钟最明显，扩张程度分别是4.6%和17.9%。尼古丁组：输注尼古丁后，脑血管不出现血管收缩反应，而直接导致血管扩张，在注射后2分钟最明显，达35.7%。重复吸烟组：重复吸烟后可抑制脑血管扩张反应，但不抑制血管收缩。吸烟+血管活性药物组：单次吸烟引起的血管扩张可被尼古丁受体拮抗剂美加明（mecamylamine）或β受体拮抗剂格列本脲（glibenclamide）所抑制，也可被ATP敏感的K^+通道拮抗剂普萘洛尔（propranolol）或一氧化氮合酶（NOS）抑制剂所缓解；而吸烟引起的血管收缩可被血栓素A2（TXA2）受体拮抗剂赛曲司特（seratrodast）所抑制。

5．对其他系统肿瘤的影响

多数动物实验更关注烟草烟雾和肿瘤的关系。据报道，8周龄叙利亚金黄色仓鼠，每组160只，雌雄各半，每周5天，终生暴露于1∶15的烟草烟雾与空气的混合物中，每天进行1～3次不同频率的吸入染毒，每次7～10分钟。结果表明，1～3次不同吸入染毒频率的仓鼠，分别有0.6%～10.6%发生喉癌，而对照组仓鼠则没有发生喉癌。在另一项研究中，暴露组的51只雄性叙利亚金黄色仓鼠，2月龄，终生每天3次，每周5天暴露于烟草烟雾。同等数量的雄性仓鼠作为对照组。结果表明，暴露组喉部上皮损伤的发生率显著性高于对照组（22% *vs* 0%），喉部上皮损伤的程度包括炎症、上皮生长异常（growth abnormalities），以及形成鳞状细胞乳头瘤（squamous-cell papilloma），但是暴露组仓鼠平均存活19.6个月，显著性长于对照组的15.3个月。

在大鼠实验中，5项研究有4项表明，暴露于烟草烟雾导致肺部恶性/良性肿瘤发生率轻度上升。其中一项研究采用12～14周龄雌性Fischer 344大鼠，经鼻吸入方式染毒，每小时吸入1支香烟的烟雾，每天7支，每周5天，连续染毒128周，再后续观察6周。结果在93只对照组大鼠中发现肺鳞癌和肺腺瘤各1只；而80只染毒组大鼠中共有10只发生呼吸道肿瘤，包括鼻腺癌（1只）、鼻鳞癌（1只）、肺腺瘤（5只）、肺泡癌（2只）和肺泡鳞癌（1只）。染毒组大鼠呼吸道肿瘤发生率显著高于对照组，差异具有统计学意义（$P <$

0.05）。同时还发现，80只染毒组大鼠，有21只发生前肢皮下肉瘤，4只发生口腔组织良性肿瘤，4只发生肾上腺肿瘤（其中3只为恶性），而对照组均未发生上述肿瘤。但是80只染毒组大鼠垂体、子宫和卵巢、血液-淋巴系统和乳腺肿瘤的发生率低于对照组。

（二）流行病学资料

1．对血压、心率的影响

杨春等（2003年）随机选择志愿受试者146人（男118人，女28人），年龄26～73岁，平均（40.91±2.92）岁，≥60岁者12人。其中吸烟者117人，有高血压者22人，有冠心病者1人。受试者于安静状态取卧位，用多参数监护仪测定血压、心率和心电图基础值后，在3分钟内吸烟1支，从吸烟开始每分钟重复测定血压、心率、心电图1次，直至恢复或接近基础值。结果显示，144人血压升高（占98.6%），2人血压下降。146人收缩压平均上升（12.39±1.26）mmHg，舒张压平均上升（7.95±0.96）mmHg，差异具有统计学意义（$P < 0.001$）。吸烟1分钟即开始快速上升，多数在2～3分钟达峰值，吸烟结束后逐渐下降，12分钟恢复或接近基础血压。2人血压下降，平均收缩压下降10.5 mmHg，舒张压下降6.5 mmHg，吸烟后2～3分钟降至谷值。按年龄分组比较，≥60岁者的血压变化较<60岁者的血压变化大，2组人群比较，$P_{收缩压} < 0.05$，$P_{舒张压} > 0.05$。结果还显示，146人心率全部上升，平均上升（13.97±1.59）次/分。吸烟1分钟开始快速上升，2～3分钟达峰值，吸烟结束后15分钟恢复或接近基础值。≥60岁者的心率比<60岁者的心率升幅低，平均低2.21次/分，但差异无显著性。其他结果包括，有2人心电图S-T段水平下移0.12 mV，4人呈近似水平下移0.06 mV，吸烟2～3分钟开始下移，持续3～4分钟恢复。

2．对冠心病的影响

美国有1项研究包含来自5个不同城市的40～65岁男性白人，进行了约10年的随访。研究共包含8422名对象，72011观察人年数，观察到658例新发心血管事件。研究目的是观察吸烟、胆固醇升高和高血压对冠心病发病的影响。胆固醇升高的指标是胆固醇≥250 mg/dL，高血压的指标是舒张压≥ 90 mmHg。研究结果表明，不吸烟、无胆固醇升高或高血压的人群，冠心病发病率为23‰，而吸烟者冠心病发病率为54‰，吸烟合并胆固醇升高或高血压者的冠心病发病率为103‰，吸烟合并胆固醇升高再合并高血压者的冠心病发病率为189‰。研究充分说明，吸烟增加了冠心病的发病风险。

Willet 等对 119404 名 30 ~ 55 岁女护士进行了 6 年观察随访，评估吸烟对人群冠心病死亡风险的影响。研究期间 65 人死于冠心病，242 人发生心肌梗死。其他结果包括，相对于不吸烟者，每日吸烟 1 ~ 14 支者，心绞痛的风险为 1.6 倍，冠心病死亡风险为 1.7 倍；每日吸烟 15 ~ 24 支，心绞痛的风险为 2.0 倍，冠心病死亡风险为 3.7 倍；每日吸烟大于 25 支者，心绞痛的风险为 2.6 倍，冠心病死亡风险为 5.4 倍。研究结论是，心绞痛的风险和冠心病死亡风险与吸烟量直接相关。

3．对动脉粥样硬化的影响

Waters 等对 331 名冠状动脉粥样硬化患者进行了 2 年随访观察，并采用冠状动脉造影对吸烟和不吸烟者的冠状动脉病变变化情况进行评估比较。结果表明，不吸烟者冠状动脉粥样硬化原有损伤加重的发生率为 37%，而吸烟者为 57%，两组间差异具有统计学意义（P=0.002）；而两组患者发生新冠状动脉粥样硬化损伤的比例也具有显著性差异（P=0.007），在不吸烟者中为 20%，而吸烟者为 36%。研究结论是，吸烟加速了冠状动脉粥样硬化的进展，并且增加新冠状动脉损伤的发生率。

4．对冠心病介入治疗预后的影响

Hasdai 等对 6600 名曾接受经皮穿刺冠状动脉成形术的患者进行长达 16 年的生存结局随访，评估比较吸烟对冠状动脉介入治疗术后发生急性 Q 波心肌梗死的风险。结果表明，相比于不吸烟者，曾吸烟者术后发生 Q 波心肌梗死的 RR 为 1.28（95%CI：0.77 ~ 2.16），而吸烟者的 RR 则增加到 2.08（95%CI：1.16 ~ 3.72）。结论是，吸烟使冠状动脉介入治疗后发生心肌梗死的风险增高。

Kazmers 等对 310 位择期进行血管手术的患者进行生存结局随访，随访时间为（6.64 ± 4.62）年。采用 logistic 回归分析的结果表明，年龄、糖尿病、吸烟是血管手术后死亡率的独立相关危险因素。相比于非吸烟者，吸烟者的术后死亡风险增加33%，差异具有统计学意义（P=0.007）。

5．对心源性猝死的影响

Wannamethee对来自英国24个城市的7735名40～59岁男性进行8年的随访，评估吸烟对心源性猝死的影响。研究共观察到488例缺血性心脏病事件，其中117例为心源性猝死。结果表明，吸烟者发生心源性猝死的风险为非吸烟者的2.3倍（95%CI：1.2～4.0）。

Hallstrome对美国西雅图852名心脏骤停患者进行10年随访，20%的患者在随访的1年内再次发生心脏骤停，发生后死亡率为25%～30%。755名上述患者提供了吸烟状况信息，其中331名是吸烟者（43.8%），随后，研究者获得了其中310名吸烟者的相关信息。研究结果表明，3年内吸烟者再次心脏骤停的发生率是27%，而不吸烟者为19%，两组人群比较，差异具有统计学意义（P=0.038）。

6．吸烟与动脉粥样硬化

Witteman等建立了包含758名45～64岁妇女的队列，进行9年随访，研究吸烟量与腹主动脉粥样硬化发生风险的关系。37%的对象在研究期间腹主动脉的斑块有进展。每天吸烟1～9支者，病情恶化的风险是不吸烟者1.4倍（95%CI：1.0～2.0）；每天吸烟10～19支者，病情恶化的风险是不吸烟者2.0倍（95%CI：1.6～2.5）；每天吸烟20支以上者，病情恶化的风险是不吸烟者2.3倍（95%CI：1.8～3.0）。研究结论是，主动脉粥样硬化的风险随吸烟量的增加而增加。

Howard对美国4个社区10914名中年人进行3年的随访，研究吸烟量与颈动脉内膜中层厚度的关系。结果显示，不吸烟且无被动吸烟者，3年内颈动脉内膜中层厚度增加了25.9 μm，而被动吸烟者为31.6 μm，吸烟者则为43 μm。研究结果表明，无论是主动吸烟还是被动吸烟，都会加快颈动脉粥样硬化。

7．吸烟与心肌梗死

Tao等对来自52个国家的27098名参与对象进行病例对照研究，包括12461名病例，14637名对照，研究目的是探索心肌梗死和吸烟的关系。研究结果表明，吸烟者发生急性心肌梗死的风险是不吸烟者的 2.95 倍（95%CI：2.77 ~ 3.14，$P < 0.0001$），而戒烟 1 ~ 3 年后，风险降低为吸烟者的 1.87 倍（95% CI：1.55 ~ 2.24）；戒烟 20 年后，风险降低为非吸烟者的 1.22 倍（95% CI：1.09 ~ 1.37）。

二、毒性机制

（一）血栓增加

组织因子（tissue factor，TF）在动脉粥样硬化斑块中高表达，是血栓形成过程的重要生物标志物。Sambola 等对 10 名吸烟者血液中组织因子以Ⅹa 因子（Factor Ⅹa，FⅩa）进行评价。吸烟前，血液中 FⅩa 的浓度是 217 pmol/L，在吸 2 支烟后 2 小时再次测量，FⅩa 浓度增加为 283 pmol/L。结果提示，吸烟可能增加血栓风险。

金星等（2011 年）将 20 只雄性 Wistar 大鼠（6 ~ 8 月龄，体重 200 ~ 250 g）置于干燥容器内，取烟草 30g 于燃烧罐内缓慢燃烧，用塑胶管将烟雾导入干燥容器内，每次 15 分钟，1 ~ 2 次 / 天。再将 25% 的烟草提取液皮下多点注射于大鼠后肢动脉周围，1 次 / 天。观察大鼠肢端体征，切取大鼠后肢血管标本行常规病理检查及扫描电镜观察。结果观察到，7 只大鼠于注射肢端先后出现反复发作的红肿、溃疡、坏死，余 13 只大鼠未出现这种变化。选取病情不同严重程度的模型大鼠的双后肢中、小动静脉做病理检查，可见有不同程度的内膜增生，新鲜或机化血栓，完整、增厚的内弹力膜，不同程度的血管炎症，病理改变基本符合血栓闭塞性脉管炎。

（二）一氧化氮生物合成减少

一氧化氮是重要的扩血管物质。Barua（2001 年）测试了 23 名男性（8 名非吸烟者和 15 名吸烟者）血中一氧化氮的浓度。结果表明，不吸烟者血中一氧化氮的浓度为 3613 nmol/L，而吸烟者血中一氧化氮浓度骤降为 1266 nmol/L。

杨丹蕾等（2003 年）将健康雄性 Wistar 大鼠 80 只（体重 150 ~ 200 g）随机分组，每组 10 只：①正常对照组。②吸烟组：采用自制大鼠实验性被动吸烟装置，每天吸入烟草烟雾 1 次，每次燃烧

10支香烟（红双喜牌，武汉卷烟厂），每支10分钟，间隔5分钟，每周7天，连续36周，分别于4周、8周、12周、24周及36周吸烟结束后分批处死动物。③ N^6 -（1-亚氨乙基）赖氨酸干预组（L-NIL组）：被动吸烟同吸烟组，另从第10周开始每日吸烟前腹腔注射L-NIL 3 mg/kg。④ N6-左旋精氨酸甲酯干预组（L-NAME组）被动吸烟同吸烟组，另从第10周开始每日吸烟前腹腔注射L-NAME 50 mg/kg。用免疫组化法检测iNOS及eNOS的蛋白质表达，用RT -PCR检测iNOS及eNOS mRNA的表达，用Griess法测定BALF中的 NO_2^-/NO_3^- 比值。结果显示，鼠肺组织中iNOS RNA及其蛋白质表达增加，eNOS RNA及蛋白质表达下降，BALF中细胞总数及 NO_2^-/NO_3^- 比值显著增加，差异均有统计学意义（$P < 0.05$）。

（三）血管内皮舒张功能受损

Zeiher等采用定量冠状动脉造影术，对96名患者静脉注射硝酸甘油前后，分别测量血管直径来反映血管的舒张功能。吸烟者血管扩张增加倍率为0.34±0.32，显著性低于非吸烟者的0.59±0.23，表明吸烟会影响血管内皮的舒张功能。

刘爱玲等（2007年）对90名健康体检者进行肱动脉内径的测定。人群年龄为17～25岁，中位年龄（20.2±1.8）岁，均为男性，排除高血压、高血脂、糖尿病、心脑血管及呼吸道疾病，无肝、肾功能损害。其中，正常对照组30名，为不吸烟者、且从未规律地暴露在香烟环境中。被动吸烟组30名，本人没有吸烟史，但每天暴露在香烟环境中＞1小时至少3年。主动吸烟组30名，吸烟2年以上，每天吸烟6～20支。结果显示：3组肱动脉内径基础值分别为（3.56±0.45）%、（3.51±0.48）%、（3.63±0.42）%，及硝酸甘油介导的肱动脉舒张值分别为（18.6±3.52）%、（16.9±4.41）%、（17.±4.68）%，差异均无统计学意义（$P > 0.05$）；而血流介导的血管扩张试验中，正常对照组血管内径扩张为（8.82±2.26）%；被动吸烟组及主动吸烟组的血管内径扩张较正常对照组均明显减少，分别为（5.92±1.64）%、（6.03±2.11）%，P 值均＜0.01。主、被动吸烟组与正常对照组比较，差异均有统计学意义。

Lavi 等（2007 年）分析 881 名患者（115 名吸烟，766 名不吸烟）的血管内皮对乙酰胆碱的反应性来反映心外膜血管内皮功能紊乱情况。结果表明，吸烟者比起非吸烟者更容易发生血管内皮功能紊乱（46% *vs* 35%，P=0.03）。

（四）白细胞计数升高

白细胞计数升高与心血管事件的高风险相关。Lavi 等（2007 年）对 881 名患者的白细胞分析结果表明，115 名吸烟者的白细胞计数为（7.7±0.2）×10^9/L，显著性高于不吸烟者（766 名）的平均白细胞水平（6.6±0.1）×10^9/L，差异具有统计学意义（$P < 0.01$）。此外，吸烟者与不吸烟者相比，血清中髓过氧化物酶较高（156±19 μg/L *vs* 89±8 μg/L），脂蛋白相关的磷脂酶 A2 较高（242±12 μg/L *vs* 215±5 μg/L），细胞内黏附分子较高（283±14 μg/L *vs* 252±5 μg/L）。在 C- 反应蛋白、纤维蛋白原、血管细胞黏附分子水平方面，无组间差异。

（孙 宏）

主要参考文献

1. Vazquez-Benitez G，Desai JR，Xu S，et al. Preventable major cardiovascular events associated with uncontrolled glucose，blood pressure，and lipids and active smoking in adults with diabetes with and without cardiovascular disease：a contemporary analysis. Diabetes Care，2015，38（5）：905-912.
2. IARC. IARC Monographs on the Evaluation of Carcinogenic Risks to Humans，Volume 83 Tobacco Smoke and Involuntary Smoking，2004，Lyon，France.
3. 中华人民共和国卫生部. 中国吸烟危害健康报告 .2012.
4. Howard G，Wagenknecht LE，Burke GL，et al. Cigarette smoking and progression of atherosclerosis：The Atherosclerosis Risk in Communities（ARIC）Study. JAMA，1998，279（2）：119-124.
5. Sambola A，Osende J，Hathcock J，et al. Role of risk factors in the modulation of tissue factor activity and blood thrombogenicity. Circulation，2003，107（7）：973-977.
6. Burns DM. Epidemiology of smoking-induced cardiovascular disease. Prog

Cardiovasc Dis，2003，46（1）：11-29.
7. Cox DG，Dostal L，Hunter DJ，et al. N-acetyltransferase 2 polymorphisms，tobacco smoking，and breast cancer risk in the breast and prostate cancer cohort consortium. Am J Epidemiol，2011，174（11）：1316-1322.
8. Teo KK，Ounpuu S，Hawken S，et al. Tobacco use and risk of myocardial infarction in 52 countries in the INTERHEART study：a case-control study. The Lancet，2006，368（9536）：647-658.
9. Barua RS，Ambrose JA，Eales-Reynolds LJ，et al. Dysfunctional endothelial nitric oxide biosynthesis in healthy smokers with impaired endothelium-dependent vasodilatation. Circulation，2001，104（16）：1905-1910.
10. Messner B，Bernhard D. Smoking and cardiovascular disease mechanisms of endothelial dysfunction and early atherogenesis. ArteriosclerThrombVasc Biol，2014，34（3）：509-515.
11. Lavi S，Prasad A，Yang EH，et al. Smoking is associated with epicardial coronary endothelial dysfunction and elevated white blood cell count in patients with chest pain and early coronary artery disease. Circulation，2007，115（20）：2621-2627.
12. Lewis S，Antoniak M，Venn A，et al. Secondhand smoke，dietary fruit intake，road traffic exposures and the prevalence of asthma：a cross-sectional study of young children. Am J Epidemiol，2005，161（5）：406-411.
13. 陈伟伟，高润霖，刘力生，等. 中国心血管病报告 2013 概要. 中国循环杂志，2014，29（7）：487-491.
14. 李莉，阮英茆，张旭晨，等. 吸烟导致慢性阻塞性肺疾病地鼠模型的建立. 中国实验动物学杂志，2002，12（4）：239.
15. 韩婷姣，许建英. 吸烟和不同饲养方式对大鼠动脉粥样硬化的影响. 中西医结合心脑血管病杂志，2015，13（18）：2064-2066.

农　药

第一节　有机磷酸酯类

有机磷酸酯类农药（organophosphorus pesticides）是我国目前生产和使用最多的一类农药，包括敌敌畏（dichlorvos，DDVP）、磷胺（phosphamidon）、百治磷（dicrotophos）、美曲膦酯（trichlorfon）、对硫磷（parathion）、甲基对硫磷（methyl parathion）、杀螟松（fenitrothion）、内吸磷（demeton）、辛硫磷（phoxim）、二嗪农（diazinon）、稻瘟净（kitazin）、倍硫磷（fenthion）、乐果（dimethoate）、马拉硫磷（malathion）和甲拌磷（phorate）等两百多种。有机磷农药大多数是杀虫剂类，近年来已先后合成杀菌剂、杀鼠剂、除草剂和植物生长调节剂等，个别还可以用作战争毒剂。有机磷农药纯品一般为白色结晶，工业品为淡黄色或棕色油状液体，大多有类似大蒜或韭菜的特殊臭味（除敌敌畏等少数品种外），一般沸点都很高，比重多大于1，且具有较高的折光率。市场上销售的有机磷农药剂型主要有乳化剂、可湿性粉剂、颗粒剂和粉剂四大剂型，近几年来混合剂和复配剂已逐渐增多。常温下，有机磷农药的蒸气压力都很低，但无论液体或固体，在任何温度下均有蒸气逸出。一般难溶于水，易溶于芳烃、乙醇、丙酮和氯仿等有机溶剂。有机磷农药在氧化剂或生物酶催化作用下容易被氧化。有机磷农药一般均不耐热，其化学结构不稳定，在加热到200℃即发生分解，甚至爆炸。大部分有机磷农药是磷酸酯或酰胺，容易在水中发生水解而分解为无毒化合物，但磷酰胺类有机磷则水解较难，美曲膦酯在碱性条件下可变成敌敌畏。

有机磷农药可经胃肠道、呼吸道及完整的皮肤和黏膜进入机体。经消化道或呼吸道进入机体时，吸收较为迅速而完全，皮肤吸收是职业性有机磷农药中毒的主要途径。吸收后在体内分布于各器官，其中以肝含量最多，肾、脾、肺次之，亦可通过血脑屏障进入脑组织。一般认为具有氟、氰等基团的有机磷农药，穿透血脑屏障的能力较强，有些还能通过胎盘屏障到达胎儿体内。脂溶性高的有机磷农药能少量储存于脂肪组织中延期释放。有机磷农药在体内的代谢主要有氧化及水解两种形式，一般氧化使毒性增强，如对硫磷在肝细胞滑面内质网的混合功能氧化酶作用下，氧化为毒性较大的对氧磷；水解可使毒性降低，对硫磷在氧化的同时，被磷酸酯酶水解而失去作用。有机磷农药经氧化和水解后的代谢产物，部分经葡萄糖醛酸与硫酸结合反应而随尿排出；部分水解产物对硝基酚或对硝基甲酚等直接经尿排出，而不需经结合反应。有机磷农药在体内代谢转化后排泄很快，一般数日内可排完，主要经肾由尿排出，少部分随粪便排出。

敌敌畏毒性属中等毒类，毒作用发生极快，对胆碱酯酶有直接抑制作用。实验动物中毒主要表现为兴奋、流涎、肌震颤、抽搐、大小便失禁，以致死亡。人中毒后表现为出汗、胆碱酯酶活性下降等有机磷中毒一系列症状。敌敌畏经口 LD_{50} 分别为：小鼠 50 ~ 92 mg/kg，大鼠 50 ~ 110 mg/kg。经皮 LD_{50} 分别为：小鼠 75 ~ 200 mg/kg，大鼠 75 ~ 107 mg/kg，豚鼠 400 ~ 408 mg/kg。兔经口染毒剂量每天大于 0.2 mg/kg 时，经 24 周连续染毒可引起慢性中毒反应，出现肝和肾发生严重病变，全血胆碱酯酶（ChE）活力明显降低。乐果经口 LD_{50} 分别为：大鼠 387 mg/kg、小鼠 160 mg/kg、家兔 300 mg/kg 和豚鼠 350 mg/kg，大鼠经皮 $LD_{50} > 2000$ mg/kg。在大鼠孕 14 ~ 21 天时，敌敌畏按 39.2 mg/kg 剂量经口染毒，可致新生鼠生化和代谢改变。15 mg/kg 乐果腹腔注射孕大鼠可致胎儿畸形的发生。小鼠以 35 mg/kg 敌敌畏腹腔注射染毒，连续 5 天，可导致小鼠精子形态发生变化。据报道，大鼠喂饲敌敌畏 2 年可增加胰腺癌和白血病的发病率，也可使雌性小鼠胃癌的发病率上升。Ames 试验显示，敌敌畏具有致突变性。国际癌症研究所（IARC）将敌敌畏归入为 2B 类，人类可能致癌物。

一、毒性表现

（一）动物实验资料

Toś-Luty 等以 8 和 16 mg/kg 马拉硫磷给健康成年 Wistar 大鼠（性别不明）浸尾经皮染毒，每天 4 小时，连续 28 天。同时作者又以 16 mg/kg 马拉硫磷给同品系大鼠灌胃染毒，每天 1 次，连续 28 天。病理组织学观察可见，经皮染毒组大鼠心脏组织无明显改变，而经口染毒组大鼠呈现心肌细胞薄壁组织变性，且存在单一的嗜碱性粒细胞。超微结构显示，经皮染毒组大鼠心肌细胞线粒体肿胀且存在剂量依赖性，经口染毒组大鼠心肌细胞肌纤维膜出现线粒体肿胀。

张雪梅等（2004 年）给健康成年雄性 SD 大鼠腹腔注射 30、60 和 90 mg/kg 乐果，染毒后 30、60、90 和 120 分钟观察大鼠心率、最高左心室内压、左心室内压最大上升速率、心力环面积、舒张压和收缩压等指标的变化。结果发现，90 mg/kg 乐果染毒组大鼠心率在染毒后 30 分钟开始明显下降，90 和 120 分钟后明显低于未染毒对照组和同时点对照组，差异具有统计学意义（$P < 0.05$），其他染毒组未见明显改变。60 mg/kg 乐果染毒组大鼠左心室内压最大上升速率、最高左心室内压和心力环面积在染毒 90 和 120 分钟后明显高于对照组，但染毒 120 分钟后大鼠左心室内压最大上升速率显著高于同时点对照组，差异具有统计学意义（$P < 0.05$）。90 mg/kg 乐果染毒组大鼠染毒 120 分钟后收缩压和舒张压均显著低于对照组，差异具有统计学意义（$P < 0.01$）。结果表明，60 mg/kg 乐果可以增强心肌收缩力，而 90 mg/kg 乐果抑制大鼠心血管功能。

赵江霞等（2009 年）给成年雄性 SD 大鼠分别一次性腹腔注射 15 和 25 mg/kg 敌敌畏，分别观察大鼠在染毒前和染毒后 15、30、45、60、75 和 90 分钟各时点心率、最高左心室内压、左心室内压最大上升速率、舒张压和收缩压等变化。结果发现，15 和 25 mg/kg 敌敌畏染毒后 90 分钟大鼠心率分别降为染毒前的 78% 和 77%，差异具有统计学意义（$P < 0.05$）；收缩压降为染毒前的 89% 和 91%，差异具有统计学意义（$P < 0.05$）；左心室内压最大上升速率均低于染毒前，差

异具有统计学意义（$P < 0.01$）。与对照组比较，15 和 25 mg/kg 敌敌畏染毒 45 分钟后大鼠的收缩压、舒张压、心率、最高左心室内压和左心室内压最大上升速率的改变，均有统计学意义（$P < 0.05$）。结果表明，不同剂量敌敌畏可以不同程度地抑制大鼠心血管功能，其中左心室内压最大上升速率改变较为明显。

Yavuz 等（2005 年）给健康成年雄性 Wistar 大鼠灌胃 0.5 mg/kg 杀扑磷（methidathion），每周 5 天，连续 4 周。结果显示，杀扑磷染毒后 1 ~ 1.5 小时，大鼠出现剧烈的肌束震颤和严重的衰竭状态。光学显微镜下可见，杀扑磷染毒组大鼠主动脉壁出现不规则断裂和破碎的弹性纤维，且有弥漫性空泡出现，主动脉直径明显大于对照组，差异具有统计学意义（$P < 0.01$）。杀扑磷染毒组大鼠胸主动脉组织中丙二醛含量明显高于对照组，而胆碱酯酶活力明显低于对照组，差异具有统计学意义（$P < 0.01$）。结果表明，MDA 含量升高可能是杀扑磷诱导主动脉壁发生损伤的分子机制之一。

（二）体外实验资料

Mirajkar 等（2008 年）将 3 月龄和 18 月龄健康雄性 SD 大鼠处死分离心脏，制备心脏组织匀浆，用 10 μmol/L 丁酰胆碱酯酶（BChE）抑制剂四异丙基焦磷酸胺或 10 μmol/L 乙酰胆碱酯酶（AChE）抑制剂 BW284C51 孵育 15 分钟，然后再用 30 pmol/L ~ 3 μmol/L 氧化毒死蜱或 100 pmol/L ~ 10 μmol/L 甲基对氧磷分别于 37℃孵育 30 分钟。结果发现，氧化毒死蜱处理组 3 月龄大鼠 AChE 的半数抑制浓度（IC_{50}）明显高于 BChE，而甲基对氧磷处理组 3 月龄大鼠 AChE 的 IC_{50} 明显低于 BChE，差异具有统计学意义（$P < 0.05$），且氧化毒死蜱和甲基对氧磷处理组对 18 月龄大鼠 AChE 和 BChE 的抑制作用与其对 3 月龄大鼠一致。氧化毒死蜱对 18 月龄大鼠心脏组织 BChE 的 IC_{50} 明显低于 3 月龄大鼠，差异具有统计学意义（$P < 0.05$），但氧化毒死蜱处理后 3 月龄和 18 月龄大鼠心脏组织 AChE 的 IC_{50} 差异无统计学意义（$P > 0.05$）。提示氧化毒死蜱对大鼠心脏组织 BChE 的抑制作用强于 AChE。该作者又分别制备 3 月龄和 18 月龄大鼠心肌细胞膜（300 μg 蛋白质），用 1 nmol/L [^{3}H] 标记的氧化震颤素 -M 醋酸盐（methyl-^{3}H oxotremorine-M acetate，[^{3}H]-OXO）和 30 pmol/L ~ 3 μmol/L 氧化毒死蜱、毒死蜱、甲基对氧磷和甲基对硫磷分别于 21℃孵育 90 分钟，然后用 10 mmol/L 阿托品来测定特异性结合。结果显示，氧化毒死蜱是 3 月龄和 18 月龄大鼠心脏中 [^{3}H]-OXO 强有力的置换剂，其取代大鼠心脏中 [^{3}H]-OXO 的能力强于毒死蜱，而毒死蜱则没有取代大鼠心脏中 [^{3}H]-OXO 的能力。甲基对氧磷和甲基对硫磷也是 3 月龄和 18 月龄大鼠心脏中 [^{3}H]-OXO 强有力的置换剂，两者取代大鼠心脏中 [^{3}H]-OXO 的能力无明显差异。结果表明，有机磷与大鼠心脏胆碱酯酶和毒蕈碱受体相互作用存在年龄差异，有机磷选择性抑制丁酰胆碱酯酶和直接结合于 M_2 毒蕈碱受体的能力对副交感神经调控心脏功能产生较大的影响。

（三）流行病学资料

Karki 等调查了尼泊尔某医院 1995 年 1 月至 2007 年 12 月收治的 37 例急性有机磷农药中毒患者（年龄 15 ~ 50 岁，平均年龄 26.85 岁，其中 65% 的患者年龄 15 ~ 30 岁，27% 的患者年龄小于 20 岁）。结果显示，有机磷农药中毒患者的年龄男性（15 名）和女性（22 名）比较差异无统计学意义（$P > 0.05$）。37 名患者中 17 名（46%）为学生，8 名（22%）农民，6 名（16%）家庭主妇和 6 名（16%）服务人员。23 例（62.2%）患者出现心脏并发症，其中非心源性肺水肿患者 8 例（21.6%）。心电图检测发现，Q-T 间期延长者为 14 例（37.8%），ST 段和 T 波改变者 11 例（29.7%），传导阻滞者 2 例（5.4%），发生窦性心律过速 15 例（40.5%），7 例（18.9%）出现窦性心动过缓。37 名急性中毒患者中 5 例（13.5%）患者并发高血压，4 例（10.8%）患者并发低血压，1 例患者出现尖端扭转型室性心动过速，2 例患者由于非心源性肺水肿而死亡，另 1 例死于心室颤动，病死率为 8.1%。

肖岳等（2008 年）选择急性有机磷农药中毒患者 56 例（平均年龄 37.7 ± 16.3 岁），并根据急性有机磷农药中毒诊断及分级标准，分为轻度中毒 18 例、中度中毒 25 例和重度中毒 13 例，分别采集入院后第 1、2、3、5 和 7 天患者血样并分离血清，酶联免疫吸附（ELISA）法测定血清肌钙蛋白 I（cTnI）含量，免疫抑制法检测肌酸肌酶（CK）

及其同工酶（CK-MB）水平。结果显示，急性有机磷农药中毒患者入院后第 1、2、3、5 和 7 天血清 cTnI 含量显著高于对照组，差异具有统计学意义（$P < 0.01$）。入院后第 2、3 和 5 天血清 CK 和 CK-MB 浓度也明显高于对照组，差异具有统计学意义（$P < 0.05$）。血清 cTnI 在中毒后第 2 天达高峰，第 7 天仍明显高于对照组，差异具有统计学意义（$P < 0.01$）。心肌酶 CK 和 CK-MB 浓度在第 3 天达高峰，第 7 天大部分与对照组接近。以第 2 天血清 cTnI 浓度和第 3 天心肌酶 CK 和 CK-MB 浓度为基准，进行急性有机磷农药中毒患者血清 cTnI、CK 和 CK-MB 浓度轻度、中度和重度中毒患者间两两比较，差异均具有统计学意义（$P < 0.05$），且中毒程度越严重 cTnI 升高幅度越大，而心肌酶 CK 和 CK-MB 浓度与中毒程度并不完全一致。急性有机磷农药中毒患者血清 cTnI、CK 和 CK-MB 浓度分别大于正常对照的 2 倍为阳性，其血清 cTnI 的阳性率分别均明显高于心肌酶 CK 和 CK-MB，差异具有统计学意义（$P < 0.01$）。结果表明，急性有机磷农药中毒越严重，血清 cTnI 值升高越显著，血清 cTnI 检测可以反映有机磷中毒患者的心肌损害，比心肌酶 CK 和 CK-MB 更有价值。

二、毒性机制

高航等（2009 年）给健康雄性昆明种小鼠（体重 18±2g）一次性腹腔注射 25mg/kg 氧化乐果，30 分钟后处死小鼠，测定小鼠心肌组织 ATP 酶、超氧化物歧化酶（SOD）和谷胱甘肽过氧化物酶（GSH-Px）活力及丙二醛（MDA）含量。结果发现，染毒组小鼠心肌组织 Na^+-K^+-ATP 酶、Mg^{2+}-ATP 酶和 Ca^{2+}-ATP 酶，以及 SOD 和 GSH-Px 活力均明显低于对照组，而 MDA 含量高于对照组，差异具有统计学意义（$P < 0.05$）。结果表明，氧化乐果可影响心肌组织能量代谢和抗自由基水平并损害心肌，其机制可能与自由基引起的心肌细胞脂质过氧化有关。

Calore 等（2007 年）给成年雄性 Wistar 大鼠灌胃 2.5 和 5.0 mg/kg 甲胺磷，每周 1 次，连续 3 个月。结果显示，甲胺磷第 1 次染毒后 24 小时，甲胺磷 5.0 mg/kg 染毒组大鼠出现轻微的震颤和肌束颤动。甲胺磷 2.5 和 5.0 mg/kg 染毒组大鼠血浆胆碱酯酶活力均明显低于对照组，差异具有统计学意义（$P < 0.001$），但两染毒组间大鼠血浆胆碱酯酶活力比较，差异无统计学意义（$P > 0.05$）。甲胺磷最后 1 次染毒后第 8 天处死大鼠，发现甲胺磷 2.5 和 5.0 mg/kg 染毒组大鼠心脏湿重均明显高于对照组，差异具有统计学意义（$P < 0.05$）。定性和定量组织学分析显示，甲胺磷 2.5 和 5.0 mg/kg 染毒组大鼠心肌细胞明显肿大，心肌细胞直径的中位数明显大于对照组，差异具有统计学意义（$P < 0.001$），尤以甲胺磷 5.0 mg/kg 染毒组对心肌细胞影响明显。结果提示，甲胺磷引起大鼠心肌肥厚可能是其诱发持续性的动脉高压或对交感神经的直接刺激所致。

Zhou S 等（2010 年）采用 0.3、3 和 30 μmol/L 对氧磷处理新西兰雄兔（体重 2.0 ± 0.3 kg）胸主动脉环，观察对氧磷的血管收缩效应，同时采用全细胞膜片钳技术检测对氧磷对主动脉平滑肌细胞钙稳态的影响。结果发现，30 μmol/L 对氧磷可以减弱 1 μmol/L 去氧肾上腺素和（或）80 mmol/L K^+ 诱导的兔胸主动脉收缩。在无胞外 Ca^{2+} 或钙离子通道抑制剂维拉帕米存在的情况下，30 μmol/L 对氧磷对血管收缩剂诱导的胸主动脉收缩的抑制效应可被消除，但阿托品对对氧磷导致的去氧肾上腺素诱导的胸主动脉收缩的抑制作用影响不明显。30 μmol/L 对氧磷对 $CaCl_2$ 诱导的离体兔血管平滑肌细胞收缩产生抑制作用，同时降低 K^+ 诱导的血管平滑肌细胞内 Ca^{2+} 浓度的升高，并抑制血管平滑肌细胞 L 型钙通道电流。结果表明，对氧磷通过抑制 Ca^{2+} 内流而减弱血管收缩剂诱导的兔胸主动脉收缩。

第二节　拟除虫菊酯类农药

拟除虫菊酯类农药（pyrenthrods）是人工合成的结构上类似天然除虫菊素的一类农药，常用的包括氯菊酯（permethrin）、溴氰菊酯（deltamethrin，敌杀死）、氰戊菊酯（fenvalerate，速灭杀丁或杀灭菊酯）、氯氰菊酯（cypermethrin）、高效氯氰菊酯（beta cypermethrin）、顺式氯氰菊酯（alphacypermethrin）、胺菊酯（tetramethrin）、甲醚菊酯（methothrin）、炔呋/呋喃菊酯（furamethrin）、甲氰菊酯（fenpropathrin）、苯氰菊酯（cyphenothrin）、氟氰菊酯（flucythrinate，ANSI）、氯氟氰菊酯（cyhalothrin）等几十种。拟除虫菊酯类农药对棉花、蔬菜、果树、茶叶等多种作物害虫有高效、广谱的杀虫效果，其作用机制是扰乱昆虫神经的正常生理，使之由兴奋、痉挛到麻痹而死亡。拟除虫菊酯类农药大多数为黏稠状液体，呈黄色或黄褐色，少数为白色结晶如溴氰菊酯，一般配成乳油制剂使用。多数品种难溶于水，易溶于甲苯、二甲苯及丙酮中。大多不易挥发，在酸性条件下稳定，遇碱易分解。用于杀虫的拟除虫菊酯类农药多为含氰基的化合物，用于卫生杀虫剂则多不含氰基，常配成气雾或电烤杀蚊剂。

拟除虫菊酯类农药多为中等毒性（含氰基）和低毒类（不含氰基）。可经呼吸道吸入、皮肤及消化道吸收，其在哺乳动物体内被肝酯酶和混合功能氧化酶水解（反式异构体）和氧化（顺式异构体），代谢产物可与葡萄糖醛酸、硫酸根结合，经肾由尿排出。

氯菊酯大鼠急性经口 LD_{50} 为 410 mg/kg，经皮 LD_{50} 为 2500 mg/kg，吸入 LC_{50} 为 685 mg/m^3。溴氯菊酯是拟除虫菊酯类农药中毒性最大的品种，大鼠急性经口 LD_{50} 为 30 ~ 168 mg/kg，吸入 2 小时 LC_{50} 为 785 mg/m^3，经皮 LD_{50} > 2000 mg/kg。氯氰菊酯大鼠经口 LD_{50} 为 251 mg/kg，经皮 LD_{50} > 1600 mg/kg；兔经皮 LD_{50} > 2400 mg/kg。氰戊菊酯大鼠经口 LD_{50} 为 158 ~ 188 mg/kg，经皮 LD_{50} > 5000 mg/kg。胺菊酯大鼠经口 LD_{50} > 4640 mg/kg，小鼠经口 LD_{50} 为 5200 mg/kg；大鼠经皮 LD_{50} > 2500 mg/kg，小鼠经皮 LD_{50} > 15000 mg/kg；大鼠 3 小时吸入 LC_{50} > 2500 mg/m^3。

作业工人暴露于较高浓度拟除虫菊酯类农药可引起急性中毒，主要表现为皮肤、黏膜刺激以及全身症状，包括头晕、头痛、乏力、恶心、呕吐、精神萎靡、多汗、流涎，少数出现胸闷、肢端发麻、心悸、视物模糊、瞳孔缩小。病情进展可出现肌束颤动、轻度意识障碍、昏迷或阵发性抽搐，部分患者可发生肺水肿。妊娠期大鼠连续 10 天经口摄入 300 mg/kg 甲苄菊酯后，可出现脑突和面裂等畸形。人体外周血淋巴细胞试验发现，杀灭菊酯可引起姐妹染色单体交换率明显增加。

一、毒性表现

（一）动物实验资料

胡云平等（2001 年）给成年健康雄性豚鼠一次性腹腔注射 25 mg/kg 溴氰菊酯，观察豚鼠染毒后心血管功能的变化。结果发现，溴氰菊酯染毒组豚鼠肢体出现不同程度的抽搐症状，即早期为肢体细微的震颤，晚期为强直性的抽搐。染毒组豚鼠心律失常发生率为 50%，主要表现为房室传导阻滞和室性期前收缩，且随时间变化交替出现。染毒组豚鼠收缩压和舒张压分别在染毒后 15 ~ 90 分钟持续升高，正向心肌最大收缩速率在染毒 30 分钟后明显升高，与染毒前比较，差异均具有统计学意义（$P < 0.05$）。染毒组豚鼠心率明显下降，QRS 间期明显延长，与染毒前比较，差异均具有统计学意义（$P < 0.05$）。染毒组豚鼠校正后的 QT 间期明显增加，与染毒前比较，差异具有统计学意义（$P < 0.05$），提示心肌有缺血现象。

Coskun 等（2004 年）给体重为 45 ~ 50 g 健康 cameroni 蛙静式吸入 200 g/L 氯氰菊酯 30、60、90 和 120 分钟后，肌动描记图发现，氰氯菊酯各染毒组蛙心房和心室收缩力明显弱于对照组，而心电图显示，P 波振幅（mV）和 QRS 振幅（mV）亦低于对照组，差异具有统计学意义（$P < 0.05$）。氰氯菊酯染毒 90 和 120 分钟后，蛙心房和心室总收缩时间明显长于对照组，而蛙心率明显低于对照组，差异具有统计学意义（$P < 0.05$）。光学显微镜下可见，氰氯菊酯染毒 60、90 和 120 分钟后，蛙心肌细胞体积明显增大。透射电镜显示，氯氰菊酯各染毒组蛙心肌细胞发生核异质，细胞膜完整性和血管内皮细胞的细胞器被破坏。染毒 90 分钟组发现，蛙心肌纤维数量略有减少、滑面内质网扩张和线粒体数量明显减少，而染毒 120 分钟组还发现，蛙肌原纤维数量明显减少，肌原纤维肌动蛋白与肌球蛋白分离，内质网池扩张且处于肌细胞核四周，肌细胞线粒体稀疏。提示随染毒时间延长，氯氰菊酯对蛙心脏产生毒性。

Imanishi 等（2013 年）给孕 10.5 天的成年 ICR 小鼠一次性灌胃 2、10、50 和 75 mg/kg 氯菊酯及 150 mg/kg 沙利度胺（thalidomide，反

应停)，在孕 17.5 天时处死孕鼠取出胎鼠，观察氯菊酯对胎鼠脑动脉发育的影响。结果显示，10 mg/kg 氯菊酯染毒组母鼠体重、仔鼠数和胎鼠体重均明显低于对照组，差异具有统计学意义（$P < 0.05$)，但沙利度胺染毒组上述指标与对照组比较，差异无统计学意义（$P > 0.05$)。10 mg/kg 氯菊酯染毒组总胎鼠（雌性 + 雄性）和雄性胎鼠脑动脉环前交通动脉异位率均高于对照组，差异具有统计学意义（$P < 0.05$)，但沙利度胺染毒组未发生明显改变。2、10、50 和 75 mg/kg 氯菊酯染毒组胎鼠大脑前动脉分支数明显多于对照组，而胎鼠脑动脉环前交通动脉长度仅 10 mg/kg 氯菊酯染毒组胎鼠短于对照组，差异具有统计学意义（$P < 0.05$)。提示 2 mg/kg 氯菊酯是引起胎鼠脑动脉环畸形的最低剂量，至 10 mg/kg 剂量即达到高峰。作者又给孕 10.5 天的成年 ICR 小鼠一次性灌胃 50 mg/kg 氯菊酯，并观察出生后第 7 天（PND7）仔鼠大脑形态学和神经递质含量的变化。定量组织学分析显示，与对照组比较，50 mg/kg 氯菊酯孕鼠染毒后胎鼠大脑皮质Ⅰ层、海马锥体细胞层和齿状回颗粒层厚度（mm）变薄，差异具有统计学意义（$P < 0.05$)，而大脑皮质Ⅱ ~ Ⅵ层、海马和靠近前囟门齿状回之间厚度（mm）无明显变化（$P > 0.05$)。胎鼠中脑组织中神经递质去甲肾上腺素和多巴胺含量均高于对照组，差异具有统计学意义（$P < 0.05$)，但 3,4- 二羟基苯乙酸、高香草酸、5- 羟色胺和 5 羟吲哚乙酸含量未发生明显改变（$P > 0.05$)。以上结果表明，孕鼠产前暴露于氯菊酯可使胎鼠大脑血管发育异常而影响其大脑正常发育。

金美青等（2010 年）采用 500 nmol/L 氯菊酯（PM）和高效氰氯菊酯（CP)，以及 5 μmol/L 3- 苯氧基乙醇（PBCOH)、3- 苯氧基甲醛（PBCDHO）和 3- 苯氧基酸（PBCOOH）分别处理 Fli-1：EGFP 转基因斑马鱼胚胎 48 小时，荧光倒置显微镜下观察斑马鱼胚胎 - 子鱼的血管形态结构发育状况并计算畸形率。结果发现，对照组斑马鱼子鱼躯干的血管形态发育正常、排列整齐。PBCOOH 处理 48 小时后子鱼躯干血管的畸形率与对照组比较，差异无统计学意义（$P > 0.05$)，但 PM、CP、PBCOH 和 PBCHO 处理组子鱼躯干血管的畸形率均明显高于对照组，差异具有统计学意义（$P < 0.05$)，子鱼躯干血管畸形主要

表现为节间血管出现分支交叉，甚至是断裂或缺失的现象。

（二）体外实验资料

Vadhana 等（2011 年）采用 5、10 和 20 μmol/L 氯菊酯代谢产物——3-苯氧基苄醇（3-PBA）、3-苯氧基甲醛（3-PBALD）和 3-苯氧基酸（3-PBACID）分别处理成年雄性 Wistar 大鼠心肌细胞 60 分钟，观察心肌细胞膜的流动性和脂质过氧化程度。采用荧光探针 laurdan 标记心肌细胞后发现，5、10 和 20 μmol/L 3-PBA，以及 10 和 20 μmol/L 3-PBACID 均可引起心肌细胞膜亲水 - 疏水区的膜脂流动性和极性降低。采用 1,6- 二苯基 -1,3,5- 己三烯荧光探针标记心肌细胞，稳态荧光各向异性方法检测显示，5 μmol/L 3-PBALD 可引起心肌细胞稳态荧光各向异性值明显高于对照组，差异具有统计学意义（$P < 0.001$），20 μmol/L 3-PBACID 可引起心肌细胞稳态荧光各向异性值明显低于对照组，差异具有统计学意义（$P < 0.001$），但 5、10 和 20 μmol/L 3-PBA 对心肌细胞稳态荧光各向异性值均无明显影响（$P > 0.05$）。提示 3-PBALD、3-PBACID 可引起心肌细胞膜脂质双分子深层流动性改变。该作者采用 5、10 和 20 μmol/L 3-PBA、3-PBALD 和 3-PBACID 分别处理大鼠心肌细胞 1 小时，各浓度 3-PBA、3-PBALD 和 3-PBACID 可引起心肌细胞羰基含量均明显高于对照组，差异具有统计学意义（$P < 0.001$），提示心肌细胞发生蛋白质氧化。为了评估氯菊酯代谢产物对心肌细胞膜的脂质过氧化作用，该作者又采用 5 μmol/L 3-PBA、3-PBALD 和 3-PBACID 分别处理大鼠心肌细胞 30 和 60 分钟，然后用探针二苯基 -1- 芘膦标记心肌细胞，荧光强度定量分析发现，5 μmol/L 3-PBA 处理心肌细胞 30 和 60 分钟后心肌细胞荧光强度明显高于对照组，5 μmol/L 3-PBALD 处理心肌细胞 60 分钟后心肌细胞荧光强度明显高于对照组，差异具有统计学意义（$P < 0.001$），但 5 μmol/L 3-PBACID 处理心肌细胞 30 和 60 分钟后心肌细胞荧光强度均无明显变化（$P > 0.05$），提示 3-PBA 更易诱发心肌细胞脂质过氧化。

（三）流行病学资料

谈立峰等（2005 年）调查某农药厂工龄半年以上的氰戊菊酯作业工人 61 名，结果显示，氰戊菊酯暴露区车间空气中氰戊菊酯的几何

均值为 2.16×10^{-3} mg/m^3，而对照区（行政办公区）未检出。甲苯和二甲苯浓度暴露区和对照区较接近，且浓度远远低于短时间接触容许浓度（100 mg/m^3）。选择暴露区及对照区各 3 人进行连续 3 天的个体采样和皮肤污染量测定。个体采样结果发现，暴露组工人氰戊菊酯的浓度范围为 0.02 ~ 0.35 mg/m^3，几何均值为 0.11 mg/m^3，而对照区工作人员均未检出氰戊菊酯。暴露组工人皮肤污染量测定结果显示，皮肤平均污染量范围为 0.75 ~ 3.92 mg/m^2，几何均值为 1.59 mg/m^2；皮肤污染总量范围为 1.14 ~ 5.98 mg，几何均值为 2.42 mg，而对照区工人皮肤均未检出氰戊菊酯。氰戊菊酯暴露组作业工人舒张压异常率显著高于对照组，差异具有统计学意义（$P < 0.05$），但心电图异常率两组间无明显变化（$P > 0.05$）。两组工作人员间肱二头肌、肱三头肌、桡骨膜、膝关节、踝关节神经反射异常率，差异均无统计学意义（$P > 0.05$）。提示职业性接触氰戊菊酯农药对工人心血管系统有一定的影响，但未发现对神经系统有影响。

二、毒性机制

Aydin 等（2015 年）给成年雄性 Wistar 大鼠一次性灌胃 35 mg/kg 溴氰菊酯，24 小时后测定大鼠心电图；然后处死大鼠分离心脏，观察心脏组织细胞总氧化状态（TOS）、总抗氧化状态（TSA）及病理组织学变化。心电图显示，溴氰菊酯染毒组大鼠 QT 间期、QT 间期与 RR 间期比值均明显大于对照组，差异具有统计学意义（$P < 0.001$）。组织病理学观察显示，溴氰菊酯染毒组大鼠心脏组织出现间质水肿和炎性细胞浸润，个别大鼠心脏有肌原纤维溶解现象。溴氰菊酯染毒组大鼠心脏组织 TOS 水平明显高于对照组，而心脏组织 TSA 水平明显低于对照组，差异具有统计学意义（$P < 0.01$）。结果表明，溴氰菊酯可致大鼠心肌细胞氧化性损伤。

de la Cerda 等（2002 年）采用 1 和 10μmol/L 溴氰菊酯处理成年猫心室肌细胞，用全细胞膜片钳技术观察溴氰菊酯对离体心室肌细胞动作电位和钠电流（sodium current，I_{Na}）的影响。结果显示：1 和 10 μmol/L 溴氰菊酯可诱导心室肌细胞动作电位呈剂量依赖性延长。

1 μmol/L 溴氰菊酯可使 APD90（复极至 90% 的动作电位时程）由 162 ± 18 ms 升高至 533 ± 66 ms，差异具有统计学意义（$P < 0.01$），而 10 μmol/L 溴氰菊酯则可使 APD90 升高至 3050 ± 456 ms，处理前后比较，差异具有统计学意义（$P < 0.001$）。在 –120 mV 保持电位至 –20 ～ –60 mV 去极化脉冲激发的条件下，全细胞膜片钳记录显示，对照组心室肌细胞 I_{Na} 可被迅速激活，但在 50 ms 脉冲电压结束时完全失活。10 μmol/L 溴氰菊酯对心室肌细胞 I_{Na} 失活产生显著影响，在 50 ms 脉冲电压结束时心室肌细胞仍保持有大量的内向电流，提示溴氰菊酯对 I_{Na} 的影响持久且不易逆转。钠电流峰值（$I_{Na\text{-}peak}$）的电流 - 电压（I-V）关系曲线显示，10 μmol/L 溴氰菊酯可诱导心室肌细胞 I_{Na} 阈值和最大峰电位负向偏移，提示 $I_{Na\text{-}peak}$ 呈电流 - 电压依赖性负向偏移，但溴氰菊酯对心室肌细胞 Na^+ 最大峰值电流幅值无明显影响。晚钠电流（$I_{Na\text{-}late}$）的电流 - 电压关系曲线显示，10 μmol/L 溴氰菊酯可诱导心室肌细胞出现晚钠电流，呈现与 $I_{Na\text{-}peak}$ 相类似的钟型 I-V 关系曲线，但 $I_{Na\text{-}late}$ 幅值小于 $I_{Na\text{-}peak}$ 的幅度。在 –70 mV 保持电位及 –40 ～ +50 mV 去极化脉冲电位刺激下，10 μmol/L 溴氰菊酯对猫心室肌细胞 L- 型钙电流峰值、电压依赖性和电流动力学均无明显影响。在 –40 mV 保持电位及 –120 ～ –30 mV 去极化脉冲电位刺激下，10 μmol/L 溴氰菊酯对猫心室肌细胞内向整流钾电流峰值、电压依赖性和电流动力学也无明显影响。结果表明，溴氰菊酯通过影响心室肌细胞钠电流导致动作电位时程延长，从而诱发潜在的心律失常。

Vadhana 等（2010 年）采用 5、10 和 20μmol/L 氯菊酯分别处理成年雄性 Wistar 大鼠心肌细胞 60 分钟，观察心肌细胞存活率和 DNA 损伤情况。结果发现，5、10 和 20 μmol/L 氯菊酯处理心肌细胞后，细胞存活率与对照组比较分别降低 1.02%、6.12% 和 5.1%。彗星实验结果显示，10 和 20 μmol/L 氯菊酯处理组心肌细胞彗星尾率明显长于对照组，差异具有统计学意义（$P < 0.001$）。5、10 和 20 μmol/L 氯菊酯处理心肌细胞 60 分钟，再采用荧光探针 laurdan 标记心肌细胞，结果发现，5、10 和 20 μmol/L 氯菊酯均可引起心肌细胞膜脂流动性和极性降低。作者又采用 1,6- 二苯基 -1,3,5- 己三烯荧光探针标记心肌细胞，稳

态荧光各向异性方法检测显示，5、10 和 20 μmol/L 氯菊酯可引起心肌细胞稳态荧光各向异性值明显低于对照组，差异具有统计学意义（$P < 0.001$）。结果表明，氯菊酯对大鼠心肌细胞的毒作用与其所致的大鼠心肌细胞膜脂质过氧化和 DNA 损伤有关。

第三节 氨基甲酸酯类

氨基甲酸酯类农药（carbamate pesticides）已成为农药行业第二大类的农药系列，不仅用作杀虫、杀螨、杀线虫剂，还可作为杀菌剂、除草剂、杀软体动物和杀鼠等应用。目前，氨基甲酸酯类农药有 1000 多种，常用的包括萘基氨基甲酸酯类（如西维因）、苯基氨基甲酸酯类（如叶蝉散）、氨基甲酸肟酯类（如涕灭威）、杂环甲基氨基甲酸酯类（如呋喃丹）和杂环二甲基氨基甲酸酯类（如异索威）五大类，其中西维因和呋喃丹最为常用。大多数氨基甲酸酯农药为白色结晶，无特殊气味。熔点多在 50 ～ 150℃。大多数品种易溶于有机溶剂，难溶于水。在酸性溶液中相对稳定、分解缓慢，遇碱易分解。温度升高时，降解速度加快。氨基甲酸酯类农药可通过呼吸道和胃肠道吸收，多数品种经皮肤吸收缓慢、吸收量低。但在农田喷药及生产制造过程的包装工序中，皮肤污染的机会较多，故经皮肤侵入人体的机会显著增加。进入机体后很快分布到肝、肾、脑、脂肪和肌肉等。在体内代谢迅速，一般无蓄积性，主要经肾由尿排泄。

氨基甲酸酯类农药大多数经口毒性属中等毒性，经皮肤毒性属低毒类。西维因（carbaryl）经口 LD_{50} 分别为：大鼠 200 ～ 237 mg/kg，小鼠 171 ～ 200 mg/kg；大鼠经皮 $LD_{50} > 2000$ mg/kg；家兔经口 LD_{50} 为 710 mg/kg。涕灭威（aldicarb）经口 LD_{50} 分别为：大鼠 0.56 ～ 0.93 mg/kg，小鼠 0.59 mg/kg；大鼠经皮 LD_{50} 为 7 mg/kg。灭多威（methomyl）经口 LD_{50} 分别为：大鼠 17 ～ 24 mg/kg，小鼠 10 mg/kg。氨基甲酸酯类农药毒作用方式为可逆性抑制胆碱酯酶活力，职业中毒临床表现主要以毒蕈碱样症状为主，但大量口服中毒者可出现肺水肿、脑水肿、昏迷及呼吸抑制等症状而危及生命。15 mg/kg 西维因给雌性和雄性大鼠分别连续 30 天经口染毒，发现雌性大鼠性周期发生变化，而雄性大鼠精子的能动性降低。某农药厂生产西维因的男工调查发现，暴露组工人精子直线运动速度、边打频率、前向性和直线性均明显低于对照组，暴露组工人精子的性染色体和 18 号染色体缺体率显著高于对照组，说明西维因具有致突变作用。此外，西维因还可以抑制甲状腺激素的活性，对豚鼠、狗、小鼠、猪、鸡和鸭具有致畸作用。但目前还没有氨基甲酸酯类农药引起癌症的流行病学报告。

一、毒性表现

（一）动物实验资料

Zafiropoulos 等（2014 年）给健康成年雌性新西兰白兔每天灌胃 8.8 和 18 mg/kg 残杀威，连续染毒 3 个月，然后停止染毒 8 个月后再连续染毒 1 个月，观察残杀威的心脏毒性。结果显示，白兔心肌组织中可检测到残杀威，但残杀威在体内代谢和排泄比较迅速，仅有 0.0029% ~ 0.033% 的残杀威保留在心脏组织。残杀威 18 mg/kg 染毒组白兔心肌组织出现纤维化改变。

Toś-Luty 等（2001 年）采用 11 和 22 mg/cm^2 西维因给成年雄性 Wistar 大鼠浸尾染毒，每周 5 天，连续 4 周。结果发现，高剂量西维因染毒组 40% 大鼠心脏心肌纤维之间有炎性浸润。超微结构显示，高剂量西维因染毒组大鼠出现心肌细胞线粒体肿胀和毛细血管内皮细胞肿胀。

Lin CC 等（2007 年）采用 0、10、20、30、40、50、60、70、80、90 和 100 μg/ml 西维因处理受精后 4 小时斑马鱼胚胎至受精后 28 小时（处理时间为 24 小时），发现西维因浓度小于 20 μg/ml 时，斑马鱼胚胎死亡率小于 5%，但从 30 μg/ml 浓度开始胚胎死亡率急剧上升，当西维因浓度大于 70 μg/ml 时，死亡率达 100%。西维因处理受精后 4 小时斑马鱼胚胎 24 小时的半数致死浓度为 44.66 μg/ml，半数最大效应浓度为 7.52 μg/ml。作者又采用 10 μg/ml 西维因处理受精后 4 小时斑马鱼胚胎 24 小时，发现斑马鱼胚胎乙酰胆碱酯酶活力明显降低，47.67%（n=300）的斑马鱼胚胎头部出现红细胞聚集、空腔水肿和卵黄囊末端延长，54.0% 胚胎发生心包水肿。该作者又采用 100 μg/ml 西维因处理受精后 24、48、72 和 96 小时斑马鱼胚胎 10 分钟，发现西维因各处理组斑马鱼胚胎心率明显低于各相应对照组。提示西维因可导致受精后 1 和 2 天斑马鱼胚胎心率下降而诱发心动过缓。

（二）体外实验资料

Jung 等（2003 年）采用 3、10 和 30 μmol/L 呋喃丹和 N- 亚硝基呋喃丹（N-nitrosocarbofuran，NOCF）分别处理小鼠脑微血管内皮（bEnd.3）细胞 12、18 和 24 小时。MTT（噻唑蓝）比色法检测显示，3、10 和 30 μmol/L 呋喃丹处理 bEnd.3 细胞 24 小时，与对照组比较细胞存活率无明显变化（$P > 0.05$）。3、10 和 30 μmol/L NOCF 处理 bEnd.3 细胞 24 小时，细胞存活率均明显低于对照组，差异具有统计学意义（$P < 0.01$）。10 μmol/L NOCF 分别处理 bEnd.3 细胞 12、18 和 24 小时，与对照组比较细胞存活率均低于对照组，差异具有统计学意义（$P < 0.01$）。10 μmol/L NOCF 处理 bEnd.3 细胞 24 小时，流式细胞仪检测发现，NOCF 处理组细胞被膜联蛋白 V 染色呈阳性的细胞明显多于对照组。用 10 μmol/L NOCF、10 μmol/L NOCF+20 μmol/L 促丝裂原活化蛋白激酶激酶 / 细胞外调节蛋白激酶抑制剂 PD98059、10 μmol/L NOCF+20 μmol/L p38 蛋白激酶抑制剂 SB201290 和 10 μmol/L NOCF+3 μmol/L c-Jun 氨基末端激酶抑制剂 SP600125 分别处理 bEnd.3 细胞 24 小时，10 μmol/L NOCF 所致的 bEnd.3 细胞活力（仅为对照组的 36.8 ± 3.61%）显著降低可被 20 μmol/L PD98059 所逆转（$P < 0.01$），但 20 μmol/L SB201290 和 3 μmol/L SP600125 对 NOCF 所致的 bEnd.3 细胞活力降低未产生明显影响（$P > 0.05$）。透射电镜显示，10 μmol/L NOCF 可引起 bEnd.3 细胞呈现质膜起泡，核浓缩和凝结等细胞凋亡形态学改变，而 PD98059 可逆转 NOCF 引起的细胞凋亡形态学改变。

（三）流行病学资料

Saadeh 等（1997 年）回顾性调查 5 年内被诊断为有机磷（12 例）和氨基甲酸酯类（32 例）农药中毒的 44 例患者（平均年龄 23.95 岁）。心电图检查显示，31 例（67%）患者出现 Q-T 间期延长，而出现窦性心动过速的患者占患者总数的 35%。11 例（24%）患者出现 ST 段抬高，其中 7 例患者 ST 段抬高持续 2 天，3 例患者 ST 段抬高持续 3 天，而仅有 1 例患者 ST 段抬高持续 5 天，11 例患者中 5 例患者血清心肌酶肌酸激酶（CK）和乳酸脱氢酶（LDH）活力均升高。8 例（18%）患者出现 T 波倒置，其中 1 例患者血清心肌酶 CK 和 LDH 活力略有升高。4 例（9%）出现 I 度房室传导阻滞（PR 间期≥ 0.22 秒），4 例（9%）男性患者均在入院后阿托品治疗前发生心房纤颤，其中 3 例出现急性肺水肿和严重低氧血症，并出现右胸心前导联 ST 段抬高和血清心肌酶 CK 和 LDH 活力升高。3 例（6%）患者出现室性期前收缩，4 例（9%）患者出现室性心动过速。10 例（22%）患者出现高血压，8 例（17%）患者出现低血压。

Siegal 等（2009 年）调查了一位口服 30 ~ 40 ml 含 22.5% 西维因农药后 2 小时的 33 岁男性患者，且当时未摄取其他药物、毒品及酒。检查发现，患者血压 158/97 mmHg，心率 95 次 / 分，血氧饱和度 98%。心电图显示窦性心律过速（105 次 / 分），PR 间期为 172 ms，QRS 宽度为 116 ms，QTC 间期为 494 ms。暴露 11 小时后，由于完全性传导阻滞，患者两次出现心动过缓症状，但无 QRS 宽度和 QT 间期延长，出现暂停超过 10 秒的完全性心脏传导阻滞。提示西维因摄入可能导致明显的心脏传导异常，包括完全性心脏传导阻滞。

王伟等（2011 年）调查了 60 例氨基甲酸酯类农药中毒急性心肌损害患者，其中男性 18 例，女性 42 例，观察氨基甲酸酯类农药对患者血清 CK 和肌钙蛋白 I（cTnI）以及心电图的影响。结果显示，全部患者中心电图检查异常者 48 例（80%）。32% 的氨基甲酸酯类农药中毒患者血清 cTnI 逐渐升高，24 小时达到高峰，以后逐渐下降，12 小时患者血清 cTnI 与 0 小时比较，差异无统计学意义（$P > 0.05$）。患者血清 CK 水平在接诊后 24 小时内升至高峰，以后逐渐下降，0、12 和 24 小时患者血清 CK 水平相互比较，差异均无统计学意义（$P > 0.05$）。

二、毒性机制

Futagawa 等（2002 年）给健康雄性 hartley 豚鼠（体重 300 ~ 500 g）经股静脉插管分别注入 12.5、50 和 200 μmol/kg 仲丁威

（BPMC），记录豚鼠血压、测定乳突肌收缩性能。结果发现，12.5、50 和 200 μmol/kg BPMC 可诱导豚鼠血压呈剂量依赖性降低，且 50μmol/kg BPMC 引起的降压反应可维持 20 ～ 30 分钟。50 μmol/kg BPMC 注射过程中出现豚鼠心率下降，而 200 μmol/kg BPMC 可使豚鼠血压和心率快速降低，注射后 10 分钟内导致豚鼠死亡。在 BPMC 半数抑制浓度（IC_{50}）为 1.3×10^{-4} mol/kg 时，BPMC 可剂量依赖性抑制电刺激豚鼠离体乳突肌的收缩性。该作者又采用全细胞膜片钳技术观察 BPMC 对豚鼠离体心室肌细胞 L 型 Ca^{2+} 通道电流的影响，结果显示，1.3×10^{-4} mol/L BPMC 可抑制豚鼠心室肌细胞 L 型 Ca^{2+} 通道电流，但用不含 BPMC 的缓冲液冲洗细胞后，心室肌细胞 L 型 Ca^{2+} 通道电流完全恢复正常，且 BPMC 对心室肌细胞 L 型 Ca^{2+} 通道电流的阻抑表现为 L 型 Ca^{2+} 通道峰电流下降及其衰减加速。BPMC 阻抑豚鼠心室肌细胞 L 型 Ca^{2+} 通道峰电流和脉冲末端电流的 IC_{50} 分别为 5.2×10^{-4} mol/L 和 1.3×10^{-4} mol/L。在 –30 mV ～ +20 mV 电压范围内，3×10^{-4} mol/L BPMC 可抑制心室肌细胞 L 型 Ca^{2+} 通道峰电流和脉冲末端电流，且对心室肌细胞 L 型 Ca^{2+} 通道脉冲末端电流的抑制作用相比峰电流更明显，尤其在去极化电压下更显著。3×10^{-4} mol/L BPMC 可使心室肌细胞 L 型 Ca^{2+} 通道电流的电压依赖性稳态失活曲线移向超极化方向，但用不含 BPMC 的缓冲液冲洗细胞后，电压依赖性稳态失活曲线恢复正常。结果表明，BPMC 除了抑制胆碱酯酶活力外，还可通过加速心室肌细胞电压依赖性 L 型 Ca^{2+} 通道的失活而阻抑 L 型 Ca^{2+} 通道。

Futagawa 等（2000 年）给氟烷麻醉下的采用自主呼吸和人工通气（artificial ventilation）的雄性日本白兔（体重 2.4 ～ 3.6 kg）每隔 40 ～ 60 分钟经耳缘静脉分别注射从溶剂至致死剂量的乙酰胆碱酯酶（AChE）抑制剂，即 0.2、0.78 和 3.13 μmol/kg 毒扁豆碱，3.13、12.5 和 50 μmol/kg 残杀威（PHC），12.5、50 和 200 μmol/kg 仲丁威（BPMC）。观察自主呼吸的白兔发现，亚致死剂量的毒扁豆碱（0.2 和 0.78 μmol/kg）可对白兔产生剂量依赖性的升压反应，而致死剂量的毒扁豆碱（3.13 μmol/kg）可诱导白兔心力衰竭，但血压仍升高。亚致死剂量的 PHC（3.13 和 12.5 μmol/kg）在注射染毒开始白兔出现剂量依赖性的降压反应，而在注射染毒后半程白兔升压反应明显；从升高血压开始致死剂量的 PHC（50 μmol/kg）即可诱导白兔心血管功能衰竭。亚致死剂量的 BPMC（12.5 和 50 μmol/kg）在注射染毒后半程白兔出现剂量依赖性的降压反应，致死剂量的 BPMC（200 μmol/kg）注射染毒后白兔未经历升压阶段即出现心力衰竭。上述 3 种 AChE 抑制剂均可引起白兔心率呈剂量依赖性降低。观察人工通气的白兔发现，毒扁豆碱、PHC 和 BPMC 引起白兔心血管反应与其分别对自主呼吸的家兔相类似。人工通气对致死剂量的毒扁豆碱和 PHC 引起的白兔心血管衰竭具有保护作用，但这种保护效应不会影响它们引起的心血管反应程度，同时人工通气对致死剂量的 BPMC 引起的白兔心血管衰竭、心血管反应程度和持续时间无明显影响。为了进一步探讨 AChE 抑制剂导致白兔死亡的原因，作者观察了人工通气和（或）阿托品预处理对 AChE 抑制剂所致家兔死亡的影响。结果发现，在白兔自主呼吸的情况下，毒扁豆碱、PHC 和 BPMC 耳缘静脉注射的 LD_{50} 分别为 2.2、25 和 140 μmol/kg，提示毒扁豆碱的毒性分别是 BPMC 和 PHC 的 64 倍和 11 倍。在白兔人工通气情况下，毒扁豆碱和 PHC 耳缘静脉注射的 LD_{50} 均明显增加，且白兔 PHC 染毒前注射阿托品对其 LD_{50} 无明显影响，但人工通气或阿托品是否预处理均对 BPMC 耳缘静脉注射的 LD_{50} 无明显影响。上述结果表明，毒扁豆碱和 PHC 急性染毒引起的自主呼吸白兔死亡是由于白兔呼吸停止所致。作者又观察了 AChE 抑制剂对人工通气白兔心血管参数的影响，结果发现，0.2、0.39、0.78、1.56、3.13、6.25、12.5、25 和 50 μmol/kg 毒扁豆碱可引起人工通气的白兔平均血压呈剂量依赖性升高，毒扁豆碱染毒剂量达 12.5 μmol/kg 时平均血压升至最高峰，且此剂量是自主呼吸的白兔致死剂量的 2 倍；同时毒扁豆碱可引起人工通气的白兔左心室内压最大变化速率（dp/dtmax）升高，以及心动过缓和外周阻力略增加，但上述心血管反应可被阿托品所拮抗。结果提示，致死剂量范围的毒扁豆碱（0.2 ~ 3.13 μmol/kg）所致的人工通气的白兔升压反应主要通过阿托品增加心脏收缩力被维持。3.13、12.5、50、100 和 200 μmol/kg PHC 给人工通气的白兔耳缘静脉注射，早期白兔呈低血压状态，而染毒晚期呈高血压状态。在白兔注射PHC后低血压状态，PHC ≥ 50 μmol/kg时，实验动物血压降低的同时dP/dtmax也减小，阿托品预处理不能拮抗这些改变；而在高血压状态，50 μmol/kg PHC可诱发白兔剂量依赖性升压反应及dP/dtmax增加，PHC ≥ 50 μmol/kg时，实验动物心血管外周阻力和心率轻微升高，且阿托品预处理可拮抗这些心血管反应。阿托品可致PHC ≥ 100 μmol/ kg诱发的白兔心脏dP/dtmax持续而轻微下降。结果提示，非致死剂量的PHC分别通过使阿托品敏感性的降低或升高导致白兔心脏收缩力的变化而诱发升压或降压反应。12.5、50、100和200 μmol/kg（致死剂量）PHC给人工通气的白兔耳缘静脉注射可引起平均血压剂量依赖性降低，同时伴随白兔心脏dP/dtmax、外周阻力和心率的降低，但阿托品预处理可显著拮抗PHC所致的心动过缓。提示BMPC诱导的降压反应主要是由于白兔心脏收缩力和外周阻力对阿托品的敏感性降低所致。作者又通过采用胆碱酯酶抑制剂体外处理白兔脑组织匀浆、乳头肌和胸主动脉来探讨胆碱酯酶抑制剂对脑组织胆碱酯酶活力及乳头肌和胸主动脉收缩作用的影响。结果发现，毒扁豆碱、PHC和BMPC抑制白兔脑组织中胆碱酯酶活力的半数抑制浓度（IC_{50}）分别为0.20、2.32和3.23 μmol/L，抑制白兔乳头肌收缩的IC_{50}分别为804、497和134 μmol/L。毒扁豆碱、PHC和BMPC抑制40 mmol/L KCl诱导的白兔胸主动脉血管收缩的IC_{50}分别为5013、1582和177 μmol/L，抑制1 μmol/L去甲肾上腺素诱导的白兔胸主动脉血管收缩的IC_{50}分别为409、2737和1385 μmol/L。采用10^{-7}mol/L阿托品或10^{-5} mol/L胍乙啶分别预处理白兔脑组织匀浆、乳头肌和胸主动脉后，毒扁豆碱、PHC和BMPC抑制白兔脑组织匀浆胆碱酯酶活力，以及乳头肌和胸主动脉血管的收缩作用未发生明显改变。提示三种胆碱酯酶抑制剂对白兔乳头肌和胸主动脉血管收缩的抑制反应依次为BMPC > PHC >毒扁豆碱。上述结果表明，毒扁豆碱和PHC主要通过抑制白兔脑组织胆碱酯酶活力使实验动物呼吸停止而死亡，而致死程度较低的BMPC主要通过直接抑制白兔心脏和血管平滑肌的收缩使心血管衰竭而致实验动物死亡。

第四节 百草枯

百草枯（paraquat，PQ），又名对草快、克草王、克草灵等，国内商品名为克芜踪，化学有效成分为1,1-二甲基-4,4-联吡啶二氯化物（$C_{12}H_{14}N_2Cl_2$），纯品为白色晶体，易溶于水，微溶于丙酮和乙醇，在中性和酸性溶液中较稳定，在碱性介质中不稳定，遇紫外线分解。

百草枯一般经胃肠道和皮肤吸收。皮肤若长时间接触百草枯，或短时间接触高浓度百草枯，特别是破损的皮肤或阴囊、会阴部被污染均可导致全身中毒。口服中毒是百草枯中毒的主要途径，口服吸收率为5%～15%，吸收后2小时血浆浓度达到峰值，并迅速分布到肺、肾、肝、肌肉、甲状腺等，其中肺含量较高，且存留时间较久。百草枯在体内可部分降解，大部分在2小时内以原形经肾随尿排出，少量亦可从粪便排出。

百草枯属中等毒类农药，肺是百草枯主要的靶器官，急性肺损伤和晚期肺纤维化是PQ致死的主要原因。急性经口LD_{50}分别为：大鼠129～157 mg/kg、豚鼠30～58 mg/kg。急性经皮LD_{50}分别为：大鼠911 mg/kg、家兔204 mg/kg。百草枯20%水溶液成人估计致死量为5～15 ml或40 mg/kg左右。大剂量PQ口服中毒会引起急性肺损伤，主要症状为肺水肿和肺出血，如果未得到及时有效救治，则进行性发展为不可逆的肺间质纤维化，甚至引起呼吸衰竭以致死亡。给成年Wistar大鼠一次性灌胃250 mg/kg PQ，发现PQ对大鼠中枢神经系统作用明显，症状有兴奋性增强、呼吸加快、步态不稳等，引起大鼠肺损伤的同时也可致大鼠严重的肝和肾损害。

一、毒性表现

（一）动物实验资料

Oliveira等（2005年）给健康成年雄性Wistar大鼠一次性腹腔注射35 mg/kg百草枯，染毒2和12小时后观察大鼠血压和心率的变化。结果发现，百草枯染毒12小时后大鼠死亡率为18%。百草枯染毒2和12小时后大鼠收缩压、舒张压和平均动脉压均明显升高，但心率均降低，与相应对照组比较，差异均具有统计学意义（$P < 0.05$）。

孙芳芳等给健康成年 Wistar 大鼠（雌雄各半）一次性灌胃 50 mg/kg 百草枯（PQ），染毒后第 1、3、7 和 14 天观察大鼠心脏组织病理学变化。结果发现，百草枯染毒后第 1 天大鼠心肌纤维排列略微紊乱，偶见炎细胞浸润。PQ 染毒后第 3 天大鼠心肌纤维排列非常紊乱，炎细胞浸润明显；染毒后第 7 天大鼠心肌组织呈现心肌纤维排列紊乱，间质血管扩张、充血，炎性细胞浸润，局部心肌纤维横纹结构模糊，细胞体积增大。PQ 染毒后第 14 天心肌纤维排列紊乱减轻，间质血管扩张、充血减轻，炎性细胞浸润减少。

（二）流行病学资料

董雪松等（2012 年）调查了 39 例口服百草枯中毒患者（男性 15 例，女性 24 例；年龄 20 ～ 49 岁，平均年龄 30.10±5.12 岁），记录并分析患者心电图变化。结果显示，39 例百草枯中毒患者中，25 例（64.10%）患者发生窦性心动过速，22 例（56.41%）患者发生室性期前收缩（7 例室性早搏二、三联律），3 例（7.69%）患者发生室性心动过速（1 例转为室性扑动及心室颤动）和 1 例（2.56%）心室停搏。8 例（20.51%）患者 ST 段异常及 T 波和 U 波改变。室性心律失常总病死率为 80.8%。

2007 年 9 月至 2010 年 9 月期间，因口服百草枯就诊时间 6 小时以内的中毒患者 137 例（男性 59 例，女性 78 例；年龄 14 ～ 65 岁，平均 32.7 岁），应用酶联免疫吸附法（ELISA）测定 137 例急性百草枯中毒患者入院后第 1、2、3 和 5 天血清 CTnI 水平。结果发现，死亡组（生存时间≤ 2 周）患者入院后第 1、2、3 和 5 天血清 CTnI 水平明显高于存活组（生存时间≥ 2 周），差异具有统计学意义（$P < 0.01$），死亡组患者口服百草枯的剂量较存活组明显升高，差异具有统计学意义（$P < 0.01$）。中毒患者 CTnI 水平与口服百草枯的剂量、肌酸激酶同工酶（CK-MB）、丙氨酸氨基转移酶（ALT）、天冬氨酸氨基转移酶（AST）、血尿素氮（BUN）和血肌酐（SCr）呈正相关（$r_{剂量}=0.385$，$r_{CK\text{-}MB}=0.219$，$r_{ALT}=0.201$，$r_{AST}=0.187$，$r_{BUN}=0.195$，$r_{SCr}=0.187$，$P < 0.01$），与氧分压呈负相关（$r=-0.389$，$P < 0.01$）。

二、毒性机制

Dong XS 等（2013 年）给成年雄性野生型 C57BL/6J（WT）小鼠和雄性 Toll 样受体 4（toll-like receptor 4，TLR4）基因敲除小鼠一次性腹腔注射 75mg/kg 百草枯，染毒后 2、4、8、16 和 24 小时，测定小鼠超声心动图，观察心肌组织病理学变化、促炎细胞因子及 TLR4 的表达水平。结果发现，TLR4 基因敲除（TLR4-ko）小鼠心率、左心室舒张末期内径（EDD）、左心室收缩末期内径（ESD）和左心室短轴缩短率（FS）均无明显变化。百草枯染毒组 WT 小鼠心率、EDD 和 ESD 明显高于对照组，而 FS 小于对照组，差异具有统计学意义（$P < 0.05$）。TLR4-ko 小鼠心率、EDD、ESD 和 FS 与对照组比较，差异均无统计学意义（$P > 0.05$），但百草枯染毒组 TLR4-ko 小鼠左心室 ESD 高于对照组，而 FS 低于对照组，差异具有统计学意义（$P < 0.05$）。光学显微镜下可见，与对照组小鼠比较，百草枯染毒 WT 小鼠心肌出现了显著的病理变化，主要表现为心肌纤维肿胀、排列紊乱，间质组织出现水肿，心肌纤维的横纹和闰盘变得模糊不清、难以分辨，心肌细胞细胞核发生改变，细胞质内出现空泡；染毒后 24 小时多数心肌细胞被破坏、细胞核消失、细胞膜消失，且胞质内出现许多空泡。TLR4-ko 小鼠心肌病理学变化类似于对照组小鼠，但与百草枯染毒组 WT 小鼠相比，百草枯染毒后 TLR4-ko 小鼠病理学改变明显减弱。透射电子显微镜可见，百草枯染毒后 WT 小鼠心肌细胞发生明显的超微结构改变，染毒后 2 小时心肌之间出现间质水肿、心肌纤维排列紊乱，一些心肌细胞外膜变得模糊而不规则；染毒后 4 和 8 小时 WT 小鼠出现肌原纤维水肿、心肌细胞核形模糊而不规则，Z 线难以辨认；染毒后 16 小时 WT 小鼠心肌纤维间的间隙不一致、一些心肌纤维与细胞核溶解破裂，线粒体改变的细胞数增多；染毒后 24 小时许多心肌纤维溶解破裂、肌原纤维稀少，细胞核溶解消失，线粒体嵴模糊甚至消失，线粒体开始破裂且许多线粒体变成空泡。与百草枯染毒组 WT 小鼠相比，百草枯染毒后 TLR4-ko 小鼠的超微结构改变较轻。百草枯染毒组 WT 小鼠在染毒后 2、4、8、16 和 24 小时心肌细

胞 TLR4 mRNA 的表达水平均明显高于对照组，差异具有统计学意义（$P < 0.05$），且于染毒后 4 小时心肌细胞 TLR4 mRNA 表达水平达到峰值。百草枯染毒组 WT 小鼠在染毒后 2 和 8 小时心肌细胞 TLR4 蛋白表达水平高于对照组，差异具有统计学意义（$P < 0.05$），但染毒后 24 小时心肌细胞 TLR4 蛋白表达未发生明显改变（$P > 0.05$）。TLR4-ko 小鼠心肌组织中 TNF-α 和 IL-1β 水平与对照组比较，差异均无统计学意义（$P > 0.05$）。百草枯染毒后 2、8 和 24 小时 WT 和 TLR4-ko 小鼠心肌中 TNF-α 和 IL-1β 表达水平均高于对照组，但百草枯染毒后 TLR4-ko 小鼠心肌中 TNF-α 和 IL-1β 表达水平均显著低于 WT 小鼠，差异具有统计学意义（$P < 0.05$）。结果表明，TLR4 基因表达上调与小鼠百草枯中毒后心脏功能下降和病理损伤之间存在密切联系，其作用机制涉及下游信号细胞因子 TNF-α 和 IL-1β。

Ge W 等（2010 年）给成年雄性 FVB 小鼠和心脏特异性超表达过氧化氢酶（CAT）小鼠一次性腹腔注射 75mg/kg 百草枯，染毒后 48 小时分别记录小鼠超声心动图，并测定心肌细胞收缩 / 舒张性能和心脏组织匀浆中过氧化氢酶和 caspase-3 活力。结果发现，CAT 小鼠心脏中过氧化氢酶活力明显高于 FVB 小鼠，差异具有统计学意义（$P < 0.05$）。超声心动图显示，百草枯染毒可使 FVB 小鼠心脏左心室湿重、EDD 和 ESD 均明显增加，而 FS 明显减小，与 FVB 小鼠组比较，差异均具有统计学意义（$P < 0.05$）。百草枯染毒组 CAT 小鼠左心室湿重、EDD 和 ESD 均降低，而 FS 升高，与 FVB 小鼠染毒组比较，差异均具有统计学意义（$P < 0.05$）。心肌细胞力学检测显示，百草枯可增加 FVB 小鼠静息心肌细胞长度，但对 CAT 小鼠无明显影响。百草枯染毒后 FVB 小鼠左心室心肌细胞收缩峰值和收缩 / 舒张最大速度（±dL/dt）降低，90% 舒张时间（TR_{90}）延长，与其对照组比较，差异均具有统计学意义（$P < 0.05$）。百草枯染毒后 CAT 小鼠左心室心肌细胞收缩峰值和 ±dL/dt 高于 FVB 小鼠染毒组，TR_{90} 明显低于 FVB 小鼠染毒组，差异具有统计学意义（$P < 0.05$）。百草枯染毒后 FVB 小鼠心肌细胞 caspase-3 活力明显高于其对照组，而百草枯染毒后 CAT 小鼠心肌细胞 caspase-3 活力明显低于 FVB 小

鼠染毒组，差异具有统计学意义（$P < 0.05$）。Western blot 结果显示，百草枯染毒后 FVB 小鼠心肌细胞 bax、bcl-2、磷酸化的 c-Jun 氨基末端激酶（pJNK）蛋白表达水平及 pJNK/JNK 比值均明显高于其对照组，而百草枯染毒后 CAT 小鼠心肌细胞上述蛋白质表达水平均明显低于 FVB 小鼠染毒组，差异具有统计学意义（$P < 0.05$）。百草枯染毒后 FVB 小鼠心肌细胞生长停滞和 DNA 损伤基因编码蛋白 GADD153（GADD153/CHOP）、Calregulin、磷酸化的肌醇必需蛋白 -1α（pIRE1α）、磷酸化的真核起始因子 -2α（peIF2α）蛋白表达水平以及 pIRE1α/IRE1α、peIF2α/eIF2α 比值均明显高于其对照组，而百草枯染毒后 CAT 小鼠心肌细胞 GADD153/CHOP、Calregulin、pIRE1α、peIF2α 和 pIRE1α/IRE1α 蛋白表达水平均明显低于 FVB 小鼠染毒组，差异具有统计学意义（$P < 0.05$）。该作者又采用 500μmol/L 内质网应激抑制剂牛磺熊去氧胆酸（TUDCA）、100μmol/L 百草枯和 500μmol/L TUDCA+100μmol/L 百草枯分别体外处理成年雄性 FVB 小鼠心肌细胞 3 小时。结果显示，百草枯处理组 FVB 小鼠心肌细胞收缩峰值和 ±dL/dt 降低，而 TR90 延长，与其对照组比较，差异均具有统计学意义（$P < 0.05$），但 TUDCA 可完全逆转百草枯引起的心肌细胞收缩峰值、±dL/dt 和 TR90 的异常改变，差异具有统计学意义（$P < 0.05$）。同时作者又采用 20 μmol/L JNK 抑制剂 SP600125、100 μmol/L 百草枯和 20 μmol/L SP600125 +100 μmol/L 百草枯分别体外处理成年雄性 FVB 小鼠心肌细胞 3 小时。Western blot 结果显示，百草枯处理组小鼠心肌细胞 GADD153/CHOP、Calregulin、pIRE1α 蛋白表达水平和 pIRE1α/IRE1α 比值均明显高于其对照组，差异具有统计学意义（$P < 0.05$），但 20 μmol/L SP600125 可完全逆转百草枯引起的上述指标的异常改变，差异具有统计学意义（$P < 0.05$）。上述结果表明，过氧化氢酶通过减轻 JNK 介导的内质网应激而逆转百草枯所致的小鼠心肌功能改变。

Wang Q 等（2014 年）给成年肌肉特异性腺苷酸活化蛋白激酶（AMPK）缺陷的转基因（AMPK-KD）小鼠及其同窝的 C57BL 野生型（WT）小鼠（雌雄不限）分别一次性腹腔注射 45 mg/kg 百草枯，

染毒48小时后观察小鼠超声心动图，并测定心肌细胞收缩/舒张性能、细胞内Ca^{2+}瞬变、线粒体膜电位变化，心肌细胞自噬标志物微管相关蛋白1轻链3β（LC3B）、Beclin1和p62，AMPK-结节硬化症复合体（TSC）信号通路蛋白如AMPKα、TSC2，以及哺乳动物西罗莫司靶蛋白复合物1（mTORC1）相关自噬信号蛋白如哺乳动物西罗莫司靶蛋白（mTOR）、核糖体p70S6激酶（S6K）、UNC-51样激酶1（ULK1）的蛋白质表达水平，探讨AMPK在百草枯诱导心脏收缩和线粒体损伤中的作用。结果发现，百草枯染毒后WT小鼠体重明显降低，而AMPK-KD小鼠体重无明显变化，提示AMPK缺陷对小鼠体重无影响。超声心动图显示，百草枯染毒可使WT小鼠心率和左心室FS明显低于其对照组，但左心室ESD和湿重明显高于其对照组，差异具有统计学意义（$P < 0.05$）。百草枯染毒后AMPK-KD小鼠心率和左心室FS高于WT小鼠染毒组，而左心室湿重明显低于WT小鼠染毒组，差异具有统计学意义（$P < 0.05$）。心肌收缩性能检测显示，百草枯染毒后WT小鼠心肌细胞收缩峰值和$\pm$dL/dt明显低于其对照组，而AMPK-KD小鼠心肌细胞收缩峰值和+dL/dt明显高于WT小鼠染毒组，差异具有统计学意义（$P < 0.05$）。提示AMPK缺陷可消除百草枯诱导的小鼠心肌收缩功能障碍。用Fura-2荧光染料标记分离的心肌细胞内Ca^{2+}，检测发现，百草枯染毒后WT小鼠心肌细胞内Ca^{2+}静息和峰值水平均明显低于其对照组，细胞内Ca^{2+}衰变率明显高于其对照组，差异具有统计学意义（$P < 0.05$）。百草枯染毒后AMPK-KD小鼠心肌细胞内Ca^{2+}静息和峰值水平均明显高于WT小鼠染毒组，细胞内Ca^{2+}衰变率明显低于WT小鼠染毒组，差异具有统计学意义（$P < 0.05$）。提示AMPK缺乏可阻抑百草枯所致的心肌细胞内Ca^{2+}上述特性改变。用JC-1荧光染料标记分离的心肌细胞来检测线粒体膜电位，发现百草枯染毒后WT小鼠心肌细胞线粒体膜电位明显低于其对照组，而AMPK-KD小鼠心肌细胞线粒体膜电位明显高于WT小鼠染毒组，差异具有统计学意义（$P < 0.05$）。提示AMPK缺陷对小鼠心肌细胞线粒体膜电位并无明显影响。为了探讨细胞自噬在百草枯导致的心肌细胞损伤中的作用，该作者又采用Wstern blot 检测心肌细胞自噬标志物 LC3B、Beclin1 和 p62 的蛋白质表达水平。结果显示，百草枯染毒后 WT 小鼠心肌细胞 Beclin-1、LC3I 及 LC3II 的蛋白质表达水平和 LC3II/LC3I 比值均明显高于其对照组，而 p62 表达水平低于其对照组，差异具有统计学意义（$P < 0.05$），但 AMPK 缺陷本身并不影响小鼠心肌细胞这些自噬标志物的表达，且 AMPK 缺陷可逆转百草枯诱导的小鼠心肌细胞自噬标志物的异常表达。为了探讨百草枯诱导的心肌细胞自噬的信号通路机制，作者检测了 AMPK 相关的自噬调控信号分子，如 TSC2、mTOR、S6K 和 ULK1 的蛋白质表达水平。Western blot 检测发现，百草枯染毒后 WT 小鼠和 AMPK-KD 小鼠心肌细胞 AMPKα、TSC2、mTOR 和 ULK1 蛋白表达水平均未见明显变化。百草枯染毒后 WT 小鼠心肌细胞磷酸化的 AMPKα（pAMPKα）、磷酸化的 TSC2（pTSC2）和第 777 位丝氨酸磷酸化的 ULK1（$pULK1^{777}$）蛋白表达水平，以及 pAMPKα/AMPKα、pTSC2/TSC2 和 $pULK1^{777}$/ULK1 比值均明显高于其对照组，差异具有统计学意义（$P < 0.05$），而磷酸化的 mTOR（pmTOR）、磷酸化的 S6K（pS6K）和第 757 位丝氨酸磷酸化的 ULK1（$pULK1^{757}$），以及 pmTOR/mTOR、pS6K/S6K 和 $pULK1^{757}$/ULK1 比值均明显低于其对照组，差异具有统计学意义（$P < 0.05$）。百草枯染毒后 AMPK-KD 小鼠心肌细胞 pAMPKα、$pULK1^{777}$ 蛋白表达水平，以及 pAMPKα/AMPKα、$pULK1^{777}$/ULK1 比值均明显低于 WT 小鼠染毒组，差异具有统计学意义（$P < 0.05$），而 $pULK1^{757}$ 和 $pULK1^{757}$/ULK1 比值均高于 WT 小鼠染毒组，差异具有统计学意义（$P < 0.05$）。同时该作者又采用 100 μmol/L 百草枯（PQ）、5 μmol/L AMPK 抑制剂 compound C、5 μmol/L mTOR 抑制剂西罗莫司（RAPA）、100 nmol/L 溶酶体抑制剂巴弗洛霉素 A1（BafA1）和 10 mmol/L 自噬抑制剂 3-MA，以及 100 μmol/L PQ+5 μmol/L compound C、100 μmol/L PQ+5 μmol/L RAPA、100 μmol/L PQ+5 μmol/L compound C+5 μmol/L RAPA、100 μmol/L PQ+100 nmol/L BafA1、100 μmol/L PQ+5 μmol/L compound C+100 nmol/L BafA1 和 100 μmol/L PQ+10 mmol/L 3-MA 分别体外处理 WT 小鼠心肌细胞 3 小时，观察 AMPK 抑制剂 compound C、RAPA、

BafA1 和 3-MA 对百草枯诱导的心肌收缩障碍的影响。结果发现，百草枯染毒后 WT 小鼠心肌细胞收缩峰值和 ±dL/dt 降低，而 TR_{90} 增加，与 WT 小鼠对照组比较，差异均具有统计学意义（$P < 0.05$）。AMPK 抑制剂 compound C 和自噬抑制剂 3-MA 可逆转 PQ 诱导的 WT 小鼠心肌细胞收缩峰值、±dL/dt 和 TR_{90} 的异常改变，但 mTOR 抑制剂 RAPA 和溶酶体抑制剂 BafA1 对百草枯诱导的心肌细胞收缩峰值、±dL/dt 和 TR_{90} 的异常改变无明显逆转作用。Compound C 和 RAPA 联合处理 WT 小鼠心肌细胞后，可进一步加重百草枯诱导的心肌收缩功能障碍，但 compound C 和 BafA1 联合处理心肌细胞后可使百草枯诱导的心肌细胞收缩功能障碍消失。此外，百草枯或西罗莫司处理 WT 小鼠心肌细胞后，细胞 Akt 和 pAkt 蛋白表达水平均未发生明显改变。上述结果表明，百草枯可激活小鼠心肌细胞 AMPK 信号，使 TSC 复合物活化而增强其对 mTOR 信号的抑制，进一步诱导第 757 位丝氨酸磷酸化的 ULK1 表达，同时 AMPK 可选择性的活化第 777 位丝氨酸磷酸化的 ULK1 表达而致心肌细胞过度自噬而致心肌功能障碍。而小鼠心肌细胞 AMPK 缺乏可抑制心肌细胞 AMPK/TSC/mTOR/$ULK1^{757}$ 和 AMPK/$ULK1^{777}$ 信号级联反应，从而阻抑心肌细胞自噬而发挥心脏保护作用。

Qun Li 等（2007 年）给成年健康雌性 C57 野生型（WT）小鼠和肝胰岛素样生长因子 -1 基因缺失的转基因（LID）小鼠一次性腹腔注射 75 mg/kg 百草枯，每 2 小时监测小鼠存活状况并持续至 84 小时。检测百草枯染毒后 WT 小鼠和 LID 小鼠心肌细胞活性、细胞内 Ca^{2+} 瞬变和氧化应激水平，以及心肌细胞羰基化蛋白质、胰岛素受体、丝氨酸 / 苏氨酸激酶（Akt）和钙调节蛋白的表达水平。结果发现，LID 小鼠血清胰岛素样生长因子 -1（IGF-1）水平（263 ± 37 ng/ml）明显低于 WT 小鼠对照组（623 ± 60 ng/ml），差异具有统计学意义（$P < 0.05$）。百草枯染毒后 84 小时 LID 小鼠的生存率为 61.1%，而 WT 小鼠生存率仅为 17.4%。作者给禁食 12 小时的 WT 小鼠和 LID 小鼠分别一次性腹腔注射 2 g/kg 葡萄糖，WT 小鼠血糖水平于注射后 15 分钟达到峰值，然后开始下降，至 120 分钟时达到基线水平；而 LID 小鼠于注射葡

萄糖后 15 ~ 60 分钟血糖水平维持在较高水平，120 分钟后恢复至正常水平。作者又采用 6 mmol/L 百草枯和 6 mmol/L 百草枯 +15 nmol/L IGF-1 分别处理 WT 小鼠和 LID 小鼠心肌细胞 2 小时，MTT 法检测发现百草枯可引起 LID 小鼠心肌细胞存活率明显高于 WT 小鼠，差异具有统计学意义（$P < 0.05$），而且 IGF-1 可使百草枯处理组 WT 小鼠和 LID 小鼠心肌细胞存活率均降低。提示 IGF-1 可促使百草枯诱导的小鼠心肌细胞死亡。LID 小鼠左心室肌细胞收缩峰值和 ±dL/dt 明显低于 WT 小鼠，TR90 则大于 WT 小鼠，差异具有统计学意义（$P < 0.05$）。LID 小鼠对照组、WT 小鼠染毒组和 LID 小鼠染毒组心肌细胞收缩峰值和 ±dL/dt 均明显低于 WT 小鼠对照组，而各组 TR_{90} 均大于 WT 小鼠对照组，提示百草枯诱导的心肌细胞机械性能的改变可被 IGF-1 缺乏所拮抗。作者又用 fura-2 荧光标记心肌细胞内 Ca^{2+} 水平，发现百草枯染毒后 48 小时 WT 小鼠心肌细胞内静息和峰值 Ca^{2+} 水平均低于其对照组，而心肌细胞内 Ca^{2+} 衰减率高于其对照组，差异具有统计学意义（$P < 0.05$），但 LID 小鼠和百草枯染毒组 LID 小鼠心肌细胞内 Ca^{2+} 水平变化不明显。心肌细胞中 ROS 和羰基含量 WT 小鼠和 LID 小鼠对照组间比较，差异均无统计学意义（$P > 0.05$）。百草枯染毒后 WT 小鼠心肌细胞 ROS 和蛋白质羰基水平均明显高于其对照组，而百草枯染毒后 LID 小鼠心肌细胞 ROS 和蛋白质羰基水平均明显低于 WT 小鼠染毒组，差异具有统计学意义（$P < 0.05$），提示 IGF-1 缺乏可明显减轻百草枯诱导的小鼠心肌细胞 ROS 和羰基含量增加。WT 小鼠和 LID 小鼠，以及百草枯染毒后 WT 和 LID 小鼠心肌细胞中磷酸化的胰岛素受体（pIR）和磷酸化的 Akt（pAkt）蛋白表达水平相互之间比较，差异均无统计学意义（$P > 0.05$），但采用 100 nmol/L 胰岛素刺激心肌细胞后，WT 小鼠和 LID 小鼠，以及百草枯染毒后 WT 和 LID 小鼠心肌细胞中 pIR 和 pAkt 蛋白表达水平均明显高于 WT 小鼠对照组，LID 小鼠心肌细胞中 pIR 蛋白表达水平高于 WT 小鼠染毒组，LID 及其染毒组小鼠心肌细胞中 pIR 和 pAkt 蛋白表达水平均明显高于 WT 小鼠染毒组，差异具有统计学意义（$P < 0.05$）。WT 小鼠染毒组、LID 小鼠组和 LID 小鼠染毒组心肌肌浆网 Ca^{2+}-ATP 酶 2a 蛋白表达水平均高于

WT 小鼠对照组，WT 小鼠染毒组心肌细胞钠 - 钙交换体（NCX）蛋白表达水平低于其对照组，而 LID 小鼠组心肌细胞 NCX 蛋白表达水平高于 WT 小鼠对照组，差异具有统计学意义（$P < 0.05$）。上述结果表明，IGF-1 缺乏可拮抗或掩盖百草枯引起的小鼠存活率降低、心肌细胞功能障碍、氧化应激和钙调节蛋白的改变。

马俊清等（2009 年）采用 0.1 mmol/L 百草枯处理新生 1 天的 SD 乳鼠（雌、雄性不详）肺微血管内皮细胞 3、12、24 和 48 小时，观察百草枯对培养大鼠肺微血管内皮细胞的损伤作用。结果发现，PQ 处理后肺微血管内皮细胞培养上清液中超氧化物歧化酶活力随处理时间延长而逐渐降低，丙二醛、血管假性血友病因子和内皮素含量随处理时间延长而逐渐升高，与其相应对照组比较，差异均具有统计学意义（$P < 0.05$），而对照组上述各指标随时间均无明显变化（$P > 0.05$）。

Tsukamoto 等（2002 年）采用 0.1 和 0.5 mmol/L 百草枯分别体外处理猪肺微血管内皮细胞（PMEC）24、48、72 和 96 小时。结果发现，0.1 mmol/L 百草枯处理猪 PMEC 细胞 96 小时，细胞存活率明显低于对照组，差异具有统计学意义（$P < 0.05$）。0.5 mmol/L 百草枯分别处理猪 PMEC 细胞 72 和 96 小时，细胞存活率明显低于对照组，细胞中谷胱甘肽蛋白混合二硫化物（GSSP）含量显著高于对照组，而细胞磷酸甘油脱氢酶（GAPDH）活力明显低于对照组，差异具有统计学意义（$P < 0.05$），但 0.1 mmol/L 百草枯处理 PMEC 细胞 24 ~ 96 小时对细胞 GSSP 和 GAPDH 水平均无明显影响（$P > 0.05$）。作者又采用 0.1 和 0.5 mmol/L 百草枯分别处理猪 PMEC 细胞 4、8、16 和 24 小时，发现细胞中顺乌头酸酶活力和还原型辅酶Ⅱ（NADPH）水平均明显低于其相应对照组，差异具有统计学意义（$P < 0.05$）。0.1 mmol/L 百草枯 +0.5 μmol/L 黄素蛋白还原酶抑制剂二苯基氯化碘盐（DPI）和 0.5 mmol/L 百草枯 +0.5 μmol/L DPI 处理猪 PMEC 细胞 4 小时，发现两个处理组细胞中 NADPH 含量均明显高于百草枯单独处理组，差异具有统计学意义（$P < 0.05$）。提示黄素蛋白还原酶抑制剂 DPI 可逆转百草枯所致细胞 NADPH 含量的降低。0.1 和 0.5 mmol/L 百草枯分别处理猪 PMEC 细胞 24、48、72 和 96 小时，发现 0.1 mmol/L 百草

枯处理 24 小时后细胞 NADPH 水平明显低于其相应对照组，而氧化型辅酶Ⅱ（$NADP^+$）水平明显高于其相应对照组，差异具有统计学意义（$P < 0.05$）。0.1 mmol/L 百草枯处理 48 小时后细胞葡萄糖 -6- 磷酸脱氢酶（G6PD）活力显著高于其相应对照组，差异具有统计学意义（$P < 0.05$），但 0.1 mmol/L 百草枯对细胞 NADPH+$NADP^+$ 总含量无明显影响。0.5 mmol/L 百草枯处理猪 PMEC 细胞 48 小时后细胞 NADPH+$NADP^+$ 总含量明显低于其相应对照组，而处理 24 小时后细胞 NADPH 水平明显低于其相应对照组，处理 72 小时后细胞 $NADP^+$ 含量和 G6PD 活力均明显低于其相应对照组，差异具有统计学意义（$P < 0.05$）。0.5 mmol/L 百草枯、1 mmol/L 腺苷酸二磷酸核糖转移酶（PARP）抑制剂 3- 氨基苯甲酰胺（3-AB）和 0.5 mmol/L 百草枯 +1 mmol/L 3-AB 分别处理猪 PMEC 细胞 24、48、72 和 96 小时，发现 1 mmol/L 3-AB 处理 48 小时后细胞氧化型辅酶Ⅰ（NAD^+）+ 还原型辅酶Ⅰ（NADH）总量明显高于其相应对照组，差异具有统计学意义（$P < 0.05$），但 0.5 mmol/L 百草枯及 0.5 mmol/L 百草枯 +1 mmol/L 3-AB 处理 48 小时后细胞 NAD^++NADH 总量均明显低于其相应对照组，差异具有统计学意义（$P < 0.05$）。同时也发现 1 mmol/L 3-AB 处理 96 小时可引起细胞 NAD^+ 水平明显升高，差异具有统计学意义（$P < 0.05$），但 1 mmol/L 3-AB 对 0.5 mmol/L 百草枯引起的细胞 NAD^+ 和 NADH 水平无明显影响。0.5 mmol/L 百草枯和 0.5 mmol/L 百草枯 +1 mmol/L 3-AB 分别处理猪 PMEC 细胞 72 小时，两个处理组细胞酸性磷酸酶活力均分别低于其相应对照组和 3-AB 单独处理组，而乳酸脱氢酶活力均分别高于其相应对照组和 3-AB 单独处理组，差异具有统计学意义（$P < 0.05$），提示 3-AB 对百草枯所致的细胞酸性磷酸酶和乳酸脱氢酶活力均无明显影响。结果表明，0.5 mmol/L 百草枯引起的猪 PMEC 细胞 $NADP^+$、NAD^+ 和细胞存活率降低不是由腺苷酸二磷酸核糖转移酶活化所致。0.1 mmol/L 百草枯处理猪 PMEC 细胞 48、72 和 96 小时后细胞谷胱甘肽含量明显高于其相应对照组，差异具有统计学意义（$P < 0.05$）。0.5 mmol/L 百草枯处理 48 和 72 小时后细胞谷胱甘肽含量明显高于其相应对照组，而处理 96 小时细胞谷胱甘

肽含量明显低于对照组，差异具有统计学意义（$P < 0.05$），但0.1和0.5 mmol/L百草枯对细胞氧化型谷胱甘肽含量无明显影响。0.1 mmol/L百草枯处理猪PMEC细胞24、48、72和96小时后细胞谷胱甘肽二硫化物还原酶（GR）活力分别高于其相应对照组，而0.5 mmol/L百草枯处理24和48小时细胞GR活力分别高于其相应对照组，处理96小时细胞GR活力显著低于对照组，差异具有统计学意义（$P < 0.05$）。0.5 mmol/L百草枯处理猪PMEC细胞48、72和96小时，细胞谷胱甘肽过氧化物酶（GPX）活力均分别低于其相应对照组，但0.1 mmol/L百草枯对细胞GPX活力无明显影响。结果表明，百草枯诱导的猪肺微血管内皮细胞的损伤与其所致的细胞谷胱甘肽氧化还原循环能力减弱引起的氧化应激增强有关。

余海放等（2010年）采用0.05、0.1、0.75、1.5、2.5、5.0、7.5和30 mmol/L百草枯处理体外培养的人脐静脉内皮细胞（HUVEC）48小时，结果显示，百草枯的半数死亡浓度为1.22 mmol/L。该作者又采用1.22 mmol/L百草枯处理体外培养的HUVEC细胞8、24和48小时，免疫组织化学法和RT-PCR分别检测HUVEC细胞中NF-κB p65蛋白和mRNA表达水平。免疫组织化学结果显示，对照组HUVEC细胞胞质浅淡着色，p65定位于细胞质。百草枯处理8小时细胞胞质着色加深、细胞核出现阳性着色，提示在百草枯的刺激下细胞NF-κB蛋白从胞质转移到胞核。百草枯处理24小时可见细胞核着色明显加深，48小时后细胞皱缩死亡、部分脱落，残留细胞胞核可见阳性着色。RT-PCR检测发现，百草枯处理8、24和48小时组HUVEC细胞中IL-6和IL-8 mRNA表达水平明显上调，与相应对照组比较，差异均有统计学意义（$P < 0.01$）。结果表明，百草枯处理HUVEC细胞后早期即可能出现NF-κB的激活，进而诱导了下游的重要炎性介质的合成而促发炎症反应。

（刘芳芳　孙应彪）

主要参考文献

1. 赵江霞，张平，常秀丽，等. 敌敌畏对大鼠心血管功能的急性毒作用. 环境与职业医学，2009，26（3）：248-251.

2. Yavuz T，Delibas N，Yildirim B，et al. Vascular wall damage in rats induced by organophosphorus insecticide mehidathion. Toxicol Lett，2005，155（1）：59-64.

3. Mirajkar N，Pope CN. In vitro sensitivity of holinesterases and [^{3}H] oxotremorine-M binding in heart and brain of adult and aging rats to organophosphorus anticholinesterases. Biochem Pharmacol，2008，76（8）：1047-1058.

4. 李鹏，尹雅玲，王倩倩，等. 枸杞多糖组分 - Ⅳ对有机磷农药所致血管内皮功能损伤的保护作用. 安徽农业科学，2010，38（15）：7953-7955.

5. 肖岳. 急性有机磷农药中毒患者肌钙蛋白 I 变化的临床意义. 中华全科医学，2008，6（9）：935-936.

6. 高航，王洪艳. 小鼠氧化乐果急性中毒后心肌组织 ATP 酶及自由基代谢的变化. 中国卫生工程学，2009，8（3）：152-154.

7. Calore EE，Pereza NM，herman MM. Morphometric studies of cardiac miocytes of rats chronically treated with an organophosphate. Ecotoxicol Environ Saf，2007，66（3）：447-450.

8. Zhou S，Liu L，Yang X，et al. Paraoxon attenuates vascular smooth muscle contraction through inhbiting Ca^{2+} influx in the rabbit thoracic aorta. J Biomed Biotechnol，2010，http//dx.doi.org/10.1155/2010/829190.

9. Coşkun B，Çömelekoğlu U，Polat A，et al. Evaluation of the toxic effects of cypermethrin inhalation on the frog heart. Ecotoxicol Environ Saf，2004，57（2）：220-225.

10. Imanishi S，Okura M，Zaha H，et al. Exposure to permethrin influences vascular development of fetal brain and adult behavior in mice offspring. Environ Toxicol，2013，28（11）：617-629.

11. Vadhana MS，Nasuti C，Gabbianelli R. Purine bases oxidation and repair following permethrin insecticide treatment in rat heart cells. Cardiovasc Toxicol，2010，10（3）：199-207.

12. Vadhana D，Carloni M，Fedeli D，et al. Perturbation of rat heart plasma membrane fluidity due to metabolites of permethrin insecticide. Cardiovasc Toxicol，2011，11（3）：226-234.

13. 谈立峰，陈小岳，陈文英，等. 职业性接触氰戊菊酯农药对工人心血管及神经系统的影响. 职业与健康，2005，21（4）：488-490.
14. 王邦本，殷四祥，汪六庆. 葛根素对急性拟除虫菊酯杀虫药中毒心血管系统的保护作用. 安徽医学，2010，31（2）：138-140.
15. Aydin M，Yildiz A，Ibiloglu I，et al. The protective role of glutamine against acute induced toxicity in rats. Toxicol Mech Methods，2015，25（4）：296-301.
16. Zafiropoulos A，Tsarouhas K，Tsitsimpikou C，et al. Cardiotoxicity in rabbits after a low-level exposure to diazinon，propoxur，and chorpyrifos. Hum Exp Toxicol，2014，33（12）：1241-1252.
17. Lin CC，Hui MN，Cheng SH. Toxicity and cardiac effects of carbaryl in early developing zebrafish（Daniorerio）embryos. Toxicol Appl Pharmacol，2007，222（2）：159-168.
18. Siegal D，Kotowycz MA，Methot M，et al. Complete heart block following intentional carbamate ingestion. Can J Cardiol，2009，25（8）：288-290.
19. 王伟，栗芬，艾光华. 谷胱甘肽对氨基甲酸酯类农药中毒患者心肌保护作用的观察分析. 中国医药指南，2011，9（8）：275-276.
20. Oliveira MV，Albuquerque JA，Paixão AD，et al. High blood pressure is one of the symptoms of paraquat-induced toxicity in rats. Arch Toxicol，2005，79(9)：515-518.
21. 董雪松，刘伟，王玉芝，等. 39例急性百草枯中毒心律失常分析. 中国医科大学学报，2012，41（4）：377-378.
22. 张金英，杜绪强，邱建清，等. 肌钙蛋白I与急性百草枯中毒患者预后的相关性研究. 滨州医学院学报，2011，34（4）：279-281.
23. Dong XS，Xu XY，Sun YQ，et al. Toll-like receptor 4 is involved in myocardial damage following paraquat poisoning in mice. Toxicology，2013，312：115-122.
24. Ge W，Zhang Y，Han X，et al. Cardiac-specific overexpression of catalase attenuates paraquat-induced myocardial geometric and contractile ateration：role of ER stress. Free Radic Biol Med，2010，49（12）：2068-2077.
25. Wang Q，Yang L，Hua Y，et al. AMP-activated protein kinase deficiency rescues paraquat-induced cardiac contractile dysfunction through an autophagy-dependent mechanism. Toxicol Sci，2014，142（1）：6-20.

第十七章

药　物

药物根据用途分为心血管药物、中枢神经系统药物、抗肿瘤药物、抗菌药物、免疫抑制剂、局部麻醉药、抗炎药物、抗组胺药、抗精神病药和其他药物。药物通过药理学和毒理学原理影响人体代谢和循环，调节机体功能发挥疗效，药物可使原有生理功能加强或减弱，同一种药物对人体不同部位可发挥不同作用。药物在治疗疾病的同时，有可能带来一些毒副作用，如对肝、肾、脑和心血管系统等毒性。庆大霉素属于氨基糖苷类抗生素，有肾毒性、耳毒性，对呼吸和循环系统也有不利影响，可引发过敏性休克。长期应用抗疟药物可诱发心脏毒性，临床主要表现为心脏传导阻滞、充血性心力衰竭、心律失常及心肌病。硫酸羟氯喹不良反应类型和临床表现主要为眼部不适、神经系统反应、消化系统反应和变态反应等。本部分将从药物毒性表现和毒性机制两方面对药物的心血管毒性进行阐述。

第一节　心血管药物

心血管药物主要包括钙通道阻滞剂、β- 受体阻滞剂、强心苷和抗心律失常药物。钙通道阻滞剂根据其具体结合点，分为二氢吡啶类、苯噻氮䓬类、苯烷胺类和三苯哌嗪类。目前钙通道阻滞药不良反应研究较多的为二氢吡啶类钙拮抗剂。β- 受体阻滞剂广泛应用于心血管疾病和非心血管疾病的治疗。根据作用特性分为三类：第一类为非选择性的作用于 β_1 和 β_2 受体，第二类为选择性的作用于 β_1 受体，第三类为非选择性的作用于 β 和 α_1 受体。洋地黄类药物因安全范围窄、个体差异大、治疗量与中毒量在一定程度上相互重叠，其血药浓度又易受多种因素影响，长期使用易发生蓄积中毒，从而加重心衰。洋地黄中毒时，各种心律失常均可能发生，最常见者为室性期前收缩、窦性心动过缓、房室传导阻滞或窦房传导阻滞、心房颤动伴心室率过慢、非阵发性交界处心动过速。抗心律失常药物按其电生理作用不同，分为细胞钠通道阻滞药、β-受体阻滞剂、延长心脏复极过程药物和钙通道阻滞药。抗心律失常药物在临床应用中可引起不同程度的不良反应，如劳力性呼吸困难、干咳、胸闷、心悸、头晕、黑蒙、血压下降、甲状腺功能异常和心律失常等。中枢神经系统药物对心血管系统的毒副作用主要包括心率减慢、心律失常、窦性心动过速和房室传导阻滞等，其机制可能涉及氧化损伤、心肌纤维化和细胞凋亡等方面。

钙通道阻滞药

一、毒性表现

（一）动物实验资料

Tuncok 等（1996 年）选择成年雄性 Wistar 大鼠静脉注射 7.5、10、15 和 20 mg/kg 维拉帕米，对照组静脉注射生理盐水。检测大鼠心率、平均动脉压和心脏收缩压。结果发现，大鼠静脉注射 15 mg/kg 维拉帕米 10 分钟后平均动脉压下降 45%，心率下降 70%，与对照组比较差异具有统计学意义（$P < 0.05$）。

刘蔚等（1996 年）选择成年雄性 Wistar 大鼠腹腔注射 1.0 mg/kg 硝苯地平和 1.0 mg/kg 吡那地尔，检测大鼠血压和心率变化。结果发现，吡那地尔和硝苯地平可降低大鼠外周血压，吡那地尔注射后 15 分钟大鼠心率减慢，但对心脏功能影响较轻。硝苯地平染毒 5 分钟后大鼠心率减慢，同时抑制心脏收缩功能。

（二）流行病学资料

黄晓云等（2008 年）收集 2006 年 8 月至 2008 年 3 月服用二氢吡啶类药物后出现心律失常患者 17 例，其中男性 9 例，女性 8 例，年龄 53 ~ 65 岁，其中 11 例服用硝苯地平缓释片，6 例服用苯磺酸左旋氨氯地平片，分析患者服药时间、临床表现和心电图。结果显示，用药后患者出现窦性心动过速 11 例，其中 7 例服用硝苯地平，4 例服用苯磺酸左旋氨氯地平。服药 1 个月至半年内患者出现发作性的胸闷、心悸，发作时心电图检查提示窦性心动过速，停药 2 个月后症状消失，复查心电图为窦性心律。用药后患者出现非阵发性交界性心动过速 4 例，其中服用硝苯地平 3 例，苯磺酸左旋氨氯地平 1 例，而服用硝苯地平缓释片的 2 例患者均出现房室传导阻滞。

李洵等（2013 年）通过查阅广东省 2002 年 1 月至 2012 年 6 月上报国家药品不良反应监测中心的有关心血管不良反应报表，筛选出钙拮抗药致心血管不良反应 63 例，分析患者性别、年龄、给药途径、发生时间、钙拮抗药类别、临床表现类型、药物剂型、治疗及转归情况。结果显示，心脏不良反应的发生与性别关系不大，与年龄关系密切，不良反应发生时间多集中在服药后 1 天内，二氢吡啶类钙拮抗药引起的心脏不良反应比例最高（95.24%）。不良反应主要表现为心悸、心律失常、心脏骤停、心动过速和房室传导阻滞，其中心悸占比最高（76.19%）。

林岩等（2000 年）选取 176 例高血压病患者，采用口服硝苯地平治疗，分析心血管系统不良反应。结果显示，硝苯地平副反应出现在服药后 30 ～ 120 分钟者 11 例，2 ～ 4 小时者 6 例，4 小时者 1 例。血压过度降低者 5 例，室上性心动过速 2 例，Ⅱ度房室传导阻滞 1 例，心绞痛 7 例，慢性心功能不全 2 例，急性肺水肿 1 例。

邱蓉等（2009 年）采用多中心、随机、开放、自身对照研究方法，对 2008 年 6 月至 2009 年 3 月入院服用氨氯地平（38 例）、硝苯地平（30 例）和非洛地平（15 例）后出现水肿的轻、中度原发性高血压患者纳入研究，全部患者停用上述药物 1 周后再服用左旋氨氯地平 2.5 ～ 5.0 毫克 / 天，共治疗 8 周。结果显示，左旋氨氯地平治疗后收缩压和舒张压均降低，与治疗前比较，差异有统计学意义（$P < 0.01$），但心率治疗前后差异无统计学意义（$P > 0.05$）。氨氯地平、硝苯地平和非洛地平不良反应较左旋氨氯地平大。

张莉萍（2006 年）收集 72 例门诊轻、中度高血压患者，随机分成两组（各 36 例），分别接受马来酸左旋氨氯地平（施惠达）2.5 ～ 5 毫克 / 天和氨氯地平（麦利平）5 ～ 10 毫克 / 天治疗 8 周，观察治疗前后不良反应、血压和心率变化。结果显示，马来酸左旋氨氯地平治疗不同时间与治疗前 1 周和治疗开始前比较，收缩压和舒张压均降低，治疗 4 周和 8 周收缩压和舒张压均低于治疗 2 周，差异均具有统计学意义（$P < 0.01$），但治疗 4 周与 8 周收缩压和舒张压比较，差异无统计学意义（$P > 0.05$）。治疗 8 周后心率降低，与治疗前比较，差异有统计学意义（$P < 0.01$）。氨氯地平组治疗 8 周后收缩压和舒张压降低，与治疗前比较，差异有统计学意义（$P < 0.05$），整个治疗过程中心率变化无统计学意义（$P > 0.05$）。

二、毒性机制

王达理等（1999 年）提取 Wistar 乳大鼠（雌雄不限）心肌细胞，用含维拉帕米 1.0、5.0、10.0、20.0 和 50.0 mg/L 无血清培养基处理 96 小时，测定培养液中乳酸脱氢酶和肌酸磷酸激酶活力，观察不同浓度维拉帕米对心肌细胞的毒性作用。结果显示，维拉帕米组心肌细胞基本维持合胞体成片搏动，较高浓度组的搏动频率缓慢（40 ~ 80 次 / 分）。维拉帕米 20.0 mg/L 以下浓度组的心肌细胞形态与正常对照组相近，维拉帕米 50.0 mg/L 组有心肌细胞成片脱落现象。连续培养 96 小时与正常对照组比较，维拉帕米 10.0 mg/L 以上各浓度组培养液中心肌细胞存活率降低，乳酸脱氢酶活力升高，差异有统计学意义（$P < 0.05$）。结果表明，维拉帕米在缺氧再复氧时有明显的细胞保护作用。

Joukar S 等（2012 年）选择成年雄性 Wistar 大鼠分为对照组、吗啡（2 mg/kg）组和吗啡（2 mg/kg）+ 硝苯地平（10 mg/kg）组，腹腔注射给药连续 7 天。观察心肌病理改变，检测血浆肌钙蛋白水平。结果显示，吗啡 + 硝苯地平组大鼠心肌病理损害加重，血浆中肌钙蛋白含量减少，与对照组和吗啡组比较，差异有统计学意义（$P < 0.05$）。结果表明，硝苯地平引起心肌细胞的损伤与血浆中肌钙蛋白水平有关。

β- 肾上腺素受体阻断药

一、毒性表现

（一）动物实验资料

张利军等（2013 年）选择 AB 系斑马鱼胚胎随机分为 5 组，置于配好的 2.5、1.25、0.625、0.313 和 0.156g/L 美托洛尔试验溶液药液中，以 Holt buffer 缓冲液（含 NaCl 3.5 g、KCl 0.05 g、$NaHCO_3$ 0.025 g、$CaCl_2$ 0.1 g 和 H_2O 1L）为阴性对照组，处理 72 小时，观察斑马鱼心血管系统形态学，测量心脏静脉窦 - 动脉球距离，测定心肌细胞凋亡水平。结果显示，心血管系统出现多种形态学改变，包括卵黄囊水肿、出血、心包水肿、心脏畸形、心脏线性化、房室瓣缺损、血流缓慢、血细胞淤积和无血液循环。美托洛尔各处理组斑马鱼平均心率低于对照组，差异有统计学意义（$P < 0.05$），并呈现剂量 - 反应关系。各处理组斑马鱼心脏静脉窦 - 动脉球间距变窄，与对照组比较，差异有统计学意义（$P < 0.01$）。美托洛尔处理组斑马鱼心脏出现结构改变，心室缩小，心房狭长，心肌膜变薄，心肌层数和心肌细胞数减少。随着美托洛尔处理浓度的增加，斑马鱼心脏畸形越严重、心脏越小，心肌细胞数减少。细胞凋亡检测显示，0.156、0.625 和 2.5 g/L 美托洛尔处理组斑马鱼出现心肌细胞凋亡，细胞变小、变形，细胞质密度增加，凋亡细胞染成棕褐色。心肌细胞凋亡率随美托洛尔浓度增加而上升，与对照组比较，差异有统计学意义（$P < 0.01$）。

（二）流行病学资料

樊晓寒等（2009 年）采用以社区为基础的随机、双盲临床试验。入选 40 ~ 75 岁未经治疗的高血压患者 3408 例，随机分为阿替洛尔组 594 例，双氢克尿塞组 891 例，硝苯地平缓释剂组 947 例，卡托普利组 976 例，治疗 4 周后观察心血管不良反应。结果显示，阿替洛尔组不良反应主要表现为窦性心动过缓（7.36%）和胸闷（1.28%），硝苯地平缓释片组也有低血压和心慌等表现。

范丽明等（2001 年）采用前瞻性、随机、双盲方法，将 1026 例高血压患者（年龄 40 ~ 79 岁）分为卡托普利组、阿替洛尔组、尼群地平组、卡托普利 + 阿替洛尔组、阿替洛尔 + 尼群地平组和尼群地平 + 卡托普利组，观察药物不良反应。结果显示，卡托普利组、阿替洛尔组、尼群地平组、卡托普利 + 阿替洛尔组、阿替洛尔 + 尼群地平组和尼群地平 + 卡托普利组患者心悸发生率依次为 5.7%、5.7%、7.8%、8.4%、10.9% 和 8.3%，平均发生率 7.8%。胸闷发生率依次为 5.7%、5.7%、19.7%、7.2%、10.9% 和 12.0%，平均发生率 10.2%。

吴琼等（2007 年）报告了 1 例儿童误服阿替洛尔引起的中毒病例，患儿男性，3 岁，因误食阿替洛尔 62.5 mg 2 小时，于 2006 年 7 月 29 日 20：30 就诊。入院查体：神志清楚，无头晕、头痛、发热和心前区不适等，体温 36℃，心率 86 次 / 分，呼吸频率 26 次 / 分，血压 98/70 mmHg，体重 18 kg。入院 1 小时后，患儿出现烦躁、面色苍白、肢端发凉、轻度发绀、额头出汗等症状，血压未测及，心率 80 次 / 分。经催吐、洗胃、导泻、补液等治疗后，患儿症状缓解，血压 100/70 mmHg，心率 100 次 / 分，临床治愈出院，考虑为阿替洛尔中毒。

王丽霞等（2011 年）将 72 例老年心力衰竭患者随机分为卡维地洛组（A 组）和美托洛尔组（B 组），每组 36 例。所有患者均给予强心、利尿等常规抗心力衰竭治疗，在此基础上 A 组给予初始剂量 3.125 mg 卡维地洛，连续 2 周，以后每 2 周递增 1 倍剂量，直至最大耐受剂量 25 mg。B 组给予初始剂量为 6.25 mg 美托洛尔治疗，连服 2 周后，每 2 周递增剂量直至最大耐受剂量 50 mg。连续治疗 6 个月，观察两组治疗前后不良反应情况。结果显示，两组不良反应主要包括低血压、窦性心动过缓、房室传导阻滞等，其中 A 组发生低血压 1 例，窦性心动过缓 2 例。B 组发生低血压 5 例，窦性心动过缓 2 例，房室传导阻滞 2 例，所有不良反应经调整用药剂量后均缓解。

二、毒性机制

李娜（2008 年）选择 2006 年 5 月至 2007 年 3 月在北京阜外心血管病医院门诊就诊的原发性高血压患者，服用富马酸美托洛尔或酒石酸美托洛尔，连续 8 周。采用聚合酶链反应 - 限制性片段长度多态性分析法和直接测序的方法对 G 蛋白 β3 亚单位 C825T 单核苷酸多态性进行分型，评价基线和治疗周时相关指标的前后变化。结果显示，应用美托洛尔治疗 8 周后，患者的心率、血压指标均较基线下降，G 蛋白 β3 亚单位 C825T 基因多态性与美托洛尔的心血管效应相关（r=0.61，P < 0.05）。G 蛋白 β3 亚单位 CC 型患者在应用美托洛尔治疗 8 周后夜间收缩压、夜间舒张压下降幅度最大，TC 型次之，TT 型

的下降幅度最小。以治疗后夜间收缩压（或舒张压）为应变量，基线夜间收缩压（或舒张压）、G 蛋白 β3 亚单位 C825T 基因多态、用药组别、性别、身高、体重、年龄为自变量做线性回归，结果显示，基线夜间收缩压或舒张压和基因型是预测治疗后夜间收缩压或舒张压的因素。结果表明，G 蛋白 β3 亚单位 C825T 多态性与美托洛尔的心血管毒效应有关。

张利军（2012 年）选择 AB 系斑马鱼胚胎为试验动物，置于配好的 2.5、0.625 和 0.156 g/L 美托洛尔试验药液中，以 Holt buffer 缓冲液（含 NaCl 3.5 g、KCl 0.05 g、$NaHCO_3$ 0.025 g、$CaCl_2$ 0.1 g 和 H_2O 1L）为阴性对照组，持续给药处理 66 小时后，半定量 RT-PCR 法检测斑马鱼整体胚胎组织中 bcl-2、bax-α 和 caspase-3 mRNA 水平并检测相关蛋白质表达水平。结果显示，斑马鱼整体胚胎组织中 bcl-2 和 bax-α 的 mRNA 表达水平上调，但 bax-α mRNA 上调程度大于 bcl-2，bcl-2/bax-α 比值逐渐下降。斑马鱼胚胎经美托洛尔处理后，斑马鱼整体胚胎组织中 caspase-3 和 caspase-9 mRNA 表达水平上调，随着处理浓度的增加，caspase-3 和 caspase-9 mRNA 的表达上调越明显。0.625 和 2.5 g/L 美托洛尔处理组斑马鱼整体胚胎组织中 caspase-3 蛋白表达量增加，与对照组比较，差异具有统计学意义（$P < 0.05$）。结果表明，美托洛尔诱导细胞凋亡与 caspase 级联激活密切相关。

强心苷类药物

一、毒性表现

（一）动物实验资料

蒋洁君等（2011 年）给成年豚鼠（雌雄不限）一次性灌胃蟾酥 125 和 250 mg/kg，记录心电图并监测左心室内压力上升最大速率、最大收缩压、心率血压乘积和心室最小舒张压，观察蟾酥对豚鼠心脏的急性毒性。结果显示，蟾酥使豚鼠心电图发生改变，蟾酥 125 和 250 mg/kg 染毒组豚鼠心电图 P-R 间期延长，与对照组比较，差异有统计学意义（$P < 0.01$）。心电图 QRS 时程增宽，心率加快，左心室内压

力上升最大速率、最大收缩压和心率血压乘积下降，心室最小舒张压升高，与对照组比较，差异有统计学意义（$P < 0.05$）。

赖术等（2005 年）将 80 只成年新西兰家兔（雌雄不限）随机分为 16 个小组（每小组 5 只家兔），每两个小组随机编成 1 个大组，耳缘静脉注射给药。葡萄糖酸钙每小组 1 ~ 3 号家兔按 0.2 g/kg 给药，4 号按 0.1 g/kg 给药，5 号按 0.3 g/kg 给药。毒毛花苷 K 第 1 ~ 7 大组均按 0.03 mg/kg 给药，第 8 大组按 0.06 mg/kg 给药。具体给药顺序如下，第 1 ~ 7 大组的第 1 小组家兔首先给予葡萄糖酸钙，然后分别于药后 0、5、10、20、30、60 和 120 分钟给予毒毛花苷 K，而第 2 小组的给药顺序相反。第 8 大组的第 1 小组家兔首先给予葡萄糖酸钙，30 分钟给予 0.06 mg/kg 毒毛花苷 K，第 2 小组则先用 0.06 mg/kg 毒毛花苷 K，30 分钟给予葡萄糖酸钙。记录给药前后心电图，将 R-R 间期延长超过正常值 20% 以上定为中毒。结果显示，先用葡萄糖酸钙，后用毒毛花苷 K 给药方式时，20 只家兔的心电图未见异常，1 只家兔的心电图出现异常。而采用先用毒毛花苷 K，后用葡萄糖酸钙给药方式时，8 只家兔的心电图未见异常，13 只家兔的心电图出现异常，两种用药方式相比较，差异有统计学意义（$P < 0.001$）。先用毒毛花苷 K，后用葡萄糖酸钙者，随着给药间隔时间延长，心电图异常的发生率越高，毒毛花苷 K 中毒出现时间越早，R-R 延长幅度也越大，R-R 延长持续时间越长。

刘琳等（2003 年）选择成年雄性豚鼠 10 只，35 mg/kg 戊巴比妥钠腹腔注射麻醉，用压力传感器经颈动脉监测全身血压，皮下不锈钢针电极连接十六道生理记录仪记录心电图，输液泵从颈静脉输入药物桂竹糖芥单体强心苷 G，以每分钟 40 μg/kg 的速度缓慢持续给药直至心脏停搏。结果显示，豚鼠给药前为窦性心律，开始给药后心率即有轻度减慢、血压微升和 R-R 间期逐渐增宽，随着给药量的增加，P-P 间期出现长短不一。随着给药量的继续增加，心率减慢至最低点，随后心率增快，在给药量为（421.13 ± 24.02）μg/kg 时 P 波消失，出现室性期前收缩，直到出现心室纤颤后心率减慢。在桂竹糖芥单体强心苷 G 1/4 致死量左右时开始出现 ST 段下降及 T 波低平。心电图分析发现，豚鼠桂竹糖芥强心苷 G 的治疗量为 160 ~ 240 μg/kg，中毒量为 320 ~ 640 μg/kg。

（二）流行病学资料

陈世才等（2001 年）报道 2 例地高辛急性中毒病例，观察分析中毒后临床症状，同时检测血清地高辛浓度和心电图变化。结果发现，地高辛急性中毒患者心脏毒性表现为过缓性心律失常、窦性静止、窦房阻滞或房室传导阻滞，随着血清地高辛浓度的降低，患者症状减轻，当血清地高辛浓度＜ 3.0 μg/L 时，患者症状大部分消失。

刘俊等（2013 年）报道了 1 例 63 岁男性患者因慢性心功能不全致劳累后气喘、夜间睡眠时憋气，口服地高辛 0.125 mg，1 次 / 天。用药 5 天后症状缓解，患者自行将地高辛剂量增至 0.5 mg，2 次 / 天，连续服用 7 天后气喘症状较前加重，夜间睡眠不能平卧，乏力，食欲差，恶心、呕吐。心电图检查显示：Ⅲ度房室传导阻滞，频发室性期前收缩，呈二联律，心室率 57 次 / 分。实验室检查示：血钾 2.9 mmol/L，地高辛血清浓度＞ 5.0 μg/L。停用地高辛，并给予补钾等对症处理，5 天后患者症状缓解，心电图及血钾水平恢复正常，再次口服地高辛 0.125 mg，1 次 / 天。5 天后实验室检查示：血钾 4.2 mmol/L，地高辛血清浓度 1.8 μg/L，患者再未出现恶心、呕吐等不适症状。

赵贵锋等（2008 年）收集快速心房颤动患者 68 例（心室率≥ 120 次 / 分），随机分为美托洛尔组和毛花洋地黄苷组各 34 例。美托洛尔组首次剂量给予 5 mg 美托洛尔缓慢静脉注射，观察 15 分钟，若心室率＞ 100 次 / 分或下降＜ 20%，则追加 5 mg，最多给药 10 mg，若血压＜ 90/60 mmHg，则停止试验。毛花洋地黄苷组首次剂量给予去乙酰毛花洋地黄苷 0.4 mg 或 0.2 mg 缓慢静脉注射，若心室率＞ 100 次 / 分或下降＜ 20%，则追加 0.2 mg。观察两组用药后 10、30、60、90 和 120 分钟心率、血压，以及临床表现，同时记录用药后药物起效时间及不良反应。结果显示，美托洛尔组出现不良反应 4 例，其中 2 例用药后 30 分钟出现低血压退出试验，停药观察后血压回升至正常，余 2 例转复窦性心律后发生一过性 Ⅰ 度房室传导阻滞及窦性心动过缓，观察后恢复正常。毛花洋地黄苷组出现不良反应 4 例，其中 2 例用药后

60分钟左右转复窦性心律并出现窦性心动过缓，停药观察后心率渐回升至正常，另2例用药60分钟后出现低血压退出试验，停药观察后自行恢复。

二、毒性机制

Chen等（2009年）选择成年雄性SD大鼠腹腔注射苯巴比妥钠麻醉后快速分离心肌细胞，分为对照组（未做任何处理）和3个处理组，即1 mol/L毒毛花苷组、1 mol/L毒毛花苷 + 钠钾泵H1-H2亚基α_1拮抗剂组和1 mol/L毒毛花苷 + 钠钾泵H1-H2亚基α_2拮抗剂组，处理时间为5和15分钟，检测心肌细胞线粒体钙离子浓度、心肌细胞收缩率和心肌细胞中钠钾泵H1-H2亚基α_1和α_2的表达。结果显示，1 mol/L毒毛花苷 + 钠钾泵H1-H2亚基α_1拮抗剂组心肌细胞中钠钾泵H1-H2亚基α_2受体表达降低，1mol/L毒毛花苷 + 钠钾泵H1-H2亚基α_2拮抗剂组心肌细胞中钠钾泵H1-H2亚基α_1受体表达降低，与1mol/L毒毛花苷组比较，差异有统计学意义（$P < 0.05$）。3个处理组心肌细胞线粒体钙离子浓度在处理5和15分钟升高，3个处理组心肌细胞收缩率在处理5和15分钟升高，与对照组比较，差异有统计学意义（$P < 0.05$）。结果表明，钠钾泵H1-H2亚基α_1参与调节毒毛花苷引起大鼠心肌细胞的毒性。

熊晨（2012年）快速分离SD乳大鼠（雌雄不限）心室肌细胞，全细胞膜片钳技术记录Na/K泵电流，观察抗Na/K泵α_1抗体和α_2抗体对毒毛花苷抑制电流的影响，激光共聚焦显微镜测定心室肌细胞和线粒体内的钙离子浓度，测定心肌细胞长度及收缩力大小等指标变化。结果显示，Na/K泵α_1亚基H_1-H_2膜外区参与毒毛花苷致心肌钙超载及不规律收缩，而Na/K泵α_2亚基H_1-H_2膜外区参与毒毛花苷增加收缩力的作用，Na/K泵α_1亚基抗体可保护高浓度毒毛花苷导致的心肌损伤。10^{-3} mol/L毒毛花苷可致大鼠心肌线粒体损伤，钙离子增加（302.4 ± 65.3）%，线粒体膜电位降低（45.0 ± 4.4）%，差异具有统计学意义（$P < 0.01$）。心室肌细胞预孵抗Na/K泵α_1抗体后，Na/

K 泵 α_1 抗体浓度依赖性的升高线粒体膜电位，其中预孵 1 ： 1000 抗 Na/K 泵 α_1 抗体可使 10^{-3} mol/L 毒毛花苷引起的线粒体膜电位恢复（62.0 ± 5.0）%，差异具有统计学意义（$P < 0.05$），预孵抗 Na/K 泵 α_1 抗体可减轻 10^{-3} mol/L 毒毛花苷引起的钙离子超载（118.8 ± 20.1）%，差异具有统计学意义（$P < 0.05$）。结果表明，抗 Na/K 泵 α_1 抗体和 α_2 抗体能够分别选择性与心肌细胞 Na/K 泵 α_1 或 α_2 亚基 H1-H2 膜外区结合。

抗心律失常药物

一、毒性表现

（一）动物实验资料

霍红艳（2007 年）选择健康成年新西兰白兔 24 只（雌雄不限），随机分为氯普鲁卡因组（C）、利多卡因组（L）、罗哌卡因组（R）和丁哌卡因组（B）。将家兔用 3% 戊巴比妥钠（30 mg/kg）耳缘静脉麻醉，手术分离股动脉，插管接换能器用以监测动脉血压，分离股静脉并置管用以泵注局麻药，耳缘静脉插管用以补液，监测二导联心电图，0.1 ml/kg 肝素从耳缘静脉注射肝素化抗凝。实验动物模型建立后，家兔的各项生命体征平稳，耳缘静脉每小时补充乳酸林格液速度为 7 ml/kg，C 组每分钟持续静脉注射 1% 氯普鲁卡因 4 mg/kg，L 组每分钟持续静脉注射 1% 利多卡因 4 mg/kg，R 组每分钟持续静脉注射 0.5% 罗哌卡因 1 mg/kg，B 组每分钟持续静脉注射 0.5% 丁哌卡因 1 mg/kg。结果显示，各组家兔体重及泵注局麻药前的基础心率、血压、室内压峰值及室内压变化速率组间比较，差异均无统计学意义（$P > 0.05$）。C 组、L 组分别与 R 组和 B 组心律失常的时间比较，差异有统计学意义（$P < 0.05$），出现 50% 心率的时间 C 组 < L 组 < R 组 < B 组，各组比较，差异有统计学意义（$P < 0.05$）。出现 70% 左室内压的时间和收缩压的时间 C 组 < L 组 < R 组 < B 组，各组比较，差异有统计学意义（$P < 0.05$）。出现 50% 左心室内压最大变化速率的时间各组比较，差异有统计学意义（$P < 0.05$）。出现心搏停止时的时间 C 组 < L

组 < R 组 < B 组，各组比较，差异有统计学意义（$P < 0.05$）。

（二）流行病学资料

胡文娟等（2012 年）通过检索万方数据库，筛选 1998—2011 年国内医学期刊中应用胺碘酮所致不良反应的病例报道 108 篇，进行统计分析并探讨胺碘酮不良反应发生的临床特点。结果显示，134 例次胺碘酮不良反应涉及多个系统，其中心脑血管系统 34 例（25.37%），包括心搏骤停死亡 2 例（5.88%），尖端扭转型室性心动过速，猝死 1 例（2.94%），尖端扭转型室性心动过速 12 例（35.29%），窦性停搏 11 例（32.35%），Ⅲ度房室传导阻滞 2 例（5.88%），QT 间期延长交界性逸搏心律 1 例（2.94%），低血压并发室性心动过速 1 例（2.94%），结性逸搏心律 1 例（2.94%），高血压反应 1 例（2.94%），急性左心衰 1 例（2.94%），严重 QT 间期延长 1 例（2.94%）。

陈敏玲等（2005 年）收集 2000 年 1 月到 2005 年 2 月住院患者 60 例，其中室上性心律失常 25 例，室性心动过速 17 例，室性期前收缩 18 例。患者按医嘱口服胺碘酮，每日 3 次，同时根据各人的体质、年龄和个体差异，起始剂量范围为 0.5 ～ 1.5g，显效后以每天 0.1 ～ 0.4g 维持。每 2 小时观察一次患者临床不良反应，持续观察 10 天，24 小时床边监护血压和心电图变化。结果显示，60 例患者中有 30 例在服药 6 ～ 8 天后出现心脏毒性症状，其中 23 例以胸闷、心悸为主要表现，伴有头晕、黑蒙，经立即停药后症状好转。5 例除上述症状外，出现血压下降，血压由原来平均 138/78 mmHg 下降为 88/58 mmHg，立即停药并按医嘱给予复方参附注射液静脉滴注后血压逐渐恢复正常，上述症状消失。

胡启等（2002 年）报道由普罗帕酮引起的 1 例心律失常患者，男性，34 岁，主因阵发性心慌、气短 2 年，住院。心电图提示室上性心动过速，给予心电监护，5% 葡萄糖液 20 ml+ 普罗帕酮注射液 50 mg 静脉注射，注射后 5 分钟心率突降至 74 次 / 分，并出现频发室性期前收缩，有时呈二联律，观察 10 分钟仍频发室性期前收缩，给予利多卡因 100 mg 静脉注射，5 分钟后室性期前收缩逐渐减少，1 小时后室性期前收缩消失，住院期间，再未出现室性期前收缩。

王家蔚等（2000 年）报道 1 例患儿，男性，3 个月，因阵发性哭闹伴面色苍白 1 个月入院。患儿心电图检查显示室上性心动过速，给予静脉注射普罗帕酮 9 mg+10% 葡萄糖 10 ml，10 分钟后再次给予普罗帕酮 12 mg+10% 葡萄糖 10 ml 静脉注射，当静脉注射约 6 ml 时，监护仪上出现宽大畸形 QRS 波，心室率为 136 次 / 分，停止静脉推注普罗帕酮，约 1 分钟后患儿出现皮肤发绀，口吐白沫，监护仪上出现尖端扭转型室性心动过速，心室率 220 次 / 分，给予对症处理后转为窦性心律。患儿以后频发室上性心动过速、心房扑动、心房颤动和房性期前收缩，多次查心电图显示 Q-T 间期均正常。拟诊为特发性紊乱性房性心律失常。

边素艳等（2000 年）报道 1 例男性患者，48 岁，因间歇性胸闷、气短 20 天，突发胸痛、心悸 5 小时入院。心电图提示预激综合征，阵发性室上性心动过速，ST 段和 T 波改变。入院后经刺激迷走神经无效，给予普罗帕酮 70 mg 加 5% 葡萄糖 20 ml 缓慢静脉注射，45 分钟后不缓解，原给药剂量重复过程中突然出现心室纤颤，意识丧失、抽搐、口吐白沫，血压降为 38/31 mmHg，急行胸外心脏按压，利多卡因 100 mg 静脉注射，同时应用多巴胺、多巴酚丁胺维持血压及心功能，并给予胸外心脏电除颤，45 分钟后复律成功，恢复窦性心律，心功能改善出院。

李明学等（2003 年）报道 1 例男性患者，68 岁，因阵发性心悸 2 年入院。心电图示心房颤动，左前分支传导阻滞，左心室肥厚，诊断为冠心病、心房纤颤。因心房纤颤反复发作给予普罗帕酮，每天 450 mg。4 天后心电图显示心房纤颤，完全性左束支传导阻滞，停服普罗帕酮后患者出现心悸、气促、不能平卧，心律绝对不齐，心率 128 次 / 分，血压 60/40 mmHg，两肺湿性啰音明显，给毛花苷丙 0.4 mg 静脉注射，20 mg 多巴酚丁胺和 20 mg 间羟胺静脉滴注，2 小时后血压测不出，心率 42 次 / 分，不规则，心电图示窦性心动过缓、窦房阻滞、Ⅰ度房室传导阻滞，房内及室内传导阻滞。加用阿托品 1 mg 静脉注射，2 小时后血压逐渐恢复正常，次日晨心力衰竭被控制。

二、毒性机制

张薇等（1994 年）选择健康杂种成年犬 11 只，雌雄不限，戊巴比妥钠 30 mg/kg 静脉麻醉，奎尼丁 30 mg/kg 静脉注射后以每分钟 5.6 μg/kg 持续静脉滴注。观察 15 分钟后如无心律失常发生，则给右室程序刺激至诱发尖端扭转型室性心动过速或达到心室不应期。如仍无尖端扭转型室性心动过速发生，结扎左冠状动脉前降支 15 分钟后重复右室程序刺激，终点为尖端扭转型室性心动过速发作或到达不应期。尖端扭转型室性心动过速如不能自行终止，则静脉注射硫酸镁 33.3 mg/kg。结果显示，用药后犬体表心电图均出现巨大 U 波，U 波与早期后除极的峰值发生时间基本一致。双极电图显示无分裂电活动和连续电活动，奎尼丁使 QT 间期及单相动作电位时间延长。用药前后心率、心室除复极过程、左心室心内膜单相动作电位的差异均有统计学意义（$P < 0.01$）。给中毒剂量的奎尼丁后，犬的单相动作电位时间延长，体表心电图可见巨大 U 波，左心室心内膜单相动作电位可见早期后除极。右室程序刺激后，8 只犬结扎冠状动脉前降支后重复右室程序刺激，5 只犬诱发出尖端扭转型室速。结果表明，早期后除极可能为体表心电图异常 U 波的来源，奎尼丁诱发尖端扭转型室速的机制，在心脏无基础病变时可能为触发活动，急性心肌缺血时可能为触发和折返。

王海霞等（2006 年）选择 SD 乳大鼠（雌雄不限）心室肌细胞，采用全细胞膜片钳技术记录 10、50、100、500、1000 和 5000 μmol/L 利多卡因对大鼠心室肌细胞内钾电流的影响。结果显示，在电压 –40 mV 和钳制电压 –120 mV 条件下，100 μmol/L 毒性反应浓度的利多卡因使心室肌细胞内钾电流的电流幅值降低（21.1 ± 7.4）%，与对照组比较，差异具有统计学意义（$P < 0.05$），但不改变钾电流翻转电压以及电流 - 电压曲线的形状。500、1000 和 5000 μmol/L 利多卡因抑制心室肌细胞钾电流呈浓度依赖性，电流抑制率分别为（32.4 ± 5.7）%、（71.8 ± 8.9）% 和（84.5 ± 4.9）%，其半数抑制浓度为 1426.4 μmol/L。结果表明，局麻药毒性反应中，利多卡因呈浓度依赖性抑制大鼠心室肌细胞钾电流，延长动作电位时程导致心率变慢。

王达理等（1999年）选择SD乳大鼠（雌雄不限）心肌细胞，用正常培养液及含0.313、0.625、1.25、2.5、5.0、10.0、25.0、50.0及100.0 ng/L普罗帕酮的培养液处理96小时，观察心肌细胞搏动及形态学改变。结果显示，随普罗帕酮浓度增高和处理时间延长，心肌细胞搏动节律失常或停搏，病理改变明显。25.0 ng/L以上各组细胞在清除普罗帕酮后，12小时搏动功能未见恢复，随普罗帕酮浓度增加细胞存活也逐渐减少。当普罗帕酮浓度达2.5 ng/L时，心肌细胞存活减少，与对照组比较，差异有统计学意义（$P < 0.05$）。结果表明，普罗帕酮对培养的乳大鼠心肌细胞有直接毒性作用。

（常旭红　孙应彪）

主要参考文献

1. Tuncok Y，Apaydin S，Kalkan S，et al. The effects of amrinone and glucagon on verapamil-induced cardiovascular toxicity in anaesthetized rats. Int J Exp Pathol，1996，77（5）：207-212.
2. 刘蔚，汪海，肖文彬．吡那地尔与硝苯地平对大鼠心脏功能的影响．军事医学科学院院刊，1996，20（4）：245-248.
3. 黄晓云．二氢吡啶类引起心律失常17例分析．中国现代药物应用，2008，2（20）：29-30.
4. 李洵，刘秋琼，陈文颖，等．广东省63例钙拮抗类抗高血压药致心脏不良反应报告分析．中国药房，2013，24（4）：367-369.
5. 林岩，师自彩，刘艳玲．硝苯地平引起心血管方面严重副反应18例．河南医药信息，2000，20（8）：47.
6. 邱蓉，付研，赵兴山，等．左旋氨氯地平与氨氯地平、硝苯地平、非洛地平所致不良反应的对比研究．药物不良反应杂志，2009，11（5）：315-320.
7. 张莉萍．左旋氨氯地平与氨氯地平疗效及不良反应对照研究．药物流行病学杂志，2006，18（6）：324-326.
8. 王达理，南柏松．普罗帕酮对培养的乳大鼠心肌细胞的毒性作用．中国药理学与毒理学杂志，1999，13（2）：55-58.
9. 王达理，楼建英，张伟，等．维拉帕米对心肌细胞的保护与毒性作用．东南国防医药，2010，12（1）：21-23.

10. Joukar S，Sheibani M，Joukar F. Cardiovascular effect of nifedipine in morphine dependent rats：hemodynamic，histopathological，and biochemical evidence. Croat Med J，2012，53（4），343-349.
11. 张利军，郭家彬，苑晓燕，等. 应用斑马鱼胚胎和幼鱼评价布洛芬的心脏毒性. 中国药理学与毒理学杂志，2013，27（3）：487-489.
12. 樊晓寒，孙凯，韩运峰，等. 农村地区4种降压药物短期降压疗效与不良反应的对比. 临床心血管病杂志，2009，25（5）：344-348.
13. 范丽明，徐俊波，阮蕾，等. 高血压患者症状及药物不良反应的研究. 岭南心血管病杂志，2001，7（2）：106-109.
14. 吴琼，郭晓清，蒲秀红，等. 儿童误服阿替洛尔引起中毒. 药物不良反应杂志，2007，9（4）：272.
15. 王丽霞，徐惠. 卡维地洛对老年慢性心力衰竭患者心功能的影响. 中国现代医生，2011，49（24）：1-3.
16. 李娜. β肾上腺素受体及G蛋白的基因多态性与美托洛尔药效学和血脂升高的相关性研究. 北京：中国协和医科大学，2008.
17. 张利军. 斑马鱼心脏毒性评价模型的建立及美托洛尔心脏毒性作用机制研究. 北京：中国人民解放军军事医学科学院，2012.
18. 蒋洁君，周婧，马宏跃，等. 蟾酥对豚鼠心脏电生理的影响. 中国药理学与毒理学杂志，2011，3（3）：307-309.
19. 赖术，何胜，薛强，等. 不同剂量序贯应用强心苷和钙剂对强心苷安全性的影响. 广西医科大学学报，2005，22（3）：420-422.
20. 刘琳，张晓丹，佟欣，等. 桂竹糖芥强心苷G对在体豚鼠心电图的影响. 哈尔滨商业大学学报（自然科学版），2003，19（6）：616-618.
21. 陈世才，焦珊，赫广威，等. 健康儿童地高辛中毒的急性毒性观察. 中国药学杂志，2001，36（7）：490-492.
22. 刘俊，徐文科. 过量服用地高辛中毒. 药物不良反应杂志，2013，4（4）：215-216.
23. 赵贵锋，胡桃红，丁力平，等. 美托洛尔与毛花苷快速控制心房颤动心室率的比较. 心血管康复医学杂志，2008，17（5）：487-489.
24. 熊晨. Na/K泵α1亚基的H-1/-H-2结构域介导毒毛花苷心肌毒性. 石家庄：河北医科大学，2012.

25. 霍红艳. 不同局麻药对成年家兔心脏毒性作用的比较. 石家庄：河北医科大学，2007.
26. 胡文娟，金辉，王建，等. 胺碘酮不良反应国内文献分析. 药物流行病学杂志，2012，20（12），627-630.
27. 陈敏玲，王敏珠，冯银英. 胺碘酮所致不良反应的观察. 南方护理学报，2005，12（7）：68-69.
28. 张薇，陈明友，徐庆来，等. 奎尼丁诱发尖端扭转型室速机理的电生理学研究. 山东医科大学学报，1994，32（2）：138-142.
29. 王海霞，黄爱杰，张成明. 利多卡因对离体大鼠心室肌细胞内向整流钾电流的影响. 中国分子心脏病学杂志，2006，6（4）：223-225.
30. Abdel O，Fouad M. Risk of cardiovascular toxicities in patients with solid tumors treated with sunitinib，axitinib，cediranib or regorafenib：An updated systematic review and comparative meta-analysis. Crit Rev Oncol Hemat，2014，92（3）：194-207.
31. Ali B，Zafari AM. Narrative review：Cardiopulmonary resuscitation and emergency cardiovascular care：Review of the current guidelines. Ann Intern Med，2007，147（3）：171-179.
32. Alkadi HO. Antimalarial drug toxicity：A review. Chemoth，2007，53（6）：385-391.
33. Ben I，Soudani N，Hakim A，et al. Protective effects of vitamin E and selenium against dimethoate-induced cardiotoxicity in vivo：Biochemical and histological studies. Environ Toxicol，2013，28（11）：630-643.
34. Bilir A，Yelken B，Kaygisiz Z，et al. The effects of dopexamine in bupivacaine and ropivacaine induced cardiotoxicity in isolated rat heart. Saudi Med J，2006，27（8）：1194-1198.
35. Calabresi PA，Radue EW，Goodin D，et al. Safety and efficacy of fingolimod in patients with relapsing-remitting multiple sclerosis：a double-blind，randomised，placebo-controlled，phase 3 trial. Lancet Neurol，2014，13（6）：545-556.
36. Cheng JWM. Nebivolol：A third-generation beta-blocker for hypertension. Clin Ther，2009，31（3）：447-462.
37. Dajani EZ，Islam K. Cardiovascular and gastrointestinal toxicity of selective

cyclo-oxygenase-2 inhibitors in man. J Physiol Pharmacol，2008，59（4）：117-133.

38. Boer RA，Voors AA，Veldhuisen DJ. Nebivolol：third-generation beta-blockade. Expert Opin Pharmaco，2007，8（10）：1539-1550.

39. Djordjevic D，Srnic D，Vucinic S. Prolonged QTc interval following astemizole overdose. Toxicol Let，2000，116（Suppl.1）：84.

40. Ergun T，Kus S. Adverse systemic reactions of antihistamines：Highlights in sedating effects，cardiotoxicity and drug interactions. Cur Med Chem Inflam Aller Agen，2005，4（5）：507-515.

41. Freihage JH，Patel NC，Jacobs WR，et al. Heart transplantation in a patient with chloroquine-induced cardiomyopathy. J Heart Lung Transpl，2004，23（2）：252-255.

42. Hu WW，Yang Y，Wang Z，et al. H1-antihistamines induce vacuolation in astrocytes through macroautophagy. Toxicol Appl Pharm，2012，260（2）：115-123.

43. Judge O，Hill S，Antognini JF. Modeling the effects of midazolam on cortical and thalamic neurons. Neurosci Lett，2009，464（2）：135-139.

44. Leung JY，Barr AM，Procyshyn RM，et al. Cardiovascular side-effects of antipsychotic drugs：The role of the autonomic nervous system. Pharmacol Therapeut，2012，135（2）：113-122.

第二节　中枢神经系统药物

中枢神经系统药物包括镇静催眠药和抗癫痫药。镇静催眠药是一类中枢神经系统抑制药，第一代镇静催眠药指巴比妥类药物，有苯巴比妥、硫喷妥钠等。巴比妥类药物本身有较严重的毒副作用，可导致肝、肾、骨髓抑制及皮疹等不良反应，且成瘾性大，目前已较少应用于镇静催眠。第二代镇静催眠药指苯二氮䓬类药物，本类药物毒性比巴比妥类小，其产生镇静催眠的剂量与引起昏迷及呼吸抑制的剂量相差数十倍，具有安全、起效快、耐受性良好等特点，目前在临床上应用较为广泛。第三代镇静催眠药为新型非苯二氮䓬类药物，适合应用于入睡困难者和有病理基础的失眠者及考试前应急性失眠者。常用的抗癫痫药物有卡马西平、苯妥英钠、丙戊酸、苯巴比妥等，长期服药容易导致脑细胞缺氧、水肿，记忆力下降，性格改变，反应迟钝，智力下降等。中枢神经系统药物对心血管系统的毒副作用主要包括憋气、心悸、血氧饱和度降低、心率减慢、心律失常和窦性心动过速，其机制可能涉及氧化应激、活性氧水平改变和凋亡等方面。

镇静催眠药

一、毒性表现

（一）动物实验资料

Muir 等（2002 年）给成年雄性短毛家猫一次性肌内注射 0、400 和 2000 mg/kg 罗米非定，随后观察心率、血压和心输出量的变化。结果显示，400 和 2000 mg/kg 罗米非定肌内注射组家猫的心率、心输出量和左心室压力的变化率降低，与 0 mg/kg 罗米非定组比较，差异有统计学意义（$P < 0.05$）。400 和 2000 mg/kg 罗米非定肌内注射组家猫的动脉压、肺动脉压、左心室舒张压和右动脉压增加，与 0 mg/kg 罗米非定组比较，差异有统计学意义（$P < 0.05$）。400 和 2000 mg/kg 罗米非定肌内注射组家猫静脉血二氧化碳含量增加和氧气含量减少，与 0 mg/kg 罗米非定组比较，差异有统计学意义（$P < 0.05$）。

Mailliet 等（2001 年）选择成年雄性 Wistar 大鼠分为对照组、咪吡坦（1、3、5 和 10 mg/kg）组、地西泮（3 和 6 mg/kg）组和褪黑素（2.5 和 5 mg/kg）组，腹腔注射不同浓度的药物，每天 1 次，连续 4 周。观察不同浓度药物对大鼠心率和血压的影响。结果发现，5 mg/kg 唑吡坦和 6 mg/kg 地西泮使大鼠白天血压升高，5 mg/kg 唑吡坦使大鼠白天心率加快，1 mg/kg 唑吡坦使大鼠夜间心率加快，2.5 mg/kg 褪黑素、5 和 10 mg/kg 唑吡坦均使大鼠夜间心率减慢，与对照组比较，差异有统计学意义（$P < 0.05$）。其余不同浓度各药物对大鼠心率和血压未产生影响，与对照组比较，差异无统计学意义（$P > 0.05$）。

（二）流行病学资料

王岩岩等（2014 年）采用回顾性研究方法，收集某医院 2012 年 1 月至 2012 年 12 月精神药物严重不良反应报告，按照性别、年龄、给药途径、药品种类及临床表现进行统计分析。结果显示，在引发不良反应的 262 例中，氯硝西泮出现不良反应 7 例（2.7%），心血管系统的不良反应表现为憋气、心悸和血氧饱和度降低。地西泮出现 4 例（1.5%）不良反应，心血管系统的不良反应表现为血氧饱和度降低和血压下降。

陈勇军（2002 年）选择符合非器质性失眠症诊断标准的 80 例患者，随机分为扎来普隆组和佐匹克隆组，每组 40 例，采用双盲双模拟设计，口服扎来普隆 5 ~ 10 mg 或佐匹克隆 7.5 mg，连续治疗 15 天，观察治疗前后患者心率、血压和心电图变化。结果发现，扎来普隆组患者治疗后收缩压降低，与治疗前比较，差异有统计学意义（$P < 0.05$）。佐匹克隆组患者治疗后心率、收缩压和舒张压均未见改变，与治疗前比较，差异无统计学意义（$P < 0.05$）。扎来普隆组和佐匹克隆组患者治疗前后心电图未出现有临床意义的改变。

二、毒性机制

张铁铮等（1999 年）选择 SD 乳大鼠（雌雄不限）心肌细胞分为对照组、3×10^{-5}mol/L 异丙酚组（PL 组）、3×10^{-4}mol/L 异丙酚组（PH 组）、1×10^{-5}mol/L 硫喷妥钠组（TL 组）和 1×10^{-4} mol/L 硫喷妥钠组（TH 组），各组药物处理 8 小时后评定药物对心肌细胞搏动功能、细胞形态、心肌细胞酶和电解质的影响。结果显示，PH 和 TL 组心肌细胞搏动频率减慢，与对照组比较，差异有统计学意义（$P < 0.05$）。TH 组可见心肌细胞呈部分搏动或无搏动，培养上清液中乳酸脱氢酶含量增加，与对照组比较，差异具有统计学意义（$P < 0.05$）。结果提示，低浓度硫喷妥钠及高浓度异丙酚均有直接的心肌抑制作用，高浓度硫喷妥钠作用尤为明显，而低浓度异丙酚未见心肌细胞毒性作用。

张莹等（2003 年）提取 12 ~ 14 日龄 SD 大鼠（雌雄不限）心肌细胞，给予 1 倍和 5 倍诱导峰浓度丙泊酚（50 和 250 μmol/L）或硫喷妥钠（100 和 500 μmol/L）处理，记录冲洗后 30 秒的电流变化及钾通道电流的电极内液成分和细胞外液成分。结果显示，50 μmol/L 丙泊酚和 100 μmol/L 硫喷妥钠可使大鼠心肌细胞延迟整流钾电流分别降低 10.3% 和 24.4%，差异具有统计学意义（$P < 0.01$）。5 倍诱导峰浓度的丙泊酚（250 μmol/L）和硫喷妥钠（500 μmol/L）使心肌细胞延迟整流钾电流进一步降低，比基础值分别下降 17.9% 和 45.7%，差异具有统计学意义（$P < 0.01$），1 和 5 倍诱导峰浓度的硫喷妥钠分别使心肌细胞内向整流钾电流比基础值下降 43.8% 和 66.5%，差异具有统计学意义（$P < 0.01$），但两种浓度的丙泊酚并不影响心肌细胞内向整流钾电流的幅度。

该作者同时用钙荧光指示剂染色处理 2 ~ 3 日龄 SD 大鼠心肌细胞，在激光共聚焦显微镜下动态观察用药前和使用临床麻醉诱导峰浓度和 5 倍诱导峰浓度的异丙酚（50 和 250 μmol/L）和硫喷妥钠（100 和 500 μmol/L）后，观察氯化钾、异丙肾上腺素和咖啡因诱发的细胞内钙离子浓度（荧光强度）的变化。结果显示，诱导峰浓度的异丙酚（50 μmol/L）和硫喷妥钠（100 μmol/L）可减弱氯化钾和异丙肾上腺素诱发的心肌细胞钙离子跨膜内流，细胞内钙荧光强度的峰值下降，与对照组比较，差异有统计学意义（$P < 0.05$），且硫喷妥钠的抑制作用强于异丙酚。5 倍诱导峰浓度的异丙酚（250 μmol/L）和硫喷妥钠（500 μmol/L）使心肌细胞钙离子跨膜内流进一步降低，但两种浓度的异丙酚（50 和 250 μmol/L）或硫喷妥钠（100 和 500 μmol/L）对咖啡因诱发的细胞肌浆网内储存钙的释放、钙荧光强度的升高均无影响（$P > 0.05$）。结果表明，异丙酚和硫喷妥钠呈浓度依赖性地抑制电压门控和受体门控钙通道的开放，钙离子跨膜内流，降低兴奋收缩耦联时细胞内钙离子浓度。

刁玉刚等（2007 年）选择 2 ~ 4 日龄 Wistar 大鼠幼鼠（雌雄不限）心肌细胞随机分为对照组、缺氧复氧组、苯二氮䓬受体拮抗剂组、苯二氮䓬受体激动剂组、咪达唑仑组、苯二氮䓬受体拮抗剂 + 苯二氮䓬受体激动剂组和苯二氮䓬受体拮抗剂 + 咪达唑仑组。采用 RT-PCR 检测心肌细胞苯二氮䓬受体 mRNA 表达，流式细胞仪检测细胞凋亡水平。结果显示，所有处理组心肌细胞凋亡率升高，缺氧复氧组、苯二氮䓬受体拮抗剂组、咪达唑仑组、苯二氮䓬受体拮抗剂 + 苯二氮䓬受体激动剂组和苯二氮䓬受体拮抗剂 + 咪达唑仑组心肌细胞苯二氮䓬受体 mRNA 表达降低，苯二氮䓬受体激动剂组心肌细胞苯二氮䓬受体 mRNA 表达升高，与对照组比较，差异有统计学意义（$P < 0.05$）。结果表明，激活苯二氮䓬类受体明显抑制缺氧复氧所致的大鼠心肌细胞凋亡，咪达唑仑减轻缺氧复氧引起的心肌细胞凋亡，其作用是非苯二氮䓬类受体依赖性的。

抗癫痫药

一、毒性表现

（一）动物实验资料

Okuda 等（2006 年）选择怀孕 SD 大鼠，在孕期第 7 ~ 8、8 ~ 9、9 ~ 10 和 10 ~ 11 天灌胃 80 和 120 mg/kg 苯巴比妥钠，连续 2 天，在孕期第 20 天检查胎鼠心血管发育情况。结果显示，在孕期第 8 ~ 9、9 ~ 10 和 10 ~ 11 天 120 mg/kg 苯巴比妥钠染毒组胎鼠心室隔不全、主动脉增大、右心室和主动脉发育异常率增加，与对照组比较，差异均具有统计学意义（$P < 0.05$）。

Ahir 等（2014 年）用 100、200、400、800、1000 和 2000 μmol/L 丙戊酸，10、20、50 和 100 μmol/L 苯妥英钠、苯巴比妥钠和三甲双酮分别处理鸡心胚胎细胞和小鼠胚胎干细胞，氟尿嘧啶（1、2、5 和 10 μmol/L）为阳性对照，维生素 C（10、20、50、100、200、400、800 和 1000 μmol/L）为阴性对照，在处理的不同时间段（48 和 144 小时；6、7 和 10 天）观察药物对细胞的毒性。结果发现，丙戊酸处理浓度从 800 μmol/L 开始时细胞活力降低，在处理 48 和 144 小时丙戊酸和苯巴比妥钠浓度与鸡心胚胎细胞活力存在剂量依赖性升高，在第 6、7 和 10 天时丙戊酸和苯巴比妥钠浓度与小鼠胚胎干细胞活力存在剂量依赖性升高，与对照组比较，差异均具有统计学意义（$P < 0.05$）。

(二)流行病学资料

王琳等(2009 年)收集首都医科大学某医院神经内科重症监护病房 2003 年 7 月至 2008 年 9 月期间住院的急性重症脑炎伴癫痫持续状态患者 29 例,选择其中符合癫痫的患者 5 例进行研究。200 mg 苯巴比妥钠静脉注射或肌内注射后,再以每小时 1 ~ 1.5 mg/kg 苯巴比妥钠静脉滴注或 200 mg 苯巴比妥钠肌内注射,每 2 ~ 4 小时 1 次,每日总剂量为 1.2 ~ 2.4 g,使苯巴比妥血药浓度在 24 小时左右达到 100 μg/ml,维持 24 ~ 100 天。观察苯巴比妥高血药浓度治疗时患者的血压、心率、心律及癫痫发作等情况,并进行血常规检查、生化分析及长程脑电图监测,预后观察至少 6 个月。结果显示,5 例患者皆出现心律失常,3 例窦性心动过速,2 例室性或室上性心动过速,给予常规剂量的胺碘酮能有效地控制。2 例出现血压下降,但中心静脉压正常,考虑与血容量无关,无需扩容治疗,可能系血管床小动脉收缩受抑制所致,给予多巴胺 5 ~ 10 μg/(kg · min)可使其恢复正常,以上临床不良反应与苯巴比妥钠剂量和血药浓度相关。当苯巴比妥钠剂量降至 0.4 ~ 0.6 g/d 或血药浓度< 50 μg/ml 时,循环系统不良反应消失。

欧阳华等(2005 年)通过检索 1994—2004 年中国医院知识仓库(CHKD),筛选有关抗癫痫药物不良反应的临床报道,统计不良反应发生的一般规律与有关特征。结果发现,收集的不良反应涉及 10 种抗癫痫药共 255 例,心血管系统主要不良反应 22 例,临床表现为心律失常 9 例、心动过缓 4 例、窦性停搏 1 例、频发室性期前收缩 2 例、阿 - 斯综合征 2 例、心肌损害 3 例和高血压 1 例。导致不良反应的药物主要为卡马西平、苯妥英钠、拉莫三嗪和苯巴比妥。

二、毒性机制

Qureshi 等(2014 年)提取 5 日龄白色来亨鸡的心肌细胞,分为对照组,卡马西平 1、5、10、25、50、100、200 和 400 μmol/L 处理组,200 μmol/L 卡马西平 +1000 μmol/L 叶酸处理组,400 μmol/L 卡马西平 +100 μmol/L 维生素 C 处理组,200 μmol/L 卡马西平 +100 μmol/L 维生素 C 处理组,200 μmol/L 卡马西平 +2 μmol/L 超氧化物歧化酶处理

组和 400 μmol/L 卡马西平 +2 μmol/L 超氧化物歧化酶处理组。观察至 144 小时，检测心肌细胞收缩活力和活性氧水平。结果显示，200 μmol/L 卡马西平处理 144 小时心肌细胞收缩活力下降，400 μmol/L 卡马西平处理 144 小时心肌细胞收缩活力下降，与对照组比较，差异有统计学意义（$P < 0.05$）。200 μmol/L 卡马西平 +1000 μmol/L 叶酸组和 200 μmol/L 卡马西平 +100 μmol/L 维生素 C 组处理 48 和 144 小时心肌细胞收缩活力下降，与对照组比较，差异有统计学意义（$P < 0.05$）。200 μmol/L 卡马西平 +1000 μmol/L 维生素 C 组和 400 μmol/L 卡马西平 + 100 μmol/L 维生素 C 组处理 4 小时，心肌细胞活性氧水平升高，与对照组比较，差异有统计学意义（$P < 0.05$）。200 μmol/L 卡马西平 + 2 μmol/L 超氧化物歧化酶组和 400 μmol/L 卡马西平 +2 μmol/L 超氧化物歧化酶组处理 4 小时，心肌细胞活性氧水平未见明显改变。结果表明，卡马西平引起的心脏毒性与机体活性氧水平有关，抗氧化剂超氧化物歧化酶能抑制卡马西平的心脏毒性。

Ahir 等（2011 年）提取 5 天白色来亨鸡胚胎的心肌细胞分为对照组，100、200、400、800、1000 和 2000 μmol/L 丙戊酸钠处理组，处理时间至 144 小时，检测心肌细胞活力和总蛋白质水平变化。结果显示，不同浓度丙戊酸钠处理心肌细胞后，心肌细胞活力和细胞中总蛋白质水平未见明显改变，与对照组比较，差异无统计学意义（$P > 0.05$）。100、200、400、800、1000 和 2000 μmol/L 丙戊酸钠处理心肌细胞 48 和 144 小时心肌细胞的分化程度降低，与对照组比较，差异有统计学意义（$P < 0.05$）。结果表明，抗癫痫药丙戊酸钠可能干扰白色来亨鸡心脏的发育。

（常旭红　孙应彪）

主要参考文献

1．Muir WW，Gadawski JE．Cardiovascular effects of a high dose of romifidine in propofol-anesthetized cats．Am J Vet Res，2002，63（9），1241-1246．

2．Mailliet F，Galloux P，Poisson D．Comparative effects of melatonin，zolpidem and diazepam on sleep, body temperature, blood pressure and heart rate measured by radiotelemetry in Wistar rats. Psychopharmacology, 2001, 156 (4): 417-426.

3. 王岩岩，司继刚．山东省 447 例精神药物严重不良反应报告分析．中国药事，2014，24（5）：559-561.
4. 陈勇军．扎来普隆对长期失眠症的临床疗效的双盲双模拟对照研究．成都：四川大学，2002.
5. 张铁铮，王凤学，刘晓江，等．异丙酚和硫喷妥钠对心肌细胞毒性作用的对比研究．中国临床药理学与治疗学，1999，11（4）：299-302.
6. 张莹，庄心良，李士通，等．丙泊酚和硫喷妥钠对大鼠心肌细胞钾通道电流的影响．临床麻醉学杂志，2003，19（11）：670-672.
7. 刁玉刚，祖剑宇，刘海梅，等．咪达唑仑对缺氧复氧损伤大鼠心肌细胞凋亡的影响．中国医科大学学报，2007，36（4）：410-412.
8. Okuda H, Nagao T. Cardiovascular malformations induced by prenatal exposure to phenobarbital in rats. Congenit Anom, 2006, 46 (2): 97-104.
9. Ahir BK, Pratten MK. Developmental cardiotoxicity effects of four commonly used antiepileptic drugs in embryonic chick heart micromass culture and embryonic stem cell culture systems. Toxicol In Vitro, 2014, 28 (5): 948-960.
10. 王琳，齐晓涟，高冉．苯巴比妥高血浓度长期治疗 5 例急性脑炎伴难控制和反复发作癫痫的安全性观察．药物不良反应杂志，2009，11（1）：23-27.
11. 欧阳华，刘弋戈．抗癫痫药物不良反应分析．儿科药学杂志，2005，11（4）：57-59.
12. Qureshi WM, Memon S, Latif ML, et al. Carbamazepine toxic effects in chick cardiomyocyte micromass culture and embryonic stem cell derived cardiomyocyte systems-Possible protective role of antioxidants. Reprod Toxicol, 2014, 50 (50): 49-59.
13. Ahir BK, Pratten MK. Association of anxiolytic drugs diazepam and lorazepam, and the antiepileptic valproate, with heart defects-Effects on cardiomyocytes in micromass and embryonic stem cell culture. Reprod Toxicol, 2011, 31 (1), 66-74.
14. Naik AK, Pathirathna S, Jevtovic V. GABA receptor modulation in dorsal root ganglia in vivo affects chronic pain after nerve injury. Neurosci, 2008, 154 (4):

1539-1553.

15. Nalamachu S, Pergolizzi JV, Raffa RB, et al. Drug-drug interaction between NSAIDS and low-dose aspirin: a focus on cardiovascular and GI toxicity. Expert Opin Drug Saf, 2014, 13 (7): 903-917.
16. Nilsson MF, Webster WS. Effects of macrolide sntibiotics on rat embryonic heart function in vitro. Birth Defects Res B, 2014, 101 (2): 189-198.
17. Nord JE, Shah PK, Rinaldi RZ, et al. Hydroxychloroquine cardiotoxicity in systemic lupus erythematosus: A report of 2 cases and review of the literature. Semin Arthritis, 2004, 33 (5): 336-351.
18. Norris L, Bonnar J. Haemostatic changes and the oral contraceptive pill. Bailli Clini Obs Gynaecol, 1997, 11 (3): 545-564.
19. Paakkari I. Cardiotoxicity of new antihistamines and cisapride. Toxicol Lett, 2002, 127 (1-3): 279-284.
20. Qian Z, Ji M, Wu Z. Nikethamide affects inspiratory neuron discharge in the nucleus retrofacialis medial region in brain slices from neonatal rats. NRR, 2010, 5 (4): 287-290.

第三节　抗肿瘤药、抗菌药与免疫抑制剂

近年来，抗肿瘤药物的研究和开发取得了很大的进展。全世界有超过200万个化学物样品曾使用动物体内模型进行筛选，美国国立癌症研究所（NIC）从1957年以来，每年评价1500～5000种植物提取物的抗肿瘤活性组分。目前，应用于临床癌症治疗的抗肿瘤药物约有60种。但随着大量抗肿瘤药物的使用，药物的不良反应尤其是心血管方面的不良反应，如心功能不全、心肌缺血、高血压、血管栓塞和心律失常等，引起人们越来越多的关注，同时也成为亟须心脏病学家和肿瘤学家联手解决的一大难题。以往的抗肿瘤药物如蒽环类，在乳腺癌、肺癌、肉瘤、淋巴瘤等肿瘤治疗上已使用了长达30年之久，而最新的靶向治疗药物如曲妥珠单抗、伊马替尼等，虽极大的降低了临床不良反应的发生，但仍有引起不同心脏功能受损的表现。一般常见的心血管毒副反应主要有心功能不全、心力衰竭、心肌缺血，甚至心肌

梗死、高血压、血栓性病变、心律失常如 QT 间期延长和心动过缓等，其毒作用机制涉及氧化损伤、酪氨酸激酶信号通路和 caspase 凋亡信号通路。

抗菌药物一般是指具有杀菌或抑菌活性的药物，包括各种抗生素、磺胺类、咪唑类、硝基咪唑类和喹诺酮类等，是由细菌、放线菌和真菌等微生物经培养而得到的某些产物，或用化学半合成法制造的相同或类似的物质，或化学合成药物。抗菌药主要分为八大类，包括 β- 内酰胺类（如青霉素类、头孢菌素类、碳青霉烯类、含酶抑制剂的 β- 内酰胺类及单环酰胺类等）、氨基糖苷类、四环素类、喹诺酮类、叶酸途径抑制剂类、氯霉素、糖肽类（如万古霉素和替考拉宁等）和大环内酯类。抗菌药物的心血管毒副作用主要有 QT 间期明显延长、心动周期增加、室性心律失常、窦房结性心律失常和心脏传导阻滞等，其机制可能涉及氧化应激和心肌钙蛋白水平改变。

免疫抑制剂是对机体的免疫反应具有抑制作用的药物，能抑制与免疫反应有关细胞的增殖，降低抗体免疫反应。免疫抑制剂主要用于器官移植抗排斥反应和自身免疫病如类风湿关节炎、红斑狼疮、皮肤真菌病、膜肾球肾炎、炎性肠病和自身免疫性溶血贫血等。免疫抑制剂种类较多，常用的主要有肾上腺皮质激素、抗淋巴细胞丙种球蛋白、烷化剂、抗代谢药物和中药免疫抑制剂，对心血管系统的不良反应主要有心动过缓、心率下降和血压升高，其毒作用机制与氧化损伤和乙酰半胱氨酸丙烯醛代谢有关。

抗肿瘤药物

一、毒性表现

（一）动物实验资料

Blasi 等（2012 年）给成年雄性 SD 大鼠灌胃 1 和 10 mg/kg 舒尼替尼染毒，连续 4 周（1 ~ 28 天），中间停两周（29 ~ 42 天），再继续染毒 2 周（43 ~ 56 天），二甲基亚砜作为对照，全程监护血压、心率和脉搏，并每周一次超声心动检测。结果发现，10 mg/kg 舒尼替尼可引起大鼠心脏血流动力学改变，24 小时平均血压增加，与对照组比较，差异有统计学意义（$P < 0.05$）。其他心脏超声检测指标未发生改变，与对照组比较，差异无统计学意义（$P > 0.05$）。

Kerkela 等（2006 年）给野生型 C57BL6 成年小鼠（雌雄不限）每天灌胃 200 mg/kg 甲磺酸伊马替尼，对照组给予生理盐水，连续 5 周，用超声心动图观察大鼠心脏缩短分数、心脏射血分数、左心室舒张末期内径和左心室收缩末期内径，并计算左心室脏器系数。结果发现，染毒组大鼠心脏缩短分数、心脏射血分数和左心室脏器系数均降低，与对照组比较，差异有统计学意义（$P < 0.05$）。左心室舒张末期内径和左心室收缩末期内径升高，与对照组比较，差异有统计学意义（$P < 0.05$）。

Harvey 等（2015 年）给 NIH 成年小鼠（雌雄各半）每天灌胃舒尼替尼 40 mg/kg，连续 28 天，二甲基亚砜作为对照，第 29 天吸入异氟烷麻醉进行超声心动图检查。结果显示，雌性小鼠舒尼替尼染毒组心脏缩短分数降低，心脏前室壁厚度减少 15%，左室收缩容积增加 40.5%，与对照组比较，差异有统计学意义（$P < 0.05$），但雄性小鼠舒尼替尼染毒组超声心动图检测指标未发生明显改变（$P > 0.05$）。该作者又分离出生第 1 天（雌雄不限）SD 大鼠心肌细胞，培养于含 3.125、6.25、12.5、25、50、100 和 200 ng/ml 舒尼替尼的培养液 36 小时进行细胞毒性试验，二甲基亚砜为对照。结果发现，25、50、100 和 200 ng/ml 舒尼替尼处理组细胞存活率明显降低，与对照组比较，差异有统计学意义（$P < 0.05$），并存在剂量依赖关系。

（二）流行病学资料

Schmidinger 等（2008 年）在一项观察性单中心研究中，收集肾细胞癌患者 74 例接受舒尼替尼（50 毫克 / 天）和索拉非尼（200 毫克 / 天）治疗 12 周，观察心脏不良反应和患者心电图改变。结果显示，74 例接受舒尼替尼或索拉非尼治疗的患者中，34% 患者发生心脏事件，其中 18% 出现临床症状如心绞痛和呼吸困难，12% 患者心脏超声提示左室射血分数降低或局部室壁收缩障碍，16% 患者出现心电图异常改变。

Cardinale 等（2002 年）收集接受抗肿瘤药物治疗的乳腺癌患者

211 例，其中 43 例接受异环磷酰胺 + 卡铂治疗，32 例接受多西他赛 + 异环磷酰胺 + 卡铂治疗，51 例接受表柔比星 + 环磷酰胺治疗，85 例接受多西他赛 + 表柔比星 + 环磷酰胺治疗，连续 1 年。检测血浆中肌钙蛋白 I 的浓度，根据肌钙蛋白 I 的浓度（< 0.5 或≥ 0.5 ng/ml）将患者分为肌钙蛋白 I 阳性组 70 例和阴性组 141 例，检测所有患者的心脏射血分数。结果显示，肌钙蛋白 I 阴性组心脏射血分数未发生改变，肌钙蛋白 I 阳性组心脏射血分数降低，肌钙蛋白 I 浓度和最大射血分数呈负相关（r=–0.92，$P < 0.01$），肌钙蛋白 I 阳性数目与心脏射血分数呈负相关（r=–0.93，$P < 0.01$）。

Swain 等（2003 年）收集 630 例乳腺癌和肺癌患者。乳腺癌患者分为 2 组，第 1 组每 3 周静脉注射 1 次 50 mg/m^2 多柔比星（阿霉素），第 2 组每 3 周静脉注射 1 次 500 mg/m^2 多柔比星 +500 mg/m^2 环磷酰胺，肺癌患者每 3 周静脉注射 1 次 50 mg/m^2 多柔比星 +500 mg/m^2 环磷酰胺 +2.0 mg 长春新碱，治疗持续 18 周，观察所有患者的心室射血分数。结果发现，66.7% 的乳腺癌和肺癌患者诊断为充血性心力衰竭，26% 的乳腺癌和肺癌患者有使用阿奇霉素（累积剂量 550 mg/m^2）的治疗史，当阿奇霉素的累积剂量达到 400 mg/m^2 时，乳腺癌和肺癌患者的年龄成为一个危险因素，与年龄< 65 岁乳腺癌和肺癌患者比较，年龄> 65 岁乳腺癌和肺癌患者心力衰竭的发生率升高。同时也发现 50% 以上有阿奇霉素治疗史的心力衰竭肺癌患者心室射血分数下降 30%。

Elvira 等收集 MEDLINE 数据库 1966—2008 年和 EMBASE 数据库 1982—2008 年发表的抗肿瘤药物蒽环霉素心血管毒性方面的文献，通过严格的纳入和排除标准，最终纳入 7 篇文献进行 Meta 分析。结果发现，与使用蒽环霉素大于 6 小时的患者比较，低于 6 小时的患者心力衰竭的发生率降低，相对危险度（RR）为 0.27（95%CI：0.09 ~ 0.81）。癌症患者使用蒽环霉素治疗剂量< 60 mg/m^2 和> 60 mg/m^2 比较，两者心力衰竭发生率差异无统计学意义（$P > 0.05$）。

Altena 等（2011 年）收集顺铂治疗生殖细胞癌患者 65 例，通过超声心动图检测患者每次心搏排血量，每分钟排血量和心室射血分数等心功能相关指标，收集血液并检测氨基端脑钠肽、半乳糖凝集素 -3

和肌钙蛋白I含量。结果显示，顺铂药物化疗6.9年后，患者左心室平均射血分数为60%（38% ~ 65%），有1例患者射血分数异常，16.7%的患者早期心脏速率成像异常。血清氨基端脑钠肽平均含量为13.0 pg/ml（5.0 ~ 66.0 pg/ml），血浆半乳糖凝集素-3平均含量为11.6 ng/ml（6.6 ~ 18.7 ng/ml），但氨基端脑钠肽和半乳糖凝集素-3的水平变化与心脏超声结果改变无关联性。

王银谦等（2013年）收集2006年1月至2011年1月在新疆医科大学某附属医院接受多柔比星（阿霉素）或表柔比星化疗的320例肿瘤患者资料，分析患者使用多柔比星或表柔比星化疗前后心电图和心肌酶水平的变化。结果发现，320例经多柔比星或表柔比星化疗后的肿瘤患者，心电图异常率为31.9%。多柔比星累积量< 200、200 ~ 350、350 ~ 500和> 500 mg/m^{2}的肿瘤患者心电图异常率分别为15.7%、30.2%、47.7%和64.0%，表柔比星累积量< 200、200 ~ 350、350 ~ 500和> 500 mg/m^{2}的肿瘤患者心电图异常率分别为13.3%、18.5%、32.1%和58.3%。以多柔比星和表柔比星为辅助化疗为主的肿瘤患者心电图异常率差异无统计学意义（$P > 0.05$）。采用紫杉醇+多柔比星方案化疗前后乳腺癌患者心电图异常率达40.0%，紫杉醇+表柔比星方案化疗前后乳腺癌患者心电图异常率为20.0%，差异均有统计学意义（$P < 0.05$）。采用环磷酰胺+多柔比星+长春新碱+泼尼松方案化学疗法前后非霍奇金淋巴瘤患者心电图异常率为51.0%，采用环磷酰胺+表柔比星+长春新碱+泼尼松方案化疗前后非霍奇金淋巴瘤患者心电图异常率达30.8%，两种治疗方案患者心电图异常率比较，差异有统计学意义（$P < 0.05$）。化学疗法后肿瘤患者血浆天冬氨酸氨基转移酶、肌酸激酶和肌酸激酶的同工酶活力均升高，α-羟丁酸脱氢酶活力均降低，与化学疗法前比较，差异有统计学意义（$P < 0.05$）。

郭碧赟等（2013年）回顾性分析92例接受柔红霉素治疗的急性淋巴细胞白血病患儿化疗后出现心脏毒性反应患儿的临床特点，24小时动态心电图，心肌酶谱，心肌肌钙蛋白Ⅰ，B型利钠肽和超声心动图变化，按药物累积量进行分组分析。结果显示，92例患儿中有7例出现心脏毒性反应，主要表现为心律失常、心功能不全。患儿年龄越小且柔红霉素累积量越大，则生存期越长，心脏毒性发生率越高。

二、毒性机制

Kerkela 等（2006 年）用 2、5 和 10μg/L 甲磺酸伊马替尼处理 SD 乳大鼠（雌雄不限）心肌细胞 6、21、24、26 和 31 小时，二甲基亚砜为对照，原位末端标记法检测心肌细胞凋亡，PCR 法检测心肌细胞中 caspase-3 和 caspase-7 mRNA 的表达水平。结果发现，2 和 5 μg/L 甲磺酸伊马替尼处理乳鼠心肌细胞 24 小时，心肌细胞凋亡率明显高于对照组，差异有统计学意义（$P < 0.05$）。5 μg/L 甲磺酸伊马替尼处理心肌细胞 26 小时，心肌细胞中 caspase-3 和 caspase-7 mRNA 表达水平升高，与对照组比较，差异有统计学意义（$P < 0.001$）。5 μg/L 甲磺酸伊马替尼处理心肌细胞 24 小时，心肌细胞中三磷腺苷活力降低，与对照组比较，差异有统计学意义（$P < 0.001$）。结果表明，甲磺酸伊马替尼可使大鼠心肌细胞发生凋亡，存在心脏毒性。

Harvey 等（2015 年）分离出生第 1 天 SD 大鼠（雌雄不限）心肌细胞，150 ng/ml 舒尼替尼分别处理 24、36、48、72、96 和 120 小时，实时定量 PCR 法检测心房利钠因子、脑钠肽因子、β- 肌球蛋白因子、α- 肌动蛋白和 caspase-3 mRNA 的表达水平。结果发现，150 ng/ml 舒尼替尼处理心肌细胞 36 小时，心肌细胞心房利钠因子、脑钠肽因子和 β- 肌球蛋白因子 mRNA 表达水平均升高，与对照组比较，差异有统计学意义（$P < 0.05$）。150 ng/ml 舒尼替尼处理心肌细胞 48、72、96 和 120 小时，心肌细胞 caspase-3 mRNA 表达水平均高于对照组，差异有统计学意义（$P < 0.05$）。结果表明，舒尼替尼通过激活络氨酸激酶信号通路对大鼠心肌细胞产生毒性。

樊理华等（2013 年）采用 1 μmol/L 多柔比星（阿霉素）处理 SD 乳大鼠（雌雄不限）原代心肌细胞 24 小时，MTT 法测定心肌细胞存活率，ELISA 法测定心肌肌钙蛋白和氨基末端 B 型利钠肽前体的含量。结果显示，多柔比星处理后原代心肌细胞 6 次测定的平均成活率为 95.38%，免疫荧光法鉴定心肌细胞纯度为 82.25%。多柔比星处理组心肌细胞存活率降低，心肌肌钙蛋白和氨基末端B型利钠肽前体含量升高，与对照组比较，差异有统计学意义（$P < 0.05$）。结果表明，多柔比星能够导致大鼠原代心肌细胞发生凋亡，具有明显的心脏毒性。

张卓等（2007年）给健康成年新西兰纯种白兔（雌雄不限）耳缘静脉注射4、8和16 mg/kg多柔比星，每周1次，连续8周，12周后处死白兔取心肌组织，应用原位末端标记法检测心肌细胞凋亡水平，免疫组织化学法检测bcl-2和bax蛋白表达水平。透射电镜观察结果显示，对照组和4 mg/kg多柔比星组未见心肌细胞凋亡现象，8和16 mg/kg多柔比星组均观察到心肌细胞核变小和核染色质浓缩等心肌细胞凋亡现象。原位末端标记法结果显示，4 mg/kg多柔比星组未见心肌细胞凋亡，8和16 mg/kg多柔比星组心肌细胞凋亡指数明显高于对照组，差异具有统计学意义（$P < 0.01$）。多柔比星4 mg/kg组bcl-2和bax蛋白表达水平及bcl-2/bax比值与对照组比较无明显变化（$P > 0.05$）。8和16 mg/kg多柔比星组心肌细胞bax蛋白表达升高，而bcl-2蛋白和bcl-2/bax比值均降低，与对照组比较，差异有统计学意义（$P < 0.01$）。16 mg/kg多柔比星组bcl-2蛋白表达水平低于8 mg/kg多柔比星组，bax蛋白表达水平明显高于8 mg/kg多柔比星组，差异具有统计学意义（$P < 0.01$）。结果表明，细胞凋亡机制参与了多柔比星心脏毒性的病理过程，其作用与下调bcl-2基因的蛋白质表达、上调bax基因的蛋白质表达有关。

Anna等给成年新西兰兔（雌雄不限）静脉注射3 mg/kg柔红霉素1次，检测新西兰兔心肌细胞中谷胱甘肽过氧化物酶和谷胱甘肽还原酶活力。结果发现，柔红霉素染毒组新西兰兔心肌细胞中谷胱甘肽还原酶活力未发生改变，与对照组比较，差异无统计学意义（$P > 0.05$）。心肌细胞中谷胱甘肽过氧化物酶活力明显高于对照组，差异具有统计学意义（$P < 0.05$）。结果提示，柔红霉素能够引起新西兰兔心肌细胞氧化损伤。

蒋莎义等（2004年）给成年Wistar大鼠（雌雄各半）腹腔注射柔红霉素，每周1次，共4周。光镜和电镜观察大鼠心肌结构变化，Billingham法评价心肌细胞损伤程度，TUNEL法检测心肌细胞凋亡水平，超声评价心肌射血功能，测定心肌组织活性氧、超氧化物歧化酶、谷胱甘肽过氧化物酶活力和丙二醛含量。结果显示，光镜下柔红霉素染毒 3.5 mg/kg 组大鼠心肌细胞有浊肿、空泡形成和肌纤维缺失。电镜显示心肌细胞 Z 线模糊，心肌细胞肌纤维断裂，部分线粒体嵴呈环状、嵴溶解消失及线粒体空泡化，糖原颗粒增多，核周池肿胀。TUNEL 法显示柔红霉素染毒 3.5 mg/kg 组大鼠心肌细胞凋亡率明显高于对照组，差异具有统计学意义（$P < 0.01$）。柔红霉素染毒组左室射血分数减少，心肌细胞中超氧化物歧化酶和谷胱甘肽过氧化物酶活力降低，活性氧和丙二醛含量升高，与对照组比较，差异均具有统计学意义（$P < 0.01$）。结果表明，柔红霉素可在大鼠心肌细胞引起脂质过氧化，诱发凋亡，使心肌细胞缺失，心功能降低。

抗菌药物

一、毒性表现

（一）动物实验资料

刘密凤等（2007 年）给成年雌性 Wistar 大鼠喂饲 15 mg/kg 黄绿青霉素，对照组正常饲料，每天 1 次，连续 8 周，观察心脏组织病理学变化。结果显示，黄绿青霉素染毒组大鼠体重增长减慢，心、肝和肾的脏器系数明显高于对照组，差异具有统计学意义（$P < 0.01$）。光镜可见，对照组大鼠心肌纤维排列规整，无明显异常。黄绿青霉素染毒组大鼠心室肌均出现明显病变，病变呈灶状或条索状分布，涉及范围较大，有大量淋巴细胞和单核细胞浸润，间质水肿，心肌细胞呈颗粒变性，肌浆凝聚，肌原纤维凝集、崩解，部分心肌细胞空泡变性。

刘小康等（2004 年）给成年豚鼠（雌雄不限）分别腹腔注射 30、60、120 和 240 mg/kg 左氧氟沙星和环丙沙星，66、132、264 和 528 mg/kg 司帕沙星，染毒 5、10 和 25 分钟后记录心电图各项参数。结果显示，环丙沙星各染毒组大鼠心电图各指标中仅 QT 间期明显延长，与对照组和给药前比较，差异有统计学意义（$P < 0.05$），240 mg/kg 染毒组有 2 只豚鼠在 25 分钟左右出现室性期前收缩。左氧氟沙星染毒后仅

240 mg/kg 剂量组大鼠 QT 间期延长，与对照组和给药前比较，差异有统计学意义（$P < 0.05$）。司帕沙星各染毒组大鼠 QT 间期延长，与对照组和给药前比较，差异有统计学意义（$P < 0.05$），各染毒组大鼠均有室性异位节律及房室传导阻滞等心律失常出现。

肖刚等（2008 年）选择成年 SD 大鼠（雌雄不限）随机分为 25、50、100 mg/kg 红霉素组和生理盐水对照组，各剂量组红霉素和生理盐水均以 1ml 体积通过颈静脉用推注机匀速推入，10 分钟内推完，观察红霉素静脉注射前、后大鼠心率变异性各参数的变化。结果发现，对照组和 25 mg/kg 红霉素染毒组大鼠注射前、后各参数值均无明显变化（$P > 0.05$）。100 mg/kg 红霉素染毒组大鼠平均心动周期、超低频功率、高频功率、总功率谱、超低频功率 / 高频功率、相对分散度和分维数均升高，与对照组比较，差异有统计学意义（$P < 0.05$）。红霉素 50 和 100 mg/kg 染毒组相对分散度先增加后回落，混沌度先降低后回升。

Nilsson 等（2014 年）用阿奇霉素（100、250 和 1000 μmol/L）、红霉素（25、50、100、250 和 500 μmol/L）和克拉霉素（25、50、100、250 和 500 μmol/L）分别处理怀孕第 13 天的 SD 大鼠胚胎 1、2 和 3 小时。结果发现，三种药物处理大鼠胚胎 1 和 2 小时后，阿奇霉素 1000 μmol/L 剂量组、红霉素 100、250 和 500 μmol/L 剂量组和克拉霉素 50、100、250 和 500 μmol/L 剂量组大鼠胚胎心率均降低，与对照组比较，差异有统计学意义（$P < 0.05$）。处理 3 小时后，阿奇霉素 1000 μmol/L 剂量组，红霉素 50、100、250 和 500 μmol/L 剂量组，以及克拉霉素各剂量组大鼠胚胎心率均降低，与对照组比较，差异有统计学意义（$P < 0.05$）。

刘密凤等（2007 年）采用 2.5 和 25 μmol/L 黄绿青霉素处理出生第 1 ~ 3 天的 Wistar 大鼠（雌雄不限）心肌细胞 24 小时，观察心肌细胞的超微结构改变。结果显示，对照组大鼠心肌细胞体积较大，表面光滑，胞质内有肌丝散在分布，Z 线清晰，质膜下游离核蛋白体丰富，线粒体发达，嵴明显可见。2.5 μmol/L 黄绿青霉素处理组，肌细胞为不规则形，细胞核内高密度染色质边集于核膜下，核周 Z 线结构清晰，肌丝明显，胞质内存在脂滴颗粒，线粒体嵴清晰，相邻细胞以脂膜紧贴，未见连接结构，部分线粒体出现空泡变性。25 μmol/L 黄绿青霉素处理组大鼠心肌细胞未见完整的肌细胞结构，疑为肌细胞胞质内有大量的脂滴颗粒存在，细胞功能状态不佳，其他肌细胞轮廓不清，胞质内线粒体高密度团块状，嵴微细结构不明显。

（二）流行病学资料

杨玉芳等（2007 年）收集 1994—2005 年在医学和药学期刊上公开发表的有关抗菌药物引起心脏毒性的病例报道并进行统计分析。结果显示，共收集 110 例病例，涉及抗菌药物有 8 类 26 个品种，林可霉素与克林霉素引起心脏毒性的有 25 例（23%），头孢菌素类引起心脏毒性的有 22 例（20%），β- 内酰胺类抗菌药物引起心脏毒性的有 20 例（18%）。110 例抗菌药物引起心脏毒性的病例中给药途径分别为静脉滴注 76 例（69%），口服 24 例（21%），静脉注射 5 例（5%）和肌内注射 5 例（5%）。在 110 例心血管不良反应病例中，首次用药之时或之后半小时内发生者 54 例（49%），用药 3 天内发生者 29 例（26%），用药 1 周内发生者 12 例（11%），用药 1 个半月内发生者 4 例（3.6%）。心脏毒性的表现多种多样，绝大部分患者表现为胸闷、心悸或心慌、气促或气短等主诉，多有烦躁不安、哭闹，有的发病很急，如突然晕厥，常伴有抽搐。心电图表现为室性心律失常、窦房结性心律失常或（和）心脏传导阻滞。在 110 例心血管不良反应病例中，经停药观察或调整滴速后病情恢复者 15 例（14%），停药并治疗后好转或治愈者 87 例（79%）。

张婧等（2013 年）以 β- 内酰胺类、青霉素、头孢菌素和不良反应等关键词对 1987—2012 年中国知网数据库文献进行检索，收集涉及 β- 内酰胺类药物致心血管不良反应的 43 篇文献中报道的 65 例病例报告，按药物种类、患者年龄、性别、给药途径、疾病、发生时间和预后进行分析。结果显示，给药途径中静脉滴注为 47 例（72.3%），口服为 7 例（10.8%），静脉注射为 6 例（9.2%），肌内注射为 5 例（7.7%）。在 65 例心血管不良反应病例中，共涉及 4 类 16 个品种的 β- 内酰胺类抗生素，其中以青霉素类 34 例（52%）和头孢菌素类 28 例（43%）为主，单环 β- 内酰胺类 2 例（3%）和碳青霉烯类 1 例（2%）

报道较少。在65例心血管不良反应病例中，给药1天内发生56例（86%），其中又以给药10分钟内发生最多（35例，62%）。β-内酰胺类抗生素心血管不良反应的临床表现为患者出现胸闷、心悸或心慌、气短等主诉，部分患者伴头晕、恶心等症状，可出现心肌缺血、心脏骤停，尚有合并过敏性休克者。心电图主要表现为室性心律失常、窦性心律失常和房颤。

周敏等（2013年）利用中国知网数据库并辅以人工检索，检索2000年1月—2012年1月国内公开发行的医药期刊中有关抗菌药物引起心律失常的病例报道，共收集抗菌药物引起心律失常的病例77例。结果显示，77例抗菌药物引起心律失常的病例涉及药物共7类25个品种，引起心律失常的临床表现为心脏传导阻滞，窦房结性、房性、室性心律失常，QT间期延长，尖端扭转型室性心动过速及心室颤动。发生机制包括药物过敏所致心脏的变应性损害，药物间相互作用，不合理用药，超量、浓度过高和注射速度过快。在抗菌药物引起的77例心律失常病例中，经停药病情恢复者20例（26.0%），药物治疗后好转或治愈55例（71%），其中36例（65%）经抢救病情恢复。77例中发生QT间期延长15例（19%），发生在用药后（2±1.2）天，但停药（0.9±1.4）天后心电图恢复正常。

二、毒性机制

Saracoglu等（2009年）给成年SD大鼠（雌雄不限）分别腹腔注射25和50 mg/kg环丙沙星及氧氟沙星，对照组腹腔注射生理盐水，每天2次，连续1周，染毒结束检测心肌组织和血清中丙二醛、一氧化氮含量、丙氨酸氨基转移酶（ALT）、天冬氨酸氨基转移酶（AST）、乳酸脱氢酶和肌酸激酶的活力。结果显示，环丙沙星和氧氟沙星染毒组心肌细胞中丙二醛和一氧化氮含量升高，与对照组比较，差异有统计学意义（$P < 0.05$）。环丙沙星和氧氟沙星染毒组大鼠血清中ALT、AST、乳酸脱氢酶和肌酸激酶活力升高，与对照组比较，差异有统计学意义（$P < 0.05$）。结果提示，环丙沙星和氧氟沙星使大鼠心肌细胞产生氧化应激，可能存在心脏毒性。

Shahzadi 等（2014 年）选择雄性成年 SD 大鼠随机分为 10 组，每组 8 只。急性毒性实验 5 组为生理盐水对照组、6 mg/kg 多柔比星组、15 mg/kg 多柔比星组、6 mg/kg 多柔比星 +20 mg/kg 环丙沙星组和 15 mg/kg 多柔比星 +20 mg/kg 环丙沙星组，一次性腹腔注射给药，观察 3 天。亚急性毒性实验 5 组为生理盐水对照组、1 mg/kg 多柔比星组、2.5 mg/kg 多柔比星组、1 mg/kg 多柔比星 +20 mg/kg 环丙沙星组和 2.5 mg/kg 多柔比星 +20 mg/kg 环丙沙星组，每周 2 次腹腔注射给药，连续 3 周。计算大鼠心脏脏器系数，检测血浆中肌钙蛋白 I 含量的变化。结果显示，亚急性实验 2.5 mg/kg 多柔比星组大鼠心脏脏器系数降低，与对照组比较，差异有统计学意义（$P < 0.05$）。急性毒性实验 6 mg/kg 多柔比星组、15 mg/kg 多柔比星组、6 mg/kg 多柔比星 +20 mg/kg 环丙沙星组和 15 mg/kg 多柔比星 +20 mg/kg 环丙沙星组大鼠血浆中肌钙蛋白 I 含量升高，亚急性毒性试验 1 mg/kg 多柔比星组、2.5 mg/kg 多柔比星组、1 mg/kg 多柔比星 +20 mg/kg 环丙沙星组和 2.5 mg/kg 多柔比星 +20 mg/kg 环丙沙星组大鼠血浆中肌钙蛋白 I 含量升高，与对照组比较，差异有统计学意义（$P < 0.05$）。与急性毒性实验 15 mg/kg 多柔比星组比较，亚急性毒性实验 1 mg/kg 多柔比星组和 1 mg/kg 多柔比星 +20 mg/kg 环丙沙星组大鼠血浆中肌钙蛋白 I 含量降低，差异有统计学意义（$P < 0.05$）。结果表明，多柔比星和环丙沙星联用可引起心脏毒性，与血浆中肌钙蛋白 I 含量改变有关。

免疫抑制剂

一、毒性表现

（一）动物实验资料

苏少辉等（2008 年）给广西种小型猪（雌雄不限）18 只，7 ~ 9 月龄，体重 35 ~ 50 kg，分别于冠状动脉植入含 70、105 和 140 μg/cm^2 西罗莫司洗脱支架，于术后第 28 和 90 天观察冠状动脉内膜增生程度，免疫组织化学法检测内膜平滑肌细胞中增殖细胞核抗原及 TUNEL 法检测细胞凋亡水平。结果显示，小型猪西罗莫司洗脱支架

105 μg/cm^2 组 28 天后冠状动脉平均内膜厚度减少，与西罗莫司洗脱支架 70 μg/cm^2 组比较，差异有统计学意义（$P < 0.05$）。小型猪西罗莫司洗脱支架 140 μg/cm^2 组 28 和 90 天后血管管腔面积增加，增生内膜面积、平均内膜厚度和狭窄程度降低，与西罗莫司洗脱支架 70 μg/cm^2 组比较，差异有统计学意义（$P < 0.05$）。140 μg/cm^2 西罗莫司洗脱支架组的冠状动脉新生内膜中出现凋亡细胞。观察至 90 天，西罗莫司洗脱支架各染毒组动物均未见血栓形成。

荣烨之等（1983 年）给成年雄性 SD 大鼠一次性尾静脉注射 200 mg/kg 环磷酰胺，注射 1 小时后制作心肌组织超薄切片。同时该作者又采用 100 mg/kg 环磷酰胺灌注离体成年雄性 SD 大鼠心脏，20 分钟后观察心肌细胞超微结构变化。透射电镜可见，尾静脉注射 200 mg/kg 环磷酰胺染毒组大鼠心肌细胞核发生改变，闰盘分离，线粒体结构模糊。100 mg/kg 环磷酰胺灌注离体大鼠心脏后出现心肌细胞核膜分离，核染色质凝集以及肌浆网空泡变和扩张。

Balindiwe 等给接种乳腺癌细胞的 8 周龄 GFP-LC3 转基因雌性小鼠一次性腹腔注射 4 mg/kg 西罗莫司、10 mg/kg 多柔比星和 4 mg/kg 西罗莫司 +10 mg/kg 多柔比星，12 天后处死小鼠，检测小鼠心脏组织相关生化指标和病理组织学变化。结果发现，多柔比星组小鼠体重低于对照组，差异具有统计学意义（$P < 0.05$），其他各组小鼠体重与对照组比较，差异均无统计学意义（$P > 0.05$），各组小鼠心脏重量与对照组比较，差异均无统计学意义（$P > 0.05$）。多柔比星组小鼠心肌细胞信号传导蛋白 9541 和泛素结合蛋白 p62 蛋白表达水平升高，与对照组比较，差异有统计学意义（$P < 0.05$）。西罗莫司和多柔比星组小鼠心肌细胞信号传导蛋白 LC-3 蛋白表达降低，西罗莫司 + 多柔比星组小鼠心肌细胞信号传导蛋白 LC-3 蛋白表达升高，与对照组比较，差异具有统计学意义（$P < 0.05$）。心肌细胞横切面面积分析结果显示，多柔比星组低于对照组，差异具有统计学意义（$P < 0.05$），但西罗莫司组未发生改变（$P > 0.05$）。

（二）流行病学资料

Gold 等（2014 年）收集多发性硬化病患者 2415 例，每天口服芬戈莫德 0.5 mg 治疗，连续 16 周，期间观察动态心电图。结果发现，芬戈莫德使用早期可导致多发性硬化病患者暂时性、无临床表现的心率下降，心动过缓发生率为 0.6%。芬戈莫德联合 β- 受体阻滞剂或钙离子通道阻滞剂治疗的患者心率下降发生率为 3.3%，首剂 6 小时内心率下降发生率为 0.1%。

Schmouder 等（2012 年）在一项随机对照研究中，给健康志愿者分别口服 0.5 和 1.25 mg 芬戈莫德，每天 1 次，连续 14 天。结果显示，芬戈莫德组首剂 12 小时后，健康志愿者平均心率均低于对照组，差异具有统计学意义（$P < 0.05$），14 天后芬戈莫德组平均心率较对照组降低 10 ~ 15 次 / 分，差异具有统计学意义（$P < 0.05$），而受试者的心肺功能均未受影响。

Calabresi 等（2014 年） 在 2006 年 6 月 30 日 到 2009 年 3 月 4 日共招募 1083 例多发性硬化症患者进行双盲随机对照Ⅲ期临床试验，其中 370 例口服 1.25 mg 芬戈莫德，358 例口服 0.5 mg 芬戈莫德，355 例口服安慰剂，每天 1 次，连续 2 年，计算多发性硬化症的复发率。结果显示，口服安慰剂的 355 例患者中多发性硬化症的复发率为 0.4%（95%CI：0.34 ~ 0.48）。口服 0.5 mg 芬戈莫德的 358 例患者中多发性硬化症复发率为 0.21%（95%CI：0.66 ~ 0.40），与安慰剂组比较，差异有统计学意义（$P < 0.01$）。芬戈莫德组患者收缩压和舒张压平均升高 3.89 mmHg 和 1.51 mmHg，与安慰剂组比较，差异有统计学意义（$P < 0.05$）。

曾繁芳等（2010 年）选择 2002 年 10 月至 2006 年 11 月在深圳孙逸仙心血管病医院住院并诊断为冠状动脉弥漫长病变的患者 53 例为研究对象，分析 53 例冠状动脉弥漫长病变患者应用西罗莫司洗脱支架进行经皮冠状动脉介入治疗的情况。结果发现，在 53 例患者中，61 处靶病变共植入 79 个西罗莫司洗脱支架，在 61 处靶病变中直径 ≤ 2.5 mm 的病变 12 处（20%），支架内再狭窄病变 15 处（25%），完全闭塞病变 6 处（10%）。53 例患者行经皮冠状动脉介入治疗均获得成功，所有患者未见任何并发症。53 例患者临床随访 24 个月，有 3 例症状再发，复发率为 5.6%，后经冠状动脉造影证实 2 例为支架内再狭窄所致，1 例为晚期血栓形成。46 例患者术后 24 个月复查了冠状动脉造影，造影随访率为 87%，支架近端边缘节段晚期管腔平均丢失 0.26 mm，支架内晚期管腔平均丢失 0.21 mm，支架远端边缘节段晚期管腔平均丢失 0.1 mm，病变再狭窄率为 3.3%。

二、毒性机制

Nishikawa 等（2015 年）采用 125、250 和 500 μg/L 环磷酰胺、S9 和 S9+ 环磷酰胺分别处理大鼠心肌 H9c2 细胞株 24 和 48 小时，检测细胞活性和过氧化氢含量。结果显示，不同浓度环磷酰胺和 S9 分别处理 H9c2 细胞 24 和 48 小时后，细胞活力与对照组比较，差异均无统计学意义（$P > 0.05$），但 S9+250 μg/L 环磷酰胺和 S9+500 μg/L 环磷酰胺处理 24 小时组 H9c2 细胞活力均低于对照组，差异具有统计学意义（$P < 0.05$），S9+125 μg/L 环磷酰胺、S9+250 μg/L 环磷酰胺和 S9+500 μg/L 环磷酰胺处理 48 小时后 H9c2 细胞活力均低于对照组，差异具有统计学意义（$P < 0.05$）。该作者又采用 250 μg/L 环磷酰胺、S9 和 S9+250 μg/L 环磷酰胺处理 H9c2 细胞 1 小时，发现 S9+250 μg/L 环磷酰胺处理组 H9c2 细胞过氧化氢含量高于对照组，差异具有统计学意义（$P < 0.05$），但 S9 处理组 H9c2 细胞过氧化氢含量未见明显改变（$P > 0.05$）。结果表明，环磷酰胺能引起心肌细胞毒性，毒性大小与乙酰半胱氨酸丙烯醛代谢有关。

Balindiwe 等采用 3μg/L 西罗莫司和菌丝霉素处理大鼠心肌 H9c2 细胞株 24 小时，MTT 法检测细胞毒性，免疫印迹法检测相关蛋白表达水平。结果发现，西罗莫司处理组 H9c2 细胞活力与对照组比较，差异无统计学意义（$P > 0.05$），而菌丝霉素处理组 H9c2 细胞活力低于对照组，差异具有统计学意义（$P < 0.05$）。西罗莫司和菌丝霉素处理组 H9c2 细胞 caspase-3 蛋白表达水平与对照组比较，差异无统计学意义（$P > 0.05$）。西罗莫司处理组 H9c2 细胞 LC-3 蛋白表达水平升高，菌丝霉素处理组 H9c2 细胞 p62 蛋白表达水平和 ROS 水平均升高，西罗莫司和菌丝霉素处理组 JC-1 蛋白表达水平均升高，与对照组比较，差异有统计学意义（$P < 0.05$）。结果表明，西罗莫司和心肌细胞的共培养能够降低菌丝霉素的毒性。

（常旭红 孙应彪）

主要参考文献

1. Blasi E，Heyen J，Patyna S，et al. Sunitinib，a receptor tyrosine kinase inhibitor，increases blood pressure in rats without associated changes in cardiac structure and function. Cardiovasc Ther，2012，30（5）：287-294.
2. Kerkela R，Grazette L，Yacobi R，et al. Cardiotoxicity of the cancer therapeutic agent imatinib mesylate. Nat Med，2006，12（8）：908-916.
3. Harvey PA，Leinwand LA. Oestrogen enhances cardiotoxicity induced by Sunitinib by regulation of drug transport and metabolism. Cardiovasc Res，2015，107（1）：66-77.
4. Schmidinger M，Zielinski CC，Vogl UM，et al. Cardiac toxicity of sunitinib and sorafenib in patients with metastatic renal cell carcinoma. J Clin Oncol，2008，26（32）：5204-5212.
5. Cardinale D，Sandri MT，Martinoni A，et al. Myocardial injury revealed by plasma troponin I in breast cancer treated with high-dose chemotherapy. Ann Oncol，2002，13（5）：710-715.
6. Swain SM，Whaley FS，Ewer MS. Congestive heart failure in patients treated with doxorubicin - A retrospective analysis of three trials. Cancer，2003，97（11）：2869-2879.
7. Altena R，Hummel YM，Nuver J，et al. Longitudinal changes in cardiac function after cisplatin-based chemotherapy for testicular cancer. Ann Oncol，2011，22（10）：2286-2293.
8. 王银谦，徐博，张向阳. 阿霉素与表柔比星的心脏毒性的比较. 新疆医科大学学报，2013，36（4）：509-513.
9. 郭碧赟，温红，黄建琪. 急性淋巴细胞白血病患儿柔红霉素化疗心脏毒性反应的观察. 福建医药杂志，2013，35（1）：85-87.
10. Kerkela R，Grazette L，Yacobi R，et al. Cardiotoxicity of the cancer therapeutic agent imatinib mesylate. Nat Med，2006，12（8）：908-916.

11. Harvey PA, Leinwand LA. Oestrogen enhances cardiotoxicity induced by Sunitinib by regulation of drug transport and metabolism. Cardiovasc Res, 2015, 107 (1): 66-77.
12. 樊理华，韩新，卢向红，等. 阿霉素对大鼠原代心肌细胞凋亡的影响. 中华全科医学，2013，11 (8)：1167-1169.
13. 张卓，礼广森，任卫东，等. 阿霉素致兔心脏毒性心肌细胞凋亡及相关基因 bcl-2, bax 蛋白表达变化. 中国组织工程研究与临床康复, 2007, 11 (29): 5717-5720.
14. 蒋莎义，马沛然，刘莹，等. 柔红霉素损害大鼠心肌病理形态、生化、凋亡和超声改变. 临床儿科杂志，2004，22 (11)：751-753.
15. 刘密凤，王丽华，林林，等. 黄绿青霉素对心脏毒性损伤作用. 中国公共卫生，2007，23 (5)：565-567.
16. 刘小康，周黎明，李黎明，等. 喹诺酮类药物对豚鼠心电图的影响. 中国抗生素杂志，2004，29 (7)：423-425.
17. 肖刚，邓丽君，李静，等. 红霉素对大鼠心率变异性的影响. 中国抗生素杂志，2008，33 (3)：188-192.
18. 杨玉芳，林玲，李梅. 常见抗菌药物的心脏毒性. 中国医院药学杂志，2007，27 (10)：1437-1440.
19. 张婧，王金华，刘璐，等. 65 例 β- 内酰胺类药物致心血管不良反应的文献分析. 中国药物警戒，2013，10 (4)：238-241.
20. 周敏，肖宏. 抗菌药物诱发的心律失常 77 例及文献分析. 中国医院药学杂志，2013，33 (8)：656-658.
21. Saracoglu A, Temel HE, Ergun B, et al. Oxidative stress-mediated myrocardiotoxicity of ciprofloxacin and ofloxacin in juvenile rats. Drug Chem Toxicol, 2009, 32 (3): 238-242.
22. Shahzadi A, Sonmez I, Allahverdiyev O, et al. Cardiac Troponin-I a Biomarker of Cardiac Injuries Induced by Doxorubicin Alone and in Combination with Ciprofloxacin, Following Acute and Chronic Dose Protocol in Sprague Dawley Rats. Int J Pharmacol, 2014, 10 (5), 258-266.
23. 苏少辉，陈纪言，周颖玲，等. 西罗莫司洗脱支架预防再狭窄量效关系的实验研究. 岭南心血管病杂志，2008，14 (4)：274-277.
24. 荣烨之，余贤如，温文虎，等. 两种抗肿瘤药物（阿霉素及环磷酰胺）导致心肌损害及其超微结构变化．肿瘤，1983，3（1）：6-11．

25．Gold R，Comi G，Palace J，et al．Assessment of cardiac safety during fingolimod treatment initiation in a real-world relapsing multiple sclerosis population：a phase 3b，open-label study．J Neurol，2014，261（2）：267-276．

26．Schmouder R，Hariry S，David OJ．Placebo-controlled study of the effects of fingolimod on cardiac rate and rhythm and pulmonary function in healthy volunteers．Eur J Clin Pharmacol，2012，68（4）：355-362．

27．曾繁芳，刘幼文，金光临，等．西罗莫司洗脱支架治疗冠心病弥漫长病变的疗效观察．岭南心血管病杂志，2010，16（4）：278-280．

28．Nishikawa T，Miyahara E，Kurauchi K，et al．Mechanisms of fatal cardiotoxicity following high-dose cyclophosphamide therapy and a method for its prevention．Plos One，2015，10（6）：1-17．

第四节　局部麻醉药、抗炎药与抗组胺药

局部麻醉药是一类能在用药局部可逆性的阻断感觉神经冲动发生与传递的药物。最早应用的局麻药是从南美洲古柯树叶中提出的生物碱可卡因，但由于吸收后毒性大，使用受到限制。1904 年，根据可卡因的化学结构特点，人工合成了低毒性的普鲁卡因后，使用范围不断扩大，1943 年合成的利多卡因则是酰胺类局麻药的典型代表。常用局麻药分为芳酸酯类、酰胺类、氨基醚类和氨基酮类。局麻药的毒性主要是由于误入血管或用量过大在血流丰富部位吸收过多所致，局麻药入血后与血浆蛋白结合，当蛋白结合位点未饱和时，游离的局麻药浓度是较低的，一旦蛋白结合位点饱和，游离的局麻药浓度迅速上升，从而产生一系列局麻药的毒性反应，表现为对心脏电生理和血流动力学的影响及心律失常（包括严重的窦性心动过缓、高度房室传导阻滞和室性心动过速）等。

抗炎药物是一类临床实践中广泛使用的药物，通常有两大类。一类是甾体类抗炎药物，即肾上腺皮质所分泌的糖皮质激素氢化可的松及其人工合成的衍生物，如泼尼松、地塞米松等。另一类是非甾体类

抗炎药物，包括阿司匹林盐类（如阿司匹林）、非乙酰基水杨酸盐类（如水杨酸镁、水杨酸钠、水杨酸胆碱镁、二氟尼柳和双水杨酯等）及非水杨酸盐类（如布洛芬、吲哚美辛、氟比洛芬、苯氧基布洛芬、萘普生、萘丁美酮、吡罗昔康、保泰松、双氯芬酸、芬洛芬、酮洛芬、酮咯酸、四氯芬那酸、舒林酸、托美丁等）。抗炎药物对机体的不良反应主要包括胃肠道、肾、肝和血液系统的损害，其中对心血管系统的毒副作用主要表现为心包水肿、心脏畸形、心率减慢和心力衰竭，可能机制为抗炎药物通过影响凋亡相关蛋白质表达启动细胞凋亡程序。

抗组胺类抗过敏药物分为第一代抗组胺药物、第二代抗组胺药物和第三代抗组胺药物，目前以苯海拉明、氯苯那敏和异丙嗪等为代表的第一代抗组胺药物因具有较强的中枢神经抑制作用，而逐渐被无镇静作用或镇静作用轻微的第二代抗组胺药物所取代。而部分第二代抗组胺药物由于发现有较明显的心脏毒性而逐渐减少使用（如特非那丁、阿司米唑等），非索非那丁、左旋西替利嗪等第三代抗组胺药物已经问世。抗组胺类药物常见的毒副作用有口干、头晕，偶有头痛、恶心、药物性皮炎和药疹等，心血管毒副作用为心率减慢、心律失常和尖端扭转性室性心动过速，可能机制与抗组胺药物多离子通道阻断作用有关。

局部麻醉药

一、毒性表现

（一）动物实验资料

杨希革等（2011 年）选择成年 Wistar 大鼠（雌雄不限）分为 3 组，微量注射泵通过左侧股静脉给予 0、5 和 10 μg/kg 右美托咪啶，10 分钟后泵入利多卡因直到出现中毒症状，观察右美托咪啶染毒大鼠体重、血压和心率的变化。结果发现，5 和 10 μg/kg 右美托咪啶染毒组大鼠体重、血压和心率未见改变，与 0 μg/kg 右美托咪啶组比较，差异无统计学意义（$P > 0.05$）。5 和 10 μg/kg 右美托咪啶染毒组利多卡因的浓度升高，与 0 μg/kg 右美托咪啶组比较，差异有统计学意义（$P < 0.05$）。

来伟等（2008 年）给成年雄性 Wistar 大鼠分别静脉注射 0.5% 左旋丁哌卡因 + 等量的 2% 利多卡因（A 组）、0.5% 丁哌卡因 + 等量的 2% 利多卡因（B 组）、0.5% 左旋丁哌卡因 + 等量的生理盐水（C 组）和 2% 利多卡因 + 等量的生理盐水（D 组），注射局麻药后记录大鼠出现心律失常和心脏停搏 2 个中毒点的时间、计算局麻药累积剂量，并用高效液相色谱仪测血浆中局麻药浓度。结果发现，4 组大鼠体重、心率和平均动脉压基础值与对照组比较，差异无统计学意义（$P > 0.05$）。C 组和 D 组心律失常和心脏停搏时间延长，B 组心律失常和心脏停搏时间缩短，与 A 组比较，差异有统计学意义（$P < 0.05$）。C 组和 D 组发生心律失常和心脏停搏时局麻药的累积剂量、血药浓度均大于 A 组，差异具有统计学意义（$P < 0.05$），B 组发生心律失常和心脏停搏时局麻药的累积剂量、血药浓度均小于 A 组，差异具有统计学意义（$P < 0.05$）。

朱耀民等（2010 年）采用微量注射泵给成年雄性新西兰大白兔侧脑室分别注入 10 μg 蝇蕈醇和 10 μg 印防己毒素，然后再分别静脉注射 1.5 mg/kg 罗哌卡因。结果显示，新西兰大白兔侧脑室染毒期间 3 组动物的平均动脉压及心率未发生改变，与对照组比较，差异无统计学意义（$P > 0.05$）。静脉注射罗哌卡因 1 分钟后，对照组和印防己毒素组的平均动脉压及心率高于蝇蕈醇组，3 分钟后印防己毒素组的平均动脉压及心率分别低于蝇蕈醇组和对照组，5 分钟后对照组和印防己毒素组的平均动脉压及心率均低于蝇蕈醇组，差异具有统计学意义（$P < 0.05$）。从静脉注射罗哌卡因开始至平均动脉压下降至 25% 所需时间，蝇蕈醇组明显长于对照组和印防己毒素组，印防己毒素组所需时间短于对照组，差异具有统计学意义（$P < 0.05$）。从静脉注射罗哌卡因开始至心血管虚脱所需时间，蝇蕈醇组长于对照组和印防己毒素组，印防己毒素组所需时间短于对照组，差异具有统计学意义（$P < 0.05$）。平均动脉压下降 25% 及心血管虚脱时大白兔血浆罗哌卡因浓度蝇蕈醇组高于对照组和印防己毒素组，差异具有统计学意义（$P < 0.05$）。

（二）流行病学资料

王常文（2009 年）选择 60 例乳腺癌根治术患者，术前无心脏、肺和肾功能明显异常，无神经 - 肌肉传递障碍，按照美国麻醉师协会分级标准确定为Ⅰ～Ⅱ级，随机分为观察组和对照组，每组各 30 例。观察组患者于硬膜外穿刺注入 1.2% 利多卡因 4 ml，无不良反应并出现阻滞平面后，硬膜外再注入 0.35% 罗哌卡因 8 ～ 10 ml。对照组硬膜外给 0.35% 丁哌卡因 8 ～ 10 ml，手术开始前 5 分钟，二组患者均口服 2 mg 咪达唑仑、1.5 mg 氟哌利多和 0.05 mg 芬太尼。结果显示，观察组患者心动过缓和低血压发生率为 20%，而对照组患者心动过缓和低血压发生率为 36.6%。

林海冠等（2013 年）报道了利多卡因致心脏毒性患者 1 例，男性，52 岁，既往无心脏疾病史。2010 年 12 月 6 日拟行甲状腺瘤切除术，实施右侧颈深丛加双侧颈浅神经阻滞麻醉，用 1% 利多卡因和 0.375% 丁哌卡因混合液 25 ml，测麻醉平面上至耳大神经，下至 C_5 神经。麻醉约 3 分钟后患者出现心悸、胸闷，心率 110 次 / 分，心电监测呈宽大 QRS 波，面罩吸氧观察病情变化。查心电图显示，患者出现完全性左束支传导阻滞、左心房负荷重、右心房负荷重和 T 波高电压。遂暂停手术，将患者推回病房，观察约 60 分钟后恢复正常，次日动态心电图提示窦性心率、室性期前收缩 1 个、室上性期前收缩 26 个和房室传导阻滞伴逸搏心律。2 天后再次行手术，考虑到第 1 次可能存在丁哌卡因心脏毒性反应，遂改用 1.5% 利多卡因 10 ml，首先实施右侧颈深丛神经阻滞，麻醉后再次出现上述症状，吸氧观察。查心电图提示室内传导阻滞、左心房负荷重、右心房负荷重、T 波高电压和高侧壁心肌缺血。观察约 60 分钟症状消失，此后于静脉吸入复合麻醉下实施手术，手术顺利，术中患者无不良反应发生。

高东艳等（2005 年）将择期硬膜外麻醉患者（ASA Ⅰ级～Ⅱ级）随机分为罗哌卡因组（硬膜外麻醉配方为 1% 罗哌卡因 10 ml+2% 利多卡因 20 ml）和丁哌卡因组（配方为 0.75% 丁哌卡因 10 ml+2% 利多卡因 20 ml），两组均按 1 ∶ 20 万加入肾上腺素，分别于麻醉前和麻醉平面绝对后抽取静脉血 3 ml，肝素抗凝取血清做肌钙蛋白 I 浓度、肌酸激酶同工酶和肌酸激酶测定。结果显示，两组患者性别、年龄、体重、手术方式和时间相比较，差异均无统计学意义（$P > 0.05$），两组患者于麻醉平面绝对后血清肌钙蛋白 I、肌酸激酶同工酶和肌酸激酶浓度均较麻醉前增高，差异具有统计学意义（$P < 0.01$），两组患者术中血流动力学平稳，无不良反应发生。

二、毒性机制

张赤等（2004 年）选择成年新西兰白兔（雌雄不限）40 只，随机分成对照组、缺血 - 再灌注组、再灌注 +1 μg/kg 丁哌卡因组和再灌注 +1 μg/kg 罗哌卡因组，麻醉后离体免心脏灌注 45 分钟。染毒结束后，提取心肌总 RNA，检测 c-fos 基因表达水平。结果显示，心肌缺血 30 分钟再灌 30 分钟后缺血 - 再灌注组心肌细胞 c-fos 基因表达水平升高，与对照组比较，差异有统计学意义（$P < 0.01$）。再灌注 + 丁哌卡因组和再灌注 + 罗哌卡因组心肌细胞 c-fos 基因表达水平升高，与对照组和缺血 - 再灌注组比较，差异有统计学意义（$P < 0.01$）。再灌注 + 丁哌卡因组与再灌注 + 罗哌卡因组比较，心肌细胞 c-fos 基因表达水平升高，差异有统计学意义（$P < 0.01$）。结果表明，c-fos 基因可能参与心肌缺血 - 再灌注过程。丁哌卡因、罗哌卡因的心脏毒性作用可能与 c-fos 基因有关。罗哌卡因的心脏毒性小于丁哌卡因。

李军（2014 年）选择成年 SD 大鼠（雌雄不限），通过主动脉逆行灌流酶解法进行心肌细胞分离。用 5.9、8.9、13.3、20、30、45、67.5 和 101.5 μmol/L 丁哌卡因处理心肌细胞，观察不同浓度的丁哌卡因对大鼠心肌细胞收缩功能的影响。用 5n mol/L 异丙肾上腺素 + 上述浓度的丁哌卡因处理心肌细胞，观察异丙肾上腺素对不同浓度丁哌卡因所引起大鼠心肌细胞收缩抑制的影响。用 50 nmol/L 艾司洛尔 + 5 nmol/L 异丙肾上腺素 + 上述浓度的丁哌卡因处理心肌细胞，观察艾司洛尔联合异丙肾上腺素和不同浓度的丁哌卡因对大鼠心肌细胞收缩功能的影响。结果显示，丁哌卡因浓度依赖性抑制心肌细胞收缩，5.9 μmol/L 丁哌卡因对大鼠心肌细胞收缩无明显影响，而 101.5 μmol/L 丁哌卡因可抑制心肌细胞。异丙肾上腺素可增强 5.9 μmol/L 丁哌卡因存在时心肌细胞收缩力，但丁哌卡因浓度一旦超过 13.3 μmol/L 时，则表现出明显抑制，甚至使细胞衰竭。单纯丁哌卡因所致半数有效浓度及其 95%

可信区间为 44.9（33.9 ~ 55.4）μmol/L，而加入异丙肾上腺素后丁哌卡因所致大鼠心肌细胞衰竭的半数有效浓度及其 95% 可信区间为 17.9（5.9 ~ 28.9）μmol/L，低于单纯丁哌卡因组，差异具有统计学意义（$P < 0.05$）。高选择性 β_1 肾上腺素受体阻滞剂艾司洛尔能逆转异丙肾上腺素所加重的丁哌卡因心肌毒性作用，异丙肾上腺素 + 艾司洛尔 + 丁哌卡因组大鼠心肌细胞衰竭的半数有效浓度及其 95% 可信区间为 40.6（28.4 ~ 53.7）μmol/L，高于异丙肾上腺素 + 丁哌卡因组，差异具有统计学意义（$P < 0.05$）。结果表明，丁哌卡因浓度依赖性可逆的抑制心肌细胞收缩机能，β_1 肾上腺素能受体兴奋可以加重丁哌卡因对心肌细胞的毒性作用，而异丙肾上腺素能受体拮抗剂可以逆转此恶化作用。

抗炎药物

一、毒性表现

（一）动物实验资料

张利军等（2013 年）选择发育正常受精后 6 小时的 AB 系斑马鱼胚胎，用 6.06 ~ 96.96 μmol/L 布洛芬染毒 48 小时，然后移去布洛芬溶液，斑马鱼胚胎继续培养至受精后 72 小时，显微镜观察斑马鱼布洛芬染毒后心脏形态和心脏搏动，显微摄像系统对斑马鱼心脏搏动活动进行录像。结果显示，布洛芬 6.06 μmol/L 组斑马鱼幼鱼心血管系统形态学无改变。12.1 μmol/L 布洛芬实验组斑马鱼出现心包水肿、心脏畸形和心率减低。随着布洛芬浓度增加，斑马鱼出现体长缩短、体节发育异常、脊柱弯曲、卵黄囊水肿、出血和心脏缩小等多种表型改变，心率逐渐减慢。

Zhu JJ 等（2014 年）选择成年 AB 系斑马鱼，养殖于含 23.4、78、234 和 253 μmol/L 阿司匹林的水中和显微注射 6.7、22.2、66.7 和 81 μmol/L 阿司匹林染毒，纯水养殖为对照组，观察阿司匹林经过不同途径染毒后对斑马鱼心率、血液循环、心脏出血和血栓形成的影响。结果发现，斑马鱼通过养殖和显微注射两种途径暴露阿司匹林后，48 和

72 小时斑马鱼的死亡率存在剂量时间依赖关系。斑马鱼养殖于含阿司匹林的水中 4 小时后，253 μmol/L 阿司匹林组斑马鱼心室率和心房率升高，与对照组比较，差异有统计学意义（$P < 0.05$），234 和 253 μmol/L 阿司匹林组 20% 的斑马鱼出现心包充血。通过显微注射阿司匹林 4 小时后，22.2、66.7 和 81 μmol/L 阿司匹林组斑马鱼心室率和心房率升高，与对照组比较，差异有统计学意义（$P < 0.05$）。66.7 μmol/L 阿司匹林组 20% 的斑马鱼出现心包充血，81 μmol/L 阿司匹林组 40% 的斑马鱼出现心包充血。

张利军等（2013 年）选择 AB 系斑马鱼胚胎为实验对象，给予多柔比星（20.0、10.0、5.0、2.5 和 1.25 mg/L）、布洛芬（20.0、10.0、5.0、2.5 和 1.25 mg/L）、5- 氟尿嘧啶（12.0、6.0、3.0、1.5 和 0.75 mg/L）和利多卡因（2.5、1.25、0.625、0.313 和 0.156 g/L）处理 54 小时，以 Holt buffer 溶液为阴性对照组，观察心血管形态变化。结果发现，2.5 mg/L 多柔比星、3.0mg/L 5- 氟尿嘧啶、2.5 mg/L 布洛芬、0.313 g/L 利多卡因可引起斑马鱼心血管系统形态学改变。随着药物浓度增加，形态学改变部位逐渐增加，程度逐渐严重，主要有卵黄囊水肿、出血、心包水肿、心脏缩小、心脏线性化，房室瓣缺损、血流缓慢、血细胞淤积和无血液循环。1.25 mg/L 多柔比星、1.5 mg/L 5- 氟尿嘧啶、1.25 mg/L 布洛芬和 0.156 g/L 利多卡因可影响斑马鱼心脏生理功能，引起斑马鱼心率下降，随着浓度增加，心率逐渐下降。

（二）流行病学资料

李文平等（2008 年）报道肠溶阿司匹林诱发急性左心衰竭 1 例，患者，男性，82 岁，主因发热、尿频、尿急、尿痛 4 天，上腹闷胀 3 天，于 2007 年 5 月 9 日入院。患者 4 天前无明显诱因出现发热，体温 38.5℃，同时伴尿频、尿急、尿痛，无肉眼血尿。既往有高血压、冠心病、陈旧性下壁正后壁心肌梗死和心功能不全病史。入院后查体为体温 36.2℃，脉搏 80 次 / 分，呼吸 18 次 / 分，血压 160/100 mmHg，两肺呼吸音清晰，未闻及干湿性啰音。心界向左扩大，心率 90 次 / 分，房颤律，各瓣膜听诊区未闻及病理性杂音，心音有力，无周围血管征。腹软，肝、脾未触及。入院后血常规检查显示白细胞 15.5×10^9/L、中性粒细胞 0.824，血液流变学测试正常。入院诊断为泌尿系感染、冠心病、陈旧性下壁正后壁心肌梗死、慢性心功能不全。给予口服药物，肠溶阿司匹林 100 mg 每日 1 次，单硝酸异山梨酯 40 mg 每日 1 次，美托洛尔 12.5 mg 每日 2 次，贝那普利 10 mg 每日 1 次，生理盐水 150 ml+ 头孢噻肟钠 2.0 g 静脉滴注每日 2 次，5% 葡萄糖 250 ml+ 胰岛素 3 U+10% 氯化钾 5 ml+ 丹参粉 0.8 g 静脉滴注每日 1 次。于治疗第 2 天，患者口服肠溶阿司匹林后 2 小时突然出现喘憋、呼吸困难，被迫坐起，口唇发绀，两肺中下叶大量干湿性啰音，诊断为急性左心力衰竭，经强心、利尿、扩血管等治疗后症状逐渐好转。询问患者用药史，除肠溶阿司匹林外，患者均有院外应用史，故停用肠溶阿司匹林，未再发作，住院 20 天，病情好转出院。

张新德（2000 年）报道阿司匹林短期服用致血管神经性水肿 1 例，患者，女性，60 岁，因头晕、目眩、恶心 10 天，体检无阳性神经系统定位体征，诊断为基底动脉供血不足，口服阿司匹林肠溶片 100 mg，同时服用海通片、卡托普利。服药 2 天，患者感面部发紧，手足胀感，无搔痒、哮喘。查双眼睑水肿明显，四肢水肿，无皮疹、出血点，尿常规检查正常。停用阿司匹林肠溶片，其他药未停，3 天后水肿消失。20 天后，再次服用同批号阿司匹林肠溶片 25 mg，仍继续服用其他两种药，3 天后再次出现水肿且加重，停阿司匹林肠溶片，3 天后水肿消退。本例所出现的水肿，经反复验证，确系阿司匹林所致，考虑其原因为特异体质引起的血管神经性水肿。

二、毒性机制

张利军（2012 年）选择 AB 系斑马鱼为实验对象，用 0.625、1.25、2.5、5、10 和 25 g/L 美托洛尔染毒 72 小时。制备组织切片，检测细胞凋亡，PCR 和 Western Blot 方法检测 bax-α、caspase-3 和 caspase-9 基因和蛋白质表达。结果发现，2.5 g/L 美托洛尔处理组斑马鱼心脏出现结构改变，心室缩小，心房狭长，心肌膜变薄，心肌层数减少，心肌细胞减少。随着美托洛尔浓度的增加，心脏畸形严重，心脏越小。在荧光显微镜下观察显示，0.625 和 2.5 g/L 美托洛尔处理组斑马鱼心脏部位出现大量致密亮点。10 和 25 g/L 美托洛尔作用至 72 小时，TUNEL 检测凋亡阳性细胞，对照组斑马鱼心肌细胞发育正常，美托洛尔处理组斑马鱼心脏心肌凋亡细胞变小、变形，细胞质密度增加，凋亡细胞染成棕褐色，斑马鱼心肌细胞凋亡率随美托洛尔浓度增加而逐渐上升。10 和 25 g/L 美托洛尔诱导斑马鱼 bcl-2 基因表达水平上调，同时上调 bax-α 基因表达，但是 bax-α 基因比 bcl-2 基因的表达量高。10 和 25 g/L 美托洛尔可引起斑马鱼 caspase-3 和 caspase-9 基因的表达水平升高，Western Blot 进一步证实美托洛尔可上调斑马鱼细胞凋亡蛋白酶 caspase-3 表达。结果表明，美托洛尔引起心脏毒性的作用机制是通过影响 bcl-2 和 bax-a 的表达启动细胞凋亡程序。

Blerina 等（2015 年）选择成年野生型 C57Bl/6J 小鼠（对照组）、环氧酶 -1 基因敲除小鼠和环氧酶 -2 基因敲除小鼠（雌雄不限），灌胃给予 100 mg/kg 帕瑞考昔，每天一次，连续 4 天。检测血浆、心脏和主动脉中 Rg11、End1、Endra 和 Endrb 基因表达。结果显示，环氧酶 -2 基因敲除小鼠心脏和主动脉中，Rg11 基因表达降低，内皮素相关基因 End1、Endra 和 Endrb 表达增加，与对照组比较，差异有统计学意义（$P < 0.05$）。环氧酶 -2 基因敲除小鼠血浆中内皮素相关基因表达未见改变，与对照组比较，差异无统计学意义（$P > 0.05$）。环氧酶 -1 基因敲除小鼠和环氧酶 -2 基因敲除小鼠血浆中二甲基精氨酸和甲基精氨酸含量增加，与对照组比较，差异有统计学意义（$P < 0.05$）。帕瑞考昔组小鼠平均动脉压、血浆中二甲基精氨酸和甲基精氨酸含量增加，与对照组比较，差异有统计学意义（$P < 0.05$）。Blerina 进一步收集曾接受 14 天非甾体类抗炎药物治疗的男性患者 60 名（20 ~ 35 岁），分为对照组、萘普生组（1000 mg/d）和塞来昔布（400 mg/d）组，连续 7 天。结果显示，萘普生组和塞来昔布组患者血浆中二甲基精氨酸含量升高，与对照组比较，差异有统计学意义（$P < 0.05$）。Blerina 的研究结果表明，抗炎药物的心血管毒性与内皮生长因子抑制二甲基精氨酸有关。

抗组胺药

一、毒性表现

（一）动物实验资料

张改萍等（2011年）选择成年雄性豚鼠，一次性腹腔注射0.54、1.08、2.16和4.32 mg/ml特非那丁染毒，给药容积0.5 ml/100g，设立生理盐水对照组和二甲基亚砜对照组。采用生理信号采集处理系统观察给药前和给药后（10、20、30、40、50、60和70分钟）豚鼠心电图变化。结果发现，4.32 mg/ml特非那丁组中有一只豚鼠在给药20分钟后出现尖端扭转型室性心动过速，于30分钟时死亡。特非那丁0.54、1.08、2.16和4.32 mg/ml 4组豚鼠的心率呈剂量依赖性减慢，与生理盐水和二甲基亚砜对照组及给药前比较，差异均有统计学意义（$P < 0.05$）。各浓度特非那丁组豚鼠随着观察时间的延长，心率逐渐回落到给药前水平。

Zhu JJ等（2014年）选择成年AB系斑马鱼，养殖于含不同浓度氯丙嗪（5.2、17.2、51.7和68.4μmol/L）和特非那丁（1.7、5.8、17.4和23.5 μmol/L）的水中染毒或者显微注射不同浓度氯丙嗪（8.0、26.5、79.5和92.6 μmol/L）和特非那丁（3.0、10和30 μmol/L）药物，纯水养殖作为对照组，染毒时间为72小时，观察两种药物经过不同染毒途径吸收后对斑马鱼心率、血液循环、心脏出血和血栓形成等指标的影响。结果发现，斑马鱼通过养殖和显微注射两种途径暴露氯丙嗪和特非那丁两种药物，48和72小时斑马鱼的死亡率均存在剂量时间依赖关系。斑马鱼养殖于含药物的水中4小时后，17.2、51.7和68.4 μmol/L氯丙嗪组斑马鱼心室率和心房率降低，与对照组比较，差异有统计学意义（$P < 0.05$）；在1.7 μmol/L、17.4 μmol/L和23.5 μmol/L特非那丁组斑马鱼心室率和心房率降低，与对照组比较，差异有统计学意义（$P < 0.05$）。51.7 μmol/L氯丙嗪组40%的斑马鱼出现心包充血，68.4 μmol/L氯丙嗪组60%的斑马鱼出现心包充血。5.8 μmol/L特非那丁组20%的斑马鱼出现心包充血，17.4 μmol/L特非那丁组80%的斑马鱼出现心包充血，23.5 μmol/L特非那丁组90%的斑马鱼出现心包充血。通过显微注射药物4小时后，只有92.6 μmol/L氯丙嗪组斑马鱼心

室率和心房率降低，与对照组比较，差异有统计学意义（$P < 0.05$）。3.0、10 和 30 μmol/L 特非那丁组斑马鱼心室率和心房率降低，与对照组比较，差异均有统计学意义（$P < 0.05$）。氯丙嗪所有浓度组均未发现心包充血，10 μmol/L 特非那丁组 30% 的斑马鱼出现心包充血，30 μmol/L 特非那丁组 70% 的斑马鱼出现心包充血。

Wu X 等（2013 年）选择成年 AB 系斑马鱼胚胎养殖于含 1、4、10、20 和 40 mol/L 的阿司咪唑溶液中 2 小时，观察阿司咪唑对斑马鱼心脏的影响，包括心脏畸形、心包水肿和血细胞堆积，检测斑马鱼心率和计算其死亡率。结果发现，随着阿司咪唑染毒剂量增加斑马鱼心率下降，动脉窦和静脉窦之间距离增加，心脏区域白细胞聚集，心包充血，40 mol/L 阿司咪唑组出现死亡，心脏搏动停止，且阿司咪唑毒性存在时间 - 剂量依赖关系。

（二）流行病学资料

李健等（2008 年）检索中国生物医学文献数据库、中国期刊全文数据库及中文科技期刊全文数据库，筛选 1986—2007 年期间引起心血管系统不良反应的文献。统计分析不良反应病例的性别、年龄、合并用药、心血管系统不良反应出现的时间、心血管系统不良反应的转归及防治信息。结果发现，收集第 2 代抗组胺药引起心血管不良反应的病例 38 例，第 2 代抗组胺药引起心血管系统不良反应发生集中于 21 ~ 40 岁年龄段。心血管系统不良反应主要表现为心律失常，引起心血管系统不良反应的主要药物是特非拉定和阿司咪唑，服用第 2 代抗组胺药出现心血管系统不良反应一般发生在服药 1 天以后。

王雅纯等（2000 年）选择符合 1997 年海口会议变应性鼻炎诊断标准，在门诊采用常规剂量阿司咪唑每日 10 mg 治疗，按年龄段（29 ~ 59 岁）随机选择 127 例变应性鼻炎患者进行治疗期 ECG 动态监测。结果显示，无论是采用普通动态心电图，还是采用 24 小时动态心电图监测，全部受试者治疗期间和治疗完成后的 6 次动态心电图各项指标均在正常范围内，无心脏复极改变和其他动态心电图参数改变，与治疗前基线指标比较，差异无统计学意义（$P > 0.05$）。

刘莹等（2007 年）选择常年性变应性鼻炎患者 40 例，男性 25

例、女性 15 例，年龄 50 ~ 88 岁。口服氯雷他定 10 mg，每日 1 次，治疗 30 天，治疗前后进行常规心电图监测。结果显示，治疗后与治疗前比较，患者窦性心律无改变，心率、P 波时限、PR 间期和 QRS 时限的变化均无统计学意义（$P > 0.05$），未发现 QT 间期延长（$P > 0.05$）。

陈燕丽（2002 年）报道了异丙嗪联合用药致低血压患者 1 例，患者，男性，73 岁，诊断为原发性高血压Ⅲ期，因患者出现输液反应，当时血压 140/95 mmHg，按医嘱肌内注射异丙嗪 25 mg，体温逐渐上升至 40℃，加用复方氨基比林 2 ml，4 小时后出现出汗多，呼吸促，发绀，心率增快，血压降至 78/58 mmHg，经用血管活性药物，补充血容量等处理，但仍持续低血压达 72 小时。结果分析，异丙嗪能竞争性地与组胺受体结合，对抗组胺作用，如联合应用地塞米松或复方氨基比林，由于这两种药也具有抗组胺作用，联合用药时有协同作用，易致低血压。

刘长胜等（2014 年）报道了氯雷他定致窦性心动过速 1 例，患者，女性，38 岁，因周身皮肤风团疹伴瘙痒 1 天就诊。1 天前无明显诱因周身皮肤出现散在红色风团样皮疹，并伴瘙痒，在当地医院诊断为急性荨麻疹，给予 5% 葡萄糖注射液 250 ml 加入复方甘草酸苷注射液 40 mg 和维生素 C 注射液 2.5g 静脉滴注，0.9% 氯化钠注射液 150 ml 加入西咪替丁注射液 400 mg 静脉滴注，均每天 1 次。皮疹明显消退，但瘙痒有所加重，遂给予氯雷他定 10 mg 口服，每天 3 次。服药后约 20 分钟，出现心悸、胸闷、气短，呈进行性加重，并伴全身乏力。查体结果为体温 36.6℃，脉搏 138 次 / 分，呼吸 26 次 / 分，血压 114/76 mmHg。无心脏病病史及药物过敏史，急查心电图，提示窦性心动过速，结合病史，考虑口服氯雷他定所致窦性心动过速，立即给予吸氧，5% 葡萄糖注射液 250 ml 加入地塞米松磷酸钠注射液 10 mg 静脉滴注，5% 葡萄糖注射液 250 ml 加入维生素 C 注射液 3.0g 静脉滴注。30 分钟后自觉症状逐渐减轻，2 小时后静脉滴注完毕，症状完全消失，复查心电图，恢复正常。

二、毒性机制

李冰冰（2004 年）选择成年健康新西兰兔 18 只，雌 13 只，雄

5只，烧灼法制备Ⅲ°房室传导阻滞的离体兔心脏，应用1×10^{-6}、2×10^{-6}、4×10^{-6}和8×10^{-6}mol/L 4种浓度的特非那丁低钾镁台氏液，利用Langendorff逆灌流技术灌注兔心，同步记录心电图Ⅰ、AVL和左室心内膜单相动作电位幅度信号和频率促变方法诱发早期后除极，触发活动及尖端扭转型室性心动过速。结果显示，基础台氏液和低钾镁台氏液灌流下均未见早期后除极、触发活动及尖端扭转型室性心动过速。各浓度特非那丁（1×10^{-6}、2×10^{-6}、4×10^{-6}和8×10^{-6} mol/L）低钾镁台氏液灌流都可延长QT间期和动作电位复极达90%时限，4×10^{-6}和8×10^{-6} mol/L的特非那丁低钾镁台氏液灌流在以400～1200ms起搏时的QT间期与基础台氏液227±13、271±15、283±34、285±33和306±30 ms比较，差异均有统计学意义（$P<0.01$），动作电位复极达90%时限与基础台氏液167±10、193±20、220±30、212±46和235±35 ms比较，差异均有统计学意义（$P<0.05$），2×10^{-6} mol/L特非那丁低钾镁台氏液灌流时，起搏周长400、800和1000 ms的动作电位复极达90%时限与基础台氏液灌流比较，差异具有统计学意义（$P<0.05$）。1×10^{-6} mol/L的特非那丁低钾镁台氏液动作电位复极仅在1000 ms周长起搏时与基础台氏液比较，差异具有统计学意义（$P<0.05$）。特非那丁低钾镁台氏液灌流，有18例中有10例记录到早期后除极，起搏周长1400～2400 ms。16例诱发出触发活动，10例诱发出尖端扭转型室性心动过速，以频率促变300～2300 ms诱发尖端扭转型室性心动过速为多为33.4%。结果表明，在离体兔心脏，特非那丁低钾镁台氏液灌注都呈浓度及频率依赖性延长QT间期，心肌间复极离散度的增加在尖端扭转型室性心动过速维持中起重要作用。

李学文（2003年）分离豚鼠单个心室肌细胞，采用全细胞膜片钳技术观察H_1受体激动剂倍他司汀、H_1受体拮抗剂异丙嗪和特非那丁对心肌细胞I_{Na}、$I_{Ca\text{-}L}$、I_k的作用。激活$I_{Ca\text{-}L}$的电压程序是从–40 mV去极化至+10 mV持续600 ms的阶跃脉冲刺激。激活I_{Na}的电压程序是从–80 mV去极化至0 mV持续10 ms的阶跃脉冲刺激，激活I_k的电压程序是从–60 mV去极化至+40 mV持续3000 ms的阶跃脉冲刺激。结果发现，倍他司汀浓度依赖性增强 $I_{Ca\text{-}L}$，EC_{50} 为 5.35 μmol/L。10.0 μmol/L 倍他司汀和 3μmol/L 异丙嗪同时灌流，倍他司汀对 $I_{Ca\text{-}L}$ 的增强作用消失。异丙嗪对 I_{Na}、$I_{Ca\text{-}L}$、I_k 均有剂量依赖性的抑制作用，其对 I_{Na}、$I_{Ca\text{-}L}$、I_k 的 IC_{50} 分别为 1.45、1.55 和 1.85 μmol/L。异丙嗪对 I_{Na}、$I_{Ca\text{-}L}$、I_k 的阻断作用是可逆的，通常在冲洗 5 分钟后可恢复。特非那丁对 I_{Na}、$I_{Ca\text{-}L}$、I_k 呈浓度依赖性阻断，其对 I_{Na}、$I_{Ca\text{-}L}$、I_k 的 IC_{50} 分别为 0.17、0.123 和 0.15 μmol/L，特非那丁对上述通道的阻断作用缓慢而持久，表现出明显的时间依赖性，达到作用的最大稳态值需 10 ~ 15 分钟。结果表明，异丙嗪和特非那丁的多离子通道阻断作用是它们致心律失常和抗心律失常的离子机制。

（常旭红　孙应彪）

主要参考文献

1. 杨希革，贾佳，金立民，等. 右美托咪啶预注对利多卡因心脏毒性的实验研究. 中国实验诊断学，2011，15（2）：317-319.
2. 来伟，徐国海，熊玉卿，等. 静脉输注左旋丁哌卡因与利多卡因混合液对大鼠心脏毒性的实验研究. 江西医学院学报，2008，48（4）：54-56.
3. 朱耀民，袁祖贻，吴辉，等. 罗哌卡因对心脏毒性的 γ- 氨基丁酸 A 受体机制. 西安交通大学学报（医学版），2010，31（6）：735-739.
4. 王常文. 罗哌卡因硬膜外麻醉对乳腺癌根治术中呼吸及心脏毒性的影响. 中国当代医药，2009，16（11）：99-100.
5. 林海冠，王燕，王建喜. 利多卡因致心脏毒性 1 例. 总装备部医学学报，2013，15（3）：150-151.
6. 高东艳，白玲，张筠. 罗哌卡因和丁哌卡因对心脏毒性作用的比较. 临床医药实践，2005，14（1）：19-20.
7. 张赤，王焱林，万德宁. 罗哌卡因与丁哌卡因对兔缺血 - 再灌注心肌 c-fos 基因表达的影响. 医药导报，2004，23（09）：619-621.
8. 李军. 丁哌卡因对心肌细胞毒性作用的研究. 石家庄：河北医科大学，2014.
9. 张利军，郭家彬，苑晓燕，等. 应用斑马鱼胚胎和幼鱼评价布洛芬的心脏毒性. 中国药理学与毒理学杂志，2013，27（3）：487-489.
10. Zhu JJ，Xu YQ，He JH，et al. Human cardiotoxic drugs delivered by soaking

and microinjection induce cardiovascular toxicity in zebrafish. J Appl Toxicol, 2014, 34 (2): 139-148.

11. 张利军. 斑马鱼心脏毒性评价模型的建立及美托洛尔心脏毒性作用机制研究. 北京: 中国人民解放军军事医学科学院, 2012.
12. 李文平, 蒋艳敏. 肠溶阿司匹林诱发急性左心衰竭 1 例. 临床荟萃, 2008, 23 (7): 476.
13. 张新德. 小剂量阿司匹林短期服用致水肿 1 例. 药物流行病学杂志, 2000, 9 (1): 43.
14. Blerina AS, Kirkby NS, Knowles R, et al. Evidence that links loss of cyclooxygenase-2 with increased asymmetric dimethylarginine novel explanation of cardiovascular side effects associated with anti-inflammatory drugs. Circulation, 2015, 131 (7), 633-645.
15. 张改萍, 李学文, 吕吉元, 等. 组胺 H1 受体拮抗剂特非那丁对豚鼠心率的影响. 中国现代医生, 2011, 49 (15): 20-21.
16. Wu X, He Q, Han L, et al. Preliminary study of astemizole's cardiotoxicity to zebrafish. Chi Pharmacol Bull, 2013, 29 (9): 1251-1254.
17. 李健, 徐斑, 吴蓬波, 等. 第 2 代抗组胺药引起心血管系统不良反应的回顾性分析. 中国医院用药评价与分析, 2008, 8 (9): 707-708.
18. 王雅纯, 王挥戈. 常规剂量阿司米唑治疗变应性鼻炎心脏安全性的临床观察与评价. 华西药学杂志, 2000, 15 (6): 478.
19. 刘莹, 程雷. 氯雷他定治疗老年变应性鼻炎的心脏安全性研究. 中华耳鼻咽喉头颈外科杂志, 2007, 42 (9): 548-549.
20. 陈燕丽. 异丙嗪联合用药致低血压的原因分析及护理. 邯郸医学高等专科学校学报, 2002, 15 (5): 492.
21. 刘长胜, 范晓宇. 氯雷他定致窦性心动过速 1 例. 人民军医,2014,57 (11): 1221.
22. 李冰冰. 特非那丁诱发尖端扭转型室性心动过速发生机制的实验研究. 天津: 天津医科大学, 2004.
23. 李学文. 组胺受体激动剂和拮抗剂对豚鼠心室肌细胞离子通道的影响及组胺 H-2 受体激动剂对豚鼠及大鼠左室心功能的影响. 太原: 山西医科大学, 2003.
24. Ritchie HE, Svensson CH, Nilsson MF, et al. A comparison of drug-induced cardiotoxicity in rat embryos cultured in human serum or protein free media.

Journal of Pharmacological and Toxicol Meth，2014，70（3）：276-282.
25. Rubinstein E，Camm J. Cardiotoxicity of fluoroquinolones. J Antimicrob Chemoth，2002，49（4）：593-596.
26. Shamsuzzaman M，Ray AK. Pharmacological studies on the possible mechanisms involve in theophylline induced cardiotoxicity in rats. Indian J Pharmacol，2013，45（21）：160-161.
27. Sishi B，Loos B，Rooyen J，et al. Autophagy upregulation promotes survival and attenuates doxorubicin-induced cardiotoxicity. Biochem Pharmacol，2013，85（1）：124-134.
28. Suter TM，Ewer MS. Cancer drugs and the heart：importance and management. Eur Heart J，2013，34（15）：1102-1111.
29. Dalen EC，Pal H，Caron HN，et al. Different dosage schedules for reducing cardiotoxicity in cancer patients receiving anthracycline chemotherapy. Cochrane DB Syst Rev，2004，6（4）：117-118.
30. Wallace JL，Muscara MN. Selective cyclo-oxygenase-2 inhibitors：cardiovascular and gastrointestinal toxicity. Digest Liver Dis，2001，33（9）：21-28.
31. Winterstein AG，Gerhard T，Kubilis P，et al. Cardiovascular safety of central nervous system stimulants in children and adolescents：population based cohort study. British Med J，2012，345（3）：16-27.
32. Xiong C，Li J，Guo H，et al. The H1-H2 domain of the alpha isoform of Na^+-K^+-ATPase is involved in ouabain toxicity in rat ventricular myocytes. Toxicol Appl Pharm，2012，262（1），32-42.
33. Zausig YA，Zink W，Keil M，et al. Lipid emulsion improves recovery from bupivacaine-induced cardiac arrest，but not from ropivacaine- or mepivacaine-induced cardiac arrest. AnesthAnalg，2009，109（4）：1323-1326.

第五节　精神病药

精神病药包括抗精神病药、抗抑郁药、抗惊厥药和中枢兴奋药。

抗精神病药是一组用于治疗精神分裂症及其他精神病性精神障碍的药物，对神经系统的作用部位从大脑皮质直至神经肌肉接头，主要作用于脑干网状激活系统、边缘系统及下视丘。此外对循环、消化、内分泌和皮肤等系统也有影响。心血管系统不良反应常见症状如直立性低血压，多见于治疗初期，尤其是用药后第一周，与药物阻断了外周 α 肾上腺素受体有关。心动过速和心电图异常颇为常见，主要表现为 ST 段压低、Q-T 延长或 T 波增宽等。

抗抑郁药是指一组主要用来治疗以情绪抑郁为突出症状的精神疾病的精神药物。折叠单胺氧化酶类曾一度广为应用，不久因陆续出现与某些食物和药物相互作用，引起高血压危象、急性黄色肝萎缩等严重不良反应而被淘汰，20 世纪 80 年代后期出现了新一代氧化酶抑制剂，主要产品有吗氯贝胺。折叠新型药物选择性 5-HT 再摄取抑制药是新型抗抑郁药物，本类药物镇静作用小，也不损伤精神运动功能，对心血管和自主神经系统功能影响很小。

抗惊厥药可以特异地竞争 Ca^{2+} 受点，拮抗 Ca^{2+} 的作用，抑制神经化学递质传递和骨骼肌收缩，从而使肌肉松弛。与此同时，也作用于中枢神经系统，引起感觉和意识消失。对于各种原因所致的惊厥，尤其对子痫有良好的抗惊厥作用，过量时引起呼吸抑制、血压骤降以至死亡。

中枢兴奋药是能提高中枢神经系统功能活动的一类药物。对延髓生命中枢有兴奋作用的药物如使用剂量过大往往会引起惊厥、中枢抑制或昏迷。巴比妥类中毒时临床抢救均以改善通气为主，同时洗胃、导泻及碱化尿液，中枢兴奋药只作为辅助用药，且首选印防己毒素，或抢救时送往医院途中使用。尼可刹米能选择性地兴奋延髓呼吸中枢，也可作用于颈动脉体和主动脉体化学感受器，反射性地兴奋呼吸中枢，使呼吸加深加快，对血管运动中枢也有微弱的兴奋作用。

抗精神病药

一、毒性表现

（一）动物实验资料

张艳霞等（2001 年）选用成年 Wistar 大鼠，雌雄各半，乌拉坦腹腔注射麻醉，气管插管，左颈动脉向心端接动脉插管，并通过充满 1% 肝素的塑料细管与压力换能器相连。动物固定于脑立体定位仪，0.5% 氟哌啶醇 0.4 μl，10 s 内注入尾核。对照组核团内注射等容量生理盐水。实验末由微量注射器注入 1% 亚甲蓝 0.4 μl，然后将动物解剖，取脑组织切片定位。结果发现，一侧尾核内注入氟哌啶醇后引起血压和心率的降低。给药后 1 分钟内，平均动脉压开始降低，3 分钟左右达最低值，整个变化过程持续 6 ~ 8 分钟，心率的变化与血压变化基本呈平行趋势。0.5% 氟哌啶醇注射后平均动脉压和心率降低，与注射前比较，差异有统计学意义（$P < 0.05$）。一侧尾核内注入生理盐水 0.4 μl，注入前后平均动脉压和心率均无明显改变，差异无统计学意义（$P > 0.05$）。

Ritchie 等（2014 年）用含 0、0.15、0.62 和 2.5 μmol/L 氟哌啶醇的培养液整体培养 SD 大鼠（雌雄不限）胚胎 1 小时，观察氟哌啶醇对大鼠心率的影响。结果发现，0.62 和 2.5 μmol/L 氟哌啶醇使大鼠胚胎心率降低，与对照组比较，差异有统计学意义（$P < 0.05$）。

（二）流行病学资料

向小妹等（2013 年）收集九江市某医院 2010 年 1 月至 2012 年 12 月 471 例住院患者服用抗精神病药物所致的不良反应报告，按照患者性别、年龄、合并用药及不良反应进行统计分析。结果发现，471 例药品不良反应报告共涉及药品 33 个品种，引发不良反应数量最多的前三种药品为氯氮平片（102 例）、利培酮片（81 例）和奥氮平（74 例）。其中 91 例产生心血管系统毒效应，如心率异常、心力衰竭和直立性低血压等。

张国芳（2003 年）采用病例对照研究，收集连续服用氯氮平 4 周以上，并且服药期间每 1 ~ 2 周进行一次心电图检查的住院患者 400 例，记录服用氯氮平治疗前后的心率、心律、ST 段、T 波和 QT 间期等心电图的各项指标变化，分析心血管疾病发生、应用抗精神病药物、服氯氮平治疗时间、剂量及其血药浓度和治疗中联合用药情况。结果显示，400 例服用氯氮平治疗的患者中窦性心动过速者 316 例（79%），心律失常及心脏传导障碍者 18 例（4.5%），ST 段压低者 15 例（3.8%），T 波异常者 146 例（36.5%），400 例患者发生严重心脏毒副反应者 51 例（13%）。治疗前轻度心律失常、QT 间期偏长，治疗中联用＞3种精神药物是出现心律失常及传导障碍的危险因素。年龄、性别、治疗前T波异常、治疗中联用三环类抗抑郁药及联用多种精神药物与T波低平或倒置有关。Logistic回归分析表明，影响心脏发生严重毒副作用的因素依次为：治疗前心律失常、治疗中联用＞3种精神药物、治疗前T波异常和服用氯氮平时间。

二、毒性机制

Huang QY等（2012年）选择成年Wistar大鼠（雌雄不限）随机分为2组，氯丙嗪组腹腔注射10 mg/kg氯丙嗪连续21天，对照组给予生理盐水同样处理。第22天，处死大鼠，收集心脏组织，免疫组织化学法检测钙黏蛋白-E和微囊蛋白-1的表达。结果显示，暴露氯丙嗪后心肌中钙黏蛋白-E表达降低，微囊蛋白-1的表达增加，与对照组比较，差异均有统计学意义（$P < 0.05$）。结果表明，氯丙嗪引起的心脏毒性与心肌中钙黏蛋白-E和微囊蛋白-1的表达改变有关。

袁婷等（2009年）选择成年雄性新西兰兔随机分为5组，对照组不做任何处理，假手术组耳缘静脉注射2 ml生理盐水，氟哌啶醇组分别静脉注射1、2和4 mg/kg氟哌啶醇，每天给药一次，连续11天。实验结束后，检测心肌组织$KvLQT_1$、mink和ERG基因表达。结果显示，氟哌啶醇1、2和4 mg/kg组$KvLQT_1$、mink和ERG mRNA表达降低，与对照组比较，差异有统计学意义（$P < 0.05$）。结果表明，氟哌啶醇可能通过降低钾通道$KvLQT_1$、mink和ERG基因的表达，使钾离子外流减少，心肌细胞动作电位时程延长，诱发尖端扭转性室性心动过速的发生。

抗抑郁药

一、毒性表现

（一）动物实验资料

Crestani等（2011年）选择成年雄性Wistar大鼠随机分为急性对照组、急性10 mg/kg氟西汀组、亚急性对照组和亚急性10 mg/kg氟西汀组。急性组一次性腹腔注射生理盐水或 10 mg/kg 氟西汀，观察 24 小时。亚急性组连续 21 天腹腔注射生理盐水或 10 mg/kg 氟西汀，每天 1 次。检测平均动脉压、心脏收缩压、心脏舒张压和心率的变化。结果显示，急性组平均动脉压、心脏收缩压、心脏舒张压和心率未见改变，与对照组比较，差异无统计学意义（$P > 0.05$）。亚急性组平均动脉压、心脏收缩压和心脏舒张压均升高，与对照组比较，差异有统计学意义（$P < 0.05$）。

刘政疆（2009 年）选择成年 SD 大鼠（雌雄不限）分为正常对照组、单纯应激组、应激 + 氟西汀治疗组，每组 10 只。正常对照组群养，不给任何刺激。单纯应激组，群笼行为限制 2 小时、4℃冰水游泳 5 分钟、禁食 24 小时、禁水 24 小时、夹尾1分钟、明暗颠倒 24 小时、潮湿垫料 10 小时、120 分钟白炽灯照射及悬尾 5 分钟，将上述刺激随机安排在 21 天内，每日 1 种刺激，每种刺激平均出现 2 次。应激 + 氟西汀治疗组每日腹腔注射氟西汀 10 m/kg 进行治疗，持续 21 天。实验结束收集心肌组织，观察心肌组织病理学改变。HE 染色结果显示，单纯应激组大鼠心肌细胞间质局灶性出现中性粒细胞和淋巴细胞浸润，对照组大鼠及药物组大鼠心肌细胞间质未出现中性粒细胞、淋巴细胞浸润。单纯应激组和氟西汀治疗干预组大鼠心肌细胞间质胶原纤维增生，与对照组比较，差异有统计学意义（$P < 0.05$）。

（二）流行病学资料

Langou 等（1980 年）收集耶鲁纽黑文医院于 1973 年 1 月至 1978 年 12 月三环抗抑郁药急性过量引起心脏损害的患者 35 例，分析心脏毒性的相关情况。结果显示，阿米替林过量 23 例（66%），丙米嗪过量 12 例（34%），过去均无心血管疾患史。25 例（71%）心率＞ 110 次 / 分，18 例（51%）收缩压＜ 80 mmHg，阿米替林组血压过低者比丙米嗪组多。15 例（43%）有第三心音或第四心音，10 例（29%）有收缩期杂音。心电图 25 例（71%）有窦性心动过速，13 例（37%）室性期前收缩，10 例（29%）ST 段和 T 波异常。13 例（37%）室性期前收缩者在入院后均用利多卡因静脉滴注，10 例在 36 小时后期前收缩消失，其余持续至 72 小时。28 例（80%）异常心电图中，16 例

（57%）于住院后72小时转为正常，其余12例（43%）有持续QT间期延长。

Roose等（1991年）选择安非他酮（丁氨苯丙酮）治疗伴心脏病的抑郁患者36例进行了3年的观察研究。每例患者都经精神科医生和心血管医生检查，要求符合：①有充血性心力衰竭史和X线胸片证实的心脏扩大。②房室传导阻滞，QRS间期大于0.10s。③连续24小时ECG记录显示室性期前收缩，每小时多于10次。测定心脏基础值后，开始用安非他酮治疗，最初日服剂量为150毫克/天，7天后增至450毫克/天，分3次口服，有2例剂量大于450毫克/天。7例安非他酮平均每日用量为442±47 mg，最后一次服药12小时后和达到最高剂量后2周测血药浓度。结果显示，用安非他酮时的脉率为76.6±10.4 bpm，基础期24小时平均脉率为74.8±11.9 bpm。安非他酮使平卧时的收缩压和舒张压增高，直立时平均收缩压和舒张压无差异。直立时血压下降不明显，只有1例由于下降40 mmHg而发生头晕跌倒而中止治疗。

Louie等（1992年）收集恐惧症、恐惧症合并重度抑郁症和重度抑郁症患者114例，用丙米嗪、去甲丙米嗪和去甲替林治疗，观察治疗前后基础血压和脉率的改变。结果显示，114例受试者中发生高血压6例，均为恐惧症患者。恐惧症组高血压发生率与恐惧症合并抑郁症组高血压发生率比较，差异无统计学意义（$P > 0.05$），伴或不伴抑郁症的恐惧症患者高血压发生率高于单纯抑郁症患者。6例血压升高者在服用三环类抗抑郁药17.5天时血压开始升高，其中2例分别用转换酶抑制剂和钙拮抗剂治疗效果不理想，停用抗抑郁药后血压下降。上述3种抗抑郁药均可引起血压升高，但丙米嗪和去甲丙米嗪的致高血压作用强于去甲替林，3例患者改用氟西汀后仅1例再次出现血压升高。

二、毒性机制

Wang Y等（2014年）选择成年雄性SD大鼠随机分为抑郁组、抑郁+心肌缺血组和10 mg/kg依他普仑+抑郁+心肌缺血组（治疗组）。通过外科手术建立心肌缺血模型，连续 21 天给予大鼠抑郁相关刺激和 10 mg/kg 依他普仑治疗干预（治疗组）。实验结束检测心肌梗死面积和凋亡相关基因（bax 和 bcl-2）的变化。结果显示，抑郁 + 心肌缺血组和 10 mg/kg 依他普仑 + 抑郁 + 心肌缺血组心肌梗死面积增加，与抑郁组比较，差异有统计学意义（$P < 0.05$）。抑郁 + 心肌缺血组和 10 mg/kg 依他普仑 + 抑郁 + 心肌缺血组心肌细胞凋亡率增加，与抑郁组比较，差异有统计学意义（$P < 0.05$）。与抑郁 + 心肌缺血组比较，10 mg/kg 依他普仑 + 抑郁 + 心肌缺血组心肌细胞凋亡率降低，差异有统计学意义（$P < 0.05$）。抑郁 + 心肌缺血组和 10 mg/kg 依他普仑 + 抑郁 + 心肌缺血组心肌细胞中 bax 和 bcl-2 mRNA 表达增加，与抑郁组比较，差异有统计学意义（$P < 0.05$）。与抑郁 + 心肌缺血组比较，10 mg/kg 依他普仑 + 抑郁 + 心肌缺血组心肌细胞中 bax 和 bcl-2 mRNA 表达降低，差异有统计学意义（$P < 0.05$）。结果表明，依他普仑的心脏毒性与细胞凋亡有关。

刘政疆（2009 年）选择成年 SD 大鼠（雌雄不限）分为正常对照组、单纯应激组（抑郁组）、应激 + 氟西汀治疗组（药物干预组），每组 10 只。正常对照组群养，不给任何刺激。单纯应激组，群笼行为限制 2 小时、4℃冰水游泳 5 分钟、禁食 24 小时、禁水 24 小时、夹尾 1 分钟、明暗颠倒 24 小时、潮湿垫料 10 小时、120 分钟白炽灯照射及悬尾 5 分钟等，将上述刺激随机安排在 21 天内，每日 1 种刺激，每种刺激平均出现 2 次。应激 + 氟西汀治疗组每日腹腔注射氟西汀 10 m/kg 进行治疗，持续 21 天。在左心室心尖部应用免疫荧光、激光共聚焦扫描显微镜技术观察大鼠心脏局部组织的生长相关蛋白和酪氨酸羟化酶染色结果。结果显示，抑郁组大鼠心肌细胞间质胶原纤维、生长相关蛋白和酪氨酸羟化酶大量增生，与对照组比较，差异有统计学意义（$P < 0.05$）。药物干预组大鼠生长相关蛋白和酪氨酸羟化酶大量增生，与对照组比较，差异有统计学意义（$P < 0.05$）。结果表明，慢性应激能够导致大鼠心肌细胞发生纤维化。

抗惊厥药

一、毒性表现

（一）动物实验资料

Lan N 等（2003 年）提取成年雌性昆明种小鼠胚胎分为对照组和丙戊酸（100、250、500 和 1000 μmol/L）处理组，观察至 13 天，检测不同时间小鼠胚胎长度、心脏搏动率和搏动面积的变化。结果发现，从第 3 天到第 7 天，随着染毒剂量增加，小鼠胚胎长度增长减慢，与对照组比较，差异有统计学意义（$P < 0.05$）。从第 8 天到第 13 天，随着染毒剂量增加，小鼠胚胎心搏率降低，与对照组比较，差异有统计学意义（$P < 0.05$）。第 7 天小鼠胚胎相同视野下心脏搏动面积随着染毒剂量增加而降低，与对照组比较，差异有统计学意义（$P < 0.05$）。

陆文娟等（2011 年）选择成年雄性昆明种小鼠分为 6 组，模型组（蟾酥氯仿 35 mg/kg）、苯妥英钠组（60 mg/kg）、利多卡因组（2 mg/kg）、普萘洛尔组（7 mg/kg）、胺碘酮组（200 mg/kg）和维拉帕米组（20 mg/kg），每组 10 只。腹腔注射水合氯醛麻醉后，仰卧固定，记录正常Ⅱ导联心电图。腹腔注射给予各实验药物 15 分钟后，再腹腔注射给予蟾酥氯仿溶液 35 mg/kg，记录 1 小时内的动态心电图。结果显示，苯妥英钠组的 QRS 时程缩短且心率减慢，室性心律失常的发生率降低，存活率增高，与对照组比较，差异有统计学意义（$P < 0.05$）。利多卡因组 P-R 间期和 QRS 时程缩短，室性心律失常发生率降低，普萘洛尔组 P-R 间期、QRS 时程和 Q-T 间期缩短，室上性及室性心律失常的发生率降低，与对照组比较，差异有统计学意义（$P < 0.05$）。胺碘酮减慢小鼠的心率并且降低小鼠室性心律失常的发生率，维拉帕米延长模型小鼠 P-R 间期，抑制 Q-T 间期延长，减少室上性及室性心律失常的发生。

（二）流行病学资料

石光等（2002 年）选择 1999 年 1 月至 1999 年 5 月某医院住院临产无合并症的正常足月初产妇 80 例分为 2 组。观察组 40 例，年龄

24 ～ 32 岁，孕周 38 ～ 41 周，观察组在宫口开大 1 ～ 2 cm 时肌内注射哌替啶 100 mg，同时为增加产妇能量给予 5% 葡萄糖 250 ml，加三磷腺苷 40 mg 和辅酶 A 200U，脂肪乳剂 250 ml，静脉滴注。在产程进入活跃期宫口开大至 3 ～ 5 cm 时，经上肢静脉缓慢推注地西泮 10 mg。对照组无此处理。观察组在肌内注射哌替啶前使用外监护进行胎心监护 30 分钟，观察使用哌替啶和地西泮后 30 分钟、1 小时、2 小时胎心率和子宫收缩的变化。结果显示，哌替啶用药后 17 分钟胎心率开始下降，最晚在 34 分钟，有 3 例在用药后 30 分钟出现轻度可变性减速，但 1 小时后恢复。地西泮用药 10 分钟后胎心率开始下降，30 分钟后下降最明显，1 小时后恢复，但均在正常范围。

王金娜等（2012 年）报道了溴吡斯的明联合卡马西平致严重心动过缓 1 例。患者，女性，44 岁，患者于入院前 1 小时被家人发现意识不清、大汗、呼吸困难、面色青紫，舌下含服救心丸后急诊来院，既往风湿性心脏病史 4 年，心房纤颤病史 4 年，高血压病史 3 年，自行服药治疗，血压控制达标，重症肌无力病史 3 年，现口服溴吡斯的明 60 mg，2 次 / 天治疗，症状控制欠佳，近 1 周自觉无力感加重。体温 36.3℃，脉搏 67 次 / 分，呼吸 21 次 / 分，血压 166/113 mmHg，浅昏迷，呼吸深大，急性病容，口唇、颜面发绀，双肺满布干湿啰音，心尖搏动弥散，心界向左下扩大，心率 99 次 / 分，节律绝对不整，心尖部可闻及收缩期 3/6 吹风样杂音及舒张期隆隆样杂音，无明显传导，双下肢轻度水肿，双侧肱二、三头肌反射、双侧膝腱反射减弱，肌张力减弱，双侧巴宾斯基征可疑阳性。经各项检查及会诊后诊断为风湿性心脏病，心律失常 - 心房纤颤，二尖瓣狭窄伴关闭不全，急性左心力衰竭，高血压病 3 级，重症肌无力危象，左侧额顶叶大面积脑栓塞，双侧多发腔隙性脑梗死，脑白质疏松症，双侧胸腔积液，部分性发作癫痫，经积极抢救治疗后患者好转出院，因患者有重症肌无力合并部分性发作癫痫故应用溴吡斯的明 60 mg，3 次 / 天，联合卡马西平 100 mg，2 次 / 天，口服抑制胆碱酯酶活性剂及抗癫痫治疗，用药后 2 天出现严重心动过缓，最低心室率达 37 次 / 分，停用卡马西平后 1 天心率恢复至 60 ～ 70 次 / 分。

齐岩梅等（1997 年）报道了卡马西平致心脏骤停 1 例，患者，男性，62 岁，以周围神经炎诊断入院。脉搏 80 次 / 分，血压 99/60 mmHg，心音钝，无杂音，心率 80 次 / 分，律整。心电图示左前分支传导阻滞、Ⅰ度房室传导阻滞，$V_{1\sim4}$ 呈 QS 型，QT 间期 0.40 秒。对症止痛治疗给予卡马西平 200 mg，每日 1 次口服。入院第 19 天患者突然意识丧失，心搏呼吸停止。经抢救心搏呼吸恢复正常，急查血钾 4.4 mmol/L。7 天后上述症状再发，心电图示尖端扭转型室性心动过速、心室颤动，经抢救恢复窦性心律，QT 间期延长至 0.48 秒。急查血钾 3.3 mmol/L，经停用卡马西平后，QT 间期逐渐恢复至 0.40 秒，至出院时，未再出现严重心律失常。

二、毒性机制

Navarova 等（2005 年）选择怀孕 Wistar 大鼠分为对照组和苯妥英钠组，苯妥英钠组从孕第 7 天到 18 天灌胃 150 mg/kg 苯妥英钠，对照组灌胃等量纯净水。第 20 天处死大鼠，收集心脏、血清和胎盘，检测 N- 乙酰氨基葡萄糖苷酶和谷胱甘肽过氧化物酶活力。结果显示，150 mg/kg 苯妥英钠组大鼠心脏、血清和胎盘中 N- 乙酰氨基葡萄糖苷酶活力升高，与对照组比较，差异有统计学意义（$P < 0.01$）。150 mg/kg 苯妥英钠组大鼠心脏和血清中谷胱甘肽过氧化物酶活力降低，与对照组比较，差异有统计学意义（$P < 0.01$）。结果表明，苯妥英钠对孕大鼠的心脏毒性与 N- 乙酰氨基葡萄糖苷酶和谷胱甘肽过氧化物酶活力改变有关。

朱勇等（2008 年）选择成年雄性 Wistar 大鼠，分为苯妥英钠组和对照组。苯妥英钠组每天腹腔注射苯妥英钠 100 mg/kg，对照组注射等剂量的生理盐水。染毒后第 1、3、7 和 14 天时处死，取心室用于组织学分析及检测基质金属蛋白酶 -9 活性。结果显示，苯妥英钠组 14 天后出现左心室梗死，梗死区厚度高于对照组，差异有统计学意义（$P < 0.01$）。苯妥英钠组 14 天基质金属蛋白酶 -9 活性升高，与对照组比较，差异有统计学意义（$P < 0.01$）。结果表明，苯妥英钠可促进急性心肌梗死后早期梗死区胶原的合成，基质金属蛋白酶 -9 可能参与了此机制。

中枢兴奋药

一、毒性表现

（一）动物实验资料

Faith 等（2012 年）选择成年雄性 SD 大鼠分为生理盐水对照组、12 mg/kg 甲基苯丙胺组和 24 mg/kg 甲基苯丙胺组，一次性静脉注射给药。观察 6 小时期间甲基苯丙胺对大鼠生存率、生存时间、心率和平均动脉压的影响，检测大脑和心脏甲基苯丙胺含量变化。结果显示，12 mg/kg 甲基苯丙胺组和 24 mg/kg 甲基苯丙胺组大鼠生存率和生存时间减少，与对照组比较，差异有统计学意义（$P < 0.05$）。12 mg/kg 甲基苯丙胺组和 24 mg/kg 甲基苯丙胺组大鼠大脑甲基苯丙胺含量高于心脏，差异有统计学意义（$P < 0.05$）。12 mg/kg 甲基苯丙胺组和 24 mg/kg 甲基苯丙胺组大鼠心率和平均动脉压随着时间延长降低，与对照组比较，差异有统计学意义（$P < 0.05$）。

司艳莉等（2011 年）选择成年健康蟾蜍 20 只，雌雄不限，分为对照组和尼可刹米组。对照组用正常任氏液灌流蛙心，在 10、20、30、40、50 和 60 分钟时采集实验数据，实验组分别在蛙心插管内加入含 0、0.25、0.5 和 1 mg/L 尼可刹米的任氏液，每个浓度灌流 10 分钟，分别在 8、18、28、38 和 48 分钟时测量连续 6 个心动周期结果。结果显示，0.5 和 1 mg/L 尼可刹米可加快心率、增加心室肌收缩幅度，与对照组比较，差异有统计学意义（$P < 0.05$）。在 0.25 ~ 2 mg/L 时增加心室肌放电幅度，1 mg/L 尼可刹米对心率、心肌收缩幅度和心肌放电幅度作用明显。

（二）流行病学资料

张清俊等（2011 年）选择健康男性青年志愿者 6 名，年龄 18 ~ 20 岁。采用两阶段交叉设计，将 6 名受试者分为 2 组，每组 3 人。双盲法给药，第一阶段分别服用安慰剂或莫达非尼，间隔 2 周后进行第二阶段交叉服用另一种药物。莫达非尼每次服用 2 片，共服用 3 次。睡眠剥夺期间受试者可看书、报、电视并保持安静，禁止做剧烈运动，检测心率和体温。结果显示，从睡眠剥夺第 2 天 5：00 开始，莫达非尼组的心率曲线已开始高于安慰剂组，在第二次服药 2 小时后，即自睡眠剥夺第 2 天 19：00 至自睡眠剥夺第 3 天 7：00，莫达非尼组体温波动曲线高于安慰剂组，其中睡眠剥夺第 2 天 19：00 和 23：00，睡眠剥夺第 3 天 1：00、3：00、5：00 和 7：00，与安慰剂组的相同时刻比，差异有统计学意义（$P < 0.05$）。与基础值比，随着睡眠剥夺的延长，安慰剂组心率下降，其中睡眠剥夺第 2 天 5：00、23：00 和睡眠剥夺第 3 天 1：00、3：00、5：00 和 7：00 比较，差异有统计学意义（$P < 0.05$）。

韩铁钢等（2000 年）报道了吡拉西坦注射液致舒张压降低 1 例，患者，男性，65 岁，因受惊吓出现头晕、心悸，同时伴恶心，呕吐。门诊测血压为 160/110 mmHg，心电图示房颤。给予药物治疗未见明显缓解，患者入院后，口服异山梨酯、血脂康、阿司匹林、卡托普利、硝苯地平，并且每日上午静脉滴注丹参注射液 20 ml+10% 葡萄糖注射液 500 ml。治疗后症状明显改善，在原用药基础上于当日晚间加用吡拉西坦（脑复康）注射液 250 ml（含吡拉西坦 8.0 g）。药液滴完后患者即感觉颅内血管搏动、头晕，恶心，尚可忍受。静卧休息约 2 小时，症状消失。当晚患者再次静脉滴注吡拉西坦注射液 250 ml，5 分钟后即感颅内血管剧烈搏动，头部剧烈疼痛，头晕、恶心、心悸、大汗，四肢乏力。查血压 150/60 mmHg。未用药经静卧 3 小时症状缓解，直至第二日清晨症状逐渐消失。1 天后停用吡拉西坦注射液，其他药物维持，患者未再出现此症状。

二、毒性机制

Neri 等（2010 年）选择成年雄性 Wistar 大鼠分为对照组和 20 mg/kg 甲基苯丙胺组，一次性腹腔注射给药，观察 24 小时。处死大鼠检测血浆中丙二醛和甲基苯丙胺含量变化，心脏组织中肿瘤坏死因子 -α、白细胞介素 -1、白细胞介素 -6、白细胞介素 -8、白细胞介素 -10 和单核细胞趋化蛋白 -1 表达。结果显示，大鼠血浆中丙二醛和甲基苯丙胺含量增加，与对照组比较，差异有统计学意义（$P < 0.05$）。大鼠心脏组织中肿瘤坏死因子 -α、白细胞介素 -1、白细胞介

素-6、白细胞介素-8、白细胞介素-10和单核细胞趋化蛋白-1表达增加，与对照组比较，差异有统计学意义（$P < 0.05$）。结果表明，氧化应激和炎性因子参与了甲基苯丙胺致心脏毒性的过程。

赵雪等（2006年）提取SD乳大鼠（雌雄不限）心肌细胞分为对照组（未经处理）、甘氨酸2.0 mmol/L处理组和士的宁0.1 mmol/L处理组，测定各组培养心肌细胞内超氧化物歧化酶活性、丙二醛及一氧化氮的含量、钙离子浓度和心肌细胞凋亡率。结果显示，用甘氨酸处理后超氧化物歧化酶活性、一氧化氮含量升高，丙二醛含量、钙离子浓度和细胞凋亡率降低，与对照组比较，差异有统计学意义（$P < 0.05$）。用士的宁处理后，甘氨酸的上述保护作用明显减弱。结果表明，甘氨酸能抑制缺氧/复氧乳鼠心肌细胞的自由基生成，增加细胞内超氧化物歧化酶活性和一氧化氮的合成而发挥细胞保护作用。

（常旭红　孙应彪）

主要参考文献

1. 张艳霞，闫瑞臻，刘平，等. 尾核内注射氟哌啶醇对大鼠血压的影响. 济宁医学院学报，2001，24（2）：38-39.
2. 向小妹，潘彬斌，卢荻朋. 某院471例抗精神病药物不良反应的分析. 中国医药指南，2013，11（3）：436-437.
3. 张国芳. 氯氮平所致心脏毒副反应及危险因素分析. 南京：南京医科大学，2003.
4. Huang QY，Li XF，Liu SP. E-cadherin and caveolin-1 alterations in the heart of rats having undergone chlorpromazine-induced toxicity. Mol Med Rep，2012，5（3）：705-709.
5. Crestani CC，Tavares RF，Guimaraes FS，et al. Chronic fluoxetine treatment alters cardiovascular functions in unanesthetized rats. Eur J Pharmacol，2011，670（2-3），527-533.
6. 刘政疆. 精神应激与心律失常发生机制的研究. 新疆：新疆医科大学，2009.
7. Langou RA，Vandyke C，Tahan SR，et al. Cardiovascular manifestations of tricyclic antidepressant overdose. Am Heart J，1980，100（4）：458-464.

8. Roose SP, Dalack GW, Glassman AH, et al. Cardiovascular effects of bupropion in depressed patients with heart disease. Am J Psychiat,1991,148(4):512-516.

9. Louie AK, Louie EK, Lannon RA. Systemic hypertension associated with tricyclic antidepressant treatment in patients with panic disorder. Am J Cardiol, 1992, 70 (15): 1306-1309.

10. Wang Y, Zhang H, Chai F, et al. The effects of escitalopram on myocardial apoptosis and the expression of Bax and Bcl-2 during myocardial ischemia/reperfusion in a model of rats with depression. Bmc Psychiatry, 2014, 14 (1): 349-356

11. Lan N, Wartenberg M, Nau H, et al. Anticonvulsant valproic acid inhibits cardiomyocyte differentiation of embryonic stem cells by increasing intracellular levels of reactive oxygen species. Birth Defects Res A, 2003, 67 (3), 174-180.

12. 陆文娟，周婧，马宏跃，等. 抗心律失常药物对蟾酥致小鼠心律失常的影响. 药学学报，2011，46 (10)：1187-1192.

13. 石光，张春红，姚天一. 产程中联合应用哌替啶和地西泮对胎心率及产程的影响. 天津医药，2002，30 (1)：3-5.

14. 王金娜，常俊峰. 溴吡斯的明联合卡马西平致严重心动过缓1例分析. 中国实用医药，2012，7 (20)：191-120.

15. 齐岩梅，杨珍玉. 卡马西平致心脏骤停一例. 中国循环杂志，1997，12 (3)：178.

16. Navarova J, Ujhazy E, Dubovicky M, et al. Phenytoin induced oxidative stress in pre- and postnatal rat development-Effect of vitamin E on selective biochemical variables. Biomed Pap, 2005, 149 (2), 325-328.

17. Faith LCH, Yen JC, Chan SH, et al. Defunct brain stem cardiovascular regulation underlies cardiovascular collapse associated with methamphetamine intoxication. J Biomed Sci, 2012, 19 (120): 1409-1418.

18. 司艳莉，刘友才，千智斌，等. 尼可刹米对离体蟾蜍心室肌收缩性及电活动的影响. 现代医药卫生，2011，27 (15)：2245-2246.

19. 张清俊，詹皓，辛益妹，等. 莫达非尼对48h睡眠剥夺条件下健康志愿者体温、心率和呼吸频率的影响. 航天医学与医学工程，2011，24 (2)：100-103.

20．韩铁钢．吡拉西坦注射液致舒张压降低．药物不良反应杂志，2000，2(1)：60．
21．Neri M，Bello S，Bonsignore A，et al．Myocardial Expression of TNF-alpha，IL-1 beta，IL-6，IL-8，IL-10 and MCP-1 After a Single MDMA Dose Administered in a Rat Model．Curr Pharm Biotechno，2010，11（5），413-420．
22．赵雪，陆大祥，戚仁斌，等．甘氨酸受体在甘氨酸抗心肌细胞缺氧/复氧损伤中的作用机制研究．中国病理生理杂志，2006，22（11）：2113-2118．

第六节　其他药物

本节主要对抗胆碱酯酶药、麦角生物碱、茶碱类、性激素类药物与避孕药和抗疟药心血管毒性表现和可能机制进行阐述。

抗胆碱酯酶药可分为乙酰胆碱酯酶和假性胆碱酯酶两类，静脉注射过快可引起头痛、晕眩、乏力、视物模糊、恶心及心动过速。剂量过大有可能导致癫痫样发作、抽搐、呼吸抑制。

麦角类生物碱为麦角酸的衍生物，可通过口服、皮下注射或肌内注射均吸收快而完全，主要有收缩血管等作用，可治疗出血、血管痉挛头痛等疾病。注射麦角新碱可引起恶心、呕吐、血压升高，伴有妊娠毒血症的产妇应慎用。偶可见过敏反应，严重者出现呼吸困难，长期使用可损害血管内皮细胞。

茶碱类药物及其衍生物临床上较常用的有氨茶碱、二羟丙茶碱、胆茶碱、茶碱乙醇胺和思普菲林等。氨茶碱比茶碱水溶性高，易于溶解和吸收，但氨茶碱碱性较高，局部刺激性大，口服易致恶心、呕吐、食欲下降等胃肠道反应，肌内注射局部可有红肿、疼痛等。氨茶碱的全身不良反应包括对中枢神经和心脏的兴奋作用，如焦虑、震颤、烦躁不安、头痛和心慌等，静脉注射过快或剂量过大，还可引起心律失常、血压下降、胸闷、躁动、惊厥甚至猝死。

性激素为性腺分泌的激素，性激素受体位于细胞内，属第4类受体。一般认为，雌激素受体位于靶细胞的胞质中，雌激素进入细胞后，首先与受体结合成复合物，然后进入细胞核，诱导功能不同的蛋白质的合成，产生不同效应。

抗疟药是防治疟疾的重要手段，现有抗疟药中尚无一种能对疟原虫生活史的各个环节都有杀灭作用，代表药物有磷酸氯喹、磷酸伯氨喹、乙胺嘧啶、奎宁、青蒿素、蒿甲醚和青蒿琥酯等。不良反应有金鸡纳反应，心肌抑制作用，特异质反应，子宫兴奋作用和中枢抑制作用。伯氨喹毒性大，6-磷酸葡萄糖脱氢酶缺乏症的患者易发生急性溶血性贫血和高铁血红蛋白血症。

抗胆碱酯酶药

一、毒性表现

（一）动物实验资料

迟先煊等（1993年）选择成年新西兰兔15只（雌雄不限），麻醉后固定玻璃电极于立体定位仪推进器上，玻璃电极上端通过硅胶管与0.25 ml微量注射器相连。通过微量注射将50 μg新斯的明4分钟内匀速注入，经压力传感器连于三导生理记录仪，观察新西兰兔动脉血压及心率变化。结果显示，侧脑室注入50 μg新斯的明2 ~ 4分钟后，血压出现上升趋势，50 ~ 60秒达到最高峰，持续时间为1 ~ 2分钟，然后恢复正常。脑室注药1 ~ 2分钟后，心率开始减慢，由注药前的（140±13.36）次/分减慢至（120±9.72）次/分，持续时间为10 ~ 15分钟，然后恢复到原来水平。在5只家兔中，侧脑室注入新斯的明后，血压上升至（122±6）mmHg，立即注入0.3 μg阿托品，30 ~ 50秒后新斯的明的升压效应和心率减慢，恢复到原有水平。

张雪梅等（2004年）选择成年SD大鼠（雌雄不限）腹腔注射30、60和90 mg/kg乐果染毒，用动脉和左心室插管的方法，观察正常及腹腔注射染毒后30、60、90和120分钟时大鼠心率、最高左心室内压、左心室内压最大上升速率、心力环面积、舒张压和收缩压的变化。结果显示，90 mg/kg乐果染毒组大鼠心率在30分钟时开始下降，直到观察结束降为染毒前的88%，收缩压和舒张压在染毒后120分钟分别降到染毒前的81%和71%。60 mg/kg乐果染毒组大鼠的左心室内压最大上升速率、最高左心室内压值和心力环面积在观察结束时均高于染毒前。30 mg/kg 乐果染毒组大鼠各个指标未见改变。

李颖等（2003 年）选择成年豚鼠（雌雄不限）腹腔注射 300 mg/kg 乐果染毒，用多导生理记录仪记录染毒前、染毒后（0、15、30、45、60 分钟）颈动脉血压和心室内压变化。结果显示，豚鼠在给予 300 mg/kg 乐果后，心率下降，QT 间期以及 PR 间期延长，ST 段压低，并出现心律失常。在染毒后 5 分钟血压即开始下降，心室内压变化微分值峰值降低。

（二）流行病学资料

孙亮等（2014 年）报道了有机磷中毒致呼吸、心搏骤停病例。

患者 1，女性，68 岁。口服氧化乐果约 200 ml 后口吐白沫，意识丧失，急诊入院。入院时意识丧失，无自主呼吸及心搏，针尖样瞳孔。胆碱酯酶活性 10%，立即清理呼吸道后气管插管，气囊辅助呼吸，持续胸外心脏按压，反复给予肾上腺素、阿托品和氯解磷定。抢救 15 分钟后患者自主呼吸恢复，心率 125 次 / 分，血压 140/70 mmHg，给予温水洗胃期间，患者生命体征较平稳，3 小时后患者血压骤降，呼吸极微弱，双侧瞳孔散大约 6 mm，脑干反射消失，呈脑死亡状态，家属放弃治疗。

患者 2，男性，56 岁。口服敌敌畏约 150 ml 后口吐白沫 30 分钟，急诊入院。入院时深昏迷，双侧针尖样瞳孔，血压 62/40 mmHg，心率 145 次 / 分，胆碱酯酶活性 20%。立即清理呼吸道鼻导管吸氧，温水洗胃，2 小时后患者呼吸浅慢，心率下降且逐渐停止。双侧瞳孔扩大约 5 mm，对光反射消失，角膜反射以及各种脑干反射消失。行胸外心脏按压，气管插管、气囊辅助呼吸，并给予肾上腺素、阿托品、尼可刹米和多巴胺等药物治疗。4 小时后，患者自主呼吸恢复，心率约 130 次 / 分，继续治疗 20 天后痊愈出院。

患者 3，女性，19 岁，口服敌敌畏（具体时间、量不详），急诊入院。入院时意识丧失，无自主呼吸及心搏，心电图示心室颤动，针尖样瞳孔，大小便失禁，胆碱酯酶活性 20%。立即清理呼吸道后气管插管，气囊辅助呼吸，持续胸外心脏按压。静脉注射阿托品 15 mg 并反复给予阿托品、肾上腺素和氯解磷定等。25 分钟后，患者出现叹息样呼吸，心率 140 次 / 分，血压 100/70 mmHg。40 分钟后，患者自主呼吸恢复，心率约 120 次 / 分。进一步给予洗胃、导泻等处理后，患者生命体征平稳，昏迷状。2 天后，患者血压下降至 80/50 mmHg，四肢阵发性抽搐，给予阿托品、多巴胺等对症治疗。治疗期间患者血压下降，心率不稳，气道分泌物明显增多，呼吸约 50 次 / 分，积极抢救 2 小时无效死亡。

患者 4，女性，48 岁。口服农药（混合型有机磷）约 300 ml，急诊入院。入院时深昏迷，口鼻流涎，呼吸有蒜臭味，针尖样瞳孔，血压 58/34 mmHg，心率 150 次 / 分。立即清理呼吸道鼻导管吸氧，温水洗胃，给予阿托品、氯解磷定等药物治疗。2 小时后患者突发呼吸心搏骤停，立即气管插管，气囊辅助呼吸，持续胸外心脏按压，同时给予肾上腺素、尼可刹米等。5 分钟后，患者心率恢复至 140 次 / 分，30 分钟后自主呼吸恢复。2 天后患者再次出现呼吸心搏骤停，抢救无效死亡。

二、毒性机制

徐甫等（2010 年）选择成年雄性 SD 大鼠灌胃 0、12.5、25 和 50 mg/kg 乐果染毒，每天 1 次，连续 28 天。每 5 天测定大鼠外周血胆碱酯酶活力，每周测定 2 次血压。染毒结束后测定心脏乙酰胆碱酯酶、Ca^{2+}-ATP 酶和 Na^+-K^+-ATP 酶活力，以及 M_2 受体、Ca^{2+}-ATP 和兰尼碱受体 mRNA 表达水平。结果显示，25 和 50 mg/kg 乐果 28 天染毒大鼠心肌和外周血胆碱酯酶活力下降，与 0 mg/kg 乐果染毒组比较，差异有统计学意义（$P < 0.05$）。染毒初期 25 和 50 mg/kg 乐果染毒组大鼠血压升高，但到染毒后期血压呈现下降趋势。染毒结束后，SD 大鼠心肌 Na^+-K^+-ATP 酶和 Ca^{2+}-ATP 酶活力以及兰尼碱受体 mRNA 表达均未见改变。50 mg/kg 染毒组大鼠的 M_2 受体和兰尼碱受体 mRNA 表达下调，与 0 mg/kg 乐果染毒组比较，差异有统计学意义（$P < 0.05$）。结果表明，接触一定剂量的乐果可以引起 SD 大鼠血压的改变，可能同 M_2 受体 mRNA 和兰尼碱受体 mRNA 表达水平有关。

张波等（2004 年）选择成年雄性昆明种小鼠 96 只，随机分成对照组，2.5、5 和 10 mg/kg 氧化乐果染毒组。灌胃 7 天后禁食 24 小时脱颈处死，制备组织匀浆，进行超氧化物歧化酶活力和脂质过氧化产物丙二醛含量的测定。结果显示，高剂量染毒组小鼠心脏超氧化物歧化酶活力降低，与对照组比较，差异有统计学意义（$P < 0.05$）。随着氧化乐果摄入剂量的升高，小鼠心脏脂质过氧化产物丙二醛含量呈上升趋势，高剂量染毒组小鼠心脏脂质过氧化产物丙二醛含量升高，与对照组比较，差异有统计学意义（$P < 0.05$）。结果显示，氧化乐果可引起大鼠心肌组织的氧化损伤。

麦角生物碱

一、毒性表现

（一）动物实验资料

王萌（2008 年）选择苏中幼猪 18 只（雌雄不限），麻醉后经右侧股动脉置入冠状动脉球囊导管至左前降支开口，染毒组冠状动脉内注入麦角新碱 0.3 mg/kg，对照组注入等量的生理盐水，观察 30 分钟。结果发现，染毒组出现心电图胸导联 ST 段抬高，其中 4 只幼猪伴有严重室性心律失常，其中 2 只频发室性期前收缩，室性期前收缩合并非持续性室性心动过速 1 只和持续性室性心动过速合并心室扑动及颤动 1 只。冠状动脉造影提示，血管痉挛致左前降支中远段血管明显狭窄 8 只、血管闭塞 2 只，对照组未见明显变化。

戴文森等（2000 年）选择健康成年新西兰兔 26 只（雌雄不限），随机分为缺血组、再灌注组和对照组。经静脉注入麦角新碱 0.4 mg/kg，致其冠状动脉痉挛心肌缺血。于缺血 1 小时、缺血后再灌注 72 小时，分别观察心肌缺血 1 小时和缺血 - 再灌注的心肌组织病理学变化。结果显示，缺血 1 小时的兔心肌组织出现典型的有节律性的心肌纤维波纹状变和收缩带形成，其超微结构变化主要为心肌线粒体肿胀、嵴断裂，肌节凝聚和松弛，I 带缩窄和增宽，但心肌膜结构完整。缺

血 - 再灌注 72 小时的兔心肌组织未见明显改变。

（二）流行病学资料

耿兰英等（2003 年）报道了剖宫产术中应用麦角新碱致血压剧升 1 例，患者，女性，既往无高血压、妊娠高血压综合征病史及药物过敏史。因过期妊娠静脉点滴缩宫素（催产素）引产过程中出现胎儿宫内窘迫，急诊在硬膜外麻醉下行剖宫产术。手术前测血压 101/60 mmHg，L1-2 椎间隙穿刺顺利，尾向置管，推注 2% 利多卡因 14 ml。麻醉效果满意，呼吸、循环平稳。新生儿娩出后，因宫缩乏力，子宫出血，宫体注射缩宫素 20 IU、麦角新碱 0.2 mg，2 分钟后，患者剧烈头痛，以双颞部跳痛为主，测血压升至 172/90 mmHg，立即静脉推注氟哌利多 5 mg、哌替啶 50 mg，5 分钟后血压降至 138/75 mmHg，头痛减轻，手术历时 50 分钟。术终，血压逐渐降至 120/67 mmHg，头痛症状缓解。术后 6 小时及术后 48 小时再次出现头痛，血压升至 142/75 mmHg 左右，均口服复方降压片缓解。术后 7 天，刀口愈合良好，拆线出院。随访 1 年，颞部血管搏动性头痛发作十余次，持续数秒钟症状自行消失。

林华姬（1995 年）报道了麦角新碱致心律失常患者 1 例，女性，26 岁，妊娠 40 周临产，入院检查体温 36.2℃，脉搏 82 次 / 分，呼吸 21 次 / 分，血压 90/75 mmHg，心肺无异常，无药物过敏史，家族中无遗传病及慢、急性传染性疾病。产检腹围 94 cm，宫高 33 cm，胎方位右枕前，胎心 140 次 / 分，头先露，固定，骨盆外测正常范围，宫口开大 3 cm，胎膜已破。入院当日顺娩一活女婴，10 分钟后胎盘自娩，因出血稍多，给予肌内注射缩宫素（催产素）20 IU+ 麦角新碱 0.2 mg，检查胎盘完整，进行阴道裂伤内缝合，阴道有阵阵鲜红血外溢，按揉宫体收缩好，查阴道裂伤缝合处无活动性出血，宫颈呈裙边样松弛，未发现有裂伤，即测血压 105/75 mmHg，产妇未述不适感，给予麦角新碱 0.2 mg 肌内注射，见阴道出血逐渐减少。产后 1.5 小时，产妇感心慌不适，给予吸氧气观察，未能改善症状。查心率 58 ～ 60 次 / 分，期前收缩 6 ～ 7 次 / 分，未闻及杂音，窦性心律，心电轴正常，不典型房室传导阻滞。给予护肝、抗感染、对症治疗，直至产后 8 小时，产妇仍有胸闷不适，但无心慌、气急等症状，能平卧。

二、毒性机制

Starec 等（2001 年）选择成年雄性 Wistar 大鼠随机分为 3 组，生理盐水对照组、0.05 和 0.5 mg/kg 田麦角碱组，一次性腹腔注射给药，5 小时后检测血清肌酸激酶和 AST 的活力。结果发现，0.05 和 0.5 mg/kg 田麦角碱组血清中肌酸激酶活力升高，与生理盐水对照组比较，差异有统计学意义（$P < 0.05$）。0.05 和 0.5 mg/kg 田麦角碱组血清中 AST 活力降低，与生理盐水对照组比较，差异有统计学意义（$P < 0.05$）。结果表明，注射田麦角碱能够改变血清中肌酸激酶和 AST 的活力，可能对心脏产生毒性。

傅强等（2002 年）选择成年新西兰兔（雌雄不限），建立内皮剥脱模型后随机分成内皮剥脱 + 普通饲料组和内皮剥脱 + 胆固醇饲料组。饲养 8 周后股动脉内注入 0.2 mg 麦角新碱诱发血管收缩，血管造影观察球囊内皮剥脱前后，以及普通饲料和高胆固醇饲料喂养 8 周后麦角新碱诱发血管痉挛情况。检测各组血管内皮一氧化氮合酶 mRNA 表达情况。结果显示，内皮剥脱 + 胆固醇饲料组可诱导出局限性血管痉挛，内皮剥脱 + 胆固醇饲料组内皮一氧化氮合酶 mRNA 定位在血管内皮细胞胞质，痉挛血管节段内皮细胞内表达减少；内皮剥脱 + 胆固醇饲料组痉挛血管节段内皮一氧化氮合酶 mRNA 相对表达量减少，与内皮剥脱 + 普通饲料组比较，差异有统计学意义（$P < 0.05$）。结果表明，高胆固醇和内皮剥脱使一氧化氮合酶基因转录和翻译下调，血管内皮一氧化氮合酶 mRNA 表达降低可能与实验性血管痉挛的诱发相关。

茶碱类

一、毒性表现

（一）动物实验资料

Oransay 等（2011 年）选择成年 SD 大鼠（雌雄不限）随机分为两组，对照组腹腔注射 5% 葡萄糖，染毒组腹腔注射 0.5 mg/kg 茶碱，检测心率、平均动脉压和心室除极时限。结果发现，0.5 mg/kg 茶碱引起大鼠平均动脉压增加，心室除极时限延长，与对照组比较，差异有统计学意义（$P < 0.05$）。心率未发生改变，与对照组比较，差异无统计学意义（$P > 0.05$）。

Li Y 等（2014 年）选择 AB 系斑马鱼，应用芯片平台研究 10 mg/ml 氨茶碱在不同流速（0、1、2、4、6、8 和 10 μl/min）染毒时，48、60、72 和 84 小时氨茶碱对斑马鱼心率的影响。结果发现，不同时间斑马鱼的心率随着氨茶碱浓度升高而升高，存在剂量 - 效应关系。在 48 小时，8 和 10 μl/min 氨茶碱组心率次数增加，与 0 μl/min 氨茶碱对照组比较，差异有统计学意义（$P < 0.05$）。在 60 小时，4、6、8 和 10 μl/min 氨茶碱组心率次数增加，与 0 μl/min 氨茶碱对照组比较，差异有统计学意义（$P < 0.05$）。在 72 小时，8 和 10 μl/min 氨茶碱组心率次数增加，与 0 μl/min 氨茶碱对照组比较，差异有统计学意义（$P < 0.05$）。在 84 小时，2、4 和 8 μl/min 氨茶碱组心率次数增加，与 0 μl/min 氨茶碱对照组比较，差异有统计学意义（$P < 0.05$）。

吴伟明等（2006 年）选择成年中华蟾蜍（雌雄各半）20 只和成年豚鼠（雌雄不限）40 只。开胸暴露并游离蟾蜍心脏，腔静脉插管进行任氏液恒压灌流，流速约每克心肌 8 ml/min，体外心脏在灌流任氏液稳定一段时间后灌流含多索茶碱（5×10^{-7}、5×10^{-6}、5×10^{-5}、5×10^{-4}、5×10^{-3} 和 1×10^{-2}mol/L）和茶碱（1×10^{-7}、1×10^{-6}、1×10^{-5}、1×10^{-4}、1×10^{-3} 和 1×10^{-2}mol/L）的灌流液。每次灌药后待心脏收缩幅度稳定时采样、测量，并迅速用任氏液洗去药液，待心脏收缩力恢复正常时再进行下一浓度药物灌流。豚鼠心肌体外收缩处理方法同上。体外心肌收缩通过肌张力换能器输入二道生理记录仪，同步记录心肌收缩活动和心率变化。结果发现，体外蟾蜍心脏在多索茶碱浓度从 5×10^{-7}mol/L 增大到 5×10^{-3}mol/L 的过程中，多索茶碱对蟾蜍心肌的兴奋作用始终弱于茶碱，两组比较，差异有统计学意义（$P < 0.05$）。茶碱浓度从 1×10^{-7}mol/L 升至 1×10^{-3}mol/L 的过程中，多索茶碱的兴奋强度弱于茶碱，差异有统计学意义（$P < 0.05$）。在达到最大收缩力后，随着浓度继续增加，两药对心肌收缩力的兴奋程度均逐渐下降，

甚至转变为抑制作用。两药都能引起轻度心率增快和部分标本心律失常，但两药之间差异无统计学意义（$P > 0.05$）。

（二）流行病学资料

毕绮丽等（2001 年）选择茶碱血药浓度≥ 20 μg/ml 的患者 32 例，女性 15 例，男性 17 例，年龄 69 ～ 95 岁，根据病案号及监测日期，分析患者的临床表现、治疗药物及转归情况。结果显示，在茶碱血药浓度≥ 20 μg/ml 的患者 32 例中，茶碱血药浓度 20 ～ 29 μg/ml 的患者 28 例（88%），≥ 30 μg/ml 患者 4 例（12%）（其中 1 例茶碱浓度最高为 39.22 μg/ml），最终死亡 11 例（34%），可确定死亡与茶碱中毒有关者 2 例。患者死亡时可确定茶碱处于高浓度状态者 5 例（不包括前面的 2 例）。有较明显毒副作用者 22 例（69%），无明显毒副作用者 10 例（31%），心率加快（基础心率并不高）> 100 次 / 分 23 例（72%）。

康丹红等（2013 年）报道了头孢哌酮舒巴坦钠与二羟丙茶碱联合用药致心脏猝死 1 例，患者，男性，50 岁，2010 年 10 月 16 日因胃痛、感冒、流涕，注射用头孢哌酮舒巴坦试敏阴性后，静脉滴注头孢哌酮舒巴坦 3 g+0.9% 氯化钠注射液 250 ml+ 二羟丙茶碱注射液 0.5 g+ 地塞米松磷酸钠注射液 5 mg+ 利巴韦林注射液 0.1 g，进液约 10 分钟患者出现恶心、呼吸困难、浑身疼痛等症状，立即停药，30 分钟后，患者心搏停止，死亡。

杨娜等（2010 年）选择 2007 年 3 月到 2009 年 9 月某医院确诊为慢性肺源性心脏病的患者 80 例。入选患者均处于急性发作期，1 周内未使用茶碱类药物及全身皮质类固醇药物。将 80 例患者随机分为多索茶碱组和氨茶碱组各 40 例。多索茶碱组静脉滴注多索茶碱 0.2 g+0.9% 氯化钠注射液 100 ml，每天 1 次，治疗 5 ～ 10 天。氨茶碱组静脉滴注氨茶碱 0.25 g+0.9% 氯化钠注射液 250 ml，每天 1 次，治疗 2 ～ 10 天。结果发现，氨茶碱组 40 例患者中有 3 例发生心律失常，而多索茶碱组 40 例患者中未发现心血管系统不良反应症状。

王飞等（2010 年）选择某医院 50 ～ 80 岁哮喘住院患者，入选患者均处于急性发作期，1 周内未使用茶碱类药及全身皮质类固醇药物，受试者既往心功能正常，随机分为多索茶碱治疗组（75 例）和氨茶碱治疗组（69 例）。多索茶碱治疗组静脉滴注 300 mg 多索茶碱 +5% 葡萄糖注射液 100 ml，1 次 / 天。氨茶碱治疗组静脉滴注 250 mg 氨茶碱 +5% 葡萄糖注射液 100 ml，1 次 / 天，疗程均为 7 ~ 10 天。两组均口服茶碱缓释片 0.2 g，每晚一次。结果发现，多索茶碱组 1 例（1.3%）发生心悸，2 例（2.6%）发生心律失常，8 例（10.7%）出现其他心血管系统不良反应。氨茶碱组 6 例（8.7%）发生心悸，8 例（11.6%）心律失常，16 例（23.2%）出现其他心血管系统不良反应。

二、毒性机制

Alhomida 等（2000 年）选择成年雄性 Wistar 大鼠随机分为对照组（没有任何处理）、安慰剂组（生理盐水）和茶碱组（100 mg/kg），灌胃给药每天一次，连续 5 周。检测大鼠心肌组织和血浆中卡尼汀棕榈酰转移酶活力和血浆中长链酰基卡尼汀含量变化。结果发现，100 mg/kg 茶碱组在染毒 1、2、3、4 和 5 周时，大鼠心脏组织中卡尼汀棕榈酰转移酶活力升高，与对照组和安慰剂组比较，差异均有统计学意义（$P < 0.05$）。心肌组织中长链酰基卡尼汀含量与心肌组织中卡尼汀棕榈酰转移酶活力成正相关（$r=0.817$，$P < 0.05$）。心肌组织中长链酰基卡尼汀含量与血浆中长链酰基卡尼汀成正相关（$r=0.796$，$P < 0.05$）。结果表明，茶碱引起心律失常和低血压与心肌中卡尼汀棕榈酰转移酶活力有关。

Carmen 等提取成年 SD 大鼠（雌雄不限）心脏，分为对照组、100 μmol/L 沙丁胺醇处理组、50 nmol/L β_2 拮抗剂处理组、100 μmol/L 沙丁胺醇 +100 μmol/L 茶碱 +0.1 μmol β_1 拮抗剂处理组。观察 15 分钟后，放射免疫法检测右心室环磷酸腺苷水平。结果显示，100 μmol/L 沙丁胺醇组右心室环磷酸腺苷含量升高，与对照组比较，差异有统计学意义（$P < 0.05$）。50 nmol/L β_2 拮抗剂组右心室环磷酸腺苷含量未见明显改变，与对照组比较，差异无统计学意义（$P > 0.05$）。100 μmol/L 沙丁胺醇 +100 μmol/L 茶碱组右心室环磷酸腺苷含量升高，与对照组比较，差异有统计学意义（$P < 0.05$）。100 μmol/L 沙丁

胺醇 +100 μmol/L 茶碱 +0.1 μmol/L β_1 拮抗剂处理组右心室环磷酸腺苷含量降低，差异具有统计学意义（$P < 0.05$）。结果表明，茶碱能引起心脏环磷酸腺苷含量升高，β_1 拮抗剂能够阻断这一过程。

性激素类药物与避孕药

一、毒性表现

（一）动物实验资料

Olatunji 等（2010 年）选择成年雌性 SD 大鼠，对照组灌胃橄榄油 0.2 ml/100 g，避孕药组灌胃含 1.0 μg 炔雌醇与含 10.0 μg 炔诺黄体酮的橄榄油 0.2 ml/100 g，连续 10 周，检测心率、血压和称量心脏重量。结果发现，避孕药组大鼠心率（446.4 次 / 分）和对照组大鼠心率（414.8 次 / 分）相比，差异无统计学意义（$P > 0.05$），避孕药组大鼠平均动脉压升高，心脏重量和血液流速增加，与对照组比较，差异有统计学意义（$P < 0.05$）。

Fregly 等选择成年雌性 Wistar 大鼠，随机分为对照组和异炔诺酮组，对照组不作任何处理，异炔诺酮组每天经口给予异炔诺酮，连续 20 周。实验结束，称量大鼠体重和心脏重量，测定大鼠心脏收缩压、心脏舒张压和平均动脉压。结果显示，异炔诺酮组大鼠体重、心脏脏器系数、心脏收缩压、心脏舒张压和平均动脉压均升高，与对照组比较，差异有统计学意义（$P < 0.05$）。

（二）流行病学资料

包春辉（2009 年）报告了口服避孕药致急性心肌梗死 3 例。

患者 1，女性，42 岁，主因剧烈胸痛持续不缓解 1 小时入院。入院前无任何诱因突然出现剧烈胸痛，难以忍受，伴大汗、胸闷、气短、恶心、呕吐，无意识不清、无呼吸困难。既往无高血压、糖尿病、高脂血症等病史，无吸烟史，口服避孕药 1 年，月经规律，入院后查体未见异常，经心电图证实为急性下壁心肌梗死，给予溶栓、抗凝治疗，住院 21 天后好转出院。

患者 2，女性，43 岁，主因间断胸痛 2 天入院，2 天前劳累后出现胸痛症状，较剧烈，持续2小时左右自行缓解，后有间断胸部不适，胸闷、气短，渐加重，无咳嗽、咳痰。日常体力劳动明显受限，未用药，未治疗。既往无高血压、血糖偏高等病史，无吸烟史，月经正常，口服避孕药1年余。入院时查体生命体征平稳，双肺底可闻及少许湿啰音，入院后经心电图检查证实为急性前壁心肌梗死，因发病时间长，未给予溶栓治疗，给予保守治疗，住院11天，好转出院。

患者3，女性，45岁，主因间断胸痛2天，伴胸闷、气短加重1天入院。2天前无任何诱因出现胸痛，程度不重，尚可忍受，易出冷汗，间断发作，1天来伴胸闷、气短且渐加重，无咳嗽、咳痰。既往无高血压、糖尿病史。口服避孕药半年，月经规律。入院后查体血压140/90 mmHg，颈静脉无怒张，双肺底可闻及湿性啰音，心界略向左扩大，心率102次/分，无杂音，双下肢无水肿，后经心电图及心肌酶证实为急性广泛前壁心肌梗死，给予纠正心力衰竭、扩张冠状动脉和抗血凝等治疗，半个月后好转出院。

黄玉（2008年）以江苏省太仓市某镇和某县马塘镇两地年龄23～49岁的已婚育龄女性为研究对象，分为未使用避孕药（4590例）、曾用避孕药（1919例）和现用避孕药（1088例）三组，分析避孕药与高血压的关系。结果显示，曾用避孕药和现用避孕药组人群收缩压和舒张压升高，与从未使用避孕药组比较，差异有统计学意义（$P < 0.01$）。曾用避孕药和现用避孕药组人群高血压患病率升高，与从未使用避孕药组比较，差异有统计学意义（$P < 0.01$）。调整年龄等因素后，现用避孕药、曾用避孕药和从未使用避孕药人群高血压患病率分别为12.08%、9.00%、6.84%。随着使用避孕药时间的延长，高血压患病率呈上升趋势，从未使用避孕药、避孕药使用时间＜5年、5～10年和＞10年人群的高血压患病率分别为6.06%、9.37%和13.69%。曾用避孕药人群患高血压的风险是从未使用避孕药人群的1.51倍，现用避孕药组人群患高血压的风险是从未使用避孕药人群的2.21倍。

二、毒性机制

李瑛等（2001年）选择连续服用低剂量复方炔雌醇片1号片（每

片含炔雌醇 35 μg、炔诺酮 625 μg，52 例）和复方 18 甲基炔诺酮片（复方 18 甲）（每片含炔雌醇 30 μg，18 甲基炔诺酮 300 μg，43 例）5 ～ 15 年的妇女（目前正在服用或停药半年以内者）作为观察组，同期使用宫内节育器的健康妇女 141 例为对照组，测定血浆中部分凝血活酶时间、凝血酶原时间 - 纤维蛋白原、凝血酶时间和凝血因子Ⅱ、Ⅴ、Ⅶ、Ⅷ和Ⅹ的活性。结果显示，两观察组的凝血活酶时间降低，与对照组比较，差异有统计学意义（$P < 0.05$）。两组的凝血因子Ⅱ活性水平增高，与对照组比较，差异有统计学意义（$P < 0.05$）。1 号片剂组凝血因子Ⅶ的活性水平略高于对照组，而复方 18 甲片组凝血因子Ⅶ的活性水平略低于对照组，两组凝血因子Ⅹ的活性水平均高于对照组，差异具有统计学意义（$P < 0.05$），1 号片剂组凝血因子Ⅷ的活性水平高于对照组，差异具有统计学意义（$P < 0.05$）。与从未使用过避孕药的宫内节育器组比较，1 号片剂组凝血指标测定值出现异常的相对危险度为 1.28（95%CI：0.81 ～ 2.01），复方 18 甲片组相对危险度为 0.91（95%CI：0.53 ～ 1.57）。结果表明，长期服用 1 号片剂对妇女的凝血系统有影响，不同的避孕药对凝血功能的影响略有不同，与避孕药中雌、孕激素的剂量和雌、孕激素的配伍有关。

Zal 等（2012 年）选择 18 ～ 40 岁的健康女性志愿者，分为对照组 40 例（不使用口服避孕药者）和实验组 40 例（使用口服避孕药者），实验干预 21 天，检测血浆中谷胱甘肽过氧化物酶活力和丙二醛含量。结果发现，实验组血浆中丙二醛含量升高，与对照组比较，差异有统计学意义（$P < 0.05$），实验组血浆中谷胱甘肽过氧化物酶活力降低，与对照组比较，差异有统计学意义（$P < 0.05$）。结果表明，口服避孕药的毒性作用与氧化应激有关。

抗疟药

一、毒性表现

（一）动物实验资料

Leite 等（2007 年）选择成年雄性 Wistar 大鼠分为 100 mg/kg 盐

酸卤泛群组、300 mg/kg 盐酸卤泛群组、100 mg/kg 纳米粒卤泛群组和300 mg/kg 纳米粒卤泛群组，一次性静脉注射给药。测量 0、5、15 和20 分钟大鼠心率、心脏收缩压、心脏舒张压、QT 间期、PR 间期和QRS 间期。结果显示，与注射药物前比较，两种药物的两种剂量注射后均引起大鼠心率、心脏收缩压和心脏舒张压降低，且盐酸卤泛群比纳米粒卤泛群降低幅度大，差异有统计学意义（$P < 0.05$）。与注射药物前比较，两种药物的两种剂量注射后均引起大鼠 QT 间期、PR 间期和 QRS 间期延长，且盐酸卤泛群组比纳米粒卤泛群组延长幅度大，差异有统计学意义（$P < 0.05$）。

Buckley 等（1996 年）选择成年雄性 Wistar 大鼠分为对照组和3 mg/kg 氯喹静脉注射组，对照组不给药物，观察 50 分钟。检测大鼠脉搏和血压，观察心率异常发生情况。结果发现，随着给药时间延长，氯喹组大鼠脉搏率和血压下降，QRS 和 QT 间期延长，与对照组比较，差异有统计学意义（$P < 0.05$）。氯喹组 57% 大鼠出现心率异常，与对照组比较，差异有统计学意义（$P < 0.05$）。

（二）流行病学资料

白云静等（2011 年）采用回顾性调查研究方法，选择北京军区某医院 2005 年 11 月至 2009 年 11 月确诊风湿病并使用硫酸羟氯喹的患者 242 例，进行随访观察，其中失访 38 例，纳入分析 204 例。结果显示，204 例风湿病患者中，服用硫酸羟氯喹的时间为 2 ~ 96 周，服用硫酸羟氯喹的累积剂量 5.6 ~ 180.0 g。出现不良反应 28 例（13.7%），不良反应发生时间为首次用药 2 ~ 32 周。心血管不良反应为 2 例，主要临床表现为心悸、胸闷和心律不齐等，1 例心电图有传导阻滞。

Costedoat 等（2007 年）报道长期应用抗疟药物导致心脏损害者56 例，其中 2 例因顽固性心力衰竭被迫行心脏移植，15 例死亡。临床主要表现为心脏传导阻滞、充血性心力衰竭、心律异常及心肌病，光学显微镜下组织病理学改变为心肌细胞内大量空泡形成。

陈海亮等（2014 年）回顾性分析 2008—2010 年期间 925 例疟疾患者的临床资料，青蒿琥酯粉针治疗的患者共计 638 例，奎宁注射液治疗的患者共计 287 例，比较青蒿琥酯和奎宁治疗疟疾的疗效。结果发现，青蒿琥酯粉组 12 例（1.88%）发生心血管系统不良反应，奎宁注射液组 42 例（14.63%）发生心血管系统不良反应，心血管系统不良反应临床表现包括心前区不适、心动过速和心动过缓等。

二、毒性机制

Adebayo 等（2011 年）选择成年 Albino 大鼠（雌雄不限），分为生理盐水对照组、2 mg/kg 青蒿琥酯组、6.12 mg/kg 阿莫地喹组和 2 mg/kg 青蒿琥酯 +6.12 mg/kg 阿莫地喹组，灌胃给药，每天 2 次，连续 3 天。第 4 天处死大鼠，采集血液检测总胆固醇、高密度脂蛋白、低密度脂蛋白和三酰甘油（甘油三酯）含量，摘取心脏组织检测碱性磷酸酶、酸性磷酸酶活力和丙二醛含量。结果发现，各给药组大鼠血液中总胆固醇和高密度脂蛋白降低，与生理盐水对照组比较，差异有统计学意义（$P < 0.05$）。6.12 mg/kg 阿莫地喹组大鼠血液中低密度脂蛋白含量升高，与生理盐水对照组比较，差异有统计学意义（$P < 0.05$）。2 mg/kg 青蒿琥酯 +6.12 mg/kg 阿莫地喹组大鼠血液中三酰甘油含量升高，与生理盐水对照组比较，差异有统计学意义（$P < 0.05$）。2 mg/kg 青蒿琥酯组、6.12 mg/kg 阿莫地喹组和 2 mg/kg 青蒿琥酯 +6.12 mg/kg 阿莫地喹组大鼠心脏组织中酸性磷酸酶的活力升高，与生理盐水对照组比较，差异有统计学意义（$P < 0.05$）。各给药组心脏组织中碱性磷酸酶活力和丙二醛含量未见改变，与生理盐水对照组比较，差异无统计学意义（$P > 0.05$）。结果表明，青蒿琥酯和阿莫地喹合用可能导致大鼠心脏损伤。

Alessandro 等（2007 年）用 0.20、0.78、1.00、3.13、12.50 和 50.00 μmol/L 二氢青蒿素和青蒿酮分别处理人类静脉内皮细胞和血管内皮细胞 24 小时，观察两种药物对细胞抑制率的影响，检测上清液中肿瘤坏死因子 -α 和白细胞介素 -8 含量。结果发现，0.2 ~ 50 μmol/L 二氢青蒿素和青蒿酮对人类静脉内皮细胞和血管内皮细胞的生长抑制均存在剂量 - 效应关系，相同剂量的二氢青蒿素对人类静脉内皮细胞和血管内皮细胞的抑制率高于青蒿酮，差异有统计学意义（$P < 0.05$）。1 μmol/L 二氢青蒿素和青蒿酮处理血管内皮细胞 24 小时，可使其上清液中

肿瘤坏死因子 -α 含量升高，与对照组比较，差异有统计学意义（$P < 0.05$）。1 μmol/L 二氢青蒿素和青蒿酮处理血管内皮细胞 24 小时，可使其上清液中白介素 -8 含量降低，与对照组比较，差异有统计学意义（$P < 0.05$）。结果表明，二氢青蒿素对人类静脉内皮细胞和血管内皮细胞的毒性高于青蒿酮，两种药存在不同程度的心血管毒性，且机制与炎症应答有关。

（常旭红　孙应彪）

主要参考文献

1．迟先煊，白华，金秀东，等．家兔侧脑室注入新斯的明对动脉血压及心率影响的研究．牡丹江医学院学报，1993，14（1）：5-7．

2．张雪梅，周志俊．乐果对大鼠心血管功能影响的实验研究．工业卫生与职业病，2004，30（5）：276-279．

3．李颖，张雪梅，周志俊，等．乐果对豚鼠心血管功能影响的实验研究．职业卫生与应急救援，2003，21（4）：172-174．

4．孙亮，花嵘，李威，等．有机磷中毒致呼吸心搏骤停 4 例抢救体会．人民军医，2014，57（1）：108-108．

5．徐甫，张雪梅，顾锡安，等．乐果染毒对大鼠心血管系统的影响．中国工业医学杂志，2010，23（5）：327-331．

6．张波，崔博，何一平，等．氧乐果对小鼠心脏的氧化损伤以及抗氧化维生素的防护作用．食品科学，2004，25（4）：163-164．

7．王萌．冠状动脉痉挛诱发心律失常的动物实验与临床研究．南京：南京医科大学，2008．

8．戴文森，骆秉铨，吴良金．实验性兔心肌缺血心肌波纹状变与缺血预适应的初步研究．江苏医药，2000，26（4）：267-269．

9．耿兰英，苏立志．剖宫产术中应用麦角新碱致血压剧升 1 例．中国航天医药杂志，2003，5（1）：78．

10．林华姬．麦角新碱致心律紊乱一例报告．数理医药学杂志，1995，8（3）：288．

11．Starec M，Fiserova A，Rosina J，et al．Effect of agroclavine on NK activity in vivo under normal and stress conditions in rats．Physiol Res，2001，50（5），

513-519.

12. 傅强，傅向阳，傅晓华，等. 实验性血管痉挛中内皮一氧化氮合酶的基因表达. 第一军医大学学报，2002，22（7）：629-631.
13. Oransay K，Kalkan S，Hocaoglu N，et al. An alternative antidote therapy in amitriptyline induced rat toxicity model：theophylline. Drug Chem Toxicol，2011，34（1）：53-60.
14. Li C，Zhao M，Du Y，et al. Effects of magnesium sulfate on ATPase activities in cardiac muscle of rats with acute organophosphorus poisoning. J China Med Uni，2004，33（6）：502-503.
15. Li EC，Esterly JS，Pohl S，et al. Drug-induced QT-interval prolongation：considerations for clinicians. Pharmacotherapy，2010，30（7）：684-701.
16. Li Y，Yang F，Chen Z，et al. Zebrafish on a chip：a novel platform for real-time monitoring of drug-induced developmental toxicity. Plos One，2014，9（4）：1-8.
17. 吴伟明，陈丽佳，鲍仕慧. 多索茶碱对实验动物心功能的影响. 医药导报，2006，25（11）：1112-1114.
18. 毕绮丽，郑企琨，黎月玲. 茶碱血药浓度超出正常范围32例临床分析. 医药导报，2001，20（4）：252-253.
19. 康丹红，平晓秋，王铁军，等. 头孢哌酮舒巴坦钠与二羟丙茶碱联合用药致心脏猝死1例. 中国医疗前沿，2013，8（20）：87-88.
20. 杨娜，王小妮. 多索茶碱治疗慢性肺源性心脏病致不良反应临床观察. 临床合理用药杂志，2010，3（13）：7-8.
21. 王飞，李毅. 多索茶碱与氨茶碱对喘息患者心功能影响的比较. 中国现代药物应用，2010，4（11）：8-9.
22. Alhomida AS. Theophylline-induced changes in the activity of carnitine palmitoyltransferase in rat cardiac tissues. Toxicol，2000，145（2），185-193.
23. Olatunji LA，Soladoye AO. High-calcium diet reduces blood pressure，blood volume and preserves vasorelaxation in oral contraceptive-treated female rats. Vasc Pharmacol，2010，52（1）：95-100.
24. 包春辉. 口服避孕药致急性心肌梗死3例报告. 中国社区医师（医学专业半月刊），2009，11（7）：97.
25. 黄玉. 农村妇女口服避孕药使用与高血压关系的社区干预研究. 南京：南京医科大学，2008.

26. 李瑛，吴玉璘，岳慧，等. 低剂量复方避孕药对妇女凝血指标的影响. 中国公共卫生，2001，17（11）：975-976.
27. 李瑛，陈峰，沈洪兵. 低剂量复方口服避孕药与心血管疾病关系的研究进展. 中国计划生育学杂志，2007，15（5）：318-320.
28. Zal F，Mostafavi Z，Amini F，et al. Effect of vitamin E and C supplements on lipid peroxidation and GSH-dependent antioxidant enzyme status in the blood of women consuming oral contraceptives. Contraception，2012，86（1）：62-66.
29. Leite EA，Grabe A，Guimaraes HN，et al. Cardiotoxicity reduction induced by halofantrine entrapped in nanocapsule devices. Life Sci，2007，80（14），1327-1334.
30. Buckley NA，Smith AJ，Dosen P，et al. Effects of catecholamines and diazepam in chloroquine poisoning in barbiturate anaesthetised rats. Hum Exp Toxicol，1996，15（11），909-914.
31. 白云静，姜德训，申洪波，等. 硫酸羟氯喹的不良反应临床调查分析. 北京医学，2011，33（7）：575-577.
32. Costedoat N，Hulot JS，Amoura Z，et al. Cardiomyopathy related to antimalarial therapy with illustrative case report. Cardiology，2007，107（2）：73-80.
33. 陈海亮，刘毅，邹中元，等. 青蒿琥酯与奎宁治疗疟疾的疗效比较. 江西医药，2014，49（1）：57-59.
34. Adebayo JO，Igunnu A，Arise RO，et al. Effects of co-administration of artesunate and amodiaquine on some cardiovascular disease indices in rats. Food Chem Toxicol，2011，49（1），45-48.
35. Alessandro S，Gelati M，Basilico N，et al. Differential effects on angiogenesis of two antimalarial compounds，dihydroartemisinin and artemisone：Implications for embryotoxicity. Toxicol，2007，241（1），66-74.

第七节 中 药

中药（traditional materia medica），又名生药，是指在中医学理论指导下用于预防、诊断、治疗或调节人体机能的药物。中药主要由植物药（根、茎、叶、花、果）、动物药（内脏、皮、骨、器官等）和矿物药组成。因植物药占中药的大多数，所以中药也称中草药。除植物药以外，动物药如蛇胆、熊胆、五步蛇、鹿茸、鹿角等，介壳类如珍珠、海蛤壳，矿物类如龙骨、磁石等都是用来治病的中药。中药按加工工艺分为中成药、中药材。中药主要起源于中国，少数源于外国，如西洋参等。

中药一向被认为具有毒副作用少、使用安全的特点。但近年来有关中药引起的不良反应和药源性疾病的报道日趋增多，如日本的“小柴胡汤事件”、新加坡的“小檗碱事件”和国际上报道的“中草药肾病”及中药注射剂不良反应等事件。因此，对中药毒性、不良反应的研究变得尤为重要。

乌头碱类

乌头碱类生物碱是乌头属类中药的重要药理成分。乌头碱类主要包括乌头碱（aconitine，AC）、中乌头碱（meaconitine，MA）、次乌头碱（hypaconitine，HA），三者均属 C19- 二萜类生物碱，因其 C14 和 C8 的羟基常与醋酸、苯甲酸结合成酯，故称为二萜双酯型生物碱。双酯型生物碱的化学结构与毒性及药理作用密切相关，其中 C-14-$OCOC_6H_5$、C-8-$OCOCH_3$、C-3-OH 或 -$OCOCCH_2$ 被认为是其心脏毒性的结构基础。C-14-$OCOC_6H_5$ 是乌头碱致心律失常必不可少的基团。C-15-OH 在一定程度上也与双酯型生物碱的毒性有关，但与其他基团相比影响较小。C-14-$OCOC_6H_5$ 和 C-8-$OCOCH_3$ 在三种双酯型生物碱中的活性大小顺序是 C8 大于 C14。

三种双酯型生物碱均有较好的结晶形态，其中乌头碱为六方片状结晶，中乌头碱为白色结晶，次乌头碱为白色柱状结晶。因三者分子结构中均含有一个叔胺氮，故其均具有叔胺碱的碱性，能与酸成盐。它们亲脂性较强，易溶于无水乙醇、氯仿、乙醚、苯等有机溶剂，难溶于水，微溶于石油醚。双酯生物碱性质不稳定，经加热水解成亲水性较强的单酯型生物碱——苯甲酰乌头胺，毒性降低，仅为乌头碱毒性的 1/200；同时进一步水解成氨基醇类生物碱——乌头胺，毒性降低至乌头碱毒性的 1/2000。

乌头碱在人和大鼠体内主要代谢途径都以水解代谢、脱甲基代谢、羟化代谢及脱氢代谢为主，这些代谢途径主要由细胞色素 P450 第 3 家族 A 亚组（cytochrome P450，family 3，subfamily A，CYP3A）介导。

吕昌等（2011 年）以乌头碱、中乌头碱、次乌头碱对小鼠灌胃染毒后测得其 LD_{50} 分别为 3.17 mg/kg、2.11 mg/kg、2.11 mg/kg，三种乌头类生物碱的安全范围都很狭窄，中乌头碱和次乌头碱的 95% 有效剂量（95% effective dose，ED_{95}）均大于 LD_{50}，表明乌头碱在大鼠体内的生物利用度低；乌头碱单次染毒与多次染毒后毒动学参数无显著性差异，说明乌头碱在大鼠体内代谢较快，残留极少，无蓄积现象；乌头碱的蛋白结合率在 23% ~ 31% 之间，属低血浆蛋白结合率药物，且浓度依赖性不明显，从结合态向游离态转化耗时较少，主要以游离形式存在；同时采用大鼠灌肠模型研究乌头碱的肠道吸收行为与特征，结果发现，乌头碱在各肠段吸收量均不大，其吸收率在十二指肠、空肠、回肠、结肠分别为（29.18 ± 8.64）%、（22.6 ± 3.00）%、（25.03 ± 6.97）%、（15.02 ± 2.75）%，表明其在十二指肠吸收较多，结肠吸收较少。乌头碱在大鼠 4 段肠段的渗透率均较低，可能原因为乌头碱在肠道内存在外排现象，且无肠道差异。

在现代临床中，草乌、川乌、附子等含有乌头碱类的中药常被用于救治急性心肌梗死所致的休克、低血压、冠心病及风湿性心脏病等。有文献指出，乌头碱能够作用于肾上腺素，阻碍神经细胞的正常传导，减少其对疼痛因子的感知能力，证明乌头碱有镇痛作用。将乌头碱用于缓解晚期癌症疼痛，发现镇痛有效率高达 80%。采用小剂量乌头碱治疗心动过速和高血压症效果均较好，但易产生中毒反应，较难控制。乌头碱可加强心肌收缩力，促进窦房和房室传导，增加冠状动脉血流，减少心肌耗氧，对心率具有双向调节作用，可引起心律失常。因此在动物实验中可利用乌头碱的致心室纤颤作用制作心律不齐模型来研究抗心律不齐药物。另外，汤礼军等以 0.4 ng/ml 乌头碱溶液治疗小鼠胃癌，发现该药物对肿瘤的抑制率高达 35%。

乌头碱类中药除了对肾、消化系统具有一定毒性外，还能够引起心血管损伤。

一、毒性表现

（一）动物实验资料

1．心电图改变

韩旭等（2011 年）将体重 200 ～ 250 g 的清洁级 SD 大鼠 20 只，随机分为染毒组和对照组，每组 10 只，雌雄各半。染毒组以生药附子炮制的提取液（用 8 g 附子生药加水炮制成浓度为 2 g 生药 /ml 的溶液）灌胃染毒，对照组灌胃等体积饮用水，灌胃容积 1 ml/100 g，每天 2 次，连续 5 天。分别于染毒第 0、1、3、5 日测定大鼠心电图。结果发现，对照组大鼠麻醉前后心电图无明显变化。染毒第 1 天，染毒组大鼠心电图 T 波值（0.15 ± 0.08）mV 与染毒前（0.03 ± 0.01）mV 和对照组同期（0.031 ± 0.02）mV 比较均增大，差异均有统计学意义（$P < 0.01$）。染毒 3 天时，染毒组 30% 的大鼠出现阵发性室性期前收缩，70% 大鼠出现二联律或三联律，心率为（544.9 ± 48.3）次 / 分，与染毒前心率（455.3 ± 14.3）次 / 分和对照组同期心率（461.9 ± 13.1）次 / 分比较明显加快，差异均有统计学意义（$P < 0.01$）；QRS 波群（38.7 ± 6.2）ms 与染毒前（22.4 ± 5.2）ms 和对照组同期（20.8 ± 7.1）ms 比较均增宽，差异均有统计学意义（$P < 0.05$）；T 波值（0.36 ± 0.08）mV 与染毒前（0.03 ± 0.01）mV 和对照组同期（0.032 ± 0.02）mV 比较均增大，差异均有统计学意义（$P < 0.01$）；QT 间期（129.6 ± 15）ms 与染毒前（47.2 ± 7.6）ms 和对照组同期（58.4 ± 7.1）ms 比较均延长，差异均有统计学意义（$P < 0.01$）；QTc（256 ± 37）ms 与染毒前（123 ± 23）ms 和对照组（125 ± 19）ms 比较均延长，差异均有统计学意义（$P < 0.01$）；PR 间期（23.9 ± 5.6）ms 与染毒前（35.8 ± 4.6）ms 和对照组同期（26.0 ± 4.6）ms 比较均缩短，差异均有统计学意义（$P < 0.05$）。染毒 5 天时，染毒组部分大鼠心电图由室性期前收缩、室性联律发展到室性心动过速、心室纤颤，发生率分别为 10%、40%、30%、20%，心率（508 ± 73.2）次 / 分与染毒前（455.3 ± 14.3）次 / 分和对照组同期（452 ± 22.0）次 / 分比较均加快，差异均有统计学意义（$P < 0.05$）；QRS 波群（41.3 ± 622.5）ms 与染毒前（22.4 ± 5.2）ms 和对照组同

期（22.2±5.3）ms 比较均增宽，差异均有统计学意义（$P < 0.05$）；T 波值（0.26±0.03）mV 与染毒前（0.03±0.01）mV 和对照组同期（0.037±0.01）mV 比较均增大，差异均有统计学意义（$P < 0.05$）；QT 间期（175.3±82）ms 与染毒前（47.2±7.6）ms 和对照组同期（59.7±7.2）ms 比较均延长，差异均有统计学意义（$P < 0.01$）；QTc（352±23）ms 与染毒前（123±23）ms 和对照组同期（123±21）ms 比较均延长，差异均有统计学意义（$P < 0.01$）；PR 间期（14.1±5.9）ms 与染毒前（35.8±4.6）ms 和对照组同期（26.3±3.9）ms 比较均缩短，差异均有统计学意义（$P < 0.05$）。

张硕峰等（2007 年）将体重 210 ~ 220 g 的雄性 SD 大鼠随机分为乌头碱组（10 只）、中乌头碱组（11 只）、次乌头碱组（12 只），分别以 1ml/h 的速度缓慢注射浓度均为 0.005% 的乌头碱、中乌头碱、次乌头碱溶液，直至动物死亡，并在注射过程中测定大鼠二导联心电图，参照正常心电图找出大鼠第一次出现室性期前收缩（premature ventricular contraction，PVC）、室性心动过速（ventricular taehy cardia，VT）、心室纤颤（ventricular fibrillation，VF）、心室扑动（ventricular flutter，VFL）以及停搏（cardiac arrest，CA）的时间，并根据染毒速度计算动物出现 PVC、VT、VFL、VF 以及 CA 时的累积染毒剂量。结果显示，持续缓慢静脉注射后，随着药物在体内的蓄积，三组大鼠均依次出现 PVC、VT、VFL、VF 直至 CA，动物死亡。乌头碱染毒组大鼠出现 PVC、VT、VFL、VF、CA 的累积剂量分别为（17.5±15.3）、（42.8±15.8）、（80.8±26.6）、（84.5±31.5）、（106.7±27.6）μg/kg；中乌头碱染毒组大鼠出现 PVC、VT、VFL、VF、CA 的累积剂量分别为（18.1±11.2）、（25.9±12.3）、（158.2±162.0）、（148.0±153.2）、（265.3±219.5）μg/kg；次乌头碱染毒组大鼠出现 PVC、VT、VFL、VF、CA 的累积剂量分别为（60.0±53.7）、（134.1±131.4）、（2571.4±1816.8）、（4182.3±1576.4）、（6177.4±2163.5）μg/kg。其中，中乌头碱染毒组与乌头碱染毒组大鼠出现 PVC、VT、VFL、VF、CA 的累积剂量相比，差异无统计学意义（$P > 0.05$）。次乌头碱染毒组大鼠出现 PVC、VT 的剂量较乌头碱染毒组高约 3 倍，出现 VFL 的剂量较乌头碱组高约30倍，出现VF、CA的剂量较乌头碱组高约60倍，且次乌头碱染毒组大鼠出现PVC、VT、VFL、VF、CA的累积剂量与乌头碱染毒组和中乌头碱染毒组相比较，差异均有统计学意义（$P < 0.01$）。

王相冲等（2013年）将体重300 ~ 350 g的健康雄性豚鼠25只随机分为对照组（5只）、乌头碱组（10只）、新乌头碱组（10只），分别以25 μg/kg乌头碱、新乌头碱溶液进行股静脉注射染毒，对照组注射等容积的生理盐水，记录各组实验动物染毒前后心电图的变化，最长记录120分钟。结果显示，对照组豚鼠心电图未见明显异常。乌头碱染毒组豚鼠染毒前及染毒后20分钟内心电图未见明显异常，（22.75±5.70）分钟时有8只豚鼠出现室性期前收缩，（27.75±13.0）分钟时有5只豚鼠发生房室传导阻滞，（42.30±15.69）分钟时有5只豚鼠发生室性心动过速，（39.65±7.17）分钟时有3只豚鼠发生心室纤颤，（56.32±11.40）分钟时有4只豚鼠死亡。新乌头碱染毒组豚鼠染毒后（1.46±0.66）分钟时有9只豚鼠发生室性期前收缩，（1.46±0.66）分钟时有7只豚鼠发生房室传导阻滞，（2.53±0.87）分钟时有9只豚鼠发生室性心动过速，（3.51±1.19）分钟时有9只豚鼠发生心室纤颤，（23.1±14.92）分钟时10只豚鼠全部死亡。新乌头碱染毒组豚鼠发生室性期前收缩、房室传导阻滞、室性心动过速及心室纤颤的时间均明显早于乌头碱染毒组，差异具有统计学意义（$P < 0.05$），且其心室纤颤及死亡发生率明显高于乌头碱染毒组，差异具有统计学意义（$P < 0.05$）。

2．对心肌形态及功能的影响

雷怀成等（2004年）将体重（200±10）g的35只Wistar大鼠（雄性18只，雌性17只）随机分为5组，分别为染毒1天、2天、3天、5天组和对照组，每组7只。染毒组均以1.46 mg/kg乌头碱一次性灌胃染毒，对照组灌胃等体积去离子水，分别于染毒后1天、2天、3天、5天颈椎脱臼处死大鼠，离体心脏。HE染色后观察心脏组织形态学结构变化。结果发现，染毒组大鼠心肌间质淤血，部分心肌嗜酸性变、核浓缩。免疫组织化学染色结果显示，对照组1只大鼠心肌出现少量凋亡细胞，其余均为阴性，染毒组大鼠凋亡细胞核中可见明显棕黑色颗粒，背景染色淡。染毒后的不同时间段内各染毒组大鼠心肌细胞凋亡数均高于正常对照组，差异均有统计学意义（$P < 0.01$），染毒 2 天组的大鼠心肌细胞凋亡数明显多于其他组，而染毒 3 天、5 天组大鼠心肌细胞凋亡数呈下降趋势；染毒 5 天组的 4 个大鼠心肌标本中未见凋亡细胞。采用病理图像分析仪镜下测量单位面积细胞凋亡数。结果发现，对照组大鼠心肌细胞凋亡数为（4.6±1.8）个 / 平方毫米；染毒 1 天组大鼠心肌细胞凋亡数为（19.1±2.1）个 / 平方毫米；染毒 2 天组大鼠心肌细胞凋亡数为（28.7±3.9）个 / 平方毫米；染毒 3 天组大鼠心肌细胞凋亡数为（18.4±1.9）个 / 平方毫米；染毒 5 天组大鼠心肌细胞凋亡数为（5.4±1.9）个 / 平方毫米。染毒 1 天、2 天、3 天组大鼠心肌细胞凋亡数与对照组比较均增加，差异均有统计学意义（$P < 0.05$）。

李志勇等（2008 年）对出生 3 天内的 SD 大鼠心肌细胞进行原代培养 4 天后，分别用低（< 3 μmol/L）、中（6 ~ 60 μmol/L）、高（≥ 60 μmol/L）剂量的次乌头碱处理心肌细胞，并设空白对照组，分别于处理 5、15、30 和 60 分钟后在倒置显微镜下使用数码照相机对心肌细胞的搏动进行记录（35 s）。结果发现，正常培养 4 天后，心肌细胞自发搏动频率为 50 ~ 70 次 / 分。处理后，低剂量处理组心肌细胞自发搏动频率降低，作用 30 分钟后心肌细胞自发搏动频率开始逐渐恢复。中剂量处理组心肌细胞自发搏动频率变化较大，处理 5 分钟后心肌细胞搏动频率快速增加，类似抽搐状态；15 分钟后心肌细胞搏动频率略有下降；30 分钟后心肌细胞搏动频率逐渐下降。高剂量处理组心肌细胞在处理 5 ~ 30 分钟内心肌细胞陆续停止搏动。

付敏等（2007 年）分别以 0.5、1、3 μmol/L 乌头碱对大鼠心肌细胞处理 1 ~ 2 小时，并设空白对照，研究乌头碱对心肌细胞形态、活力、搏动、细胞膜通透性的影响。结果发现，0.5 μmol/L 乌头碱处理组心肌细胞自发搏动的频率降低，但并不显著。1、3 μmol/L 乌头碱处理组心肌细胞自发搏动频率变化均较大。1 μmol/L 乌头碱处理组，5 分钟内心肌细胞搏动频率升高，出现类似抽搐状态，约 15 分钟后心肌细胞搏动频率逐渐下降，直至搏动停止。3 μmol/L 乌头碱处理组心肌细胞抽搐状态更加明显。采用 MTT 比色法检测乌头碱对心肌细胞活力的影响，用抑制率（抑制率 = [（对照 − 本底）−（给药 − 本底）] /（对照 − 本底）×100%）来反映心肌细胞的活力。结果发现，3 μmol/L 乌头碱处理 60 分钟后心肌细胞活力仅为对照组的 40% 左右；1 μmol/L 乌头碱处理 60 分钟后心肌细胞活力的下降与 3 μmol/L 乌头碱处理组比较不明显。各剂量组心肌细胞处理 60、120 分钟后，心肌细胞活力的差异均有统计学意义（$P < 0.05$），且呈现出显著的剂量依赖和时间依赖关系。各剂量组处理 1 ~ 2 小时后，心肌细胞出现了伪足收缩（细胞膜收缩）、空泡（胞质中形成较明显的包含小体）、颗粒（出现黑色的颗粒状物质）等形态学变化。通过分级评价统计结果发现，对照组在 30、60、120 分钟时心肌细胞的形态均未发生变化。0.5 μmol/L 处理组 30 分钟时心肌细胞的形态未发生变化；60 分钟时心肌细胞形态发生较小改变；120 分钟时心肌细胞出现明显的伪足和轻微的空泡、颗粒样改变。1 μmol/L 处理组 30 分钟时心肌细胞出现较小的伪足和颗粒样改变；60 分钟时心肌细胞出现较小的伪足、空泡样、颗粒样改变；120 分钟时心肌细胞出现明显的伪足、颗粒样改变和明显的空泡样改变。3 μmol/L 处理组 30 分钟时心肌细胞出现明显的伪足和较小的空泡、颗粒样改变；60 分钟时心肌细胞出现明显的伪足和明显的空泡、颗粒样改变；120 分钟时心肌细胞出现非常明显的伪足、空泡及颗粒样改变。结果提示，乌头碱对心肌细胞形态的影响呈现出一定的时间依赖和剂量依赖关系。

王衍堂（2007 年）分别以 0.4、2、10 mg 生药 /ml 的生草乌提取液对大鼠心肌细胞进行处理，并设 PBS 阴性对照组和 10 μg/ml 乌头碱阳性对照组。处理 24 小时后观察各组心肌细胞的形态及搏动频率，结果显示，阴性对照组及 0.4 mg 生药 /ml 提取液处理组心肌细胞呈梭形或不规则三角形，核呈卵圆形并居中，搏动规律且有力，成片接触，细胞搏动均一，频率较为一致；2 mg 生药 /ml 提取液处理组心肌细胞贴壁，生长状态基本良好，可见少量死亡细胞，搏动情况基本与阴性对照组类似，但搏动维持时间较阴性对照组缩短，在连续培养 8 天左右，失去心肌细胞搏动特征；10 mg 生药 /ml 提取液处理组及乌头碱阳性对照组心肌细胞皱缩变圆，伪足减少，细胞搏动减少，且细胞搏动频率不一，20 ~ 210 次 / 分，节律性差，并出现大量悬浮死细胞。处理 24、48 小时后，采用 MTT 法检测心肌细胞的存活率。结果显示，处理 24 小时，2、10 mg 生药 /ml 提取液处理组、乌头碱阳性对照组的细胞存活率分别为（0.3952 ± 0.026）、（0.3205 ± 0.034）、（0.3125 ± 0.036），与阴性对照组（0.4602 ± 0.054）相比均减小，差异均有统计学意义（$P < 0.05$）；处理 48 小时后，2、10 mg 生药 /ml 剂量处理组、乌头碱阳性对照组的细胞存活率分别为（0.4028 ± 0.0453）、（0.3112 ± 0.0245）、（0.2958 ± 0.0194），与阴性对照组（0.4509 ± 0.0645）相比均减小，差异均有统计学意义（$P < 0.05$）。

（二）流行病学资料

胡学琼等（2002 年）选取 50 例乌头碱类中药中毒患者，男 21 例，女 29 例。其中单用雪上一枝蒿 25 例、附片 18 例、草乌 2 例、任意两种合用 4 例、三种合用 1 例。心电图检查发现不少病例有 2 ~ 3 种心律失常并存（同时或先后发生），严重心律失常主要为室性异位节律，其次为频发性和（或）多源性室性期前收缩、阵发性室性心动过速、心室纤颤等，室性期前收缩常形成二联律。这些严重室性心律失常往往形成一系列由轻到重频发性和（或）多源性期前收缩、阵发性室性心动过速、心室纤颤的动态发展过程。

刘明艳（2014 年）选取急性乌头碱中毒致心律失常患者 43 例，年龄 26 ~ 73 岁，其中男性 36 例、女性 7 例。患者均为饮用了草乌、川乌药酒导致的急性中毒，服用量 50 ~ 120 g。服用 20 ~ 45 分钟后出现中毒症状，入院后对患者进行心电图检查和实验室检测。心电图检查发现，有 43 例患者出现心律失常，共检测到心律失常 106 次，其中轻度中毒患者 27 例，心电图表现为窦性心动过缓、窦性心动过速、偶发室性期前收缩、室上性期前收缩；中度中毒患者 14 例，心电图表现为频发室性期前收缩、多源室性期前收缩、Ⅱ度房室传导阻滞、室上性心动过速；重度中毒患者 2 例，心电图表现为高度及Ⅲ度房室传导阻滞、室性心动过速、尖端扭转型室性心动过速、心室扑动、心室颤动。统计 43 例患者中各类心律失常发生次数及其构成比，发现室性期前收缩29次（27.36%）、室上性期前收缩18次（16.98%）、频发室性期前收缩13次（12.26%）、多源室性期前收缩11次（10.38%）、室性心动过速8次（7.54%）、窦性心动过速6次（5.66%）、窦性心动过缓5次（4.72%）、Ⅱ度房室传导阻滞5次（4.72%）、室上性心动过速3次（3.77%）、尖端扭转型室性心动过速3次（3.77%）、高度及Ⅲ度房室传导阻滞2次（1.89%）、心室扑动、心室颤动1次（0.19%）。实验室检测结果显示，血清乳酸脱氢酶（lactatedehydrogenase，LDH）、肌酸激酶（creatine kinase，CK）、肌酸激酶同工酶（CK-MB）、天冬氨酸氨基转移酶（aspartate transaminase，AST）水平增高者19例（占44%），其中轻度中毒3例，中度中毒14例，重度中毒2例。电解质检测结果显示，血清钾离子浓度降低者24例（占56%），其中轻度中毒8例，中度中毒14例，重度中毒2例；血清镁离子降低者18例（占42%），其中轻度中毒2例，中度中毒14例，重度中毒2例。

二、毒性机制

（一）改变心肌钙水平

付敏等（2007年）分别以0.5、1、3 μmol/L乌头碱对大鼠心肌细胞处理1～2小时，并设空白对照，用反转录-聚合酶链反应（reverse transcription polymerase chain reaction，RT-PCR）检测乌头碱对心肌钙调控蛋白基因表达的影响。结果显示，乌头碱处理后心肌细胞内钙振荡的振幅明显减小，并且高剂量处理组较低剂量处理组心肌细胞钙振荡振幅的变化更加明显。低剂量处理组钙波图中显示，心肌细胞内相对游离的钙含量基线未出现明显的向上漂移现象，表明心肌细胞内相对钙含量没有明显改变；高剂量处理组心肌细胞内相对游离的钙含量基线明显向上漂移，表明心肌细胞内相对钙含量显著增加，表明心肌细胞内相对游离的钙含量（$[Ca^{2+}]_i$）随乌头碱浓度的增加而增加。付敏等还发现，心肌细胞肌浆网钙离子通道ryanodine受体（RyR_2）对乌头碱诱发心律失常起着关键作用，并建立了RyR_2受体敲除的模型。在RyR_2受体敲除的心肌细胞中，稳定和周期循环的钙离子自发性振动几乎消失，但乌头碱可重新诱导钙离子的自发性振动。提示乌头碱可直接对心肌搏动产生影响，通过使细胞膜去极化，导致心律失常，引起心室纤颤。

（二）DNA 损伤

付敏等（2007 年）分别以 0.5、1、3 μmol/L 乌头碱对大鼠心肌细胞处理 1 ～ 2 小时，并设空白对照，通过彗星实验研究乌头碱对心肌细胞 DNA 的损伤。结果发现，对照组大鼠心肌细胞 DNA 呈圆形的荧光团，而各剂量处理组心肌细胞 DNA 呈不同程度的彗星图像。随着乌头碱浓度的增大，大部分心肌细胞均出现彗尾现象，并且彗尾长度增大，彗尾荧光强度增强。使用 Comet Score^{TM}Freeware 对各组心肌细胞电泳图进行分析，结果表明，不同浓度的乌头碱处理后心肌细胞 DNA 彗星头部直径均无明显变化，而 1 μmol/L 和 3 μmol/L 乌头碱处理组心肌细胞的 DNA 彗尾长度明显增长，尾部 DNA 含量也显著增大，0.5 μmol/L 乌头碱处理组心肌细胞 DNA 损伤程度不如 1 μmol/L 和 3 μmol/L 剂量处理组显著。

刘艳等（2009 年）分别以 0.1、0.5、1、2 μmol/L 乌头碱溶液处理大鼠心肌细胞 30 分钟，并设磷酸盐平衡溶液阴性对照，通过彗星实验研究乌头碱对心肌细胞 DNA 的损伤。结果显示，各剂量处理组心肌细胞彗星头部 DNA 含量分别为（82.85 ± 6.35）%、（72.01 ± 9.27）%、（67.56 ± 8.09）%、（59.35 ± 6.27）%，与对照组（89.16 ± 5.54）% 相比均减小，差异均有统计学意义（$P < 0.05$）；各剂量处理组心肌细胞彗星尾部 DNA 含量分别为（12.1 ± 10.3）%、（15.8 ± 12.5）%、（20.99 ± 9.27）%、（28.44 ± 8.09）%，与对照组（10.84 ± 5.54）% 相比均增大，差异均有统计学意义（$P < 0.05$）；各剂量处理组心肌细胞彗尾长度分别为（22.63 ± 15.83）、（27.08 ± 16.78）、（35.83 ± 18.35）、（50.55 ± 30.55）μm，与对照组（19.36 ± 8.17）μm 相比均增大，差异均有统计学意义（$P < 0.05$）；各剂量处理组心肌细胞尾距分别为（3.58 ± 4.66）、（5.23 ± 6.46）、（8.50 ± 7.26）、（12.0 ± 16.7）μm，与对照组（2.50 ± 1.19）μm 相比均增大，差异均有统计学意义（$P < 0.05$）；各剂量处理组心肌细胞 Olive 尾距分别为（3.37 ± 2.09）、（7.11 ± 4.20）、（12.46 ± 6.91）（18.04 ± 6.34）μm，与对照组（2.47 ± 1.37）μm 相比均

增大，差异均有统计学意义（$P < 0.05$）。结果表明，不同浓度乌头碱对新生大鼠心肌细胞均具有一定的损伤作用。在荧光显微镜下观察发现，对照组心肌细胞呈圆形荧光团，强度均匀，边缘光滑，大小较一致，无明显拖尾。各剂量处理组均存在不同数量的DNA受损心肌细胞，出现彗星拖尾现象，其尾部的长度及荧光强度随处理剂量的增加而增加。

（三）改变心肌细胞膜通透性

李志勇等（2008年）对出生3天内的SD大鼠心肌细胞进行原代培养4天后，分别用低（< 3 μmol/L）、中（6 ~ 60 μmol/L）、高（≥ 60 μmol/L）剂量次乌头碱溶液进行处理，并设空白对照，研究处理15、30、60分钟后次乌头碱对原代培养的心肌细胞膜LDH漏出率的影响。结果发现，处理15 ~ 60分钟，随着处理剂量的增加，心肌细胞膜乳酸脱氢酶（lactate dehydrogenase，LDH）漏出率明显增大，表明心肌细胞膜通透性发生改变，细胞受损。

付敏等（2007年）分别以0.5、1、3 μmol/L乌头碱对大鼠心肌细胞处理1 ~ 2小时，并设空白对照，研究乌头碱对心肌细胞膜通透性的影响。结果发现，各剂量乌头碱均可导致大鼠心肌细胞胞质中LDH的释放，即可引起心肌细胞膜通透性的改变，由此引起心肌细胞的损伤。

（四）抑制心肌细胞 Na^+-Ka^+-ATP 活性

孟琼华等（2006年）用1ml 3%乌头碱溶液对大鼠心肌细胞进行处理，并设空白对照。于处理30秒、1分钟、30分钟后检测大鼠心肌细胞 Na^+-Ka^+-ATP的活性。结果显示，处理30秒、1分钟、30分钟后，大鼠心肌细胞 Na^+-Ka^+-ATP的活性分别为（0.373 ± 0.110）、（0.267 ± 0.090）、（0.070 ± 0.003）U/L，与对照组（1.115 ± 0.550）U/L相比均降低，差异均有统计学意义（$P < 0.05$）。

雷公藤

雷公藤又名黄藤、黄腊藤、菜虫药、红药、水莽草，属卫矛科植物，在偏酸性、土层深厚的砂质土或黄壤土中最宜生长，其药用部分是雷公藤的根，其根含雷公藤定碱、雷公藤扔碱、雷公藤晋碱、雷公藤春碱和雷公藤增碱等生物碱。此外，雷公藤还含南蛇藤醇、卫矛醇、雷公藤甲素及葡萄糖、鞣质。雷公藤甲素是从雷公藤中分离的二萜类内酯，是雷公藤的主要有效成分之一，也是引起毒副作用的主要成分。目前关于雷公藤吸收代谢的研究较少，雷公藤甲素是目前研究最多的单体。有研究在大鼠尿液中检测出了雷公藤甲素的单羟基化代谢产物、环氧化物水解开环代谢产物及谷胱甘肽结合物，谷胱甘肽是体内清除具潜在性的亲电性化合物的保护性化合物，故推测雷公藤甲素可直接与谷胱甘肽结合而排出体外，该途径可能发挥了一定的解毒作用，其他途径未见报道。

作为传统中药，雷公藤具有活血化瘀、清热解毒、消肿散结、杀虫止血等功效。现代医学研究表明，雷公藤具有镇痛、抗炎、抗生育、抗肿瘤、免疫调节等药理作用。研究发现，雷公藤内酯对巴豆油诱发的小鼠耳部肿胀，对醋酸所致的小鼠腹腔毛细血管通透性增高均有抑制作用。雷公藤中含有 3 个具有抗癌作用的二萜类环氧化物，国内瘤谱筛选证实，每天用 0.25 mg/kg 雷公藤甲素灌胃能使 L_{615} 鼠存活期延长，雷公藤内酯可抑制乳腺癌与胃癌的 4 种细胞 MCF-7、BT-20、MKN-45、KATO-Ⅲ软琼脂集落形成，抑制率达 70% 以上。临床上雷公藤常用于治疗关节炎、肾病、哮喘、妇科疾病和皮肤病等，如全身性红斑狼疮、间质性肾炎、类风湿关节炎等。雷公藤酊可缓解类风湿关节炎和强直性脊柱炎患者的症状，体征、实验室检查均有明显改善，且对红细胞沉降率、类风湿因子、免疫球蛋白、免疫复合物等多项化验指标产生不同程度的影响。雷公藤对金黄色葡萄球菌有明显的抑制作用，对革兰氏阴性细菌亦有抑制效果，对真菌尤其是皮肤白假丝酵母菌（白色念珠菌）感染效果好，研究发现，其主要抑菌成分是雷公藤红素，但雷公藤红素毒性大，是否有临床价值尚待研究。由于雷公藤对消化、心血管、生殖、血液、免疫系统及皮肤黏膜等均具有一定的毒性和不良反应，因此，使用时应严格掌握其适应证、剂量、炮制方法、剂型。

一、毒性表现

（一）动物实验资料

1．心电图改变

王菡等（2008年）将60只体重（215±25）g的雄性SD大鼠随机分为对照组和低、中、高剂量染毒组。低、中、高剂量染毒组分别一次性灌胃浓度为0.6、1.2、2.4 mg/kg的雷公藤甲素溶液，对照组灌胃等体积生理盐水，灌胃体积为1 ml/100g。各组随机取3只大鼠记录染毒前及染毒后15、16、18、20小时大鼠心电图和心率的改变情况。结果发现，染毒后，中、高剂量染毒组大鼠心率逐渐下降。染毒后15小时，低剂量染毒组大鼠心率（436.67±15.503）次/分与对照组（448.00±14.259）次/分比较降低，差异有统计学意义（$P < 0.01$）；中、高剂量染毒组大鼠心率分别为（352.67±23.245）、（315.33±55.148）次/分，与对照组、低剂量染毒组比较均降低，差异均有统计学意义（$P < 0.01$）。中、高剂量染毒组大鼠心电图均可观察到ST段压低，T波高尖，Q波增宽、脱失等改变。

李慧等（2011年）将24只体重200～220 g的健康清洁级SD雄性大鼠随机分为对照组和低、中、高剂量染毒组，每组6只。低、中、高剂量染毒组分别一次性灌胃浓度为137、275、550 mg/kg的雷公藤提取物，对照组灌胃等体积生理盐水，灌胃体积为1 ml/kg。各组大鼠分别于染毒前及染毒后1、2、4、8、12、24小时测定心电图，连续记录5个心动周期，取QT间期、ST间期、QRS间期、心率和ST段偏移量的平均值来反映监测结果。结果发现，染毒后4、8、12小时，低剂量染毒组大鼠QT间期分别为（52±9）、（54±9）、（56±10）ms，与染毒前（47±7）ms和对照组同期［（46±8）、（46±6）、（44±8）ms］比较均延长，差异均有统计学意义（$P < 0.05$）；染毒后2、4、8、12、24小时，中剂量染毒组大鼠QT间期分别为（56±13）、（69±8）、（76±10）、（74±12）、（71±8）ms，与染毒前（44±8）ms和对照组同期［（45±7）、（46±8）、（46±60）、（44±8）、（46±7）ms］比较均延长，差异均有统计学意义（$P < 0.05$）；染毒后1、2、4、8、

12、24小时，高剂量染毒组大鼠QT间期分别为（46±13）、（74±12）、（81±20）、（77±19）、（66±9）、（67±18）ms，与染毒前（44±9）ms和对照组同期［（46±6）、（45±7）、（46±8）、（46±6）、（44±8）、（46±7）ms］比较均延长，差异均有统计学意义（$P < 0.05$）。染毒后4、8、12小时，低剂量染毒组大鼠ST间期分别为（2.1±0.7）、（2.2±0.4）、（2.5±0.5）ms，与染毒前（1.6±0.5）ms和对照组同期［（1.6±0.3）、（1.4±0.3）、（1.3±0.4）ms］比较均延长，差异均有统计学意义（$P < 0.05$）；染毒后2、4、8、12、24小时，中剂量染毒组大鼠ST间期分别为（1.5±0.6）、（2.8±0.7）、（2.7±0.4）、（3.3±0.3）、（2.6±0.4）ms，与染毒前（1.7±0.3）ms和对照组同期［（1.7±0.1）、（1.6±0.3）、（1.4±0.3）、（1.3±0.4）、（1.5±0.5）ms］比较均延长，差异均有统计学意义（$P < 0.05$）；染毒后1、2、4、8、12、24小时，高剂量染毒组大鼠ST间期分别为（2.9±0.4）、（3.2±0.4）、（3.9±0.3）、（3.7±0.4）、（3.7±0.3）、（2.8±0.3）ms，与染毒前（44±9）ms和对照组同期［（1.8±0.4）、（1.7±0.1）、（1.6±0.3）、（1.4±0.3）、（1.3±0.4）、（1.5±0.5）ms］比较均延长，差异均有统计学意义（$P < 0.05$）。染毒后4、8、12小时，低剂量染毒组大鼠QRS间期分别为（32±5）、（33±5）、（36±4）ms，与染毒前（27±6）ms和对照组同期［（25±4）、（24±4）、（27±4）ms］比较均延长，差异均有统计学意义（$P < 0.05$）；染毒后2、4、8、12、24小时，中剂量染毒组大鼠QRS间期分别为（31±7）、（32±3）、（32±6）、（31±5）、（29±3）ms，与染毒前（26±5）ms和对照组同期［（26±4）、（25±4）、（24±4）、（27±4）、（27±4）ms］比较均延长，差异均有统计学意义（$P < 0.05$）；染毒后1、2、4、8、12、24小时，高剂量染毒组大鼠QRS间期分别为（34±3）、（41±3）、（41±3）、（39±4）、（40±4）、（35±3）ms，与染毒前（26±2）ms和对照组同期［（27±4）（26±4）、（25±4）、（24±4）、（27±4）、（27±4）ms］比较均延长，差异均有统计学意义（$P < 0.05$）。染毒后4、8、12小时，低剂量染毒组大鼠ST偏移量分别为（15±3）、（16±5）、（18±6）mV，与染毒前（5±4）mV和对照组同期［（2±3）、

(5±4)、(5±3)mV] 比较均增大，差异均有统计学意义（$P < 0.05$）；染毒后 2、4、8、12、24 小时，中剂量染毒组大鼠 ST 偏移量分别为（12±8）、(15±5)、(27±6)、(19±13)、(16±6) mV，与染毒前（3±1）mV 和对照组同期 [(4±4)、(2±3)、(5±4)、(5±3)、(4±3) mv] 比较均增大，差异均有统计学意义（$P < 0.05$）；染毒后 1、2、4、8、12、24 小时，高剂量染毒组大鼠 ST 偏移量分别为 (23±11)、(28±11)、(34±13)、(33±13)、(29±16)、(25±10) mV，与染毒前（3±2）mV 和对照组同期 [(3±3)、(4±4)、(2±3)、(5±4)、(5±3)、(4±3) mV] 比较均增大，差异均有统计学意义（$P < 0.05$）。染毒后 4、8、12 小时，低剂量染毒组大鼠心率分别为 (456±21)、(445±35)、(449±27) 次 / 分，与染毒前（480±19）次 / 分和对照组同期 [(472±18)、(484±18)、(478±23) 次 / 分] 比较均降低，差异均有统计学意义（$P < 0.05$）；染毒后 2、4、8、12、24 小时，中剂量染毒组大鼠心率分别为（457±24)、(434±38)、(422±37)、(429±42)、(463±23) 次 / 分，与染毒前（473±21）次 / 分和对照组同期 [(477±18)、(472±18)、(484±18)、(478±230)、(480±18) 次 / 分] 比较均降低，差异均有统计学意义（$P < 0.05$）；染毒后 1、2、4、8、12、24 小时，高剂量染毒组大鼠心率分别为（443±21)、(398±12)、(395±19)、(403±54)、(416±25)、(434±50) 次 / 分，与染毒前（472±17）次 / 分和对照组同期 [(476±19)、(477±18)、(472±18)、(484±18)、(478±23)、(480±18) 次 / 分] 比较均降低，差异均有统计学意义（$P < 0.05$）。提示用低、中、高剂量的雷公藤提取物急性染毒后均可对心脏造成损害，且剂量越高，损害程度越大。

李华等（2011 年）采用递增剂量法对 3 只普通级 Beagle 犬（记为 1#、2#、3#）染毒，先以 60 mg/kg 雷公藤多苷进行染毒，间隔 48 小时后再以 120 mg/kg 雷公藤多苷进行染毒。于染毒前和每次染毒后 48 小时内监测犬的心电图和血压变化。结果显示，60 mg/kg 雷公藤多苷染毒后，1# 和 2# 犬心电图和血压均未见显著异常变化；120 mg/kg 雷公藤多苷染毒后，1# 和 2# 犬血压均出现显著下降，并且分别见鱼钩样

ST 段和 T 波压低，48 小时心电图基本恢复正常，但血压仍较低。60 mg/kg 雷公藤多苷染毒后，3# 犬心电图和血压均未见明显的异常变化；120 mg/kg 雷公藤多苷染毒后，发现 3# 犬次日上午死亡。

2．血清心肌酶变化

王菡等（2008 年）将 60 只体重（215±25）g 的雄性 SD 大鼠随机分为对照组和低、中、高剂量染毒组。低、中、高剂量染毒组分别一次性灌胃浓度为 0.6、1.2、2.4 mg/kg 的雷公藤甲素溶液，对照组灌胃等体积生理盐水，灌胃体积为 1 ml/100 g。分别于染毒前及染毒后 20 小时，每组随机取 5 只大鼠，尾静脉采血，检测血清肌酸激酶（creatine kinase，CK）、乳酸脱氢酶（lactate dehydrogenase，LDH）的活性。结果显示，对照组大鼠染毒后血清 CK、LDH 活性分别为（484.60±70.476）、（712.20±105.048）U/L，与染毒前（451.40±87.536）、（636.40±98.073）U/L 相比均无明显改变。染毒后，低剂量染毒组大鼠血清 CK 和 LDH 活性分别为（661.0±59.569）、（1013.0±154.684）U/L，与染毒前（448.80±68.853）、（580.60±40.771）U/L 和对照组相比均升高，差异均有统计学意义（$P < 0.05$）；中剂量染毒组大鼠血清 CK 和 LDH 活性分别为（917.20±100.961）、（1362.0±208.191）U/L，与染毒前（468.60±46.110）、（597.00±3 6.899）U/L 和对照组相比均升高，差异均有统计学意义（$P < 0.05$）；高剂量染毒组大鼠 CK 和 LDH 活性分别为（1220.4±157.05）、（2013.4±223.605）U/L，与染毒前（480.00±85.825）、（596.0±37.330）U/L 和对照组相比均升高，差异均有统计学意义（$P < 0.05$）。染毒后，低、中、高剂量染毒组之间大鼠血清 CK、LDH 活性差异有统计学意义（$P < 0.01$）。提示染毒后大鼠血清心肌酶升高，且染毒剂量越大，升高越明显，心肌酶活性改变呈明显的剂量依赖性。

李华等（2011 年）采用递增剂量法对 3 只普通级 Beagle 犬（记为 1#、2#、3#）染毒，先以 60 mg/kg 雷公藤多苷染毒，间隔 48 小时后再以 120 mg/kg 雷公藤多苷染毒，于染毒前和每次染毒后 2、5、10、24、48 小时采集血液检测犬血清天冬氨酸氨基转移酶（aspartate transaminase，AST）、LDH 和 CK 活性。结果发现，60 mg/kg 雷公藤多苷染毒后，3 只 Beagle 犬血清 LDH 和 CK 活性均无明显变化。120 mg/kg 雷公藤多苷染毒，1#Beagle 犬血清 LDH 活性于再次染毒后 10 小时明显升高，3 只 Beagle 犬血清 CK 活性均明显升高。60 mg/kg 雷公藤多苷染毒后 24 小时，1# 和 3#Beagle 犬血清 AST 活性明显升高，48 小时下降至染毒前水平。120mg/kg 雷公藤多苷染毒后 5、10、24 小时，3 只 Beagle 犬 AST 活性均明显升高，48 小时又基本恢复至染毒前水平。

3．心肌病理损伤

王菡等（2008 年）将 60 只体重（215 ± 25）g 的雄性 SD 大鼠随机分为 4 组，低、中、高剂量染毒组分别一次性灌胃浓度为 0.6、1.2、2.4 mg/kg 的雷公藤甲素溶液，对照组灌胃等体积生理盐水，灌胃体积为 1 ml/100 g。短期死亡大鼠立即解剖，未死亡的 3 天后全部处死，于右心房下横切取材。组织病理染色观察心肌组织形态学结构变化。结果显示，对照组大鼠心肌纤维排列良好，心肌细胞膜完整，心肌横纹清晰；心内膜结构清晰，心肌间质淤血。低剂量染毒组大鼠部分心肌细胞胞质嗜酸性增强，点灶状心肌细胞肿胀，横纹模糊，间质淤血。中剂量染毒组大鼠外膜下心肌纤维点灶状收缩带坏死，内膜下灶片状心肌细胞混浊肿胀、空泡变性、间质淤血。高剂量染毒组大鼠外膜及内膜下心肌均可见收缩带坏死，外膜下较明显，心肌细胞空泡变性明显，重者全层可见，少数心肌细胞溶解坏死，间质淤血。对心肌损伤的面积进行测量，结果发现，低、中、高剂量染毒组大鼠心肌损伤面积百分数分别为（0.03519 ± 0.018966）%、（0.10586 ± 0.038457）%、（0.26389 ± 0.142353）%，与对照组（0.00208 ± 0.000216）% 相比均增大，差异均有统计学意义（$P < 0.01$）。提示染毒组损伤程度明显高于对照组，且低、中、高剂量染毒组大鼠心肌损伤程度随染毒剂量的增加而增加，心肌病理改变程度呈剂量依赖性。

李慧等（2011 年）将 24 只体重 200 ~ 220 g 的健康清洁级雄性 SD 大鼠随机分为 4 组，每组 6 只。低、中、高剂量染毒组分别一次性灌胃浓度为 137、275、550 mg/kg 的雷公藤提取物，对照组灌胃等体积生理盐水，灌胃体积为 1 ml/kg。于染毒后 24 小时处死大鼠，离体心脏，取心脏左心室壁进行 HE 染色，光镜下观察心肌组织的病理改变。结果发现，对照组及低剂量染毒组大鼠心肌纤维排列良好，心肌细胞膜完整，细胞核核膜及染色质清晰；中剂量染毒组大鼠心肌细胞部分有断裂；高剂量染毒组大鼠心肌细胞轻微可见炎症细胞浸润。

张武（2010 年）将 20 只体重 160 ～ 180 g 的雄性 SD 大鼠随机分为染毒组和对照组，每组 10 只。染毒组以 20 μg/kg 雷公藤甲素溶液灌胃染毒，对照组灌胃等体积生理盐水，每天 2 次，连续 7 周。染毒结束后处死大鼠，取心脏左心室心肌组织，HE 染色观察心肌组织形态学结构变化；取左心室乳头肌透射电镜下观察其形态结构变化。HE 染色观察发现，对照组心肌纤维排列良好，心肌横纹清晰，细胞核核膜及染色质清晰，间质无纤维组织增生；染毒组心肌间质血管扩张充血，并有灶性出血。电镜观察发现，对照组心肌细胞线粒体无肿胀，嵴突未见明显破坏；染毒组心肌间质水肿，少数线粒体肿胀，线粒体嵴突模糊，肌质网扩张。

李华等（2011 年）采用递增剂量法对 3 只普通级 Beagle 犬（记为 $1^{\#}$、$2^{\#}$、$3^{\#}$）染毒，先以 60 mg/kg 雷公藤多苷溶液染毒，间隔 48 小时后再以 120 mg/kg 雷公藤多苷溶液染毒。$3^{\#}$ 犬于 120 mg/kg 雷公藤多苷染毒后次日死亡，离体心脏，取心肌组织 HE 染色，观察心肌组织病理学改变。结果发现，心内膜下广泛性出血和多灶性心肌细胞坏死。$1^{\#}$ 和 $2^{\#}$ 犬因未死亡，未做病理观察。

4．对心肌细胞搏动的影响

李华等（2011 年）取 2 日龄 SD 大鼠心肌细胞进行原代培养。将原代培养的新生大鼠心肌细胞接种于含有微电极的 96 孔板中，待细胞信号稳定后测定搏动频率基线值。2 小时后于孔中加入 2.5、5、10、20、40、50、160、200 μmol/L 雷公藤甲素进行处理，对照孔加入 DMEM 培养液。处理后实时采集心肌细胞信号。结果发现，雷公藤甲素处理 10 分钟后，各剂量处理组心肌细胞相对搏动频率分别为 0.63 ± 0.01、0.74 ± 0.02、0.70 ± 0.04、0.39 ± 0.04、0.71 ± 0.02、0.01 ± 0.01、0.01 ± 0.01、0.01 ± 0，与对照组（0.91 ± 0.02）比较均降低，差异均有统计学意义（$P < 0.01$），心肌细胞搏动节律未见异常，其半抑制浓

度（half maximal inhibitory concentration，IC_{50}）为 1.3 μmol/L。处理 1 小时后，各剂量处理组心肌细胞相对搏动频率分别为 1.17±0.02、0.83±0.02、0.84±0.02、0.83±0.02、1.11±0.04、1.07±0.05、0.85±0.04、0.85±0.05，均基本恢复至处理前（0.91±0.02、0.91±0.03、0.90±0.03、0.91±0.02、0.89±0.03、0.92±0.01、0.90±0.03、0.92±0.02）水平，搏动节律也无异常。处理 10 小时后，各剂量处理组心肌细胞相对搏动频率分别为 1.07±0.04、0.87±0.02、0.90±0.02、0.84±0.02、0.84±0.05、0.86±0.01、0.84±0.08、0.85±0.02，均基本恢复至处理前水平，搏动节律也无异常。处理 20 小时后，160、200 μmol/L 处理组心肌细胞未检测出有序的搏动，IC_{50} 为 140 μmol/L。提示较高浓度的雷公藤甲素（IC_{50}=140 μmol/L）处理心肌细胞 20 小时后，可出现无节律搏动，但在 10 小时内，各剂量处理组心肌细胞搏动节律均一，未见异常节律搏动。

5．心功能的变化

李慧等（2011 年）将 24 只体重 200 ~ 220g 的健康清洁级雄性 SD 大鼠随机分为 4 组，低、中、高剂量染毒组分别一次性灌胃浓度为 137、275、550 mg/kg 的雷公藤提取物，对照组灌胃等体积生理盐水，灌胃体积为 1 ml/kg。各染毒组大鼠分别于染毒前及染毒后 1、2、4、8、12、24 小时监测大鼠左心室峰压（left ventricular systolic pressure，LVSP）、左心室舒张末压（left ventricular end diastolic pressure，LVEDP）、左心室内压最大上升速率（the maximum rate of left ventricular pressure raise，$+dp/dt_{max}$）、左心室内压最大下降速率（the maximum rate of left ventricular pressure fall，$-dp/dt_{max}$）。结果发现，染毒后 2、4、8 小时，低剂量染毒组大鼠 LVSP 分别为（116±9）、（109±9）、（110±4）mmHg，与对照组（128±9）mmHg 比较均下降，差异均有统计学意义（$P < 0.05$）；染毒后 2、4、8、12 小时，中剂量染毒组大鼠 LVSP 分别为（115±11）、（102±5）、（105±12）、（105±7）mmHg，与对照组（128±9）mmHg 比较均下降，差异均有统计学意义（$P < 0.05$）；染毒后 2、4、8、12 小时，高剂量染毒组大鼠 LVSP 分别为（111±12）、（101±11）（102±10）（112±12）

mmHg，与对照组（128±9）mmHg 比较均下降，差异均有统计学意义（$P < 0.05$）。染毒后 2、4、8、12 小时，低剂量染毒组大鼠 LVEDP 分别为（3.9±1.1）、（4.4±1.2）、（4.3±2.2）、（3.7±1.1）mmHg，与对照组（1.4±2.1）mmHg 比较均升高，差异均有统计学意义（$P < 0.05$）；染毒后 2、4、8、12 小时，中剂量染毒组大鼠 LVEDP 分别为（3.8±1.2）、（5.0±1.1）、（4.4±1.0）、（3.7±0.6）mmHg，与对照组（1.4±2.1）mmHg 比较均升高，差异均有统计学意义（$P < 0.05$）；染毒后 2、4、8、12 小时，高剂量染毒组大鼠 LVEDP 分别为（3.2±1.8）、（4.8±1.7）、（4.3±1.2）、（3.7±1.1）mmHg，与对照组（1.4±2.1）mmHg 比较均升高，差异均有统计学意义（$P < 0.05$）。染毒后 4、8、12、24 小时，低剂量染毒组大鼠 $+dp/dt_{max}$ 分别为（4470±387）、（5012±173）、（5129±277）、（5279±220）mmHg/s，与对照组（5703±374）mmHg/s 比较均减小，差异均有统计学意义（$P < 0.05$）；染毒后 2、4、8、12 小时，中剂量染毒组大鼠 $+dp/dt_{max}$ 分别为（4852±242）、（4765±447）、（4823±339）、（4940±703）mmHg/s，与对照组（5703±374）mmHg/s 比较均减小，差异均有统计学意义（$P < 0.05$）；染毒后 2、4、8、12 小时，高剂量染毒组大鼠 $+dp/dt_{max}$ 分别为（5185±333）、（4570±408）、（4888±447）、（5180±356）mmHg/s，与对照组（5703±374）mmHg/s 比较均减小，差异均有统计学意义（$P < 0.05$）。染毒后 4、8、12 小时，低剂量染毒组大鼠 $-dp/dt_{max}$ 分别为（3729±404）、（3735±463）、（3807±508）mmHg/s，与对照组（4477±594）mmHg/s 比较均减小，差异均有统计学意义（$P < 0.05$）；染毒后 2、4、8、12 小时，中剂量染毒组大鼠 $-dp/dt_{max}$ 分别为（3737±529）、（3638±585）、（3667±656）、（3795±616）mmHg/s，与对照组（4477±594）mmHg/s 比较均减小，差异均有统计学意义（$P < 0.05$）；染毒后 2、4、8、12 小时，高剂量染毒组大鼠 $-dp/dt_{max}$ 分别为（3810±404）、（3352±360）、（3578±424）、（5180±356）mmHg/s，与对照组（4477±594）mmHg/s 比较均减小，差异均有统计学意义（$P < 0.05$）。心功能指标 LVSP、$\pm dp/dt_{max}$ 均可反映心脏收缩功能，LVEDP 反映心室舒张功能。结果表明，雷公藤提取物染毒后，各剂量

染毒组大鼠 LVSP、$\pm dp/dt_{max}$ 降低，LVEDP 升高，且剂量越大，上述指标变化出现越早，变化程度越大。提示雷公藤提取物染毒后大鼠心室收缩、舒张功能均有所减弱，且剂量越大，心功能减弱越明显。

（二）流行病学资料

1．心律失常

邓楚宽（1989 年）将 500 例服用雷公藤制剂治疗的类风湿关节炎患者分为全根煎剂组、酒剂组、浸膏片组。全根煎剂组 116 例，其中儿童 5 例，青中年 103 例，老年人 8 例；酒剂组 115 例，其中儿童 5 例，青中年 102 例，老人 8 例；浸膏片组 269 例，其中儿童 12 例，青中年 239 例，老人 18 例。各组成人给药量分别为 7.5 ～ 11.25、5.65 ～ 9.38、7.5 ～ 11.25 g/d，儿童每日给药量均为 0.15 ～ 0.2 g/kg，每个疗程 1 个月，观察 2 个疗程。结果显示，从服药到出现心律失常、血压下降的时间，最长 53 天，最短 1 天，平均 39.8 天。共有 54 例出现心律失常、血压下降等不良反应，占 10.8%，其中心电图节律改变 29 例（53.7%），传导系统改变 12 例（22.2%），心肌劳损改变 9 例（16.7%），血压下降 4 例（7.4%），下降 30 ～ 50/20 ～ 40 mmHg。7 例有心血管病史者，两个疗程中除 2 例不完全性右束支传导阻滞始终无变化外，其余 5 例各自又诱发、加重及出现新的心电图改变和（或）血压下降。

靳丽萍等（2001 年）分析 7 例雷公藤所致的心动过缓病例。其中患者 1 因类风湿关节炎入院治疗，于第 4 日口服雷公藤片，每次 1 片，3 次 / 日。1 周后查心电图显示心动过缓，心率 43 次 / 分，ST_{V5} 斜型下移 0.1 mV，T 波未见异常；患者 2 因 2 型糖尿病入院，口服肾炎康胶囊（成分为：黄芪、雷公藤、人参、冬虫夏草等），2 周后心电图结果显示，心率 51 次 / 分，心房纤颤，Ⅱ° 房室传导阻滞，QT 间期 0.45 s，$ST_{Ⅰ、Ⅱ、V5、aVL}$ 下移 0.12 mV，T_{V1} 直立，T_{V2} 双向；其余 5 例患者为系统性红斑狼疮（1 例）或肾病患者（4 例），应用雷公藤及其制剂治疗后，心率均明显下降，出现心动过缓。

2．心源性休克

陈远辉（1999 年）分析内服雷公藤干全草或根茎水煎剂发生中

毒致心源性休克 3 例。患者 1 因类风湿关节炎内服雷公藤干全草 45 g 水煎剂，一次顿服。24 小时后血压及脉搏测不到，心率（heart rate，HR）130 次 / 分，心律不齐。心电图提示窦性心动过速伴心律不齐（缓慢特宽性逸搏）。其他检查结果显示，Hb 140 g /L，WBC 3.5×10^9 /L，尿蛋白（+ + +），血尿素氮（blood urea nitrogen，BUN）7.5mmol /L。诊断为急性雷公藤中毒致心源性休克伴肾损害。患者 2 因关节炎及左下肢疼痛发麻内服雷公藤干全草 60 g 水煎剂，一次顿服。3 天后血压及脉搏测不到，HR 55 次 / 分，心律不齐，心脏无杂音。心电图检查提示，窦性心动过缓伴心律不齐。诊断为急性雷公藤中毒致心源性休克。患者 3 因双膝、双髋关节风湿性关节炎内服雷公藤干根茎（含皮部）50 克 / 日，水煎顿服，连服 4 天，总量约 200 g。服药后第 5 天血压测不到，脉搏细速，HR 150 次 / 分，心律尚齐。心电图提示室上性心动过速。尿常规结果显示，尿蛋白（+ +），红细胞（+ +），BUN 20mmol /L，血肌酐（serum creatinine，SCr）229 μmol/L，谷丙转氨酶（glutamate pyruvic，GPT）212 卡门氏单位，谷草转氨酶（glutamic oxaloacetic transaminase，GOT）173 卡门氏单位。诊断急性雷公藤中毒并心、肝、肾损害，致心源性休克及急性肾功能不全。上述 3 例均表明，内服雷公藤干全草或根茎可出现血压下降，心律失常，心电图异常等心血管变化。

二、毒性机制

（一）改变血钾水平

李慧等（2011 年）将 24 只体重 200 ~ 220g 的健康清洁级雄性 SD 大鼠随机分为 4 组。低、中、高剂量染毒组分别一次性灌胃浓度为 137、275、550 mg/kg 的雷公藤提取物，对照组灌胃等体积生理盐水，灌胃体积为 1 ml/kg。各组大鼠于染毒前及染毒后 1、2、4、8、12、24 小时测定血清钾离子浓度。结果显示，染毒后 4、8 小时，低剂量染毒组大鼠血钾浓度分别为（5.9 ± 0.3）、（6.2 ± 0.3）mol/L，与对照组［（7.5 ± 0.5）、（7.6 ± 0.5）mol/L］相比均降低，差异均有统计学意义（$P < 0.05$）。染毒后 2、4、8、12 小时，中剂量染毒组大鼠血钾浓度

分别为（6.6±0.3）、（5.9±0.4）、（6.0±0.3）、（6.1±0.6）mol/L，与对照组［（7.6±0.5）、（7.5±0.5）、（7.6±0.5）、（7.4±0.6）mol/L］相比均降低，差异均有统计学意义（$P < 0.05$）。染毒后2、4、8、12、24小时，高剂量染毒组大鼠血钾浓度分别为（6.5±0.4）、（6.0±0.6）、（5.9±0.4）、（6.3±0.5）、（6.4±0.3）mol/L，与对照组［（7.6±0.5）、（7.5±0.5）、（7.6±0.5）、（7.4±0.6）、（7.5±0.5）mol/L］相比均降低，差异均有统计学意义（$P < 0.05$）。提示雷公藤可降低血钾浓度，且染毒剂量越大，血钾下降出现时间越早，下降程度越大。血钾随时间变化规律与前文心电图指标的改变基本一致，且血钾降低越明显，心电图指标变化越明显。表明血钾降低可能为雷公藤急性心脏损害的原因之一，这与临床报道血钾降低导致心律失常的结果相一致。

（二）促进心肌细胞凋亡

陈中等（2012年）分别以0、0.25、0.5、1.0、1.5 μmol/L雷公藤红素处理大鼠心肌细胞18～20个小时。使用线粒体膜电位检测试剂盒（JC-1）检测0、1.5 μmol/L雷公藤红素处理后的原代心肌细胞线粒体膜电位。在线粒体膜电位正常的健康细胞中，JC-1多进入线粒体中形成聚合体，此时在激发光的照射下发出红色荧光；在线粒体膜电位较低的凋亡细胞中，JC-1染料多分布于细胞质基质中以单体的形式存在，此时在激发光的照射下发出绿色荧光。故常用红色荧光与绿色荧光光强度的比值来衡量线粒体膜电位的高低。结果显示，经雷公藤红素处理后的心肌细胞红色荧光强度明显弱于对照组的正常细胞，而绿色荧光又明显强于对照组正常细胞。1.5 μmol/L雷公藤红素处理组的JC-1聚合体与单体的比值为（2.04±0.14），与0 μmol/L处理组（3.57±0.22）相比减小，差异有统计学意义（$P < 0.05$）。B淋巴细胞瘤-2基因（b-cell lymphoma-2，bcl-2）和bcl-2-Associated X蛋白（bcl-2 Assaciated X protein，bax）是维持线粒体膜电位起重要作用的两种蛋白质，对其mRNA水平的检测结果显示，在雷公藤红素的作用下，1.5 μmol/L处理组心肌细胞bcl-2 mRNA的表达水平明显下调，而bax mRNA的表达水平明显上调。以上结果表明，雷公藤红素确实影响了心肌细胞线粒体的功能。

（三）诱导心肌细胞内质网应激

陈中等（2012 年）分别以 0、0.25、0.5、1.0、1.5 μmol/L 雷公藤红素处理大鼠心肌细胞 18 ～ 20 个小时，检测心肌细胞是否发生了内质网应激。结果显示，0.25、0.5、1.0、1.5 μmol/L 雷公藤红素处理原代心肌细胞 6 小时后，内质网应激标记基因 GRP78 和 CHOP mRNA 及其蛋白表达水平显著上调，而且三种内质网应激感受器 PERK、IRE1 和 ATF6 被激活。此外，用 siRNA 干扰由内质网应激诱导的关键促凋亡转录因子 CHOP 的表达可以部分抑制由雷公藤红素造成的原代心肌细胞凋亡和细胞活力下降。以上结果提示，内质网应激是雷公藤红素作用下原代心肌细胞的早期应答反应，由内质网起始且依赖 CHOP 的凋亡信号通路在雷公藤红素诱导的原代心肌细胞死亡中发挥了重要的作用。

（高　霞　李芝兰）

主要参考文献

1. 赵军宁，杨明，陈易新，等. 中药毒性理论在我国的形成与创新发展. 中国中药杂志，2010，35（7）：922-926.
2. 史美娟，张颖娟. 中药对心血管系统毒性的影响分析. 中西医结合心脑血管病杂志，2004，2（6）：353.
3. 韩旭. 附子及新乌头碱致心律失常机制研究. 石家庄：河北医科大学，2011.
4. 张硕峰. 附子中三种双酯型生物碱的心脏毒效关系及甘草苷的干预作用. 北京：北京中医药大学，2007.
5. 王相冲. 乌头碱和新乌头碱致心律失常作用比较及其细胞学机制. 河北：河北医科大学，2013.
6. 雷怀成，宋道江，易建华，等. 大鼠乌头碱中毒心肌细胞凋亡的研究. 中国工业医学杂志，2004，17（6）：373-374.
7. 李志勇. 附子成分次乌头碱心脏毒性及中毒机制研究. 北京：北京中医药大学，2008.
8. 付敏. 乌头碱致心律失常的细胞分子机制的实验研究. 北京：北京中医药大学，2007.

9．王衍堂．生草乌水提液心脏毒性体内外试验研究．成都：四川大学，2007．
10．吴红金，张颖莉．参附注射液对实验性心力衰竭大鼠血浆凋亡相关因子的影响．中西医结合心脑血管病杂志，2009，7（8）：926．
11．汤礼军，晏才杰．犬残胃诱癌模型及其价值的研究．重庆医学，1995，24（6）：336．
12．胡学琼，习绍彪．乌头碱类药物中毒 50 例心电图表现及其治疗分析．中国基层医药，2002，9（8）：95-96．
13．刘明燕．43 例急性乌头碱中毒的心电图及临床检验分析．国际医学检验杂志，2014，35（17）：2296-2300．
14．陈荣昌，孙桂波，张强，等．附子毒性研究进展．中国中药杂志，2013，38（8）：1126-1129．
15．Fu M，Wu M，Wang JF，et al.Disruption of the intracellular Ca^{2+} homeostasis in the cardiac excitation-contraction coupling is a crucial mechanism of arrhythmic toxicity in aconitine-induced cardiomyocytes．Biochem Biophys Res Commun，2007，354（4）：929-936．
16．刘艳．乌头碱对大鼠心肌细胞毒性作用的分子毒理学机制研究．武汉：华中科技大学，2012．
17．Zhang SW，Liu Y，Huang GZ，et al．Aconitine alters connexin43 phosphoryla- tion status and [Ca^{2+}] oscillation patterns in cultured ventricular myocytes of neonatal rats．Toxicol In Vitro，2007，21（8）：1476-1485．
18．Fu M，Li RX，Fan L，et al．Sarcoplasmic reticulum Ca^{2+} release channel ryanodine receptor（RyR_2）plays a crucial roles in aconitine-induced arrhythmias．Biochem Pharmacol，2008，75（11）：2147-2156．
19．王浴生．中药药理与应用．北京：北京科技出版社，2000．
20．孟琼华．乌头碱对心肌细胞毒作用机制的研究．成都：成都中医药大学，2006．
21．王菡，黄光照，郑娜，等．雷公藤甲素致大鼠急性心肌损伤的初步探讨．中国中西医结合学会皮肤性病专业委员会 / 福建省发展改革委员会 / 福建省科学技术厅 / 三明市人民政府，2008．
22．李慧．雷公藤提取物的血清药物化学及其对大鼠心脏毒性的实验研究．唐山：河北联合大学，2011．
23．李华，汤纳平，马璟，等．雷公藤多甙对 Beagle 犬心脏毒性初探．世界临床药物，2011，32（12）：219-223.

24. 张武，朱建华，关伟. 雷公藤甲素对大鼠心肌毒性的实验病理学研究. 医学研究杂志，2010，39（60）：67-68.

25. 童静，马瑶，吴建元，等. 雷公藤长期毒性作用及其时间节律性研究. 中药材，2004，27（12）：933.

26. 李向阳，张静岩. 雷公藤引起纯红细胞再生障碍性贫血 1 例. 中国误诊学杂志，2010，22（10）：5537.

27. 靳丽萍，韩宝丽. 雷公藤致心动过缓 7 例的临床辨析. 心血管康复医学杂志，2006，10（3）：267-268.

28. 邓楚宽. 雷公藤致心律失常和心电图改变的临床分析. 中西医结合杂志，1989，（6）：337-340.

29. 陈远辉. 急性雷公藤中毒致心源性休克 3 例报告. 福建医药杂志，1999，21（3）：56.

30. 王翠娣，郭玉璞. 雷公藤的有效成分、药理作用、临床应用. 中国中西医结合杂志，1993，13（8）：507-509.

31. 朱丽君. 有毒乌头碱对 CYP450 酶的影响及其机制研究. 广州：南方医科大学，2012.

32. 吕昌. 附子毒动学及乌头碱吸收与代谢特征研究. 广州：南方医科大学，2011.

33. 孙帅婷，金艺，袁波，等. 雷公藤甲素和雷公藤红素在大鼠体内的代谢产物分析. 中国医药工业杂志，2013，（44）3：274-280.

34. 韩旭，侯娅婕. 乌头碱药理作用及毒性研究进展. 中国处方药，2014，12（12）：149-150.

35. 李华，邱云良，李旻，等. 雷公藤甲素对新生大鼠心肌细胞搏动的影响. 世界临床药物，2011，12（32）：727-730.

36. 陈中. 雷公藤红素致心脏毒性的分子机制研究. 南京：南京师范大学，2012.

第十八章

物理因素

第一节　气象条件

气象条件包括气压、气温、气湿、气流和热辐射。人们在日常生活生产环境中的气象条件常处于动态变化中，适宜的气象条件可使机体处于良好的、舒适的状态，但不良的气象条件对机体健康可产生影响。冠心病、急性心肌梗死、高血压等心血管疾病的发生、进展、结局与气象因素有关。因此，了解气象条件对机体心血管系统的影响及其机制，可为特定气象条件下心血管疾病的预防控制具有重要的指导意义。

一、毒性表现

（一）动物实验资料

章恒笃等（1988 年）将平均体重为 13.7 ± 2.2 kg 的雄性山羊置于 6 m^3 动物加压舱内，以 10 m/min 速率加压至预设值，第一组山羊于 707 kPa 停留 1 小时，第二组山羊于 303 ~ 404 kPa 停留 24 小时，之后均以 5 m/min 速率减至常压（101 kPa），高压时舱内温度 22 ~ 30℃，减压时为 11 ~ 22℃。加压前和减至常压 30 分钟后记录山羊心电图（ECG），加压前和减至常压后 20 分钟和 1 小时记录左颈动脉脉图并测定左隐动脉血压，计算射血前期（PEP）、射血前期 / 射血期（PEP/LVET）、心搏量（SV）、心输出量（CO）、射血分数（JK）、左室射血压力（JP）、心肌功能指数（VMF）、左室有效功率（LWE）、心脏功率（CWE）、总外周阻抗（TPR）、动脉静态杨氏模量（EO）。ECG 结果显示，第一组山羊实验开始前心率为 130.3 ± 32.9 次 / 分，加压至 707 kPa 时心率降为 97.4 ± 22.1 次 / 分，且停留时间越长心率越慢、窦性心律不齐出现越多；707 kPa 保持 1 小时，山羊心率降至 89.5 ± 25.0

次/分，75%山羊出现窦性心律不齐。减压过程心率回升，至常压时心率为117.8±31.7次/分，至常压1小时后心率为100.7次/分。第二组山羊在303～404 kPa停留4～6小时期间心率降至最低，由实验开始前的102±25次/分降至55.0±1.4～57.5±0.6次/分。脉图和血压检测结果显示，减至常压20分钟和1小时，与加压前比较PEP、PEP/LVET延长。减至常压20分钟后VMF降低。减至常压1小时后，SV、CO、JK、JP、LWE和CWT均减少，与加压前比较，差异均有统计学意义（$P<0.05$），提示心血管功能减弱。发生减压病的12只山羊心电图Ⅱ、Ⅲ导联T波电压较加压前降低0.06±0.05 mV，其中3只山羊出现T波倒置、ST段较加压前降低0.05 mV，提示心肌有缺血性改变。

（二）流行病学资料

阮烨等（2013年）记录某地2011年3月11日～15日期间，一次中等强度冷空气（某地日最低气温48小时内，6℃≤降温幅度＜8℃）过境前、过境时、过境后的日最高温度、日最低温度、日平均温度、日最高温差值、日最低温差值、日平均温度差值等气象数据，随机抽取该地区冠心病、高血压等心脑血管疾病患者30人（平均年龄59±10.0岁）为病例组，同社区身体健康者40人（平均年龄55±9.8岁）为对照组，两组性别、年龄构成差异均无统计学意义（$P>0.05$）。冷空气过境前24小时、过境最低温、过境后24小时分别采集病例组和对照组血样，采用酶联免疫吸附法检测血清儿茶酚胺类多巴胺（DA）、肾上腺素（AD）和去甲肾上腺素（NE），心肌蛋白如肌红蛋白（Mb）、肌钙蛋白I（cTnI）及血管内皮素-1（ET-1）水平；采用全自动生化分析仪检测血清血脂指标如总胆固醇（TC）、三酰甘油（TG）、高密度脂蛋白（HDL-C）、低密度脂蛋白（LDL-C）、极低密度脂蛋白（VLDL-C）、载脂蛋白A1（ApoA1）和载脂蛋白B（ApoB）水平；用锥板式黏度计检测血液流变学指标全血黏度低、中和高切值（WBV-L、WBV-M和WBV-H）。结果发现，病例组冷空气过境前、中、后三个时段血清DA均高于对照组，病例组、对照组冷空气过境后血清DA均低于过境前、过境中，对照组冷空气过境中血清DA低于过境前，差异具有统计学意义（$P < 0.05$）。冷空气过境前、中、后三个时段病例组与对照组血清 NE 和 AD 含量，差异均无统计学意义（$P > 0.05$）。病例组冷空气过境后血清 NE 分别高于过境前和过境中，对照组冷空气过境中和过境后血清 NE 均高于过境前，对照组冷空气过境中和过境后血清 AD 均高于过境前，差异具有统计学意义（$P < 0.05$）。血清蛋白测定结果显示，冷空气过境前、中、后三个时段病例组血清 Mb、cTnI 和 ET-1 含量均高于对照组，差异具有统计学意义（$P < 0.05$）。病例组、对照组冷空气过境时和过境后血清 Mb 和 ET-1 均高于过境前，病例组冷空气过境时血清 Mb 和 ET-1 均高于过境前，病例组冷空气过境后血清 cTnI 高于过境前和过境中，差异具有统计学意义（$P < 0.05$）。血脂含量测定结果显示，冷空气过境时，除对照组血清 HDL-C 下降外，病例组血清 TC、TG、LDL-C、VLDL-C、ApoA1 和 ApoB 含量均高于过境前，差异具有统计学意义（$P < 0.05$）。冷空气过境后病例组血清 HDL-C 回升，但仍低于过境前，血清 TC 和 LDL-C 继续升高，血清 TG、VLDL-C、ApoA1 和 ApoB 有所降低，但仍高于过境前，差异具有统计学意义（$P < 0.05$）。冷空气过境后对照组血清 TC 继续升高，而血清 TG、HDL-C、LDL-C、VLDL-C、ApoA1、ApoB 有所降低，但仍高于冷空气过境前，差异具有统计学意义（$P < 0.05$）。全血黏度测定结果显示，病例组、对照组冷空气过境时全血 WBV-L 和 WBV-M 均高于过境前，差异具有统计学意义（$P < 0.05$）。结果提示，冷空气可致人群血液中儿茶酚胺、血脂、心肌蛋白、血管内皮素和血液流变学改变，通过多种方式对血管、血液、心肌产生影响。

太永日等（2013 年）随机选取 2011 年 2 月到 2012 年 1 月某医院收治的年龄≥ 60 岁的冠心病患者 60 例，春、夏、秋、冬季各 15 例，同时记录同期该院四季冠心病患者入院人数和该地区四季气象资料，分别测定春、夏、秋、冬季患者血浆内皮素（ET）、前列环素（PGI_2）含量，分析两指标各季节间差异，以及与气温、气压和住院人数的相关性。结果发现，冠心病患者血浆 ET 含量春季与夏季、春季与秋季、夏季与冬季和秋季与冬季之间，差异均具有统计学意义（$P < 0.05$）。

冠心病患者血浆 PGI_2 含量春季与冬季、夏季与冬季和秋季与冬季，差异均具有统计学意义（$P < 0.05$）。相关分析结果显示，气温与 ET（r=-0.994，P=0.006）和住院人数（r=-0.957，P=0.043）呈负相关，与 PGI_2（r=0.979，P=0.021）呈正相关。气压与 ET、PGI_2、住院人数均无相关性（$P > 0.05$）。

Klara T 等（2010 年）收集某法医学院记录的 1995 年 1 月到 2004 年 12 月 7450 例心血管疾病死亡病例（男性 4967 例、女性 2483 例，平均死亡年龄 49 岁），分析日最高温度、日最低温度、日最高温度变化；日最高气压、日最低气压、日气压变化；日热辐射、相对湿度、风速等因素与心血管疾病死亡的关系。日最高温度与死亡数分析显示，夏季死亡数最低，冬季死亡数最高，提示死亡数与季节温度有关。日死亡数对应日最高温度和最低温度的相对频率分布结果显示，日死亡数较高时，日最高温度和最低温度均较低。日最高温度、6 小时温度变化和心血管疾病死亡数作泡泡图（bubble diagram），可见大部分心血管疾病死亡病例发生在低温天气，相关分析显示，温度与心血管疾病死亡数呈负相关（$r_{男性}$=-0.093，$r_{女性}$=-0.072，$P < 0.05$）。日最高和最低气压与日死亡数作统计图，结果显示，随中位数和四分位数增加，心血管疾病死亡数增加。6 小时气压变化分析显示，气压上升时心血管疾病死亡数增加。日热辐射值增加，急性心血管疾病死亡数也增加，但慢性心血管疾病死亡数无明显变化。相对湿度和风速对心血管疾病死亡数未见明显影响。

邓晗等（2011 年）以 18 名飞行员为研究对象，驻地平均温度 18℃，进入海拔 1000 ~ 1200 m 某疗养区后遇寒流，温度 1 ~ 4℃，进入疗养区 1 和 8 天时分别测量收缩压、舒张压及检测红细胞、白细胞、血红蛋白等指标。结果显示，进入疗养区 1 天时血压由（120.54 ± 12.22）/（76.08 ± 5.29）mmHg 下降为（115.15 ± 12.43）/（68.38 ± 7.91）mmHg，红细胞数由（5.391 ± 1.095）$\times 10^{12}$/L 下降为（4.733 ± 0.984）$\times 10^{12}$/L，血红蛋白由（170.88 ± 16.89）g/L 下降为（146.69 ± 14.26）g/L，白细胞数由（6.833 ± 1.273）$\times 10^{9}$/L 下降为（5.917 ± 1.032）$\times 10^{9}$/L。上述变化经统计学处理，差异均具有统计学

意义（$P < 0.05$）。提示环境气温骤降会使人体血液浓缩，增加血液的黏滞度和血流阻力，应注意相应条件下对循环适应机能欠佳人员的保健措施，预防因此而导致的心血管事件。

Zhou MG 等（2014 年）通过国家疾病监测点系统（China' s Disease Surveillance Points system，DSPs）选取亚热带区域（北纬 27.3° ～ 36° ）的 15 个省市人口死亡率＞ 0.6%、人口总量＞ 20 万的 36 个社区（城区 12 个、农村 24 个），收集该区域 2006—2010 年上一年 12 月至当年 3 月气象资料、死亡率和人口学资料，依据寒流（定义为≥ 5 天的日平均温度低于 2006—2010 年上一年 12 月至当年 3 月该亚热带区域日平均温度的 5%）将监测天数分为 2006、2007、2008、2009 和 2010 年寒流组，以及非寒流组，以分布滞后非线性模型（distributed lag non-linear model，DLNM）评价 2008 年寒流对该亚热带地区人口死亡率造成的额外风险，评估死亡率与 2008 年寒流的关系。结果显示，总死亡率中心血管疾病所占比例 2008 年寒流组＞ 2006、2007、2009 和 2010 年寒流组＞非寒流组，经统计学处理，差异均有统计学意义（$P < 0.05$）。DLNM 分析出 2008 年寒流对正常死亡造成的累积超额风险（cumulative excess risks，CER）中，由心血管疾病导致死亡的 CER 为 61.9%（95%CI：42.1% ～ 64.5%），且城区（CER 为 65.7%，95%CI：48.0% ～ 85.4%）高于农村（CER 为 46.8%，95%CI：34.0% ～ 60.9%），差异有统计学意义（$P < 0.05$）。

郭冬娜等（2011 年）收集 2001—2010 年某医院收治的急性心肌梗死患者 1460 例，其中男性 1129 例（年龄 30 ～ 92 岁），女性 331 例（年龄 42 ～ 89 岁），逐步多元回归分析月平均气温、月平均最高气温、月平均最低气温、月平均气压、月平均最高气压、月平均最低气压、月平均相对湿度、最低湿度与急性心肌梗死的关系。结果显示，月平均最低气温（b=–0.167，P=0.013）、月平均最低气压（b=–0.204，P=0.082）、月平均相对湿度（b=–0.118，P=0.002）与急性心肌梗死呈负相关，月平均气温、月平均最高气温、月平均气压、月平均最高气压、最低湿度与急性心肌梗死无相关关系（$P > 0.05$），提示冬春季节急性心肌梗死发病率较高。

二、致病机制

Zhang XK 等（2014 年）将平均体重为 30.54 g、15 周龄的 SPF 级雄性小鼠随机分为对照组、热浪组、热浪 BH4（四氢生物蝶呤，可抑制脂质过氧化、减少心肌细胞损伤）组，适应期（实验前一天）热浪 BH4 组以 10 mg/kg 剂量灌胃 BH4，对照组和热浪组同剂量、方式灌胃生理盐水。适应期后热浪组、热浪 BH4 组置于气象环境模拟室 72 小时，模拟某地热浪（连续 3 天最高温度≥ 35℃）条件，日平均温度 31.8℃、日平均最高温度 36.6℃、日平均热浪时间 5.7 小时，同时对照组置于该地夏季平均温度（27℃）的气象环境模拟室，期间热浪 BH4 组每天灌胃 1 次 10 mg/kg BH4，模拟热浪实验结束后测定血浆 ET-1、细胞间黏附分子 -1（ICAM-1）、肿瘤坏死因子（tumor necrosis factors，TNF）和 NO 含量，心脏组织匀浆中超氧化物歧化酶（SOD）、热休克蛋白 60（HSP60）和低氧诱导因子 -1α（HIF-1α）水平。实验结果显示，对照组、热浪组和热浪 BH4 组小鼠体重在实验后均有轻微上升，但差异均无统计学意义（$P > 0.05$）。对照组、热浪组和热浪 BH4 组小鼠体温分别上升 0.05、0.65 和 0.07℃，其中热浪组高于对照组，差异具有统计学意义（$P < 0.01$）。小鼠心脏组织匀浆中 HSP60 含量热浪组和热浪 BH4 组明显高于对照组，差异具有统计学意义（$P < 0.05$），但热浪组和热浪 BH4 组间差异无统计学意义（$P > 0.05$）。血浆 TNF 含量各组间差异均无统计学意义（$P > 0.05$）。小鼠血浆 sICAM-1 含量热浪组＞热浪 BH4 组＞对照组，三组间差异均有统计学意义（$P < 0.01$）。心脏组织匀浆中 SOD 含量对照组＞热浪 BH4 组＞热浪组，实验组与对照组间比较，差异均有统计学意义（$P < 0.05$），但热浪 BH4 组与热浪组间差异无统计学意义（$P > 0.05$）。小鼠血浆 ET-1 含量各组间差异均无统计学意义（$P > 0.05$），而血浆 NO 含量和 NO/ET-1 比值热浪 BH4 组＞热浪组＞对照组，组间差异均有统计学意义（$P < 0.05$）。小鼠心脏组织匀浆中 HIF-1α 含量对照组＞热浪 BH4 组＞热浪

组，组间差异均有统计学意义（$P < 0.05$）。结果表明，热浪可引起高龄小鼠血浆 NO 含量和 NO/ET-1 比值升高，利于血管舒张，加强机体散热，但随着热浪持续，高龄小鼠内皮释放的 NO 不足以对抗热浪对机体的影响，最终使机体温度升高。热浪使高龄小鼠心肌组织 HSP60 含量增加，诱发内皮细胞和巨噬细胞分泌大量 ICAM-1 和 TNF-α 等炎性因子而致机体炎症反应。ICAM-1 通过介导白细胞和血小板聚集、黏附，炎症细胞黏附在血管内皮和渗透内皮细胞并分泌活性物质，活性物质促使血管平滑肌细胞增殖、泡沫细胞（动脉粥样硬化斑块内出现的特征性病理细胞）形成，最终导致动脉粥样硬化和血栓形成。同时热浪降低心脏组织中的 SOD 活性，可致心脏内产生过量的氧自由基。

张书余等（2013 年）采用统计降尺度方法建立模拟寒潮模型，应用 TEM1880 气象环境模拟箱模拟寒潮温度和气压变化，分别将低温组和复温组雄性自发性高血压大鼠（spontaneous hypertension rat，SHR）及健康成年雄性 Wistar 大鼠放入模拟箱内，使其受寒潮天气影响，按照寒潮天气过程发生的不同时间先后分批取出实验大鼠，测量各组大鼠的收缩压（SBP）、心率（HR）、体重，并通过腹主动脉采血检测大鼠血清肾上腺素（EPI）和血管紧张素Ⅱ（Ang Ⅱ）含量以及全血黏度（WBV）。结果显示，健康 Wistar 和 SHR 大鼠的 SBP 和 HR 均为低温组＞复温组＞对照组，但仅 SHR 大鼠复温组、Wistar 大鼠低温组和 Wistar 大鼠复温组 SBP 与相应对照组比较，差异有统计学意义（$P < 0.05$），各组间 HR 差异均无统计学意义（$P > 0.05$）。健康 Wistar 和 SHR 大鼠血清 EPI 和 Ang Ⅱ含量均为低温组＞复温组＞对照组，但仅低温组健康 Wistar 大鼠血清 Ang Ⅱ含量与其对照组比较，差异有统计学意义（$P < 0.05$），各组间 EPI 差异均无统计学意义（$P > 0.05$）。健康 Wistar 和 SHR 大鼠低温组和复温组 WBV 均高于对照组，且健康 Wistar 大鼠低温组与其对照组、SHR 大鼠复温组与其对照组比较，WBV 差异均具有统计学意义（$P < 0.05$）。结果表明，模拟寒潮刺激使大鼠 HR、EPI、Ang Ⅱ和 WBV 升高而致 SBP 升高，对高血压疾病产生影响。

罗斌等（2012 年）将健康成年雄性 Wistar 大鼠和自发性高血压大

鼠（spontaneous hypertension rat，SHR）分别依据冷空气降温中的最低温度和回复温度随机分为低温组、低温对照组；复温组、复温对照组；低温组从降温开始暴露至最低温出现；复温组从降温开始暴露至复温，暴露结束后观察大鼠血浆中活化部分凝血酶原时间（APTT）、凝血酶原时间（PT）、凝血酶时间（TT）、血浆纤维蛋白原（Fbg）和反应 Fbg 的血浆纤维蛋白原时间（Fbgt）的变化。结果发现，低温组健康 Wistar 大鼠和 SHR 大鼠血浆中 APTT、PT 和 TT 与相应低温对照组比较，差异均无统计学意义（$P > 0.05$）。SHR 大鼠低温和复温对照组血浆 Fbg 含量均升高，而 Fbgt 均缩短，与健康 Wistar 大鼠相应对照组比较，差异均具有统计学意义（$P < 0.01$）。低温组健康 Wistar 大鼠和 SHR 大鼠血浆中 Fbg 含量明显高于各自低温对照组，但 Fbgt 均低于各自低温对照组，差异具有统计学意义（$P < 0.01$）。复温组健康 Wistar 大鼠血浆 Fbg 含量高于其复温对照组，而 Fbgt 仍然低于其复温对照组，差异具有统计学意义（$P < 0.05$），但复温组 SHR 大鼠血浆 Fbg 和 Fbgt 水平与其复温对照组比较，差异均无统计学意义（$P > 0.05$）。复温组健康 Wistar 大鼠和 SHR 大鼠血浆 Fbg 含量均低于各自低温组，而 Fbgt 水平均高于各自低温组，差异具有统计学意义（$P < 0.05$）。结果表明，冷空气降温过程可升高大鼠血浆 Fbg 含量，使 Fbgt 缩短，血液处于高凝态，增加心血管疾病（cardiovascular disease，CVD）的发病风险。

（朱 安 李 盛）

主要参考文献

1. 邓晗，吴家林，唐慧明，等．气温骤降对人体血压和血常规的影响兼析海拔变化对体内压力的影响．中国疗养医学，2011，20（5）：394-395．
2. Zhou MG，Wang LJ，Liu T，et al．Health impact of the 2008 cold spell on mortality in subtropical China：the climate and health impact nationan assessment study（CHINAS）．Environment health，2014，13：60．
3. Klara T，Judit B，Rita P，et al．Evaluation of meteorological factors on sudden

cardiovascular death. J Forensic Leg Med，2010，17（5）：236-242.
4. 郭东娜，王晓卉，王嵘. 急性心肌梗死的发生与气象因素的关系探讨. 中西医结合心脑血管病杂志，2011，9（12）：1423-1424.
5. 太永日，钟晓杰. 延边地区老年冠状动脉粥样硬化性心脏病与季节、气温和气压的关系. 延边大学医学学报，2013，36（3）：199-201.
6. Zhang XK，Lu J，Zhang SY，et al. Effects of simulated heat waves on cardiovascular functions in senilemice. Int J Environ Res Public Health，2014，11（8）：7841-7855.
7. 张书余，马守存，周骥，等. 模拟寒潮对高血压疾病影响机理的实验研究. 气象，2013，39（6）：789-793.
8. 罗斌，张书余，周骥，等. 探讨模拟冷空气降温过程对健康大鼠和高血压大鼠凝血功能的影响. 中国应用生理学杂志，2012，28（5）：390-393.

第二节　噪声与振动

噪声是发声体做无规则振动发出的声音，单位为分贝（decibel，dB）。依据声音频率可分为低频噪声（< 400 Hz）、中频噪声（400 ~ 1000 Hz）和高频噪声（> 1000 Hz）。依据噪声随时间变化的属性可分为稳态噪声、非稳态噪声、间歇噪声、起伏噪声和脉冲噪声。固体振动、撞击、摩擦、共振、涡流、喷射流和电磁作用等均可产生噪声。噪声广泛存在于生产和生活环境中，影响城乡居民生活、工作和学习，特别是处于噪声工作环境中的作业工人，身体和心理健康受到影响，引起职业卫生工作者的广泛关注。噪声暴露对听觉系统产生损害，可致噪声性听力损失（noise induced hearing loss，NIHL），同时对心血管系统、生殖内分泌系统等产生损害。

振动是指物体往返运动中状态改变的过程，包括确定性振动和随机振动。可用振动加速度幅值与重力加速度之比来衡量振动强度，又称机械指数。振动广泛存在于拖拉机、收割机、船舶等机动车船，凿岩、铆钉、油锯、砂轮、抛光等作业。目前的流行病学调查和动物实验已证明，振动可引起心血管系统、神经系统、听觉系统、骨关节肌肉系统的损害，其中心血管系统的损害主要为心电图改变、高血压、振动性白指（vibration-induced white finger，VWF）等。手臂振动病（hand-arm vibration syndrome，HAVS）作为我国的法定职业病，主要病症是 VWF，是手臂长期接触振动所致。振动通过手臂传入机体，可引起手臂末梢循环和神经功能障碍、关节和肌肉损伤。

一、噪声

（一）毒性表现

1．动物实验资料

赵一鸣等（1989 年）将 Wistar 大鼠（体重 120 g 左右，雌雄各半）暴露于噪声强度为 90 dB（A）的高频连续稳态噪声环境，而对照组大鼠暴露于噪声强度低于 60 dB（A）的噪声环境，每天 2 小时，每周 6 天，连续 91 周。结果发现，从噪声暴露开始至第 31 周和第 43 周，大鼠收缩压和静脉压相应波动较大，呈不稳定状态。从第 35 周和第 47 周开始至第 91 周，噪声组大鼠的收缩压和静脉压均明显高于对照组，差异具有统计学意义（$P < 0.05$），波动减小，呈持续较高状态。

Zhao YM 等（1990 年）将 Wistar 雄性大鼠（体重 211 ± 34 g）暴露于 100 dB（A）广谱稳定噪声（wide spectrum steady noise）环境，每天 1 小时，连续 3 天。结果发现，在每天噪声暴露的起始 4 分钟内大鼠心率降为最低（60 次 / 分），此后心率逐渐升高。在每天噪声暴露的 15 ~ 29 分钟，大鼠心电图 ST 段升高至最大值（30 μV），然后逐渐降低。当停止噪声暴露后大鼠心率和 ST 段迅速恢复正常。大鼠心率降低和 ST 段升高的比率为 45%，明显高于心率和 ST 段未发生改变的大鼠，差异具有统计学意义（$P < 0.05$），且每只大鼠心率和 ST 段均同步变化，即心率改变，则 ST 段也随之改变，反之亦然。

2．流行病学资料

Parrot 等（1994 年）将 120 名无心血管疾病史的观察对象分为高龄男性和女性（40 ~ 50 岁）组、低龄男性和女性（15 ~ 20 岁）组、典型焦虑症男性和女性（20 ~ 25 岁）组、无焦虑症男性和女性（20 ~ 25 岁）组，分别暴露于等效的枪炮噪声、打桩机噪声、道路交通噪声和间歇性格达声噪声（intermittent pink noise）环境中 15 分钟，间隔 25 分钟，声压级为 75 dB，暴露前 5 分钟起每隔 5 分钟测定心率、心脏反应指数（cardiac reactivity index，CRI），直至暴露后 5 分钟。结果发现，受试者在休息和 4 类噪声分别暴露的起始 5 分钟内，各组受试者心率均未发生明显改变（$P > 0.05$）。噪声暴露 5 分钟后，除高龄女性组暴露于枪炮噪声和间歇性格达声噪声外，其余各组受试者暴露于 4 类噪声后心率均升高，且不同年龄段男性心率上升幅度明显高于女性，且男性高龄组心率上升幅度大于低龄组，差异具有统计学意义（$P < 0.05$），其中 4 类噪声对男性和女性受试者心率的影响由强到弱依次为道路交通噪声＞打桩机噪声＞枪炮噪声＞间歇性格达声噪声。高龄女性组和低龄女性组由 4 类噪声引起的 CRI 差异无统计学意义（$P > 0.05$），但女性高龄组暴露于 4 种噪声后 CRI 低于低龄组，差异具有统计学意义（$P < 0.01$）。典型焦虑症男性组和无焦虑症男性组暴露于 4 类噪声引起的 CRI，差异有统计学意义（$P < 0.001$），典型焦虑症女性组和无焦虑症女性组由 4 种噪声引起的 CRI，差异无统计学意义（$P > 0.05$）。

Chang TY 等（2014 年）于 2009 年起将 75 名飞行器制造业工人依据噪声暴露强度分为高暴露组［≥ 80dB（A）］、低暴露组［< 80dB（A）］和办公室人员，分析各组＞ 24 小时（包含工作日和非工作日）噪声暴露强度对左室收缩性（LVC）、每搏输出量（SV）的瞬时和持续（暴露后 30 分钟）影响。结果显示，工作日作业场所内噪声强度每增强 1dB（A），高暴露组瞬时 LVC 改变 –1.75L/sec（95%CI：–2.95 ~ –1.03）、SV 改变 –1.50 ml/beat（95%CI：–2.166 ~ –1.024），30 分钟后持续 LVC 改变 –2.22L/sec（95%CI：–4.43 ~ –1.11）、SV 改变 –1.18 ml/beat（95%CI：–2.86 ~ –1.09）。24 小时平均噪声强度每增强 1 dB（A），工作日高暴露组持续 SV 改变 –1.19 ml/beat（95%CI：–1.25 ~ –1.13）。

任继虎等（2011 年）在噪声强度 85 ~ 95dB（A）的冶炼厂、水泥厂、化工厂整群抽样 414 名接触噪声的工人为体检对象，其中男性 363 人（87.7%）、女性 51 人（12.3%），平均年龄 32.68 ± 8.64 岁、平均工龄 8.44 ± 8.54 年，检测工人血压和心电图。结果显示，工龄＜ 5 年组、5 ~ 15 年组和＞ 15 年组作业工人高血压发病率分别为 10%、

16.7% 和 30.9%，各工龄组比较，差异具有统计学意义（$P < 0.05$）。心电图异常主要表现为传导阻滞和心律不齐，各工龄组心电图总体异常率分别为 19.6%、28.7%、18.6%，经统计学分析，差异具有统计学意义（$P < 0.01$）。

谭卫星等（2013 年）以噪声强度 85 ~ 95 dB（A）多晶硅厂的 186 名接触噪声的工人为接触组，其中男性 150 人、女性 36 人，平均年龄 28.95 ± 7.56 岁，平均工龄 4.4 ± 6.43 年，接触噪声时间 4 ~ 5 h/d。选择同地区不接触噪声企业作业工人 237 人为对照组，其中男性 176 人、女性 61 人，平均年龄 27.00 ± 8.21 岁、平均工龄 6.53 ± 7.16 年。心电图检查结果显示，接触组和对照组的窦性心律不齐检出率分别为 15.6% 和 6.3%，经统计学检验，差异有统计学意义（$P < 0.05$），窦性心动过缓、左室高电压、心电轴偏移及其他异常检出率差异无统计学意义（$P > 0.05$）。

姚惠琳等（2006 年）以 2002 年 10 月—2003 年 4 月汽车制造公司仅接触噪声、平均累积噪声暴露量（CNE）为 91.4 ± 8.3 dB（A）年，平均年龄为 34.5 ± 7.7 岁、平均工龄为 11.4 ± 7.8 年的 264 名男性、127 名女性为调查对象，根据血压检查结果分为高血压组和血压正常对照组。两组年龄、吸烟率、饮酒率、心血管病家族史、血脂水平、体质指数、噪声暴露水平相比较，差异有统计学意义（$P < 0.05$），高血压组工人血浆热休克蛋白 60（HSP60）抗体 1 ∶ 10、1 ∶ 20 和 1 ∶ 40 滴度与对照组比较，差异有统计学意义（$P < 0.05$），1 ∶ 80 滴度与对照组比较则差异无统计学意义（$P > 0.05$）。以高血压为因变量，HSP60 抗体水平、CNE 和血压影响因素为自变量，进行 Logistic 回归分析，结果显示，HSP60 抗体水平和 CNE 均为高血压危险因素，排除其他因素影响，HSP60 抗体阳性者高血压发病率为阴性者的 4.081 倍。

（二）致病机制

高弘等（1992 年）依据成年雄性 Wistar 大鼠对短期（1 小时）噪声暴露的敏感程度将其分为 A 和 B 两个类型，其中 A 类大鼠心率降低、ST 段升高，而 B 类大鼠心率和 ST 段均无变化，则将 A 和 B 类大鼠随机分为暴露组和对照组。暴露组大鼠接触 105 ± 1 dB（A）高频连续稳态噪声，每天 4 小时，每周 6 天，连续 4 周。对照组大鼠饲养于本底噪声强度小于 40 dB（A）的实验室。实验前和暴露结束后分别测定大鼠收缩压，了解交感神经系统在噪声对血压影响中的作用，同时观察了噪声作用下大鼠血中多巴胺 β 羟化酶（DβH，催化 NE 合成）活力，去甲肾上腺素（NE）含量以及脑内去甲肾上腺素、多巴胺（DA）及其代谢产物 3- 甲氧基 -4- 羟基苯乙二醇硫酸酯（MHPG-SO_4）和 3,4- 二羟基苯乙酸（DOPAC）含量的变化，以及这些变化与血压的关系。结果发现，暴露前各组大鼠收缩压差异无统计学意义（$P > 0.05$）。噪声暴露 4 周后 A 类暴露组大鼠收缩压高于 A 类对照组和 B 类大鼠，差异均有统计学意义（$P < 0.01$），但 B 类暴露组和对照组大鼠收缩压均无明显变化（$P > 0.05$）。A 类暴露组大鼠血清 DβH 活力和 NE 含量均高于 B 类大鼠和对照组大鼠，差异均有统计学意义（$P < 0.05$），B 类大鼠血清 DβH 活力和 NE 含量与对照组比较无明显变化（$P > 0.05$）。由于外周交感神经受刺激时 DβH 和 NE 同时释放，提示 A 类暴露组血压升高可能是噪声刺激外周交感神经，使 DβH、NE 合成和释放增加所致。A 类暴露组全脑 NE 及其代谢产物 MHPG-SO_4 含量略低于 B 类大鼠和对照组大鼠，其中 MHPG-SO_4 的含量显著低于后两者，差异具有统计学意义（$P < 0.01$）。B 类大鼠全脑 NE 和 MHPG-SO_4 含量均无明显变化（$P > 0.05$）。由于中枢神经系统 NE 可通过脑内 α 受体调节外周交感神经系统活性，提示噪声使中枢神经系统 NE 降低，通过 α 受体降低对外周交感神经的抑制，使外周交感神经系统活动增强，合成和释放的 NE 增加。全脑 DA 和 DOPAC 测定结果显示，A 类暴露组大鼠全脑 DA 和 DOPAC 含量与对照组比较无明显变化（$P > 0.05$）。B 类暴露组 DA 含量低于其对照组，差异具有统计学意义（$P < 0.05$），但 DOPAC 含量则无明显变化（$P > 0.05$）。因多巴胺可通过兴奋中枢神经系统 NE 能神经元突触前多巴胺受体，提示噪声作用下 B 类大鼠脑内多巴胺对中枢神经系统 NE 释放的负反馈抑制减弱，使 NE 释放增加，通过 α 受体对外周交感神经的抑制增强，表现为血压稳定。

高弘等（1992 年）依据成年雄性 Wistar 大鼠对短期（1 小时）噪

声暴露的敏感程度将其分为A和B两个类型，其中A类大鼠心率降低、ST段升高，而B类大鼠ST段和心率均无变化，则将A和B类大鼠随机分为暴露组和对照组。暴露组大鼠接触105±1 dB（A）高频连续稳态噪声，每天4小时，每周6天，连续8周。对照组大鼠饲养于本底噪声强度小于40 dB（A）的实验室。结果发现，暴露噪声8周后，A类大鼠收缩压除较暴露前有较明显的升高外，还明显高于B类大鼠和对照组大鼠，差异具有统计学意义（$P < 0.05$），B类大鼠收缩压则无明显改变（$P > 0.05$）。A类大鼠主动脉、肠系膜动脉、肾动脉对去甲肾上腺素（NE）收缩反应的pD_2值（半数效应浓度以负对数pD_2表示）均明显大于对照组，差异具有统计学意义（$P < 0.05$），主动脉pD_2值均明显大于B类大鼠，差异具有统计学意义（$P < 0.05$），且浓度-效应曲线左移。B类大鼠上述动脉对NE收缩反应的pD_2值与对照组比较无明显变化，且浓度-效应曲线与对照组近似（$P > 0.05$）。10^{-7} mmol/L和3×10^{-7}mmol/L血管紧张素Ⅱ（Ang Ⅱ）作用于暴露噪声的A类大鼠主动脉，发现收缩反应张力均明显高于B类大鼠和对照组大鼠，差异具有统计学意义（$P < 0.05$）。结果表明，噪声可导致A类大鼠血管平滑肌对NE和Ang Ⅱ的收缩反应性增强，该变化与噪声对其血压的影响有关，即在噪声对A类大鼠血压的影响中，可能有血管收缩反应性增强的机制参与。此外，不同类型大鼠暴露噪声后血管平滑肌对NE及Ang Ⅱ反应性的差异，可能是其血压出现差异的原因之一。

周正谋等（1994年）将健康成年Wistar大鼠（雌雄各半）暴露于强稳态噪声［噪声强度为118±2 dB（A），频率为0.25～4.0 kHz］环境中每天12小时，连续3天，观察大鼠心血管系统损伤指标大脑皮质和血浆心钠素（ANP），以及血浆肾素（PRA）和血管紧张素Ⅱ（Ang Ⅱ）水平的变化。结果发现，噪声暴露后，大鼠大脑皮质ANP、血浆Ang Ⅱ水平明显高于对照组，差异具有统计学意义（$P < 0.05$），而血浆PRA水平低于对照组，差异具有统计学意义（$P < 0.05$），使血浆Ang Ⅱ与PRA呈负相关（$r=-0.66$，$P < 0.01$）。结果表明，长期在强稳态噪声环境下作业人员可能因心血管活性物质平衡失调而发生

心血管损害。

王善雨等（1993 年）将健康雄性 Wistar 大鼠（体重为 186.2±13.8 g）暴露于噪声强度为 100 dB（A）的稳态噪声，高频（4 kHz）、低频（250 Hz）暴露组上下午轮换，每天 3 小时，每周 6 天，连续 8 周，观察不同频率的 100 dB（A）的稳态噪声对大鼠心肌离子代谢的影响。结果发现，暴露 4 周后，高频和低频暴露组大鼠心脏脏体系数均高于对照组，差异具有统计学意义（$P < 0.05$），而暴露 8 周后高频和低频暴露组大鼠心脏脏体系数与对照组比较无明显变化（$P > 0.05$）。暴露 8 周后低频暴露组大鼠心脏脏体系数低于 4 周暴露组，差异具有统计学意义（$P < 0.05$），而高频暴露组大鼠暴露 8 周后心脏脏体系数与 4 周比较无明显变化（$P > 0.05$）。提示短期的噪声刺激可使大鼠脏体比例系数升高，并与噪声刺激造成的负荷加重和功能紊乱共同导致心脏发生代偿性变化有关，而长期暴露噪声脏体比例系数变化不明显与适应性有关。与对照组比较，暴露 4 周和 8 周时高频和低频组大鼠心肌钾、钙和镁浓度均降低，差异具有统计学意义（$P < 0.05$），而心肌钠浓度在 4 周时升高而 8 周时降低，差异具有统计学意义（$P < 0.05$）。暴露 8 周后高频暴露组大鼠心肌钾、钠、钙和镁浓度均显著低于 4 周暴露大鼠，差异具有统计学意义（$P < 0.05$），低频暴露组大鼠仅钾和钙低于 4 周暴露大鼠，差异具有统计学意义（$P < 0.05$），同时高频组大鼠心肌钾、钠、钙和镁浓度均低于低频暴露组大鼠，差异具有统计学意义（$P < 0.05$）。提示心肌离子变化程度与暴露时间及噪声频率有关。

二、振动

（一）毒性表现

1．动物实验资料

王珂等（2005 年）将健康成年雌性 Wistar 大鼠（体重为 250±10 g）分为假手术组、卵巢切除组和卵巢切除雌激素替代治疗组三组，假手术组和卵巢切除组术后 4 周起连续口服淀粉植物油 4 周，卵巢切除雌激素替代治疗组术后 4 周起连续口服戊酸雌二醇植物油 4 周，剂量为 800 mg/（kg · d），3 组各分为振动组和非振动组，振动组术后 4 周起接受全身振动，280 次 / 分、60 min/d，最大振幅 6 mm，持续 4 周，观察卵巢切除大鼠在行振动运动后对全血黏度等血液流变学指标的影响。结果发现，各振动组大鼠血细胞比容与相应的各非振动组比较，差异均无统计学意义（$P > 0.05$）。各振动组在 $10s^{-1}$ 切变率下全血黏度值低于相应的各非振动组，差异有统计学意义（$P < 0.05$），在 $100s^{-1}$ 和 $150\ s^{-1}$ 高切变率下全血黏度值和红细胞变性指数与相应的各非振动组比较，差异均无统计学意义（$P > 0.05$）。提示雌激素替代治疗结合一定频率和幅度的振动运动，可使低切变率下的全血黏度值明显降低。

林立等（2000 年）将 3.5 月龄左右的健康家兔（体重 2.0 ~ 2.5 kg，雌雄不限）随机分为 A 组（接振强度为 4.90 m/s^2）、B 组（接振强度为 15.31 m/s^2）、C 组（接振强度为 26.26 m/s^2）和对照组，A 和 B 组家兔每天接振 1 小时，C 组家兔每天接振 1.5 小时，连续 10、20 和 30 天，探讨局部振动对血浆内皮素（endothelin，ET）浓度的影响及其与振动性血管损伤之间的关系。结果显示，接振前家兔 A、B、C 组和对照组之间血浆 ET 浓度经统计学处理，差异均无统计学意义（$P > 0.05$）。A、B 和 C 组接振后 10、20 和 30 天家兔血浆 ET 浓度分别高于相应接振前各组血浆 ET 浓度，经统计学处理，差异均有统计学意义（$P < 0.05$）。A、B 和 C 组接振后 20 和 30 天家兔血浆 ET 浓度均高于接振 10 天家兔，B 组接振后 30 天家兔血浆 ET 浓度高于 20 天家兔，差异均有统计学意义（$P < 0.05$）。提示随着接触振动时间的延长，各组血浆 ET 浓度总体出现逐渐增高的趋势。A、B 和 C 组在接振后 10、20 和 30 天时，家兔血浆 ET 浓度均显著高于处于相同时间的对照组，差异均有统计学意义（$P < 0.05$）。在不同接振时间，均显示血浆 ET 浓度 C 组 > B 组 > A 组 > 对照组的变化趋势。提示局部振动可致家兔血浆内皮素浓度增高，这种增高与振动性血管损伤有一定联系。该作者又采用相同实验设计，观察局部振动对某些组织中血管内皮活性物质的影响。结果发现，随接振强度的增大，家兔脑组织血管活性物质 ET 和血管紧张素Ⅱ（AngⅡ）含量显著增高，而 NO 含量呈显著降低的趋势。其中 B 组和 C 组家兔脑组织 ET 和 AngⅡ含量显著高于对照组和 A 组，差异均有统计学意义（$P < 0.01$），A 组 AngⅡ水平高于对

照组，差异有统计学意义（$P < 0.05$）。B组和C组脑组织NO浓度低于对照组和A组，差异均有统计学意义（$P < 0.05$）。随接振强度的增大，家兔肾组织血管活性物质ET和Ang Ⅱ含量逐渐升高，而NO浓度呈显著降低的趋势。其中B组和C组家兔肾组织ET和Ang Ⅱ含量高于对照组和A组，差异均有统计学意义（$P < 0.05$），C组NO浓度低于对照组和A组，差异均有统计学意义（$P < 0.05$）。提示局部振动所致的脑和肾组织中血管内皮活性物质的变化，可能与局部组织缺血、功能紊乱有关。

2．流行病学资料

Rosenberger等（2014年）将41名健康男性分为下蹲+振动组（n=20，平均年龄31.9±7.5岁、平均身高178.8±6.2 cm、平均体重79.2±11.4 kg）和下蹲组（n=21，平均年龄28.4±7.3岁、平均身高178.9±7.4 cm、平均体重77.2±9.7 kg），产生全身振动所使用的振动平台垂直加速度为38.1±3.1 m/s^2、频率20 Hz、振幅3～4 mm，振动结束后两组同时进行下蹲动作，下蹲频率10次/分、重复10次、每次间隔1分钟，连续5天，监测每次下蹲间隔时的心率（HR）并测定每天实验前和实验后血浆乳酸浓度。结果显示：两组年龄、身高和体重经统计学处理，差异均无统计学意义（$P > 0.05$）。第1、2、4和5天下蹲+振动组的心率和血浆乳酸浓度均高于下蹲组，差异有统计学意义（$P < 0.05$），且下蹲+振动组的心率和血浆乳酸浓度随天数的增加逐渐下降，与下蹲组的差值逐渐减小。提示机体心血管系统对振动刺激有一定的适应性，可能与血浆乳酸浓度有关。

Lai等（2014年）将38名平均年龄61.9岁的中老年人分为全身振动组和对照组，振动频率30 Hz、加速度3.2 g，每次5分钟，每周3次，持续90天，对照组运动和生活方式不变。实验结束后测量实验前后臂踝脉搏波传导速度（brachial-ankle pulse wave velocity，baPWV）、血压（BP）和心率。结果发现，全身振动组与对照组左右臂收缩压、舒张压、平均动脉压和心率在实验前后的差异均无统计学意义，组间差异也无统计学意义（$P > 0.05$）。全身振动组左、右侧baPWV实验后较实验前分别下降0.65 m/s和0.63 m/s，经统计学处理，差异均有统计学意义（$P < 0.05$），但对照组 baPWV 实验前后差异无统计学意义，全身振动组 baPWV 与对照组比较，差异也无统计学意义（$P > 0.05$）。由于 baPWV 是全身动脉硬化的标志性指标，提示振动可作为动脉硬化患者的辅助练习措施，但其效能需进一步验证。

Croy I 等（2013 年）将 24 名 19 ~ 28 岁身体健康、作息规律、听力正常（14 人认为自身对噪声不敏感、10 人认为自身对噪声敏感）的受试者（男性 11 名、女性 13 名）在 1 次习惯化夜间睡眠后，连续 5 天置于模拟列车噪声和振动的实验室，使用多导睡眠记录仪监测列车通过对受试者夜间睡眠状态时（23：00 ~ 次日 7：00）心率（HR）的影响。列车分 1、2、3、4 和 5 共 5 种类型，其噪声等效连续 A 声级（L_{Aeq}）分别为 44.0、42.7、44.5、45.6 和 42.4 dB（A），最大等效 A 声级（L_{AFmax}）分别为 48.4、47.2、49.8、49.8 和 47.2 dB（A），其噪声强度分别高于 35 dB（A）的时间分别为 11.5、46.2、23.7、29.2 和 56.9 秒，当噪声强度高于 35 dB（A）时给予受试者振动。5 种列车振动条件相同，为未加权加速度（强振动 0.072 m/s^2 rms、低振动 0.036 m/s^2 rms）和加权加速度峰值（强振动 0.0204 m/s^2、低振动 0.0102 m/s^2）。实验 5 天内，1 天为对照，1 天通过 20 次强振动列车、1 天通过 20 次低振动列车（对应 5 种列车数量为 4、5、4、5、2 次），1 天通过 36 次强振动列车、1 天通过 36 次低振动列车（对应 5 种列车数量为 8、8、8、8、4 次），随机给受试者安排这 5 种列车次数及其振动强度。振动强度和列车次数对 HR 的影响结果显示，强振动组受试者 HR 显著高于低振动组，差异具有统计学意义（$P < 0.01$），列车通过次数对 HR 的影响差异无统计学意义（$P > 0.05$）。强振动条件下，79% 受试者心率增加≥ 3 bpm。受试者 HR 曲线出现两个高峰，即列车通过至 9 s 时 HR 开始上升，高峰大约维持 6s；低振动组 10 ~ 13s、强振动组 10 ~ 15 s 时受试者 HR 显著高于相应基线水平，差异具有统计学意义（$P < 0.05$），此为初始高峰。列车通过至 17 s 时 HR 上升，低和强振动组高峰大约维持 20 和 30 s，HR 分别在 21 ~ 22 s 和 20 ~ 48 s 时均明显高于相应基线水平，差异具有统计学意义（$P < 0.05$），此为延迟高峰。方差分析结果显示，列车次数及其振动强度在 5 天内的安排次序、噪声敏感性、性别

对初始高峰和延迟高峰的影响，差异均无统计学意义（$P > 0.05$）。

马淑华等（1987年）将358名男性井下风钻工（每天工时2～4小时，每年工作240～290天）分为振动性白指组（平均年龄35.48±6.62岁、平均工龄12.52±5.19年）和非白指组（平均年龄32.2±7.1、平均工龄8.9±5.1年），以131名井下非振动作业的男性为对照组（年龄36.6±10.9岁，工龄15.5±8.9年），分析各组作业人员心电图（ECG）的变化。结果发现，风钻工白指组和非白指组异常ECG中多见窦性心律不齐和心动过速。非白指组与对照组相比，心律不齐发病率差异有统计学意义（$P < 0.01$），白指组与非白指组及对照组比较，差异均无统计学意义（$P > 0.05$）。心动过速发病率白指组与非白指组及对照组比较，差异均有统计学意义（$P < 0.01$）。心动过缓发病率白指组、非白指组与对照组比较，差异无统计学意义（$P > 0.05$）。结果提示，局部振动可能引起心交感神经兴奋而出现交感兴奋型ECG改变。

梅传林等（1990年）将从事混凝土振动器作业的44名工人分为振动性白指阳性组（平均年龄42.8±5.3岁、平均工龄19.8±5.6年）和非振动性白指组（平均年龄43.1±8.8岁、平均工龄20.0±7.2年），相似劳动和生活环境下的28名非振动接触者（平均年龄40.5±7.2岁、平均工龄19.9±7.2年）为对照组，记录胸腔阻抗心流图、心音图、心电图和一阶导数图，测定心律（HR）、收缩压（SBP）、舒张压（DBP）、每分量（CO）、每搏量（SV）、心指数（CI）、左室做功指数（LVWI）、主动脉顺应性（AC）、左室射血时间（LVET）、左室射血前期（PEP）、总外周阻力（TPR）、总电机械收缩时间（QS_2）及PEP/LVET比值。结果显示，振动性白指组工人CO、CI、QS_2和非振动性白指组PEP与对照组比较，差异有统计学意义（$P < 0.05$）。振动性白指组工人TPR、PEP和PEP/LVET比值与对照组比较，差异有统计学意义（$P < 0.01$）。上述结果提示，长期振动接触可致心脏泵血功能减弱、心肌收缩功能下降。

熊敏如等（1994年）以平均年龄30.1±6.0岁、持拖拉机驾驶证1年以上的408名男性为观察组，依据拖拉机类型分为盘式拖拉机组、手扶拖拉机组，以106名无振动职业接触史的健康村民为对照组。非行驶状态盘式拖拉机和手扶拖拉机发动机空转Z轴向振动总强度分别为10.8 ~ 15.7 m/s^{2}和1.3 ~ 1.8 m/s^2，应用多因素分析法研究全身振动时对拖拉机驾驶员心血管系统的影响。结果发现，盘式拖拉机组全身振动（WBV）时间显著低于手扶拖拉机组，差异有统计学意义（$P < 0.01$）。接振强度大的盘式拖拉机组驾驶员舒张压异常率显著高于对照组，差异有统计学意义（$P < 0.05$），接振强度低的手扶拖拉机组驾驶员舒张压异常率与对照组比较，差异无统计学意义（$P > 0.05$）。逐步回归分析结果显示，驾驶员年龄（与观察组收缩压相关系数为b=0.310、与观察组舒张压相关系数为b=0.429，$P < 0.01$）、驾驶工龄（年：与观察组舒张压相关系数b=0.240，$P < 0.01$；月：与盘式拖拉机组收缩压相关系数b=0.017、与盘式拖拉机组舒张压相关系数b=0.054，$P < 0.01$）与血压呈显著正相关。ECG检查结果显示，盘式拖拉机组QRS波群大于0.01s检出率显著高于手扶拖拉机组，差异有统计学意义（$P < 0.01$），ECG异常总检出率明显高于手扶拖拉机组和对照组，差异有统计学意义（$P < 0.05$）。两种类型拖拉机手左室高电压、QT间期延长和P波异常检出率均高于对照组，且盘式拖拉机组高于手扶拖拉机组，差异有统计学意义（$P < 0.05$）。

杨锦蓉等（1998年）以126名男性矿井采掘工（平均年龄34.4岁、平均工龄9.6年）为采掘组，年龄和工龄构成类似的68名非振动和噪声接触的作业男性为对照组，其中采掘凿岩机冲击频率为1800次/分、冲击能量大于5.6 kg/m、4小时等能量频率计权加速度为55.1 m/s^2，采凿点噪声强度104.5 ~ 112 dB（A），观察各组工人心电图的变化。结果显示，采掘组工人心电图总异常率、右束支传导阻滞检出率显著高于对照组，窦性心律不齐检出率亦高于对照组，差异有统计学意义（$P < 0.05$）。窦性心动过缓、ST段和T波改变、低电压、右心室肥厚和期前收缩发病率均略高于对照组，但差异无统计学意义（$P > 0.05$）。将采掘组工人依据工龄分为< 5年、5 ~ 10年、10 ~ 15年和≥ 15年，分析心电图异常与工龄的关系，发现累积异常率、窦性心动过缓异常率随工龄增加而上升。究其原因可能是噪声和振动暴露导致自主神经紊乱、血管痉挛、心脏排血障碍等所致。

（二）致病机制

江俊康等（2003 年）将健康 ICR 小鼠（雌雄各半，体重 24 ~ 28 g）随机分为强振动（振动频率 142 Hz，加速度 15 m/s^2，局部振动强度 4 小时等能量频率计权加速度为 8.6m/s^2）组、弱振动（振动频率 144 Hz，加速度 7.5 m/s^2，局部振动强度 4 小时等能量频率计权加速度为 4.2 m/s^2）组和对照组。小鼠固定于自制振动平台上，双后肢密切接触于振动台面，接振组每天每只接振 1.5 小时，连续 10、20 和 30 天。结果发现，强振动组和弱振动组小鼠血清一氧化氮（NO）浓度均明显低于对照组，差异有统计学意义（$P < 0.01$）。与同时点对照组相比，接振后 10、20、30 天强振动组和弱振动组小鼠血清 NO 浓度降低，差异有统计学意义（$P < 0.01$）。同时点相比，强振动组血清 NO 浓度低于弱振动组，差异有统计学意义（$P < 0.01$）。对照组不同时间血清 NO 浓度差异无统计学意义（$P > 0.05$）。强振动组和弱振动组分别做不同时点的血清 NO 浓度比较，可见随接振时间延长，两组血清 NO 浓度亦逐渐下降，差异有统计学意义（$r_{强}$=0.85、$r_{弱}$=0.78，均 $P < 0.05$）。结果表明，局部振动导致血清 NO 浓度降低，并可能参与了振动性血管损伤过程。

于永胜等（2007 年）将 3.5 月龄的健康新西兰大白兔（体重 2.35 ± 0.15 kg，雌雄各半）随机分为低强度接振（接振加速度 68.6 m/s^2，每天接振 0.5 小时，接振频率 125 Hz，局部振动强度 4 小时等能量频率计权加速度为 3.03 m/s^2）组、高强度接振（接振加速度 197.0 m/s^2，每天接振 1.0 小时，接振频率 125 Hz，局部振动强度 4 小时等能量频率计权加速度为 12.30 m/s^2）组和对照组，连续接振 45 天，探讨局部接振家兔血管内皮细胞 bcl-2 和 bax 基因表达变化及其意义。光镜下可见，高、低强度接振组白兔血管内皮细胞的完整性破坏，血管壁增厚，中膜的平滑肌细胞增生，外膜变化不明显。部分白兔可见血管壁的小附壁血栓形成、管腔狭窄闭塞等病理变化。免疫组织化学结果显示，高、低强度接振组白兔血管内皮凋亡抑制基因 bcl-2 蛋白表达水平高于对照组，bax 蛋白表达水平亦高于对照组，差异有统计学意义（$P < 0.01$），bcl-2/bax 比值明显低于对照组，差异有统计学意义（$P < 0.05$）。提示

局部振动可导致家兔血管内皮细胞凋亡，bcl-2 和 bax 蛋白表达的变化可能与手臂振动病的发病有关。

于永胜等（2007 年）将 3.5 月龄的健康新西兰大白兔（体重 2.35 ± 0.15 kg，雌雄各半）随机分为低强度接振（局部振动强度 4 小时等能量频率计权加速度为 3.03 m/s^2）组、中强度接振组（局部振动强度 4 小时等能量频率计权加速度为 6.13 m/s^2）、高强度接振（局部振动强度 4 小时等能量频率计权加速度为 12.30 m/s^2）组和对照组，分别连续接振 15、30 和 45 天，探讨局部接触振动家兔血清白细胞介素 -8（IL-8）及血浆血栓烷素 B2（TXB2）浓度的变化及其意义。结果发现，低强度接振组家兔血清 IL-8 浓度第 30、45 天明显低于接振前，差异有统计学意义（$P < 0.05$），中、高强度接振组第 15、30、45 天血清 IL-8 浓度显著低于接振前，差异有统计学意义（$P < 0.01$）。接振第 15 天中、高强度组血清 IL-8 浓度低于对照组，差异有统计学意义（$P < 0.05$），接振第 30 和 45 天高强度组血清 IL-8 浓度显著低于对照组，差异有统计学意义（$P < 0.01$）。高、中和低强度组接振后各个时间的血清 TXB2 浓度均高于接振前，差异有统计学意义（$P < 0.05$）。各强度组接振后家兔血清 TXB2 浓度均明显上升，与对照组比较，差异具有统计学意义（$P < 0.05$）。结果提示，局部振动可导致家兔血清 IL-8 浓度降低及血浆 TXB2 浓度的升高，两者的变化可能与手臂振动病的发病有一定关系。

陈庆等（2004 年）将 3 ~ 4 月龄的健康家兔（体重 2.0 ~ 3.0 kg，雌雄各半）随机分为强振动（接振频率 125 Hz，振动加速度 20g，局部振动强度 4 小时等能量频率计权加速度为 12.2 m/s^2）组、弱振动（接振频率 125 Hz，振动加速度 10 g，局部振动强度 4 小时等能量频率计权加速度为 6.13 m/s^2）组和对照组，每天接振 1 小时，连续 10 和 20 天，探讨局部振动对脂质过氧化的影响及其在振动病发病中的作用和意义。结果发现，强和弱振动组家兔血浆 MDA 水平、GSH-Px 和 SOD 活力均高于对照组，差异有统计学意义（$P < 0.01$）。随接振时间的延长和接振强度的增加，血浆中 MDA 水平、GSH-Px 和 SOD 活力均有升高趋势，但 SOD/MDA 比值却呈下降趋势。说明局部振动能使家兔脂质

过氧化增强，可能是振动性血管损伤与神经损伤的机制之一。

陈佰锋等（2007年）以242名年龄28.6±2.5岁的男性凿岩工人为接振组，依据累计振动暴露时间分为≤5000小时低强度组、5001～10000小时中强度组、＞10000小时高强度组，凿岩机4小时等能量计权加速度值为21.4～26.9 m/s^2。同矿山非振动作业的72名年龄28.6±2.5岁的男性工人为对照组，观察各组工人心电图及血浆血管内皮活性物质一氧化氮（NO）、6-酮前列腺素（6-keto-PGF$_{1\alpha}$）、降钙素基因相关肽（CGRP）、内皮素（ET）、血管紧张素Ⅱ（AngⅡ）和血栓素B$_2$（TXB$_2$）水平的变化。结果发现，接振组工人242人中窦性心动过缓、窦性心律不齐和右束支传导阻滞检出率均高于对照组，差异均有统计学意义（$P<0.05$），但ST段改变和期前收缩检出率与对照组比较，差异无统计学意义（$P>0.05$）。血管内皮活性物质检测结果显示，低强度组工人血浆6-keto-PGF$_{1\alpha}$和CGRP含量与对照组比较，差异无统计学意义（$P>0.05$）。低强度组工人血浆ET、TXB$_2$、NO和AngⅡ含量均高于对照组，差异均有统计学意义（$P<0.05$），中、高强度组工人血浆ET、TXB$_2$和AngⅡ含量显著高于对照组，差异均有统计学意义（$P<0.01$），而6-keto-PGF$_{1\alpha}$、NO和CGRP含量显著低于对照组，差异均有统计学意义（$P<0.01$）。由于6-keto-PGF$_{1\alpha}$、TXB$_2$分别反映血栓素A$_2$（TXA$_2$）、前列环素I$_2$（PGI$_2$）水平，且NO、PGI$_2$和CGRP为舒血管物质，ET、TXA$_2$和AngⅡ可收缩血管，促进内皮细胞增生，提高内皮黏附性，故推断手臂振动可通过缩血管物质增加和舒血管物质减少导致血管内皮损伤。

（朱 安 李 盛）

主要参考文献

1．Chang TY，Wu YY，Wang VS，et al．Acute effects of occupational noise exposure on 24-hour ambulatory cardiac parameters in workers．Occup Environ Med，2014，71（Suppl 1）：A91．

2．任继虎，孔庆宇，梁惠琴，等．噪声对从业者听力及心血管的影响．宁夏医学杂志，2011，33（11）：1110-1111.
3. 谭卫星，毛川涛，王琪，等. 噪声对作业者听觉及心血管的影响. 宁夏医学杂志，2013，35（10）：986-987.
4. 姚惠琳，李毅，杨杪，等. 噪声作业工人血浆热应激蛋白60抗体与高血压的关系研究. 中国全科医学，2006，9（21）：1758-1760.
5. 王珂，张卫光，田珑，等. 振动运动对卵巢切除大鼠血液流变学的影响. 中国血液流变学杂志，2005，15（2）：179-181.
6. Rosenberger A，Liphardt AM，Bargmann A，et al. EMG and heart rate responses decline within 5 days of daily whole-body vibration training with squatting. PLoS One，2014，9（6）：e99060.
7. Lai CL，Chen HY，Tseng SY，et al. Effect of whole-body vibration for 3 months on arterial stiffness in the middle-aged and elderly. Clin Interv Aging，2014，9：821-828.
8. Croy I，Smith MG，Waye KP，et al. Effects of niose and vibration on human heart rate during sleep：an experimental study. BMJ Open，2013，3（5）：e002655.
9. 于永胜，林立，张春之，等. 接振家兔血管内皮细胞bcl-2、bax表达及意义. 中国公共卫生，2007，23（10）：1196-1197.
10. 于永胜，林立，张春之，等. 局部接触振动家兔血清某些指标变化的实验研究. 中国职业医学，2007，34（2）：110-114.

第三节　电离辐射

电离辐射是指能够引起物质发生电离的辐射，包括电磁辐射（如X线、γ射线）和粒子型辐射（如α射线、β射线、中子、质子）。当前，随着临床上肿瘤放射治疗的广泛开展，电离辐射诱发的心脏疾病日益受到关注。高血压、心电图异常、心率异常、动脉粥样硬化等心血管疾病的发生、进展与电离辐射有关。因此，了解电离辐射对机体心血管系统的影响及其机制，可为特殊电离辐射条件下心血管疾病的预防控制提供理论依据。

一、毒性表现

（一）动物实验资料

陈仕生等（2005年）和姚小武等（2006年）分别采用0、2、4、6、8、10、12 Gy剂量的 ^{60}Co γ射线照射体外培养的人脐静脉内皮细胞株（HUVE-12），时间为6小时。照射后，激光共聚焦显微镜观察。结果发现，对照组内皮细胞株骨架蛋白F-actin清晰可见，排列紧密，细胞表面较光滑，毛刺状突起少见，具明显的拉丝状感觉和方向性。2 Gy照射组内皮细胞株骨架蛋白F-actin分布减少，有少许毛刺状突起，仍有明显的拉丝状感觉和方向性。随着照射剂量增加，各剂量照射组内皮细胞株骨架蛋白F-actin逐渐减少，排列松散呈棉絮状，毛刺状突起增多，拉丝状感觉和方向性逐渐消失。

姚小武等（2006年）分别采用0、2、4、6、8、10和12 Gy剂量的 ^{60}Co γ射线照射人脐静脉内皮细胞株（HUVE-12），时间为12和24小时。照射后，采用流式细胞仪检测F-actin的含量。结果显示，照射12小时后，各剂量照射组内皮细胞株骨架蛋白F-actin含量显著低于对照组，差异有统计学意义（$P < 0.001$）。照射24小时后，2 Gy剂量照射组内皮细胞株骨架蛋白F-actin含量升高，但与对照组比较，差异无统计学意义（$P > 0.05$）。照射24小时后，4 ~ 12Gy剂量照射组内皮细胞株骨架蛋白F-actin含量有所升高，与对照组比较，差异有统计学意义（$P < 0.01$）。

Freeman等（2014年）分别采用1、2、5和10 Gy剂量的 ^{60}Co γ射线照射受精后26小时（hours post fertilization，hpf）的野生AB型斑马鱼胚胎，直到发育成120 hpf斑马鱼胚胎，同时在不同的时间点（26、48、72和120 hpf）检测斑马鱼胚胎的心率。结果显示，1 Gy照射后72 hpf斑马鱼胚胎心率显著高于对照组，差异有统计学意义（$P < 0.05$）。2 Gy和5 Gy照射后26、48、72和120 hpf斑马鱼胚胎心率均显著高于对照组，差异有统计学意义（$P < 0.05$）。10 Gy照射后26、48、72和120 hpf斑马鱼胚胎心率均显著低于对照组，差异亦有统计学意义（$P < 0.05$）。

Pradeep 等（2012 年）对健康成年雄性 SD 大鼠用 5 Gy 剂量的 γ 射线进行全身照射，随后处死大鼠取心脏，称重、计算脏器系数并检测心脏组织匀浆中丙二醛（MDA）和谷胱甘肽（GSH）含量。结果显示，照射组大鼠心脏系数和 GSH 含量显著降低，MDA 含量显著升高，与对照组比较，差异均有统计学意义（$P < 0.01$）。同时，还检测了心脏组织匀浆中总胶原蛋白和唾液酸含量、黄嘌呤氧化酶（xanthine oxidase，XO）活力及血浆铁离子还原能力（ferric reducing ability of plasma，FRAP）。结果显示，照射组大鼠心脏组织匀浆中总胶原蛋白和唾液酸含量、黄嘌呤氧化酶活力显著升高，血浆铁离子还原能力显著降低，与对照组比较，差异均有统计学意义（$P < 0.01$）。

Coleman 等（2015 年）在美国宇航局太空辐射实验室对成年（8 ~ 9 月龄）雄性 C57BL/6NT 小鼠使用 0.15 Gy 的 ^{56}Fe 进行照射，时间为 1、3、7、14 和 28 天。照射结束后，分离小鼠心肌细胞，实时荧光定量 PT-PCR 检测胰岛素样生长因子结合蛋白 -6（insulin-like growth factor-binding protein 6，IGFBP6）、趋化因子受体 9［chemokine（C-C motif）receptor 9，CCR9］、去整合素金属基质蛋白酶 19（a disintegrin and metalloprotease 19，ADAM19）和 D 点结合蛋白（D site-binding protein，DBP）的 mRNA 表达情况。结果显示，照射 28 天组心肌细胞 DBP mRNA 表达水平显著低于照射 1 天组和 3 天组，差异有统计学意义（$P < 0.01$）。照射 28 天组心肌细胞 ADAM19 和 CCR9 mRNA 表达水平显著高于照射 1 天组和 3 天组，差异有统计学意义（$P < 0.01$）。照射 28 天组心肌细胞 IGFBP6 mRNA 表达水平显著高于照射 14 天组，差异有统计学意义（$P < 0.01$）。作者进一步采用电泳迁移率变动分析方法检测 ^{56}Fe 照射对心脏细胞 STAT3、GATA4 和核因子 -κB（nuclear factor-κB，NF-κB）活性的影响。结果显示，照射 14 天组心脏细胞 NF-κB 活性显著高于对照组，差异有统计学意义（$P < 0.05$）。^{56}Fe 照射 14 天和 28 天组心脏细胞 STAT3 活性显著高于对照组，差异有统计学意义（$P < 0.01$）。^{56}Fe 照射 7、14 天和 28 天组心脏细胞 GATA4 活性显著高于对照组，差异均有统计学意义（$P < 0.01$）。此外，还采用 Western Blotting 方法分析了 JNK、ERK1/2、GATA4 和

STAT3 蛋白的磷酸化水平。结果显示，^{56}Fe 照射 7 和 14 天组小鼠左心室细胞 p-JNK 蛋白表达水平有所升高，但差异无统计学意义（$P > 0.05$），而照射 28 天组小鼠左心室细胞 p-JNK 蛋白表达水平恢复至对照组水平。照射 7、14 和 28 天组小鼠左心室细胞 p-ERK1/2 蛋白表达水平明显低于对照组，差异有统计学意义（$P < 0.05$）。^{56}Fe 照射 14 天组小鼠左心室细胞 p-GATA4 蛋白表达水平明显高于对照组，差异有统计学意义（$P < 0.05$），而照射 28 天组小鼠左心室细胞 p-GATA4 蛋白表达水平恢复至对照组水平。^{56}Fe 照射 7 和 14 天组小鼠左心室细胞 p-STAT3 蛋白表达水平明显低于对照组，而照射 28 天组小鼠左心室细胞 p-STAT3 蛋白表达水平高于对照组，差异均有统计学意义（$P < 0.05$ 或 $P < 0.01$）。在本研究中，作者还对成年（8 ~ 9 月龄）雄性 C57BL/6NT 小鼠使用 0.15Gy 的 ^{56}Fe 进行照射，时间为 1 个月。照射结束后，麻醉小鼠进行血流动力学分析和超声心动图检查。结果显示，^{56}Fe 照射后，小鼠左心室壁厚度略有增加，同时左心室舒张末期压力亦有所增加，但与对照组比较，差异无统计学意义（$P > 0.05$）。在本研究中，作者处死动物后取心脏组织进行 Masson 染色，电子显微镜下观察心脏纤维化情况，每个样本取 20 个视野，用图像 J 程序定量纤维化（即蓝色像素）的百分比。结果发现，^{56}Fe 照射组小鼠心脏纤维化的百分比显著高于对照组，差异有统计学意义（$P < 0.01$）。

（二）流行病学资料

万红等（2013 年）采用整群抽样的方法抽取 609 名放射工作人员作为接触组，包括放射测井工人 385 名，放射诊疗人员 110 名，工业探伤工 91 名和放射源仪表工 23 名。其中男性 541 人（占 88.8%），女性 68 人（占 11.2%），平均年龄 38.03 岁，平均工龄 13.14 年。同时，按性别、年龄、民族、工种、工龄进行匹配后随机抽取 202 名非放射工作人员作为对照组，其中男性 166 人（占 82.1%），女性 36 人（占 17.9%），平均年龄 38.42 岁，平均工龄 14．58 年。分别对他们进行临床内科常规检查、实验室检查和心电图检查。结果显示，对照组血压升高者 32 名和心电图异常者 35 名，异常率分别为 15.84% 和 17.33%。接触组血压升高者 91 名和心电图异常者 133 名，异常率分别为

14.94% 和 21.84%。作者进一步将接触组按照不同照射剂量分为 4 组，即≤ 1 mSv/a（90 人）、1 ～（367 人）、3 ～（86 人）和≥ 5 mSv/a（37 人）。结果显示，各剂量组心电图异常者依次为 19、87、11 和 13 例，异常率依次为 21.11%、23.70%、12.79% 和 35.14%，且不同剂量接触组的心电图异常率比较，差异有统计学意义（χ^2= 8.46，$P < 0.05$）。

二、致病机制

Beck 等（2014 年）分别采用 0.5、2 和 5Gy 高线性能量转移镍离子束照射人 EA.hy926 内皮细胞 2、8 和 24 小时后，应用高含量 γ-H2AX 流式细胞法检测内皮细胞 DNA 双链断裂情况。结果显示，照射 2 和 24 小时后，2Gy 照射组内皮细胞 γ-H2AX 点数目显著高于对照组，差异均有统计学意义（$P < 0.05$）。提示，高线性能量转移镍离子束照射可诱导人 EA.hy926 内皮细胞 DNA 损伤。在本研究中，作者进一步采用微阵列芯片法检测基因差异表达情况。结果显示，照射 24 小时后，5 Gy 照射组内皮细胞的 77 个基因上调，其中包括细胞因子和趋化因子编码基因（CXCL5、TGFA、TRIM22、TNFSF9、EBI3、IL-6、IL-11 和 CD70）、参与 DNA 损伤的基因（SPATA18、APOBEC3H 和 SESN1）、细胞周期阻滞基因（ZMAT3、MXD4、TP53INP1、HSPB8、TGFA、SESN2、BTG2、DTX3、TOB1、HBP1、CDKN1A 和 PLK3）、细胞凋亡基因（TP53INP1、HSPB8、TGFA、TP53I3、MOAP1、CYFIP2、TRADD、DTX3 和 FAS）、离子通道编码基因（SLC22A4、KCNJ2、ORAI3 和 CLIC3）、细胞黏附因子编码基因（CEACAM1 和 NEU1）和氧化应激反应蛋白编码基因（FMO4、FDXR、SIRT2 和 SESN1）等。同时，有 145 个基因下调，其中大多数基因（62 个）参与细胞分裂的各个方面，如 DNA 复制、染色体装配和分离、DNA 复制后修复（UNG、UPF3A、MSH2 和 MSH6）、核苷酸生物合成（DHFR 和 RRM2）、DNA 修复基因（FANCA、MMS22L、NFKBIL2、RAD51、EXO1 和 HMGB2）、细胞凋亡的正负调控基因（YAP1、DHRS2、DHCR24 和 MTBP）、Rho 信号基因（ARHGAP19、ARHGAP11B 和 RACGAP1）和细胞黏附因子编码基因（PVRL1 和

DLGAP5）等。提示，高线性能量转移镍离子束照射诱发上述基因的改变，进而导致血管内皮细胞功能异常，最终可能引起心血管疾病。

Sridharan 等（2015 年）对成年雄性 SD 大鼠应用 X 线（70 kV，5 mA）进行心脏局部照射，剂量为 21 Gy。照射 28 周后进行超声心动图检测。结果显示，照射组大鼠左心室内径（left ventricularinner diameter，LVID）和心脏搏出量显著高于对照组，心输出量和心率则显著低于对照组，差异均有统计学意义（$P < 0.05$）。随后处死大鼠，取左心室，用高效液相色谱 - 电化学法测定并计算谷胱甘肽 / 氧化型谷胱甘肽（GSH/GSSG）的比值。结果显示，照射后 2 周和 28 周时，照射组大鼠左心室 GSH/GSSG 的比值均显著低于对照组，差异均有统计学意义（$P < 0.05$）。提示，氧化应激是 X 射线照射致大鼠心脏细胞损伤的机制之一。Wistern Blotting 技术测定心脏细胞凋亡相关基因 caspase-3 裂解片段、bcl-2 和 bax 蛋白表达水平并计算 bax/bcl-2 的比值。结果显示，照射后 2 周时，照射组大鼠左心室 caspase-3 裂解片段、bax 蛋白表达水平及 bax/bcl-2 的比值均显著高于对照组，差异均有统计学意义（$P < 0.05$）。照射后 28 周时，照射组大鼠左心室 caspase-3 裂解片段、bax/bcl-2 的比值亦显著高于对照组，差异有统计学意义（$P < 0.05$）。进一步测定心脏细胞的线粒体膜通道孔（mitochondrial permeability transition pore，mPTP）开放和线粒体膜电位情况。结果显示，辐射后 2 周时，辐射组大鼠左心室细胞线粒体膜电位下降和 mPTP 孔开放。提示，X 线照射可致心脏细胞线粒体功能受损，并改变凋亡相关蛋白 bax / bcl-2 的比值，从而激活 caspase-3 并最终可能引起细胞凋亡发生。

Friess 等（2015 年）采用 X 线（90 kV，33.7 mA）照射体外培养的白来航鸡胚心肌细胞，剂量为 5.23 Gy/min，并用微阵列电极芯片技术分析心肌细胞电生理活动情况，参数包括活动电极数目、搏动率、传导速率、场动作电位持续时间及其正幅值和负幅值。结果显示，在照射 30 分钟后，心肌细胞搏动率呈剂量依赖性增加，其中 0.5 和 2 Gy 剂量照射组心肌细胞搏动率显著高于对照组，差异有统计学意义（$P < 0.05$）。照射 2 天后，2 Gy 剂量照射组心肌细胞搏动率显著高于

对照组，差异亦有统计学意义（$P < 0.05$）。在照射 30 分钟后，心肌细胞场动作电位持续时间呈轻微的剂量依赖性降低，随后照射 1 ~ 7 天后，7 Gy 剂量照射组心肌细胞场动作电位持续时间显著低于对照组，差异有统计学意义（$P < 0.05$）。采用 γH2AX 识别抗体免疫荧光法分析 DNA 双链断裂情况。结果显示，2 和 7 Gy 剂量照射 30 分钟、3 小时和 6 小时后心肌细胞 γH2AX 阳性细胞数目均显著高于对照组，差异有统计学意义（$P < 0.05$）。然而照射 24 小时后，各剂量照射组心肌细胞 γH2AX 阳性细胞数目与对照组比较，差异无统计学意义（$P > 0.05$）。提示 X 射线可引起心肌细胞 DNA 双链断裂损伤，但其短期内可修复。同时，作者还采用 5- 溴脱氧尿嘧啶核苷（BrdU）法检测 S 期细胞数目和磷酸化组蛋白 H3 的免疫组织化学染色法确定有丝分裂指数，结果发现，仅 7 Gy 剂量照射 24 小时后心肌细胞 S 期细胞数目和有丝分裂指数均显著降低，差异亦有统计学意义（$P < 0.05$）。提示高剂量 X 射线照射可使心肌细胞周期阻滞于 G_2/M 期，以便于维持 DNA 损伤后的基因组稳定性。在本研究中，作者进一步采用 TUNEL 法分析细胞凋亡情况，结果各剂量照射 3、6 和 24 小时后心肌细胞凋亡细胞数目略高于对照组，但差异无统计学意义（$P > 0.05$）。此外，作者还检测了过氧化氢酶活力及谷胱甘肽含量，结果显示，照射 15 分钟到 24 小时后，各剂量照射组过氧化氢酶活力与对照组比较，差异均无统计学意义（$P > 0.05$）。照射 30 分钟和 3、6、24 小时后，各剂量照射组谷胱甘肽含量与对照组比较，差异亦无统计学意义（$P > 0.05$）。上述结果提示，X 射线引起心肌细胞电生理指标的改变可能与氧化应激无关。

Nagane 等（2015 年）采用 X 射线照射体外培养的牛主动脉内皮细胞，剂量为 2.55 Gy/min，时间为 6、12 和 24 小时。照射后，收集细胞检测其一氧化氮合酶（nitric oxide synthase，NOS）活力。结果显示，照射 12 和 24 小时后，牛主动脉内皮细胞 NOS 酶活力显著高于对照组，差异有统计学意义（$P < 0.05$）。再采用 5、10 和 15 Gy 剂量的 X 线照射牛主动脉内皮细胞 12 小时，结果显示，各剂量照射组牛主动脉内皮细胞 NOS 酶活力均显著高于对照组，差异有统计学

意义（$P < 0.05$）。作者进一步用 10 Gy 剂量的 X 线照射牛主动脉内皮细胞 1、3、6、12 和 24 小时，并采用 Western Blotting 技术检测内皮型一氧化氮合酶（endothelial nitric oxide synthase，eNOS）蛋白及其磷酸化（pSer1179）水平。结果显示，照射 3、6、12 和 24 小时后，牛主动脉内皮细胞 eNOS 及其磷酸化蛋白 pSer1179 表达水平明显升高，且 pSer1179 表达水平与对照组比较，差异有统计学意义（$P < 0.05$ 或 $P < 0.01$）。提示，X 线通过调节 eNOS 磷酸化状态诱导其激活。在后续实验中，为了阐明毛细血管扩张共济失调突变基因（ataxia-telangiectasia mutated gene，ATM）在 X 线辐射牛主动脉内皮细胞后诱发 eNOS 磷酸化中的作用，作者先用 ATM 抑制剂 Ku-60090 预处理牛主动脉内皮细胞 1 小时，再用 10 Gy 剂量的 X 射线照射牛主动脉内皮细胞 12 小时。免疫细胞化学分析结果表明，ATM 抑制剂可抑制 X 线诱导的 ATM 磷酸化。Western Blotting 结果表明 ATM 抑制剂可显著改善 X 射线照射后牛主动脉内皮细胞 eNOS 磷酸化状态，进而降低 NOS 活力。提示，ATM 磷酸化水平参与调节 X 射线辐射牛主动脉内皮细胞后 eNOS 和 NOS 活性。为了明确热休克蛋白 90（HSP90）在 X 线辐射牛主动脉内皮细胞后诱发 eNOS 磷酸化中的作用，作者采用 10 Gy 剂量的 X 射线照射牛主动脉内皮细胞 5、10、60、180 和 360 分钟后，Western Blotting 技术检测 ATM 蛋白及其磷酸化（pSer1981）水平。结果显示，照射 10 ~ 360 分钟，牛主动脉内皮细胞 ATM 磷酸化蛋白 pSer1981 表达上调。依据实验结果选择后续实验中 X 线照射剂量为 10 Gy，时间为 6 小时。作者先采用 HSP90 抑制剂格尔德霉素（Geldanamycin）预处理牛主动脉内皮细胞 1 小时，再用 10 Gy 剂量的 X 射线照射牛主动脉内皮细胞 6 小时。免疫细胞化学结果表明，HSP90 抑制剂处理后可抑制 X 线诱导的 ATM 磷酸化。Western Blotting 结果表明，HSP90 抑制剂可显著改善 X 线照射后牛主动脉内皮细胞 eNOS 磷酸化状态，进而降低 NOS 活力。提示，HSP90/ATM 途径参与调节 X 线辐射牛主动脉内皮细胞后 eNOS 的激活，HSP90 通过调控 ATM 磷酸化状态进而调节 eNOS 活性。

Le Gallic 等（2015 年）对 7 ~ 8 周龄的雄性 $ApoE^{-/-}$ 小鼠通过

饮水给予放射性核素铯137（^{137}Cs，剂量为4、20和100 kBq），时间为6和9个月。照射结束后，检测血浆中胆固醇（cholesterol，CHOL）、高密度脂蛋白（high-density lipoprotein，HDL）和低密度脂蛋白（low-density lipoprotein，LDL）水平。结果显示，照射6个月和9个月，各剂量照射组小鼠血浆CHOL、HDL和LDL水平与对照组比较，差异均无统计学意义（$P > 0.05$）。进一步分离主动脉并用RT-PCR技术分析其炎性细胞因子和黏附分子的mRNA表达水平，包括C-反应蛋白（C-reactive protein，CRP）、肿瘤坏死因子-α（tumor necrosis factor-α，TNF-α）、单核细胞趋化蛋白-1（monocyte chemotactic protein-1，MCP-1）、干扰素-γ（Interferon-γ，IFN-γ）、细胞间黏附分子-1（intercellular adhesionmolecule-1，ICAM-1）、血管内皮细胞黏附分子-1（vascular endothelial cell adhesion molecule-1，VCAM-1）和E-选择素（E-selectin，E-sel）。结果显示，照射6个月后，100 kBq剂量照射组小鼠主动脉CRP、TNF-α、MCP-1、IFNγ、ICAM-1、VCAM-1和E-sel mRNA表达水平均显著低于对照组，差异有统计学意义（$P < 0.05$或$P < 0.01$）。照射9个月后，4和20 kBq剂量照射组小鼠主动脉ICAM-1 mRNA表达水平及100 kBq剂量照射组小鼠主动脉TNF-α、IFNγ、ICAM-1、VCAM-1和E-sel mRNA表达水平显著降低，与对照组比较，差异均有统计学意义（$P < 0.05$或$P < 0.01$）。同时还检测氧化应激相关基因的mRNA表达水平，包括过氧化氢酶（catalase，CAT）、血红素加氧酶-1（heme oxygenase 1，HO-1），核因子样-2（nuclear factor-like 2，Nrf2）和谷胱甘肽过氧化物酶（gluthathioneperoxydase，GSH-Px）。结果表明，照射6个月后，仅100 kBq剂量照射组小鼠主动脉GSH-Px mRNA表达水平显著低于对照组，差异有统计学意义（$P < 0.05$）。照射9个月后，各剂量照射组小鼠主动脉CAT、HO-1、Nrf2和GSH-Px mRNA表达水平与对照组比较，差异无统计学意义（$P > 0.05$）。此外，还检测了Ⅲ型胶原基因（collagen type Ⅲ，Col3a1）的mRNA表达水平。照射9个月后，40和100 kBq剂量照射组小鼠主动脉Col3a1 mRNA表达水平显著高于对照组，差异有统计学意义（$P < 0.01$）。同时，还检测了主

动脉中基质金属蛋白酶-13（matrix metallo proteinase-13，MMP-13）mRNA 表达水平，结果证实，照射 6 个月后，100 kBq 剂量照射组小鼠主动脉 MMP-13 mRNA 表达水平显著高于对照组，差异有统计学意义（$P < 0.01$）。在本研究中，作者进一步采用胶原染色的免疫组织化学方法评估主动脉粥样硬化斑块中胶原的含量。结果显示，照射 9 个月后，20 和 100 kBq 剂量照射组小鼠主动脉粥样硬化斑块中胶原蛋白含量显著高于对照组，差异有统计学意义（$P < 0.05$）。同时，还采用免疫荧光法测定主动脉粥样硬化斑块中血管平滑肌细胞和巨噬细胞的数目。结果显示，照射 6 个月后，20 和 100 kBq 剂量照射组小鼠主动脉粥样硬化斑块中巨噬细胞数目显著低于对照组，差异有统计学意义（$P < 0.05$）。照射 9 个月后，20 kBq 剂量照射组小鼠主动脉粥样硬化斑块中血管平滑肌细胞数目显著高于对照组，差异有统计学意义（$P < 0.05$）。上述结果提示，低剂量长期照射于 ^{137}Cs 可导致 $ApoE^{-/-}$ 小鼠主动脉炎性细胞因子受抑、MMP-13 产生，同时还通过促进动脉粥样硬化斑块内胶原蛋白和血管平滑肌细胞大量产生、减少巨噬细胞等多种方式，增强动脉粥样硬化病变的稳定性。

（苏　莉　李　盛）

主要参考文献

1. Beck M，Rombouts C，Moreels M，et al. Modulation of gene expression in endothelial cells in response to high LET nickel ion irradiation. Int J Mol Med，2014，34（4）：1124-1132.
2. Coleman MA，Sasi SP，Onufrak J，et al. Low-dose radiation affects cardiac physiology：gene networks and molecular signaling in cardiomyocytes. Am J Physiol Heart Circ Physiol，2015，309（11）：1947-1963.
3. Freeman JL，Weber GJ，Peterson SM，et al. Embryonic ionizing radiation exposure results in expression alterations of genes associated with cardiovascular and neurological development，function，and disease and modified cardiovascular function in zebrafish. Front Genet，2014，5（8）：268-278.

4. Friess JL, Heselich A, Ritter S, et al. Electrophysiologic and cellular characteristics of cardiomyocytes after X-ray irradiation. Mutat Res, 2015, 777(7): 1-10.

5. Le Gallic C, Phalente Y, Manens L, et al. Chronic Internal Exposure to Low Dose ^{137}Cs Induces Positive Impact on the Stability of Atherosclerotic Plaques by Reducing Inflammation in ApoE-/- Mice. PLoS One, 2015, 10 (6): 1-21.

6. Nagane M, Yasui H, Sakai Y, et al. Activation of eNOS in endothelial cells exposed to ionizing radiation involves components of the DNA damage response pathway. Biochem Biophys Res Commun, 2015, 456 (1): 541-546.

7. Pradeep K, Ko KC, Choi MH, et al. Protective effect of hesperidin, a citrus flavanoglycone, against gamma-radiation-induced tissue damage in Sprague-Dawley rats. J Med Food, 2012, 15 (5): 419-427.

8. Sridharan V, Tripathi P, Aykin-Burns N, et al. A tocotrienol-enriched formulation protects against radiation-induced changes in cardiac mitochondria without modifying late cardiac function or structure. Radiat Res, 2015, 183 (3): 357-366.

9. 陈仕生，姚小武，杨利和，等. 电离辐射对血管内皮细胞骨架蛋白 F-actin 影响的激光共聚焦显微镜观察. 激光生物学报，2005，14 (5)：380-383.

10. 万红，谭卫国，杨剑，等. 电离辐射对放射工作人员心血管系统的影响. 中国辐射卫生，2013，22 (1)：47-48.

11. 姚小武，陈仕生，杨利和，等. 电离辐射对血管内皮细胞纤维肌动蛋白的影响. 中华放射医学与防护杂志，2006，26 (4)：363-366.

第四节 非电离辐射

非电离辐射是指低能量的电磁辐射（electromagnetic radiations，EMR），包括紫外线、红外线、微波及无线电波等，主要引起物质内的粒子震动和温度上升。目前，由于电磁辐射在发电、家用电器和工业设备、移动电话和广播等领域的广泛使用，非电离辐射大量存在于生产和生活环境中。一般情况下非电离辐射是安全的，但是，长期接触高水平非电离辐射可能会对人类健康构成威胁，表现为神经退行性疾病、听力障碍、糖尿病、先天性异常、不孕不育、心脑血管疾病和癌症等疾病发病率的急剧上升。

一、微波

（一）毒性表现

1．动物实验资料

张静等（2011 年）对健康成年 Wistar 大鼠进行全身均匀微波照射，频率 2.856 GHz，平均功率密度为 30 mW/cm^2，时间为 15 分钟。于照射后分批处死大鼠（6 小时、7 天和 14 天），取心脏并经 HE 染色后光镜下观察。结果显示，6 小时后，照射组大鼠心肌纤维呈波浪状排列，局灶性溶解、断裂，部分心肌细胞核发生固缩、深染。7 天后，照射组大鼠心肌纤维仍呈波浪状排列，且固缩深染的心肌细胞明显增多。14 天后，照射组大鼠心脏病变趋于恢复。作者进一步取照射 7 天后大鼠的心脏于电子显微镜下观察，结果照射组大鼠心肌纤维呈局灶性溶解、线粒体肿胀并空泡化、闰盘结构模糊不清，心肌细胞发生水肿及细胞核周隙增宽。

张雪岩等（2012 年）对雄性 Wistar 大鼠进行全身均匀微波照射，照射平均功率密度为 30 mW/cm^2，时间为 10 分钟。于照射后 6 小时和照射后 7 天时，处死大鼠取心脏，经 HE 染色后显微镜下观察。结果显示，对照组大鼠心肌细胞核位于细胞中央且呈椭圆形，心肌细胞呈圆柱状，肌纤维平行排列、横纹清晰。照射后 6 小时，大鼠心肌细胞出现轻度水肿，肌纤维排列不整、横纹模糊。照射后 7 天，大鼠心肌细胞水肿加重，肌纤维呈波浪状排列、横纹模糊，部分细胞核固缩和深染、并可见核周间隙增宽。透射电镜下观察发现，微波照射 7 天后，大鼠心肌细胞内线粒体肿胀、形态异常呈球拍状，部分线粒体脱嵴、空泡化，同时可见血管内皮细胞内胞饮小泡增多和血管周围间隙增宽。

Liu YQ 等（2015 年）对 8 周龄雄性 Wistar 大鼠进行全身均匀微波照射，频率为 2.856 GHz，平均功率密度为 5、10 和 50 mW/cm^2，时间为 15 分钟。照射后分批处死大鼠（辐射后 1、7、14 和 28 天，3、6、9 和 12 月）分离窦房结，分别于显微镜和透射电镜下观察。光镜下观察发现，对照组大鼠窦房结组织由球形或椭圆形的起搏细胞

（pacemaker cell）和圆柱棒状的过渡细胞（transitional cell）组成。5 mW/cm^2 剂量照射组大鼠窦房结亦可见正常的起搏细胞和过渡细胞。10 和 50 mW/cm^2 剂量照射组大鼠窦房结出现明显损伤，并随着时间的延长呈动态变化。照射后 1 天时，10 和 50 mW/cm^2 剂量照射组大鼠窦房结起搏细胞和过渡细胞数量增多，且细胞质空泡增加，过渡细胞呈波浪状；照射后 7 天时，10 和 50 mW/cm^2 剂量照射组大鼠窦房结起搏细胞肿胀和过渡细胞细胞质染色和细胞核偏离中心；照射后 14 和 28 天时，10 和 50 mW/cm^2 剂量照射组大鼠窦房结结构松散而无序，部分细胞质凝聚，嗜酸性增强，小部分细胞核固缩和深染。照射后 3 和 6 个月时，10 和 50 mW/cm^2 剂量照射组大鼠窦房结的结构开始恢复。照射后 9 个月时，10 和 50 mW/cm^2 剂量照射组大鼠窦房结细胞间胶原纤维增加并包绕窦房结动脉，可见薄壁组织细胞减少。照射后 12 个月时，10 和 50 mW/cm^2 剂量照射组大鼠窦房结薄壁细胞显著降低，间质细胞和胶原纤维有所增加且可见脂肪滴的浸润。而且，50 mW/cm^2 剂量照射组大鼠窦房结的结构损伤较 10 mW/cm^2 剂量照射组更为严重。电镜下观察发现，5 mW/cm^2 剂量照射组大鼠窦房结的超微结构未出现明显改变，10 和 50 mW/cm^2 剂量照射组大鼠窦房结细胞的线粒体受损和肌原纤维退行性改变。照射后 1 天时，10 和 50 mW/cm^2 剂量照射组大鼠窦房结细胞线粒体肿胀、空泡化，肌原纤维变薄且排列紊乱，血管周围间隙增加。照射后 28 天时，10 和 50 mW/cm^2 剂量照射组大鼠窦房结细胞更多的线粒体发生肿胀、破裂或空泡化，甚至出现破碎、减少或嵴缺如及模糊。肌原纤维呈局灶性溶解并破坏。部分细胞核染色质固缩，偏离细胞中心。血管周围间隙明显增宽，血管内皮细胞出现胞饮小泡。照射后 6 个月时，10 和 50 mW/cm^2 剂量照射组大鼠窦房结薄壁细胞退行性改变，表现为线粒体肿胀、变性或空泡化或脱鞘。肌原纤维狭窄并出现不同长度的肌原纤维断片。Z 线模糊不清或缩合，间质中的胶原纤维增加。照射后 9 和 12 个月时，10 和 50 mW/cm^2 剂量照射组大鼠窦房结起搏细胞和过渡细胞比例呈递减变化，线粒体退化、脱鞘。间质中胶原纤维显著增加，并出现许多呈增生状态的成纤维细胞及脂肪滴浸润。

2．流行病学资料

潘绥等（2006年）选择326名接触微波辐射的工人作为接触组，同时选择483名非接触微波辐射的工人作为对照组。两组工人的工龄、年龄、性别构成，差异无统计学意义（$P > 0.05$）。其他环境因素影响（噪声、气象条件、毒物、粉尘等）基本一致，并剔除先天性心血管系统疾病人员。作业环境监测结果显示，微波辐射岗位工人接触的微波范围为350 MHz ～ 23 GHz，连续波和脉冲波的日接触剂量分别为298±65 μW/cm^{2}和126±36 μW/cm^2。随后对两组工人进行心率和心电图检查。结果显示，微波接触组工人的心率（82.6±6.3次/分）显著高于对照组工人的心率（78.4±5.2次/分），差异有统计学意义（$P < 0.05$）。心电图结果显示，微波接触组工人发生心动过速（53例）、左（右）室高电压（46例）、心电轴左（右）偏（47例）和ST段下降（38例）者明显高于对照组（依次为44例、45例、40例和20例），差异有统计学意义（$P < 0.05$）。

（二）致病机制

Zhang X等（2014年）对成年雄性Wistar大鼠进行全身均匀微波照射，照射平均功率密度为30 mW/cm^2，时间为15分钟。于照射后7天和14天时，测大鼠心率。结果显示，照射7天和14天后，照射组大鼠心率均显著低于对照组，差异有统计学意义（$P < 0.05$）。随后，处死大鼠取心脏，HE染色，光镜下观察发现，照射后7天，照射组大鼠心肌细胞肿胀，肌纤维呈波浪状且已模糊，部分细胞核固缩、深染。照射后14天，照射组大鼠心肌细胞轻度肿胀、肌纤维规则排列。对照组大鼠心肌细胞呈圆柱形，肌纤维均平行排列、清晰，细胞核呈椭圆形且而位于细胞中央。透射电镜下观察发现，照射后7天，照射组大鼠心肌纤维排列紊乱，线粒体肿胀且形态异常、空泡化，线粒体嵴缺失及线粒体膜发生破裂。照射后14天，照射组大鼠心肌细胞损伤程度有所恢复。对照组大鼠心肌纤维排列整齐，线粒体呈椭圆形且结构完整。激光扫描共聚焦显微镜下观察心肌细胞中线粒体膜通道孔（mitochondrial permeability transition pore，mPTP），并用荧光分光光度法测定其荧光强度（其中，绿色指示mPTP开放情况，红色指示线

粒体膜电位情况）。结果显示，照射后 7 天，照射组大鼠心肌细胞红色荧光强度和绿色荧光强度均较对照组显著降低，差异均有统计学意义（$P < 0.05$）。在本研究中，作者进一步采用免疫组织化学分析法检测大鼠心肌细胞间隙连接蛋白 Cx-43 和 eNOS 蛋白表达情况。结果显示，照射后 7 天，照射组大鼠心肌细胞 Cx-43 蛋白表达水平明显下调，与对照组比较，差异有统计学意义（$P < 0.05$）。再应用 Wistern Blotting 法分析大鼠心肌细胞 mPTP 相关蛋白电压依赖性阴离子通道（voltage dependent anion channel，VDAC）表达水平，结果显示，照射后 7 天，照射组大鼠心肌细胞 VDAC 蛋白表达水平明显下调，与对照组比较，差异有统计学意义（$P < 0.05$）。上述结果提示，微波辐射可诱导大鼠心肌细胞线粒体 mPTP 孔开放，随之引起线粒体膜电位下降，从而导致了心肌细胞的损伤。

Zhang J 等（2014 年）对成年雄性 Wistar 大鼠进行全身均匀微波照射，照射平均功率密度为 30 mW/cm^2，时间为 15 分钟。于辐射后 7 天和 14 天时，处死大鼠取左心室，Western Blotting 技术检测其 β1- 肾上腺素能受体（β1-adrenergic receptor，β1-AR）和毒蕈碱 2 型乙酰胆碱受体（muscarinic type 2 acetylcholine receptor，M2-AchR）蛋白表达水平。结果显示，照射 7 和 14 天后，照射组大鼠左心室细胞 β1-AR 和 M2-AchR 蛋白表达水平均显著高于对照组，差异有统计学意义（$P < 0.05$ 或 $P < 0.01$）。提示，β1-AR 和 M2-AchR 可参与微波辐射诱导的心血管系统损害。

二、射频辐射

（一）动物实验资料

Esmekaya 等（2011 年）采用 900 MHz 的脉冲射频辐射照射 2 月龄雄性 Wistar 大鼠，每天 20 分钟，共 3 周。照射后，处死大鼠采集心脏组织检测 MDA、GSH 和 NO 含量。结果显示，射频照射组大鼠心脏组织中 MDA 和 NO 含量显著升高，GSH 含量显著降低，与对照组比较，差异均有统计学意义（$P < 0.01$）。提示，氧化应激和硝化应激是射频辐射致大鼠心脏损伤的重要机制之一。

（二）流行病学资料

Bortkiewicz 等（2012 年）选择 71 名在广播电台工作的男性技术人员作为射频辐射接触组，其所接触射频辐射的频率范围为 66 ~ 727 MHz，主要来源于发射天线（半波振子）和无线电发射机等。根据射频辐射接触水平分为低水平接触组（59 例，年龄 47±9 岁，工龄 21±10 年）和高水平接触组（12 例，年龄 41±14 岁，工龄 18±11 年），同时另选 42 名广播电台工作的非接触人员作为对照组（年龄 49±8 岁，工龄 17±13 岁）。在调查过程中，两个射频辐射接触组共有 36 名工作人员（占 51%）报告有心血管症状，包括呼吸困难、胸部疼痛或不适、不规则心脏搏动等感觉。对照组仅有 15 名工作人员（占 29%）报告有心血管症状。进一步进行医学检查发现，两个射频辐射接触组共有 24 名工作人员（占 34%）血压升高，对照组仅有 8 名工作人员（占 19%）血压升高。

Vangelova 等（2006 年）选择 49 名广播站工作人员（接触 6 ~ 25 MHz，男性 35 名、女性 14 名，年龄 47.9±6.7 岁，工龄 25.7±5.5 年）和 61 名电视台工作人员（接触 66 ~ 900 MHz，男性 53 名、女性 8 名，年龄 47.9±7.0 岁，工龄 25.9±7.5 年）作为射频辐射接触组。另按性别、年龄等进行匹配后，从无线电中继站选择 110 名工作人员作为对照组，工龄为 24.2±9.6 年。工作环境监测结果显示，广播站监测点电场强度平均值为 333.73 ~ 342.79 V/m。电视台监测点电磁场平均功率密度为 14.26 ~ 45.30 $\mu W/cm^2$。各组工作人员血压检测结果显示，广播站工作人员的收缩压和舒张压（依次为 139.1±14.6 和 89.3±10.6 mmHg）显著高于对照组（依次为 127.8±15.3 和 85.9±8.1 mmHg），电视台工作人员的收缩压和舒张压（依次为 139.1±19.2 和 91.2±12.4 mmHg）亦显著高于对照组，差异均有统计学意义（$P < 0.05$ 或 $P < 0.01$）。

唐国汉等（2002 年）选择广播电视发射中心 0.999 ~ 30.000 MHz 中短波的接触人员 108 人作为射频辐射接触组，男性 90 人、女性 18 人，平均年龄为 35.9 岁，平均工龄为 16.2 年。另选同一单位的财务、行政后勤工作人员 82 人作为对照组，男性 68 人、女 14 人，平均年龄36.3岁，平均工龄17.5年。1990、1996和1998年工作环境监测结果显示，机房控制室电磁场的监测点平均值均未超过有关作业场所0.1 ～ 30.0 MHz频段射频卫生标准，而机房部分监测点的电磁场场强则超过作业场所的卫生标准值25 V/m，最高值达34.3 V/m。同时，71名中短波射频辐射接触者和45名对照组工作人员在1990—1998年连续进行了血压和心电图检查。结果显示，1990、1992和1998年射频辐射接触组工作人员的收缩压显著低于对照组，差异有统计学意义（$P < 0.05$）。心电图结果显示，8年间射频辐射接触组工作人员心电图异常率显著高于对照组，差异有统计学意义（$P < 0.05$），且心电图异常主要表现为心律不齐、心动过缓、期前收缩和完全右束支传导阻滞等。

（苏　莉　李　盛）

主要参考文献

1. Bortkiewicz A，Gadzicka E，Szymczak W，et al. Heart rate variability（HRV）analysis in radio and TV broadcasting stations workers. Int J Occup Med Environ Health，2012，25（4）：446-455.
2. Esmekaya MA，Ozer C，Seyhan N. 900 MHz pulse-modulated radiofrequency radiation induces oxidative stress on heart，lung，testis and liver tissues. Gen Physiol Biophys，2011，30（1）：84-89.
3. Liu YQ，Gao YB，Dong J，et al. Pathological changes in the sinoatrial node tissues of rats caused by pulsed microwave exposure. Biomed Environ Sci，2015，28（1）：72-75.
4. Vangelova K，Deyanov C，Israel M. Cardiovascular risk in operators under radiofrequency electromagnetic radiation. Int J Hyg Environ Health，2006，209（2）：133-138.
5. Zhang J，Peng RY，Gao YB，et al. AduoLa Fuzhenglin down-regulates microwave-induced expression of beta1-adrenergic receptor and muscarinic type 2 acetylcholine receptor in myocardial cells of rats. Biomed Environ Sci，2014，27（3）：204-207.

6．Zhang X，Gao Y，Dong J，et al．The compound Chinese medicine “Kang Fu Ling” protects against high power microwave-induced myocardial injury．PLoS One，2014，9（7）：1-8．
7．潘绥，吴安生，林燧．低强度微波辐射对作业工人的心血管和自主神经功能的影响．中国职业医学，2006，33（5）：361-363．
8．唐国汉，杨爱初，黎世林，等．中短波作业人群心血管变化的八年动态研究．中华劳动卫生职业病杂志，2002，20（1）：44-45．
9．张静，彭瑞云，任俊辉，等．安多霖对微波辐射致大鼠心脏损伤的预防作用．中华劳动卫生职业病杂志，2011，29（5）：367-370．
10．张雪岩，彭瑞云，高亚兵，等．抗辐灵对微波辐射致大鼠心脏损伤保护作用的探索研究．中国体视学与图像分析，2012，17（2）：167-172．